AF666741

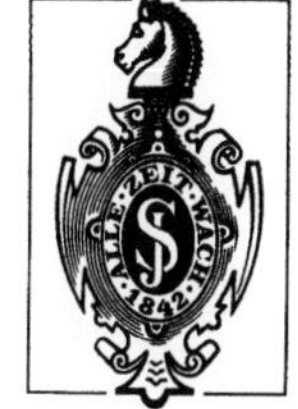
ALLE · ZEIT · WACH · 1842

Pharmakotherapie und Alter

Ein Leitfaden für die Praxis

Herausgegeben von Dieter Platt

2., überarbeitete und erweiterte Auflage
mit 42 Abbildungen und 141 Tabellen

Springer-Verlag
Berlin Heidelberg New York
London Paris Tokyo
Hong Kong Barcelona Budapest

Professor Dr. med. Dieter Platt
Lehrstuhl für Innere Medizin und Gerontologie
der Universität Erlangen-Nürnberg
Flurstraße 17
D-90340 Nürnberg

ISBN-13: 978-3-642-77484-3 e-ISBN-13: 978-3-642-77483-6
DOI: 10.1007/978-3-642-77483-6

CIP-Kurztitelaufnahme der Deutschen Bibliothek

Pharmakotherapie und Alter : ein Leitfaden für die Praxis / hrsg. von Dieter Platt. – 2., überarb. und erw. Aufl. – Berlin ; Heidelberg ; New York ; London ; Paris ; Tokyo ; Hong Kong ; Barcelona ; Budapest : Springer, 1993
ISBN-13: 978-3-642-77484-3
NE: Platt, Dieter [Hrsg.]

Softcover reprint of the hardcover 2nd edition 1993

Satz: Fotosatz-Service Köhler, Würzburg;
Druck: Saladruck, Berlin;
Bindearbeiten: Lüderitz & Bauer, Berlin.
21/3020-543210 – Gedruckt auf säurefreiem Papier.

Mitarbeiterverzeichnis

Professor Dr. W. Beischer
Zentrum für Innere Medizin, Bürgerhospital, Tunzhoferstraße 14–16, 70191 Stuttgart

Professor Dr. E. Erdmann
Medizinische Klinik III der Universität zu Köln, Joseph-Stelzmann-Straße 9, 50924 Köln

Professor Dr. C.-J. Estler
Direktor des Instituts für Pharmakologie und Toxikologie der Universität Erlangen-Nürnberg, Universitätsstraße 22, 91054 Erlangen

Dr. J. Gröticke
Institut für Klinische Pharmakologie im Zentralkrankenhaus der Freien Hansestadt Bremen, 28205 Bremen

Professor Dr. E. Hackenthal
Pharmakologisches Institut der Universität Heidelberg, Im Neuenheimer Feld 366, 69221 Heidelberg

Privat-Dozent Dr. K. Hager
Henriettenstift, 30559 Hannover

Professor Dr. H. Heckers
Zentrum Innere Medizin der Justus-Liebig-Universität, Klinikstraße 36, 35392 Gießen

Dr. J. Horn
Oberarzt am Lehrstuhl Innere Medizin und Gerontologie, Flurstraße 17, 90340 Nürnberg

Professor Dr. H. Kaiser
Jesuitengasse 12, 86152 Augsburg

Professor Dr. J. Köbberling
Ferdinand-Sauerbruch-Klinik, Innere Abteilung, Arrenberger Straße 20, 42117 Wuppertal

Professor Dr. W. Kupper
Herz- und Kreislaufklinik, Abt. Kardiologie II, Römstedter Straße 25, 29549 Bad Bevensen

Professor Dr. F. W. Lohmann
Innere Abteilung I, Krankenhaus Neukölln, Rudower Straße 56, 12351 Berlin

Professor Dr. D. Michel †

Professor Dr. H. W. MINNE
Chefarzt, Klinik „Der Fürstenhof", Am Hylligen Born 7, 31812 Bad Pyrmont

Professor Dr. H. MÖRL
Chefarzt der Medizinischen Klinik, Diakonissenkrankenhaus, Speyerer Straße 91–93, 68239 Mannheim

Professor Dr. Dr. E. MUTSCHLER
Direktor des Pharmakologischen Instituts für Naturwissenschaftler, Fachbereich Biochemie, Pharmazie und Lebensmittelkunde der Universität, Theodor-Stern-Kai 7, Gebäude 75A, 60054 Frankfurt/Main

Professor Dr. D. PLATT
Lehrstuhl Innere Medizin – Gerontologie der Universität Erlangen-Nürnberg, Flurstraße 17, 90340 Nürnberg

Dr. K. RATH
Medizinische Klinik, Diakonissenkrankenhaus, Speyerer Straße 91–93, 68239 Mannheim

Professor Dr. H. SAUER
Medizinische Klinik III, Klinikum Großhadern der Universität München und Institut für Klinische Hämatologie der Gesellschaft für Strahlen- und Umweltforschung München, Marchioninistraße 15, 81366 München

Dr. H.-G. SCHÄFER
Medizinische Klinik, Diakonissenkrankenhaus, Speyerer Straße 91–93, 68239 Mannheim

Dr. R. SCHMITT-RÜTH
Oberarzt der 2. Medizinischen Klinik, Klinikum Nürnberg, Flurstraße 17, 90340 Nürnberg

Dr. M. SCHNITZLER
Medizinische Klinik, Diakonissenkrankenhaus, Speyerer Straße 91–93, 68239 Mannheim

Professor Dr. P. S. SCHÖNHÖFER
Institut für Klinische Pharmakologie im Zentralkrankenhaus der Freien Hansestadt Bremen, St.-Jürgen-Straße, 28205 Bremen

Dr. H. SCHULTE-SASSE
AOK-Landesverband, Jakobistraße 22, 28195 Bremen

Dr. J.-D. SUMMA
Oberarzt der 2. Medizinischen Klinik, Klinikum Nürnberg, Flurstraße 17, 90340 Nürnberg

Dr. K.-D. VÖLGER
Bebelstraße 10, 64404 Bickenbach

Professor Dr. med. W. WILMANNS
Medizinische Klinik III, Klinikum Großhadern der Universität München und Institut für Klinische Hämatologie der Gesellschaft für Strahlen- und Umweltforschung München, Marchioninistraße 15, 81366 München

Vorwort zur 2. Auflage

Aus den Daten des Statistischen Bundesamtes 1991 zum Altersaufbau der Bevölkerung Deutschlands (1.1.1990) geht hervor, daß von den insgesamt etwa 79 Millionen 11–13% (Ost- und Westdeutschland) über 65 Jahre alt sind. 260000 sind über 90 Jahre, davon etwa 3000 100 Jahre und älter. Diese Zahlen, die Multimorbidität geriatrischer Patienten und der zunehmend chronische Verlauf von Krankheiten im Alter machen die Bedeutung einer speziellen Pharmakotherapie im Alter deutlich. Eine pauschale Empfehlung für eine spezifische Pharmakotherapie geriatrischer Patienten gibt es nicht. Es müssen Schwerpunkte gesetzt werden. Die Organe altern unterschiedlich stark und zeitlich verschieden, so daß jede therapeutische Maßnahme individuell und nach Pharmakagruppen getrennt, getroffen werden muß. Dies bedeutet auch zunächst, die Grundlagenforschung in diesem Bereich zu intensivieren. Dies um so mehr, wenn man bedenkt, daß Patienten über 70 Jahre die vierfache Menge an Tagesdosen verbrauchen wie 40- bis 50jährige.

Seit der 1. Auflage dieses Buches ist die Zahl der Publikationen mit klinisch-pharmakologischen Fragestellungen im Alter sprunghaft gestiegen. Neue Erkenntnisse wurden gewonnen, die in der 2. Auflage dieses Buches berücksichtigt werden konnten. Darüber hinaus wurde das Buch um 3 Kapitel erweitert: Therapie coronarer Herzerkrankungen, Therapie peripher arterieller Durchblutungsstörungen, Therapie von Schilddrüsenerkrankungen.

In der 2. Auflage werden im Text die Medikamente mit Freinamen genannt. Am Schluß eines Kapitels findet sich eine Gegenüberstellung der Frei- und Handelsnamen (Präparate-Index), alphabetisch geordnet.

Die Notwendigkeit der Herausgabe einer erweiterten 2. Auflage zeigt auch das große Interesse an dem Thema, vor allem der Kollegen, die geriatrische Patienten betreuen. Ich bin sicher, daß die 2. Auflage nicht nur in den westlichen, sondern besonders in den östlichen Bundesländern großes Interesse finden wird.

Dem Springer-Verlag, besonders Frau Davis, danke ich für die schnelle Zustimmung zur 2. Auflage und für die stets erfreuliche, konstruktive Zusammenarbeit.

Erlangen-Nürnberg 1993 Dieter Platt

Vorwort zur 1. Auflage

Die Bevölkerung, vor allem in den industrialisierten Ländern, altert zunehmend. 28% aller über 75 Jahre alten Menschen der Welt leben in Europa, das etwa 12% der Weltbevölkerung ausmacht. In Südostasien, mit einem Anteil von 31% an der Weltbevölkerung, sind 14% der Menschen über 75 Jahre.

Aus dem jüngsten Forschungsbericht von Bevölkerungsexperten der Bundesregierung geht hervor, daß die Zahl der Bundesbürger rapide zurückgeht. So soll im Jahre 2000 die Zahl der Bundesbürger 52 Millionen und im Jahre 2030 nur noch 38 Millionen betragen. Im gleichen Zeitraum kommt es jedoch zu einer gravierenden Verschiebung der Altersstruktur. Während der Anteil der über 65jährigen bis zum Jahre 2000 von 15% auf 24% steigen soll, ändert sich der prozentuale Anteil der unter 18jährigen von z. Zt. etwa 22,5% auf rund 19% im Jahre 2000. Zwischen 1975 und 1990 weist die Gruppe der 75- bis 80jährigen eine Zunahme um 51% und die der über 90jährigen um 42% auf. Während vor etwa 100 Jahren auf einen über 75jährigen Bundesbürger rund 80 Einwohner kamen, die jünger als 75 Jahre waren, war das Verhältnis 1985 1 : 13,4, im Jahre 2000 soll es 1 : 12,5 betragen.

Die Zunahme der mittleren Lebenserwartung des Menschen sowie die im höheren Alter nachweisbare Multimorbidität unterstreichen mit Nachdruck die Bedeutung der Gerontologie. Da wir alle nicht am Alter an sich, sondern an Krankheiten sterben, ist die Beschäftigung mit Prophylaxe, Diagnostik und Therapie von Krankheiten im höheren Lebensalter von großer Bedeutung. Die Tatsache, daß ältere Menschen mehrere Krankheiten gleichzeitig haben können, verleitet im Rahmen der Pharmakotherapie, häufig zu viele Medikamente einzusetzen. Eine der wichtigsten Regeln für die Pharmakotherapie im Alter ist, *„Schwerpunkte“* zu setzen. Es ist daher auch zum jetzigen Zeitpunkt nicht möglich, Merksätze „anzubieten“, nach denen für ein bestimmtes Alter eine genaue Dosierung für ein bestimmtes Medikament möglich ist. Die bisherigen pharmakokinetischen Untersuchungen im Alter haben gezeigt, daß die Streubreite der Daten mit zunehmendem Alter und Multimorbidität immer größer wird. Die biologische Streubreite, überlagert von krankhaften Veränderungen, führt dazu, daß eine einheitliche Empfehlung für ein bestimmtes Medikament *nicht* gegeben werden kann. Wie wichtig es jedoch ist, *individuell* pharmakologisch zu behandeln, zeigt die Tatsache, daß mit zunehmendem Alter nicht nur die Zahl der Neben- und Wechselwirkungen, sondern auch der Nebenwirkungen mit Todesfolge, zunimmt.

Die Pharmakotherapie multimorbider geriatrischer Patienten muß die physiologischen Altersveränderungen mit berücksichtigen. So wird durch die Abnahme der Feinmotorik, der Sehstärke und des Gedächtnisses, eine für einen jüngeren Menschen durchaus verständliche Rezeptierung einem älteren Patienten Schwierigkeiten bereiten können. Die Einbeziehung von Familienmitgliedern oder betreuenden Personen wird die Zuverlässigkeit der Medikamenteneinnahme erhöhen. Allgemein verständliche Anordnungen und Erklärungen des Arztes für die spezielle Therapie werden auch Vorbehalte älterer Menschen gegenüber Medikamenten reduzieren. Grundsätzlich sollte sich jeder behandelnde Arzt *vor* der Verordnung von Medikamenten fragen, ob das betreffende Medikament unbedingt verordnet werden *muß*, *wie lange* die Verordnung dauern soll und ob die *Dosis* an den multimorbiden geriatrischen Patienten angepaßt ist.

Die Mitarbeiter dieses Buches haben sich bemüht, aufgrund ihrer Spezialkenntnisse die Wirkung bestimmter Pharmakagruppen bzw. Störungen physiologischer Abläufe verständlich darzulegen und zu erläutern. Ohne Anspruch auf Vollständigkeit sollen damit dem Arzt die Möglichkeiten und Risiken der Pharmakotherapie für seine geriatrischen Patienten aufgezeigt werden.

Erlangen-Nürnberg 1988 Dieter Platt

Inhaltsverzeichnis

Allgemeine Daten zur Pharmakokinetik

Die Bedeutung der Pharmakokinetik für die medikamentöse Behandlung multimorbider geriatrischer Patienten

D. Platt

„Unter *Pharmakokinetik* versteht man die Lehre von der quantitativen Auseinandersetzung zwischen Organismus und einverleibtem Pharmakon, sonst nichts weiter. Die Pharmakokinetik bezieht ihre Daten und Erfahrungen aus der Beobachtung von *Konzentrationsverläufen* der Pharmaka und ggf. auch von deren Metaboliten innerhalb der Kompartimente des Gesamtorganismus, unter denen die Kreislaufflüssigkeit, nächstdem der Urin, besondere Bedeutung erlangt haben, weil es sich hierbei um genügend homogene Phasen handelt, deren leichte Erhältlichkeit vor allem auch Untersuchungen an Menschen gestattet" (Dost 1968).

Die *Pharmakokinetik* beschreibt den Einfluß des Organismus auf ein Medikament, die *Pharmakodynamik* den Einfluß des Pharmakons auf den Organismus (Abb. 1). Die Beschäftigung mit Pharmako-Kinetik und -Dynamik hat wesentlich dazu beigetragen, daß sowohl wichtige Fortschritte in der Entwicklung von Pharmaka als auch in der Sicherheit im Umgang mit Arzneimitteln erzielt wurden. Es ist verständlich, daß der praktisch tätige Arzt mit zahlreichen Begriffen, die bei der Beschäftigung mit der Pharmako-Kinetik und -Dynamik verwendet werden, überfordert ist. Pharmakokinetische Grundkenntnisse sind jedoch für das Verständnis pharmakotherapeutischer Maßnahmen, auch in der Allgemeinpraxis, unumgänglich. Dies wird besonders in der Pharmakotherapie multimorbider geriatrischer Patienten deutlich.

Physiologische Alternsveränderungen in den Organen mit unterschiedlicher Funktion laufen nicht gleichzeitig und auch nicht gleich intensiv ab. Da die als typisch „alternsbedingt" nachweisbaren Veränderungen fast immer durch Krankheiten überlagert sind, läßt sich eine exakte Aussage über den Einfluß des physiologischen Alterns auf pharmakokinetische und -dynamische Daten nicht machen. Die *Multimorbidität* des alten Menschen kompliziert die Pharmakotherapie und erschwert die Bewertung der einzelnen therapeutischen Maßnahmen. Die Polypathie im höheren Lebensalter birgt die Gefahr der Polypragmasie in der Pharmakotherapie. Physiologische und pathologische Altersveränderungen können auf den verschiedensten Stufen die Pharmakotherapie beeinflussen (Abb. 1).

Die Verabreichung von Pharmaka erfolgt auf verschiedenen Wegen: oral, intramuskulär, intravenös, subkutan. Die Mehrzahl der Arzneimittel wird im höheren Lebensalter oral eingenommen. Somit können im Verlauf der Absorption alternsbedingte Veränderungen des Magen-Darm-Traktes auf therapeutische Maßnahmen Einfluß nehmen.

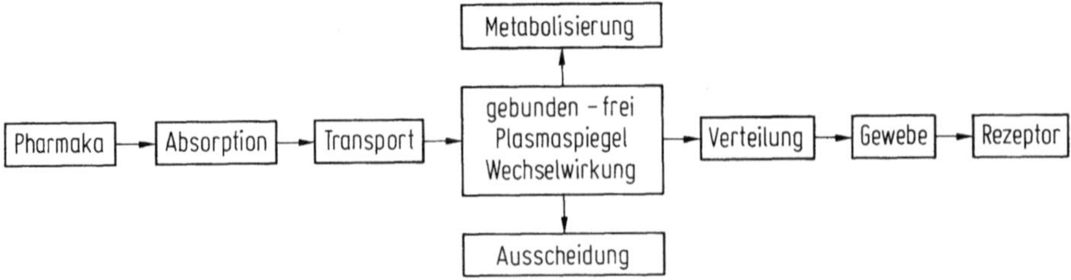

Abb. 1. Schematische Darstellung möglicher Veränderungen im Medikamentenstoffwechsel

Absorption

Unter den krankhaften Veränderungen des Magens im Alter zählen die akute und chronische Gastritis sowie benigne und maligne Tumoren. So kann es im Rahmen einer polypragmatischen Pharmakotherapie durch die orale Einnahme sog. ulzerogener Pharmaka (Aminophenazon, Cortison, Phenylbutazon, Aspirin, Indometazin ...) zu einer akuten exogenen Gastritis kommen. Besonders nach der Einnahme von Antirheumatika finden sich erosive Defekte bis hin zu chronischen Ulcera (Caruso und Porro 1980; Lanza et al. 1979). Inwieweit es sich bei der chronischen Gastritis um einen physiologischen Alternsprozeß der Magenschleimhaut handelt oder um eine eigene Erkrankung, ist noch nicht geklärt (Rösch 1983). Aufgrund biotopischer Untersuchungen wird angenommen, daß sich ab dem 50. Lebensjahr bei jedem Zweiten chronisch entzündliche Veränderungen in der Magenschleimhaut nachweisen lassen. Andererseits findet sich jedoch auch bei hochbetagten Menschen eine morphologisch unveränderte Magenschleimhaut (Rösch 1983). Nach Wolff (1970) und Siurala (1974) wird unterstellt, daß diejenigen Faktoren, die im Zusammenhang mit der Entstehung eines Magen-Karzinoms diskutiert werden, mit denen identisch sind, die eine atrophische Gastritis hervorrufen. Als echte Präkanzerosen sind das Adenom und die borderline lesion anzusehen. Sie machen etwa 5% aller epithelialen Polypen aus und entstehen offensichtlich auf dem Boden einer chronisch atrophischen Gastritis. Das Durchschnittsalter der Patienten liegt bei 72 Jahren (Rösch 1983). Nach Rösch (1983) kann es nicht länger aufrecht erhalten werden, daß eine Polyposis ventriculi als Präkanzerose eingestuft wird. Das Magenkarzinom zeigt einen Altersgipfel zwischen dem 50. und 70. Lebensjahr.

Im Zusammenhang mit der Pharmakokinetik spielt die Abnahme der basalen als auch maximalen histamininduzierten Säurefreisetzung eine Rolle. Sowohl Baron (1963) als auch Heinkel (1969) haben auf diese Veränderungen hingewiesen.

Neben der pH-Änderung kann die mit zunehmendem Alter vermehrt nachweisbare atrophische Gastritis die Löslichkeit bestimmter Pharmaka beeinflussen. So zeigten die Untersuchungen von Andreas et al. (1967), daß die schweren Formen atrophischer Gastritis mit einem Verlust der Haupt- und Nebenzellen sowie mit einer verminderten Sekretion von Salzsäure und

Intrinsic-Faktor verbunden war. Eine Zunahme des pH-Wertes im Magen würde zu einer Abnahme der Absorption schwacher Basen führen. Inwieweit diese pH-Änderungen jedoch für die Therapie von Bedeutung sind, hängt von Faktoren ab, die nach der Absorption eine Rolle spielen. Änderungen des pH-Wertes beeinflussen die Absorptionsrate bei nur geringem oder keinem Einfluß auf die Gesamtmenge (Levine 1972).

Neben den Säureverhältnissen des Magens spielt die Motilität für die Pharmakaabsorption eine wichtige Rolle. Eine schnelle Magenentleerung bewirkt z. B. eine gesteigerte und schnellere Pharmakaabsorption im oberen Dünndarm. Beispiele hierfür sind Warfarin (Kekk et al. 1971). Umbauvorgänge der Magenwand oder Pharmaka, die die Magenentleerung verzögern, können wesentlich mit zu einem therapeutischen Effekt einer Pharmakotherapie beitragen. Eine häufige Erkrankung im höheren Lebensalter ist der Morbus Parkinson. Bei dieser Erkrankung nimmt die Konzentration von Dopamin im Corpus striatum und Nucleus caudatus ab. Therapeutisch wird die Vorstufe, L-DOPA oder mit Carbidopa eingesetzt. Die Untersuchungen von Rivera-Calimlin et al. (1970) zeigten eine schnelle Metabolisierung von L-DOPA im Magen, wobei Patienten mit einer längeren Verweildauer im Magen niedrigere Serumspiegel von L-DOPA aufwiesen. Bianchine et al. (1971) berichteten über die Therapie eines Parkinson-Patienten, bei dem die Magenentleerung um etwa das Dreifache verlängert war. Dieser Patient, bei dem keine Absorptionsstörung im Duodenum bestand, zeigte L-DOPA-Blutspiegel, die etwa ein Drittel der von vergleichbaren Patienten betrugen. Der Patient war gegenüber der L-DOPA-Therapie auf Grund der verzögerten Magenentleerung Therapie-refraktär. Umgekehrt kann durch eine Beschleunigung der Magen-Darmpassage (z. B. Metoclopramid) die Absorption anderer Medikamente (z. B. Glycoside) verringert werden. Dieses Beispiel zeigt, wie durch Beeinflussung von Pharmakawirkungen fernab vom Zielorgan die Therapie völlig versagen kann.

Im Vergleich zum Magen hat der Dünndarm eine weit größere Oberfläche. Alternsbedingte Veränderungen des Dünndarms sind offensichtlich nicht sehr ausgeprägt. Cornes (1965) fand mit zunehmendem Alter eine Abnahme der Peyerschen Plaques im Dünndarm sowie eine Abnahme von Follikeln in einzelnen Plaques. Im Vergleich zum Magen wird die Absorption von Pharmaka im Dünndarm durch mehrere Faktoren beeinflußt wie Motilität und Durchblutung des Dünndarms, Intensität der Verdauungsprozesse, Bakterienbesiedlung, Funktion und Zahl an der Pharmakaabsorption beteiligter Zellen sowie durch die Geschwindigkeit der Magenentleerung. Der Übertritt eines Pharmakons vom Darm in das Blut kann passiv oder aktiv erfolgen, wobei die passive Absorption bei der oralen Pharmakotherapie die größere Rolle spielt. Der aktive Transport eines Pharmakons erfolgt über ein in der Membran lokalisiertes Carrier-System. Auch die Stoffwechselaktivitäten der resorbierenden Zellen selbst vermögen die Absorption durch eine Vielzahl von Biotransformationen (chemische Umwandlungen des Medikamentes) zu beeinflussen. So kann durchaus bei einem unveränderten Transport von Pharmaka durch den Magen-Darmtrakt der Durchtritt durch die Darmwand in das Blutgefäßsystem durch altersbedingte Enzymaktivitätsänderungen der Darmzellen die Gesamtaufnahme vermindert sein. Untersuchungen von HARTIALA (1968) und WATTENBERG und LEONG (1965) ergaben eine Zunahme der Benzpyrenhydrolase-Aktivitäten sowie der Glucuronidierung im Darm durch Induktoren.

Menge und Geschwindigkeit der Absorption von Pharmaka werden u.a. durch die Lipidlöslichkeit des Medikamentes bestimmt. Wechselwirkungen mit Substanzen, die entweder mit Sekreten in den Dünndarm gelangen oder normalerweise dort sind, können ebenso die Absorption von Pharmaka beeinflussen (fördern oder hemmen) wie zusätzlich verordnete Pharmaka oder Nährstoffe. So wird die ungenügende Absorption quarternärer Ammonium-Pharmaka z.T. durch Wechselwirkungen mit Mucopolysacchariden des Darmschleims erklärt (LEVINE und PELIKAN 1961; LEVINE et al. 1955).

Angaben über eine mögliche alternsbedingte Pharmaka-Absorptionsänderung beziehen sich auf Untersuchungen über den Transport von Xylose (GUTH 1968), Eisen (DIETZE et al. 1971), Glucose und Galactose (BENDER 1968; HOLLOWAY 1972; LAMY und KITLER 1971). GARATTINI et al. (1973) und KLOTZ et al. (1975) untersuchten den Einfluß des Alters auf die Blutspiegel von Diazepam. Die Untersuchungen zeigten nach oraler Gabe einen geringeren Anstieg und eine längere Halbwertszeit des Pharmakons bei älteren Probanden. Die Durchblutung des Dünndarms nimmt schon allein auf Grund des herabgesetzten Schlagvolumens des Herzens mit zunehmendem Alter ab. Darüber hinaus zeigt sich eine Abnahme des Blutflusses im Splanchnikusgebiet mit zunehmendem Alter (BENDER 1965). Eine Abnahme des Herzminutenvolumens um 30% führt zu einer Durchblutungsabnahme im Versorgungsgebiet der A. mesenteriaca sup. um 45% (FRIEDMANN 1961).

Verteilung

Nach dem Übertritt der Pharmaka in das Kreislaufsystem werden die Pharmaka an zirkulierende Plasmaproteine gebunden und zu den einzelnen Organen transportiert. Bei der Verteilung spielen die physikalisch-chemischen Eigenschaften eine Rolle. Der gebundene Anteil des Pharmakons steht in einer Gleichgewichtsreaktion mit dem freien Pharmakaanteil, der für die Wirkung am Rezeptor verantwortlich ist. Die Pharmaka werden an Plasmaalbumine gebunden, deren Synthese mit zunehmendem Alter abnimmt, zit. bei PLATT (1977). Neben dem Albumin sind andere Plasmaeiweißkörper sowie Erythrozyten als Transportsysteme von Bedeutung.

Plasmaproteine

Die Bindung von Pharmaka ist sehr unterschiedlich. So gibt es Proteinbindungen bis zu 98% (z.B. Phenylbutazon), während andere Pharmaka, wie Barbiturate, nur leicht an Plasmaeiweißkörper gebunden werden. Die Abnahme der Albuminkonzentration erklärt, daß für einige Pharmaka die Eiweißbindung im Alter herabgesetzt ist. Auf Grund der alternsbedingten Veränderungen von Histonen im Bereich der DNA, der Skleroproteide Kollagen und Elastin ist es denkbar, daß Strukturänderungen von Transportproteinen die Eiweißbindung von Pharmaka beeinflussen können. Bisherige Untersuchungen von Bender et al. (1975), Hayes et al. (1975a, 1975b), Wallace et al. (1976) unterstützen diese Vorstellung jedoch nicht. So konnten Bender et al. (1975) für die von ihnen untersuchten Pharmaka Phenytoin, Penicillin G und Phenobarbitursäure keine alternsabhängige Änderung der Plasmaeiweißbindung nachweisen, obwohl die Plasma-Albuminkonzentrationen bei unter 50jährigen Probanden (4,0 g/100 ml) signifikant über denen der älteren Probanden (3,4 g/100 ml) lagen. Hayes et al. (1975a, 1975b) bestätigten diese Befunde durch ihre Untersuchungen mit Warfarin, das ebenfalls hinsichtlich der Eiweißbindung mit zunehmendem Alter keine Änderung aufwies. Die vergleichbaren Studien von Wallace et al. (1976), in denen die Eiweißbindung von Phenylbutazon, Sulfadiazin und Salicylat untersucht wurden, ergaben mit höherem Alter lediglich für Phenylbutazon eine signifikant verminderte Eiweißbindung. Im Vergleich zu Phenylbutazon zeigten jedoch Salizylsäure und Sulfadiazin keine so deutliche Abhängigkeit in der Bindung an Albumin wie Phenylbutazon. Möglicherweise lassen sich die unterschiedlichen Ergebnisse in der Eiweißbindung durch die Affinität an Albumin erklären. Im Gegensatz zu den Arbeiten von Wallace und Mitarbeiter (1976) fand die Arbeitsgruppe um Lesko et al. (1985), daß der gebundene Anteil von Salicylat in Seren älterer Patienten signifikant niedriger war als bei jüngeren. Die Abnahme der Salicylatbindung wurde bei unveränderter Albumin- bzw. Gesamteiweißkonzentration nachgewiesen. Es fand sich jedoch bei älteren eine Abnahme der Zahl und Affinität sekundärer Bindungsstellen im Vergleich zu jungen Probanden. Klotz und Mitarbeiter (1975) fanden keine Unterschiede hinsichtlich der Bindung von Diazepam sowie des Metaboliten Desmethyl-Diazepam an Proteine mit zunehmendem Alter. Angaben über die Albuminkonzentrationsbestimmungen fehlten jedoch in dieser Studie. Parallel mit einer Abnahme der Plasma-Albuminkonzentration im Alter zeigten Warfarin (Hayes et al. 1975a) und Carbenoxolon (Hayes und Langman 1974) eine herabgesetzte Bindung an Eiweißkörper mit zunehmendem Alter. Mather und Mitarbeiter (1975) untersuchten die Bindung von Meperidin an Proteine. Sie fanden eine alternsabhängige Abnahme.

Die Zunahme gleichzeitig auftretender Erkrankungen hat häufig zur Folge, daß eine Vielzahl von Medikamenten verordnet wird, um die einzelnen Erkrankungen gleichzeitig pharmakologisch zu behandeln. Durch die Einnahme mehrerer Medikamente besteht die Gefahr frühzeitiger und gehäuft auftretender Nebenwirkungen sowie von Interaktionen der eingenommenen Pharmaka. Die gleichzeitige Abnahme des Transportproteins Albumin hat zur Folge, daß vor allem diejenigen Medikamente, die eine hohe Eiweißbindung zeigen, um das Transportprotein konkurrieren, wodurch im höheren Alter die Gefahr besteht, daß der freie Anteil bestimmter Pharmaka erhöht ist. Hierfür sprechen die Untersuchungen von Lindup (1975) und Wallace et al. (1976), die zeigen konnten, daß in Gegenwart zusätzlicher Pharmaka die Bindung von Salicylat, Phenylbutazon und Sulfadiazin an Plasmaproteine signifikant abnahm.

Inwieweit Strukturänderungen des Albuminmoleküls im Alter mit zu einer veränderten Eiweißbindung beitragen, kann bisher nicht sicher gesagt werden.

Neuere Untersuchungen haben gezeigt, daß auch die Konzentration des alpha-1 sauren Glycoproteins (AGP, Orosomucoid) eine wesentliche Rolle für den Transport von Pharmaka spielt. So werden u. a. Chlorpromazin, trizyklische Antidepressiva, Propanolol und Lidocain an das alpha-1 saure Glycoprotein gebunden; (Plafsky 1980; Routledge et al. 1980). AGP ist ein wichtiges Transportmittel für basische Pharmaka. Altersabhängige Bindungen korrelieren direkt mit der Konzentration von alpha-1-saurem Glycoprotein, das mit zunehmendem Alter ansteigt. Cusack et al. (1985) untersuchten Eiweißbindung, Halbwertszeit, Clearance und Bioverfügbarkeit (Ausmaß und Geschwindigkeit, mit der ein verabreichtes Arzneimittel in den großen Kreislauf gelangt) von Lidocain in Abhängigkeit vom Alter. Die Bioverfügbarkeit war bei der älteren Probandengruppen größer, bei unveränderter Absorptionsrate. Die intrinsische Clearance von Lidocain war bei den Älteren niedriger, ohne daß das scheinbare Verteilungsvolumen oder die systemische Clearance verändert war. Die Bindung von Lidocain an Plasmaproteine war bei den geriatrischen Patienten höher, ebenso die maximale Bindungskapazität.

Da die Pharmakabindung an Proteine relativ unspezifisch ist, sind – bei gleichzeitiger Gabe mehrerer Medikamente – Verdrängungsreaktionen am Transporteiweiß möglich. Darüber hinaus können aber auch andere Substrate, z. B. Fettsäuren, Pharmaka aus der Bindung verdrängen. Diese Vorgänge dürfen jedoch nicht überbewertet werden. So spielt nur bei denjenigen Pharmaka eine Bindungsänderung eine Rolle, die über 90 % an Proteine gebunden sind. Da allein der *freie* Anteil wirkt, würde bei einem Pharmakon, das eine hohe Eiweißbindung aufweist (z. B. 95 %) eine *Erniedrigung des gebundenen Anteils* auf 90 % eine Erhöhung des freien, wirksamen Anteils auf das Doppelte bedeuten.

Erythrozyten

Der Pharmakatransport erfolgt nicht nur an Plasmaproteine, sondern auch an Erythrozyten. Bisher liegen nur wenige Untersuchungen über den Einfluß des Alters auf die Bindung von Pharmaka an Erythrozyten vor (Chan et al. 1975; Nation et al. 1976; Platt und Rieck, unveröffentlichte Ergebnisse). So zeigen die Untersuchungen mit Pethidin, Chlomethiazol und Piracetam, daß die Bindung an Erythrozyten mit zunehmendem Alter der Spender abnimmt oder konstant bleibt. Keine altersabhängigen Unterschiede zwischen gebundenem und freiem Anteil hinsichtlich der Bindung an Erythrozyten ergaben die Untersuchungen von Ehrenbo et al. (1974) mit Pentazocin sowie Klotz et al. (1975) mit Diazepam.

Gewebezusammensetzung

Neben der Bindung von Pharmaka an Protein spielen alternsbedingte Veränderungen der Transitstrecke zum Erfolgsorgan eine zusätzliche Rolle für die Pharmakawirkung an der Zelle. So kommt es – in den einzelnen Organen unterschiedlich stark ausgeprägt – zu Konzentrationsänderungen der Proteoglykane, der Skleroproteide Kollagen und Elastin sowie des Wasser- und Elektrolythaushalts. Qualitative und quantitative Änderungen der Chondroitinsulfat-, Heparinsulfat- und Keratansulfat-Proteine führen zu Konzentrationsänderungen des intermolekularen Wassers. Diese Veränderungen sind besonders in den Organen ausgeprägt, die reich an Proteoglykanen sind, wie Knorpelgewebe, Gefäßwand und Zwischenwirbelscheiben. Für den Pharmakatransport von Bedeutung ist jedoch auch die Transitstrecke zwischen Gefäßwand und Rezeptor an der Zelle des Zielorgans. Mehr als die Hälfte des menschlichen Körpergewichts besteht aus Wasser, wobei Organe und Gewebe einen unterschidlich großen Wassergehalt aufweisen. Da sich sämtliche Stoffwechselvorgänge nur in einem wäßrigen Milieu abspielen können, ist eine exakte Regulation des Wasserhaushalts dringend erforderlich. So werden der Wasserbedarf des Organismus durch die Wärmeerzeugung des Körpers, die Konzentrationsfähigkeit der Nieren, durch Wasserverlust infolge Transpiration und die Wasserabgabe durch die Funktion der Schleimhäute, der Nieren, des Darms und der Lunge beeinflußt. Die umfangreichen intra- und extrazellulären Veränderungen während des Alterns spiegeln sich auch im Wasserhaushalt wider. Änderungen des Wasserhaushaltes haben verständlicherweise einen Einfluß auf den Transport von Pharmaka zum Organ. Nach SNIVELY und SEEDNEY (1958) betragen die festen Bestandteile des Körpers beim Säugling 23%, beim Erwachsenen 40% und beim Greis 45%. Die extrazelluläre Flüssigkeit nimmt dabei beim Säugling 29%, beim Erwachsenen 15% und beim Greis 12% ein, während die intrazelluläre Flüssigkeit von 48% beim Greis nur leicht abfällt. Im Gegensatz zu den von SNIVELY und SEEDNEY (1958) erhobenen Befunden ergaben die Untersuchungen von SCHWAB und Mitarbeiter (1963) jenseits des 50. Lebensjahres eine Abnahme des gesamten Körperwassers (bezogen auf das Gewicht), wobei die Abnahme auf einer Verminderung der intrazellulären Flüssigkeit beruht. Diese Änderungen haben einen Einfluß auf die Verteilung von Pharmaka bei älteren Menschen. Darüber hinaus spielt die Änderung des Körperfettgehaltes mit zunehmendem Alter eine wichtige Rolle. Fettlösliche Pharmaka können sich besser verteilen als Pharmaka mit geringer Fettlöslichkeit, wie durch die Studien mit Diazepam (KLOTZ et al. 1975) und Chlordiazepoxid (SHADER et al. 1977) gezeigt werden konnte. Im Gegensatz dazu weist Propicillin eine alternsabhängige Abnahme in dem Verteilungsvolumen auf (SIMON et al. 1972).

Rezeptoren

Am Zielorgan angelangt, kann das Pharmakon durch qualitative und quantitative Änderungen der Rezeptoren in seiner Wirkung beeinflußt werden. Die

Untersuchungen auf diesem Gebiet sind sehr spärlich (CONWAY et al. 1971; LONDON et al. 1970; SCHOCKEN und ROTH 1977). Die Untersuchungen von VESTAL und Mitarbeiter (1979) sprechen dafür, daß die Empfindlichkeit der β-Adrenozeptoren für Isoproterenol und Propranolol mit zunehmendem Alter abnehmen.

Stoffwechsel

Im Zentrum des Pharmaka-Stoffwechsels steht die Leber (Tabelle 1). Im höhreren Alter nimmt das Lebergewicht ab, es zeigen sich vermehrt Einlagerungen des sog. Alterspigmentes „Lipofuszin", zit. bei PLATT (1991). Es kommt zu einer Vermehrung der Skleroproteide sowie zu einer Zunahme von Zelluntergängen. Im höhren Alter findet man vermehrt polyploide Zellpopulationen, Chromosomenaberrationen sowie Veränderungen an Mitochondrien, zit. bei PLATT (1991). Voraussetzung für die Ausscheidung von Pharmaka durch die Nieren ist ihre Wasserlöslichkeit. Nur wenige Pharmaka besitzen geeignete Gruppen, die eine Konjugation mit Schwefelsäure und Glucuronsäure möglich machen. Die Mehrzahl der Pharmaka muß zunächst hydroxyliert werden. Das enzymatische System des endoplasmatischen Retikulums aktiviert molekularen Sauerstoff zur Oxidation fettlöslicher Verbindungen. Dieser Vorgang findet an dem Cytochrom P_{450}, das sich im endoplasmatischen Retikulum befindet, statt. Die Enzyme, die die Wasserlöslichkeit der Pharmaka bewirken, sind den Lipidanteilen der Membranen angelagert. So wird die Oxidation aliphatischer und aromatischer Gruppen (Barbiturate, Phenothiazine, Phenytoin, Antihistaminika, Digitoxin) durch Cytochrom P_{450} katalysiert. Die Hydrolyse von Estern und Azidamiden (Lidocain, Procain, Atropin) erfolgt durch Esterasen, während die Bindung an Glucuronsäure durch Transferasen katalysiert wird. Alternsveränderungen im Bereich der Mikrosomen, die die Aktivitäten der mikrosomalen Enzyme beeinflussen, können daher einen signifikanten Einfluß auf den steady-state Pharmakaspiegel im Plasma nehmen. Die Mehrzahl biochemischer Untersuchungen über Alternsveränderungen von Mikrosomen wurden an Tieren durchgeführt. Dabei ergab sich mit zunehmendem Alter eine Abnahme des Phospholipidgehalts. Dies ist insofern von wesentlicher Bedeutung, als für die Mehrzahl von Membransystemen Phospholipide funktionell unter den verschiedenen Lipidkomponenten die wichtigste Rolle spielen. Aktivitätsmessungen mikrosomaler Enzyme an menschlichem Lebergewebe wurden von KRATZ (1978) durchgeführt. Aus diesen Untersuchungen geht hervor, daß bei Lebergesunden zwischen 20 und 70 Jahren die Aktivität der Cumarin-7-Hydroxylase und der 7-Äthoxycumarin-Hydroxylase keine Änderungen aufweisen. Untersuchungen von IRVINE et al. (1974) zeigten, daß der Stoffwechsel von Amylobarbitursäure bei älteren Menschen um etwa 50% gegenüber einer jüngeren Vergleichsgruppe reduziert ist. Dieses Ergebnis bestätigt klinische Erfahrungen, aus denen hervorgeht, daß ältere Menschen besonders gegenüber Barbituraten empfindlich sind und häufig mit Verwirrungen oder Depressionen reagieren.

Tabelle 1. Mögliche Arzneimittelnebenwirkungen im Rahmen der Pharmakotherapie multimorbider geriatrischer Patienten

ACE-Hemmer		
Cilazapril	Bei älteren Probanden waren die Spitzenkonzentrationen signifikant erhöht, die totale Clearance war signifikant erniedrigt	Williams et al. (1989)
Enalapril	Bei multimorbiden geriatrischen Patienten mit einer Hypertonie waren – verglichen mit jungen gesunden Probanden – die Spitzenkonzentrationen von Enalaprilat erhöht, die renale Clearance war erniedrigt. Eine Kombinationstherapie von Enalapril + Hydrochlorothiazid gegenüber einer Monotherapie (Enalapril) zeigte bei der Kombinationstherapie eine weitere signifikante Erhöhung der Enalprilat-Spitzenkonzentrationen, eine signifikante Erniedrigung der renalen Clearance sowie des systolischen und diastolischen Blutdrucks	Mühlberg et al. (1991)
Analgetika, Antiphlogistika, Anaesthetika		
Alfentanil	Bei älteren Probanden fand sich eine verlängerte und eine erniedrigte Clearance	Helmers et al. (1984)
	Eine signifikante negative Korrelation wurde zwischen der totalen Clearance von Alfentanil und dem Lebensalter nachgewiesen	Lemmens et al. (1990)
Azetanilid	Bei älteren Probanden zeigte sich eine erniedrigte Clearance	Wynne et al. (1989a)
Dextropropoxyphen	Bei älteren Probanden ergab sich eine deutlich verlängerte Halbwertszeit	Flanagan et al. (1989)
Ibuprofen	Bei älteren männlichen Probanden fand sich eine verlängerte Halbwertszeit und eine erniedrigte Clearance	Greenblatt et al. (1984)
Ketoprofen	Bei älteren Probanden zeigte sich eine verlängerte Halbwertszeit und eine erniedrigte Clearance	Advenier et al. (1983)
Metamizol	Bei älteren Probanden fand sich eine verlängerte Halbwertszeit und eine erniedrigte Clearance	Zybler-Kat et al. (1989)
Morphin	Bei älteren Probanden ergab sich eine erniedrigte Clearance	Baillie et al. (1989)
Nalbuphin	Bei geriatrischen Patienten wurde im Vergleich zu jungen Probanden eine verlängerte Halbwertszeit und eine erniedrigte Clearance nachgewiesen	Jaillon et al. (1989)
Naproxen	Bei älteren Patienten zeigte sich eine verlängerte Halbwertszeit und eine erniedrigte Clearance	McVerry et al. (1986)

Tabelle 1 (Fortsetzung)

Pethidin	Im Alter fand sich eine Abnahme der Exkretion von Pethidin und Norpethidin (aktiver Metabolit)	Odar-Cederlöf et al. (1985)
Phenylbutazon	Die Substanz bietet bei älteren Patienten mit rheumatoider Arthritis nur eine geringe Schmerzlinderung. Nebenwirkungen: peptische Ulzera mit Gefahr der Blutung und Perforation. Darüber hinaus zeigte sich eine verlängerte Halbwertszeit	Jeffrey (1963) O'Malley et al. (1971) Sun (1972) Holloway (1974) Trigges et al. (1975)
Piroxicam	Bei älteren Probandinnen ergab sich eine verlängerte Halbwertszeit und eine erniedrigte Clearance	Richardson et al. (1985)
Propofol	Bei geriatrischen Patienten konnte eine erniedrigte Clearance nachgewiesen werden	Kirkpatrick et al. (1988)
Salicylate	Im Alter ist auf eine erhöhte Gefahr des Auftretens gastroduodenaler Ulzera zu achten	Barager et al. (1960) Jeffrey (1963) Sun (1972) Holloway (1974)
	Bei älteren Probanden fand sich eine verlängerte Halbwertszeit und eine erniedrigte Clearance	Greenblatt et al. (1986)
Tiaprofensäure	Bei multimorbiden geriatrischen Patienten mit einer Herzinsuffizienz war die Pharmakokinetik nicht verändert. Es ergab sich kein Anhalt für eine Kumulation	Platt et al. (1989)
Thiopenton	Bei älteren Patienten wurde eine verlängerte Halbertszeit nachgewiesen	Christensen et al. (1981)
Antibiotika		
Kanamycin, Gentamycin, sonstige Aminoglykoside	Eine verlängerte Halbwertszeit fand sich bei älteren Patienten. Bei einer Kombinationstherapie von Aminoglykosiden mit Cephalosporinen besteht generell die Gefahr eines akuten Nierenversagens (Nephrotoxizität). Eine Schädigung des 8. Hirnnerven (ototoxische Wirkung des Kanamycins) ist möglich	Opitz et al. (1971) Lamy et al. (1971) Kristensen et al. (1974) Nittinger (1980)
Erythromycin	Bei gesunden älteren Probanden zeigten sich höhere Spitzenkonzentrationen nach einmaliger und nach mehrfacher Gabe. Nach einer mehrfachen Gabe wurde eine Verlängerung der Eliminationshalbwertszeit um das 2fache nachgewiesen	Miglioli et al. (1990)
Cephalosporine	Bei überhöhten Dosen ist eine Nephrotoxizität und Neurotoxizität (Stupor, Verwirrtheit, Krämpfe) möglich	Mondorf et al. (1978) Mondorf et al. (1979) Kuhlmann (1979) Nittinger et al. (1980) Höfler (1981)

Tabelle 1 (Fortsetzung)

Cefotaxim	Höhere Plasmaspiegel fanden sich bei geriatrischen Patienten. Bei einer eingeschränkten Nierenfunktion besteht die Gefahr der Kumulation des aktiven Metaboliten Desacetylcefotaxim	NABER et al. (1980) MÜHLBERG und PLATT (1982)
Ceftazidim	Bei älteren Patienten wurde eine verlängerte Halbwertszeit, eine Erniedrigung der totalen und renalen Clearance sowie eine verminderte Wiederfindungsrate im Urin gefunden. Bei älteren Patienten mit einer akuten bakteriellen Infektion wird eine Dosisreduktion um ca. 50% empfohlen	LJUNGBERG et al. (1982)
Ceftriaxon	Bei Erwachsenen nimmt die Halbwertszeit mit dem Lebensalter zu. Es wird daher empfohlen, bei sehr alten Probanden nur die halbe Dosis zu geben	HAYTON et al. (1986)
	Bei älteren Patienten war im Vergleich zu jungen Probanden die Halbwertszeit verlängert und die Clearance erniedrigt	VEYSSIER et al. (1987)
Ciprofloxacin	Bei älteren Probanden war die mittlere Spitzenkonzentration signifikant erhöht, die renale Clearance erniedrigt	BAYER et al. (1987)
Metronidazol	Bei älteren Patienten zeigte sich eine erniedrigte Clearance	LUDWIG et al. (1983)
Sulfonamide	Im höheren Lebensalter ist die renale Clearance mit der Gefahr der Kumulation, erniedrigt	BENDER (1964) HUN (1971) LAMY et al. (1971)
Trimethoprim	Bei älteren Probanden zeigten sich höhere Spitzenkonzentrationen und eine deutlich (um zwei Drittel) verminderte renale Clearance (im Vergleich zu jungen Probanden)	VAROQUAUY et al. (1985)
Sulfisoxazol	Eine signifikant verlängerte Halbwertszeit bei älteren Probanden und eine verminderte totale und renale Clearance	BOISVERT et al. (1984)
Doxycyclin	Höhere Gewebe- und Serumspiegel wurden bei alten Patienten nachgewiesen. Wegen einer großen therapeutischen Breite besteht nur eine geringe Gefahr von Nebenwirkungen	BÖCKER et al. (1986)
Antidepressiva		
	Tachykardien, Herzrhythmusstörungen mit Blockbildungen, Extrasystolien und Kammerflimmern. Anticholinergische Effekte: Austrocknung der Schleimhäute, Akkommodationsstörungen, Obstipation, Miktionsstörungen. Gefahr der Glaukomprovokation. Delirante Zustände und parkinsonähnliche Bilder, Schleimhautulzera	PÖLDINGER (1975) WERNER (1975) KANOWSKI et al. (1976) JELLINGER (1980)

Tabelle 1 (Fortsetzung)

Amitriptylin	Bei älteren Probanden fand sich eine verlängerte Halbwertszeit	Schulz et al. (1983)
	Bei älteren Probanden wurden eine verlängerte Halbwertszeit und eine erniedrigte Clearance nachgewiesen	Ogura et al. (1983)
Desipramin	Bei älteren Probanden zeigt sich eine verlängerte Halbwertszeit	Abernethy et al. (1985)
Imipramin	Bei älteren Probanden fanden sich eine verlängerte Halbwertszeit und eine erniedrigte Clearance	Abernethy et al. (1985)
Lithium	Bei älteren Patientinnen war die Clearance im Vergleich zu jungen Probanden signifikant erniedrigt. Eine Dosisreduktion auf ein Drittel oder die Hälfte wird empfohlen	Hardy et al. (1987)
Nitriptylin	Bei depressiven älteren Patienten zeigte sich im Vergleich zu jungen gesunden Probanden eine verlängerte Halbwertszeit und eine deutlich erniedrigte Clearance	Dawling et al. (1980)
Trazodon	Bei älteren Männern wurden eine verlängerte Halbwertszeit und eine erniedrigte Clearance gemessen	Grennblatt et al. (1987)
	Bei älteren Patienten zeigte sich eine verlängerte Halbwertszeit und eine erniedrigte Clearance	Bayer et al. (1983)
Beta-Rezeptoren-Blocker		
Propranolol	Es zeigte sich eine Verlängerung der Halbwertszeit. Es besteht die Gefahr der Bradykardie und Herzinsuffizienz, der Obstruktion der Atemwege sowie von Bronchospasmen	Hurwitz (1969) Prichard (1969) Castleden et al. (1975)
	Ein Vergleich von 10 älteren mit jungen Probanden hinsichtlich der freien Fraktionen von S- und R-Propranolol ergab keine alternsabhängigen Unterschiede. Bei älteren Probanden fand sich eine verlängerte Halbwertszeit und eine erniedrigte Clearance	Colangelo et al. (1989) Castleden et al. (1979)
	Bei multimorbiden geriatrischen Patienten waren im Vergleich zu einer Kontrollgruppe von jungen Probanden die mittleren Spitzenkonzentrationen beider Enantiomeren (S- und R-Propranolol) signifikant erhöht, ebenso die mittleren Plasmakonzentrationen. Die orale Clearance war signifikant erniedrigt. Trotz der höheren Plasmaspiegel war der pharmakologische Effekt (% Herzfrequenzerniedrigung) bei den älteren Patienten signifikant geringer	Mühlberg et al. (1991)

Tabelle 1 (Fortsetzung)

Acebutolol	Terminale Halbwertszeit des aktiven Metaboliten Diacetolol bei multimorbiden geriatrischen Patienten verlängert, Dosisanpassung gemäß Nierenfunktion erforderlich	MÜHLBERG et al. (1985)
Atenolol	Der therapeutische Effekt von Atenolol (relative Erniedrigung des systolischen Blutdruckes) nimmt im höheren Lebensalter ab	MÜHLBERG et al. (1984)
	Bei älteren Patienten mit einer Hypertonie fand sich eine signifikant größere Fläche unter der Zeit-Konzentrationskurve	RIGBY et al. (1985)
Bevantolol	Die Halbwertszeit war bei älteren Patienten gegenüber jüngeren verlängert	SELEN et al. (1986)
Metoprolol	In einer randomisierten Doppelblindstudie zeigte sich, daß die Kombination von zwei Pharmaka im Vergleich zu einer Monotherapie mit Hydrochlorothiazid (hier fanden sich signifikant mehr Patienten mit einer Hypokaliämie und einer Hyperurikämie) effektiver und sicherer in der Behandlung älterer Patienten war	Zit. bei PLATT (1990)
Sotalol	Bei älteren Patienten mit einer Hypertonie fand sich eine verlängerte Halbwertszeit und eine erniedrigte Clearance	IRHIZAKI et al. (1980)
Timolol	Bei 12 gesunden älteren Probanden war (im Vergleich zu jungen Probanden) die Isoprenalin-Dosis, die nötig war, um die Herzfrequenz um 25 Schläge/min zu erhöhen, deutlich größer; die Ansprechbarkeit (d.h. das Dosis-Wirkungs-Verhältnis) gegenüber Timolol war jedoch bei beiden Gruppen gleich (im Gegensatz zu fast allen anderen Betablockern!)	KLEIN et al. (1986)
Calciumantagonisten		
Diltiazem	Bei älteren gesunden Probanden war nach 4tägiger Gabe von Diltiazem die ICG-Clearance (ein Marker für die hepatische Perfusion) beschleunigt; die Antipyrine-Clearance war dagegen vermindert (Einfluß von Diltiazem auf die hepatische Enzymnaktivität)	KLOCKOWSKI et al. (1990)
	Bei älteren Patienten mit einer Hypertonie war die Halbwertszeit im Vergleich zu jüngeren Patienten verlängert	SCHWARTZ et al. (1987)

Tabelle 1 (Fortsetzung)

Nitrendipin	Es besteht eine inverse Korrelation zwischen dem Lebensalter und der Abnahme des diastolischen Blutdruckes nach Gabe von Nitrendipin	FERRARA et al. (1985)
	Bei älteren Patienten fanden sich im Vergleich zu jungen Probanden signifikant höhere Plasmakonzentrationen und eine verlängerte Halbwertszeit	LETTIERI et al. (1988)
Nifedin	Das scheinbare Verteilungsvolumen und die Serumspiegel sind bei älteren Patienten höher	BÖCKER et al. (1991)
Nifedipin	Bei 10 älteren Patienten mit kardialen Erkrankungen waren im Gegensatz zu jüngeren patienten die mittleren Plasmakonzentrationen (AUC) und die Spitzenkonzentrationen signifikant erhöht	GARNIER-MOIROUX et al. (1983)
Nimodipin	Die Plasmakonzentrationen von Nimodipin und der drei Hauptmetaboliten wurden bei geriatrischen Patienten bestimmt. Innerhalb der Studie fanden sich keine signifikanten Änderungen in der maximalen Plasmakonzentration und der AUC	HILGERT et al. (1992)
Terodilin	Bei multimorbiden geriatrischen Patienten zeigten sich erhöhte Plasmaspitzenkonzentrationen, verlängerte Halbwertszeiten (3fach!) und eine verminderte renale Clearance	HALLEN et al. (1992)
Verapamil	Bei älteren Patienten mit einer Hypertonie fand sich im Vergleich zu jüngeren Patienten eine verlängerte Halbwertszeit und eine erniedrigte Clearance	ABERNETHY et al. (1986)
Diuretika		
Thiazide	Gefahr der Hypokaliämie, wodurch eine Verstärkung der Digitaliswirkung möglich ist. Verwirrtheitszustände, Anorexie, Muskelschwäche, Kardiale Rhythmusstörungen, komatöse Zustände, Dehydratation mit Viskositätserhöhung des Blutes (erhöhte Thromboemboliegefahr) können auftreten	HALL (1972) FLEAR (1972)
Hydrochlorothiazid	Bei geriatrischen multimorbiden Patienten zeigten sich pharmakokinetische Interaktionen mit Triamteren (erhöhte Plasmaspiegel von Triamteren), pharmakokinetische und pharmakodynamische Interaktion mit Enalapril (erhöhte Plasmaspiegel von Enalapril, verminderte renale Clearance, zusätzliche Erniedrigung des systolischen Blutdrucks)	MÜHLBERG et al. (1989) MÜHLBERG et al. (1991)

Tabelle 1 (Fortsetzung)

Furosemid	Bei multimorbiden geriatrischen Patienten zeigte sich eine um den Faktor 2 verlängerte Halbwertszeit. Die Fläche unter der Zeit-Konzentrationskurve korrelierte mit der Kreatinin-Clearance. Es bestand auch eine Korrelation zwischen der pharmakologischen Wirkung und Eliminationsrate. Der maximale Wirkeffekt (Wasser- und Natriumausscheidung) setzt bei älteren Probanden vermindert und verzögert ein	Chaudhry et al. (1984) Mühlberg et al. (1986)
Amylorid	Bei älteren Patienten mit einer Hypertonie war im Vergleich zu jungen Probanden die Clearance sowohl für Amylorid als auch für Hydrochlorothiazid deutlich erniedrigt. Bei Gabe der o. g. Kombination sollte bei älteren Patienten die Dosis in Abhängigkeit von der Creatinin-Clearance reduziert werden	Ismail et al. (1989)
Spironolacton	Die mittleren Serumkonzentrationen von Canrenon und dessen Metaboliten waren bei älteren multimorbiden Patienten doppelt so hoch wie bei jungen Probanden	Platt et al. (1984) Mühlberg et al. (1989)
Canrenon	Nach einer 8tägigen Therapie war die Akkumulationsrate von Canrenon (einschließlich aller Metaboliten) bei älteren Probanden signifikant erhöht	Ho et al. (1984)
Hypnotika		
Barbiturate	Ausgeprägte weitere Verschlechterung einer zerebralen Hypoxie, Desorientierung und delirante Zustandsbilder. Depression der Atmung	Lassen (1962) Bender (1964) Sharpless (1965) Lamy et al. (1971)
Phenobarbital	Verlängerte Halbwertszeit	Traeger et al. (1974)
l-Hexobarbital	Alternsabhängige stereoselektive Veränderungen des Matabolismus. Bei älteren Probanden: verlängerte Halbwertszeit und eine erniedrigte Clearance	Chandler et al. (1988)
Mephobarbital (Barbiturat in Racemat-Form)	Stereoselektive Veränderungen der Pharmakokinetik und des Metabolismus von Mephobarbital in Abhängigkeit von Alter und Geschlecht: verlängerte Halbwertszeiten und verminderte totale Clearance von R-Mephobarbital bei älteren Probanden	Hooper et al. (1990)
Neuroleptika		
Phenothiazin- und Thioxanthen-Derivate, Butyrophenone	Orthostatische Kreislaufstörungen, extrapyramidal-motorische Syndrome	Pöldinger (1975) Kanowski (1976) Jellinger (1980)

Tabelle 1 (Fortsetzung)

Thioridazin p. o.	Bei älteren Patienten waren im Vergleich zu jüngeren Patienten die durchschnittlichen Plasmakonzentrationen um den Faktor 1,5 bis 2 erhöht. Unerwünschte Nebenwirkungen traten bei älteren Patienten häufiger und deutlich ausgeprägter auf	Cohen et al. (1988)
Clozapin	Bei älteren Patienten waren im Gegensatz zu jüngeren Patienten die Plasmakonzentrationen deutlich erhöht	Haring et al. (1989)
Nootropika		
Piracetam	Die Pharmakokinetik wird mehr durch die Multimorbidität als durch das Lebensalter als solches beeinflußt	Platt et al. (1984b) Platt et al. (1985)
Naftidrofuryl	Die mittlere Halbwertszeit von Naftidrofuryl war bei geriatrischen Patienten um das 3fache verlängert (im Vergleich zu den Daten jüngerer Probanden)	Platt et al. (1984)
Tranquilizer		
Meprobamat, Nitrazepam	Erniedrigung des Muskeltonus bei Gangstörungen, Darmatonie, Blutdruckabfall, Vigilanzminderung, Störung des normalen Schlafmusters	Danielczyk et al. (1976) Jellinger (1979) Klotz et al. (1980)
Alprazolam	Bei älteren Probanden fanden sich eine Verlängerung der Halbwertszeit und erniedrigte Clearance	Greenblatt et al. (1983a)
Bromazepam	Bei älteren Probanden sind im Vergleich zu jüngeren Freiwilligen die mittlere Spitzenkonzentrationen erhöht, die mittlere Clearance ist erniedrigt	Ochs et al. (1987)
Brotizolam	Verlängerte Halbwertszeit und verminderte Clearance bei älteren Probanden	Jochemsen et al. (1983a)
Chlordiazepoxid	Verlängerte Halbwertszeit und verminderte Clearance bei älteren Probanden	Greenblatt et al. (1989b)
Chlobazam	Bei älteren Probanden wurde eine deutliche Verlängerung der Halbwertszeit gefunden	Greenblatt et al. (19832c)
Diazepam und Desmethyldiazepam (aktiver Metabolit)	Nach Langzeittherapie zeigt sich eine Akkumulation von Diazepam und Desmethyldiazepam im Plasma. Die Halbwertszeit war verlängert	Greenblatt et al. (1981a)
Diazepam	Bei älteren Probanden fanden sich erhöhte Plasmakonzentrationen. Verschlechterung der Reaktionszeit und von Gedächtnisfunktionen im Vergleich zu jungen Probanden	Pomara et al. (1985)

Tabelle 1 (Fortsetzung)

Flunitrazepam	Mit zunehmendem Lebensalter konnte eine signifikante Zunahme der sedierenden Wirkung nachgewiesen werden; diese Zunahme läßt sich durch alternsabhängige Veränderungen der Kinetik nicht erklären	KANTO et al. (1981)
Loprazolam	Bei älteren Probanden wurden eine Verlängerung der Halbwertszeit und eine verminderte orale Clearance nachgewiesen. Bei gleichen Plasmaspiegeln war die pharmakologische Wirkung verstärkt. Verlängerung der Reaktionszeiten	SWIFT et al. (1985a)
Lorazepam	Bei älteren Probanden zeigte sich eine verminderte Clearance, erhöhte Fraktion von „freiem", nicht an Proteine gebundenen Lorazepam	GREENBLATT et al. (1979)
	Bei multimorbiden geriatrischen Patienten wurde die Pharmakokinetik nach einer Dauertherapie untersucht: verlängerte Halbwertszeit im Vergleich zu jungen Probanden. Die maximalen Lorazepamspiegel korrelierten signifikant mit dem Alter der geriatrischen Patienten. Im Vergleich zur Erstapplikation war jedoch nach einer Woche Therapie die Elimination von Lorazepam beschleunigt	MÜHLBERG et al. (1990)
Lormetazepam	Nach ein- und mehrmaliger Gabe fand sich eine Verschlechterung der assoziativen Gedächtnisfunktionen bei älteren gesunden Probanden	DEIJEN et al. (1991)
Midazolam	Die Eliminationszeit von Midazolam ist bei älteren Probanden signifikant verlängert	SMITH et al. (1984)
	Bei älteren Probanden Verlängerung der Halbwertszeit	COLLIER et al. (1982)
	Signifikant erniedrigte Clearance bei gesunden älteren Probanden	HOLAZO et al. (1988)
	Bei älteren gesunden Probanden – bei unveränderten Plasmaspiegeln (im Vergleich zu jungen Probanden) zeigte sich eine Zunahme der pharmakologischen Wirkung	GREENBLATT et al. (1990)
Triazolam	Bei gesunden älteren Probanden fanden sich eine massive Beeinträchtigung der psychomotorischen Aktivität (als Folge erhöhter Plasmaspiegel) und ein erhöhtes Risiko von Stürzen (und Frakturen) beim nächtlichen Aufstehen	FISCH et al. (1990)
Triazolam	Signifikant verminderte Clearance bei gesunden älteren Probanden. Als Folge der erhöhten Plasmaspiegel eine ausgeprägte Einschränkung der Gedächtnisfunktionen (im Vergleich zu jungen Probanden)	GREENBLATT et al. (1991)

Die Mehrzahl der Ergebnisse, aus denen geschlossen wird, daß der Pharmakastoffwechsel in der Leber im höheren Alter gestört ist, resultiert aus indirekten Methoden. Durch Bestimmung der Plasma-Halbwertszeiten oder der Clearance von Pharmaka konnten alternsabhängige Unterschiede festgestellt werden. So ist die Halbwertszeit von Aminopyrin bei über 75jährigen etwa doppelt so groß wie bei einer Vergleichsgruppe von unter 30jährigen (Jick et al. 1968). Untersuchungen von O'Malley et al. (1971) über die alternsabhängigen Änderungen der Halbwertszeiten von Antipyrin und Phenylbutazon zeigten für Antipyrin einen Anstieg der Plasmahalbwertszeiten um 45%, während für Phenylbutazon eine Abnahme um 29% gemessen wurde. Klotz et al. (1975) fanden, daß die Halbwertszeit von Diazepam bei älteren Leuten 90 Stunden im Vergleich zu 20 Stunden bei einer jüngeren Kontrollgruppe betrug.

Von den Pharmaka, die in der Leber konjugiert werden, sollen die Untersuchungen mit Paracetamol und Sulfamethizol (Triggs et al. 1975) und Indometacin (Traeger et al. 1973) angeführt werden. Die Plasmahalbwertszeit von Paracetamol war bei älteren Probanden signifikant verlängert. Einige Probanden höheren Alters zeigten bei der renalen Ausscheidung geringere Konzentrationen konjugierter Substrate, ein Befund, der für eine verminderte Konjugierungsfähigkeit der Leber sprechen könnte. Während die mittlere Plasmahalbwertszeit für Indometacin bei jüngeren und älteren Probanden etwa gleich war, zeigten ältere Probanden einen geringeren Anteil des freien Pharmakons, woraus die Autoren auf eine gesteigerte Ausscheidung durch die Galle bei älteren Leuten schlossen. Die Acetylierung von Sulfamethizol ergab zwischen jungen und älteren Probanden keinen signifikanten Unterschied.

Die bereits mehrfach erwähnte Zunahme gleichzeitig auftretender Erkrankungen im höheren Lebensalter, die zu einer Polypragmasie der Pharmakotherapie führen kann, birgt die Gefahr vermehrter Wechselwirkungen. Ein Pharmakon, das in sehr hohem Maß bei älteren Patienten eingesetzt wird – Digitalis – kann schon in geringen Konzentrationen zu Nebenwirkungen führen. Begünstigend hierfür sind u.a. niedrige Kaliumspiegel im Blut bzw. in der Herzmuskulatur, die vor allem durch die Anwendung von Diuretika hervorgerufen werden. Da die Digitaliswirkung am Rezeptor der Herzmuskelzellmembran (K^+-Mg^{++}-ATPase) durch die lokale Kaliumkonzentration beeinflußt wird, führt eine Abnahme der Kaliumkonzentrationen zu einer gesteigerten Wirkung (s.a. Kap. „Digitalistherapie", S. 41ff.). Aber auch im Bereich der Leber selbst kann die gleichzeitige Einnahme mehrerer Medikamente zu einer Beeinflussung des Pharmakastoffwechsels führen. Phenobarbitursäure oder Diphenylhydantoin können die Aktivitäten mikrosomaler Enzyme induzieren und somit den Stoffwechsel für viele Pharmaka, die im Bereich des endoplasmatischen Retikulums metabolisiert werden, wie zum Beispiel Dicoumarole, Phenothiazine etc. beeinflussen. Der therapeutische Effekt von z.B. Tolbutamid kann durch die gleichzeitige Gabe von Chloramphenicol bzw. Phenylbutazon negativ beeinflußt werden, indem es zu hypoglykämischen Reaktionen kommt (Rowland et al. 1974). Neben den Änderungen der für die Metabolisierung von Pharmaka verantwortlichen

Enzymsysteme spielt die Leberdurchblutung eine wichtige Rolle. So kann die Eliminationsrate von Pharmaka, die über die Galle ausgeschieden werden, eher durch die Blutflußrate der Leber als durch das Aktivitätsverhalten pharmakametabolisierender Enzyme limitiert werden (GILLETTE 1971).

Die Clearance von Pharmaka mit einer niedrigen Intrinsic-Clearance-Rate wird durch Änderungen des Leber-Blutflusses nicht wesentlich beeinflußt (NIES et al. 1976). Alternsabhängige Studien über die Durchblutung der Leber von ZEEH et al. (1989) zeigten eine Verminderung des Blutflusses von etwa 30–50% zwischen dem 2. und 9. Lebensjahrzehnt.

Ausscheidung

Nieren

Spezifische alternsabhängige Veränderungen der Nieren sind insofern schwer zu beurteilen, da sie – wie bei den meisten anderen Organen – durch krankhafte Veränderungen, die mit zunehmendem Alter vermehrt auftreten, überlagert sind. KAPIDES und ZIERDT (1967), die mit verschiedenen Methoden die Nierenfunktion gesunder jüngerer und älterer Probanden untersuchten, sehen keine Beziehung zwischen Nierenfunktion und Alter, sondern glauben, daß die bekannte Funktionsminderung im höheren Alter in erster Linie durch die Zunahme von Erkrankungen bedingt ist. Das Nierengewicht nimmt mit zunehmendem Alter signifikant ab. Lichtoptische Untersuchungen haben gezeigt, daß es im höheren Alter zu einer Abnahme der Zahl der Glomerula und der Nephronen kommt. Gleichzeitig nimmt die Größe der Nephronen ab. Durch den Verlust der Parenchymzellen kommt es einmal zu einer Erweiterung des Interzellularraumes, zum anderen zu einer Vermehrung der interzellulär gelegenen Skleroproteide. Die distalen Tubuluskonvolute lassen mit zunehmendem Alter vermehrt Ausstülpungen erkennen, die nach DARMADY und Mitarbeitern (1973) als möglicher Ausgangspunkt für pyelonephritische Veränderungen im höheren Alter angesehen werden können. Für eine Zunahme pyelonephritischer Veränderungen im Alter sprechen auch die Untersuchungen von BROCKLEHURST (1971). Es ist daher verständlich, daß einmal durch die rein alternsbedingten renalen Veränderungen, zum anderen durch die mit zunehmendem Alter vermehrt auftretenden krankhaften Veränderungen die Funktion der Niere im Alter erheblich gestört wird. So findet man eine Abnahme des renalen Blutflusses (zwischen dem 20. und 90. Lebensjahr um 53%), der Kreatinin-, Inulin- und PAH-Clearance. Da die Clearances von Inulin und PAH (p-Aminohippursäure) mit zunehmendem Alter etwa im gleichen Verhältnis abfallen, ändert sich die Filtrationsfraktion praktisch nicht. Die Filtrationsfraktion $\left(\frac{\text{Clearance von Inulin}}{\text{Clearance von PAH}}\right)$ gibt Hinweise auf eine intrarenale Lokalisation einer Nierenfunktionseinschränkung.

Gleichzeitig nimmt die Konzentrationsfähigkeit der Niere ab, zit. bei PLATT (1991). Die Abnahme der glomerulären Filtrationsrate kann einmal durch

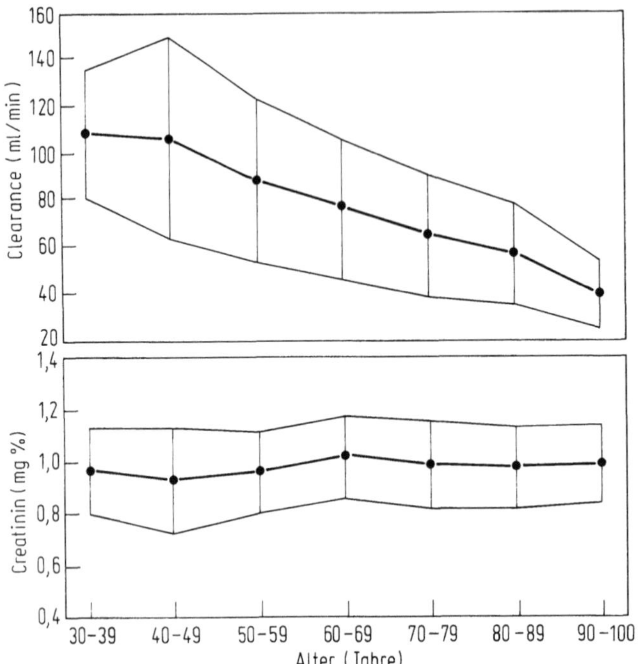

Abb. 2. Kreatininclearance und Plasmakreatininkonzentration in Abhängigkeit vom Alter (Platt, D., 1989)

einen verminderten renalen Blutfluß, zum anderen durch die herabgesetzte Glomerulazahl und -funktion oder durch beides bedingt sein. Diese Funktionseinschränkung ist für die Pharmakatherapie im höheren Alter von Bedeutung. So werden verständlicherweise die Pharmaka, die vorwiegend renal eliminiert werden, im Blut höhere Konzentrationsspiegel aufweisen und somit möglicherweise früher zu Nebenwirkungen führen. Von wesentlicher Bedeutung für die Therapie ist die Tatsache, daß ein „normaler" Kreatininwert (bis 1,3 mg%) keine Aussage über eine eventuell alternsbedingte eingeschränkte Nierenfunktion gestattet. Im mittleren Lebensalter kann die Kreatinin-Clearance – bei Plasmakreatininwerten im Normbereich – bis zu 50% eingeschränkt sein. Im höheren Lebensalter kann – bedingt durch die verringerte Muskelmasse – bereits ein Kreatininwert von 0,8 mg% bei einer Einschränkung der Clearance auf 35 ml/h gemessen werden (Abb. 2). Grundsätzlich wäre daher die Messung der endogenen Kreatinin-Clearance zu fordern. Dies ist in einer Allgemeinpraxis – im Gegensatz zur Klinik – nur schwer durchführbar. Mit Hilfe einer Formel können Näherungswerte für die Kreatinin-Clearance errechnet werden:

$$\mathrm{Cl_{Kr}\,(ml/min)} = \frac{(140 - \mathrm{Alter}) \times \mathrm{Gewicht}}{72 \times \mathrm{Kreatinin\,(mg/100\,ml)}}$$

In diesem Zusammenhang ist die Studie von Ewy et al. (1970) sowie von Baylis et al. (1972) mit Digoxin zu erwähnen. Hierbei zeigten die Plasmaspiegel von Digoxin bei älteren Patienten signifikant höhere Werte als die einer entsprechenden jüngeren Kontrollgruppe. Während Ewy et al. (1970) eine direkte Beziehung zwischen der Digoxin- und Kreatinin-Clearance fanden, konnten Baylis et al. (1972) eine solche positive Korrelation nicht nachweisen. Pharmaka mit hoher Lipidlöslichkeit werden Hydroxylierungsvorgänge in der Leber in eine wasserlösliche Form gebracht, um eine Ausscheidung durch die Niere zu ermöglichen. Somit können alternsbedingte Veränderungen in der Leber, die zu einer veränderlichen Hydroxylierung von Pharmaka führen, bereits limitierend für die renale Ausscheidung sein. Ausschlaggebend für die Clearance der Pharmaka-Metaboliten ist die Funktion der Glomerula, da diese Substanzen meist nicht mehr im Tubulussystem reabsorbiert werden. Andererseits gibt es Verbindungen, wie Penicillin, die durch spezifische Transportsysteme durch das Tubulussystem ausgeschieden werden. Abnahme und pathologische Veränderungen der Tubuluszellen können daher ebenfalls einen Einfluß auf den Spiegel bestimmter Pharmaka nehmen. Mehrere Studien, bei denen höhere Pharmakaspiegel bei älteren Probanden gemessen und einer verminderten renalen Elimination zugeordnet wurden, halten einer kritischen Stellungnahme nicht stand. So wurde entweder die Urin recovery nicht bestimmt oder aber nicht ausgeschlossen, ob die Konzentrationserhöhungen im Plasma auf Störungen der Verteilung zurückzuführen sind.

Aus eigenen Untersuchungen (Mühlberg und Platt 1982; Mühlberg, Platt und Neubig 1986), die in den Abbildungen 3 und 4 dargestellt sind, zeigt sich, daß bei älteren Patienten höhere Blutspiegel nachgewiesen werden können. Interessant ist auch, daß multimorbide alte Patienten im Vergleich zu „gesunden" älteren Probanden eine größere Streubreite der Daten aufweisen. Dies könnte ein Hinweis dafür sein, daß nicht das Alter an sich, sondern die zunehmenden Erkrankungen im Alter für die Beeinflussung der Pharmakokinetik erstrangig verantwortlich sind.

Leber

Eine weit geringere Bedeutung als die Elimination von Pharmaka durch die Niere besitzt die Ausscheidung über die Gallenflüssigkeit. Der Stellenwert der Leber für die Ausscheidung von Pharmaka hängt davon ab, wie groß ihr Anteil an der Gesamtclearance ($Cl_{gesamt} = Cl_{renal} + Cl_{hepatisch} + Cl_{andere}$) für das betreffende Medikament ist. Vor allem lipophile Pharmaka werden über die Leber ausgeschieden. Die hepatische Clearance hängt von der Leberdurchblutung (Abb. 5) und der intrinsischen Clearance (Enzymaktivitäten, Leberzellmasse) ab. Die Leber wird bei einem Menschen im mittleren Lebensalter mit etwa 25% des Herzminutenvolumens durchblutet. Die Leberdurchblutung nimmt zwischen dem 2. und 9. Lebensjahrzehnt um etwa 30–50% ab, wobei diese Abnahme (bei Frauen mehr als bei Männern) besonders nach dem 60. Lebensjahr nachweisbar ist (Zeeh et al. 1989).

Im Zentrum des Pharmakastoffwechsels steht die Leber. Im höheren Alter nimmt das Lebergewicht ab, es zeigen sich vermehrt Einlagerungen des sog. Alterspigments „Lipofuszin". Es kommt zu einer Abnahme der Sklero-

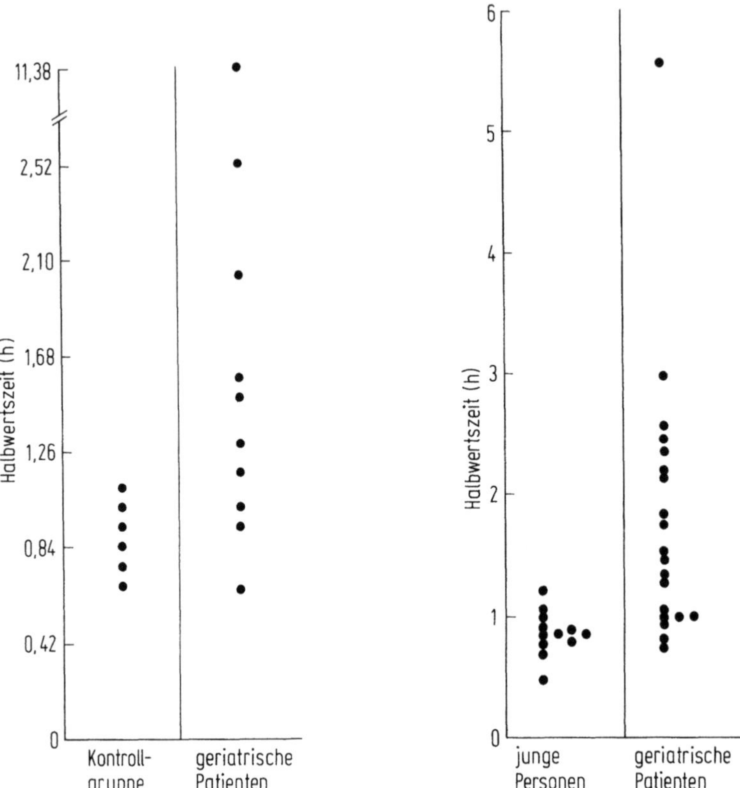

Abb. 3. Vergleich der Halbwertszeiten bei geriatrischen Patienten ($n = 10$) und altersangepaßte Kontrollen ($n = 6$) nach i.v.-Verabreichung von 2 g Cefotaxim

Abb. 4. Vergleich der Halbwertszeiten bei jungen Personen ($n = 12$) und geriatrischen Patienten ($n = 20$) nach i.v.-Verabreichung von 40 mg Furosemid

proteide und zu einem vermehrten Zelluntergang. Man findet bei älteren Patienten in der Leber vermehrt polyploide Zellpopulationen, Chromosomenaberrationen und Veränderungen an Mitochondrien.

Die Ausscheidung von Pharmaka durch die Nieren kann dann erfolgen, wenn sie wasserlöslich sind. Nur wenige Medikamente besitzen geeignete Gruppen, die eine Konjugation mit Schwefelsäure und Glukuronsäure möglich machen. Die meisten Medikamente müssen zunächst hydroxyliert werden. Die Enzyme, die die Wasserlöslichkeit der Pharmaka bewirken, sind den Lipidanteilen der Membranen angelagert. So wird die Oxidation aliphatischer und aromatischer Gruppen (Phenytoin, Phenothiazine, Antihistaminika, Barbiturate, Digitoxin) durch Cytochrom P_{450} katalysiert. Die Hydrolyse von Estern und Alkaloiden (Atropin, Procain, Lidocain) erfolgt durch Esterasen, während die Bindung an Glukuronsäure durch Transferasen katalysiert wird. Alternsveränderungen im Bereich der Mikrosomen, die die Aktivitäten der mikrosomalen Enzyme beeinflussen, können daher Einfluß auf den „steady

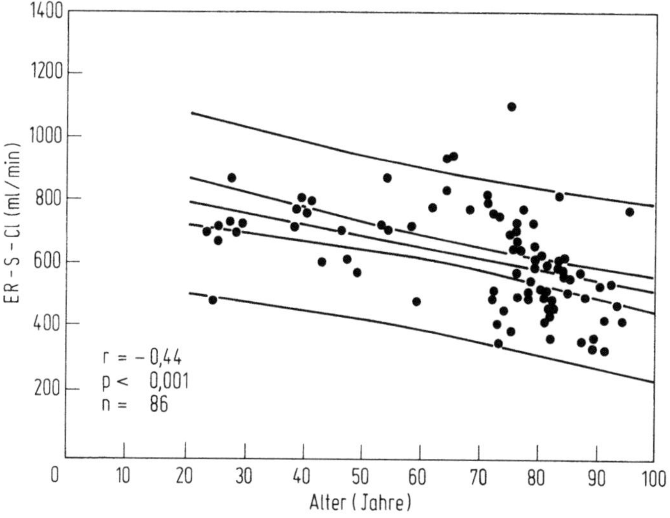

Abb. 5. Alter und Leberdurchblutung. Leberdurchblutung (extrarenale Sorbit-Clearance, ER-S-Cl) gegen das Lebensalter aufgetragen (ZEEH et al. 1989)

state" der Pharmakaspiegel im Plasma nehmen. Die Mehrzahl der Ergebnisse, aus denen geschlossen wird, daß der Pharmakastoffwechsel der Leber im höheren Alter gestört ist, resultiert aus indirekten Methoden. Durch Bestimmung der Plasmahalbwertszeiten oder der Clearance von Pharmaka konnten alternsabhängige Unterschiede festgestellt werden. Nach bisherigen Ergebnissen scheinen alternsbedingte Veränderungen lediglich die Phase-II-Metabolisierung zu betreffen. Die Phase-I-Metabolisierung wird offensichtlich altersabhängig nicht verändert. Neben den Änderungen der für die Metabolisierung von Pharmaka verantwortlichen Enzymsysteme spielt die Durchblutung der Leber eine wesentliche Rolle. So kann die Eliminationsrate von Pharmaka, die über die Galle ausgeschieden werden, eher durch die Blutflußrate der Leber als durch das Aktivitätsverhalten Pharmaka metabolisierender Enzyme limitiert werden.

Nebenwirkungen und Wechselwirkungen von Pharmaka

Die Zunahme gleichzeitig auftretender Erkrankungen im Alter (Multimorbidität) hat häufig zur Folge, daß eine Vielzahl von Medikamenten verordnet wird, um die einzelnen Erkrankungen gleichzeitig pharmakologisch zu behandeln. Durch die Einnahme mehrerer Medikamente besteht jedoch die Gefahr frühzeitiger und gehäuft auftretender Nebenwirkungen (Tabelle 1, D. PLATT und W. MÜHLBERG 1993) sowie von Interaktionen der eingenommenen Pharmaka. So konnten BURGER et al. (1977) in prospektiven Untersuchungen bei 20,6 % aller Patienten, die während eines Jahres in eine allgemeininternistische Klinik aufgenommen und behandelt wurden, unerwünschte Wirkungen der medikamentösen Therapie nachweisen. Pharmaka-Nebenwirkungen können sowohl pharmakologischer als auch allergischer Natur sein. Die allergischen Nebenreaktionen treten entweder als Folge einer Sensibilisierung durch eine vorausgegangene Behandlung mit dem gleichen Pharmakon auf oder aber sind genetisch bedingt.

Nach Caranasos und Mitarbeiter (1974) ist die überwiegende Mehrheit der Nebenwirkungen von Pharmaka auf pharmakologische Reaktionen zurückzuführen. Die Nebenwirkungen nehmen, wie verschiedene Studien gezeigt haben, im höheren Alter zu. So konnte Hurwitz (1969) zeigen, daß bei über 60jährigen die Zahl der Nebenreaktionen 2,5mal höher liegt als bei einer Vergleichsgruppe jüngerer Probanden, wobei die Frauen häufiger Nebenreaktionen aufweisen als die Männer. Nach Pemberton (1954) steigen die Nebenreaktionen während einer Behandlung mit Phenylbutazon im höheren Alter um etwa 30% pro Lebensdekade, während die Toleranz gegenüber Gold im höheren Alter deutlich abnimmt (de Bosset und Bitter 1973). Je höher die Zahl gleichzeitig eingenommener Pharmaka ist, um so stärker treten Nebenreaktionen auf. So konnte Hurwitz (1969) zeigen, daß bei der Einnahme von 1 bis 5 Pharmaka in etwa 3,4% der Fälle Nebenreaktionen auftreten, während bei Patienten, die 6 oder mehr Pharmaka gleichzeitig einnehmen, die Prozentzahl der Nebenwirkungen auf etwa 25% ansteigt. Möglicherweise spielt hierbei die übermäßige Beanspruchung des Pharmakastoffwechsels in der Leber durch die verschiedenen Pharmaka eine Rolle.

Nicht nur die Zahl von Pharmaka-Nebenwirkungen nimmt im Rahmen einer polypragmatischen Therapie zu, sondern auch die Zahl der Todesfälle durch Pharmaka-Nebenwirkungen. In diesem Zusammenhang ist eine Studie von Jansen et al. (1976) von Interesse. Unter 10000 Obduktionen des Heidelberger und Darmstädter Pathologischen Instituts wurden morphologische Manifestationen von Arzneimittelschäden in 257 Fällen (2,57%) nachgewiesen. Von diesen 257 Fällen waren in 34,6% Arzneimittelschäden Hauptursache des Todes, in 17,5% stellten sie einen wesentlichen Befund dar, während sie in 26,8% als Nebenbefund auftraten. In 20,6% war der Arzneimittelschaden von dem Grundleiden nicht zu trennen. Die prozentuale Häufigkeit der verschiedenen medikamentösen Schäden zeigte folgende Verteilung: Corticoid-Schäden (31,5%), Blutungen nach Antikoagulantien (19,8%), Schädigung des hämatopoetischen Systems (12,8 %), Phenazetin-Nieren (12,8%), postantibiotische Enterocolitis (10,9%) sowie andere Ursachen (12,1%). Klinische Studien haben gezeigt, daß eine begrenzte Anzahl von Pharmaka, die im Alter eingesetzt werden, zu einer erhöhten Nebenwirkungsrate führen (Meleny und Fraser 1969, May et al. 1977): Antazida, Glykoside, Analgetika, Steroide, Psychopharmaka. Im Rahmen der Behandlung älterer Patienten mit trizyklischen Antidepressiva kann es zu Blutdruckabfall, Urin-Retention, Tachykardie, Herzinsuffizien und zerebralen Verwirrtheitszuständen kommen. Möglicherweise führt eine herabgesetzte Biotransformation der Pharmaka in der Leber mit einer Erhöhung der Plasma-Halbwertszeit zu entsprechenden Veränderungen. Sicherlich ist eine individuelle Dosisreduzierung erforderlich. Davis et al. (1971) berichteten über Verwirrungszustände in

13% aller Patienten, die trizyklische Antidepressiva erhielten, wobei die Zahl der Patienten über 40 Jahre 35% ausmachte. In einer Studie an 2542 hospitalisierten Patienten untersuchte die Arbeitsgruppe um GREENBLATT et al. (1977) die Nebenwirkungen von Flurazepam. Nebenwirkungen in Form unerwünschter Schläfrigkeit wurden bei 78 Patienten gefunden. Keine der aufgetretenen Nebenwirkungen war gefährlich. Mit zunehmender täglicher Dosis und mit zunehmendem Alter nahm die Toxizität zu. Sie betrug bei unter 60jährigen 1,9% und stieg bei über 80jährigen auf 7,1 % an. Im Rahmen therapeutischer Maßnahmen von *Rhythmusstörungen* im Alter wird häufig eine Kombinationstherapie von Herzglykosiden und Chinidin erforderlich sein. Im Rahmen dieser antiarrhytmischen Therapie können dadurch leicht Nebenwirkungen auftreten, die zu einer Verschlechterung des klinischen Bildes führen. Durch Interaktionen zwischen Digoxin und Chinidin ändern sich die Digoxin-Konzentrationen im Blut. Da mit zunehmendem Alter die Clearance für Chinidin abnimmt (OCHS et al. 1982), Chinidin selbst aber zu einer Erhöhung des Digoxin-Blutspiegels bis zu 50% führt, können sowohl die erhöhten Chinidin- als auch Digoxin-Spiegel zu spezifischen Nebenwirkungen bei geriatrischen Patienten führen. Der Mechanismus ist nicht genau bekannt. Diskutiert wird ein Übertritt von Digoxin aus Gewebskompartimenten. BELZ et al. (1983) untersuchten den Einfluß verschiedener Kalziumantagonisten (Verapamil, Gallopamil, Prophenon, Chinidin. In der Kombination von Digoxin und Antiarrhythmika kam es zu einem Anstieg der Plasmadigoxinkonzentration. Dieser Anstieg korrelierte mit einer verminderten renalen Digoxin Clearance, obwohl die Kreatinin Clearance unbeeinflußt blieb. Die Ergebnisse zeigen, daß es neben Chinidin andere antiarrhytmische Pharmaka gibt sowie verschiedene Kalziumantagonisten, die die Kinetik von Digoxin beeinflussen.

Obwohl sicher zu Beginn einer Pharmakotherapie multimorbider geriatrischer Patienten mehrere Pharmaka gleichzeitig eingesetzt werden müssen, sollten doch einige Punkte beachtet werden (Tabelle 2). Eine Beeinflussung des Leber-Stoffwechsels durch Phenylbutazon, Phenobarbital oder Rifampizin kann – über eine Induktion mischfunktioneller Hydroxylasen – die Digitoxin-Hydroxylierung beschleunigen. Dieser Mechanismus kann u.U. nach der Entlassung aus der Klinik bei einer schlechten Compliance zu Digitalis-Intoxikationen führen. Im Rahmen der Therapie der sogenannten Alters-Ulcera wird der H_2-Rezeptor-Antagonist Cimetidin eingesetzt. FEELY et al. (1981) fanden nach Gabe von Cimetidin eine Abnahme der Leberdurch-

Tabelle 2. Allgemeine Richtlinien zur Verordnung von Arzneimitteln

Ausführliche Anamnese (evtl. Fremdanamnese)
Notwendigkeit einer Pharmakatherapie
Veränderte Dosierung – Nebenwirkungen
Compliance
Dauertherapie

blutung bis zu 33%. Da jedoch die Messung der Durchblutung mit der ICG-Methode durchgeführt wurde, sind diese Ergebnisse kritisch zu betrachten. Die gleichzeitige Gabe des β-Blockers Propranolol führte zu einer signifikanten Abnahme der Clearance sowohl nach oraler als auch intravenöser Propranololgabe. Die Antipyrin-Eliminations-Halbwertszeit wurde bei gleichzeitiger Verabreichung von Cimetidin zwischen 18 und 37% verlängert (HENRY et al. 1980; STAIGER et al. 1980). KLOTZ und REIMANN (1980) fanden eine erhebliche Hemmung des Diazepamin- und Desmethyldiazepam-Stoffwechsels nach Cimetidin-Gabe.

Compliance

Nach LINDEN (1981) versteht man unter *Compliance* das Verhältnis tatsächlicher Therapiedurchführung und Therapiestandard. Sie ist numerisch als Quotient darzustellen. Da die therapeutischen Standards aus verschiedenen Quellen stammen, können sie, müssen aber nicht identisch sein (LINDEN). Die Bestimmung der Compliance ist auf mehrere Faktoren angewiesen: Medikament, Dosis, Anwendungszeitpunkt, Dauer und Art der Anwendung (HASFORD 1984). Die Compliance kann man mittels direkter und indirekter Verfahren messen, wobei die Angabe meist in Prozent erfolgt, z. B. nach der Formel:

$$\frac{\text{Ist-Einahme}}{\text{Soll-Einnahme}} \times 100\,\%.$$

Nach WEBER (1985) ist die Einbeziehung von Compliance-Daten im Rahmen der Statistik von Therapieprüfungen aufgrund zahlreicher methodischer Mängel bei der Bestimmung meist problematisch. Welcher praktische Bedeutung kommt nun der Compliance im Rahmen der Therapie älterer multimorbider Patienten zu? Es leuchtet ein, daß eine ungenügende Compliance sich im Rahmen einer Therapie negativ auswirken muß. Selbstverständlich kommt es jeweils auf das Krankheitsbild an. Aber gerade bei multimorbiden geriatrischen Patienten ist die Wahrscheinlichkeit einer verminderten Compliance sehr groß. Darüber hinaus sollte nicht vergessen werden, daß eine schlechte Compliance auch zu unerwünschten Arzneimittelwirkungen führen kann. Nach WEBER (1977) kommt der Compliance vor allem in der Therapieforschung eine große Bedeutung zu. So kann der Unterschied zwischen einem eingesetzten Präparat und einem Placebo bei einer schlechten Compliance übersehen werden.

Gerade bei älteren Patienten mit mehreren Erkrankungen hängt die Compliance von vielen Faktoren ab. Der ältere Patient hat viel Zeit. Er möchte sich gerne möglichst ausführlich mit seinem behandelnden Arzt unterhalten. Somit spielt gerade das Arzt/Patienten-Verhältnis eine sehr wichtige Rolle. Ist der ältere Patient mit dem behandelnden Arzt zufrieden, wird auf die Wünsche und Erwartungen der Patienten entsprechend eingegangen, so kann mit einer akzeptablen Compliance gerechnet werden. Gerade aber alte, meist verwirrte

Patienten, die an chronischen Erkrankungen leiden, zeigen eine schlechte Compliance. Interessanterweise spielt die Persönlichkeitsstruktur keine so große Rolle (BECKER 1976). Da ältere Menschen mehrere Erkrankungen gleichzeitig haben, könnte man sich vorstellen, daß die Art der Erkrankung für die Compliance eine besondere Bedeutung habe. Bisherige Studien zeigen jedoch, daß schwere Krankheiten nicht unbedingt mit einer hohen Compliance einhergehen müssen. Ältere Patienten können selbst bei guter zerebraler Leistung möglicherweise aufgrund eines Hör- und Sehverlustes die von dem Arzt vermittelten Informationen nicht optimal verarbeiten. Es ist daher gerade bei dieser Altersgruppe wichtig, Familienangehörige mit in den Therapieplan einzuspannen. Generell kann man also nicht sagen, daß die Compliance bei geriatrischen Patienten schlecht ist. Hierfür sprechen auch Untersuchungen von HAYNES und Mitarbeiter (1979), die zeigen konnten, daß in etwa zwei Dritteln der von ihnen durchgesehenen Arbeiten kein Zusammenhang zwischen Alter und Compliance nachweisbar war. Interessant sind auch die Untersuchungen der Arbeitsgruppe um COOPER (1982). Sie konnten im Rahmen einer Befragung zeigen, daß 84% der befragten geriatrischen Patienten angaben, die Medikamente entsprechend der Vorschrift eingenommen zu haben, 14% hatten weniger und 2% mehr als der Verordnung entsprechend eingenommen. Wurde die Zahl der Patienten, die sich nicht an die Verordnung gehalten hatten, noch einmal aufgeschlüsselt, so zeigte sich, daß 72% der Non-Compliance beabsichtigt war und besonders Antibiotika, Glycoside und Antihypertonika betraf. Von den 28% der geriatrischen Patienten, die unbeabsichtigt die ärztliche Verordnung nicht eingehalten hatten, lag die wesentliche Ursache in der Vergeßlichkeit. Bestimmte Erkrankungen neigen mehr dazu, eine begonnene Behandlung zu unterbrechen, wie z. B. chronische Erkrankungen (Tuberkulose und erhöhter Blutdruck). Bei diesen Erkrankungen führt ein vorübergehendes Weglassen in der Behandlung meist nicht zu Veränderungen, die den akuten Gesundheitszustand des Patienten besonders negativ beeinflussen, mit anderen Worten, das Wohlbefinden weniger stören. Im Gegensatz dazu kann das Weglassen von Medikamenten, die zur Behandlung chronischer Schmerzen, akuter Atemnot bei Herzinsuffizienz oder zur Ausschwemmung von Beinödemen verordnet werden, das Wohlbefinden akut so verschlechtern, daß die Compliance bei den hier eingesetzten Präparaten besonders gut ist.

Wie bereits eingangs erwähnt, spielen u. a. physiologische und pathologische Alternsveränderungen (Sehstärke, Tastgefühl, grobe Kraft...) auch eine Rolle bei der Compliance. Obwohl bisher keine systematischen Untersuchungen darüber vorliegen, in welcher Form und in welcher Verpackung eine optimale Compliance für ältere Leute garantiert ist, sollten doch bestimmte Regeln sowohl vom betreuenden Arzt, dem Apotheker als auch der pharmazeutischen Industrie beachtet werden. So ist das Verpackungsmaterial und die Beschriftung sowie der Aufbau der Beipackzettel sicherlich nicht gerade geeignet, die Compliance im Alter zu fördern. Lesbarkeit der Vorschriften, Art der Verpackung (Sicherheitsverschlüsse auf Flaschen, Durchdrückpackungen) sind wesentliche Punkte, die geändert werden müssen. Während es bei Beipackzetteln stets Hinweise mit Dosierung, Kontraindikationen und Nebenwirkungen und besonderen Hinweisen für Kinder und Schwangere gibt, fehlen fast stets Hinweise auf Besonderheiten der Dosierung im Alter. Sicherlich spielt hier eine wesentliche Rolle, daß erst in den letzten Jahren der klinischen Pharmakologie im Alter eine größere Bedeutung beigemessen und die Forschung intensiviert wurde. In Zukunft sollte jedoch auch die pharmazeutische Industrie die gewonnenen Ergebnisse zur Verbesserung der Informationen im Beipackzettel berücksichtigen. Es sollten auch bestimmte Bezeichnungen, die von der Sache her sicher gerechtfertigt sind, aber ältere Menschen beim Lesen akut verängstigen und damit zur Non-Compliance beitragen, gemieden werden. Wenn ein an Sehstörungen leidender älterer Mensch auf dem Beipackzettel liest, „dieses Herzmittel kann bei falscher (erhöhter) Einnahme zu Gelbsehen und Sehstörungen führen", darf man sich nicht wundern, wenn dieser Patient das Medikament wegläßt. Ein Schmerzmittel, das im Beipackzettel – sicher zu Recht – als Gefahr für die Entstehung eines Magengeschwürs gekennzeichnet wird, trägt ebenfalls nicht zu einer optimalen Compliance bei. An dieser Stelle sollte auch der Hausarzt besonderen Wert darauf legen, den Beipackzettel – vorausgesetzt er kennt ihn – dem älteren Patienten verständlich zu machen. Gerade dieses Gebiet der Compliance im Alter wird sicher in Zukunft eine Vielzahl von Gerontologen beschäftigen.

Kombinationspräparate

Im Zusammenhang mit der Compliance, aber auch vor dem Hintergrund einer Polypragmasie der Pharmakotherapie wird eine Diskussion um den Einsatz von *Kombinationspräparaten* in der Geriatrie verständlich.

Der Verzicht auf eine *Pharmaka-Schwerpunktstherapie* würde bei einem multimorbiden älteren Patienten (Tabelle 3) die Verordnung von etwa 20 Medikamenten/Tag verlangen. Eine Reduktion der Pharmaka ist sowohl durch eine Schwerpunktstherapie als auch durch den Einsatz fixer Pharmaka-Kombinationen möglich. Die Einstellung der Ärzte zum Einsatz von Kombinationspräparaten wird u. a. durch eine Studie von Helfand (1979) deutlich. 50% der Ärzte verordnen häufig Kombinationspräparate, wobei etwa ¾ der

Tabelle 3. Pharmakotherapie bei Multimorbidität

Multimorbidität	Pharmakotherapie
Arterielle Verschlußkrankheit	Aggregationshemmer, Antikoagulantien
Karzinom	Zytostatika
Zysto-Pyelonephritis	Antibiotika
Divertikulitis	Antibiotika
Diabetes mellitus	orale Antidiabetika, Insulin
Herzinfarkt	Digitalis, Diuretika, β-Blocker
Hyperlipidämie	Antihyperlipidämika
Hypertonus	Antihypertonika
Parkinson	Anti-Parkinson-Mittel

Ärzte primär schon mit einer Kombinationstherapie anfangen. Eine Kombination mehrerer Pharmaka wird bei multimorbiden geriatrischen Patienten verständlich und ist in vielen Fällen nicht zu umgehen. Sie sollte jedoch einerseits auf eine unbedingt notwendige Zahl beschränkt bleiben, andererseits muß beachtet werden, ob durch die Kombination mit einer weiteren Substanz der ursprünglich angestrebte therapeutische Effekt auch wirklich erzielt wird.

Für den Einsatz von *freien oder fixen Kombinationen* müssen gewisse Voraussetzungen beachtet werden:

1. Jedes einzelne Pharmakon in der Kombination muß zu der gewünschten Wirksamkeit beitragen.
2. Die einzelnen Bestandteile in der Kombination müssen mengenmäßig so gewählt werden, daß das Präparat für ein großes Patientengut – bei dem auch eine Therapie mit den Einzelkomponenten erforderlich ist – wirksam und ohne Bedenken eingesetzt werden kann.
3. Wirkungseintritt und -dauer der einzelnen Pharmaka in dem Kombinationspräparat müssen aufeinander abgestimmt sein.

Die große Zahl an Medikamenten, die ältere Menschen einnehmen, fordert geradezu die Einführung fixer Kombinationspräparate für die Behandlung von Krankheiten im Alter heraus. Die Vorteile solcher fixer Kombinationspräparate sind leicht zu erkennen. Die Zahl der einzunehmenden Medikamente wird reduziert: damit wird die Verordnung durch den behandelnden Arzt sowie die Einnahme durch den alten Patienten erleichtert. Mit der Reduktion der Zahl von Pharmaka wird die Einnahmezuverlässigkeit größer. Darüber hinaus dürfen fixe Kombinationspräparate auch billiger sein als die Verordnung der gleichen Pharmaka in freier Form. Dies ist insofern von großer Bedeutung, als ältere Menschen vorwiegend an chronischen Erkrankungen leiden und somit über eine lange Zeit Pharmaka einnehmen müssen. Kombinationen in der Behandlung von Erkrankungen des Bewegungsapparates, von Herz- und Kreislauf, des Gehirns, sind einige Beispiele.

Die immer noch geringen Kenntnisse der Pharmakokinetik und -dynamik bei geriatrischen Patienten und die fast fehlende Literatur über Wechselwirkungen von Pharmaka im Alter verdeutlichen einen wesentlichen Nachteil der fixen Kombination, nämlich die *festgelegte Dosis* der einzelnen Bestandteile. Da die Bisherigen pharmakokinetischen Studien gezeigt haben, daß Aussagen über alternsbedingte Änderungen im Bereich der Absorption, Metabolisierung, Protein-Bindung, Verteilung und Elimination, jeweils nur für das speziell untersuchte Pharmakon gemacht werden können, müssen, streng genommen, sämtliche Kombinationspräparate, die im Alter eingesetzt werden, zunächst bei geriatrischen Patienten einer klinischen Prüfung unterzogen werden.

So wie es in der BRD – im Gegensatz zu den USA – bisher keine Auflage gibt, neu eingeführte Präparate auch bei geriatrischen multimorbiden Patienten prüfen zu lassen, sind auch die Zulassungsvoraussetzungen für fixe Kombinationspräparate nicht mit denen aus den USA vergleichbar. Bereits 1969 wurde gezeigt, daß von über 1000 fixen Kombinationspräparaten nicht einmal 50 als effizient eingestuft werden konnten. Nach dem Arzneimittelgesetz der BRD sind bei der Zulassung neuer fixer Kombinationspräparate Wirkungsnachweis und Dokumentation von Nebenwirkungen der einzelnen Komponenten völlig ausreichend. Das neue Kombinationspräparat muß in seiner Gesamtheit nicht geprüft werden. Dies wäre aber gerade durch zu erwartende alternsbedingte Änderungen von Rezeptoren erforderlich!

So wird also nach derzeitigem Recht neuen Kombinationspräparaten von Pharmaka, die bereits im Handel sind, Tür und Tor geöffnet – gerade bei der Gruppe von Patienten, die zwar die Mehrzahl der Pharmaka einnimmt, von der man aber am wenigsten über die Pharmakodynamik weiß. Ein typisches Beispiel ist die Zahl der sogenannten „Geriatrika“ (s. Kap. „Geriatrika“, S. 495ff.).

Von wenigen Ausnahmen abgesehen, schaden sie den älteren Patienten nicht. Ganz anders ist es mit den fixen Kombinationspräparaten, die im Rahmen einer erforderlichen Pharmakotherapie eingesetzt werden. Hier können möglicherweise unerwünschte Nebenwirkungen einem bestimmten Bestandteil des Kombinationspräparates nicht exakt zugeordnet werden. Da die Kinetik für die einzelnen Pharmaka nach bisheriger Kenntnis unterschiedlich ist, muß mit unterschiedlicher Wirkungsdauer der einzelnen Bestandteile des Kombinationspräparates gerechnet werden. Inwieweit darüber hinaus sogar Nebenwirkungen bei älteren Patienten verstärkt werden, können erst unbedingt erforderliche klinische Studien zeigen.

Die Bedeutung des Faktors „Alter“ für das Auftreten unerwünschter Nebenwirkungen geht aus vielen Arbeiten hervor (Freeman 1974; Klein et al. 1976; Burger et al. 1977). Selbstverständlich treten solche Nebenwirkungen auch bei freien Kombinationen von Pharmaka auf. Eine freie Kombination ermöglicht jedoch durch Weglassen der einzelnen Komponenten, die Ursache schnell zu finden. Bei einer fixen Kombinationstherapie – immer unter der Voraussetzung, daß diese fixe Kombination vorher bei alten Patienten nicht geprüft wurde – würde dies sicherlich nicht so schnell möglich sein. Will man fixe Kombinationspräparate im Alter einsetzen, so muß man zunächst nach den Krankheitsgruppen sehen, in denen solche Präparate sinnvoll eingesetzt werden können. Hier sind z. B. Herzinsuffizienz, Hypertonie, chronische Infekte (Lungen, Nieren) oder Morbus Parkinson zu nennen.

Unter den sinnvollen Einsatz von fixen Kombinationspräparaten, die bereits im Handel sind, sind u. a. Antihypertonika sowie Anti-Parkinson-Mittel zu nennen. Wie aus Tabelle 4 ersichtlich, gibt es in der Gruppe der Anti-Hypertonika bereits 118 Präparate.

Davon enthalten 39 Präparate 2 Pharmaka, 42 Präparate 3 und mehr Komponenten. Zwei bzw. 3 Pharmaka (Diuretikum, β-Rezeptorenblocker) in einer fixen Kombination sind eine sinnvolle therapeutische Maßnahme. So wird nicht nur die Zahl zu verabreichender Pharmaka bei einer schweren Hypertonie reduziert, sondern durch die sinnvolle Arzneimittelkombination auf pharmakodynamischer Grundlage der therapeutische Effekt gesteigert. In diesem Zusammenhang ist eine internationale Multicenter-Doppel-Blind-Studie von Wikstrand et al. (1986) von Interesse.

Tabelle 4. Auswahl fixer Kombinationspräparate von Pharmaka, die bei multimorbiden geriatrischen Patienten eingesetzt werden (Rote Liste 1991)

Indikation	Gesamt-zahl	Einzelstoffe	2 Pharmaka pro Medikament	3 und mehr Pharmaka pro Medikament
Analgetika und Antirheumatika	603	264 (43,80%)	99 (16,40%)	240 (39,80%)
Antihypertonika	118	37 (31,30%)	39 (33,10%)	42 (35,60%)
Antitussiva und Expektorantien	376	128 (34,10%)	55 (14,60%)	193 (51,30%)
Diuretika	109	49 (44,95%)	49 (44,95%)	11 (10,10%)
Geriatrika	34	7 (20,60%)	2 (5,90%)	25 (73,50%)
Hypnotika und Sedativa	174	58 (33,33%)	29 (16,66%)	87 (50,00%)
Kardiaka	239	79 (33,10%)	34 (14,20%)	126 (52,70%)

In einer randomisierten Doppel-Blind-Studie, an der insgesamt 562 Patienten (281 in der Gruppe mit Metoprolol, 281 in der Gruppe mit Hydrochlorothiacid) aus 40 klinischen Zentren in 12 Ländern teilnahmen, zeigte sich, daß die Kombination beider Pharmaka im Vergleich zu einer Monotherapie mit dem Diuretikum (hier fanden sich signifikant mehr Patienten mit einer Hypokaliämie und einer Hyperurikämie) effektiver und sicherer in der Behandlung älterer Patienten mit einem Hypertonus war.

In einem fixen Kombinationspräparat könnten die darin enthaltenen Pharmaka in ihrer Dosis reduziert und damit die Nebenwirkungen der einzelnen Bestandteile vermindert werden. Die Verwendung von Kombinationspräparaten, die Reserpin enthalten, sind für den älteren Patienten aufgrund unerwünschter Wirkungen (Sedierung, depressive Verstimmung, ja sogar behandlungsbedürftige Depressionen mit Suizidgefahr) nicht zu empfehlen. Die Vielzahl neu entwickelter Pharmaka aus der Gruppe der β-Rezeptorenblocker sowie der Calcium-Antagonisten, auch in fixen Kombinationspräparaten, bieten genügend Möglichkeiten einer erfolgreichen Therapie des Hochdrucks im Alter.

Präparate-Index

Freiname (Generic)	Handelsname
Amylobarbitursäure	Stadadorm
Antihistaminika	Dolestan, Mereprine, Tavegil
Carbenoxolon	Biogastrone
Carbidopa	Nacom
Chinidin	Chinidin-Duriles, Optochinidin
Chlomethiazol	Distraneurin
Chloramphenicol	Paraxin
Chlorpromazin	Megaphen
Cimetidin	Tagamet
Diazepam	Valium
Dicoumarol	Marcumar
Digitoxin	Digimerck
Digoxin	Lanitop, Novodigal
Diphenylhydantoin	Phenhydan, Zentropil, Epanutin
Flurazepam	Dalmadorm
Gallopamil	Procorum
Hydrochlorothiacid	Esidrix, Di-Chlotride
Indometacin	Amuno
Isoprenalin	Aludrin
L-DOPA	Larodopa, Brocadopa
Lidocain	Xylocain
Meperidin	Dolantin
Metoclopramid	Paspertin
Metriprolol	Beloc, Lopresor
Paracetamol	Ben-u-ron
Pethidin	Dolantin
Phenobarbitursäure	Luminal
Phenothiazine	Megaphen, Omca, Lyogen
Phenylbutazon	Butazolidin
Phenytoin	Phenhydan, Zentropil
Piracetam	Nootrop
Propaphenon	Rytmonorm
Propranolol	Dociton
Sulfadiazin	Sulfadiazyn-Heyl
Sulfamethizol	Euvernil, Durenat, Azulfidine
Tolbutamid	Artosin, Rastinon
Verapamil	Isoptin
Warfarin	Coumadin

Literatur

Andreas GR, Haneman B, Arnold JB, Booth JG, Taylor K (1967) Atrophic gastritis in the aged. Australian Ann Med 16:230

Baron JH (1963) Studies of basal peak acid output with an augmented histamine test. Gut 4:136

Baylis EM, Hall MS, Lewis G, Marks V (1972) Effects of renal function on plasma digoxin levels in elderly ambulant patients in domiciliary practice. Br Med J I:338

Becker MH (1976) Sociobehavioral determinants of compliance. In: Sacket DL and Haynes RB (eds) Compliance with Therapeutic Regimes. John Hopkins, Univ Press, Baltimore

Belz GG, Doering W, Munkes R and Mathews J (1983) Interaction between digoxin and calcium antagonists and antiarrhytmic drugs. Clin Pharmacol Ther 33:410

Bender AD (1965) The effect of increasing age on the distribution of peripheral blood flow in man. J Ann Geriat Soc 13:192

Bender AD (1968) Effect of age on intestinal absorption: Implications for drug absorption in the elderly. J Ann Geriat Soc 16:1131

Bender AD, Post A, Meier JP, Higson JE, Reichard G (1975) Plasma protein binding of drugs as a function of age in adult human subjects. J Pharm Sci 64:1711

Bianchine JR, Calimlin LR, Morgan JP, Dijuvne CA, Lassagna L (1971) Metabolism and absorption of L-3,4 dihydroxyphenylaline in patients with Parkinson's disease. Ann NY Acad Sci 179:126

De Bosset PL, Bitter T (1973) Near-cytotoxic gold salt therapy in long standing drug refractory rheumatoid arthritis. Schweiz Med Wschr 103:1153

Brocklehurst JC (1971) The urinary tract. In: Rossman I (ed) Clinical Geriatrics. JB Lipincott Company, Philadelphia Toronto

Burger R, Schmehe G, Strothmann G, Engelhard K (1977) Arzneimittelnebenwirkungen bei Patienten einer Medizinischen Klinik. Med Klin 72:21

Caranasos GJ, Stewart RB, Cluff LE (19747 Drug-induced illness leading to hospitalization. J Am Med Assoc 228:713

Caruso J, Porro GB (1980) Gastroscopic evaluation of antiinflammatory agents. Br med J I:75

Chan K, Kendall JJ, Mitchard M, Wells WDE (1975) The effect of aging on plasma pethidine concentration. Brit J Clin Pharmacol 2:297

Conway J, Wheeler, Saumerstedt R (1971) Sympathetic nervous activity during exercise in relation to age. Cardiovasc Res 5:577

Cooper JK, Love DW, Raffoul PR (1982) International prescription nonadherence (noncompliance) by the elderly. J Americ Geriatr Soc

Cornes JS (1965) Number, size and distribution of Peyer's patches in the human small intestine. II. The effect of age on Peyer's patches. Gut 6:230

Cusack B, O'Malley K, Lavan J, Noel J, Kelly JG (1985) Protein Binding and disposition of Lignocaine in the Elderly. Europ J Clin Pharmacol 28:323

Darmady EM, Offer J, Woodhouse MA (1973) The parameters of the ageing kidney. J of Path 109:195

Davies RW, Tucker GJ, Harrow M (1971) Confusional episodes and antidepressant medication. Amer J Psychiatry 128:95

Dietze VF, Kalbe J, Kranz D, Bruschke G, Richter H (1971) Geriatrische Aspekte der Eisenresorption. Z Alternsforsch 24:229

Dost FH (1968) Grundlagen der Pharmakokinetik. Georg Thieme, Stuttgart

Ehrenbo M, Agurell S, Borens LO, Gordonie, Lonroth U (1974) Pentazocine binding to blood cells and plasma proteins. Clinical Pharmacology and Therapeutics 16:424

Ewy GA, Kapadia GG, Yao L, Lullin M, Marcus FI (1970) Digoxin metabolism in the elderly. Lancet I:1170

Feely J, Wilkinson GR, Wood JJ (1981) Reduction of liver blood flow and propranolol metabolism by cimetidine. New Engl J Med 304:692

Freeman JT (1974) Some principles of medication in geriatrics. J Am Geriatr Soc 22:289

Friedman J (1961) Mesenteric circulation in hemorrhagic shock. Circulat Res 9:561

Garattini S, Marcucci F, Morselli PL, Mussini E (1973) In: Davies DS, Pricahrd NNC (eds) Biological Effects of Drugs in Relation to their Plasma Concentrations. University Park Press. Baltimore, pp 211

Gillette JR (1971) Factors affecting drug metabolism. Ann NY Acad Sci 179:43

Guth Ph (1968) Physiologic alterations in small bowel function. Am J Digest Diseases 13:565

Greenblatt DJ, Allen MD, Shader RJ (1977) Toxicity of high-dose flurazepam in the elderly. Clin Pharmacol Ther 21:355

Hartiala K (1968) Active metabolism of the gastrointestinal wall. Proc Int Union Physiol Sci, 24 Int Congress 6:29

Hasford J (1984) Compliance. In: Klinische Pharmakologie, Grundlagen, Methoden, Pharmakotherapie, Hrsg.: Kuemmerle HP, Hitzenberger G und Spitzy UH. eco med, Landsberg

Hayes MJ, Langman MJS (1974) Analysis of carbenocolone plasma binding and clearance in young and elderly people. In: Jones FA, Oarke DV (eds) Symp, Carbonokolone Proc 4th ed. Butterworth, London, p 107

Hayes MJ, Langman MJS, Short AG (1975a) Changes in drug metabolism with increasing age: W. Warfarin binding and plasma proteins. Brit J Clin Pharmacol 2:69

Hayes MJ, Langman MJS, Short AG (1975b) Changes in drug metabolism with increasing age. 2. Phenytoin clearance and protein binding. Br J Clin Pharmacol 2:73

Haynes RB, Taylor DW, Snow JC, Sackett DL, Tugwell BJ, Walsh M, Hacket BG, Mukherjee J (1979) Appendix I. In: Haynes RB, Taylor DW and Sacket DL (eds) Compliance in Health Care. John Hopkins University Press

Heinkel K (1969) Das Magenkarzinom. Ärzteblatt Baden-Württemberg 12:581

Helfand WH (1979) Worldwide patterns of combining drug usage. Eur J Clin Pharmacol 16:221

Henry DA, MacDonald OA, Kitchingman G, Ben GD, Langman MJS (1980) Cimetidine and ranitidine: comparison of effects on hepatic drug metabolism. Brit med J 281:775

Holloway DA (1974) Drug problems in the geriatric patient. Drug Intell Clin Pharmacol 8:632

Hurwitz N (1969) Predisposing factors in adverse reactions to drugs. Brit med J I:536

Irvine RE, Grove J, Tosekand PA, Trounce JR (1974) The effect of age on the hydroxylation of amylobarbitone sodium in man. Br J Invest 41:41

Jansen HW, Höpker WW, Dörnberger V, Fauser K (1976) Unerwünschte medikamentöse Nebenwirkungen im Alter aus pathologisch-anatomischer Sicht. Z Gerontol 8:339

Jick H, Slone D, Borda II, Shapiro S (1968) Efficacy and coxicity of heparin in relation to age and sex. New Engl Journ Med 279:284

Kapides J, Zierdt D (1967) Compatibility of normal renal function with aging. J Amer med Ass 201:778

Kekk M, Pyorala K, Mustala O, Salmi H, Jussila J, Siurala M (1971) Multicompartement analysis of the absorption kinetics of warfarin from the stomach and small intestine. Intern J Clin Pharmacol 2:209

Klein K, Klein M, Sturm H, Rothenbühler M, Huber R, Stucki P, Gikalov J, Keller M, Hoigne R (1976) The frequency of adverse drug reactions as dependent upon age, sex and duration of hospitalization. Int J Clin Pharmacol 13:187

Klotz U, Avant GR, Hoyumpa A, Schenker S, Wilkinson GR (1975) The effects of age and liver disease on the disposition and elimination of diazepam in adult man. J Clin Invest 55:347

Klotz U, Reimann J (1980) Delayed clearance of diazepam due to cimetidine. New Engl J Med 302:1012

Kratz F (1978) Mikrosomaler oxidativer Fremdstoffaufbau der menschlichen Leber. Fortschr Med 96:393

Lamy PP, Kittler ME (1971) Drugs and the geriatric patient. J Am Geriatr Soc 19:23

Lanza FL, Royer GL, Nelson RS, Chen TT, Seckmann CE, Rack MF (1979) The effects of ibuprofen, indomethacin, aspirin, haproxen, and placebo on the gastric mucosa of normal volunteers. A gastroscopic and photographic study. Digestive Diseases 24:823

Lesker S, Fry RJM, Kohn HJ (1961) Influence of age on transit time of cells of mouse intestinal epithelium. I. Duodenum. Lab Invest 10:291

Lesko LJ, Narang PK, Yaeger L, Cutler NR (1985) Salicylate Protein Binding in Serum from Young and Elderly Subjects as Measured by Diafiltration. Eur J Clin Pharmacol 28:339

Levine RR, Blair, MR, Clark BB (1955) Factors influencing the intestinal absorption of certain monoquarterny anticholinergic compounds with special reference to benomethamine (N-diethyl = aminoethyl-N′-methyl-benzilamide methobromide). J Pharmacol Exp Ther 114:79

Levine RR, Pelikan EW (1961) The influence of experimental procedures and dose on the intestinal absorption on an oniom compount benzomethamine. J Pharmacol Exp Ther 131:319

Levine RR, (1972) Paciliation and Inhibition of Drug Absorption. In: Rummel W (ed) International Encyclopedia of Pharmacology and Therapeutics. Pergamon Press, London Sect 398

Linden M (1981) Definition of compliance. J Clin Pharmacol Ther Toxicol 19:86

Lindup WE (1975) Drug-Albumin Binding. Biochem Soc Trans 3:635

London GM, Safer MD, Weiss YA, Milliez PC (1970) Isoproterenol sensitivity and total body clearance of propranolol in hypertensive patients. J Clin Pharmacol 16:174

Mather LE, Tucker GT, Pflug AE, Linop MJ, Wilkerson C (1975) Meperidine kinetics in man: Intravenous injection in surgical patients and volunteers. Clin Pharmacol Ther 17:21

May FE, Siewart RB, Cluff LE (1977) Drug interactions and multiple drug administration. Clin Pharmacol Ther 22:232

Meleny HE, Fraser ML (1969) A retrospective study of drug usage and adverse drug reactions in hospital outpatients, final report. Drug Inform Bull 3:124

Mühlberg W, Platt D (1982) Cefotaxim-Pharmakokinetik bei geriatrischen Patienten mit Multimorbidität. Die Medizinische Welt 15:3

Mühlberg W, Platt D, Neubig E (1986) Pharmacokinetics and pharmacodynamics of furosemide in geriatric patients. Arch Gerontol Geriatr 5:249

Nation RL, Learoy DB, Barber J, Triggs EJ (1976) The pharmacokinetics of chloromethiazole following intravenous administration in the aged. J Clin Pharmacol 1:407

Nies AS, Shand DG, Wilkinson GR (1976) Altered hepatic blood flow and drug disposition. Clin Pharmacokin 1:135

Ochs HR, Greenblatt DJ, Bodem G, Dengler HJ (1982) Disease related alterations in cardiac glycoside disposition. Clin Pharmacokin 7:434

O'Malley, Crooks J, Duke E, Stevenson JH (1971) Effect of age and sex on human drug metabolisms. Brit Med J III:607

Pemberton M (1954) Use of phenylbutazone in rheumatoid arthritis. Brit Med J I:490

Plafsky KM (1980) Disease-induced changes in plasma binding of basic drugs. Clin Pharmacokin 5:246

Platt D (1977) Liver and Ageing. Schattauer, Stuttgart New York

Platt D, Rieck W, Einfluß des Alters auf die Bindung von Piracetam an Erythrozyten. Unveröffentlichte Ergebnisse

Platt D (1991) Biologie des Alterns. Walter de Gruyter, Berlin New York

Platt D, Mühlberg W (1993) Spezielle Klinische Pharmakologie in der Geriatrie, 2. Auflage. In: Klinische Pharmakologie, Hrsg.: Kuemmerle HP, Hitzenberger G, Spitzy KH. eco med, Landsberg

Riviera-Calimlin, Morgan JP, Dujuvne LA, Bianchine JR, Lasagna L (1970) L-dopa metabolism by rat gut in vitrio. Clin Res 18:343

Rösch W (1983) Erkrankungen des Verdauungstrakts im Alter. In: Handbuch der Gerontologie, Band 1, Innere Medizin, Hrsg.: Platt D. Gustav Fischer, Stuttgart New York, pp 198

Routledge PA, Barchowski A, Bjornson TD, Kirchell BB, Shand DG (1980) Lidocaine plasma protein binding. Clin Pharmacol Ther 27:347

Rowland M, Matin SB, Thiessen J, Kram J (1974) In: Morselly PI, Garattini S, Cohen SN (eds) Drug Interactions. Raven Press, New York

Schocken D, Roth G (1977) Reduced beta-adrenergic receptor concentrations in aging man. Nature 267–856

Schwab NW, Dissmann TH, Schubert W (1963) Der Einfluß des Alters auf die Flüssigkeiten des Körpers. Klin Wschr 41:1174

Shader RI, Greenblatt DJ, Harmatz JS, Frank K, Koch-Weser J (1977) Absorption and disposition of chlordiazepoxidene in young and elderly male volunteers. J Clin Pharmacol 17:709

Simon C, Malercyk V, Müller G (1972) Zur Pharmacokinetik von Propicillin bei geriatrischen Patienten im Vergleich zu jüngeren Erwachsenen. Dtsch Med Wschr 97:1999

Siurala M (1974) Gastritis: Krankheit oder Alterserscheinung. Med Welt 35:498

Snively KD, Seedney MJ (1958) Electrolyt- und Wasserhaushalt. Urban & Schwarzenberg, München Berlin

Staiger CH, Simon B, de Vries J, Kather H, Walter E (1980) Untersuchungen zur Wirkung von Ranitidin auf den Antipyrin-Metabolismus. Z. Gastroenterol 18:601

Triggs EGJ, Nation RC, Long A, Ashley JJ (1975) Pharmacokinetics in elderly. Europ J of Clin Pharmacol 8:55

Vestal RE, Wood AJJ, Shand DG (1979) Reduced β-adrenoceptor sensitivity in the elderly. Clin Pharmacol Ther 26:181

Wallace S, Whiting B, Runcie J (1976) Factors affecting drug binding in plasma of elderly patients. Br J Clin Pharmacol 3:327

Wattenberg LW, Leong JC (1965) Effects of phenothiazines on protective systems against polycyclic hydrocarbons. Cancer Res 25:365

Weber E (1985) Compliance-Meßmethoden. Kolloquium über „Patients Compliance". Hrsg.: Bayer AG, Leverkusen, S.48 ff.

Weber (1977) Compliance als unterbewertetes Problem der Pharmakotherapie. In: Weber E, Gundert-Remy U, Schrey A (Hrsg.) Patientencompliance. Witzstrock, Baden-Baden

Wikstrand J, Westergren G, Berglund G, Braochetti D, van Couter A, Feldstein CA, Ming KS, Kuramoto K, Langdahl St, Meaney E, Pedersen EB, Rahn KH, Shaw J, Smith A, Waal-Manning H (1986) Antihypertensive Treatment with metoprolol or hydrochlorothiazide in patients aged 60 to 75 years. JAMA 255:1304

Wolff G (1970) Does alcohol cause chronic gastritis? Scand J Gastroent 5:289

Zeeh J, Dall JLC, Glen ACA (1989) Effect of age upon steady-state sorbitol clearance. Eur J Clin Pharmacol 36:A218

Spezielle Pharmakotherapie im Alter

Digitalistherapie

E. ERDMANN

1 Einleitung

Patienten im höheren Lebensalter leiden häufiger an Herzinsuffizienz und tachyarrhytmischem Vorhofflimmern als jüngere. Die Ursache ist nicht ein „Altersherz". Dies gibt es nicht. Vielmehr kommen die Folgezustände von Hypertonie und koronarer Herzerkrankung, von in der Jugend durchgemachten Myokarditiden oder von Klappenvitien etc. dann im Alter in Form der Symptome und Zeichen der Herzinsuffizienz zum Vorschein. Auch gibt es weder eine bessere noch eine verminderte Ansprechbarkeit auf Herzglykoside im Alter. Wenn Herzglykoside wirksam sind – was leider nicht immer der Fall ist –, dann wirken sie auch bei chronischer Einnahme über Jahre und im höheren Lebensalter. Da sich aber die pharmakokinetischen Eigenschaften speziell der Digoxine wegen der abnehmenden Clearance im Alter ändern, gibt es einige wesentliche Gesichtspunkte bei der meist erforderlichen Langzeittherapie zu berücksichtigen. Die Erfahrung zeigt, daß ältere Patienten häufiger und meist bereits bei niedrigeren Digitalisspiegeln mit Nebenwirkungen – vorwiegend Herzrhythmusstörungen – reagieren als jüngere. Das kann und soll durch eine genaue Therapieüberwachung und korrekte Dosierung unter Berücksichtigung der Resorption, der Elimination und des meist kleineren Verteilungsvolumens vermieden werden.

2 Pharmakologie der Herzglykoside

Die als Herzglykoside bezeichneten Substanzen steigern die Kontraktionskraft des Herzmuskels. Damit haben sie große Bedeutung bei der Therapie der Herzinsuffizienz, für die Strophanthin, die Digitalisglykoside (Digoxin, Digitoxin) und einige Scillaglykoside (Proscillaridin, Meproscillarin) bei uns eingesetzt werden. Herzglykoside werden vorwiegend in Pflanzen gefunden und daraus isoliert. So kommen Digoxin und Digitoxin in Digitalis lanata bzw. purpurea vor, Strophanthin in Strophanthus Kombe (k-Strophanthin) und Strophanthus gratus (g-Strophanthin); Scillaglykoside in Scilla maritima (Meerzwiebel); aber auch aus Maiglöckchen (Convallaria majalis), Adonis vernalis und aus einigen Krötengiften etc. werden kardioaktive Steroide mit positiv inotroper Wirkung isoliert.

Allen Herzglykosiden gemeinsam ist das Cyclopentanoperhydrophenanthren-Gerüst in bestimmter sterischer Anordnung. Dabei sind die Ringe A und B in cis-, die Ringe B und C in trans- und die Ringe C und D wieder in cis-Stellung miteinander verbunden. Diese Verknüpfung unterscheidet sie von den Corticoiden.

Unter den am meisten verordneten Herzglykosiden befinden sich in Deutschland im Gegensatz zu anderen Ländern halbsynthetische Glykoside (β-Acetyldigoxin, β-Methyldigoxin, α-Acetyldigoxin etc.). Bei diesen sind am Zuckerrest Acetylierungen bzw. Methylierungen durchgeführt worden, um die Resorption zu verbessern. Soweit man heute weiß, sind dadurch vorwiegend die pharmakokinetischen Eigenschaften verändert. Andererseits haben entsprechende Messungen zumindest beim β-Methyldigoxin auch eine höhere Affinität zum Glykosidrezeptor der Herzmuskelzellmembran als beim Digoxin gezeigt, so daß zu erwarten ist, daß etwas niedrigere Konzentrationen ausreichen, um den gleichen Effekt zu erzeugen. Dies gilt jedoch nur für den Fall, daß die Methylgruppe nicht in der Darmschleimhaut oder in der Leber bei der Resorption abgespalten wird, was teilweise geschieht. Beim β-Acetyldigoxin wird die Acetylgruppe in der Darmschleimhaut vollständig abgespalten, so daß im Körper nur Digoxin vorliegt.

2.1 Wirkungsmechanismus

Herzglykoside werden mit hoher Affinität von einem zellmembranintegrierten, *spezifischen Rezeptor* gebunden. An isolierten menschlichen Herzmuskelzellen ist unter optimalen Bedingungen die Hälfte der Glykosidrezeptoren bereits bei einer Digoxinkonzentration von etwa 2×10^{-9} M ($\sim$ 2 ng/ml) besetzt. Pro μm^2 Zelloberfläche gibt es etwa 1000 solcher „Herzglykosidrezeptoren", die einen Teil der ($Na^+ + K^+$)-ATPase darstellen und auf der Membranaußenseite lokalisiert sind.

Die ($Na^+ + K^+$)-ATPase wurde als das Enzym 1957 von J.C. Skou entdeckt, welches für den Auswärtstransport von Na^+ und den Einwärtstransport von K^+ verantwortlich ist, die dazu notwendige Energie wird aus der Spaltung von ATP auf die Membraninnenseite gewonnen (Abb. 1). Damit ist die *($Na^+ + K^+$)-ATPase* das biochemische Äquivalent „Na^+/K^+-Pumpe" der Zelle, Herzglykoside hemmen dieses Enzym ganz spezifisch – eine andere Glykosidwirkung an isolierten Zellbestandteilen konnte in pharmakologisch wirksamen Konzentrationen nie überzeugend nachgewiesen werden.

Durch die Hemmung der ($Na^+ + K^+$)-ATPase, von der nur ein Teil der Enzymmoleküle betroffen ist, kommt es zu einer Zunahme der intrazellulären Na^+-Konzentration (Akera und Brody 1978), die allerdings bei nichttoxischen Glykosidkonzentrationen nur sehr diskret ist. Messungen mit Na^+-sensitiven intrazellulären Elektroden haben gezeigt, daß die intrazelluläre Na^+-Aktivität der Herzmuskelzelle etwa linear mit der Kontraktionskraftzunahme ansteigt von 7 bis 8 mM auf 10 bis 12 mM Na_i^+ (Lee und Dagostino 1982). Diese geringen Unterschiede haben sich anderen Nachweismethoden früher entzogen. Die Zunahme der intrazellulären Natriumaktivität führt über

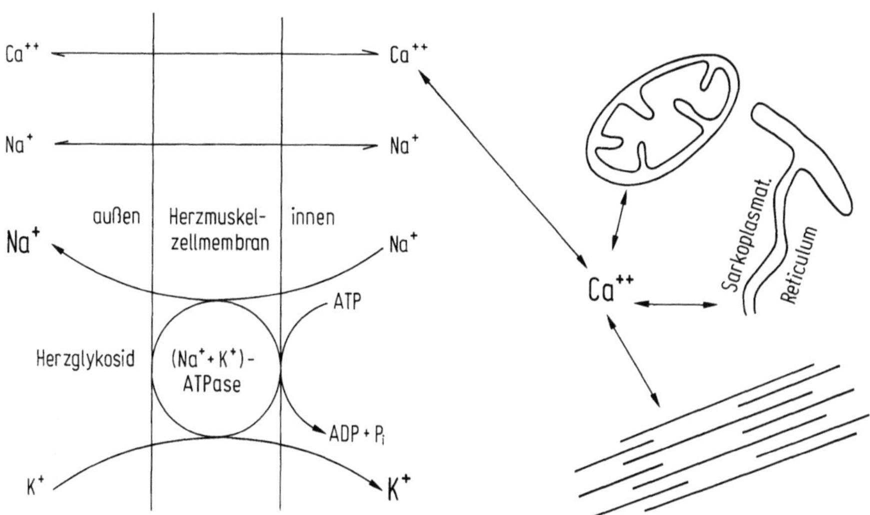

Abb. 1. Schematische Darstellung der postulierten Herzglykosidwirkung. Herzglykoside werden von der $(Na^+ + K^+)$-ATPase spezifisch gebunden. Durch die damit erfolgende Hemmung dieses Digitalisrezeptorenenzyms steigt die intrazelluläre Na^+-Konzentration zumindest kurzfristig an – dieses führt über den „Na^+ – Ca^{++}-Gegentransport" zu einem vermehrten Ca^{++}-Influx oder einem verminderten Ca^{++}-Auswärtstransport. Dadurch wird direkt und/oder indirekt (über „Ca^{++} triggered Ca^{++} release") eine Zunahme der Kontraktionskraft herbeigeführt

den Na^+/Ca^{++}-Gegentransportmechanismus der Zellmembran (GLITSCH et al. 1970) zu einer erhöhten intrazellulären Kalziumionenkonzentration. Wahrscheinlich reicht diese Zunahme des Ca_i^{++} nicht aus, sondern dient als „trigger-calcium", d. h. es setzt Ca^{++} aus den verschiedenen intrazellulären Speichern frei (Abb. 1). Das bedarf noch weiterer Untersuchungen. Es bleibt aber festzuhalten, daß die zumindest intermittierende Hemmung der $(Na^+ + K^+)$-ATPase – soweit man heute weiß – kausal mit der Kontraktionskraftzunahme verknüpft ist. Die Bedeutung dieses Punktes liegt darin, daß damit nur ein fließender Übergang von der therapeutischen zur toxischen Glykosidwirkung vorstellbar ist, nicht aber ein grundsätzlicher Unterschied. Wenn wenige (wahrscheinlich 10 bis 30 %) der $(Na^+ + K^+)$-ATPase-Moleküle ein Glykosidmolekül gebunden haben und dadurch gehemmt sind, nimmt die Kontraktionskraft zu. Wenn die intrazelluläre Na^+-Konzentration durch übermäßige Inhibition der $(Na^+ + K^+)$-ATPase (wahrscheinlich über 40 bis 50 %) stärker ansteigt, werden Rhythmusstörungen und Kontraktur manifest. Man kann sich außerdem leicht vorstellen, daß andere Pharmaka oder Zellschädigungen, die ebenfalls zu einer Zunahme der intrazellulären Na^+-Konzentration führen, dann schon bei geringeren Glykosidkonzentrationen toxische Nebenwirkungen begünstigen.

Kürzlich konnten im Rattenherzen zwei deutlich *verschiedene Glykosidrezeptoren* nachgewiesen werden (ERDMANN et al. 1980). Die Besetzung des hochaffinen Glykosidrezeptors mit g-Strophanthin führte nie zu Rhythmusstörungen. Es gibt Hinweise dafür, daß auch im menschlichen Herzen unterschiedliche Rezeptoren vorhanden sind. Wenn es gelingt, durch selektiv wirkende Herzglykoside nur den hochaffinen Rezeptor zu besetzen, müßte es möglich sein, die Kontraktionskraft zumindest um einen wesentlichen Betrag zu steigern, ohne Rhythmusstörungen auszulösen.

2.2 Pharmakokinetik

Für die Therapie mit Herzglykosiden sind detaillierte Kenntnisse der pharmakokinetischen Eigenschaften der jeweiligen Herzglykoside unerläßlich, da bei Unkenntnis oder Nichtbeachtung insbesondere durch Kumulation und durch Interaktionen mit anderen Pharmaka schwerwiegende und lebensbedrohliche Nebenwirkungen auftreten können.

Die hohen Raten der Intoxikationen in den vergangenen Jahren, die teilweise sogar 20% der Patienten betroffen haben sollen, konnten nur durch die Kenntnis der genauen Werte für die Absorption, Verteilung im Körper, den Metabolismus und die Elimination gesenkt werden. Im folgenden sollen deshalb für die wichtigsten Herzglykoside die pharmakokinetischen Eigenschaften aufgelistet werden. Dabei ist zu berücksichtigen, daß relativ große interindividuelle Streuungen auftreten können. Deshalb führt kein Weg an der genauen Anamnese und Untersuchung des einzelnen digitalisierten Patienten sowie der Elektrokardiographie vorbei, wenn die Therapie korrekt überwacht werden soll.

2.2.1 Strophanthin

Wenn ich auch meine, daß es heute keine Indikation mehr gibt für die Gabe von Strophanthin, sei es intravenös, sei es per os oder sublingual, so soll es doch der Vollständigkeit wegen hier genannt werden.

Bei oraler (sublingualer) Zufuhr von 8 mg g-Strophanthin werden maximale Plasmaspiegel von 0,1 bis 0,8 ng/ml nach 4 Stunden und weniger als 0,1 ng/ml nach 24 Stunden gemessen. Die oralen Resorptionsquoten wurden von mehreren Untersuchern (Greeff 1974 und 1977) übereinstimmend mit 0,5 bis 5% bei gesunden Versuchspersonen angegeben. Bei dieser *schlechten Bioverfügbarkeit* und ihrer inakzeptablen, großen intraindividuellen Streuuung eignet sich Strophanthin nicht für eine rationale Therapie der Herzinsuffizienz oder von Herzrhythmusstörungen.

Wenn Strophanthin (z. B. 0,25 mg) intravenös appliziert wird, finden sich nach initial sehr hohen Blutkonzentrationen (Verteilungsphase) 60 min später etwa 2 bis 3 ng/ml und 6 Stunden später (nach Gleichgewichtseinstellung) etwa 0,7 bis 1 ng/ml im Serum. Die Eliminationshalbwertzeit (T/2) beträgt nach unterschiedlichen Angaben zwischen 11 und 40 Stunden. Diese relativ große Variation ist wohl im wesentlichen auf die schlechte Nachweisbarkeit bei geringen Konzentrationen zurückzuführen. Etwa 60 bis 70% der verabreichten Dosis werden renal ausgeschieden, deshalb kumuliert Strophanthin erheblich bei Niereninsuffizienz. Die Eliminationshalbwertzeit kann dabei bis auf das Doppelte oder mehr ansteigen. Eine für den klinischen Alltag geeignete Bestimmungsmethode für Strophanthinserumkonzentrationen existiert bislang nicht. Da auch die bei Digoxin- oder Digitoxinvergiftung wirksamen Antikörper bei einer Strophanthinintoxikation unwirksam sind, bietet die Therapie mit Strophanthin eher Nachteile als Vorteile.

Ein wesentlicher Metabolismus von Strophanthin im Körper ist nicht nachgewiesen.

2.2.2 Digoxin und Digoxinderivate

Digoxin wird je nach galenischer Zubereitungsform zwischen 50 bis 80% resorbiert. Bei der alkoholischen Lösung liegt die Bioverfügbarkeit bei 80 bis 100%.

Interindividuelle Unterschiede der Resorption von Digoxin aus Tabletten zwischen 50 und 84% sind bekannt. Die *Bioverfügbarkeit* von β-Acetyldigoxin liegt in der Regel etwas höher bei 80 bis 85%, die des β-Methyldigoxins wird mit 65 bis 100% angegeben (LARBIG et al. 1978). Andererseits wurden von CLASEN et al. (1979) keine signifikanten Unterschiede der Bioverfügbarkeit von Digoxin und β-Acetyldigoxin gefunden nach Einnahme von jeweils 1 mg oral. Die höchsten Serumkonzentrationen werden im allgemeinen 30 bis 60 min nach Tabletteneinnahme gemessen; das Gleichgewicht stellt sich erst nach 6 bis 8 Stunden ein. Bestimmungen der Blutspiegel vor dieser Zeit ergeben zu hohe und damit für Therapieentscheidungen meist irrelevante Werte.

Digoxine werden nur zu etwa 10% in der Leber metabolisiert, ein geringer Anteil von 6 bis 7% unterliegt dem enterohepatischen Kreislauf.

Bei einigen Menschen treten vermehrt die fast kardioinaktiven *Dihydrodigoxine* im Blut auf. Man nimmt an, daß diese Sättigung des Lactonringes in unteren Darmabschnitten durch Bakterien (eubacterium lentum) geschieht. Bildung und Resorption derartig metabolisierter Verbindungen unterliegen großen Schwankungen. Patienten mit großem Digoxinbedarf (2–3 mg pro die) und sehr hoher Dihydrodigoxinkonzentration im Serum sind beschrieben worden (PETERS und KALMAN 1978).

Die Digoxine werden zu etwa 70% unverändert mit dem Urin ausgeschieden. Dabei entspricht die Digoxinclearance in etwa der Kreatininclearance. Dementsprechend ist die Digoxinausscheidung beim Diabetes insipidus ebenso wie bei forcierter Diurese normal, das heißt nicht gesteigert.

Bei der *Haemodialyse* oder der Peritonealdialyse ist die Elimination derart gering, daß sie nicht berücksichtigt zu werden braucht. Auch bei der kurzzeitig durchgeführten Haemoperfusion werden keine wesentlichen Mengen aus dem Körper entfernt, da im Blut ja nur etwa 1% des Körpergehaltes an Digoxin vorhanden ist.

Die Halbwertzeiten im Körper für Digoxin liegen bei etwa 40 bis 45 Stunden, für β-Methyldigoxin bei etwa 55 Stunden. β-Acetyldigoxin wird nach Resorption sofort und vollständig zu Digoxin metabolisiert, beim β-Methyldigoxin liegen im Körper sowohl die unveränderte Substanz (~ ⅔) als auch Digoxin (~ ⅓) vor.

2.2.3 Digitoxin

Digitoxin wird nahezu vollständig nach oraler Zufuhr resorbiert (~ 97%). Es hat auch die geringste interindividuelle Streuung der Bioverfügbarkeitswerte. Da es sehr stark an Serumalbumin gebunden wird (~ 96%), liegen deutlich höhere Blutspiegel vor (10–30 ng/ml) als bei den Digoxinen, die nur etwa 20% Proteinbindung aufweisen. Die freien Digitoxin- bzw. Digoxinkonzentrationen im Serum sind jedoch bei den üblichen Serumkonzentrationen praktisch gleich.

Digitoxin kann im Körper zu etwa 50 bis 75% der gegebenen Dosis metabolisiert werden, dabei handelt es sich im wesentlichen um Abspaltungen der Digitoxosen. Aufgrund des ausgeprägten *enterohepatischen Kreislaufs* und der erheblichen fäkalen Elimination, die bei Niereninsuffizienz alternativ gesteigert werden kann, ist die Halbwertzeit (etwa 7 bis 9 Tage) bei nierengesunden und bei urämischen Patienten gleich. Damit braucht man keine Dosisreduktion bei zunehmender *Niereninsuffizienz* vorzunehmen. Auch bei Lebererkrankungen besteht keine Gefahr der Kumulation, da wahrscheinlich die extrahepatische Clearance zunimmt.

Bei Vergiftungen mit Digitoxin sind durch *Haemoperfusion* größere Mengen entfernt worden (GILFRICH et al. 1978), während die Haemodialyse ebenso wie die Peritonealdialyse unwirksam sind. Durch die Gabe von *Cholestyramin* läßt sich bei dem oben erwähnten erheblichen enterohepatischen Kreislauf des Digitoxins ebenfalls eine wirksame Reduktion des Körperbestandes erreichen.

Auch bei einer Dauerbehandlung mit Digitoxin bei Patienten mit Leberfunktionsstörungen (Hepatitis, Zirrhose) kommt es, sofern keine zusätzliche schwere Niereninsuffizienz vorliegt, zu keiner Änderung der Eliminationskinetik.

2.2.4 Proscillaridin und Meproscillarin

Diese Scillaglykoside werden mit einer Bioverfügbarkeit von 40% und 60% resorbiert. Ihre Serumhalbwertzeit liegt bei 47 Stunden (28–68 h) für Proscillaridin und 18 bis 46 Stunden für Meproscillarin. Bei beiden Substanzen ist die Elimination unabhängig von der Nierenfunktion (ANDERSON und BERGDAHL 1981). Für das Meproscillarin wurden gehäuft Durchfälle beschrieben. Als Ursache wird die hohe Glykosidkonzentration im Darm mit entsprechender Hemmung der ($Na^+ + K^+$)-ATPase und konsekutiver Natriumausscheidung vermutet.

2.3 Pharmakodynamik der Herzglykoside

Im gesunden wie im kranken (insuffizienten) Herzen wirken Herzglykoside positiv inotrop, was z. B. an der Zunahme der Druckanstiegsgeschwindigkeit des linken Ventrikels (bei gleichbleibender Frequenz) gemessen werden kann. Diese Kontraktilitätszunahme erfolgt zeit- und konzentrationsabhängig und ist bestimmt durch die zunehmende Besetzung der Herzglykosidrezeptoren des

Herzmuskels mit den Glykosidmolekülen. Wenn mehr als etwa 40 bis 50% der Rezeptoren ein Glykosidmolekül gebunden haben, treten in der Regel *Rhythmusstörungen als Intoxikationszeichen* auf.

Die Kontraktionskraftzunahme des Herzmuskels führt beim insuffizienten Herzen zu einem erhöhten Schlagvolumen, einer Abnahme der zuvor erhöhten Füllungsdrucke und einer Abnahme des Ventrikelvolumens. Der vorher erhöhte Sympathikusantrieb mit peripherer Vasokonstriktion nimmt ab, der Gefäßwiderstand sinkt. Diese Wirkungen führen zu einer Erniedrigung der Wandspannung des linken Ventrikels und dementsprechend zu einer Abnahme des myokardialen Sauerstoffverbrauchs trotz besserer Pumpleistung des Herzens. Diese erwünschten Glykosideffekte bewirken, daß das Herz nach Therapie auch kleiner wird, wenn die Glykoside wirksam sind, was natürlich nicht bei allen Formen der Herzinsuffizienz gegeben ist.

Beim *Gesunden* bewirken Herzglykoside eine Zunahme des peripheren Widerstandes (aufgrund der direkten Gefäßwirkung) und dadurch eher eine Abnahme des HMV trotz steigender Kontraktilität (dp/dt_{max}) und trotz steigenden myokardialen Sauerstoffverbrauchs. Der *Wirkungseintritt* der Herzglykoside hängt von der Resorptionsgeschwindigkeit (nach oraler Zufuhr), von der Verteilung im Körper, insbesondere an den Rezeptoren, und von der *Affinität* des Glykosidmoleküls zum Rezeptor selbst ab. Nach intravenöser Gabe tritt die Glykosidwirkung beim Strophanthin und Digoxin nach 10 bis 20 min auf, beim Digitoxin etwa nach 30 bis 40 min. Das Maximum der Wirkung wird erst nach einigen Stunden erreicht. Natürlich spielt auch die gegebene Dosis eine gewisse Rolle. Je mehr auf einmal appliziert wird, um so schneller tritt die Wirkung ein.

Nach oraler Zufuhr von Digoxin oder Digitoxin ist erst nach einigen Stunden mit einer meßbaren Wirkung zu rechnen.

Die zweite, und wie manche meinen, wesentliche Glykosidwirkung ist die Verzögerung der AV-Überleitung (negativ dromotrope Wirkung). Diese Wirkung ist erwünscht beim tachysystolischen *Vorhofflimmern* oder beim *Vorhofflattern*. Bei der absoluten Tachyarrhythmie mit Vorhofflimmern reicht die oft nur sehr kurze Diastolendauer für eine adäquate Füllung des linken Ventrikels nicht aus. Die digitalisbedingte Abnahme der Kammerfrequenz mit Zunahme der diastolischen Füllungszeit ist wesentlicher als der positiv inotrope Effekt. Häufig sind dafür aber recht hohe Glykosiddosen erforderlich, was schon darauf hinweist, daß für die „therapeutische AV-Blockierung" die „toxische Digitaliswirkung" notwendig ist.

Diese negativ chronotrope bzw. negativ dromotrope Herzglykosidwirkung ist eigentlich eine indirekte, vagusvermittelte Wirkung. Am denervierten Herzen findet man keine Beeinflussung der Sinusfrequenz bzw. der AV-Überleitung (Goodman et al. 1975a, b). Andererseits führt die Zunahme der Kontraktionskraft und des Herzminutenvolumens mit der Folge eines Nachlassens der erhöhten Sympathikusaktivität ebenfalls zum Abfall der vorher erhöhten Herzfrequenz des Herzinsuffizienten.

Es ist recht interessant, daß das Abklingen eines digitalisbedingten AV-Blockes oft weit länger dauert, als es die *Serumglykosidspiegel* vermuten lassen.

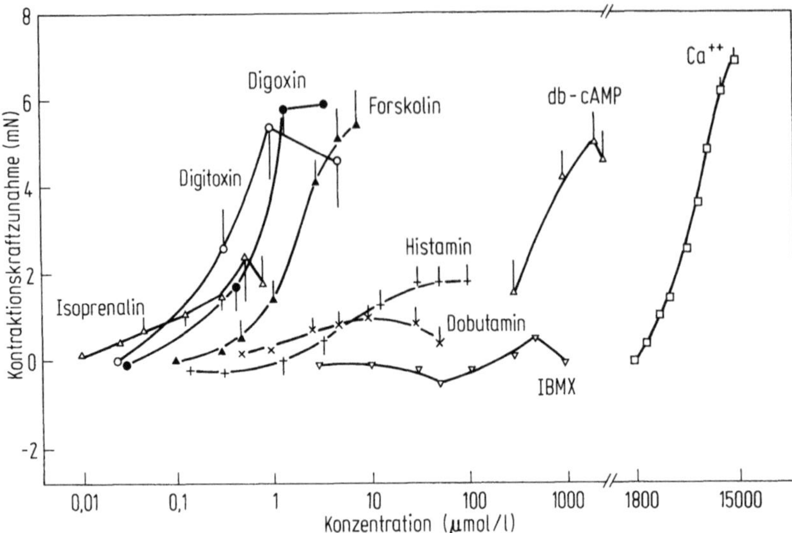

Abb. 2. Maximale Kontraktionskraftzunahme am Myokard terminal herzinsuffizienter Patienten. Papillarmuskelstreifen von expantierten Herzen (vor Herztransplantation) wurden mit 1 Hz elektrisch gereizt. Die Wirkungen auf die Kontraktionskraft wurde konzentrationsabhängig gemessen. Es zeigt sich, daß Ca^{++} die Kontraktionskraft maximal steigert, Herzglykoside ebenso. Katecholamine und Phosphodiestasehemmer, die am gesunden Myokard eine gleich starke Wirkung wie z.B. Ca^{++} haben, sind am herzinsuffizienten Myokard kaum wirksam (Einzelheiten siehe BROWN et al. 1986)

Man nimmt an, daß das rezeptorgebundene Glykosid langsamer abdiffundiert als das Serumglykosid ausgeschieden wird. Die Serumdigitaliskonzentration spiegelt eben nur unvollständig die pharmakodynamisch wirksame Rezeptorglykosidkonzentration wider.

In toxischen Konzentrationen rufen Herzglykoside praktisch alle Formen von *Herzrhythmusstörungen* hervor. Die bigeminusartig einfallenden ventrikulären Extrasystolen und die paroxysmale atriale Tachykardie mit Block (PAT mit Block) sollen besonders häufig bei Digitalisüberdosierungen bzw. -intoxikationen vorkommen (siehe dazu ERDMANN 1984). Diese arrhythmogene Wirkung kann beim vorgeschädigten Herzen des älteren Patienten jedoch auch schon bei relativ niedrigem, im „therapeutischen" Bereich liegenden Glykosidspiegel gesehen werden. Auch wenn es selbstverständlich erscheint, soll doch betont werden, daß die Konzentrations-Wirkungskurve der Glykosidwirkung (Abb. 2) S-förmig verläuft. Dies heißt für die Therapie, daß mit hohen Glykosidkonzentrationen zwar der größte therapeutische Effekt, aber auch Rhythmusstörungen hervorgerufen werden. Deshalb ist es gerade bei Patienten mit der Neigung zu Arrhythmien klug, mit niedrigeren Dosen und dementsprechend mittleren Digitaliskonzentrationen eine nur submaximale Wirkung erzielen zu wollen – meist dann ohne Nebenwirkungen.

2.3.1 Altersabhängige Regulation der Herzglykosidrezeptoren

Die spezifische Rezeptorbindung der Herzglykoside geht ihrer myokardialen Wirkung voraus. Dementsprechend haben Zahl und Eigenschaften dieser membranständigen Rezeptoren eine große Bedeutung für das Ansprechen auf eine Digitalistherapie oder für das Auftreten von Nebenwirkungen. Tierexperimentell, aber auch an menschlichen Erythrozyten haben einige Autoren eine altersabhängig verminderte Zahl an Glykosidrezeptoren bereits nachgewiesen (PLATT und SCHOCH 1974). Dies könnte die von der eingeschränkten Nierenfunktion unabhängig erhöhte *Digitalisempfindlichkeit* (also bei relativ niedrigen Serumkonzentrationen auftretend) im Alter erklären. Andererseits sind Änderungen der Bindungsaffinität und der Bindungskapazität bei einer Reihe von Erkrankungen bekannt, die gehäuft bei älteren Patienten auftreten. Einige experimentelle Untersuchungen dazu (ERDMANN et al. 1985) zeigen eine deutliche Abnahme der *Zahl der Herzglykosidrezeptoren* bei koronarer Herzerkrankung und bei dilatativer Kardiomyopathie, die nicht altersabhängig ist. Allerdings trifft die beobachtete Reduktion der Glykosidrezeptoren um etwa 30% bei koronarer Herzerkrankung eher auf die älteren Patienten zu, die an ischämischen Herzerkrankungen leiden. Interessant ist nun, daß auch die durch Herzglykoside maximal stimulierbare Kontraktionskraft geringer ist, wenn weniger Glykosidrezeptoren vorhanden sind (Abb. 3). Wenn bei niedriger Rezeptorenzahl und verminderter Glykosidwirkung die Dosis trotzdem erhöht wird – in der Absicht, eine stärkere positiv inotrope Wirkung zu erzeugen –, so ist mit vermehrten Rhythmusstörungen zu rechnen. Daraus folgt, daß bei älteren Patienten mit vorgeschädigtem Myokard (koronare Herzerkrankung) eine positiv inotrope Wirkung auch mit hohen Dosen (bzw. Serumglykosidkonzentrationen) nicht erzwungen werden kann und darf.

2.3.2 Vergleich der Digitaliswirkung mit der anderer positiv inotroper Pharmaka bei schwerer Herzinsuffizienz

Seit langem ist bekannt, daß bei schwerer Herzinsuffizienz die myokardiale Katecholaminkonzentration stark erniedrigt ist, während die *Plasmanoradrenalinspiegel* deutlich erhöht sind. Aufgrund der teilweise extrem erhöhten Katecholamine kommt es zu einer Minderfunktion der β-Adrenozeptoren und anderer Untereinheiten des Adenylatzyklasesystems der Herzmuskulatur mit der Folge einer verminderten Wirksamkeit der cAMP-abhängigen positiv inotropen Pharmaka (Katecholamine, Phosphodiesteraseinhibitoren). Herzglykoside bleiben aber ähnlich wie das Ca^{++} auch in dieser Situation weiterhin wirksam – sofern noch kontraktile Herzmuskulatur vorhanden ist (Abb. 2). Natürlich ist dementsprechend bei ischämischen Herzerkrankungen mit bindegewebigem Ersatz des Muskelgewebes (z. B. bei großen Vorderwandaneurysma) nicht mit einer wesentlichen Wirksamkeit der Herzglykoside zu rechnen. Andererseits sollte auch bei Kardiomyopathien und anderen Herzerkrankungen, bei denen z. B. Dobutamin oder Milrinon keine wesentlichen günstigen Effekte mehr zeigen. unbedingt Digitalis gegeben werden, da es dann

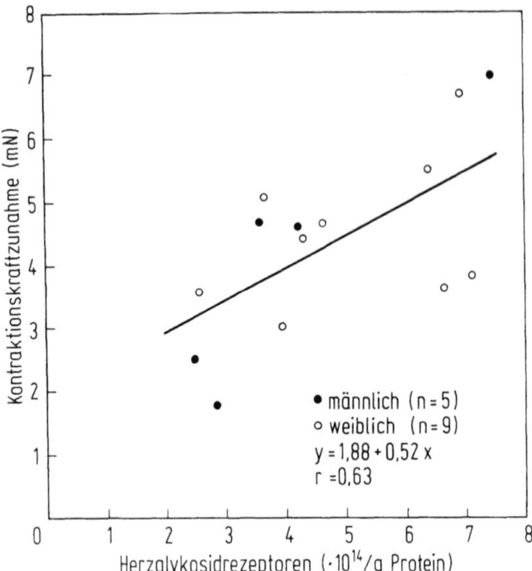

Abb. 3. Herzglykosidrezeptoren und maximale, durch Herzglykoside stimulierbare Kontraktionskraftzunahme. An menschlichen Papillarmuskelstreifen von verschiedenen Patienten (im Organbad mit 1 Hz stimuliert) wurden gleichzeitig bestimmt: die Zahl der Herzglykosidrezeptoren und die maximale Kontraktionskraftzunahme nach 10^{-7} M g-Strophanthin. Das Ergebnis zeigt eine gewisse Korrelation zwischen Zahl der meßbaren Digitalisrezeptoren und maximaler Kontraktionskraftzunahme. Bei niedriger Rezeptordichte im Myokard, ist der maximale Glykosideffekt auch reduziert (Einzelheiten siehe Erdmann et al. 1985)

häufig noch wirksam sein kann – wie die experimentellen Untersuchungen am isolierten menschlichen Myokard bei *terminaler Herzinsuffizienz* zeigen (Abb. 2). Wenn sich Herzglykoside als unwirksam bei der Herzinsuffizienz mit Sinusrhythmus erweisen, sollten sie andererseits auch wieder abgesetzt werden, da sonst nur das Nebenwirkungsrisiko besteht.

2.3.3 Digitaliswirkung auf die Barorezeptoren

Bei chronischer Herzinsuffizienz kommt es zu einer Dysfunktion der Barorezeptoren in den großen Gefäßen (Aortenbogen), im Karotissinus und möglicherweise auch im Niederdrucksystem (Ferguson et al. 1992; Mohanty et al. 1989). Daraus resultiert eine reduzierte afferente Aktivität hemmender Impulse auf das Vasomotorenzentrum. Dies hat eine vermehrte Aktivität sympatischer Efferenzen und eine Verminderung des Vagotonus zur Folge. In experimentellen Untersuchungen, aber auch in hämodynamischen Messungen bei Patienten mit chronischer Herzinsuffizienz konnte nachgewiesen werden, daß Digitalis die Barorezeptordysfunktion weitgehend aufhebt.

Dementsprechend ist die indirekte antiadrenergene und vagotone Wirkung der Herzglykoside (Ferguson et al. 1989) möglicherweise über diesen Mechanismus zu erklären. Leider ist die Konzentrationsabhängigkeit dieser Effekte auf die Barorezeptoren z. Zt. nicht bekannt. Es besteht aber kein Hinweis, daß dafür höhere Digitaliskonzentrationen notwendig sind als für die kontraktilitätssteigernde Wirkung.

Von einigen Autoren wird die bei chronischer Herzinsuffizienz günstige bradykardisierende und vasorelaxierende Wirkung der Herzglykoside für wesentlicher gehalten als die positiv inotrope. Sicher ist, daß alle positiv inotropen Pharmaka mit tachykarder Wirkung sich bei chronischer Herzinsuffizienz als prognostisch ungünstig erwiesen haben. Es darf aber nicht vergessen werden, daß zur Zeit keine Prognose-verbessernde Wirksamkeit der Herzglykoside nachgewiesen ist.

2.4 Arzneimittelinteraktionen mit Digitalis

Insbesondere ältere Patienten erhalten oft mehrere Medikamente zur gleichzeitigen Einahme verordnet. Da verwundert es eigentlich nicht, daß manche dieser häufig differenten Pharmaka die Rezeptoren, die Verteilung im Körper, den Metabolismus oder die Elimination der Herzglykoside beeinflussen. Neben diesen „pharmakokinetischen Interaktionen" sind aber auch „pharmakodynamische Interaktionen", das soll heißen, die Herzglykosidwirkung direkt betreffende Beeinflussungen bekannt.

Pharmakoninteraktionen an sich sind nicht gefährlich, wenn sie bekannt sind und dementsprechend berücksichtigt werden. Es sollte aber stets bedacht werden, daß wir nur Interaktionen zwischen zwei Medikamenten messen und kennen. Ob besondere Verhältnisse vorliegen, wenn drei oder mehr Arzneimittel gleichzeitig eingenommen werden, ist praktisch noch weitgehend unbekannt. Als Beispiel möglicher, sehr komplizierter Verhältnisse soll hier nur genannt werden, daß bei gleichzeitiger Einnahme von Rifampicin, Chinidin und Digoxin folgendes beobachtet wurde: Rifampicin führt zu einer vermehrten Metabolisierung von Chinidin und dadurch zur abnehmenden antiarrhythmischen Wirkung. Gleichzeitig wird durch den dann fehlenden hemmenden Chinidineffekt auf die Ausscheidung des Digoxins der Digoxinspiegel gesenkt (Bussey et al. 1984).

2.4.1 Die Resorption beeinflussende Medikamente

Aktivkohle, Neomycin, Kaolin-Pectin, Sulfosalazin, Cholestyramin und manche Antazida hemmen in unterschiedlichem Maße die Bioverfügbarkeit von Digoxin bzw. seinen Derivaten. Dies gilt insbesondere dann, wenn diese Arzneimittel gleichzeitig verabreicht werden. Auch Diphenylhydantoin soll die biologische Verfügbarkeit von Digoxin senken. Grundsätzlich sind diese Interaktionen relativ leicht zu erfassen, da man bei ausbleibendem Glykosideffekt, aber adäquater Dosis die Serumkonzentration überprüfen wird.

Bei Herzglykosiden in *Kombinationspräparaten* ist eine Interaktion immer möglich; dies gilt als ein weiterer Grund, derartige fixe Kombinationen abzulehnen. Digitoxin wird generell besser resorbiert, wahrscheinlich sind deswegen weniger und vom Ausmaß her geringere Interaktionen bekannt.

Andererseits kann man durch die Gabe der Ionenaustauscherharze Cholestyramin bzw. Cholestipol gerade die Digitoxinresorption hemmen und sogar die Digitoxinspiegel so rasch senken, wie es der normalen Digoxinelimination entspricht.

Auch schwere *Darmschleimhautschädigungen* bei zytostatischer Therapie betreffen vorwiegend die Digoxinresorption. Dasselbe gilt für Darmerkrankungen wie die Sprue, die Colitis ulcerosa, den Morbus Crohn etc.

Die Digoxinspiegel sind erhöht nach Antibiotikagaben, wenn der Darm vorher mit Eubacterium lentum besiedelt war, welches Digoxin zu kardial weitgehend unwirksamen *Dihydrodigoxin* zu hydrieren vermag. So sollen bei derartigen Patienten Erythromycin oder Tetracycline Zunahmen der Digoxinkonzentration im Serum um bis zu 70% verursacht haben (Lindenbaum et al. 1981). Andererseits sind dies Patienten, die zuvor relativ hohe Digoxindosen benötigten bzw. einnahmen, so daß man sicher vorher aufmerksam wird.

2.4.2 Beeinflussung der Verteilung

Einige Pharmaka beeinflussen sowohl die Ausscheidung von Herzglykosiden als auch die Verteilung im Körper. So nimmt der *Verteilungsraum* für Digoxin ab (und damit die Serumkonzentration zu), wenn gleichzeitig Chinidin gegeben wird. Chinidin verdrängt, wie wir meinen (Erdmann und Werdan 1981), Digoxin aus unspezifischen Membrananbindungsstellen. Andere Autoren haben aber auch eine Interaktion am Glykosidrezeptor selbst beschrieben.

Bei *Hyperthyreose* nimmt der Verteilungsraum für Glykoside zu, bei Hypothyreose ab, was mit einer entsprechenden Änderung der Zahl der spezifischen Digitalisrezeptoren einhergeht. Verdrängungen des zu etwa 96% an Albumin gebundenen Digitoxins aus der Proteinbindung durch verschiedene Medikamente (z. B. Heparin) sind klinisch bedeutungslos, während im Reagenzglas bei hohen Heparinkonzentrationen eindrucksvolle Effekte sichtbar sind.

Bei hochgradiger *Niereninsuffizienz* nimmt das Verteilungsvolumen für Digoxin ab. Daraus ist mehrfach auf eine relative Toleranzerhöhung geschlossen worden. Die klinische Bedeutung dieses Phänomens ist aber recht fraglich und vor dem Hintergrund der erheblich verzögerten Digoxinelimination bei diesem Krankheitsbild wohl aber eher nur von theoretischem Interesse. Jedenfalls gibt es keine Indikation zu einer höheren Dosierung von Herzglykosiden (z. B. Digitoxin) bei Niereninsuffizienz.

2.4.3 Beeinflussung des Metabolismus

Eine Interaktion des Herzglykosidabbaues im Körper kann praktisch nur das Digitoxin betreffen, welches partiell hepatisch verstoffwechselt wird, wenn man einmal von der Hydrierung des Digitoxins im Darm durch Anaerobier absieht (s. 2.4.1). Nur für *Rifampicin* ist die klinische Relevanz der Enzyminduktion der mischfunktionellen Oxydasen mit entsprechend verstärkter Bildung von hydrophilen, weniger wirksamen Metaboliten des Digitoxins bewiesen (PETERS et al. 1978). Da das Ausmaß der verstärkten Metabolisierung des Digitoxins bei gleichzeitiger Rifampicineinnahme variabel ist, ist eine gelegentliche Messung des Serumspiegels von Digitoxin bei ausbleibender Digitaliswirkung sicher angebracht.

2.4.4 Beeinflussung der Elimination

Digoxin wird vorwiegend glomerulär filtriert, eine gewisse tubuläre Sekretion scheint eine Rolle zu spielen. Die *Digoxinclearance* entspricht in etwa der Kreatininclearance. Chinidin erniedrigt die Digoxinclearance erheblich, möglicherweise durch Hemmung der tubulären Sekretion, neben der Änderung des Verteilungsraumes für Digoxin (s. 2.4.2). Die gleichzeitige Gabe von 1 g *Chinidin* p.o. führt in der Regel zu einer Verdoppelung der Digoxinspiegel. Beim Digitoxin sind sehr viel geringere Änderungen der Serumkonzentrationen berichtet worden. Die klinische Relevanz dieser erhöhten Digoxinspiegel ist nicht eindeutig geklärt (BELZ et al. 1982). Es empfiehlt sich jedoch, bei gleichzeitiger Chinidintherapie eine Halbierung der Digoxindosis vorzunehmen.

Amiodarone, Verapamil, Diltiazem, nicht aber Nifedipin (KUHLMANN et al. 1984), erhöhen die Digoxinspiegel um bis zu 50%. Die klinische Relevanz ist ungewiß. Geringe Änderungen der Digoxinkonzentrationen durch manche Antiarrhythmika bzw. nichtsteroidale Antirheumatika (< 20%) sind beschrieben, ohne daß dem aber eine Bedeutung zukommt.

Schilddrüsenhormone erhöhen die Ausscheidung des Digoxins, bei Hypothyreose ist die Elimination verzögert. Bei diesen Patienten sollte die Digoxinkonzentration im Serum gemessen werden, wenn Verdacht auf eine glykosidbedingte Bradykardie oder auf AV-Blockierung etc. besteht.

2.4.5 Beeinflussung der Herzglykosidrezeptorbindung

An isolierten menschlichen Herzmuskelzellmembranen konnte eindeutig nachgewiesen werden, daß *Kalium* die Affinität des Rezeptors für Glykoside konzentrationsabhängig erniedrigt (ERDMANN et al. 1976). Bei Hypokaliämie wird vermehrt Digitalis gebunden, bei Hyperkaliämie weniger. Dies trifft insbesondere für akute Änderungen der extrazellulären Kaliumkonzentration zu (z.B. nach Dialyse, bei Einnahme von Kaliuretika etc.). Die erhöhte „Digitalisempfindlichkeit" bei Kaliummangelzuständen ist ebenso bekannt wie der therapeutisch günstige Effekt von Kalium in dieser Situation. Auch *Diphenylhydantoin* verdrängt Herzglykoside aus ihrer Rezeptorbindung (ERDMANN 1981) und kann deshalb speziell bei herzglykosidbedingter Extrasystolie oft mit Erfolg angewandt werden.

Kalzium hingegen erhöht die Affinität des Rezeptors drastisch, so daß die beschriebenen Zwischenfälle nach i.v.-Gabe von Kalzium bei digitalisierten Patienten erklärlich sind. Zusätzlich wird allerdings auch die spezifische Membranwirkung des Kalziums eine Rolle bei den zu befürchtenden Rhythmusstörungen spielen.

Weiterhin bewirken *Azidose*, Senkungen der Körpertemperatur (Unterkühlung) und wahrscheinlich *Hypomagnesiämie* eine erhöhte Glykosidempfindlichkeit aufgrund einer vermehrten Rezeptorbindung. Bei Fieber soll dementsprechend eine verminderte Glykosidwirkung nachweisbar sein.

Wahrscheinlich werden die Eigenschaften des Herzglykosidrezeptors noch durch eine Reihe von Pharmaka bzw. Krankheitszuständen modifiziert, die nur noch nicht untersucht und deshalb unbekannt sind. Bei der großen interindividuellen Variation der Glykosidwirkungen und -nebenwirkungen sind derartige Nachweise durch klinische Beobachtungen auch schwer zu erbringen.

Neben den beschriebenen Einflüssen auf die Affinität der Rezeptoren sind in neuerer Zeit Änderungen der Zahl der Glykosidrezeptoren bekannt geworden. So nimmt bei chronischer, hochdosierter Glykosidgabe die Zahl der Rezeptoren zu.

Dieses Phänomen wurde sowohl im Experiment an Herzmuskelzellen in Kultur (Werdan et al. 1984), an Meerschweinchen (Bluschke et al. 1976) als auch an den Erythrocyten von chronisch digitalisierten Patienten (Erdmann et al. 1984) nachgewiesen. Zumindest im Tierversuch bei massiver Überdosierung läßt bei Zunahme der Anzahl an Rezeptoren und damit an $(Na^+ + K^+)$-ATPase-Molekülen die Wirkung nach (Toleranzentwicklung). Beim Menschen trifft das nicht zu, da dazu eine vorherige langandauernde Intoxikation mit einer wenigstens 60% Rezeptorbesetzung notwendig wäre (Werdan und Erdmann 1985). Tatsächlich nimmt aber bei *chronischer Hypokaliämie* die Zahl der $(Na^+ + K^+)$-ATPase-Moleküle zu und die Wirkung der Glykoside ab. Dementsprechend kann die Glykosidempfindlichkeit erhöht sein bei akuter Hypokaliämie, aber unverändert („normal") sein bei chronischer Hypokaliämie. Auch bei Hyperthyreose nimmt die Zahl der Glykosidrezeptoren zu – bei Hypothyreose ab.

Da die Zahl der Rezeptoren ebenso wie deren Eigenschaften variabel sind und möglicherweise einer gewissen Regulation unterliegen, wird die bekannte inter- und sogar intraindividuell höchst unterschiedliche Digitalisempfindlichkeit verständlich. Nicht immer gelingt es, alle relevanten Faktoren bei der Therapie mit Herzglykosiden zu erfassen und zu berücksichtigen (s. 2.3.1).

2.4.6 Indirekte Interaktionen

Manche Pharmaka ändern weder die Pharmakokinetik der Herzglykoside noch die Rezeptoreigenschaften und interferieren trotzdem mit den Glykosiden, weil sie deren Wirkung verstärken. So ist klar, daß die negativ dromotrope Digitaliswirkung zusätzlich zur AV-blockierenden Wirkung der β-Blocker oder des Verapamils zu gefährlichen Rhythmusstörungen führen kann. *Sympathomimetika* und ebenso das *Reserpin* steigern die bathmotrope Digitaliswirkung und können Extrasystolie und andere Arrhythmien hervorrufen. Dasselbe gilt für einige *Inhalationsnarkotika*, die Katecholamine freisetzen können. Auch die arrhythmogenen Effekte der *trizyklischen Antidepressiva* werden so erklärt, da die neuronale Wiederaufnahme des Noradrenalins gehemmt wird. Andererseits ist auch eine positive Interaktion möglich: So können Herzglykoside die negativ inotropen β-Blockerwirkungen oft gut kompensieren.

3 Die Bedeutung der Digitaliskonzentration im Blut

Da die Bestimmung der Digitalisspiegel heute recht einfach geworden ist, wird sie häufig durchgeführt, ohne daß dies immer notwendig bzw. weiterführend für die Diagnostik oder Therapie ist. Es ist zwar weitgehend akzeptiert, daß *therapeutische Spiegel* bei 0,7 bis 2 ng/ml für Digoxin und 10 bis 30 ng/ml für Digitoxin liegen, dies bedeutet aber keineswegs, daß innerhalb dieser Bereiche keine Nebenwirkungen, z. B. Rhythmusstörungen, vorkommen. Allein eine diuretikainduzierte Hypokaliämie kann die Empfindlichkeit derart steigern, daß schon z. B. bei 1,2 ng/ml Digoxin Rhythmusstörungen auftreten. Andererseits ist bekannt, daß besonders die absolute Tachyarrhythmie mit Vorhofflimmern oft sehr *hohe Dosen* und auch Serumkonzentrationen zur effektiven Frequenzkontrolle benötigt. Eine „Therapie nach Blutspiegeln" kommt also gar nicht in Frage. Andererseits wird man natürlich bei exzessiv hohen Werten (> 3 ng/ml bzw. > 40 ng/ml) sehr genaue und häufige Kontrolluntersuchungen durchführen, wofür sich das EKG am besten eignet, da etwa in 95% der Fälle Nebenwirkungen als Rhythmusstörungen auftreten.

Die Bestimmung der Serumdigitaliskonzentration ist angezeigt bei *Verdacht auf Intoxikation*, bei normaler Dosierung und *ausbleibender Wirkung*, bei *wechselnder Nierenfunktion* und Digoxintherapie, bei unerklärlich *hohem Digitalisbedarf*, bei unklaren anamnestischen Angaben mit eventuellen Konsequenzen für die weitere Therapie und gelegentlich bei *Schrittmacherträgern*, bei denen Intoxikationen oft schwer anders erkennbar sind.

Die Bedeutung der Serumspiegel als alleiniger Indikator für eine Intoxikation ist nicht sehr groß, wenn man einmal von extrem hohen Werten absieht. Die Bestimmung der Glykosidkonzentration gibt aber einen weiteren Anhaltspunkt neben Anamnese und EKG für die korrekte Diagnose. Es ist dabei unbedingt notwendig, den Spiegel erst nach erfolgter Gleichgewichtseinstellung im Körper (> 6 bis 8 Stunden nach der letzten Einnahme) zu messen. Andernfalls sind die Werte irrelevant oder führen gar zu Fehldiagnosen.

4 Indikationen für die Digitalistherapie

Bei der Durchsicht neuerer Publikationen zur Herzglykosidtherapie fällt auf, daß zwar der Wissensstand über das pharmakokinetische Verhalten der verschiedenen Glykosidpräparate immens zugenommen hat und daß daraus auch immer genauere Dosierungsrichtlinien abgeleitet werden, daß aber andererseits die Indikationen für eine Behandlung mit Herzglykosiden recht undifferenziert bzw. widersprüchlich dargestellt werden. Wohl besteht weitgehend Einigkeit über die günstige therapeutische Wirkung des Digitalis bei der *absoluten Tachyarrhythmie* bei Vorhofflimmern oder bei Vorhofflattern, aber schon der Nutzen einer Langzeittherapie bei der chronischen Herzinsuffizienz infolge Druck- oder Volumenüberlastung wird sehr unterschiedlich beurteilt.

Vielleicht im Rahmen einer allgemein zunehmend kritischen Einstellung unserer medikamentösen Therapie gegenüber, möglicherweise aber auch durch den Fortschritt diagnostischer Möglichkeiten bedingt, haben einige Arbeitsgruppen sich in den letzten Jahren genauer mit den beweisbaren Indikationen für die Herzglykosidtherapie befaßt und durch kontrollierte Studien, durch Doppelblinduntersuchungen sowie durch Absetzversuche den Stellenwert der Herzglykoside bei der Behandlung von Herzerkrankungen klären wollen. Die folgende Darstellung soll dem in kritischer Weise Rechnung tragen.

4.1 Herzglykoside bei Herzrhythmusstörungen

Bei Patienten mit *rhythmogener Herzinsuffizienz* aufgrund von Vorhofflimmern oder Vorhofflattern mit schneller Kammerfrequenz führt die Glykosidgabe fast regelhaft zu einer deutlichen Besserung der Herzinsuffizienzsymptome (Hurst et al. 1964), sofern eine Hyperthyreose oder eine Pericarditis constrictiva ausgeschlossen sind. Diese günstige Wirkung beruht im wesentlichen auf den vagomimetischen, antiadrenergenen Glykosideffekten, die im AV-Knoten überleitungshemmend und damit frequenzreduzierend wirken. Die Zunahme der *Diastolendauer* mit verbesserter Füllung des linken Ventrikels bedingt dann die erhöhte Auswurffraktion und den Anstieg des Herzminutenvolumens (Smith et al. 1973). Dementsprechend bestehen bei dieser Indikation für Herzglykoside keine kontroversen Meinungen (Guz 1978; Opie 1980a, b).

Allerdings werden zur Kontrolle der Kammerfrequenz bei tachykardem Vorhofflimmern häufig sehr hohe Glykosiddosen benötigt (Hurst et al. 1964; Goldman et al. 1975) mit der Gefahr von Intoxikationssymptomen. Manchmal gelingt es bei diesen Patienten erst nach zusätzlicher Gabe eines Betablockers in niedriger Dosierung oder eines Kalziumantagonisten, die Herzfrequenz in den erwünschten Bereich um 70 bis 80/min einzustellen. Auch die Bestimmung der Serumglykosidkonzentration hilft in der Regel nicht viel weiter. Zum einen tolerieren diese Patienten aus noch ungeklärten Gründen hohe Konzentrationen häufig erstaunlich gut, zum anderen konnte an 116 Patienten nachgewiesen werden, daß bei Vorhofflimmern praktisch keine Korrelation besteht zwischen der Höhe des Plasmaspiegels und der Herzfrequenz unter Ruhebedingungen (Chamberlain et al. 1970).

Der Übergang von Vorhofflattern in Vorhofflimmern wird durch Herzglykoside ebenso begünstigt wie die Überführung des Vorhofflimmerns in Sinusrhythmus. Dazu kann auch die Abnahme der Herzgröße bei glykosidbedingter Zunahme des HZV beitragen. Auch zur *Stabilisierung des Sinusrhythmus* nach Episoden von Vorhofflimmern werden Herzglykoside erfolgreich gegeben (Engel und Gonzalkes 1978). Dieser Aspekt erlangt Bedeutung bei der Indikation für die *präoperative Digitalisierung*, für die es sonst nur wenige Indikationen gibt.

Das bradykarde Vorhofflimmern mit Herzinsuffizienz ist primär eine Herzschrittmacherindikation. Sekundär mögen Herzglykoside von Nutzen sein nach Implantation eines Schrittmachers. Eine *Sinustachykardie* läßt sich durch Digitalis nur selten beeinflussen. Außerdem ist die Sinustachykardie meistens Ausdruck einer anderen Funktionsstörung oder Erkrankung, die abklärungsbedürftig und nach Möglichkeit kausal zu behandeln ist. Wenn aus bestimmten Gründen doch symptomatisch therapiert werden soll, sind andere Medikamente (z. B. β-Blocker oder Kalziumantagonisten) wesentlich wirkungsvoller. Im Experiment führen Glykoside sogar zu einer Zunahme der Sinusknotenfrequenz (Steinbeck et al. 1980). Hinter einer paroxysmalen, supraventrikulären Tachyarrhythmie kann sich auch einmal ein *Sinusknotensyndrom* („Brady-Tachy-Syndrom") verbergen. Dieses sollte nicht mit Digitalis behandelt werden, da es klinische und experimentelle Hinweise für erhöhte Toxizität in dieser Situation gibt (Margolis et al. 1975; Mason und Awan 1979; Steinbeck 1983). Deutliche Verlängerungen der Sinusknotenerholungszeiten und gefährliche Bradykardien sind beschrieben. Manchmal werden Patienten mit tachykardem Vorhofflimmern digitalisiert, und es kommt nach effektiver Therapie zum „Umschlagen" in den Sinusrhythmus, allerdings mit Sinusbradykardie trotz im Normbereich liegender Glykosidspiegel. Dem liegt dann häufig ein Sinusknotensyndrom zugrunde. Die *Schrittmacherimplantation* mit konsekutiver Digitalisgabe führt bei diesen Patienten am ehesten zum Erfolg.

4.2 Herzglykoside bei akuter Herzinsuffizienz

Unter einer akuten Herzinsuffizienz verstehen wir eine binnen Minuten bis Stunden auftretende und die Funktion des Kreislaufs bedrohende Verminderung des Herzminutenvolumens im Sinne eines Pumpversagens (Riecker et al. 1978). Dem liegen am häufigsten zugrunde: der akute Herzinfarkt, die hypertensive Krise mit Lungenödem, kardiotoxische Pharmakawirkungen (z. B. Adriamycin), die Perikardtamponade, Herzrhythmusstörungen oder eine Lungenembolie. Da mit der Perikardpunktion bei Tamponade, der fibrinolytischen Therapie bzw. Embolektomie bei Lungenembolie, der diuretischen sowie Vasodilatantienbehandlungen des Lungenödems, bei der hypertensiven Krise etc. weitgehend kausale Therapiemöglichkeiten zur Verfügung stehen, die wirkungsvoller und rascher Erfolg bringen, bleibt als hier interessierendes Problem im wesentlichen der mit Insuffizienzsymptomen einhergehende Herzinfarkt mit der Frage einer Glykosidbehandlung.

Pharmakologische Untersuchungen der letzten Jahre haben gezeigt, daß Herzglykoside beim *akuten Herzinfarkt* durchaus eine Zunahme der Kontraktionskraft und Kontraktionsgeschwindigkeit bewirken. Der Nutzen dieser Effekte aber muß im Verhältnis zu den Kosten der positiven Inotropie gesehen werden:

Obwohl die Kontraktionsgeschwindigkeit (dp/dt_{max}) des linken Ventrikels bei 16 Infarktpatienten nach Digitalisgabe anstieg und der linksventrikulär enddiastolische Druck abfiel, wurde aufgrund einer peripheren Vasokonstriktion nach langsamer (innerhalb von 10 min erfolgender) Infusion des Glykosids keine Zunahme des HMV gemessen (Rahimtoola et al. 1972). Bei anderen Patienten kam es sogar zu einer Abnahme des HMV (um 14%) 30 min nach Glykosidgabe (Balcon et al. 1968). Auch 60 min danach erreichte das Herzminutenvolumen nicht wieder die Ausgangswerte. In einer weiteren Arbeit (de Mots et al. 1978) wird darauf hingewiesen, daß insbesondere die rasche, innerhalb von weniger als 15 min erfolgende intravenöse Glykosidgabe zu einer *peripheren Vasokonstriktion* mit konsekutiver Reduktion des Herzauswurfs führt. Sogar Lungenödeme in dieser Situation sind beschrieben (Cohn et al. 1969; Kumar et al. 1973).

Nach Glykosidgabe steigt bei Zunahme der Kontraktionskraft auch der myokardiale *Sauerstoffverbrauch* (de Mots et al. 1978). Erst die Abnahme der Herzgröße mit Reduktion der Wandspannung des insuffizienten Herzens führt dann später zu dem erwünschten Rückgang des Sauerstoffverbrauches. Wenn es, zumindest initial, also vor Änderung der Ventrikelgeometrie, zu einem erhöhten Sauerstoffverbrauch des Infarktherzens kommt, dann liegt es nahe, eine Zunahme des Infarktbereiches zu befürchten. Experimentelle Untersuchungen an Tieren haben zur Klärung dieser Frage wegen unterschiedlicher Ergebnisse nicht recht beigetragen (siehe dazu Rahimtoola und Gunnar 1975). Bei 30 *Infarktpatienten* führte die Glykosidgabe im Vergleich zu 29 Kontrollpatienten zu signifikant vermehrter CPK-Freisetzung (Varonkov et al. 1977), so daß zumindest an eine Infarktausdehnung gedacht werden muß, wenn diese erhöhte CPK-Konzentration im Serum auch keineswegs beweisend dafür ist.

Schon vor Jahren wurde darauf hingewiesen, daß Herzglykoside bei Infarkt-Patienten oder im Schock häufiger Herzrhythmusstörungen verursachen (Gorlin und Robin 1955; Lipp et al. 1973). Deshalb wurden – wenn überhaupt – nur minimale Dosen empfohlen. Auch auf anästhesiologischen Intensivstationen sind diese Rhythmusstörungen bekannt. Von 35 Patienten wiesen 13 derartige Nebenwirkungen auf, obwohl nur bei 3 Kranken Glykosidspiegel über 2 ng/ml nachgewiesen werden konnten (Rietbrock et al. 1978). Diese mangelnde Korrelation der Digoxinserumkonzentration mit den Intoxikationszeichen mag in einer erhöhten *Glykosidempfindlichkeit des Infarktherzens* begründet sein. Dafür gibt es mehrere experimentelle Hinweise. Zum einen nimmt die Zahl der Glykosidrezeptoren im Infarktbereich ab (Erdmann et al. 1978), zum anderen erhöht eine Azidose die Glykosid-Rezeptoraffinität des menschlichen Herzens (Erdmann und Brown 1983). Tatsächlich kommt es im *Schock* zu einer Zunahme der myokardialen Glykosidkonzentration (Lloyd und Taylor 1975), während eine Reperfusion eines vorher verschlossenen Gefäßes im nekrotischen bzw. ischämischen Bezirk (Abnahme der Rezeptoren!) zu einer Reduktion der Glykosidkonzentration führt (Beller et al. 1975). Diese Untersuchungen legen es also nahe, bei Patienten mit akuter Herzinsuffizienz im Gefolge eines Herzinfarktes andere Therapiemaßnahmen (z. B. Vor- und Nachlast reduzierende Pharmaka, die besser steuerbaren neueren Katecholamine Dobutamin und Dopamin etc.) einzusetzen. Tatsächlich werden

Herzglykoside auf unseren Intensivstationen außer bei den oben bereits beschriebenen Herzrhythmusstörungen kaum noch gegeben.

Da das akute *Lungenödem* oft als Folge eines Infarktes auftritt und dementsprechend die später auftretenden Rhythmusstörungen besonders zu fürchten sind, stehen Glykoside auch in diesem Fall nicht im Vordergrund unserer therapeutischen Bemühungen. Die sofortige Senkung der Vor- und Nachlast, die O_2-Zufuhr, die entsprechende Lagerung sowie die Ruhigstellung des Patienten sind soviel wichtiger.

Von Anaesthesisten wird manchmal darauf hingewiesen, daß es häufig während *operativer Eingriffe* infolge der *Narkosemittel* oder eines eventuellen Volumenmangels zu Tachykardie und anderen Herzinsuffizienzsymptomen kommt. Tatsächlich können in vitro Herzglykoside den negativ inotropen Effekt der meisten Anaesthetika aufheben (Krebs und Kersting 1979; Siegel und Sonnenblick 1964). Andererseits ist unter diesen Bedingungen die endogen erhöhte Katecholaminkonzentration möglicherweise noch positiv inotrop wirksam (s. dazu aber 2.3.2), während eine Vollsättigung mit Herzglykosiden intraoperativ schon aus zeitlichen Gründen kaum zu erreichen ist. Wenn doch eine hochdosierte Digitalisgabe erfolgt, wird sie durch die gleichzeitig meist eintretenden *Elektrolytstörungen* und *Hypoxie* von der Gefahr erheblicher Rhythmusstörungen begleitet. Außerdem können postoperativ auftretende Rhythmusstörungen ohne intraoperative Glykosidgaben besser zugeordnet und effektiver behandelt werden (Selzer et al. 1966).

4.3 Herzglykoside bei chronischer Herzinsuffizienz

Die chronische *Druck- oder Volumenüberlastung* des Herzens mit den klinischen Symptomen der manifesten Herzinsuffizienz etwa bei *rheumatischen Klappenfehlern*, angeborenen *Vitien* oder dekompensierter arterieller Hypertonie spricht in der Regel gut auf die Herzglykosidtherapie an. Bei diesen Patienten können durch Rückgang der erhöhten Füllungsdrucke, durch Abnahme des enddiastolischen Volumens und der Wandspannung bei gleichzeitiger Zunahme des Schlagvolumens der myokardiale Sauerstoffverbrauch abnehmen und sogar die pektanginösen Beschwerden bei zugleich bestehender koronarer Herzkrankheit gebessert werden (Smith und Braunwald 1980). Am ischämischen linken Ventrikel sollen Herzglykoside dementsprechend über eine Abnahme der Herzgröße die systolische und diastolische vaskuläre Kompression vermindern und so zu einer Zunahme der *endokardialen Perfusion* führen (Nelson et al. 1975). Dieser sekundäre Effekt tritt beim suffizienten (nicht vergrößerten) Herzen nicht auf, bei dem es nach Glykosiden zu einer Zunahme des Sauerstoffverbrauchs und zu einer Durchblutungsumverteilung vom subendokardialen hin zum subepikardialen Bereich kommen soll (Gross et al. 1977). Damit ergibt sich die Indikation der Digitalistherapie bei der koronaren Herzkrankheit nur, wenn diese mit Herzinsuffizienzzeichen oder -symptomen einhergeht, nicht aber bei der kardial kompensierten *ischämischen Herzerkrankung*. Wenn allerdings bei diesen Patienten unter einer β-Blockertherapie Hinweise für eine beginnende oder bereits manifeste Herzinsuffizienz auftreten, ist die Glykosidbehandlung indiziert. Bei 4 Patienten mit fortgeschrittener koronarer Herzkrankheit und 4 Patienten mit Kardiomyopathie (davon 3 mit Alkoholkardiomyopathie), die alle eine schwere kongestive Herzinsuffizienz (III–IV NYHA) hatten, ergaben hämodynamische Messungen bis zu 4 Stunden nach i.v.-Gabe von 2 × 0,5 mg Digoxin keine wesentlichen klinischen oder hämodynamischen Verbesserungen der Myokardfunktion. Es zeigten sich vielmehr bei 5 Patienten Herzrhythmusstörungen und bei 4 Kranken eine Zunahme des Pulmonalkapillardrucks mit Abnahme des Herzindex (COHN et al. 1975). Auch die *Belastungstoleranz* stieg nicht an. Alle diese Patienten befanden sich im Sinusrhythmus. Ebenfalls bei Sinusrhythmus wurde bei 6 ähnlichen Kranken, deren Ödeme vorher durch kontrollierte Diuretikagabe eliminiert wurden, mit und ohne Digoxintherapie innerhalb von 3 Monate kein wesentlicher Unterschied registriert. Weder die subjektiven oder objektivierbaren Symptome der Herzinsuffizienz, die Belastungsfähigkeit noch die Lungenfunktionsparameter waren durch Herzglykoside verbessert (MCHAFFIE et al. 1978). Auch in einer Doppelblindstudie, in der 11 älteren Patienten (73 bis 94 Jahre), einige davon mit manifester Herzinsuffizienz, alternierend Digitoxin bzw. Placebo verabreicht wurde, ließ sich keine objektivierbare günstige Herzglykosidwirkung nachweisen (STARR und LUCHI 1969). Auf diesen und einer Reihe von anderen Untersuchungen (s. MCHAFFIE et al. 1978) leiten einige Autoren Zweifel an der Wirksamkeit von Herzglykosiden bei der manifesten, chronischen Herzinsuffizienz mit Sinusrhythmus ab (OPIE 1980a, b). Zu diesen häufig zitierten Untersuchungen muß jedoch kritisch einiges gesagt werden:

Bei weitem nicht alle Patienten, die einmal oder mehrfach Symptome einer Herzinsuffizienz unter Belastung oder in Ruhe aufwiesen, haben ein ständig vermindertes oder nicht ausreichendes Herzminutenvolumen. Eine Reihe von Krankheiten führt sekundär und nur vorübergehend zu einer Überbelastung der Pumpfunktion des Herzens. Dazu zählt z.B. die *hypertone Krise*, eine *Bronchopneumonie* bei vorgeschädigtem Herzen, eine wieder abgeheilte *Myokarditis* oder *pulmonale Embolien*. Nach erfolgreicher Behandlung dieser Krankheiten bilden sich die Herzinsuffizienzsymptome häufig wieder zurück, und damit wird die Glykosidtherapie überflüssig. Solche Patienten, die nach einer erfolgreich mit Digitalis behandelten Herzinsuffizienz im Rahmen einer episodenhaft verlaufenen *zusätzlichen Erkrankung* (Tabelle 1) später dauernd Glykoside einnehmen, davon aber keinen Nutzen mehr haben, sind sicherlich sehr häufig. Auch im Hinblick auf die möglichen und erstaunlicherweise immer noch in etwa 5 bis 10% auftretenden Nebenwirkungen sollte die Indikation zur *lebenslangen Digitalistherapie* sehr kritisch überprüft werden. Der Satz „einmal Digitalis – immer Digitalis“ gilt sicher nicht mehr. Weiterhin muß bei einem pathophysiologisch so heterogenen Krankheitssymptom wie „Herzinsuffizienz“ bedacht werden, daß in vielen Fällen Herzglykoside von vornherein gar keine günstige Wirkung zeigen. Dementsprechend haben Absetzversuche bzw. Doppelblindstudien auch keinen Sinn in den Fällen, in denen von der Digitalisierung kein Nutzen ausgeht. Wesentliche Verbesserungen der Haemodynamik und des subjektiven Befindens sind bei Patienten mit Sinusrhythmus

Tabelle 1

Eine kompensierte Herzinsuffizienz kann dekompensieren bei:
1. nicht ausreichend behandelter Hypertonie
2. zusätzlichen Infekten (z. B. Pneumonie)
3. pulmonalen Embolien
4. Myokarditis
6. akuter Ischämie
7. Rhythmusstörungen
8. Viskositätsänderungen
9. Überwässerung bei Niereninsuffizienz
10. Anämie

und *Kardiomyopathien* (insbesondere restriktiven Kardiomyopathien, Amyloidose, Haemochromatose, Endomyokardfibrose, etc.) sowie bei fortgeschrittener koronarer Herzkrankheit mit ausgeprägten regionalen Kontraktionsstörungen (z. B. Aneurysma oder Akinesien) und bereits hyperdynam schlagenden Ventrikelanteilen und Verlust an kontraktiler Herzmuskelmasse nicht zu erwarten (Wynne und Braunwald 1980).

Dasselbe gilt für die *Pericarditis constrictiva.* Hier muß das mechanische Hindernis operativ beseitigt werden. Bei Patienten mit *Mitralklappenstenose* und Sinusrhythmus ergaben invasive Messungen im Gegensatz zur Situation mit Vorhofflimmern keine haemodynamischen Vorteile der Glykosidgabe, weder in Ruhe noch bei Belastung (Beiser et al. 1968). Andererseits wird bei diesen Patienten mit *paroxysmalem Vorhofflimmern* eine Stabilisierung des Sinusrhythmus zumindest für einige Zeit erwartet bzw. sollen die negativen Auswirkungen des Umschlagens in Vorhofflimmern mit Tachyarrhythmie ausbleiben (Opie 1980a, b).

Bei chronischem *Cor pulmonale* wird der Erfolg einer Herzglykosidbehandlung ebenfalls kritisch beurteilt (Schüren und Hüttemann 1974). Eine kürzlich durchgeführte radionuklid-ventrikulographische Untersuchung (doppelt blind, randomisiert, cross-over) an 15 Patienten mit chronischem Cor pulmonale ergab, daß Herzglykoside die eingeschränkte rechtsventrikuläre Funktion nur bessern, wenn gleichzeitig eine verminderte linksventrikuläre Funktion vorliegt. Bei normaler linksventrikulärer Pumpfunktion war Digoxin auch nach achtwöchiger Gabe ohne nachweisbare günstige Wirkung auf die rechtsventrikuläre Auswurffraktion (Mathur et al. 1981).

Wenn Herzglykoside bei Patienten mit Sinusrhythmus und fortbestehender Herzerkrankung wirken, das heißt, die linksventrikuläre Funktion verbessern, dann ist auch von der chronischen Anwendung ein Nutzen zu erwarten. Bei 9 Kranken (4 mit dilativer Kardiomyopathie, 3 mit kongestiver Herzinsuffizienz bei koronarer Herzkrankheit, 1 nach jahrelanger, dekompensierter Hypertonie, 1 nach Klappenersatz) führte das Absetzen des Glykosids zu einer Zunahme des linksventrikulären Füllungsdrucks von 21 ± 8 auf 29 ± 10 mmHg, und der Herzindex sank von $2{,}4 \pm 0{,}7$ auf $2{,}1 \pm 0{,}6$ l/min × m^2. Die erneute Glykosidgabe verbesserte diese Parameter wieder (Arnold et al. 1980). Diese Studie an Patienten, die auch unter Digitalis pathologische haemodynamische Werte aufwiesen, zeigt, daß Herzglykoside bei fortbestehender Herzerkrankung mit Herzinsuffizienz ohne kausale Therapiemöglichkeit durchaus nützlich sind. Bei diesen Patienten besteht dann die Indikation zur Dauertherapie.

Wenn heute insbesondere in England sehr viel weniger Herzglykoside als bei uns gegeben werden, dann liegt das auch daran, daß dort die lebenslange Digitalistherapie seltener ist. Auch WITHERING (1963) schrieb schließlich 1785:

„Man lasse sie (die Digitalis) so lange gebrauchen, bis sie auf die Nieren, den Magen, den Puls oder den Darm wirkt; man lasse sie aussetzen, sobald die ersten Erscheinungen von irgendeiner dieser Wirkungen auftreten – und ich behaupte, daß der Patient nicht unter ihrer Anwendung leiden wird, noch daß der Praktiker in irgendeiner vernünftigen Erwartung enttäuscht wird."

Da die *Natrium- und Wasserretention* weitgehend die Symptome der Herzinsuffizienz bestimmt und ihrerseits auch zu erhöhter Vorlast führt, erscheint die diuretische Therapie bei der hydropischen Herzinsuffizienz als die logische Behandlungsform, dem Herzglykoside nur bei nicht ausreichender oder mangelnder Wirkung zugefügt werden (GUZ 1978). Wenn es gelingt, die Ödeme auszuschwemmen, ohne eine gerade bei älteren Patienten drohende *Orthostasesymptomatik* zu erzeugen, führt die zusätzliche Glykosidgabe oft zu keiner weiteren haemodynamischen oder subjektiven Besserung. Die häufig geübte Praxis, Diuretika und Herzglykoside gleichzeitig von vornherein zu verordnen, ist wegen der erhöhten Toxizität der Glykoside bei dieser Kombination mit gelegentlichen *Elektrolytstörungen* nicht ohne Gefahr und sollte deshalb nur in Ausnahmefällen angewendet werden.

Ob die chronische Belastungsherzinsuffizienz (II NYHA) durch die Glykosidgabe gebessert werden kann, erscheint zweifelhaft. Untersuchungen dazu sind nicht bekannt. Die bei diesen Patienten so oft anzutreffende unregelmäßige Einnahme der Medikation spricht für sich. Sicher ist die Vermeidung körperlicher Anstrengung sowie die korrekte Therapie eines eventuell bestehenden Hypertonus etc. effektiver. In diesen Fällen kann die gelegentliche Einnahme eines Diuretikums bei Zunahme des Körpergewichtes mit Auftreten von Dyspnoe oder Ödemen zum Wohlbefinden der Patienten oft effektiver beitragen. Andererseits haben auch *Diuretika* eine Reihe von *Nebenwirkungen* bei chronischer Anwendung, die für die sowieso schon wenig trinkenden älteren Patienten wesentlich werden (Viskositätserhöhung, Elektrolytstörungen, Hypotonie, zerebrale Minderperfusion, Verschlechterung einer diabetischen Stoffwechsellage, Hypertriglyceridämie, Hyperurikämie), so daß genaue und regelmäßige Kontrolluntersuchungen zur Therapieüberwachung notwendig sind.

Kurz zusammengefaßt darf man wohl kritisch feststellen, daß der symptomatische Nutzen einer Digitalistherapie bei chronischer Herzinsuffizienz im Sinusrhythmus dann als gesichert angesehen werden darf, wenn eine manifeste Herzinsuffizienz besteht (HYHA III bzw. NYHA IV), wenn ein großes Herz im Röntgenbild oder echokardiographisch nachweisbar ist, wenn eine Jugularvenenstauung besteht und wenn eine systolische Kontraktionsstörung angenommen wird. Bei vorwiegend diastolischen Kontraktionsstörungen sowie bei isolierter Rechtsherzinsuffizienz sind Herzglykoside nicht indiziert.

4.4 Digitalis in Kombination mit Diuretika und ACE-Hemmern

Nachdem die neueren kontrollierten multizentrischen Studien zur Therapie der *symptomatischen chronischen Herzinsuffizienz* eindeutig ergeben haben, daß die zusätzliche Gabe von ACE-Hemmern zu Digitalis und Diuretika die Prognose signifikant verbessert (The CONSENSUS Trial Study Group, 1987; The SOLVD Investigators 1991 und 1992), hat sich für diese Patienten unser therapeutisches Konzept geändert. Während man früher von der Stufentherapie der chronischen Herzinsuffizienz ausgegangen ist und initial mit Digitalis oder Diuretika behandelt hat und nur bei nicht ausreichend gebesserter symptomatischer Herzinsuffizienz noch zusätzlich ACE-Hemmer verordnete, ergibt sich in diesen Fällen jetzt gleich die Indikation zur Kombinationstherapie. Diese Empfehlungen gelten unabhängig vom Alter der Patienten und sind möglicherweise sogar speziell bei älteren Patienten angebracht: bei manifester chronischer Herzinsuffizienz (Stadium III und IV NYHA) sind Diuretika, Digitalis und ACE-Hemmer in Kombination indiziert. Dabei sollte die Diuretikadosis der klinischen Situation angepaßt möglichst niedrig gewählt werden (z. B. 1–2 × 40 mg Furosemid oder 25–50 mg Hydrochlorothiazid. Kalium- und Magnesiumkonzentrationen sollten regelmäßig überprüft und eventuelle Elektrolytverluste ausgeglichen werden. In Kombination mit ACE-Hemmern werden kaliumsparende Diuretika nicht empfohlen. Herzglykoside sind nach neueren Erkenntnissen (RADIANCE-Study, Packer et al. 1992) zusätzlich zu Diuretika und ACE-Hemmern notwendig. Bei der Dosierung von ACE-Hemmern in der Kombination mit Diuretika und Digitalis wird man initial sehr niedrig dosieren (z. B. 6,25 mg Captopril bzw. 2,5 mg Enalapril) aber später die höchste vertretbare Dosis anstreben (z. B. 3 × 50 mg Captopril bzw. 2 × 10 mg Enalapril pro die).

Da der speziell initial günstige Effekt einer Diuretikatherapie bei hydropischer Herzinsuffizienz aller Schweregrade gesichert ist, empfiehlt sich diese besonders beim Auftreten von Lungenstauung und/oder Ödemen. Zur symptomatischen Verbesserung werden dann Herzglykoside gegeben und zusätzlich ACE-Hemmer, die auch für die Langzeittherapie (Prognoseverbesserung) notwendig sind.

Neueste kontrollierte Untersuchungen bei Patienten mit *asymptomatischer Herzinsuffizienz* (The SOLVD Investigators 1992) bzw. nach Herzinfarkt mit linksventrikulärer Dysfunktion (The SAVE Investigators 1992) deuten darauf hin, daß ACE-Hemmer auch ohne Digitalis die Prognose bzw. die Zahl der Krankenhausaufnahmen und die Häufigkeit der Dekompensation signifikant vermindern. Dies gilt auch für ältere Patienten. Wahrscheinlich ist in diesen Fällen die Gabe von Herzglykosiden nicht notwendig.

5 Welches Herzglykosid?

Einen gesicherten experimentellen oder klinischen Hinweis für eine unterschiedliche pharmakodynamische Wirkung eines Herzglykosids gibt es nicht. Prinzipiell sind alle Glykoside gleichwertig. Allerdings unterscheiden sie sich erheblich in Hinsicht auf ihre pharmakokinetischen Eigenschaften, die im wesentlichen für den Metabolismus und das Abklingen der Wirkung bedeutungsvoll sind.

Es ist bekannt, daß Strophanthin unzuverlässig und nur zu 1 bis 4,2% oral resorbiert wird (GREEFF 1977). Es ist deshalb entbehrlich, wenn eine Glykosidbehandlung indiziert ist. Die Digoxin (Digoxin, β-Methyldigoxin, β-Acetyldigoxin etc.) sind hinsichtlich ihrer Pharmakokinetik heute am besten untersucht. Serumkonzentrationsbestimmungen sind mit geringem Aufwand fast überall durchführbar. Wenn trotzdem noch relativ häufig Intoxikationen vorkommen (etwa in 5 bis 10%), so muß man fragen, welche Patienten intoxikiert sind. Dabei fällt auf, daß *ältere Kranke* und insbesondere solche mit *Niereninsuffizienz* oder mit *wechselnder Nierenfunktion* fast 80% der Intoxizierten ausmachen (v. ARNIM et al. 1980). Deshalb sollte die Reduktion der Digoxinerhaltungsdosis schon erfolgen, wenn das *Serumkreatinin* noch im Normbereich liegt, aber die Kreatininclearance, die in etwa der Digoxinclearance entspricht, bereits eingeschränkt ist. Da das Messen der Kreatininclearance nicht jederzeit möglich ist, sollte bei älteren Patienten generell niedriger dosiert werden. Wegen dieser Probleme bei niereninsuffizienten oder intermittierend niereninsuffizienten Patienten wird in letzter Zeit wieder betont, daß *Digitoxin* unabhängig von der Nierenfunktion ausgeschieden wird (PETERS et al. 1981). Es gibt sogar Hinweise dafür, daß bei *terminaler Niereninsuffizienz* die Digitoxinkonzentration im Serum bei gleicher Erhaltungsdosis niedriger als bei anderen Patienten liegt. Zum einen steigt die extrarenale Clearance für Digitoxin von 30 bis 40% auf entsprechend höhere Werte an. Dabei werden Digitoxin und seine Metaboliten vorwiegend über die Faeces ausgeschieden (VÖHRINGER 1980). Zum anderen soll bei urämischen Patienten eine vermehrte Metabolisierung stattfinden.

Die unveränderte Dosierung bei Niereninsuffizienz beim Digitoxin ist vorteilhaft für die praktische Therapie. So soll es nach übereinstimmenden Untersuchungen in Frankreich (2120 Patienten) und Norwegen (649 Patienten) nur in 3,2% bzw. 5,8% zu Intoxikationen gekommen sein (BALIGADOO und CHICHE 1981; STORSTEIN 1981). Dabei betrug die mittlere Dosierung täglich 0,082 mg p.o., die Serumspiegel lagen bei 16 ng/ml Digitoxin bei den nicht Intoxikierten.

Bei gleichzeitiger hochgradiger *Nieren- und Leberinsuffizienz* ist die Digitoxingabe ebenfalls unproblematisch, da auch dann keine Kumulationen bekannt sind. Nun kommt dies sicherlich nur selten im Zusammenhang mit dringlicher Digitalisindikation vor. Natürlich muß bei der Verordnung von Digitoxin die relativ lange Halbwertzeit im Serum von etwa 5 bis 13 Tagen bedacht werden, während sie bei den Digoxinen bei Nierengesunden nur etwa 35 bis 60 Stunden beträgt. Bei ausgeprägter Niereninsuffizienz kann die Digoxinclearance aber bis auf über 100 Stunden ansteigen.

Die Bioverfügbarkeit des Digitoxins liegt konstant bei 95 bis 97%. Wahrscheinlich dieser hohen Bioverfügbarkeit wegen sind Interaktionen mit anderen, die Resorption hemmenden Pharmaka kaum bekannt. Andererseits konnte die Bioverfügbarkeit der Digoxine in den letzten Jahren durch eine besondere galenische Komposition auf etwa 80% gesteigert werden, jedoch sind hier größere interindividuelle Streuungen bekannt.

In letzter Zeit werden von einigen Kollegen pharmakokinetische Vorteile bei den Scillaglykosiden (Meproscillarin und Proscillaridin) sowie bei den Gitoxinen (Pentaacetylgitoxin etc.) herausgestellt. Ich rate jedoch vom Einsatz dieser Pharmaka ab, da weder Möglichkeiten vorhanden sind, die Serumspiegel zu messen, noch die eventuelle Intoxikation mit diesen Glykosiden durch die so effektive Therapie mit Fab-Fragmenten der Digoxinantikörper durchgeführt werden kann. Wir würden uns des größten Fortschrittes der Glykosidforschung der letzten 20 Jahre berauben!

6 Dosierung von Herzglykosiden

Die geringe therapeutische Breite der Digitalisglykoside – eine 50% Überschreitung der optimalen Dosis bewirkt bereits eine Intoxikation – macht die Kenntnis einiger pharmakokinetischer Eigenschaften notwendig (s. dazu 2.2). Die bei anderen Pharmaka initial oft gebrauchte Dosierungsanweisung „3 × 1" ist bei Glykosiden nicht möglich. In diesem Kapitel soll deshalb kurz auf die wichtigsten Details einer korrekten Digitalistherapie eingegangen werden, wobei jedoch die Kenntnis der Pharmakokinetik und der Interaktionen (s. 2.4) vorausgesetzt wird.

Wenn man die Ursachen für die *erhöhte Glykosidempfindlichkeit im Alter* sucht, dann gibt es darunter Patienten mit hohen Serumdigitalisspiegeln trotz „normaler" Dosierung und Patienten mit im Normbereich (0,7–2,0 ng/ml Digoxin) liegenden Werten. Bei den Ersteren ist entweder trotz normaler Kreatininkonzentrationen die Kreatininclearance doch eingeschränkt (niedriger Muskelstoffwechsel) oder der *Verteilungsraum* für Digitalis erniedrigt (wenig Muskelmasse). Die resultierenden hohen Digitalisspiegel erklären die Nebenwirkungen meist befriedigend. Die Dosis wird zurückgenommen.

Eine Reihe von Patienten zeigt aber trotz „normaler" Digitalisspiegel Nebenwirkungen. Bei diesen besteht tatsächlich eine erhöhte Glykosidempfindlichkeit. Als Gründe dafür sind zu nennen die mit zunehmendem Alter gehäuft auftretende *Koronarischämie*, die zu Rhythmusstörungen prädestiniert, die oft gleichzeitig bestehenden *Elektrolytstörungen* (Hypokaliämie) und eine *Abnahme der Glykosidrezeptoren* im Alter. Diese betrifft durchaus nicht alle Senioren, kann aber im Einzelfall sehr ausgeprägt sein. Bei verminderter Zahl an ($Na^+ + K^+$)-ATPase-Molekülen ist die partielle Hemmung dieses Kationentransportsystems der Zellmembranen in seinen Auswirkungen größer, d.h. es kommt eher, bzw. schon bei geringeren Glykosidkonzentrationen, zu intrazellulären Elektrolytveränderungen, die z.B. Rhythmusstörungen verursachen. Dementsprechend empfiehlt sich bei älteren Patienten generell eine vorsichtige, eher niedrigdosierte Glykosidtherapie.

6.1 Dosierung von Digoxin und seinen Derivaten

Während früher gelegentlich Wert auf die sogenannte langsame, mittelschnelle und schnelle Sättigung mit Herzglykosiden gelegt wurde, ist man in den letzten Jahren vermehrt dazu übergegangen, die vorwiegend hydropischen Symptome der Herzinsuffizienz bei Sinusrhythmus durch Diuretika zu behandeln und, bei gewünschter weiterer Digitalistherapie, mit *Erhaltungsdosen* ohne Sättigungsdosen eines Digoxinpräparates zu behandeln. Nach 5 bis 7 Halbwertzeiten, also bei Digoxin nach 7 bis 10 Tagen, ist dann der notwendige Wirkspiegel vorhanden. Man kann davon ausgehen, daß etwa 1 bis 1,5 mg Digoxin (bzw. β-Methyldigoxin oder β-Acetyldigoxin) zur vollen Wirkung im Körper vorhanden sein müssen. Dementsprechend ist diese Menge in der gewünschten Zeit zu applizieren, wobei die individuelle *Abklingquote* zu berücksichtigen ist (s. Tabelle 1). Wenn tatsächlich einmal die Notwendigkeit einer raschen Aufsättigung besteht, z. B. bei tachykardem Vorhofflimmern oder Vorhofflattern mit schneller Überleitung, sollte man nicht die volle Wirkdosis (z. B. 1,5 mg) auf einmal geben. Vielmehr empfiehlt es sich in diesem Falle, 0,5 mg Digoxin langsam i. v. zu applizieren und erst nach jeweils 60 min 0,25 mg dazuzugeben. In der Regel ist jedoch diese schnelle Gabe hoher Dosen nicht erforderlich.

Die *Erhaltungsdosis* ist definiert als diejenige Glykosidmenge, die zur Aufrechterhaltung des Wirkspiegels täglich zugeführt werden muß:

$$\text{Erhaltungsdosis} = \text{Wirkspiegel} \times \text{Abklingquote}/100\ (\text{mg/Tag}).$$

Bei oraler Zufuhr muß auch die Bioverfügbarkeit mit berücksichtigt werden:

$$\text{Erhaltungsdosis} = \frac{\text{Wirkspiegel} \times \text{Abklingquote}/100}{\text{Bioverfügbarkeit}/100}.$$

Die Erhaltungsdosen für die Herzglykoside sind in Tabellen 2 und 3 angegeben.

Für die Digoxine muß die Nierenfunktion unbedingt mitberücksichtigt werden, da bei eingeschränkter Nierenfunktion auch die Digoxinclearance abnimmt.

Tatsächlich wiesen in fast allen Untersuchungen zu dieser Frage etwa 70% der intoxikierten Patienten Nierenfunktionsstörungen auf (von Arnim et al.

Tabelle 2. Aus Ohnhaus (1983)

Orale Therapie	Digoxin (mg)	α,β-Acetyl-digoxin (mg)	β-Methyl-digoxin (mg)	Digitoxin (mg)
Rasche Sättigung (24 h) Gesamtdosis	1,5–2,0	1,6–2,0	0,6–0,8	
Langsame Sättigung (2–5 Tage) Gesamtdosis	0,625–1,5	0,6–1,0	0,8–1,6	1,0–2,0
Erhaltungsdosis, Tagesdosis	0,25–0,75	0,2–0,4	0,1–0,3	0,05–0,15

1980). Schwierig wird es gelegentlich bei den *älteren Patienten* mit grenzwertigem oder noch normalem Serumkreatinin, aber bereits verminderter Kreatinin- und damit auch Digoxinclearance. Die vorsichtige, eher niedrige Digoxindosierung mit häufigen Kontrolluntersuchungen wird in diesen Fällen, bei denen ja ambulant kaum Clearancemessungen durchgeführt werden können, empfohlen. Bei bereits erhöhtem Kreatinin hat sich eine einfache Formel bewährt:

$$
\begin{aligned}
\text{Kreatinin} &\leq 1{,}2\ \text{mg/dl} = 1/1 \text{ tägliche Digoxindosis}\\
&\leq 2\ \text{mg/dl} = 1/2 \text{ tägliche Digoxindosis}\\
&\leq 3\ \text{mg/dl} = 1/3 \text{ tägliche Digoxindosis}\\
&> 3\ \text{mg/dl} = 1/4 \text{ tägliche Digoxindosis}
\end{aligned}
$$

Eine recht gute *Dosierungsanleitung* bei verminderter Nierenleistung wurde von Grosse-Brockhoff und Peters (1981) (siehe Tabelle 4) gegeben, die aber die Kenntnis der Kreatininclearance voraussetzt.

Tabelle 3. Modifiziert nach Grosse-Brockhoff et al. (1977)

Glykosid	Vollwirkdosis (Körperbestand) (mg)	Absorptionsquote (%)	Tägliche Erhaltungsdosis (mg)	Tägliche Abklingquote (%)
Digitoxin	1,3–1,5	90	0,07–0,1 (0,15)	9
Digoxin	1,3–1,5	75	0,375–0,5	20
β-Acetyldigoxin	1,3–1,5	80	0,3–0,4	20
β-Methyldigoxin	1,3–1,5	90	0,2–0,3	15–20

Tabelle 4. Dosierung von Digoxin, β-Acetyldigoxin und β-Methyldigoxin bei Niereninsuffizienz. Die Absorptionsquoten wurden angenommen mit 60% Digoxin, 80% für β-Acetyldigoxin und 90% für β-Methyldigoxin. (Nach Grosse-Brockhoff und Peters 1981)

Endogene Kreatininclearance	Sättigungsdosis		Erhaltungsdosis		
	Intravenös (mg)	Oral (mg)	Intravenös (mg)	Oral (mg)	
Cl_{Cr} = 100 ml/min	0,6–1,2	1,0–2,0	0,2–0,3	0,375–0,5	(Digoxin)
		0,8–1,5	0,2–0,3	0,3–0,4	(β-Acetyldigoxin)
		0,7–1,3	0,2–0,3	0,2–0,3	(β-Methyldigoxin)
Cl_{Cr} = 50 ml/min	0,6–1,2	1,0–2,0	0,1–0,15	0,2–0,25	(Digoxin)
		0,8–1,5	0,1–0,15	0,15–0,2	(β-Acetyldigoxin)
		0,7–1,3	0,1–0,15	0,1–0,15	(β-Methyldigoxin)
Cl_{Cr} = <20 ml/min	0,6–1,0	1,0–1,7	0,075–0,1	0,125–0,17	(Digoxin)
		0,8–1,3	0,075–0,1	0,1–0,15	(β-Acetyldigoxin)
		0,7–1,1	0,075–0,1	0,075–0,1	(β-Methyldigoxin)

Eine Reduktion des Verteilungsraumes bei *Urämie* wurde wiederholt berichtet (KRAMER et al. 1978). Tatsächlich ist auch die Affinität der Rezeptoren bei Urämie vermindert. Dies hat aber keine praktische Bedeutung und sollte keinesfalls dazu führen, in der Erwartung eines „besseren Digitaliseffektes" zu hoch zu dosieren. Gerade bei dialysepflichtigen Patienten mit Sinusrhythmus stellt die Flüssigkeitsreduktion und der entsprechende Wasserentzug die beste und häufig kausale Behandlung der Herzinsuffizienz dar. Bei absoluter Arrhythmie mit tachykardem Vorhofflimmern sollte die Kammerfrequenz die Erhaltungsdosis bestimmen, und nur bei erstaunlich hoher Dosis entweder mit Nebenwirkungen oder ohne entsprechenden Effekt auf die Herzfrequenz sind neben der Bestimmung der Serumkonzentration zusätzliche Gaben von β-Blockern oder Verapamil angebracht.

6.2 Dosierung von Digitoxin

Da Digitoxin früher in zu hohen Dosen verabreicht wurde, weil ein Wirkspiegel von 2 mg angenommen wurde, sind relativ viele Intoxikationen vorgekommen. Seit wir auch für Digitoxin 1,0–1,5 mg als Wirkdosis (Körperbestand) annehmen und die Erhaltungsdosis mit 0,07–0,1 mg wählen, gibt es weniger als 5% Intoxikationen. Eine „langsame Sättigung" mit Erhaltungsdosen ist für das Digitoxin nicht praktikabel, da man mehr als 40 Tage bis zum vollen Effekt warten müßte. Deshalb empfiehlt es sich, die Vollwirkdosis (z. B. 1 mg) in 2 bis 3 Tagen zu geben und daraufhin mit der Erhaltungsdosis fortzufahren. Bei der praktisch 100% Bioverfügbarkeit braucht die Resorptionsquote nicht berücksichtigt zu werden.

Da weder Nieren- noch Leberfunktionsstörungen die Halbwertzeit wesentlich beeinflussen, bleibt die Erhaltungsdosis des Digitoxins auch unter diesen Bedingungen unverändert. Wenn Digitoxin nicht eine relativ lange Halbwertzeit von 5 bis 8 Tagen hätte, wäre es aus den oben genannten Gründen als ideal anzusehen.

7 Nebenwirkungen und Intoxikationen

In der Vergangenheit sind diese beiden Begriffe im Zusammenhang mit Herzglykosiden häufig alternativ gebraucht worden. Dadurch sind die in der Literatur genannten Zahlen von 5 bis 20% aller digitalisierten Patienten, die „intoxikiert" waren, schon immer kritisch anzusehen gewesen. Wir möchten daher für die unerwünschten Glykosidwirkungen, die keinen bedrohlichen Charakter haben und durch einfache Reduktion der Dosis – vorzugsweise nach 1 bis 2 Tagen Glykosidpause – verschwinden, als „Nebenwirkungen" bezeichnen, während der Ausdruck „Intoxikation" den Fällen vorbehalten werden sollte, bei denen eine aktive ärztliche Intervention notwendig ist. Natürlich ist klar, daß die Übergänge fließend sein können, und daß aus einer anfangs als harmlos erscheinenden *Extrasystolie* bei Digitalistherapie plötzlich eine Kammertachykardie entstehen kann. Dies ist aber sehr selten. Tatsächlich sind lebensbedrohliche Intoxikationen, außer bei massiven Einnahmen in suizidaler Absicht, extrem seltene Ereignisse.

7.1 Nebenwirkungen

Die unerwünschten Herzglykosidwirkungen manifestieren sich meist (90%) als *Herzrhythmusstörungen.* Nur in etwa 30% findet man *extrakardiale Nebenwirkungen:* Übelkeit, Erbrechen, Müdigkeit, Kopfschmerzen, Psychose, Farbseh- und Sehstörungen. Nach unseren Untersuchungen an mehr als 200 Patienten mit digitalisbedingten Nebenwirkungen fanden sich diese extrakardialen Symptome lediglich in 4% allein, d.h. ohne gleichzeitige Rhythmusstörungen (von Arnim et al. 1980). Damit kommt der elektrokardiographischen Überwachung der Herzglykosidtherapie eine herausragende Bedeutung zu.

Bei den kardialen Symptomen sind die ventrikulären Extrastystolen, eventuell als Bigeminie, und die AV-Blockierung am häufigsten. Die paroxysmalen atrialen Tachykardien und das Vorhofflimmern haben je einen Anteil von 10 bis 30% aller digitalisbedingten Herzrhythmusstörungen. Grundsätzlich muß man alle Rhythmusstörungen als durch Digitalis hervorrufbar ansehen. Alle sogenannten Tests (Kaliumgabe, Kalziumprovokation, Karotissinusstimulation, Edrophoniumchlorid, Acetylstrophanthingabe etc.), die empfohlen wurden, um zwischen glykosidbedingten und nicht glykosidbedingten Rhythmusstörungen zu unterscheiden, haben sich als unsicher bzw. nicht praktikabel erwiesen. Wenn eine Digitalisnebenwirkung vermutet wird, sollte die Dosis reduziert und eine Serumkonzentrationsbestimmung durchgeführt werden. Diese ist allerdings nur weiterhelfend bei sehr niedrigen oder sehr hohen Werten. Leider sagen gerade die mittleren Konzentrationswerte zwischen 0,7 und 1,8 ng/ml (für Digoxin) wegen der interindividuell sehr unterschiedlichen Empfindlichkeit bei älteren Patienten wenig aus.

7.2 Intoxikationen

Bei Herzgesunden mit massiven Digitalisintoxikationen zeigt sich eine besondere Vielfalt von Reizbildungs- und Reizleitungsstörungen mit raschen Änderungen des elektrokardiographischen Bildes. Es überwiegen Störungen der Automatie im Bereich des Sinus- und Tawara-Knotens sowie des Vorhofs. Insbesondere findet man höhergradige AV-Blockierungen. Extrasystolien, ventrikuläre Tachykardien oder Kammerflattern als Zeichen einer gesteigerten Erregbarkeit des Myokards werden bei Gesunden eher selten registriert. Dies spricht dafür, daß die *myokardiale Vorschädigung* beim Herzkranken weitgehend das Bild der Rhythmusstörungen bestimmt. Auch die Prognose hängt vom Ausmaß der Vorschädigung des Herzens ab. Der Herzgesunde „verträgt" oft erstaunlich hohe Glykosidkonzentrationen.

Beim Herzkranken besteht eine lockere Korrelation zwischen der Höhe des Glykosidspiegels und der Gefährlichkeit der Rhythmusstörung (Haasis und Larbig 1975) (s. auch Tabelle 5). Im Einzelfall sind derartige Beziehungen jedoch nicht möglich. Die meisten Untersucher sind sich einig, daß keine

Tabelle 5. Aufschlüsselung von insgesamt 194 Patienten mit Digitalisintoxikation nach Einnahme von Digoxin. β-Acetyldigoxin oder β-Methyldigoxin und Herzrhythmusstörungen nach deren Häufigkeit. (Aus HASSIS und LARBIG 1975)

Art der Rhythmusstörung	Patienten		Serumglykosid-konzentration ($\bar{x} \pm s$) [ng/ml]
	n	%	
PQ-Verlängerung	51	27	3,4 ± 0,57
Ventrikuläre Extrasystolen	32	17	3,0 ± 0,93
Ventrikulärer Bigeminus	20	10	3,6 ± 1,51
AV-Block II. Grades	15	8	3,9 ± 1,82
Typ I (Wenckebach)	10		4,2 ± 1,91
Typ II (Mobitz)	5		3,3 ± 1,12
Bradykardes Vorhofflimmern (< 55/min)	15	8	3,9 ± 1,97
Vorhoftachykardie mit Block	14	7	4,7 ± 2,14
Sinusbradykardie (< 55/min)	8	4	3,0 ± 0,54
AV-Block III. Grades	7	4	5,7 ± 2,45
Kammerflimmern	7	4	6,3 ± 3,00
Supraventrikuläre Extrasystolen	7	4	3,1 ± 0,87
Knotenrhythmus	7	4	3,7 ± 1,21
Sinu-atrialer Block	3	1,5	4,8 ± 1,60
Kammertachykardie	3	1,5	3,8 ± 1,27
AV-Dissoziation	2	1,0	4,2 ± 1,28
Linksschenkelblock	2	1,0	2,8 ± 0,21
Supraventrikuläre Tachykardie	1		3,3

Rhythmusstörung sich einer bestimmten Höhe der Glykosidspiegel zuordnen läßt.

Häufig wird die *paroxysmale atriale Tachykardie mit Block* (PAT mit Block) als „pathognomonisch" für eine Digitalisintoxikation mit schlechter Prognose angegeben. Bei mehreren derartigen Fällen, die wir in den letzten Jahren sahen, wurde in Verkennung der Diagnose wegen „Tachykardie" bzw. „Tachyarrhythmie" weiter und in relativ hoher Dosis Digitalis gegeben.

Bei *massiven Intoxikationen* werden regelmäßig Hyperkaliämien gefunden, die sogar die Dialysetherapie erforderlich machen können. Diese Hyperkaliämie ist durch eine Hemmung der ($Na^+ + K^+$)-ATPase aller Körperzellen bedingt und hat eine intrazelluläre Kaliumverarmung und Natriumzunahme zur Folge. Diese Elektrolytstörungen bestimmen weitgehend die weitere Prognose.

Der *vasokonstriktorische Glykosideffekt* kann bei hohen Dosen gelegentlich zu Gefäßspasmen mit krisenhaften Blutdruckanstiegen führen. Sogar Mesenterialinfarkte und Darmnekrosen wurden berichtet (PATART et al. 1981). Auch tierexperimentell wurden derartige Digitalisnebenwirkungen gesehen, die besonders das Splanchnikusgebiet betreffen.

An seltenen Nebenwirkungen sind eine *Gynäkomastie* bei Männern mit Leberfunktionsstörungen, ein *östrogenartiger Effekt* bei Frauen nach der Menopause, *Thrombozytopenie* und *Eosinophilie* zu nennen. Diese treten aber –

wenn überhaupt – extrem selten auf. Kanzerogene Wirkungen wurden nie berichtet.

Zusammenfassend ist zu sagen, daß heute etwa in 5 bis 10% der glykosidbehandelten Patienten mit Nebenwirkungen zu rechnen ist, die bei entsprechender Dosisreduktion wieder verschwinden. Zu regelrechten Intoxikationen kommt es in der Regel bei Fehleinnahmen, oft aus suizidaler Absicht. In diesen Fällen sind die Patienten der schweren Rhythmusstörungen wegen intensivstationspflichtig.

8 Therapie der Herzglykosidintoxikation

Wie schon im vorausgehenden Kapitel ausgeführt, werden die meisten Patienten mit Hinweisen für Digitalisnebenwirkungen außerhalb der Klinik durch eine ein- oder mehrtägige *Glykosidpause* und danach eine reduzierte Dosis erfolgreich behandelt. Bei bradykarden Rhythmusstörungen wird ebenso wie bei AV-Blockierung *Atropin* mit gutem Erfolg gegeben, da diese Glykosideffekte ja indirekter Natur sind und vagal vermittelt werden. Wenn 1 mg Atropin s.c. oder i.v. die Bradykardie nicht beendet, wird eine transvenöse, *passagere Schrittmachersonde* in den rechten Ventrikel plaziert. Eine dadurch bedingte gefährliche Rhythmusstörung haben wir nie gesehen. Auch vor Magenspülungen bei Suizidpatienten mit Digitaliseinnahme sollte wegen der glykosidbedingten Vagusaktivierung, die durch die Magensonde noch verstärkt werden kann, die Schrittmachersonde oder zumindest die Atropingabe erwogen werden.

Wenn die Extrasystolie im Vordergrund steht, haben sich *Kaliumzufuhr* und *Diphenylhydantoingaben* bewährt (Tabelle 6). Beide erniedrigen die Glykosidrezeptoraffinität zum Digitalis und verdrängen so das Glykosidmolekül aus seiner Rezeptorbindung (ERDMANN 1981). Beim nierengesunden Patienten kann Kalium p.o. in relativ großen Mengen ohne Gefahr zugeführt werden. Bei uns haben sich 80 bis 160 mval (Brausetabletten, als Getränk) sehr bewährt. Die Serumkaliumspiegel steigen um 1 bis 1,5 mval/l für etwa 2 bis 3 Stunden an. Noch bei Serumkaliumwerten von 4 bis 4,5 mval/l kann Kalium gegeben werden, da pro mval/l K^+ etwa 8 bis 10% des rezeptorgebundenen

Tabelle 6

Therapie der Digitalisintoxikation

1. Absetzen der Herzglykoside
2. Gabe von Kalium (cave Hyperkaliämie)
3. Atropin
4. Antiarrhythmika
   Diphenylhydantoin
   Lidocain
5. Schrittmacher
6. Digitalis Antidot BM
7. Defibrillation bei Kammerflimmern

Glykosids verdrängt werden. Selbstverständlich ist bei Niereninsuffizienz besondere Vorsicht geboten, und bei massiven Intoxikationen mit hohem Serumkalium verbietet sich diese Behandlungsform.

Diphenylhydantoin hat sich ebenfalls bei Kammerektopien bewährt. Bei rascher intravenöser Gabe sind aber lebensbedrohliche Bradykardien beschrieben. Dosen von 100 bis 200 mg i.v. beeinträchtigen die Pumpfunktion des Herzens nicht. Besonders vor notwendigen *elektrischen Defibrillationen* bei digitalisierten Patienten wird die Applikation von DPH empfohlen, da dann nicht die gefürchteten „postschock-Arrhythmien“ auftreten (Helfant et al. 1969). Auch *Lidocain* (3 mg/min) oder *Ajmalin* wurden erfolgreich gegeben. Auf Chinidin sollte man wegen der dann verminderten Digoxinelimination nicht zurückgreifen.

Bei massiven Intoxikationen ist die *Magenspülung* wichtig, da oft noch erhebliche Mengen aus dem Magen entfernt werden können. Die Gabe von Atropin oder das Legen einer Schrittmachersonde wird vor dieser Prozedur prophylaktisch durchgeführt. Nach der Spülung sollte sogleich Kohle oder Cholestyramin instilliert werden, um auf diesem Wege eine möglichst große Glykosidmenge, die noch nicht resorbiert ist, zu absorbieren. Haemodialyse, Peritonealdialyse oder forcierte Diurese sind generell nutzlos, da mehr als 99% des Digoxins oder Digitoxins im Körpergewebe gebunden sind.

Bei einer Digitoxinvergiftung kann durch die Plasmapherese und durch Haemoperfusion eine relativ große Menge aus dem Körper entfernt werden. Durch die Verfügbarkeit der *Digoxinantikörper* (Fab-Fragmente) (Smith et al. 1976) sind alle anderen Verfahren der Entgiftung heute aber überholt. Diese Fb-Fragmente der IgG-Klasse binden Digoxin oder Digitoxin mit höherer Affinität als der Herzglykosidrezeptor selbst und werden zusammen mit dem Glykosid renal eliminiert. Damit können selbst schwerste Intoxikationen innerhalb von Stunden erfolgreich behandelt werden. Einige Erfahrungen an schwer intoxikierten Patienten und experimentelle Untersuchungen am menschlichen Myokard (Abb. 4) zeigen, daß die Fab-Fragmente eine sehr schnelle Abdissoziation des Glykosidmoleküls vom Rezeptor bewirken. Diese *Dissoziation des Digoxin-Rezeptor-Komplexes* erfolgt mit einer Halbwertzeit von etwa 50 min am schlagenden Ventrikelmyokard. Damit ist der zeitliche Rahmen des Therapieerfolges (Minuten bis maximal 2 Stunden) vorgegeben, da dann ein wesentlicher Teil des rezeptorgebundenen Glykosids abdissoziiert und von den Fab-Fragmenten gebunden ist (Näbauer und Erdmann 1987).

Es erscheint sinnvoll, etwa 160 mg Fab (Digitalis Antidot Boehringer Mannheim) i.v. innerhalb von 15 min zu applizieren und danach bei schweren Intoxikationen 160 mg über etwa 2 Stunden kontinuierlich i.v. zu geben (per Dauerinfusion). Man kann davon ausgehen, daß 80 mg Fab etwa 1 mg Digoxin oder Digitoxin im Körper zu binden und zu neutralisieren vermögen. Damit läßt sich leicht die notwendige Menge zur Therapie der Digitalisintoxikation abschätzen, wenn man weiß, wieviel genommen und resorbiert wurde, oder wenn die Spiegel im Serum bekannt sind. Unter steady-state-Bedingungen entsprechen 1 ng/ml Digoxin oder 10 ng/ml Digitoxin etwa 1 mg Digoxin oder Digitoxin im Körper.

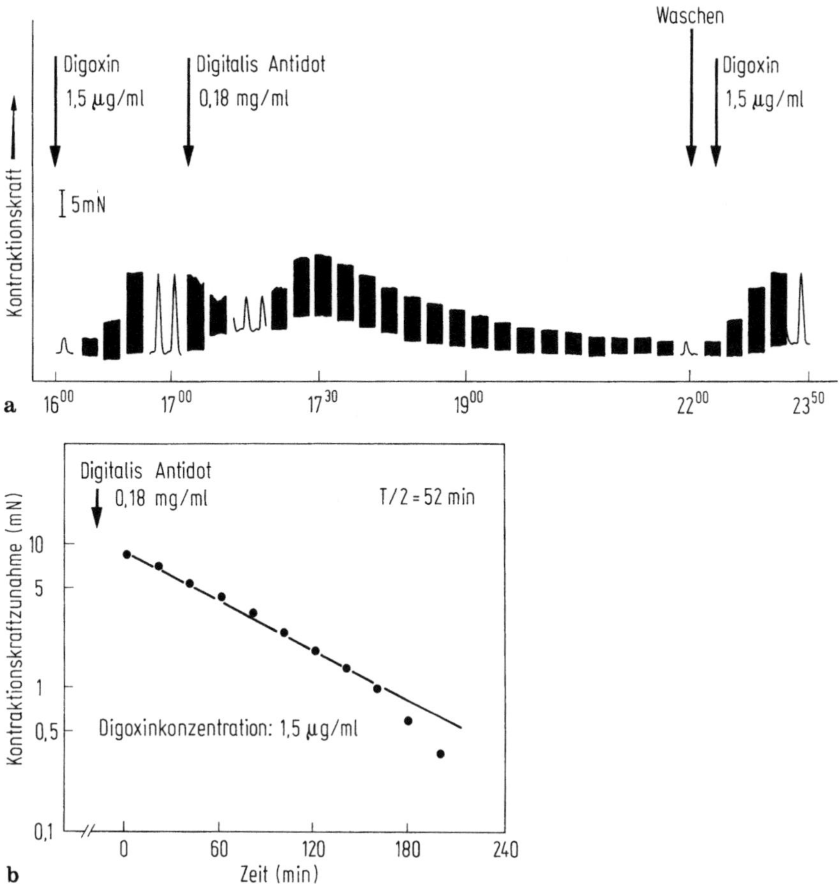

Abb. 4a, b. Reversibilität der Digitalisvergiftung eines menschlichen Papillarmuskels durch Digitalis Antidot BM. Eine hohe Digoxinkonzentration (1,5 µm/ml) führt zur initialen Kontraktionskraftzunahme des Papillarmuskels gefolgt von Kontraktur (Vergiftungszeichen). Nach Zugabe des Fab (Digitalis Antidot BM) sind sowohl Vergiftungszeichen als auch positiv inotrope Effekte reversibel mit einer Halbwertzeit von 52 min. Das heißt: in 52 min ist die Hälfte des Effektes rückläufig (die Hälfte des Glykosids vom Rezeptor abdiffundiert). (Einzelheiten siehe Näbauer und Erdmann 1987)

9 Kontraindikationen für Herzglykoside

Herzglykoside sind nur indiziert, wenn die Kammerfrequenz bei Vorhofflimmern, Vorhofflattern oder paroxysmalem Vorhofflimmern kontrolliert werden soll oder wenn eine manifeste Herzinsuffizienz besteht und eine Wirkung nachweisbar ist. In allen anderen Fällen sind Herzglykoside nicht indiziert.

Kontraindiziert sind Herzglykoside bei *AV-Blöcken II*^{0} ohne gleichzeitige Schrittmacherimplantation. Beim AV-Block I^{0} und Herzinsuffizienz kann man unter regelmäßiger EKG-Kontrolle eine Digitalistherapie versuchen.

Tabelle 7

Kontraindikationen einer Digitalistherapie
1. AV-Block II^0
2. Sick-Sinus-Syndrom
3. WPW-Syndrom
4. Kammertachykardie
5. Aortenaneurysma
6. Obstruktive Kardiomyopathie
7. Karotissinussyndrom

Beim *Sinusknotensyndrom* können deutliche Verlängerungen der Sinusknotenerholungszeit und Bradykardien vorkommen. Deshalb gilt dieses, auch Bradykardie-Tachykardie-Syndrom genannte Krankheitsbild, ebenfalls als Kontraindikation für eine Herzglykosidtherapie. Auch im Rahmen eines *Karotissinussyndroms* treten gelegentlich schwere Bradykardien nach Digitalis auf (Tabelle 7).

Das *Wolff-Parkinson-White-Syndrom* darf nicht mit Herzglykosiden therapiert werden, obwohl hierbei häufig Vorhofflimmern vorkommt. Digitalis verlängert die Refraktärzeit der antegraden Leitung über den AV-Knoten, kann aber gleichzeitig die effektive Refraktärzeit der akzessorischen Leitungsbahn verkürzen. Dadurch kann die Zahl der Impulse, die die Kammern erreichen, bei Vorhofflimmern noch zunehmen. Ob dies im Einzelfall eintrifft, ist nicht vorhersehbar (Sellers et al. 1977).

Bei der *obstruktiven Kardiomyopathie* können Herzglykoside durch Zunahme der Kontraktilität des linken Ventrikels den Druckgradienten an der Ausflußbahn noch erhöhen und dadurch Synkopen provozieren. Wenn im weiteren Verlauf der Krankheit tachysystolisches Vorhofflimmern beherrscht werden soll, kann erneut ein Therapieversuch mit Glykosiden gemacht werden.

Beim *disseziierenden Aortenaneurysma* ist jede Kontraktilitätszunahme zu vermeiden. Deshalb sind Herzglykoside bei Sinusrhythmus kontraindiziert, man wird im Gegenteil sogar β-Rezeptorenblocker geben.

Präparate-Index

Freiname (Generic)	Handelsname
Amiodaron	Cordarex
Atropin	Itrop, Atropin
α-Acetyldigoxin	Sandolamid
β-Acetyldigoxin	Novodigal
β-Methyldigoxin	Lanitop
Captopril	Lopirin
Carbo medicinalis	Kohle-Kompretten
Chinidin	Chinidin-Duriles, Optochinidin

Freiname (Generic)	Handelsname
Cholestyramin	Quantalan
Digitoxin	Digimerck
Digoxin	Lanicor
Diltiazem	Dilzem
Diphenylhydantoin	Epanutin, Phenhydan, Zentropil
Dobutamin	Dobutrex
Dopamin	Dopamin
Enalapril	Xanef, Pres
Isoprenalin	Aludrin
Kalium	Kalitrans-Brause
Lidocain	Xylocain
Meproscillarin	Clift
Neomycin	Neomycin, Bycomycin
Nifedipin	Adalat
Proscillaridin	Talusin
Rifampicin	Rifa, Rimactan
Strophanthin	Purostrophan, Strovidal
Sulfosalazin	Azulfidine
Verapamil	Isoptin

Literatur

Akera T, Brody TM (1978) The Role of Na^+, K^+-ATPase in the Inotropic Action of Digitalis. Pharmacol Rev 29:187–220

Anderson K, Bergdahl B (1981) Pharmacokinetics of squill glycosides. In: Greeff K (ed) Cardiac Glycosides, Handb Exp Pharmacol 56/II. Springer, Berlin Heidelberg New York, pp. 87–94

v. Arnim Th, Krawietz W, Vogt W, Erdmann E (1980) Is the determination of serum digoxin concentration useful for the diagnosis of digitalids toxicity? Int J Clin Pharmacol Ther Toxicol 18:261–268

Arnold SB, Byrd RC, Meister W, Melmon D, Cheitlin M, Bristow JD, Parmey WW, Chatterjee K (1980) Long-term digitalis therapy improves left ventricular function in heart failure. N Engl J Med 303:1443

Balcon R, Hoy J, Sowton E (1968) Haemodynamic effects of rapid digitalization following acute myocardial infarction. Br Heart J 30:373

Baligadoo S, Chiche P (1981) Frequency of toxicity of digitoxin and factors predisposing to toxicity in ambulatory patients: a multifactorial correspondence analysis of 2,120 outpatients. In: Kochsiek K, Rietbrock N (Hrsg) Digitalistherapie bei Herzinsuffizienz, Urban und Schwarzenberg, München, S. 118–126

Beiser GD, Epstein SE, Stanpfer M, Robinson B, Braunwald E (1968) Effects of ouabain on the hemodynamic response to exercise in patients with mitral stenosis in normal sinus rhythm. Studies on Digitalis N Engl J Med 278:131

Beller GA, Smith TW, Hood WB (1975) Effects of ischemia and coronary reperfusion on myocardial digoxin uptake. Am J Cardiol 36:902

Belz GG, Doehring W, Aust PE, Heinz M, Matthews J, Schneider B (1982) Quinidine-digoxin interaction: Cardiac efficacy of elevated serum digoxin concentration. Clin Pharmacol Ther 31:548–554

Bluschke V, Bonn R, Greeff K (1976) Increase in the ($Na^+ + K^+$)-ATPase activity in heart muscle after chronic treatment with digitoxin or potassium deficient diet. Eur J Pharmacol 37:189–191

Brown L, Lorenz B, Erdmann E (1986) Reduced positive inotropic effects in diseased human ventricular myocardium. Cardiovasc Res 20:516–520

Bussey HI, Merritt GJ, Hill EG (1984) The influence of Rifampin on Quinidine and Digoxin. Arch Intern Med 144:1021–1023

Chamberlain DA, White RJ, Howard MR, Smith TW (1970) Plasma digoxin concentrations in patients with atrial fibrillation. Br Med J 3:429

Clasen R, Kemmeter H, Gilfrich HJ (1979) Biologische Verfügbarkeit von Digoxin und β-Acetyldiogixin nach Einmalapplikation. Dtsch Med Wschr 104:543–546

Cohn JN, Tristaini FF, Khatri IM (1969) Cardiac and peripheral vascular effects of digitalis in clinical cardiogenic shock. Am Heart J 78:318

Cohn K, Selzer A, Kersch ES, Karpman LS, Goldschlager N (1975) Variability of hemodynamic response to acute digitalizalization in chronic cardiac failure due to cardiomyopathy and coronary artery disease. Am J Cardiol 35:461

The CONSENSUS Trial Study Group (1987) Effects of enalapril on mortality in severe congestive heart failure. New Engl J Med 316:1429–1435

De Mots H, Rahimtoola SH, McAnulty JH, Porter GA (1978) Effects of ouabain on coronary and systemic vascular resistance and myocardial oxygen consumption in patients without heart failure. Am J Cardiol 41:88

Engel TR, Gonzalkes ADC (1978) Effects of digitalis on atrial vulnerability. Am J Cardiol 42:570

Erdmann E (1981) Influence of Cardiac Glycosides on their Receptor. In: Greeff K (ed) Handb Exp Pharmacol, 56/1. Springer, Berlin Heidelberg New York, pp. 337–380

Erdmann E (1984) Therapie der akuten und chronischen Herzinsuffizienz mit Herzglykosiden. In: Riecker G (Hrsg) Handb d inn Med, IX/4. Springer, Berlin Heidelberg New York, S. 563–656

Erdmann E (1987) Treatment of digitalis intoxication – agonistic and antagonistic effects at the cardiac glycoside receptor. Klin Wschr 65:558–561

Erdmann E, Brown L (1983) The cardiac glycoside-receptor system in the human heart. Eur Heart J 4:61–65

Erdmann E, Brown L, Lorenz B, Kreuzer E, Kemkes B, Weinhold C, Holper K, Klövekorn W (1985) Altersabhängige Regulation der Herzglykosidrezeptoren. Z Kardiol 74 Suppl 7:33–38

Erdmann E, Philipp G, Scholz H (1980) Cardiac Glycoside Receptor, $(Na^+ + K^+)$-ATPase Activity and Force of Contraction in Rat Heart. Biochem Pharmacol 29:3219–3229

Erdmann E, Presek P, Swozil R (1976) Über den Einfluß von Kalium auf die Bindung von Strophanthin an menschliche Herzmuskelzellmembranen. Klin Wschr 54:383–387

Erdmann E, Presek P, Krawitz W (1978) Quantitative und Qualitative Messungen der Herzglykosid-Rezeptor-Interaktionen des menschlichen Herzens Z Kardiol 67:195

Erdmann E, Werdan K (1981) Untersuchungen zur Chinidin-Digoxin- und Chinidin-Digitoxin-Interaktion. In: Kochsieck K, Rietbrock N (Hrsg) Digitalistherapie bei Herzinsuffizienz. Urban und Schwarzenberg, München Wien Baltimore, pp. 143–147

Erdmann E, Werdan K, Krawitz W (1984) Influence of Digitalis and Diuretics on Quabain Binding Sites on Human Erythrocytes. Klin Wschr 62:87–92

Ferguson DW, Berg WJ, Sanders JS, Roach PJ, Kempf JS, Kienzle MG (1989) Sympathoinhibitory responses to digitalis glycosides in heart failure patients. Circulation 80: 65–77

Ferguson DW, Berg WJ, Roach PJ, Oren RM, Mark AL, Kempf JS (1992) Effects of heart failure on baroreflec control of sympathetic neural activity. Am J Cardiol 69: 523–531

Gilfrich HJ, Okonek S, Manns M, Schuster CJ (1978) Digoxin and digitoxin elimination in man by charcoal hemoperfusion. Klin Wschr 56:1179–1183

Glitsch HG, Reuter H, Scholz H (1970) The Effect of the Internal Sodium Concentration on Calcium Fluxes in Isolated Guinea-Pig Auricles. J Physiol 209:25–43

Goldman S, Probst P, Selzer A, Cohn K (1975) Inefficacy of „therapeutic" serum levels of digoxin in controlling the ventricular rate in atrial fibrillation. Am J Cardiol 35:651

Goodman DJ, Rossen RM, Cannom DS, Rider SAK, Harrison DC (1975a) Effect of digoxin on atrioventricular conduction. Circulation 51:251–256

Goodman DJ, Rossen RM, Inghem R, Rider AK, Harrison DC (1975b) Sinus node function in the denervated human heart. Br Heart J 37:612–618
Gorlin R, Robin ED (1955) Cardiac glycosides in the treatment of cardiogenic shock. B Med J 16:937–939
Greeff K (1974) Bestimmungen des Blutspiegels von Digoxin, Digitoxin und g-Strophanthin mit Hilfe radioimmunologischer Methoden. Herz/Kreisl 6:145–149
Greeff K (1977) Zur Pharmakokinetik des g-Strophanthins. Dtsch Med Wschr 102:135–139
Gross GJ, Warltier DC, Hardman HF, Somani P (1977) The effect of ouabain on nutritional circulation and regional myocardial blood flow. Am Heart J 93:487
Grosse-Brockhoff F, Grabensee B, Hausamen T (1977) Glykosidbehandlung in Klinik und Praxis. Verh Dtsch Ges Inn Med 83:57–75
Grosse-Brockhoff F, Peters U (1981) Clinical indications anc choice of cardiac glycosides, clinical conditions influencing glycoside effects. In: Greeff K (ed) Handb Exp Pharmacol, 56. Springer, Berlin Heidelberg New York, pp. 239–274
Guz A (1978) The clinical value of digoxin in patients with heart failure and sinus rhythm. In: Dickinson CJ, Marks J (ed) Developments in cardiovascular medicine. MTP Press Ltd Lancaster
Haasis R, Larbig D (1975) Serumglykosidkonzentration und Digitalisintoxikation. Dtsch Med Wschr 100:1768–1773
Helfant RH, Seuffert GW, Patton RD, Stein E, Demato AN, Island S (1969) The clinical use of diphenylhydantoin (Dilantin) in the treatment and prevention of cardiac arrhythmias. Am Heart J 77:315–323
Hurst JW, Paulk EA, Proctor HD, Schlant RC (1964) Management of patients with atrial fibrillation. Am J Med 37:728
Kramer P, Stroh E, Matthaei D, Teiwes F, Scheler F (1978) Increased digitalis tolerance in uraemia patients. In: Bodem G, Dentler H (ed) Cardiac Glycosides. Springer, Berlin Heidelberg New York, pp. 304–313
Krebs R, Kersting F (1979) The effect of barbiturates on the myocardium and its reversibility. Prog Pharmacol 2:1
Kulmann J, Marcin S, Frank KH (1984) Pharmakokinetik und kardiale Wirksamkeit von β-Acetyldigoxin und Digitoxin unter einer Kombinationstherapie mit Nifedipin. Klin Wschr 62:451–457
Kumar R, Yankoponlos NA, Abelmann WH (1973) Ouabain-induced hypertension in a patient with decompensated hypertensive heart disease. Chest 63:105
Larbig D, Haasis R, Kochsiek K (1978) Die Glykosidkonzentration und ihre klinische Bedeutung. In: Forum Cardiologium 15. Mannheimer Morgen, Mannheim
Lee ChO, Dagostino M (1982) Effect of Strophanthidin on Intracellular Na Ion Activity and Twitch Tension of Constantly Driven Canine Cardiac Purkinje Fibers. Biophys J 40:185–198
Lindenbaum J, Rund D, Butler V, Tse-Eng E, Saha J (1981) Inactivation of digoxin by the gut flora: Reversal by antibiotic therapy Engl J Med 305:789–794
Lipp H, Denes P, Gambetta M, Resnekow L (1973) Hemodynamic response to acute intravenous digoxin in patients with recent myocardial infarction and coronary insufficiency with and without heart failure. Chest 63:862
Lloyd BL, Taylor RR (1975) Augmentation of myocardial digoxin concentration in hemorrhagic shock. Circulation 51:718
Margolis JR, Strauss HC, Miller HC, Gilbert M, Wallace AG (1975) Digitalis and the sick sinus syndrome clinical and electrophysiologic documentation of a severe toxic effect on sinus node function. Circulation 52:162
Mason DT, Awan NA (1979) Recent advances in digitalis research. Am J Cardiol 43:1056
Mathur PN, Powels P, Pugsley StO, McEwan MP, Campbell M (1981) Effect of digoxin on right ventricular function in severe chronic airflow obstruction. Ann Intern Med 95:283
McHaffie S, Purcell H, Mitchell-Heggs P, Guz A (1978) The clinical value of digoxin in patients with heart failure and sinus rhythm. Q J Med 47:401
Mohanty PK, Arrowood JA, Ellenbogen KA, Thames MD (1989) Neurohumoral and hemodynamic effects of lower body negative pressure in patients with congestive heart failure. Am Heart J 118:78–85

Näbauer M, Erdmann E (1987) Reversal of toxic and non-toxic effects od digoxin by digoxin-specific fab fragments in isolated human ventricular myocardium. Klin Wo 65:558–561

Nelson GR, Sonnenblick EH, Kirk ES (1975) Mechanism of the salutory effects of digitalis on myocardial ischemia with failure. Clin Res 23:382 A

Ohnhaus EE (1983) Dosierung von Herzglykosiden. Springer, Berlin Heidelberg New York, S. 40–47

Opie LH (1980a) Drugs and the heart. VII. Which drug for which desease? Lancet 10:1011

Opie LH (1980b) Drugs and heart. V. Digitalis and sympathomimetika stimulants. Lancet 26:912

Packer M, Gheorghiade M, Young JB, Smith LK, Costantini PJ, Adams KF, Cody RJ, Butman SM, Gourley LA, Jolly MK (1992) Randomized, double-blind, placebo-controlled, withdrawal study of digoxin in patients with chronic heart failure treated with converting-enzyme inhibitors. JACC 19:260 A

Patart O, Desnos M, Leroy G, Lauru Y, Mogenet M, Garbay M, Barrillon A, Gerbaux A (1981) Necrose hemorragique du tube digestif au cours d'une intoxication digitalique massive. Nouv Presse Med 10:1489–1491

Peters U, Kalman SM (1978) Dihydrierte Metaboliten des Digoxins: Klinische Bedeutung und Nachweisverfahren. Z Kardiol 67:342–345

Peters U, Hausamen T, Grosse-Brockhoff F (1978) Digitxin Disposition under Rifampicin Treatment. In: Bodem G, Dengler H (ed) Cardiac Glycosides. Springer, Berlin Heidelberg New York, pp. 401–404

Peters U, Grabensee B, Grosse-Brockhoff F (1981) Digitoxinapplikation bei chronischer Niereninsuffizienz. In: Kochsiek K, Rietbrock N (Hrsg) Digitalistherapie bei Herzinsuffizienz. Urban und Schwarzenberg, München Wien Baltimore, S. 34–36

Platt D, Schoch P (1974) Effect of the activity of adenosine triphosphatase (ATPase) (EC 3.6.1.3) of red cell ghost membranes. Mech Ageing Develop 3:245–252

Rehimtoola SH, Sinno MZ, Chuquimia R, Loeb HS, Rosen KM, Gunnar RM (1972) Effects of ouabain on impaired left ventricular function in acute myocardial infarction. N Engl J Med 287:527–531

Rahimtoola SH, Gunnar RM (1975) Digitalis in acute myocardial infarction: Help or hazard? Ann Intern Med 82:234

Riecker G, Bolte H-D, Lüderitz B, Strauer BE (1978) Der kardiale Notfall. Ätiologische und pathophysiologische Grundlagen des akuten Myokardversagens. Verh Dtsch Ges Kreislaufforsch 44:79

Rietbrock I, Streng H, Pesold R (1978) Digoxinkonzentrationen im Plasma von Intensivpatienten eines Anaestesiologischen Krankengutes. Klin Wschr 56:503

Schüren KP, Hüttemann U (1974) Chronisch obstruktive Lungenerkrankungen: Die hämodynamische Wirkung von Digitalis beim chronischen Cor pulmonale in Ruhe und unter Belastung. Klin Wschr 52:736

Sellers TD, Bashore TM, Gallaglur JJ (1977) Digitalis in the preexcitation syndrome. Analysis during atrial fibrilation. Circulation 56:260–267

Selzer A, Kelly JJ, Gerbode F, Kerth WJ, Osborn JJ, Poper RW (1966) Case against routine use of digitalis in patients undergoing surgery. JAMA 195:141

Siegel J, Sonnenblick E (1964) Quantification and prediction of myocardial failure. Arch surg 89:1026

Skou JC (1957) The influence of some cations on an adenosine triphophatase from peripheral nerves. Biochim Biophys Acta 23:349–401

Smith TW, Haber E (1973) Digitalis. Clinical value of the radioimmunoassay of the digitalis glycosides. Pharmacol Rev 25:219

Smith TW, Haber E, Yeatmen L, Butler VP (1976) Reversal of advanced digoxin intoxication with FAB fragments of digoxin-specific antibodies. N Engl J Med 294:797–800

Smith TW, Braunwald E (1980) The management of heart failure. In: Braunwald E (ed) Heart disease. WB Saunders Co, Philadelphia London Toronto, pp. 509–570

The SOLVD Investigators (1990) Studies of left ventricular dysfunction (SOLVD)-rationale, design and methods: two trials that evaluate the effect of enalapril in patients with reduced ejection fraction. Am J Cardiol 66:315–322

The SOLVD Investigators (1991) Effect on enalapril in survival in patiens with reduced left aventricular ejection fractions and congestive heart failure. New Engl J Med 325:293–302

The SOLVD Investigators (1992) Effect of enalapril on mortality and the development of heart failure in asymptomatic patients with reduced left ventricular ejection fractions. New Engl J Med 327:685–691

Starr I, Luchi RJ (1969) Blind study on the action of digitoxin on elderly women. Am Heart J 78:740

Steinbeck G, Bonke FIM, Allessie MA, Lammers WJEP (1980) The effect of ouabain on the isolated sinus node preparation of the rabbit studied with microelectrodes. Circ Res 46:406

Steinbeck G (1983) Kontraindikation gegen die Digitalistherapie. In: Erdmann E (Hrsg) Therapie mit Herzglykosiden. Springer, Berlin Heidelberg New York, S. 99–107

Storstein L (1981) Prospektive Untersuchungen zur Digitalis-Intoxikation. Fortschr Med 31–32:1247

Varonkov Y, Shell WE, Smirnov V, Jukovsky D, Chazov EI (1977) Augmentation of serum CPK activity by digitalis in patients with acute myocardial infarction. Circulation 55:719

Vöhringer HF (1980) Pharmakokinetik von Digitoxin, Digitoxigenin, Monodigitoxid und Digitoxigenin-didesoxy-rhamnosid beim Menschen unter besonderer Berücksichtigung niereninsuffizienter Patienten. Habilitationsschrift Berlin

Werdan K, Erdmann E (1985) Gibt es eine Toleranzentwicklung bei der Herzglykosid-Therapie? DMW 44:1679–1680

Werdan K, Reithmann Ch, Krawietz W, Erdmann E (1984) Chronic Exposure to Toxic but not to „Therapeutic" Concentrations of Ouabain Increases Cardiac Glycoside Receptors in Cardiac Muscle Cells from Chicken Embryos,. Biochem Pharmacol 33:2337–2340

Withering W (1963) An account of the foxglove, and some of its medical uses, with practical remarks on dropsy, and other diseases. Swinney M, Bermingham (ed) Übersetzung von Dr. F Johannessohn, CF Boehringer u. Söhne GmbH, Mannheim

Wynne J, Braunwald E (1980) The cardiomyopathies and myocarditides. In: Braunwald E (ed) Heart disease. WB Saunders Co, Philadelphia London Toronto, pp. 1437–1498

Diuretikatherapie

E. Mutschler und K.-D. Völger

Diuretika gehören zu den wichtigsten, erst in den letzten vier Jahrzehnten entwickelten Arzneistoffgruppen. Zusätzlich zur Ausschwemmung von Ödemen werden sie in steigendem Maße zur Behandlung von Patienten mit arterieller Hypertonie und/oder Herzinsuffizienz allein oder in Kombination mit anderen Arzneistoffen eingesetzt. Dies erklärt die besonders häufige Verschreibung von Arzneimitteln aus dieser Substanzgruppe gerade für ältere Patienten. So werden etwa zwei Drittel aller Diuretika-Rezepte für Patienten über 65 Jahre ausgestellt (Tabelle 1).

Tabelle 1. Verordnungen von Diuretika bei alten Menschen im Jahre 1981 (nach Hyams 1984)

Land	Anzahl aller Verordnungen für die Altersgruppe von 65 Jahren und darüber (%)
Bundesrepublik Deutschland	57
Großbritannien	60
Holland	51
Belgien	54

Diuretikagruppen

Entsprechend ihrem *Angriffsort* im Nephron werden die Diuretika in

- Carboanhydratasehemmstoffe,
- Schleifendiuretika,
- Thiazide und analoge Verbindungen sowie
- kaliumsparende Diuretika

unterteilt (Abb. 1).

Carboanhydratasehemmstoffe greifen vorwiegend am proximalen Tubulus an. (Da sie mit Ausnahme der Behandlung des Glaukoms heute kaum noch eine therapeutische Bedeutung besitzen, werden sie im Folgenden nicht weiter besprochen.)

Der Angriffsort der Schleifendiuretika liegt, wie aus dem Namen hervorgeht, im dicken, aufsteigenden Teil der Henleschen Schleife, während Thiazide am

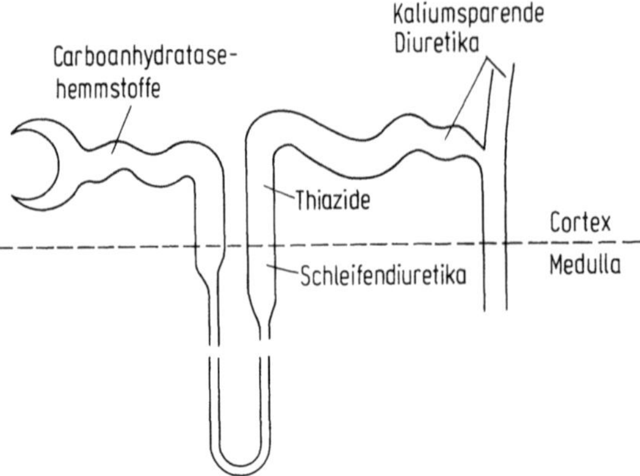

Abb. 1. Angriffsorte von Diuretika innerhalb des Nephrons

Tabelle 2. Wirkungsmechanismen von Diuretika

Substanzgruppe	Mechanismus
Carboanhydratasehemmer	Blockade der Carboanhydratase
Schleifendiuretika vom Furosemid-Typ	Hemmung des $Na^+/K^+/2\,Cl^-$-Carriers
Sonstige Schleifendiuretika	nicht genau bekannt
Thiazide	Hemmung des Na-Cl-Kotransports
Aldosteronantagonisten	kompetitive Hemmung der Aldosteron-Rezeptor-Wechselwirkung
Kaliumsparende Diuretika vom Cycloamidin-Typ	Blockade der Natriumkanäle an der luminalen Membran, Hemmung des K^+/H^+-Austauschers

frühdistalen Tubulus und kaliumsparende Diuretika am spätdistalen Tubulus sowie am Sammelrohr wirken. Der Angriffsort bestimmt das Wirkprofil, die Wirkstärke und die wichtigsten Nebenwirkungen.

Der *Wirkungsmechanismus* der einzelnen Diuretikagruppen ist in Tabelle 2 dargestellt. Schleifendiuretika vom Furosemid-Typ hemmen von der *Lumenseite* den im Bereich des Nephrons nur an der Henleschen Schleife vorkommenden $Na^+/K^+/2\,Cl^-$-Carrier und blockieren auf diese Weise die Resorption von Natrium-, Kalium- und Chloridionen. Bei den anderen Schleifendiuretika (z. B. bei Etacrynsäure und Etozolin) ist der Mechanismus noch nicht genau bekannt.

Von den Thiaziden wird der Natrium-Chlorid-Kotransport am frühdistalen Tubulus gehemmt und damit die Kochsalzresorption in diesem Tubulusabschnitt reduziert. Bei den kaliumsparenden Diuretika blockieren die Aldosteronantagonisten Spironolacton und Kalium-canrenoat kompetitiv den zytoplasmatischen Aldosteronrezeptor und unterdrücken dadurch die Synthese des Aldosteron-induzierten Proteins, das Natriumkanäle in der luminalen Zellmembran öffnet. Die Folge ist eine verringerte Natriumresorption und gleichzeitig eine erniedrigte Kaliumausscheidung. Triamteren und Amilorid wirken dagegen direkt an der luminalen Membran des spätdistalen Tubulus und des Sammelrohrs, und zwar verschließen sie hier Natriumkanäle und hemmen außerdem den K^+/H^+-Austauscher.

Der Angriffsort ist, wie erwähnt, auch ausschlaggebend für die *Effektivität* von Diuretika. Eine starke saluretische Wirkung ist nur bei solchen Diuretika möglich, die an Stellen im Nephron angreifen, an denen große Mengen der filtrierten Ionen rückresorbiert werden und wo andererseits in späteren Tubulusabschnitten keine kompensatorische Steigerung der Rückresorption mehr möglich ist. Dies trifft für die an der aufsteigenden Henlesche Schleife angreifenden Schleifendiuretika zu, und daher sind diese auch die Substanzen mit der höchsten saluretischen Wirkung. Mit steigender Dosierung nimmt bei diesen Verbindungen über einen weiten Dosisbereich die Wirkung nahezu linear zu. Man bezeichnet sie daher auch als *High-ceiling-Diuretika*. Stoffe, bei denen die Dosis-Wirkungs-Kurve dagegen rasch abflacht, ab einem gewissen Punkt durch Dosissteigerung somit keine deutliche Wirkungszunahme mehr erreicht werden kann, werden dagegen als *Low-ceiling-Diuretika* bezeichnet. Hierzu zählen – aus ihrem Angriffsort wird dies verständlich – die Thiazide und die kaliumsparenden Diuretika.

Sämtliche hier genannten Diuretikagruppen eignen sich im Prinzip für den Einsatz auch beim alten Menschen. Wie nachstehend beschrieben, ist jedoch in Abhängigkeit von Indikation sowie Leber- und Nierenfunktion des Patienten differentialtherapeutisch zu erwägen, aus welcher Gruppe ein Wirkstoff sich am besten eignet.

Schleifendiuretika

Die Schleifendiuretika werden in solche vom *Furosemid-Typ* und in *sonstige Schleifendiuretika* unterteilt. Zum Furosemid-Typ gehören

- Furosemid,
- Bumetanid,
- Piretanid,
- Azosemid und
- Torasemid,

zu den sonstigen Schleifendiuretika

- Etacrynsäure und
- Etozolin.

Schleifendiuretika vom Furosemid-Typ

Charakteristisch für die Substanzen ist ihre einerseits *kurze*, aber andererseits sehr *intensive* Wirkung. Mit hohen Dosen dieser Verbindungen läßt sich auch dann noch eine Ödemausschwemmung erreichen, wenn Thiazide nicht mehr wirksam sind. Auch beim Niereninsuffizienten sind vor allem Schleifendiuretika angezeigt.

Bei der *akuten Linksherzinsuffizienz* sind diese Stoffe bei Patienten mit intakter Nierenfunktion bereits *vor* Eintritt eines diuretischen Effekts hämodynamisch wirksam. Die Wirkung kommt dadurch zustande, daß aus der Niere vermehrt Prostaglandine bzw. Prostacyclin freigesetzt werden, die dann zu einem venösen Pooling und damit zu einer Vorlastsenkung führen. Es handelt sich somit nicht um einen direkten, sondern um einen *indirekten* Effekt.

Bei oraler Gabe werden furosemid-artig wirkende Stoffe rasch, aber mit unterschiedlicher Resorptionsquote resorbiert. Die Bioverfügbarkeit von Furosemid, der gebräuchlichsten Substanz, liegt bei etwa 50 bis 60%, die anderen Verbindungen außer Azosemid, das eine noch niedrigere Bioverfügbarkeit als Furosemid aufweist (Schuchmann et al. 1992), werden zu einem höheren Prozentsatz resorbiert. Der Transport in der Niere erfolgt wegen der hohen Eiweißbindung und des sauren Charakters der Substanzen vorwiegend durch *aktive* proximal-tubuläre *Sekretion.* Daher sind bei Niereninsuffizienz, bei der die Sekretionsprozesse beeinträchtigt sind, höhere Dosen erforderlich, und der Wirkungseintritt ist verzögert. Bei *älteren Patienten* ist die Kinetik von Furosemid nach Untersuchungen von Kerremans et al. (1983), Andreasen et al. (1984), Neubig et al. (1984) sowie Traeger et al. (1984) im Vergleich zu der jüngerer Patienten deutlich verändert: Die Plasmahalbwertszeit ist auf ca. 2 bis 3 Stunden verlängert und die renale Clearance in Abhängigkeit von der Creatinin-Clearance erniedrigt (Abb. 2, 3). Andererseits kann bei Patienten mit einer Erniedrigung des Gesamteiweißes der Anteil an nicht gebundenem Furosemid erhöht und damit die renale Ausscheidung beschleunigt sein. In der Regel ist dieser Effekt für die Eliminationsvorgänge aber weniger bedeutend als der Verlust an funktionstüchtigen Nephronen und die verminderte renale und hepatische Durchblutung.

Die verringerte Leberdurchblutung scheint auch der Grund für die weniger ausgeprägte Glucuronidierung von Furosemid bei älteren Patienten zu sein.

Aus den beschriebenen pharmakodynamischen und pharmakokinetischen Veränderungen ergeben sich für die Pharmakotherapie mit Furosemid bei älteren Patienten folgende klinische Konsequenzen: Obwohl wegen der häufig eingeschränkten Nierenfunktion für die Erzielung eines ausreichenden diuretischen Effektes eher höhere Dosen als bei Jüngeren benötigt werden, ist bei alten und vor allem multimorbiden Patienten eine vorsichtige Gabe von Furosemid angezeigt, da Nebenwirkungen nach Gabe hoher Furosemid-Dosen besonders ausgeprägt sein können (Hyams 1986). Auch bei stark erhöhten Harnsäureblutspiegeln sollte wegen der Konkurrenz um den Säurecarrier und der dadurch bedingten höheren Furosemid-Plasmaspiegel zurückhaltend dosiert werden (Neubig et al. 1984). Eine individuell angepaßte Dosierung ist auch bei Patienten mit verminderter Herzleistung erforderlich.

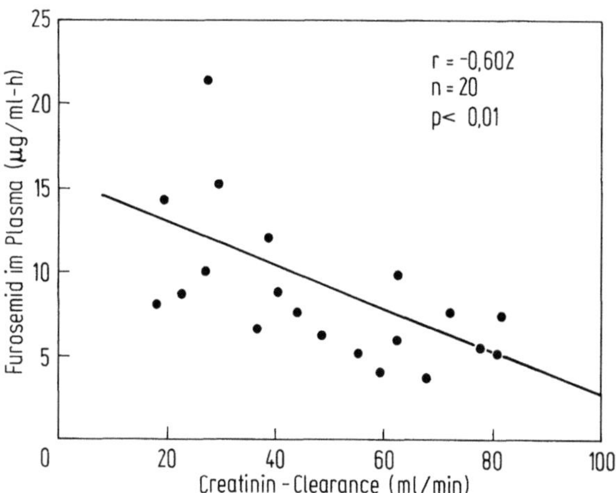

Abb. 2. Negative (inverse) Korrelation zwischen der Creatinin-Clearance (ml/min) und der Gesamtfläche unter der Zeit-Konzentrations-Kurve von Furosemid ($AUC_{0-\infty}$, g/ml · h) (NEUBIG et al. 1984)

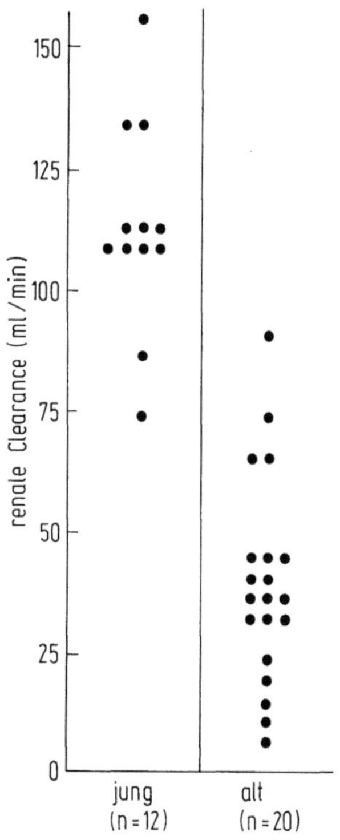

Abb. 3. Vergleich der renalen Clearance (ml/min) von Furosemid bei geriatrischen Patienten mit der renalen Clearance einer Gruppe jüngerer gesunder Probanden. Die durchschnittliche renale Clearance bei den geriatrischen Patienten ist erheblich erniedrigt (NEUBIG et al. 1984)

Sonstige Schleifendiuretika

Etacrynsäure hat wegen ihrer z.T. schwerwiegenden Nebenwirkungen (z.B. irreversible Hörschäden) und des Eingriffs in den Zellstoffwechsel an Bedeutung verloren. Sie ist bei alten Patienten nur noch unter strengster klinischer Überwachung in Ausnahmefällen indiziert.

Etozolin ist ein Pro-Drug, das im Organismus rasch durch Esterspaltung in die eigentliche Wirkform, das Ozolinon, überführt und durch Glucuronidierung weiter biotransformiert wird. Die notwendige Metabolisierung erklärt den im Vergleich zu Furosemid langsameren Wirkungseintritt und die länger anhaltende Wirkung von Etozolin.

Spezielle Untersuchungen dieser Gruppe von Schleifendiuretika bei alten Patienten liegen u.W. noch nicht vor.

Thiazide und analoge Verbindungen

Bei den Thiaziden (Dihydro-benzothiadiazinen) handelt es sich um bicyclische Sulfonamid-Derivate mit Angriff am frühdistalen Tubulus. In Tabelle 3 sind einige dieser Stoffe zusammengestellt. Neben den Thiaziden im engeren Sinn gibt es weitere Stoffe mit gleichem Wirkprofil, sog. Thiazid-analoge Sulfonamid-Diuretika, in die Tabelle 4 aufgeführt sind. Thiazide steigern die Ausscheidung von Natrium- und Chloridionen, auch werden Kalium- und Magnesiumionen vermehrt ausgeschieden. Dagegen nimmt nach Thiazid-Gabe die Exkretion von Calcium- und Phosphationen ab. Hierin unterscheiden

Tabelle 3. Dihydrobenzothiadiazin-Derivate

Internationaler Freiname	Mittlere Tagesdosis (in mg)
Hydrochlorothiazid	25
Trichlormethiazid	2
Butizid	5
Polythiazid	2
Bendroflumethiazid	5

Tabelle 4. Thiazid-analoge-Sulfonamiddiuretika

Internationaler Freiname	Mittlere Tagesdosis (in mg)
Melfrusid	25
Clopamid	20
Chlortalidon	25
Xipamid	20

sich die Thiazide qualitativ von den Schleifendiuretika, die die Calciumausscheidung steigern. Die glomeruläre Filtrationsrate wird, allerdings nicht sehr ausgeprägt und meist nur zu Beginn der Therapie, durch Thiazide reduziert.

Die in den Tabellen 3 und 4 genannten Stoffe werden nach oraler Gabe gut und schnell aus dem Gastrointestinaltrakt resorbiert. Ihre Biotransformation ist allerdings sehr unterschiedlich. Während z.B. Hydrochlorothiazid praktisch nicht biotransformiert wird, wird Bendroflumethiazid zu etwa 70% verstoffwechselt (HYAMS 1986). Auch die Plasmahalbwertszeiten sind deutlich verschieden. Sie betragen beispielsweise für Hydrochlorothiazid 6,5 und für Polythiazid 26 Stunden (NIEMEYER et al. 1983; HOBBS et al. 1987). Für Chlortalidon wurde eine Halbwertszeit von 50 Stunden ermittelt (FLEUREN et al. 1977). Die Ausscheidung erfolgt vorwiegend renal durch glomeruläre Filtration sowie tubuläre Sekretion.

Wegen ihrer relativ langsam einsetzenden und damit den Patienten weniger belastenden Wirkung, der geringen Gefahr der Exsikkose, der langen Wirkungsdauer und der darin begründeten Möglichkeit zur Einmalgabe pro Tag werden Thiazide besonders häufig bei alten Patienten eingesetzt. Wie bereits erwähnt, ist die Dosis-Wirkungs-Kurve für den diuretischen und antihypertensiven Effekt flach, so daß es wenig sinnvoll ist, die Dosis bei nicht ausreichendem Effekt zu steigern, zumal dann die Nebenwirkungen deutlich zunehmen. Da zudem beim alten Patienten die renale Clearance der Thiazide physiologischerweise erniedrigt ist, empfiehlt sich auch bei diesen Stoffen eine Niedrigdosis-Behandlung (MACMAHON 1984). Von Hydrochlorothiazid sollte dementsprechend bei Patienten über 65 Jahren die tägliche Normdosis 12,5 mg betragen, und 25 mg sollten nicht überschritten werden. Es ist ferner darauf hinzuweisen, daß Thiazide bei einer Creatinin-Clearance unter 30 ml/min als Monotherapeutika nicht mehr ausreichend wirksam sind und in solchen Fällen durch Schleifendiuretika oder durch Kombinationen von Schleifendiuretika und Thiaziden ersetzt werden müssen.

Kaliumsparende Diuretika

Die bisher besprochenen Diuretika haben gemeinsam, daß sie, wenn auch in unterschiedlicher Stärke und in unterschiedlichen Relationen, die Natrium-, Chlorid- und Kaliumionenausscheidung erhöhen. Daneben gibt es Substanzen, die trotz einer – wenn auch nicht sehr ausgeprägten – Erhöhung der Natriumchlorid-Exkretion die *Ausscheidung von Kaliumionen verringern.* Bei diesen als kaliumsparenden oder (korrekter) kaliumretinierenden Diuretika bezeichneten Substanzen unterscheidet man

- die Aldosteronantagonisten Spironolacton und Kalium-canrenoat sowie
- die cyclischen Amidine Amilorid und Triamteren.

Der saluretische Effekt dieser Stoffe ist deswegen so wenig ausgeprägt, weil die Rückresorption von Natrium- und Chloridionen im spätdistalen Tubulus bereits weitgehend abgeschlossen ist. Kaliumsparende Diuretika werden daher meist in *Kombination* mit Schleifendiuretika oder Thiaziden, deren Kaliumionen-eliminierende Wirkung sie verhindern sollen, eingesetzt. Bei niereninsuffizienten Patienten mit einer Creatinin-Clearance unter 30 ml/min sind sie *streng kontraindiziert*, da sie einerseits in diesen Fällen kaum noch diuretisch wirken und andererseits die Gefahr einer Hyperkaliämie stark zunimmt.

Spironolacton und Kalium-canrenoat

Aufgrund ihres Aldosteron-Antagonismus werden die beiden Stoffe Spironolacton und Kalium-canrenoat außer zur Vermeidung von Kaliumverlusten durch Gabe von Saluretika bei Patienten mit Hyperaldosteronismus eingesetzt. Dem bereits beschriebenen Wirkungsmechanismus entsprechend setzt die Wirkung erst nach einer Latenz von einigen Stunden ein, andererseits ist die Wirkdauer relativ lang.

Spironolacton wird bei oraler Gabe rasch und nahezu vollständig resorbiert. Als Steroid unterliegt es einem ausgeprägten Metabolismus. Einer der zahlreichen, z. T. noch wirksamen Metaboliten ist *Canrenon*, das unter Öffnung des Lactonrings in das gut wasserlösliche und damit injizierbare Kaliumsalz, das Kalium-canrenoat, überführt werden kann. (Wegen Verdacht auf Kanzerogenität ist die Anwendbarkeit von Kalium-canrenoat jedoch stark einge-

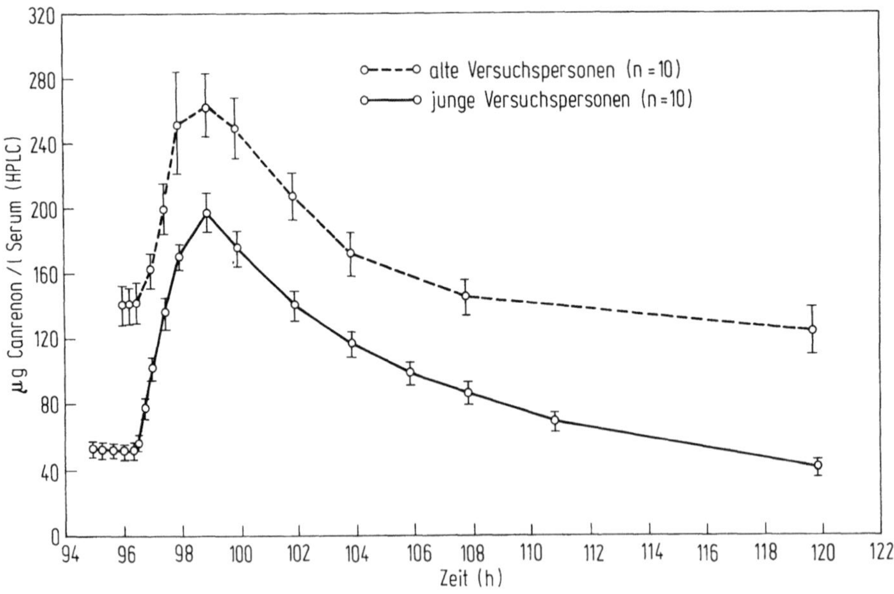

Abb. 4. Serumkonzentrationskurve (Mittelwerte ± SEM) für Canrenon, bestimmt mit der HPLC-Methode (Platt et al. 1984)

schränkt.) Die Ausscheidung von Spironolacton bzw. die seiner Metaboliten erfolgt bei gesunden Probanden zu etwa 45% renal und zu etwa 35% biliär (ABSHAGEN et al. 1979).

Pharmakokinetische Untersuchungen von Spironolacton bei *alten Patienten* ergaben (PLATT et al. 1984), daß im Vergleich zu jüngeren Personen die Serumkonzentrationen etwa zweifach höher lagen (Abb. 4). Von derselben Arbeitsgruppe (ABSHAGEN et al. 1981) wurde ferner nachgewiesen, daß sich auch das Metabolitenmuster im Alter ändert. Zu ähnlichen Ergebnissen gelangten auch HO et al. (1984). Aus diesen Untersuchungen wird von den Autoren gefolgert, daß Spironolacton im Alter zurückhaltend dosiert werden soll.

Triamteren und Amilorid

Triamteren und Amilorid hemmen durch direkten Angriff die Natriumrückresorption und die Kaliumsekretion im spätdistalen Tubulus, sie wirken daher wesentlich rascher als Spironolacton.

Nach oraler Gabe werden die beiden Stoffe schnell aus dem Darm resorbiert, die diuretische Wirkung tritt nach etwa einer Stunde ein und erreicht nach ca. 3 bis 4 Stunden ihr Maximum. Triamteren wird sehr rasch über Hydroxytriamteren zu dem interessanterweise noch biologisch aktiven Phase-II-Metaboliten Hydroxytriamteren-Schwefelsäureester biotransformiert (KNAUF et al. 1978) und vorwiegend als solcher renal und biliär ausgeschieden. Amilorid wird dagegen nur geringgradig metabolisiert. Die Halbwertszeit von Triamteren liegt bei 4–6 Stunden, die von Amilorid bei 18–20 Stunden.

Untersuchungen zur Pharmakokinetik von Triamteren bei *alten Patienten* (MÖHRKE et al. 1983) erbrachten folgende Ergebnisse (vgl. Tabelle 5): Die maximalen Plasmaspiegel (C_{max}) nach einmaliger Gabe von Triamteren waren bei den alten Patienten fünfmal höher als bei den gesunden Probanden, während die Zeit bis zum Erreichen der maximalen Plasmaspiegel (t_{max}) nicht verändert war. Die Fläche unter der Plasmaspiegelzeitkurve (AUC) nahm hochsignifikant zu, auch war die Metabolisierung zu dem Phase-II-Metaboliten sowie dessen Ausscheidung verzögert. Bei chemischer Gabe waren diese Veränderungen der Pharmakokinetik von Triamteren bei alten Patienten jedoch wesentlich geringer ausgeprägt (MÖHRKE et al. 1992). Von Amilorid liegen entsprechende Untersuchungen noch nicht vor, doch ist wegen der deutlich verzögerten Ausscheidung beim Niereninsuffizienten (KNAUF et al. 1985) auch für diesen Wirkstoff mit einer deutlich verlangsamten Exkretion bei Älteren zu rechnen. Wie bei Spironolacton ergibt sich auch für Triamteren und Amilorid hieraus die klinische Konsequenz, die Dosis dieser Stoffe im Alter zu reduzieren.

Tabelle 5. Höhe und Zeitpunkt der maximalen Plasmakonzentrationen, terminale Halbwertszeiten, Fläche unter den Plasmakonzentrationszeitkurven sowie AUC-Quotienten von TA und OH-TA-Ester nach Gabe von 100 mg TA bei jungen Probanden ($n = 6$, mittleres Lebensalter 29,5 Jahre) und älteren Patienten ($n = 10$, mittleres Lebensalter 73,7 Jahre)

	Triamteren				OH-TA-Ester				$AUC_{OH\text{-}TA\text{-}Ester}$/ AUC_{TA}
	C_{max} [ng/ml]	t_{max} [h]	$t_{1/2}$ [h]	AUC [µg/ml · min]	C_{max} [ng/ml]	t_{max} [h]	$t_{1/2}$ [h]	AUC [µg/ml · min	
Junge Probanden ($n = 6$)	46,5	2,25	4,32	18,1	722,5	2,33	5,13	252,4	17,35
Ältere Patienten ($n = 10$)	235,0	2,45	6,50	118,2	1140,3	3,50	7,69	652,9	13,91
Signifikanz $p =$	0,0012	0,25	0,16	0,0017	0,11	0,02	0,33	0,01	0,06

Indikationen

Als Indikationen sind – auch für alte Patienten –

- akute und chronische Ödeme,
- Hypertonie und
- akute sowie chronische Herzinsuffizienz

zu nennen.

Der Einsatz von Diuretika bei *Ödemen* ist einleuchtend, da ein Wirkstoff ja gerade dann als Diuretikum bezeichnet wird, wenn er die für die Ödemausschwemmung erforderliche (Mehr-)Ausscheidung von Kochsalz und Wasser hervorruft. Diuretika vermögen jedoch bei der Ödembehandlung eine spezifisch gegen die Grundkrankheit gerichtete Therapie nur zu ergänzen, aber nicht zu ersetzen. So können bei renal bedingten Ödemen mit Diuretika zwar die Ödeme mehr oder weniger gut ausgeschwemmt werden, an der Ödemursache, an dem durch das leckgewordene Nierenfilter bedingten Eiweißverlust, wird nichts geändert. Beim hepatogen bedingten Aszites kann das Diuretikum weder die ungenügende Albuminsynthese noch den Pfortaderhochdruck beseitigen. Auch darf bzw. sollte nicht jedes Ödem mit Diuretika behandelt werden. So sollten bei den speziell bei alten Patienten häufigen Ödemen im Rahmen einer Veneninsuffizienz Diuretika allenfalls vorübergehend angewandt werden. Und es ist eindrücklich darauf hinzuweisen, daß sie physikalische Maßnahmen wie z. B. die Kompressionsbehandlung nicht zu ersetzen vermögen.

Bei der Behandlung der *Hypertonie* sind Diuretika nach wie vor Mittel der ersten Wahl (Empfehlungen der Hochdruckliga 1987). Obwohl der genaue Wirkungsmechanismus noch nicht feststeht, so kann doch davon ausgegangen werden, daß ihr blutdrucksenkender Effekt initial durch eine Reduktion des zirkulierenden Blutvolumens und bei der Langzeittherapie durch eine Abnahme der Ansprechbarkeit der Gefäße auf endogene pressorische Reize zustandekommt. Dadurch sinkt der Gefäßtonus und damit der periphere arterielle Widerstand. Darüber hinaus nimmt der venöse Rückstrom zum Herzen ab (vor- und nachlastsenkender Effekt). Außer als Monotherapeutika sind Diuretika auch in Kombination mit anderen Antihypertonika zur Blutdrucksenkung besonders geeignet.

Die Abnahme der Vor- und Nachlast des Herzens unter Diuretika-Behandlung ist auch der Grund für ihren Einsatz bei der *Herzinsuffizienz*. Im Gegensatz zu den Herzglykosiden wirken sie nicht positiv inotrop, sondern verbessern die Herzleistung durch eine Ökonomisierung der Herzarbeit (Bolte 1982). Aus diesem Grund können Diuretika mit ACE-Hemmern und herzwirksamen Glykosiden bei dieser Indikation gut miteinander kombiniert werden. Nach heutiger Auffassung (Konsensuskonferenz zur Behandlung der Herzinsuffizienz Frankfurt 1992) sind Diuretika beim Schweregrad II der Herzinsuffizienz (nach NYHA) allein oder zusammen mit ACE-Hemmern und ab Schweregrad III gemeinsam mit ACE-Hemmern und Herzglykosiden (Digitalispräparaten) indiziert.

Nebenwirkungen

Wie bei anderen wirksamen Medikamenten besteht auch bei Diuretika die Gefahr von unerwünschten Arneimittelwirkungen (Nebenwirkungen).

Eine wichtige unerwünschte Wirkung von Schleifendiuretika und Thiaziden ist der *Kaliumverlust*, daneben werden vermehrt *Magnesiumionen* ausgeschieden. Die Störeffekte beruhen einerseits auf einem gesteigerten Kationenaustausch im spätdistalen Tubulus – infolge der verringerten Natriumrückresorption in den mehr proximalen Tubulusabschnitten ist spätdistal das Natriumangebot erhöht –, andererseits auf einer Aktivierung des Renin-Angiotensin-Aldosteron-Systems.

Bei rascher Ödemausschwemmung (insbesondere mit Schleifendiuretika in höherer Dosierung) kommt es infolge von Verlusten an intravasaler Flüssigkeit, die nicht rasch genug aus dem Extravasalraum ersetzt werden kann, zu einer Erhöhung des Hämatokrits und damit zu einer Zunahme der Blutviskosität, wodurch die Perfusion in der Endstrombahn verschlechtert und die Thromboseneigung gesteigert werden. Der Verlust an zirkulierendem Plasmavolumen unter einer Diuretikatherapie kann zu einer orthostatischen Dysregulation führen.

Schleifendiuretika und Thiazide verschlechtern ferner die *Glucosetoleranz*. Dadurch kann ein latenter Diabetes manifest oder bei bestehendem Diabetes ein auf orale Antidiabetika eingestellter Patient insulinpflichtig werden. Beim insulinpflichtigen Diabetiker kann der Insulinbedarf ansteigen. Weitere Nebenwirkungen der beiden Diuretikagruppen betreffen den *Lipidstoffwechsel:* Die Plasmakonzentration der Triglyceride kann ebenso wie die der Low- und Very-low-density-Lipoproteine im Plasma zunehmen. Schließlich kann es bei entsprechend disponierten Patienten durch Erhöhung des Blutharnsäurespiegels u. U. zu einem *Gichtanfall* kommen.

Bei den kaliumsparenden Diuretika ist die wichtigste Nebenwirkung die *Kaliumretention* mit der Gefahr einer *Hyperkaliämie*. Nach Gabe von Spironolacton bzw. Kalium-canrenoat können zusätzlich Magen-Darm-Störungen und Exantheme, bei Männern Gynäkomastie und Potenzstörungen, bei Frauen Amenorrhoe, Hirsutismus und Spannungsgefühl in den Brüsten sowie bei Männern und Frauen Stimmveränderungen vorkommen. Nach Gabe von Triamteren und Amilorid wurden ebenfalls gastrointestinale Beschwerden sowie Schwindelgefühl beobachtet. Die wesentlichen der beschriebenen Nebenwirkungen sind in hohem Maße *dosisabhängig*. Wird, den heutigen Erkenntnissen folgend und wie oben mehrfach dargestellt, niedriger als früher üblich dosiert, sind sie meist nicht sehr bedeutsam und schmälern nur wenig den Wert dieser Stoffe bei den genannten Indikationen. Speziell bei älteren Patienten ist jedoch auf diese Nebenwirkungen zu achten, da bei diesen Störungen der Homöostase weniger rasch und weniger gut kompensiert werden können und wegen der geringeren Eliminationskapazität – wie gezeigt – bei einer Reihe von Substanzen auch nach sog. normaler Dosierung eine Kumulation auftreten kann. In diesem Zusammenhang sei nochmals besonders auf die im Alter physiologischerweise reduzierte Nierenfunktion (Abnahme der GFR beim

70jährigen auf etwa die Hälfte im Vergleich zu nierengesunden 20jährigen) und die verringerte Fähigkeit der Leber zur oxidativen Biotransformation hingewiesen. Es darf auch nicht übersehen werden, daß bei vielen alten Patienten – meist wegen unzureichender Kaliumzufuhr mit der Nahrung – bereits ein Kaliummangel vorliegt, der durch die Gabe von Saluretika zusätzlich verstärkt wird. Dadurch ist die Gefahr einer Hypokaliämie bei alten Patienten besonders hoch (McCarthy 1982). Nach Edmonds und Jasani (1972) bedeutet eine Abnahme des Serumkaliumspiegels um 1 Millimol/l eine Reduktion des Gesamtkörperkaliums um 20%. Eine Überwachung des Serumkaliumspiegels sowie entsprechende Maßnahmen bei Kaliumverlusten unter Saluretikagabe sind daher erforderlich. Dies gilt besonders für Patienten, die gleichzeitig Digitalisglykoside erhalten.

Kontraindikationen

Kaliumsparende Diuretika sind – wie oben bereits beschrieben – bei Niereninsuffizienten kontraindiziert. Als weitere Kontraindikationen sind bei Schleifendiuretika und Thiaziden wegen ihrer kaliumionen-eliminierenden Wirkung Coma hepaticum und therapieresistente Hypokaliämien, bei Schleifendiuretika Hyperkalzämien und bei kaliumsparenden Diuretika Hyperkaliämien zu beobachten.

Interaktionen

Bei der Kombination von Schleifendiuretika mit Aminoglykosid-Antibiotika sowie mit Cefalotin wurde eine erhöhte Nephrotoxizität gefunden. Auch das ototoxische Risiko ist bei der gleichzeitigen Gabe eines hochdosierten, rasch verabfolgten Schleifendiuretikums mit einem Aminoglykosid-Antibiotikum gesteigert. Analgetika bzw. Antirheumatika, die über eine Hemmung der Prostaglandinbiosynthese wirken, erniedrigen den Effekt der meisten Diuretika. Die gleichzeitige Gabe von Triamteren und Indometacin verschlechterte die Nierenfunktion (Weinberg et al. 1985), während ein entsprechender Effekt mit Spironolacton nicht beobachtet wurde (Favre et al. 1983). Jedoch reduzierte Indometacin die natriuretische Wirkung von Spironolacton um ca. 50%.

Infolge der vermehrten Kaliumausscheidung verstärken Schleifendiuretika und Thiazide die Wirkung (und Nebenwirkungen) von Herzglykosiden und Muskelrelaxantien vom Curaretyp. Glucocorticoide oder Laxantien erhöhen die Gefahr einer Hypokaliämie bei gleichzeitiger Applikation mit einem Schleifen- oder Thiazid-Diuretikum.

Stellenwert der Diuretikatherapie bei älteren Patienten

Stellt man den therapeutischen Wert der Diuretika ihrem potentiellen Risiko bei der Gabe an ältere Patienten gegenüber, so ergibt sich aufgrund der

Befunde zahlreicher Studien, daß der Nutzen deutlich überwiegt, sofern angemessen dosiert und die Indikation klar gestellt wird.

Bei Patienten mit Herzinsuffizienz kann nicht nur die Lebensqualität, sondern vermutlich auch die Prognose durch die Gabe von Diuretika verbessert werden. Auch ergab sich bei einer Metaanalyse zahlreicher Hypertoniestudien, daß Diuretika zu einer Reduktion der linksventrikulären Hypertrophie führen (DAHLÖF et al. 1992).

Bei Patienten mit Hochdruck reduzierte eine antihypertensive Behandlung, bei der vor allem Thiazide eingesetzt wurden, die Zahl von Schlaganfällen (Australian Therapeutic Trial 1980; Hypertension Detection & Follow-up Program Results 1982; Veterans Administration Cooperative Study Group 1970, 1972). Bei der EWPHE-Studie (European Working Party on Hypertension in the Elderly 1985), mit einer Kombination von Hydrochlorothiazid und Triamteren gegen Placebo durchgeführt, wurde ebenfalls in der Verum-Gruppe eine – allerdings statistisch nicht signifikante – Abnahme von apoplektischen Insulten um 32% sowie eine statistisch signifikante Abnahme der Zahl von Todesfällen infolge kardiovaskulärer Ereignisse gefunden. Ähnliche positive Ergebnisse wurden auch bei mehreren weiteren Studien in jüngster Zeit gefunden. So nahmen u.a. bei der SHEP-Studie (Systolic Hypertension in the Elderly Program 1991) ebenso wie bei der MRC-II-Studie (Medical Research Council trial of treatment of hypertension in older adults 1992) die kardiovaskulären Ereignisse ebenso wie die kardiovaskuläre Mortalität deutlich ab. Außerdem sank die Inzidenz an Schlaganfällen und Schlaganfall-bedingten Todesfällen. Interessanterweise war bei der MRC-II-Studie die Wirksamkeit der Diuretika deutlich besser als die von β-Rezeptorenblockern. Aufgrund dieser Befunde wird von den Autoren der MRC-II-Studie folgendes Schema für den Einsatz von Antihypertensiva bei älteren Patienten vorgeschlagen:

Begleiterkrankungen	Diuretika	β-Blocker	Calciumkanalblocker	ACE-Hemmer
keine	++	+	+	+
Herzinsuffizienz	++	–	–	++
KHK	+	++	++	+
Asthma bronchiale	++	–	+	+
arterielle Verschlußkrankheit	+	–	++	–
Gicht	–	+	+	+
Diabetes mellitus	–	–	+	++

++ Mittel der ersten Wahl
+ geeignete Alternative
– üblicherweise nicht indiziert bzw. kontraindiziert

Ferner sollte ein wichtiger Nebeneffekt bei der Hypertoniebehandlung mit Thiaziden nicht unerwähnt bleiben. Da diese die Kalziumausscheidung reduzieren, wirken sie Osteoporose-prophylaktisch und verringern dadurch die Zahl von Schenkelhalsbrüchen bei älteren Patienten (Ray et al. 1989).

Zusammenfassend ergibt sich, daß Diuretika zu Recht in großem Umfang bei alten Patienten eingesetzt werden. Sofern ihre Anwendung sachgerecht erfolgt, werden sie auch zukünftig ihren Stellenwert für diese Patientengruppe behalten.

Präparate-Index

Freiname (Generic)	Handelsname
Aldosteron	Aldocorten
Amilorid	Arumil
Bumetanid	Fordiuran
Bendroflumethiazid	Sinesalin
Butizid	Saltucin
Chlortalidon	Hygroton
Clopamid	Brinaldix
Etacrynsäure	Hydromedin
Etozolin	Elkapin
Furosemid	Lasic
Hydrochlorothiazid	Di-Chlotride, Esidrix
Indometacin	Amuno
Kaliumcanrenoat	Aldactone, Osyrol
Mefrusid	Baycaron
Piretanid	Arelix
Polythiazid	Drenusil
Spironolacton	Aldactone, Osyrol
Triamteren	Jatropur
Trichlormethiazid	Esmarin
Xipamid	Aquaphor

Literatur

Abshagen U, Besenfelder E, Endele R, Koch K, Neubert B (1979) Kinetics of canrenone after single and multiple doses of spironolactone. Eur J Clin Pharmacol 16:255–262

Abshagen U, Platt D, Horn HJ (1981) Zur Pharmakokinetik von Spironolacton im Alter. Klin Wochenschr 59:909–910

Amery A, Brixko P, Clement D, De Schaepdryver A, Fagard R, Forte J, Henry JF, Leonetti G, O'Malley K, Strasser T, Birkenhäger W, Bulpitt C, Deruyttere M, Dollery C, Forette F, Hamdy R, Jossens JV, Lund-Johansen P, Petrie J, Tuomilehto J, Williams B (1985) Mortality and Morbidity Results from the European Working Party on High Blood Pressure in the Elderly Trial. The Lancet I:1349–1354

Andreasen F, Hansen U, Husted SE, Mogensen CE, Pedersen EB (1984) The influence of age on renal and extrarenal effects of frusemide. Br J clin Pharmac 18:65–74

Bolte HD (1982) Typische Risiken bei der Behandlung der chronischen Herzinsuffizienz. Internist 23:133–137

Dahlöf B, Pennert K, Hansson L (1992) Reversal of Left Ventricular Hypertrophy in Hypertensive Patients – A Metaanalysis of 109 Treatment Studies. Amer J Hypertension 5:85–110

Edmonds CJ, Jasani B (1972) Total body potassium in hypertensive patients during prolonged diuretic-therapy. The Lancet I:8–12

Empfehlung der Hochdruckliga (1987) Behandlung von Patienten mit milder Hypertonie. Münch med Wschr 129:92–95

Favre L, Glasson Ph, Riondel A, Vallotton MB (1983) Interaction of diuretics and non-steroidal anti-inflammatory drugs in man. Clin Scien 64:407–415

Fleuren HLJM, van Rossum JM (1977) Nonlinear relationship between plasma and red blood cell pharmacokinetics of chlorthalidone in man. J Pharmacokin Biopharm 5:359–375

Ho PC, Bourne DWA, Triggs EJ, Smithhurst BA (1984) Comparison of Plasma Levels of Canrenone and Metabolites After Base Hydrolysis in Young and Elderly Subjects Following Single and Multiple Doses of Spironolactone. Eur J Clin Pharmacol 27:415–419

Hobbs DC, Twomey TM (1987) Kinetics of polythiazide. Clin Pharmacol Therap 23:241–246

Hyams DE (1984) Drug usage by the elderly. In: Roe (ed) Drugs and nutrition in geriatric patient, Churchill Livingstone, New York, pp 1–26

Hyams DE (1986) The Elderly Patient. A Special Case for Diuretic Therapy. Drugs 31 (Suppl 4):138–153

Hypertension Detection and Follow-up Program Results (1982) The effect of tratment on mortality in „mild" hypertension. New Engl J Med 307:976–980

Kerremans Ad LM, van Baars YTH, van Ginneken CAM, Gribnan FWJ (1983) Furosemide kinetics and dynamics in aged patients. Clin Pharmacol Ther 34:181–189

Knauf H, Mutschler E, Völger KD (1978) Pharmakologische Wirksamkeit von Phase-I- und Phase-II-Metaboliten des Triamteren. Arzneim Forsch/Drug Res 28:1417–1420

Knauf H, Reuter K, Mutschler E (1985) Limitation on the Use of Amiloride in Eearly Renal Failure. Eur J Clin Pharmacol 28:61–66

McCarthy ST (1982) Body fluid, electrolytes and diuretics. Curr Med Res Opin 7 (Suppl 1):87–95

McMahon FG (1984) Diuretics: the thiazide, thiazide-like, and loop diuretics. In: McMahon (ed) The management of essential hypertension: the new low dose era, 2nd, Futura Publishing Co, Inc Mt Kisco, New York, pp 75–155

Medical Research Council trial of treatment of hypertension in older adults: principal results – MRC Working Party (1992). Brit Med J 304:405–412

Möhrke W, Mutschler E, Völger KD, Mühlberg W, Platt D (1983) Triamterene Kinetics in the Higher Age. In: Platt E (ed) Cardiology and Ageing, Schattauer, Stuttgart New York, pp 367–375

Möhrke W, Spahn-Langguth H, Mutschler E, Mühlberg W, Platt D (1992) Pharmakokinetik von Triameteren und Hydrochlorothiazid nach ein- und mehrmaliger Applikation bei älteren Patienten. Med Welt, im Druck

Neubig E, Mühlberg W, Platt D (1984) Furosemid-Pharmakokinetik bei geriatrischen multimorbiden Patienten. Z Gerontol 17:251–260

Niemeyer C, Hasenfuß G, Wais U, Knauf H, Schäfer-Korting M, Mutschler E (1983) Pharmacokinetics of Hydrochlorothiazide in Relation to Renal Function. Eur J Clin Pharmacol 24:661–665

Platt D, Abshagen U, Mühlberg W, Horn HJ, Schmitt-Rüth R, Vollmar J (1984) The influence of age and multimorbidity on the pharmacokinetics and metabolism of spironolactone. Arch Gerontol Geriatr 3:147–159

Ray WA, Griffin MR, Downey W, Melton LJ (1989) Long-term use of thiazide diuretics and risk of hip fracture. Lancet i, 687–690

Schuchmann HW, Rösch W, Koch U, Maurer HH, Stengl U, Mutschler E (1992) Pharmacokinetics of Azosemide in Patients with T-Drain after Cholecystectomy. Arzneim.-Forsch./Drug Res 42:812–814

SHEP Cooperative Research Group (1991) Prevention of Stroke by Antihypertensive Drug Treatment in Older Persons with Isolated Systolic Hypertension – Final Results of the Systolic Hypertension in the Elderly Program (SHEP). J Am Med Ass 265:3255–3264

Traeger A, Oelzner P, Stein G (1984) Pharmakokinetik und diuretische Wirkung von Furosemid bei alten Menschen. Dt Gesundh Wesen 39:956–960

The Australian Therapeutic Trial in Mild Hypertension (1980) The Lancet I:1261–1267

Weinberg MS, Cenigg RJ, Salant DJ, Bernard DB (1985) Anuric renal failure precipitated by indomethacin and triamterene. Nephron 40:216–218

Veterans Administration Cooperative Study Group On Antihypertensive Agents (1979) Effects of treatment on morbidity – II. Results in patients with diastolic blood pressure averaging 90 through 114 mm Hg. J Am Med Ass 213:1143–1152

Veterans Administration Cooperative Study Group On Antihypertensive Agents (1972) Influence of age, diastolic pressure and prior cardiovascular disease; further analysis of side effects. Circulation 45:991–1004

Hochdrucktherapie

F. W. LOHMANN

1 Einleitung

1.1 Definition, Schweregrade der arteriellen Hypertonie

Entsprechend den Empfehlungen der Weltgesundheitsorganisation ist die Normotonie mit Blutdruckwerten unter 140/90 mm Hg definiert. Unter Ruhebedingungen liegt eine stabile arterielle Hypertonie unabhängig vom Lebensalter dann vor, wenn der systolische Blutdruck konstant 160 mm Hg und/oder der diastolische Blutdruck konstant 95 mm Hg beträgt oder überschreitet. Der zwischen den beiden angegebenen Blutdruckgrenzen liegende Bereich wird als Grenzwerthypertonie bezeichnet. Neuerdings wird die arterielle Hypertonie jedoch anders eingeteilt, und zwar in ein mildes, mittelschweres und schweres Stadium, je nach Höhe des diastolischen Blutdruckes. Die Tabelle 1 (nach KLAUS 1987) gibt auf dieser Grundlage einen Vorschlag zur Einteilung und Klassifizierung der chronischen arteriellen Hypertonie wieder. Dabei wird auch die isolierte systolische Hypertonie berücksichtigt.

Diese Einteilung der arteriellen Hypertonie wird sicherlich besser der klinischen Bedeutung jeder oberhalb der Norm liegenden Blutdruckerhöhung gerecht; denn auch eine ständige „nur" grenzwertige Blutdruckerhöhung hat

Tabelle 1. Vorschlag zur Einteilung und Klassifizierung der chronischen arteriellen Hypertonie. K = Komplikation des Hochdrucks und (oder) Folgeerscheinungen an den Zielorganen, DP = diastolischer Blutdruck, SP = systolischer Blutdruck, H = Hypertonie

Art der Hypertonie	Blutdruckwerte (mm Hg)		Hypertonie-Klassifizierung		
			ohne K	mit 1 K	mit *n* K
milde Hypertonie	DP_1	90–104	$H\text{–}DP_1K_0$	$H\text{–}DP_1K_1$	$H\text{–}DP_1K_n$
mittelschwere Hypertonie	DP_2	105–114	$H\text{–}DP_2K_0$	$H\text{–}DP_2K_1$	$H\text{–}DP_2K_n$
schwere Hypertonie	DP_3	≥ 115	$H\text{–}DP_3K_0$	$H\text{–}DP_3K_1$	$H\text{–}DP_3K_n$
gut behandelte Hypertonie	DP_0	< 90	$H\text{–}DP_0K_0$	$H\text{–}DP_0K_1$	$H\text{–}DP_0K_n$
leichte isolierte systolische Hypertonie	SP_1	160–200	$H\text{–}SP_1K_0$	$H\text{–}SP_1K_1$	$H\text{–}SP_1K_n$
mittelschwere und schwere isolierte systolische Hypertonie	SP_2	> 200	$H\text{–}SP_2K_0$	$H\text{–}SP_2K_1$	$H\text{–}SP_2K_n$

einen Krankheitswert. Außerdem ist die Berücksichtigung der isolierten systolischen arteriellen Hypertonie unbedingt notwendig, da auch sie eine der diastolischen Blutdruckerhöhung vergleichbare Verschlechterung der Prognose bewirkt, die bei entsprechender Therapie wiederum verbessert bzw. normalisiert werden kann (SHEP-Studie 1991).

1.2 Bedeutung, Komplikationen und Folgekrankheiten

Der Begriff des sogenannten Altershochdruckes hat lange Zeit zu der Auffassung verführt, daß im höheren Lebensalter geradezu naturgesetzlich eine Blutdruckerhöhung eintrete als Folge der Physiosklerose des Gefäßsystems. Wie Franke et al. (1980) aber anhand der Untersuchung von 118 über 100jähriger Menschen zeigen konnte, gibt es den gesetzmäßigen Altershochdruck nicht; denn diese über 100jährigen Menschen hatten im Mittel einen Blutdruck von 145/78 mm Hg. Vermutlich liegt in diesem günstigen Blutdruckniveau ein wesentlicher Grund für das hohe Lebensalter dieser Menschen.

Es ist bekannt, daß unabhängig vom Lebensalter mit zunehmender Höhe des diastolischen Blutdruckes die Sterblichkeit ansteigt, und zwar oberhalb eines diastolischen Druckes von 90 bis 95 mm Hg recht steil (Lohmann 1982). Ein ähnlicher Zusammenhang findet sich auch für den systolischen Blutdruck. Dabei ist dann zu betonen, daß in epidemiologischen Studien dem systolischen Blutdruck sogar zum Teil eine größere prognostische Bedeutung zugemessen wird als dem diastolischen Druck (Rabkin et al. 1978). Dieses gilt auch für die isolierte Erhöhung des systolischen Blutdruckes, wie sie gerade bei älteren Menschen infolge des Elastizitätsverlustes der Aorta und großen Arterien häufig vorkommt. Auch ein isoliert erhöhter systolischer Blutdruck ist ein Risikofaktor für kardiovaskuläre Komplikationen. Bedenkt man nämlich, daß auch eine isolierte systolische Blutdruckerhöhung mit demzufolge vergrößerter Blutdruckamplitude zu einer Erhöhung des arteriellen Mitteldruckes führt (arterieller Mitteldruck = diastolischer Blutdruck plus ⅓ Blutdruckamplitude), so bedeutet dieses sowohl eine myokardiale als auch eine vaskuläre Mehrbelastung und damit Gefährdung. Begriffe wie Altershochdruck oder gar Erfordernishochdruck sollten daher aufgegeben werden. Hoher Blutdruck im Alter ist ebenso eine Krankheit wie bei jungen Patienten.

Grundsätzlich führt ein systolisch wie diastolisch erhöhter Blutdruck über eine Beschleunigung der Arteriosklerose als auch direkt druckmechanisch zu einem vorzeitigen und gehäuften Auftreten kardiovaskulärer Komplikationen und Folgekrankheiten (Abb. 1). In diesem Zusammenhang konnte gezeigt werden, daß auch bei älteren Patienten jenseits des 50. Lebensjahres das Ausmaß der kardiovaskulären Morbidität und Letalität von der Höhe des Blutdruckes abhängt (Lohmann 1982). Wie die Framingham-Studie belegt, sind der apoplektische Insult und die Herzinsuffizienz der häufigsten hochdruckbedingten Folgekrankheiten, und zwar besonders bei den 65- bis 75jährigen Hypertonie-Patienten. In der Veterans-Administration-Studie entfiel die Hälfte der kardiovaskulären Erkrankungen infolge eines unbehandel-

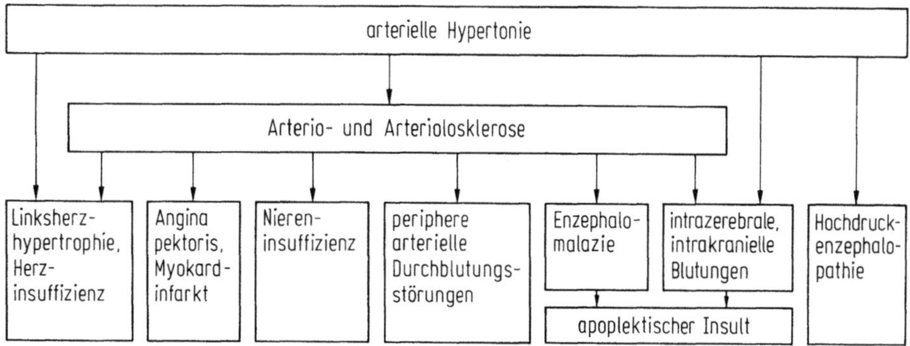

Abb. 1. Komplikationen und Folgekrankheiten der arteriellen Hypertonie

ten Bluthochdruckes auf die über 60jährigen Patienten (O'Malley und O'Brien 1980).

1.3 Behandlungsnotwendigkeit

Bereits die „Hypertension detection and follow up"-Studie (HYPERTENSION DETECTION AND FOLLOW-UP PROGRAM COOPERATION GROUP 1979) konnte für die Gruppe der 60- bis 69jährigen Hypertonie-Patienten zeigen, daß eine konsequente antihypertensive Behandlung in einem klinischen Zentrum, im Vergleich zur Behandlung unter den Bedingungen der freien Praxis, eine bessere Prognose erbrachte. Aber erst die europäische Gemeinschaftsstudie zur Hochdruckbehandlung im Alter (European working party on high blood pressure in the elderly – EWPHE) hat eindeutig gezeigt (Amery et al. 1985, 1986), daß auch jenseits des 60. Lebensjahres unabhängig von der Höhe des Ausgangsblutdruckes und dem Vorhandensein oder Fehlen kardiovaskulärer Komplikationen der Beginn einer antihypertensiven Therapie prognostisch günstig und daher sinnvoll ist. In dieser doppelblind durchgeführten, randomisierten und Placebo-kontrollierten Studie an 840 Patienten konnte gezeigt werden, daß eine antihypertensive Behandlung bei über 60jährigen Hypertonie-Patienten in der Lage ist, die kardiovaskuläre Sterblichkeit und Morbidität signifikant zu verringern. Allerdings fanden sich auch Hinweise dafür, daß jenseits des 80. Lebensjahres der Neubeginn einer antihypertensiven Therapie allenfalls nur noch von geringem Nutzen ist.

Inzwischen liegen weitere richtungsweisende Studien zur Hochdruckbehandlung beim älteren Menschen vor.

Dahlöf et al. (1991) berichtet über die STOP-Hypertension-Studie (Swedish Trial in Old Patients with Hypertension), einer prospektiven, randomisierten, doppelblinden, multizentrischen Interventionsstudie bei 1627 männlichen bzw. weiblichen Hypertonie-Patienten im Alter von 70 bis 84 Jahren. Diese erhielten entweder Placebo oder eine aktive antihypertensive Therapie (Beta-Blocker oder Saluretikum, bei Bedarf beide Therapieprinzipien). Bei einer durchschnittlichen Behandlungszeit von 25 Monaten wurde der Blutdruck vom im Mittel 195/102 mm Hg durch die aktive Behandlung auf im Mittel

167/87 mm Hg gesenkt (unter Placebo auf 186/96 mm Hg). Im Vergleich zur Placebogruppe wurden durch diese aktive Therapie die Schlaganfallrate um 47% und alle kardiovaskulären Komplikationen um 40% gesenkt (Todesfälle durch Myokardinfarkt oder plötzlichen Herztod um 50%). Statistisch verhinderte die Behandlung von 14 der älteren Hypertonie-Patienten für 5 Jahre einen Schlaganfall und einen Todesfall. Der prognostische Gewinn war dabei auch noch bei den 84jährigen Patienten vorhanden.

In der Behandlungsstudie älterer Hypertonie-Patienten des Medical Research Council (MRC Worrking Party 1992) wurden multizentrisch 4396 Patienten im Alter von 65 bis 74 Jahren randomisiert, Placebo-kontrolliert, einfach blind mit einem Diuretikum oder einem Beta-Rezeptorenblocker antihypertensiv behandelt. Die mittlere Nachbeobachtungszeit betrug 5,8 Jahre. Im Vergleich zu Placebo zeigten die aktiv behandelten Patienten eine Reduktion der Schlaganfallrate um 25%, der koronar-ischämischen Komplikationen um 19% und aller kardiovaskulären Ereignisse um 17%. Diese positiven Ergebnisse waren für die mit dem Saluretikum behandelte Patientengruppe besonders ausgeprägt und auch signifikant. Insgesamt profitierten hinsichtlich der Reduktion des Schlaganfalls vor allem die Nichtraucher.

In der sogenannten SHEP-Studie (Systolic Hypertension in the Elderly Program 1991) ging es um die Verhinderung eines Schlaganfalls bei älteren Patienten mit isolierter systolischer arterieller Hypertonie. Randomisiert, doppelblind, Placebo-kontrolliert wurden multizentrisch 4736 Patienten im Alter von 60 Jahren oder darüber behandelt, sofern im Ausgang der systolische Blutdruck 160 bis 219 mm Hg und gleichzeitig der diastolische Blutdruck unter 90 mm Hg lagen. 2371 der Patienten erhielten Placebo und 2365 Patienten wurden aktiv mit einem Saluretikum und falls erforderlich zusätzlich mit einem Beta-Rezeptorenblocker behandelt (bei Kontraindikation für einen Beta-Rezeptorenblocker wurde entsprechend Reserpin eingesetzt). Die mittlere Nachbeobachtungszeit betrug 4,5 Jahre. Durch die aktive antihypertensive Therapie konnte im Vergleich zu Placebo die Schlaganfallrate signifikant um 36% reduziert werden, bei einem mittleren Druckabfall um 12/4 mm Hg. Auch die Rate der kardiovaskulären Komplikationen lag dabei signifikant um 32% niedriger, einschließlich einer um 33% verminderten Häufigkeit von Myokardinfarkten. Es ergab sich insgesamt, daß 33 ältere Patienten mit isolierter systolischer arterieller Hypertonie über 5 Jahre antihypertensiv behandelt werden müssen, um dadurch einen Schlaganfall oder zwei andere kardiovaskuläre Ereignisse zu verhindern.

Somit besteht eindeutig keinerlei Zweifel mehr, daß beim älteren Menschen eine arterielle Hypertonie und auch eine isolierte systolische arterielle Hypertonie angemessen behandelt werden sollten (LANCET 1991, Editorial; BEARD et al. 1992), da eine antihypertensive Therapie die Prognose derartiger Patienten eindeutig verbessert.

2 Behandlung

2.1 und 2.2 Indikation und Allgemeinmaßnahmen

Auch und gerade für ältere Hypertonie-Patienten gelten die bekannten Prinzipien der allgemeinen Behandlungsmaßnahmen bei Bluthochdruck (LOHMANN 1986; LOHMANN 1989; GOTZEN und LOHMANN 1991). Neben der Reduktion bzw. Vermeidung von Übergewicht sollte unbedingt die tägliche Kochsalzzufuhr auf 5 bis 6 g beschränkt werden, was annähernd einer Normalkost ohne Zusalzen entspricht. So läßt sich zeigen, daß bei Patienten mit milder arterieller Hypertonie (diastolischer Blutdruck 90– unter 105 mm Hg) ohne Antihypertensiva allein durch eine tägliche Kochsalzbeschränkung auf 4,5 g in 85% der Fälle eine Blutdrucknormalisierung erreichbar ist (LOHMANN 1982). Daher kann auch bei älteren Hypertonie-Patienten mit ständig diastolischen Blutdruckwerten unter 105 mm Hg sowie bei isolierter systolischer Hypertonie unter 200 mm Hg zunächst versucht werden, durch diese sogenannten Allgemeinmaßnahmen den Blutdruck zu normalisieren. Es ist noch zu erwähnen, daß zu den Allgemeinmaßnahmen natürlich auch Nikotinabstinenz und Alkoholbeschränkung gehören. Diese Allgemeinmaßnahmen sind auch heute noch bei optimal möglicher Pharmakotherapie der arteriellen Hypertonie die notwendige Grundlage jeder effektiven Hochdruckbehandlung. Denn die Effizienz der Antihypertensiva ist um so größer bzw. die erforderliche Dosis der einzelnen Pharmaka umso niedriger, je konsequenter die Allgemeinmaßnahmen beachtet werden.

Gelingt es durch die erwähnten Allgemeinmaßnahmen jedoch nicht, eine Blutdrucknormalisierung zu erreichen, so sollte zusätzlich eine medikamentöse Behandlung erfolgen, welche von Anfang an bei Blutdruckwerten ab 105 mm Hg diastolisch bzw. über 200 mm Hg systolisch mit begonnen werden sollte.

Auch beim älteren Hypertonie-Patienten ist im Rahmen der medikamentösen Hochdrucktherapie eine allmähliche Normalisierung des Blutdruckes anzustreben. Das bedeutet, daß in der Regel unter Ruhebedingungen ein Blutdruck von 160 mm Hg systolisch und vor allem von 90 mm Hg diastolisch erreicht oder unterschritten werden sollte. Allerdings ist individuell das verträgliche Ausmaß der Blutdrucksenkung unterschiedlich und bei der Therapie zu berücksichtigen.

Die Anstrebung normaler Blutdruckwerte auch beim älteren Hypertonie-Patienten macht es jedoch notwendig, grundsätzliche Richtlinien zu beachten (s. später), auf keinen Fall darf die Befindlichkeit des älteren Hypertonie-Patienten durch die Behandlung dauerhaft gestört werden. Bei der Indikationsstellung zur antihypertensiven Behandlung älterer Patienten ist in diesem Zusammenhang zu berücksichtigen, daß jenseits des 60. Lebensjahres ein Stehblutdruck von 160/90 mm Hg in der Regel als ausreichendes Therapieziel akzeptabel ist.

Es ist selbstverständlich, daß im Rahmen der allgemeinen Behandlungsmaßnahmen auch andere Risikofaktoren der Arteriosklerose mit erkannt und individuell angemessen behandelt werden sollten.

2.3 Diagnostische Aspekte

Bei älteren Hypertonie-Patienten sind nun neben der klinischen Untersuchung zunächst nur wenige diagnostische Maßnahmen erforderlich: Kreatinin, Serum-Elektrolyte, Urinstatus, EKG sowie Röntgenbild des Thorax und evtl. Echokardiogramm. Eine spezielle Hochdruckdiagnostik ist nur bei medikamentös nicht ausreichend zu beeinflussender arterieller Hypertonie erforderlich (s. 2.5).

2.4 Pharmakotherapie

2.4.1 Grundsätzliche Richtlinien

Für die Pharmakotherapie des hohen Blutdruckes beim älteren Patienten sind folgende Grundsätze unbedingt zu beachten:

a) Außer bei hypertensiven Notfällen sollte die Blutdrucksenkung gerade bei älteren Hypertonie-Patienten nie rasch, sondern schrittweise über einen längeren Zeitraum (Wochen bis Monate) erfolgen. Einen allgemeinen „Erfordernishochdruck" gibt es sicherlich nicht, doch können isolierte Gefäßstenosen z. B. der hirnversorgenden Arterien individuell das Ausmaß der verträglichen Blutdrucksenkung einschränken. Im Einzelfall kann es also einen organbezogenen kritischen Perfusionsdruck hinter einer arteriellen Stenose geben, der bei der antihypertensiven Therapie nicht unterschritten werden darf.
b) Die Wahl des Medikamentes sollte so erfolgen, daß die Möglichkeit orthostatischer Kreislaufregulationsstörungen möglichst gering ist (die Anwendung von Reserpin, Alpha-Methyldopa, Clonidin und erst recht von Guanethidin ist daher gerade beim älteren Hypertonie-Patienten zu vermeiden). Weiterhin sollte die Therapiekontrolle auch immer durch Ermittlung des Blutdruckes im Stehen erfolgen.
c) Bei der antihypertensiven Pharmakotherapie beim alten Menschen ist noch zu beachten, daß im Vergleich zu jüngeren Patienten die Pharmakokinetik der Medikamente verändert sein kann, da beim alten Menschen die Verteilungsräume und die renale wie hepatische Clearance abgenommen haben. Da somit bei älteren Patienten höhere Plasmaspiegel der Medikamente zu erwarten sind, sollten auch die Antihypertensiva in der Regel niedriger dosiert werden. Weiterhin sollte eine Dosissteigerung behutsamer und in größeren Abständen als bei jüngeren Patienten erfolgen. In der Regel reicht als Erhaltungsdosis der Antihypertensiva jeweils die Hälfte der bei jüngeren Patienten notwendigen Dosis aus.

   Es ist in diesem Zusammenhang noch hervorzuheben, daß im Rahmen der antihypertensiven Therapie beim älteren Patienten eher Störungen des Kaliumhaushaltes, des Kohlenhydratstoffwechsels und der Nierenfunktion auftreten können. Entsprechende Kontrollen sind daher individuell erfoderlich.

d) Gerade beim älteren Patienten sollte das Therapieschema möglichst einfach gehalten werden, wie es durch sinnvolle Kombinationspräparate ggf. möglich ist.
e) Zur Kontrolle der antihypertensiven Therapie sind Blutdruckmessungen im Liegen bzw. Sitzen *und* im Stehen notwendig, um ggf. orthostatische Kreislaufregulationsstörungen rechtzeitig zu erkennen (s. a. zuvor Punkt a) und b)). Bei körperlich aktiven Patienten empfiehlt es sich, idealerweise zur Beurteilung der Güte der antihypertensiven Behandlung das Blutdruckverhalten unter Belastung z. B. mittels eines standardisierten ergometrischen Untersuchungsverfahrens zu überprüfen (LOHMANN 1986 b). Sehr geeignet zur Therapiekontrolle ist die Blutdruckselbstmessung.

Bei der Kontrolle der antihypertensiven Therapie mittels Gelegenheitsblutdruckmessung, Blutdruckselbstmessung als auch standardisierter Ergometrie ist der Zeitabstand der Messung zur letzten Tabletteneinnahme unbedingt zu berücksichtigen und bei der Verlaufskontrolle konstant zu halten. Dieses gilt natürlich besonders für eine Therapiekontrolle mittels sporadischer Messung des Gelegenheitsblutdruckes.

Unter Alltagsbedingungen dürfte die indirekte, ambulante 24-Stunden-Blutdruckmessung die beste Methode zur Beurteilung einer antihypertensiven Therapie sein. Diese Methode sollte dann individuell angewendet werden, wenn der Patient trotz glaubhafter Therapietreue bei der Messung des Gelegenheitsblutdruckes unverändert hohe Werte aufweist oder aber bei normalem oder befriedigend gesenktem Gelegenheitsblutdruck über Symptome klagt, welche auf eine zu starke Blutdrucksenkung hinweisen. Auf jeden Fall ist es mittels der indirekten 24-Stunden-Blutdruckmessung am besten möglich, eine Unter- und vor allem eine Überbehandlung der arteriellen Hypertonie zu erkennen und somit zu vermeiden. Bei der anzustrebenden Einmaldosierung (hohe Therapietreue!) des Medikamentes/der Medikamente sollte 24 Stunden nach letzter Tabletteneinnahme der Blutdruck noch ausreichend gesenkt sein (LOHMANN 1992).

Die Tabelle 2 faßt die grundsätzlichen Richtlinien zur Pharmakotherapie der arteriellen Hypertonie beim älteren Menschen noch einmal zusammen.

Tabelle 2. Grundsätzliche Richtlinien zur Pharmakotherapie der arteriellen Hypertonie beim älteren Menschen

a) Nur allmähliche Blutdrucksenkung (in den oberen Normbereich)
b) Vermeidung orthostatischer Kreislaufregulationsstörungen (durch entsprechende Wahl des Medikamentes; Therapiekontrolle des Blutdruckes auch im Stehen)
c) Niedrige Initialdosis der Antihypertensiva und eventuelle Dosissteigerung nur behutsam
d) Kontrolle der Nierenfunktion, des Elektrolyt- und Kohlenhydratstoffwechsels
e) Einfaches Therapieschema (u. U. fixe Kombinationen)
f) Konstanter Abstand der Therapiekontrolle zur letzten Tabletteneinnahme

2.4.2 Pathophysiologische Besonderheiten

2.4.2.1 Hämodynamik

Zwei Gesichtspunkte bedürfen noch einer besonderen Erwähnung, da sie im Rahmen der Pharmakotherapie der arteriellen Hypertonie beim älteren Menschen von Bedeutung sind (LOHMANN 1986b).

Hämodynamisch ist die arterielle Hypertonie im höheren Lebensalter durch einen deutlich erhöhten peripheren Gefäßwiderstand geprägt, während das Herz-Zeit-Volumen in der Regel normal ist. Direkt oder indirekt vasodilatativ wirkende Pharmaka sind daher aus diesem Grunde von vorrangiger Bedeutung. Andererseits ist zu berücksichtigen, daß sich bei Hochdruckkranken selbst mit normalen Koronararterien bereits eine eingeschränkte Koronarreserve finden läßt, gerade ältere Hypertonie-Patienten aber in der Regel immer eine mehr oder weniger klinisch relevante koronare Herzkrankheit aufweisen. Aus diesem Grunde erscheinen Beta-Rezeptorenblocker als Bestandteil des antihypertensiven Behandlungskonzeptes gerade für ältere Hypertonie-Patienten besonders geeignet und sinnvoll, da von allen zur Verfügung stehenden blutdrucksenkenden Medikamenten die Beta-Rezeptorenblocker am effektivsten in der Lage sind, vor allem unter Belastung den myokardialen Sauerstoffverbrauch entsprechend der Abnahme des Druck-Frequenz-Produktes (systolischer Blutdruck mal Herzfrequenz) zu vermindern sowie durch Senkung der Herzfrequenz mit konsekutiver Verlängerung der Diastole die myokardiale Durchblutung zu verbessern. Auf diese Weise wird dann der eingeschränkten Koronarreserve besonders Rechnung getragen (LOHMANN 1986a).

2.4.2.2 Individualisierte Differentialtherapie

Bei der medikamentösen Hochdrucktherapie sind die individuellen Gegebenheiten und Besonderheiten eines jeden Patienten zu berücksichtigen: Stadium bzw. Schweregrad der arteriellen Hypertonie, Lebensalter, Begleiterkrankungen, bereits eingetretene Folgeerkrankungen des Bluthochdrucks, bisherige Diagnostik und Behandlung bzw. Behandelbarkeit der arteriellen Hypertonie.

Der Blutdruck (RR) ist eine Funktion des Herzzeitvolumens (HZV) und des peripheren Gefäßwiderstandes (PW): RR = HZV × PW. Im Anfangsstadium der essentiellen arteriellen Hypertonie bzw. bei jüngeren Hypertonie-Patienten findet sich eine Erhöhung des Herzzeitvolumens bei absolut zwar normalem, relativ aber zu hohem peripheren Gefäßwiderstand. Mit zunehmendem Fortschreiten der Hochdruckkrankheit sowie bei älteren Hypertonie-Patienten überwiegt zunehmend die Widerstandserhöhung, während sich das Herzzeitvolumen normalisiert hat (LUND-JOHANSEN 1989; Abb. 2 nach MESSERLI 1986). Daher sind im Anfangsstadium der arteriellen Hypertonie bzw. bei jüngeren Hypertonie-Patienten Beta-Rezeptorenblocker in der Mono- und Kombinationsbehandlung sehr wirkungsvoll. Dagegen sollte bei älteren Hypertonie-Patienten (etwa ab dem 60. Lebensjahr) sowie bei Patienten mit fortgeschrittener arterieller Hypertonie das antihypertensive Behandlungskonzept immer

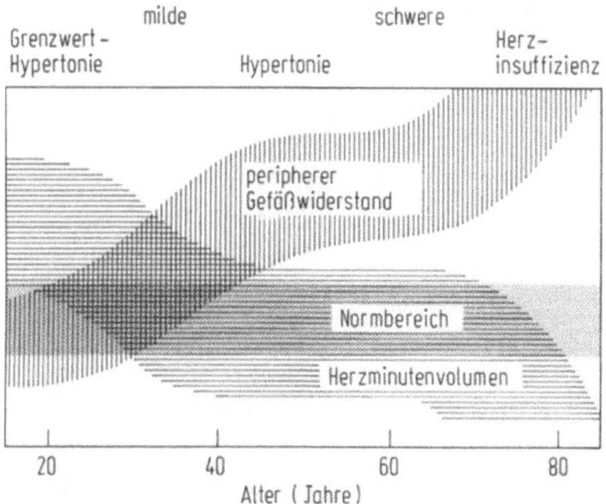

Abb. 2. Altersabhängige Veränderungen der Hämodynamik bei Bluthochdruck

einen Vasodilatator enthalten bzw. mit einem indirekten Vasodilatator begonnen werden.

Je nach Schweregrad bzw. Behandelbarkeit der arteriellen Hypertonie ist eine Mono- oder Kombinationsbehandlung mit zwei oder auch mehreren antihypertensiven Wirkkomponenten erforderlich. Etwa 80% aller Hypertonie-Patienten sind jedoch mit einer Zwei-Komponentenbehandlung gut einstellbar.

Bei der zeitgemäßen Hochdrucktherapie kommen daher heute vorrangig Beta-Rezeptorenblocker und Vasodilatatoren (s. Tabelle 6) zur Anwendung. Aus der Gruppe der Vasodilatatoren sind insbesondere die indirekten Vasodilatatoren zu nennen (ACE-Hemmer, postsynaptischer Alpha$_1$-Blocker, Kalziumantagonisten), die in Mono- und Kombinationstherapie verwendet werden können. Die Saluretika bzw. Diuretika sollten heute eigentlich nur noch, und zwar in niedriger Dosierung, bei der Kombinationsbehandlung angewendet werden. Direkte Vasodilatatoren sind in der Regel nur in Kombination mit einem Beta-Rezeptorenblocker und einem Saluretikum verträglich und wirkungsvoll einsetzbar.

Die zentralen Sympathikolytika (Clonidin bzw. ähnlich wirkende Substanzen oder Alpha-Methyldopa, ebenso Reserpin) sind heute weitgehend in den Hintergrund getreten, da sie eine höhere subjektive wie objektive Nebenwirkungsrate haben als die anderen zuvor erwähnten Antihypertensiva.

Die individuelle Auswahl der modernen Antihypertensiva berücksichtigt neben Lebensalter und Schweregrad des Bluthochdrucks seine bisherigen Folgen, insbesondere das evtl. Vorliegen einer Linksherzhypertrophie sowie die bei den Patienten individuell vorliegenden Begleiterkrankungen (vor allem Stoffwechselstörungen, kardialer und renaler Funktionszustand). Von besonderer Bedeutung gerade bei älteren Hypertonie-Patienten ist auch das Verhalten der Hirndurchblutung unter verschiedenartiger antihypertensiver Therapie.

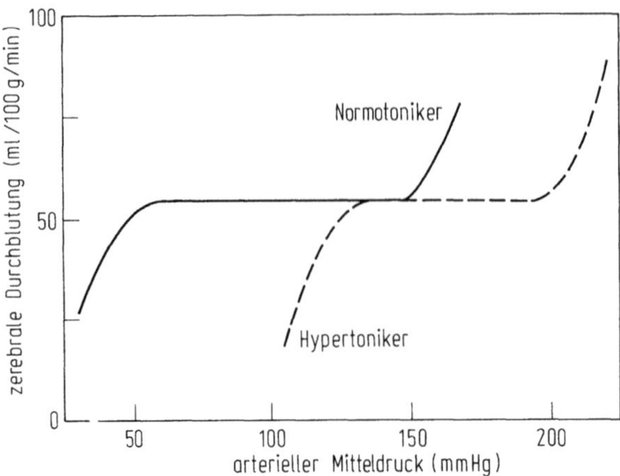

Abb. 3. Autoregulation der zerebralen Durchblutung

2.4.2.3 Das Verhalten der Hirndurchblutung unter antihypertensiver Therapie

Die allmähliche und langsame Blutdrucksenkung gerade bei älteren Hypertonie-Patienten ist vor allem deshalb notwendig, um die generell gerade im Anfang häufiger möglichen Aus- und Nebenwirkungen einer antihypertensiven Therapie (Abgeschlagenheit, Müdigkeit, Kopfdruck, Benommenheit, Schwindel) zu minimieren bzw. zu vermeiden. Der Hypertonie-Patient benötigt nämlich Zeit, um sich an die erniedrigten bzw. normalisierten Blutdruckwerte anzupassen. Dieses trifft besonders für die bei arterieller Hypertonie veränderte Autoregulation der zerebralen Durchblutung zu. Wie die Abb. 3 (nach Strandgaard 1990) darstellt, ist nämlich bei Hypertonie-Patienten der Bereich der zerebralen Autoregulation nach rechts, d. h. zu höheren Blutdruckwerten verschoben. Das bedeutet zwar einen Schutz gegenüber überhöhten Blutdruckwerten, andererseits ist hierdurch bedingt, daß es bei zu rascher und zu starker Blutdrucksenkung eher zu Symptomen einer unzureichenden Hirndurchblutung kommen kann. Aus diesem Grunde können zu Beginn einer antihypertensiven Therapie auch besonders Symptome einer zerebrovaskulären Insuffizienz im Vordergrund stehen, wie Abgeschlagenheit, Müdigkeit, Kopfdruck, Benommenheit und Schwindel.

Daher ist in der Regel bei der medikamentösen Hochdrucktherapie grundsätzlich eine allmähliche und schonende Blutdrucksenkung angebracht, damit sich die zerebrale Autoregulation an das in Richtung Normotension verschobene Druckniveau wieder anpassen kann, so daß die Hirndurchblutung insgesamt konstant bleibt. In eigenen Untersuchungen (Lohmann et al. 1992) konnte gezeigt werden, daß eine individuell angepaßte, jedoch konsequente Blutdrucksenkung auch bei älteren Hypertonie-Patienten nicht zwangsläufig zu einer Verschlechterung der zerebralen Durchblutung führt. Dieses spricht dafür, daß auch beim älteren Hypertonie-Patienten die zerebrovaskulären Autoregulationsmechanismen intakt sind und in ihrer Adaptationsfähigkeit durch die allmähliche und schonende Blutdrucksenkung (in den eigenen Untersuchungen über einen Zeitraum von 6 Wochen) nicht überfordert werden.

Bei Aufschlüsselung unserer Ergebnisse nach den verschiedenartigen antihypertensiven Behandlungsprinzipien zeigte sich, daß die zerebrale Durchblutung bei der antihypertensiven Therapie mit einem ACE-Hemmer sowohl in der Monotherapie als auch in der Kombination mit einem Saluretikum zunahm. Alle übrigen Antihypertensiva (postsynaptischer $Alpha_1$-Rezeptorenblocker, $Beta_1$-Rezeptorenblocker, Kalziumantagonist vom Dihydropyridintyp, Co-dergocrin als präsynaptischer Dopaminagonist) zeigten in der Monotherapie eine unbeeinflußte oder nur tendenziell gesteigerte Hirndurchblutung, in der Kombination mit dem Saluretikum aber grundsätzlich eine signifikante Abnahme der Hirndurchblutung.

2.4.3 Pharmaka

2.4.3.1 Beta-Rezeptorenblocker

Die Tabelle 3 stellt die Besonderheiten und Vorteile der Beta-Rezeptorenblocker im Rahmen der medikamentösen Hochdrucktherapie dar.

In der Monotherapie nimmt das Ausmaß der antihypertensiven Wirksamkeit der Beta-Rezeptorenblocker nun mit dem Lebensalter ab. Während bei jüngeren Hypertonie-Patienten (unter 50 Jahre) durch eine alleinige Beta-Rezeptorenblockade bis zu über 50% eine Normotension erreicht werden kann, kommt es bei älteren Hypertonie-Patienten (über 60 Jahre) nur noch in

Tabelle 3. Besonderheiten und Vorteile der Beta-Rezeptoren-Blocker bei der Hochdrucktherapie

1. Protrahierte antihypertensive Wirkung
2. Bei richtigem Einsatz gleiche antihypertensive Wirkung wie andere Substanzen (bei Monotherapie im höheren Lebensalter geringere blutdrucksenkende Wirkung!)
3. Tägliche Einmaldosierung der erforderlichen Gesamtdosis (dadurch größere Compliance)
4. Bessere Verträglichkeit als andere Antihypertensiva (dadurch größere Compliance); insbesondere keine orthostatischen Kreislaufregulationsstörungen sowie nur selten bleibende Potenzstörungen
5. Günstige Beeinflussung des Belastungsblutdruckes und des myokardialen Sauerstoffverbrauchs
6. Kardioprotektion
7. In Kombination mit einem Saluretikum stärkerer Blutdrucksenkung als bei jeweiliger Monotherapie (unter Verminderung des Hypokaliämierisikos einer alleinigen saluretischen Therapie)
8. Direkte Vasodilatoren nur bei gleichzeitiger Beta-Rezeptoren-Blockade anwendbar
9. In der Dreierkombination Beta-Rezeptoren-Blocker/Saluretikum/Vasodilatator Synergismus der jeweiligen antihypertensiven Wirkung
10. Zur Behandlung der kardiovaskulären Zielindikation ist nur eine beta-1-selektive Blockade notwendig (siehe Vorteile der Beta-1-Selektivität)

rund 10% unter einer Monotherapie mit einem Beta-Rezeptorenblocker zum Erreichen eines normalen Blutdruckes (LOHMANN 1986a). Beim älteren Hypertonie-Patienten, etwa vom 60. bis 65. Lebensjahr an, wäre es daher sinnvoll, die Hochdrucktherapie mit einer Kombinationsbehandlung aus Beta-Rezeptorenblocker und z. B. einem Saluretikum zu beginnen, allerdings bei reduzierter Dosis der Einzelkomponenten. Auf diese Weise ist dann bei optimaler Verträglichkeit eine gute antihypertensive Wirkung der Therapie gegeben. Die Wirkung des Saluretikums ist in diesem Zusammenhang als indirekter Vasodilatator zu sehen; denn durch eine Verminderung der intrazellulären Natriumkonzentration bewirkt das Saluretikum eine verminderte Ansprechbarkeit der glatten Gefäßmuskulatur gegenüber vasopressorischen Reizen (in erster Linie den Katecholaminen) und wirkt somit indirekt vasodilatativ.

Alternativ kann der Beta-Rezeptorenblocker aber auch z. B. mit einem Kalziumantagonisten vom Dihydropyridintyp (s. Tabelle 6) kombiniert werden. Denn bei der Kombination eines Beta-Rezeptorenblockers mit einem Kalziumantagonisten sollten nur Kalziumantagonisten vom Dihydropyridintyp mit dem Beta-Blocker kombiniert werden, um additive und potentiell ungünstige Auswirkungen auf die AV-Überleitungszeit zu vermeiden. Die Kombination eines Beta-Rezeptorenblockers mit einem Kalziumantagonisten vom Verapamiltyp und umgekehrt ist dagegen unbedingt zu vermeiden (s. auch später).

Voraussetzung für den Einsatz der Beta-Rezeptorenblocker ist, daß die absoluten Kontraindikationen ihrer Anwendung beachtet werden. Diese absoluten Kontraindikationen sind die manifeste Herzinsuffizienz, höhergradige atrioventrikuläre Blockierungen, Syndrom des kranken Sinusknotens und die manifeste obstruktive Ventilationsstörung. Diese Erkrankungen bzw. Funktionsstörungen nehmen zwar mit dem Alter in ihrer Häufigkeit zu, aber selbst im höheren Lebensalter dürfte ihre Häufigkeit unter 10% liegen.

Wegen der besonders guten Verträglichkeit und der fehlenden bzw. geringeren metabolischen Auswirkungen ist heute den überwiegend Beta-1-selektiven Rezeptorenblockern der Vorzug zu geben (LOHMANN 1987) (siehe Tabelle 4). Dabei sollten dann weiterhin nur $Beta_1$-Rezeptorenblocker ohne sympathische Eigenaktivität (ISA) zur Anwendung kommen, da nur für diese Substanzen eine Kardioprotektion gefunden wurde (LOHMANN 1986a, 1987).

Bei Beachtung der absoluten Kontraindikationen besitzen die Beta-1-selektiven Rezeptorenblocker eine hervorragende globale Verträglichkeit bei einer limitierenden Nebenwirkungsquote von nur etwa 4%. Besonders das Fehlen orthostatischer Kreislaufregulationsströrungen ist hervorzuheben. Eine symptomlose Ruhebradykardie unter Beta-Rezeptorenblockade selbst unter 50 Schläge/min ist so lange ohne klinische Bedeutung, wie die PQ-Zeit keine Verlängerung zeigt und es unter körperlicher Belastung zu einem adäquaten Anstieg der Herzfrequenz kommt. In einer Praxisstudie (PLATT 1984) bei über 1500 Patienten mit Bluthochdruck und einem Alter von über 60 Jahren betrug die Quote der zum Abbruch einer Beta-1-selektiven Rezeptorenblockade führenden Gründe nur 3,1%. All die gerade aufgeführten Aspekte

Tabelle 4. Vorteile der Beta$_1$-Selektivität

1. Bei Patienten mit Diabetes mellitus anwendbar
2. Keine belastungsinduzierte, leistungsbegrenzende Hypoglykämie
3. Gegenregulation bei Hypoglykämie ungestört
4. Körperliche Leistungsfähigkeit nur gering beeinträchtigt
5. Ungestörte Kaliumhomöostase
6. Nur geringe und passagere Veränderungen der Lipoproteine
7. In der Schwangerschaft anwendbar (Hypertonie, Tokolyse)
8. Geeignet zur Kardioprotektion und Migräneprophylaxe, (Senkung des Pfortaderdruckes)
9. Selten und gering Auslösung akraler Durchblutungsstörungen sowie einer obstruktiven Ventilationsstörung (trotz vorheriger Beachtung der Kontraindikationen) bei insgesamt hervorragender Verträglichkeit

sind deshalb hervorzuheben, da grundsätzlich besonders beim älteren Hypertonie-Patienten aus den zuvor geschilderten kardioprotektiven Gründen das Prinzip der Beta-Rezeptorenblockade bei der medikamentösen Hochdrucktherapie additiv sehr vorteilhaft erscheint.

Besteht eine absolute Kontraindikation für den Einsatz von Beta-Rezeptorenblockern, so können alternativ die indirekten Vasodilatatoren ggf. in Kombination mit einem Saluretikum angewendet werden.

2.4.3.2 Saluretika/Diuretika

Außer bei zusätzlicher hydropischer Herzinsuffizienz sollte Saluretika/Diuretika im Rahmen der medikamentösen Hochdrucktherapie eigentlich nicht mehr monotherapeutisch eingesetzt werden. Saluretika/Diuretika sollten vielmehr nur noch in niedriger Dosierung zur Kombinationsbehandlung benutzt werden. In der Monotherapie haben sie, erst recht bei höherer Dosierung vielfältige Nebenwirkungen: Hypokaliämie, Harnsäureanstieg, Störung des Kohlenhydratstoffwechsels, Hyperlipoproteinämie, gehäuft Potenzstörungen, Verschlechterung der Blutviskosität. Gerade bei älteren Hypertonie-Patienten sollte eine überhöhte saluretische Therapie vermieden werden, da durch Hypovolämie und Hämokonzentration zerebrovaskuläre Komplikationen möglich sind (Jansen et al. 1986).

In Tabelle 5 sind weitere ungünstige Auswirkungen der Saluretika aufgeführt. Die Aktivierung des sympathischen Nervensystems und des Renin-Angiotensin-Systems hat zur Folge, daß es unter einer monotherapeutischen Saluretika/Diuretika-Behandlung trotz Blutdrucksenkung nicht zur effektiven Rückbildung einer bestehenden Linksherzhypertrophie kommt (da Noradrenalin als auch Angiotensin II auf den Herzmuskel wachstumsfördernd wirken). Dagegen kommt es unter ACE-Hemmern, postsynaptischen Alpha$_1$-Blockern, Beta-Rezeptorenblockern und Kalziumantagonisten zu einer wirkungsvollen Rückbildung bzw. Verhinderung einer Linksherzhypertrophie. Die Rückbildung der linksventrikulären Hypertrophie bzw. ihre Verhinderung ist deshalb für Hypertonie-Patienten bedeutungsvoll, da eine linksventrikuläre Hypertro-

Tabelle 5. Begleit-/Nebenwirkungen der Saluretika und der ACE-Hemmer

Begleit-/Nebenwirkungen	Saluretika	ACE-Hemmer
R-A-A-S	↑	↓
Sympathisches Nervensystem	↑	↓
Kaliumspiegel	↓	↑
Insulinresistenz	↑	↓
Blutzucker	↑	→↓
Cholesterin, Triglyzeride	↑	→↓
Harnsäure	↑	↓
LVH	→	↓
Cerebrale Durchblutung	↓	↑↑

R-A-A-S = Renin-Angiotensin-Aldosteron-System
LVH = Linksventrikuläre Myokardhypertrophie
↑ = Zunahme
↓ = Abnahme
→ = keine Beeinflussung

phie eine Einschränkung der Koronarreserve zur Folge hat und sich in diesem Zusammenhang auch gehäuft ventrikuläre Herzrhythmusstörungen gezeigt haben. Durch die Rückbildung bzw. Verhinderung der linksventrikulären Hypertrophie werden also derartige prognostisch ungünstige Entwicklungen vermieden. In diesem Zusammenhang ist erwähnenswert, daß ACE-Hemmer bzw. eine Kombinationstherapie aus den übrigen erwähnten Behandlungsprinzipien einen besonders günstigen Einfluß auf die Rückbildung bzw. Verhinderung einer linksventrikulären Hypertrophie haben (Cruickshank 1992).

Für die Behandlung mit Saluretika bzw. Diuretika gilt nun, daß bis zu einem Kreatininwert von etwa 2 mg% die mittellang wirkenden Thiazid-Saluretika (z. B. Hydrochlorothiazid 6,25 bis max. 30 mg/Tag) ggf. in Kombination mit einer kaliumsparenden Komponente angewendet werden sollten. Ab Kreatininwerten von 2 mg% sollten nur noch Schleifendiuretika vom Furosemidtyp benutzt werden, während kaliumsparende Substanzen nicht mehr zum Einsatz kommen sollten (zur Vermeidung einer Hyperkaliämie).

2.4.3.3 Kombinationsbehandlung mit Saluretika/Diuretika

In einer randomisierten Doppelblindstudie (Wikstrand et al. 1986) an Hypertonie-Patienten im Alter zwischen 60 und 75 Jahren konnte gezeigt werden, daß eine antihypertensive Kombinationstherapie mit einem niedrig dosierten Saluretikum gegenüber einer höher dosierten saluretischen Monotherapie bei in gleicher Weise effektiver Blutdrucksenkung eine bessere subjektive und objektive Verträglichkeit aufwies.

Tabelle 5 läßt weiterhin erkennen, daß die vielen Begleit- und Nebenwirkungen einer saluretischen/diuretischen Therapie durch einen ACE-Hemmer abgeschwächt oder kompensiert werden, so daß die potentiell prognostisch ungünstigen verschiedenen Auswirkungen einer Behandlung mit Saluretika/Diuretika mehr oder weniger antagonisiert werden. Vielleicht liegt in diesen nach heutigem Verständnis ungünstigen Auswirkungen der Saluretika die Ursache dafür, daß die koronare Herzkrankheit mit ihren Folgen durch die frühere antihypertensive Therapie, in der Saluretika in Mono- und Kombinationstherapie eine große Rolle spielten, nicht so stark wie der eher monofaktoriell hypertoniebedingte Schlaganfall reduziert wurde. Tabelle 5 zeigt aber auch, daß ACE-Hemmer nahezu ausnahmslos die ungünstigen Begleit- und Nebenwirkungen der Saluretika aufheben, so daß eine derartige Kombinationstherapie auch unter prognostischen Gesichtspunkten günstig erscheint. Es fehlen aber diesbezüglich prospektive Studien.

Erwähnensert ist in diesem Zusammenhang noch, daß die ungünstige Beeinflussung der zerebralen Durchblutung durch Saluretika/Diuretika bei der Kombination eines Saluretikums/Diuretikums mit einem ACE-Hemmer nicht nur aufgehoben wird, sondern der positive Einfluß der ACE-Hemmer auf die Hirndurchblutung sogar noch gesteigert werden kann (LOHMANN et al. 1992). Gerade bei älteren Hypertonie-Patienten ist es daher zur Vermeidung negativer Auswirkungen auf die zerebrale Durchblutung sinnvoll, Saluretika/Diuretika nur mit größter Zurückhaltung anzuwenden. Bei klinisch notwendiger antihypertensiver Kombinationsbehandlung sollten nach Möglichkeit saluretikafreie Kombinationen zur Anwendung kommen (z. B. Beta-Rezeptorenblocker + Kalziumantagonist vom Dihydropyridintyp, Kalziumantagonist + ACE-Hemmer, Kalziumantagonist + Co-dergocrin als Dopaminagonist). Alternativ bietet sich aber sehr wohl, vor allen Dingen bei beeinträchtigter kardialer Pumpfunktion, die Kombination eines ACE-Hemmers mit einem nicht kaliumsparenden Saluretikum an, da bei dieser Kombination die ungünstigen Auswirkungen der Saluretika/Diuretika aufgehoben werden. Der ideale Kombinationspartner des niedrig dosierten, nicht kaliumsparenden Saluretikums ist daher der ACE-Hemmer, zumal diese antihypertensive Zwei-Komponentenkombination eine sehr hohe Ansprechrate (bis zu 90%) aufweist.

Diese Empfehlungen stehen nun keineswegs im Widerspruch zu dem Ergebnis neuerer, eingangs erwähnter Behandlungsstudien des Hochdrucks gerade bei älteren Patienten, in denen überwiegend als Mittel der ersten Wahl Saluretika angewendet wurden und zu einer deutlichen Prognoseverbesserung führten (Verminderung der zerebrovaskulären und auch koronaren Morbidität und Sterblichkeit). Denn es steht heute außer Zweifel, daß eine wie auch immer erreichte Blutdrucksenkung zu einer derartigen Prognoseverbesserung auch bei älteren Hypertoniepatienten führt. Bei der medikamentösen Hochdrucktherapie kommt es aber heute nicht nur darauf an, derartige „Endpunkte“ zu vermindern bzw. zu vermeiden, sondern es ist in gleicher Weise von Bedeutung, daß unter der Behandlung die Befindlichkeit des Patienten nicht leidet bzw. nicht durch ungünstige Begleitwirkungen der jeweiligen Medikation auch u. U. nur potentiell ungünstige Veränderungen verursacht werden. Aus diesem Grunde rückt heute mit Recht die individualisierte Differentialtherapie der arteriellen Hypertonie immer mehr in den Vordergrund. In diesem Zusammenhang sind dann sicherlich Saluretika besonders häufig mit negativen Begleitwirkungen belastet, u.a. eben mit der Möglichkeit einer Verschlechterung der zerebralen Durchblutung, so daß die oben ausgesprochenen Empfehlungen ihre Berechtigung haben dürften.

2.4.3.4 Vasodilatatoren

Tabelle 6 zeigt insgesamt die bei der Hochdrucktherapie oral anwendbaren Vasodilatatoren. Die direkten Vasodilatatoren (Dihydralazin, Hydralazin, Minoxidil) sind nur bei gleichzeitiger Kombination mit einem Beta-Rezeptorenblocker und einem Saluretikum verträglich und langfristig wirksam, kommen also in Form einer Drei-Komponententherapie ab mittelschwerer arterieller Hypertonie zur Anwendung. In der Monotherapie führen sie reflektorisch zu einer Tachykardie bzw. Steigerung des Herzminutenvolumens, außerdem kommt es langfristig zu einer Natrium- und Wasserretention mit Wirkungsverlust. Beide Nebenwirkungen werden durch die oben angegebene notwendige Kombinationstherapie mit einem Beta-Rezeptorenblocker sowie mit einem Saluretikum vermieden, so daß dann diese Drei-Komponentenbehandlung optimal wirksam und gut verträglich ist. Gleichzeitig kommt es natürlich zur synergistischen blutdrucksenkenden Wirkung der drei Behandlungsprinzipien.

In Ausnahmefällen kann jedoch bei älteren Hypertonie-Patienten (die in der Regel einen abgewschwächten Barorezeptorenreflex haben) besonders bei überwiegend systolischer arterieller Hypertonie in Folge des Elastizitätsverlustes der großen Arterien (Verlust der Windkesselfunktion) eine häufige und niedrig dosierte Dihydralazin-Medikation (z.B. 3–4 × 6,25 mg/Tag) auch ohne Beta-Rezeptorenblockade einmal sinnvoll und wirksam sein.

Wegen des im höheren Lebensalter deutlich erhöhten peripheren Gefäßwiderstandes sollte das antihypertensive Behandlungskonzept beim älteren Menschen immer einen Vasodilatator enthalten bzw. mit einem indirekten Vasodilatator begonnen werden.

Die indirekten Vasodilatatoren (ACE-Hemmer, postsynaptischer $Alpha_1$-Blocker, Kalziumantagonisten) sind sowohl für die Monotherapie als auch für die Kombinationstherapie geeignet. Sie können sowohl mit einem $Beta_1$-

Tabelle 6. Oral anwendbare Vasodilatatoren zur Behandlung der arteriellen Hypertonie

I. Direkte Vasodilatatoren: Dihydralazin, Hydralazin, Minoxidil

II. Indirekte Vasodilatatoren:
  1. Angiotensin-Converting-Enzym-Inhibitoren (ACE-Hemmer):
     Captopril, Cilazapril, Enalapril, Fosinopril, Lisinopril,
     Perindopril, Quinapril, Ramipril
  2. Postsynaptische $Alpha_1$-Rezeptorenblocker:
     Doxazasin, Indoramin, Prazosin, Terazosin, Urapidil
  3. Kalziumantagonisten:
     a) Verapamiltyp: Diltiazem, Gallopamil, Verapamil
     b) Dihydropyridine (Nifedipintyp): Felodipin, Isradipin,
        Nicardipin, Nifedipin, Nitrendipin

selektiven Rezeptorenblocker als auch mit einem Saluretikum sowie schließlich auch untereinander wirkungsvoll kombiniert werden. Bei der Kombination eines $Beta_1$-selektiven Rezeptorenblockers mit einem Kalziumantagonisten ist jedoch zu beachten, daß nur Kalziumantagonisten vom Dihydropyridintyp mit einem Beta-Rezeptorenblocker kombiniert werden sollten, um additive und potentiell ungünstige Auswirkungen auf die AV-Überleitungszeit zu vermeiden. Dagegen sollten Kalziumantagonisten vom Veramiltyp nicht mit einem Beta-Rezeptorenblocker kombiniert werden und umgekehrt.

Die indirekten Vasodilatatoren stellen die alternative Behandlungsmöglichkeit zu den Beta-Rezeptorenblockern dar, insbesondere dann, wenn eine Kontraindikation bzw. Unverträglichkeit für eine Beta-Rezeptorenblockade vorliegen. So sind sie bei Patienten mit obstruktiver Ventilationsstörung das Mittel der Wahl. Dieses trifft insbesondere für die Kalziumantagonisten zu. Bei manifester Herzinsuffizienz sind heute neben Diuretika vor allem die ACE-Hemmer zu bevorzugen. Die ACE-Hemmer zeichnen sich generell dadurch positiv aus, daß sie die zerebrale Durchblutung eher verbessern, und zwar auch in Kombination mit einem Saluretikum/Diuretikum. Es sei in diesem Zusammenhang auf die zuvor gemachten diesbezüglichen Ausführungen verwiesen.

Insgesamt ist festzustellen, daß die Gruppe der Vasodilatatoren stoffwechselneutral ist und die körperliche Leistungsfähigkeit nicht beeinträchtigt. Einzelne Substanzen zeigen sogar günstige metabolische Auswirkungen: So kommt es unter postsynaptischer $Alpha_1$-Rezeptorenblockade zu einer Abnahme der Triglyzeride bei Anstieg des antiatherogenen HDL-Cholesterins; ACE-Hemmer verbessern die periphere Glukoseverwertung bzw. wirken einer Insulinresistenz entgegen, der heute eine wesentliche Bedeutung in der Pathogenese der kardiovaskulären Erkrankungen einschließlich der arteriellen Hypertonie zugeschrieben wird. Darüber hinaus können ACE-Hemmer eine Mikroalbuminurie abschwächen bzw. verhindern und zeigen insgesamt eine nephroprotektive Wirkung, so daß sie gerade für Patienten mit Diabetes mellitus und (beginnender) diabetischer Nephropathie als sehr geeignet anzusehen sind.

Aus pharmakokinetischen Gründen sind Vasodilatatoren in der Regel in mindestens zwei täglichen Einzeldosierungen zu verabreichen; eine Ausnahme bilden Substanzen mit langer Halbwertzeit bzw. in retradierter Form (dann auch Einmaldosierung möglich). Dieses ist auch bei der Anwendung von fixen Dreifachkombinationen zu beachten, bei denen gerade für den älteren Hypertonie-Patienten der Anteil des Vasodilatators ausreichend hoch repräsentiert sein sollte.

2.4.3.4.1 ACE-Hemmer

Auf die Vorteile der ACE-Hemmer bei verschiedenen Begleiterkrankungen wurde bereits hingewiesen. Für den optimalen Einsatz des Therapieprinzipes der ACE-Hemmer sind jedoch einige Besonderheiten zu beachten:

Bei Krankheitsbildern bzw. Zuständen mit aktiviertem Renin-Angiotensin-Aldosteron-System (renale und renovaskuläre sowie maligne arterielle Hypertonie, hydropische Herzinsuffizienz, diuretische/saluretische Vorbehandlung, natriumbeschränkte Ernährung, Patienten mit Volumenmangel), ist bei gegebener Indikation für einen ACE-Hemmer initial eine niedrige Dosis sowie eine behutsame Dosissteigerung erforderlich.

Bei beidseitiger hämodynamisch wirksamer Nierenarterienstenose bzw. bei hämodynamisch wirksamer Nierenarterienstenose bei Einzelniere sind ACE-Hemmer kontraindiziert, da es zum akuten Nierenversagen kommen kann. ACE-Hemmer führen nämlich besonders im Vas efferens eines jeden Glomerulums zur Vasodilatation, so daß in diesen Fällen bei eingeschränktem arteriellem Perfusionsdruck über die afferenten Arteriolen ein Zusammenbruch des Filtrationsdruckes und damit ein akutes Nierenversagen entstehen kann.

Da ACE-Hemmer indirekt die Aldosteronsekretion vermindern, kommt es im Organismus zu einer Kaliumkonservierung. Aus diesem Grunde sollten in der Regel ACE-Hemmer zur Vermeidung einer Hyperkaliämie nicht mit einem kaliumsparenden Saluretikum kombiniert werden, sondern nur mit Thiazid-Saluretika bzw. Schleifendiuretika.

Um eine kumulative Wirkung zu vermeiden, sind bei eingeschränkter Nierenfunktion ACE-Hemmer dosisreduziert zu verabreichen.

Nichtsteroidale Antirheumatika können den antihypertensiven Effekt der ACE-Hemmer abschwächen bzw. aufheben; denn ACE-Hemmer wirken nicht nur durch eine Verminderung des Angiotensins II indirekt vasodilatativ, sondern auch über eine gesteigerte Synthese vasodilatativer Prostaglandine. Nichtsteroidale Antirheumatika aber hemmen bekanntlich die Prostaglandinsynthese und führen auf diese Weise zur Wirkungsabschwächung bzw. zum Wirkungsverlust der ACE-Hemmer. An diese wichtige Arzneimittelinteraktion ist bei der Anwendung nicht steroidaler Antirheumatika bei Hypertonie-Patienten bzw. bei Patienten mit Herzinsuffizienz unbedingt zu denken.

Schließlich ist noch hervorzuheben, daß ein unter ACE-Hemmer-Behandlung persistierender trockener Reizhusten gleichsam als Warnsymptom der Vorläufer eines angioneurotischen Ödems sein kann (Diehl und Wernze 1992).

2.4.3.4.2 Postsynaptische Alpha$_1$-Blocker

Zu den postsynaptischen Alpha$_1$-Rezeptorenblockern ist noch anzumerken, daß diese Substanzen nicht nur einen günstigen Einfluß auf den Lipidstoffwechsel haben, sondern auch einer Prostatahypertrophie funktionell entgegenwirken. Bei ihrer Anwendung sollte eine ggf. notwendige Dosissteigerung behutsam unter Kontrolle des Blutdruckverhaltens im Stehen erfolgen, um orthostatistische Kreislaufregulationsstörungen früh genug zu erkennen bzw. zu vermeiden.

2.4.3.4.3 Kalziumantagonisten

Kalziumantagonisten vom Verapamiltyp (neben Verapamil sind hier Gallopamil und Diltiazem zu nennen) haben eine antitachykarde bzw. antiarrhythmische Wirkung auf den Vorhof und auf den AV-Knoten. Aus diesem Grunde sollten sie nicht mit einem Beta-Rezeptorenblocker kombiniert werden und umgekehrt. In diesem Zusammenhang ist eine Mitteilung von Bedeutung (PRINGEL 1987), nach der es bei einem Patienten, welcher wegen Glaukoms Timolol-Augentropfen erhielt, durch zusätzlich verabreichtes Verapamil zu einer ausgeprägten Bradykardie kam, die nach Umstellung der Verapamil-Medikation auf Nifedipin (ein Kalziumantagonist vom Dihydropyridintyp) reversibel war.

Kalziumantagonisten vom Dihydropyridintyp wirken eben nur vasodilatativ und sind daher mit einem Beta-Rezeptorenblocker gut kombinierbar. Sehr wirkungsvoll ist übrigens auch die Kombination eines Kalziumantagonisten (bes. vom Dihydropyridintyp) mit einem ACE-Hemmer.

Selbst Kalziumantagonisten vom Verapamiltyp sind nicht in der Lage, unter Belastung Herzfrequenz und systolischen Blutdruck und damit den myokardialen Sauerstoffverbrauch gleich stark wie die Beta-Rezeptorenblocker zu senken (SCHREIBER et al. 1986). Da ältere Hypertonie-Patienten eine mehr oder weniger eingeschränkte Koronarreserve haben, erscheinen daher die Beta-Rezeptorenblocker wegen ihrer ausgeprägten Fähigkeit, den myokardialen Sauerstoffverbrauch zu vermindern und die myokardiale Durchblutung zu verbessern als Antihypertensivum auch für ältere Hypertonie-Patienten *additiv* nach wie vor besonders vorteilhaft (siehe vorherige Ausführung). Bestehen jedoch gegenüber dem Einsatz von Beta-Rezeptorenblockern Kontraindikationen, so ist gerade für ältere Hypertonie-Patienten ein Kalziumantagonist eine brauchbare Alternative (ABERNETHY et al. 1986; BOLLI 1986; RAHN 1986), zumal wir in Einzelfällen auch unter Kalziumantagonismus mit Verapamil eine gute Senkung überhöhter Belastungsblutdrücke beobachtet haben (SCHREIBER et al. 1986).

2.4.3.5 Kombinationsbehandlung

Kommt es unter der individuell jeweils gewählten antihypertensiven Monotherapie nicht zur Blutdrucknormalisierung, so kann durchaus zunächst auch ein anderes monotherapeutisches Behandlungsprinzip angewendet werden. In der Regel ist jedoch in diesen Situationen eine Kombinationsbehandlung mit zwei verschiedenen antihypertensiven Behandlungsprinzipien in jeweils zunächst niedriger Dosierung vorzuziehen.

Bis zu 50% der medikamentös behandlungsbedürftigen Hypertoniepatienten sind durch eine Monotherapie ausreichend behandelbar, d.h. weisen auf der Basis der Allgemeinmaßnahmen unter dem jeweiligen Behandlungsprinzip einen normalen Blutdruck auf. Durch eine antihypertensive Kombinationstherapie mit zwei verschiedenen Prinzipien sind etwa 70 bis 80% der Hypertoniepatienten erfolgreich therapierbar. Tabelle 7 faßt synoptisch die Möglichkeiten zur antihypertensiven Zwei-Komponenten-Therapie zusammen. Dabei sind die Kombinationen ACE-Hemmer + Saluretikum bzw. ACE-Hemmer + Kalziumantagonist insbesondere vom Dihydropyridintyp durch zwei Pluszeichen besonders hervorgehoben, da diese Kombinationen eine Responderquote bis zu 90% gezeigt haben.

Tabelle 7. Zur zeitgemäßen Kombinationstherapie bei arterieller Hypertonie

	ACE-Hemmer **	Saluretika/ Diuretika *	$Beta_1$-Blocker ohne ISA	Kalziumantagonisten		$Alpha_1$-Blocker
				Nifedipin-Typ	Verap.-Typ	
ACE-Hemmer **		+ +	+	+ +	+	+
Saluretika/Diuretika *	+ +		+	+	+	+
$Beta_1$-Blocker ohne ISA	+	+		+	0	+
Kalziumantagonisten						
Nifedipin-Typ	+ +	+	+			+
Verap.-Typ	+	+	0			+
$Alpha_1$-Blocker	+	+	+	+	+	

\+ mögliche bzw. sinnvolle Kombination
0 keine Kombinierbarkeit
* keine kaliumsparenden Substanzen zum ACE-Hemmer bzw. bei Kreatinin > 1,8 mg%
** niedrige Initialdosis bei Zuständen mit aktiviertem R-A-A-S

Kommt es unter einer Zwei-Komponenten-Therapie nicht zu Blutdrucknormalisierung, so ist eine weitere Steigerung des Behandlungserfolges durch eine Drei- oder gar Vier-Komponenten-Therapie erreichbar. Es ist eine selbstverständliche Voraussetzung, daß spätestens in dieser Situation eine sekundäre Hochdruckform objektiv ausgeschlossen sein muß. Etwa 10 bis 15% aller Hypertoniepatienten benötigen eine Kombination mit drei oder gar vier unabhängigen Wirkprinzipien zur Blutdrucknormalisierung. Eine Dreifachkombination (z. B. Beta-Rezeptorenblocker + Saluretikum + direkter Vasodilatator) kann bei schnellem Wirkungseintritt durchaus auch sofort bei Patienten mit schwerer arterieller Hypertonie (diastolischer Blutdruck konstant über 120 mm Hg) eingesetzt werden, wenn klinisch eine raschere Blutdrucksenkung erforderlich ist. Ggf. kann dann im weiteren Verlauf auf eine Zwei-Komponenten-Therapie zurückgegangen werden. Sehr wirkungsvoll ist in diesem Zusammenhang auch die Kombination von Vasodilatatoren unterschiedlichen Angriffspunktes (z. B. ACE-Hemmer + Kalziumantagonist + Saluretikum). Mit einer antihypertensiven Therapie aus Drei- bzw. Vier-Komponenten entsprechend den in Tabelle 7 aufgeführten Kombinationsmöglichkeiten sind etwa 98 bis 99% aller Hypertoniepatienten ausreichend behandelbar. Der Anteil der dann noch verbleibenden Patienten mit sogenannter therapierefraktärer arterieller Hypertonie ist glücklicherweise sehr gering. In diesen Fällen sollte dann auch ggf. Minoxidil im Rahmen der Kombinationsbehandlung eingesetzt werden (s. später).

2.5 Therapierefraktäre arterielle Hypertonie

Ältere Hypertonie-Patienten, deren Bluthochdruck durch die zuvor geschilderten Maßnahmen nun nicht ausreichend oder nebenwirkungsarm gesenkt werden kann, sollten in der Regel einer diesbezüglich erfahrenen Klinik zugewiesen werden. Im Einzelfall wird dann zu entscheiden sein, ob eine spezielle Diagnostik und/oder eine weitergehende, unter Umständen aggressivere Therapie sinnvoll und möglich ist. Es sei in diesem Zusammenhang beispielsweise darauf hingewiesen, daß es heute selbst bei älteren Hypertonie-Patienten relativ problemlos möglich ist, durch Ballondilatation eine funktionell wirksame Nierenarterienstenose zu beseitigen. Auf diese Weise kann dann beispielsweise eine zuvor therapierefraktäre arterielle Hypertonie wieder behandelbar werden.

Bevor jedoch von einer wirklich therapierefraktären arteriellen Hypertonie gesprochen wird, sollten noch folgende Gesichtspunkte abgeklärt werden:

Man muß sicher sein, daß der Patient die verordnete Medikation wirklich einnimmt. Weiterhin ist ein erhöhter Kochsalzkonsum sowie ein Alkoholabusus auszuschließen. Interaktionen mit anderen Medikamenten sind zu beachten (in erster Linie nichtsteroidale Antirheumatika). Besonders bei adipösen Patienten kann eine Insulinresistenz mit konsekutiver Hyperinsulinämie die Behandelbarkeit der arteriellen Hypertonie erschweren. In diesem Zusammenhang sollten vorzugsweise ACE-Hemmer und Alpha$_1$-Blocker (jeweils allein oder in Kombination) eingesetzt werden.

Bei Patienten mit wirklich therapierefraktärer arterieller Hypertonie unter einer Drei- bis Vier-Komponenten-Therapie bleibt oft als letzte Möglichkeit nur Minoxidil in Kombination mit einem Beta-Rezeptorenblocker und einem Diuretikum übrig. Diese gleichsam letzte Therapieform bedarf jedoch einer individuellen Dosisfindung, am besten initial unter stationären Bedingungen. Minoxidil weist individuell unterschiedlich erhebliche Nebenwirkungen auf (neben einer ausgeprägten Reflextachykardie vor allen Dingen eine starke Natrium- und Wasserretention bis hin zu hydropischen Zuständen mit Pleuraergüssen und Perikarderguß). Aus diesem Grunde ist initial eine individuelle Dosisfindung der Einzelkomponenten einer derartigen Kombinationsbehandlung notwendig. Bestehen für den Einsatz von Beta-Rezeptorenblocker Kontraindikationen, so kann versucht werden, statt des Beta-Rezeptorenblockers das Clonidin mit Minoxidil und einer ausreichend hochdosierten diuretischen Behandlung (Gewichtskontrolle!) anzuwenden. Zweckmäßigerweise sollte Minoxidil nur mit einem Schleifendiuretikum kombiniert werden. Bei ausbleibendem Erfolg kann unter Umständen eine parenterale Behandlung erforderlich sein.

2.6 Der hypertensive Notfall

Ein hypertensiver Notfall bzw. eine hypertensive Krise liegt dann vor, wenn unabhängig von der absoluten Druckhöhe infolge meist raschen und/oder progredienten Blutdruckanstiegs akute hochdruckbedingte Organkomplikationen vorliegen (Linksherzversagen mit Lungenödem, Angina pectoris, Hochdruckencephalopathie) oder aber eine akute schwerwiegende Grundkrankheit (wie Schlaganfall, intrakranielle Blutung, Herzinfarkt, dissezierendes Aortenaneurysma) bei/mit arterieller Hypertonie auftritt. Die sogenannte maligne arterielle Hypertonie (diastolischer Blutdruck gleich oder über 130 mm Hg, okuläres Papillenödem, hochdruckbedingte Organkomplikationen wie zunehmende Niereninsuffizienz) ist unter Umständen ebenfalls hier einzuordnen, sollte aber eigentlich durch eine frühzeitig einsetzende bzw. suffiziente antihypertensive Therapie heute verhindert werden. Natürlich bedürfen Patienten mit derartigen Erkrankungen umgehend einer klinischen Behandlung.

Bei einer hypertensiven Krise kann Nifedipin (1 bis 2 Kps. à 5 mg zerbeißen und herunterschlucken) vor Ort als Mittel der ersten Wahl sehr wirkungsvoll sein. Bei sicher erscheinendem akuten Myokardinfarkt sollte es jedoch nicht ohne gleichzeitige Beta-Rezeptorenblockade angewendet werden (Holland Interuniversity Nifedipine/Metroprolol Trial 1986). Auch Nitritglyzerin sublingual kann in diesem Zusammenhang wirksam sein. Ebenso kann alternativ und additiv Captopril (12,5 bis 25 mg) sublingual verabreicht werden (Barnett et al. 1991). Beide Substanzen sind vor allem beim hypertensiven Lungenödem sinnvoll. In diesen Fällen sollte auch intravenös Furosemid gegeben werden. Bei bisher unzureichender blutdrucksenkender Wirkung ist Urapidil (12,5 bis 25 mg intravenös) gut anwendbar. Alternativ bieten sich

Clonidin und Dihydralazin in der Mischspritze an (0,15 mg Clonidin und 25 mg Dihydralazin auf 10 ml mit 0,9%iger NACL-Lösung verdünnt und milliliterweise gespritzt). Bei zerebralen hypertensiven Komplikationen, insbesondere beim apoplektischen Insult, sollte der Blutdruck sehr behutsam und nicht unter Werte von 160 bis 170/90 bis 100 mm Hg gesenkt werden, da aufgrund der verschobenen Autoregulation der zerebralen Durchblutung ggf. bei stärkerer Drucksenkung ungünstige Auswirkungen möglich sind.

Ist mit den bisher geschilderten Maßnahmen eine ausreichende Drucksenkung nicht zu erreichen, so kann intravenös 150 mg Diazoxid als Ultima ratio verabreicht werden. In der Klinik kann alternativ in diesen therapieresistenten Fällen Nitroprussid-Natrium ggf. notwendig sein. Bei hochgradiger Niereninsuffizienz mit Überwässerung ist u. U. eine Hämofiltration bzw. Hämodialyse erforderlich.

3 Zusammenfassung und Schlußbemerkung

In Anlehnung an Messerli (1986) faßt Abb. 4 die Möglichkeiten der antihypertensiven Monotherapie pathophysiologisch orientiert zusammen. Die einzelnen Therapieprinzipien werden dabei entsprechend ihrer unterschiedlichen Wirkungsweise eingeordnet. Kommt es unter der individuell jeweils gewählten antihypertensiven Monotherapie nicht zur Blutdrucknormalisierung, so kann eine Zwei- oder auch Mehrkomponenten enthaltene Kombinationsbehandlung entsprechend den in der Tabelle 7 dargestellten Möglichkeiten durchgeführt werden.

Der Vorteil der dargestellten Prinzipien der medikamentösen Hochdrucktherapie beim älteren Menschen liegt bei optimaler Wirksamkeit in der

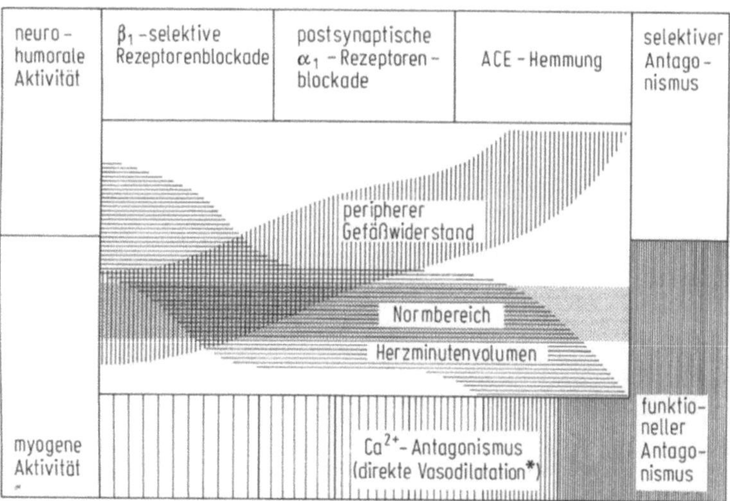

Abb. 4. Pathophysiologisch orientierte Hochdrucktherapie

überwiegend hervorragenden Verträglichkeit. Damit bestehen eigentlich günstige Voraussetzungen für die Verminderung oder gar weitgehende Ausschaltung des Risikofaktors Bluthochdruck.

Eine der wesentlichsten Voraussetzungen für die Realisierung des geschilderten Erkenntnisstandes ist, die Hypertonie-Patienten zu entdecken und zu einer optimalen Therapietreue (Compliance) zu motivieren. Dieses ist gerade bei älteren Patienten oft schwierig, insbesondere dann, wenn die Hochdruckbehandlung ihr subjektives Befinden (in der Regel nur vorübergehend) beeinträchtigt. Daher sollte beim älteren Hypertonie-Patienten die anzustrebende Blutdrucknormalisierung nicht auf Kosten seines Allgemeinbefindens erzwungen werden, die Behandlung sollte für ihn subjektiv nicht schlimmer als die Krankheit sein.

Präparate-Index

Freiname (Generic)	Handelsname
Atenolol	z. B. Tenormin
Bisoprolol	Concor
Captopril	z. B. Lopirin
Clonidin	z. B. Catapresan
Diazoxid	Hypertonalum
Dihydralazin	z. B. Nepresol
Diltiazem	Dilzem
Doxazosin	z. B. Cardular
Enalapril	z. B. Xanef
Etacrynsäure	Hydromedin
Felodipin	z. B. Modip
Furosemid	Lasix
Glyceroltrinitrat	z. B. Nitrolingual
Hydrochlorothiazid	z. B. Esidrix
Indapamid	Natrilix
Isradipin	z. B. Lomir
Lisinopril	z. B. Coric
Mefrusid	Baycaron
Metoprolol	z. B. Beloc
Minoxidil	Lonolox
Nifedipin	z. B. Adalat
Nitrendipin	Bayotensin
Nitroprussid-Natrium	Nipruss
Perindopril	Coversum
Quinapril	Accupro
Ramipril	z. B. Vesdil
Urapidil	z. B. Ebrantil
Verapamil	z. B. Isoptin

Literatur

Abernethy DR, Schwartz JB, Todd EL, Luchi R, Snow E (1986) Verapamil pharmacodynamics and disposition in young and elderly hypertensive patients. Ann Intern Med 105:329

Amery A et al. (1985) Mortality and morbidity results from the European Working Party on Hogh Blood Pressure in the Elderly trial. Lancet I:1349

Amery A et al. (1986) Efficacy of antihypertensive drug treatment according to age, sex, blood pressure, and previous cardiovascular disease in patients over the age of 60. Lancet II:589

Barnett JC, Zink KM, Touchon RC (1991) Sublingual captopril in the treatment of acute heat failure. Current Therapeutic Research 49:274

Beard K, Bulpitt Ch, Mascie-Taylor H, O'Malley K, Sever P, Webb St (1992) Management of elderly patients with sustained hypertension. Brit Med J 304:412

Bolli P, Bühler FR, Kiowski W, Müller FB (1986) Beta-Rezeptorenblocker, Kalziumantagonisten und Diuretika in der Hochdrucktherapie. In: Distler A (ed) Ca^{++}-Antogonisten und β-Rezeptorenblocker in der Behandlung von Hypertonie und koronarer Herzkrankheit. Schattauer, Stuttgart New York

Cruickshank JM, Lewis J, Moore V, Dodd C (1992) Reversibility of left ventricular hypertrophy by differing types of antihypertensive therapy. J Human Hypertension 6:85

Dahlöf B, Lindholm LH, Hansson L, Schersten B, Ekbom T, Wester PO (1991) Morbidity and mortality in the Swedish trial in old patients with hypertension (STOP-Hypertension). Lancet 338:1281

Diehl KL, Wernze H (1992) Angioneurotisches Ödem durch Angiotensin-Konversionsenzym-Hemmer. Dtsch Med Wschr 117:727

Franke H, Schramm A (1980) Herz- und Kreislaufbefunde im höchsten Lebensalter. Akt Gerontol 10:137

Gotzen R, Lohmann FW (1991) Hoher Blutdruck. Kohlhammer, Stuttgart Berlin Köln

Holland Interuniversity Nifedipine/Metroprolol Trial (HINT) Research Group (1986) Early treatment of unstable angina in the coronary care unit: a randomised, double blind, placebo controlled comparison of recurrent ischämia in patients treated with nifedipine or metroprolol or both. Brit. Heart J 56:400

Hypertension Detection and Follow-up Program Cooperation Group (1979) Five year findings of the Hypertension Detection and Follow-up Program. I. Reduction in mortality of persons with high blood pressure, including mild hypertension. II. Mortality by race, sex and age. JAMA 242:2562 and 2572

Jansen PF, Gribnau FWJ, Schulte BPM, Poels EFJ (1986) Contribution of inappropriate treatment for hypertension to pathogenesis of stroke in the elderly. Brit Med J 293:914

Klaus D (1987) Vorschlag zur Einteilung und Klassifizierung der chronischen arteriellen Hypertonie. Dtsch med Wschr 112:483

Lancet-Editorial (1991) New trials in older hypertensives. Lancet 338:1299

Lohmann FW (1982) Hoher Blutdruck im Alter – Bedeutung und Behandlung. In: Lang E (ed) Aktuelle Themen der Alterskardiologie. Springer, Berlin Heidelberg New York

Lohmann FW (1986a) Zur Therapie der arteriellen Hypertonie mit β-Rezeptorenblockern. Nieren- und Hochdruckkrankheiten 15:8

Lohmann FW (ed) (1986b) Hochdruck und Sport. Springer, Berlin Heidelberg New York

Lohmann FW (ed) (1987) Die Bedeutung der β-1-Selektivität in Klinik und Praxis. Walter de Gruyter, Berlin New York

Lohmann FW (1989) Arterielle Hypertonie – Bedeutung, Diagnostik, Therapie. Zuckschwerdt, München Bern Wien San Francisco

Lohmann FW (1992) Wie schnell sollte bei älteren Hypertoniepatienten die Blutdrucksenkung erfolgen, und wie ist die Therapiekontrolle durchzuführen? Medizin-Welt 43:10

Lohmann FW, Lang S, Gotzen R, Herzfeld U, Koppenhagen K (1992) Cerebral blood flow in elderly people under different long-term antihypertensive treatment. J Human Hypertension 6:255

Lund-Johansen P (1989) Age hemodynamics and exercise in essential hypertension: difference between beta-blockers and dihydropyridine calcium antagonists. J Cardiovascular Pharmacology 14 (Suppl 10):7

O'Malley K, O'Brien E (1980) Management of hypertension in the elderly. New Engl J Med 302:1397

Messerli FH (1986) The age factor in hypertension. Hospital Practice, p 103

MRC Working Party (1992) Medical research council trial of treatment of hypertension in older adults: principal results. Brit Med J 304:405

Pringle SD (1987) Severe bradycardia due to interaction of timolol eye drops and verapamil. Brit Med J 294:155

Platt D (ed) (1984) β-Blocker in der Geriatrie. MMV Medizin-Verlag, München

Rabkin SW, Methowson FAL, Tate RB (1978) Predicting risk of ischemic heart disease and cerebrovascular disease from systolic and diastolic blood pressures. Ann int Med 88:342

Rahn KH, Hamers M (1986) Der Einsatz von Kalziumantagonisten in der Hochdrucktherapie. Innere Medizin 13:168

Schreiber P, Nehm K, Lohmann FW (1986) Vergleich der antihypertensiven Wirkung des β-Rezeptorenblockers Metoprolol und des Calcium-Antagonisten Verapamil in Ruhe und unter Belastung unter besonderer Berücksichtigung des myokardialen Sauerstoffverbrauchs. Hochdruck 8:58

SHEP Cooperative Research Group (1991) Prevention of stroke by antihypertensive drug treatment in older persons with isolated systolic hypertension. Final Results of the Systolic Hypertension in the Elderly Program (SHEP). JAMA 265:3255

Strandgaard S (1990) Cerebral blood flow in the elderly: Impact of hypertension and antihypertensive treatment. Cardiovascular Drugs and Therapy 4:1217

Wikstrand J et al. (1986) Antihypertensive treatment with metoprolol or hydrochlorothiazide in patients aged 60 to 75 years. Report from a double-blind international multicenter study. JAMA 255:1304

Therapie von Herzrhythmusstörungen

J. Horn, D. Platt und D. Michel †

Das Prinzip einer stillschweigend etablierten und akzeptierten pharmakologischen Therapie unkritisch reflektierter Herzrhythmusstörungen jedweder Genese und aller Altersgruppen mit antiarrhythmisch wirksamen Medikamenten ist durch die Veröffentlichung neuer Studien ins Wanken geraten.

Wenngleich an einer mortalitätssenkenden, den plötzlichen Herztod und die Reinfaktrate reduzierenden Wirkung der Betablocker bei koronarer Herzkrankheit und nach Myokardinfarkt und an einer eindeutigen Verbesserung der Prognose mittelschwerer und schwerer Herzinsuffizienzen durch ACE-Hemmer (CONSENSUS Studie 1987; SOLVD Studie 1991) kein Zweifel besteht, so gilt dies keinesfalls für die prognostische Beurteilung antiarrhytmischer Therapien. Metaanalysen von Studien mit Klasse Ia-, Ic- und IV-Antiarrhytmika zeigten entweder keine Veränderung oder einen geringen Anstieg der Mortalität unter der Behandlung mit diversen Antiarrhythmika. In der CAST-Studie (Cardiac Arrhythmia Suppression Trial 1991) wurden neuere potente Klasse Ic-Antiarrhythmika eingesetzt, um zu ermitteln, ob die Unterdrückung ventrikulärer Extrasystolen bei Postinfarktpatienten auch den Nutzen einer reduzierten Mortalität zeigt. Obgleich die beiden Prüfmedikamente Flecainid und Encainid (letzteres in Deutschland nicht zugelassen) zu einer Suppression ventrikulärer Extrasystolen von über 80% führten, verursachten sie einen Anstieg der Gesamtsterblichkeit um den Faktor 2,4 und der Sterblichkeit aufgrund von Herzrhythmusstörungen oder Herzstillständen um den Faktor 2,9. Dieser Anstieg beruhte zweifelsohne auf einer bislang zwar bekannten, wohl aber unterschätzten proarrhythmischen Wirkung.

Die Ergebnisse der CAST-Studie sind zwar nur auf ein eingeschränktes Patientenkollektiv bezogen (Postinfarktanamnese, benigne oder potentiell maligne Herzrhythmusstörungen). Sie lassen sich auch nicht mit Sicherheit auf andere Klasse I-Antiarrhythmika übertragen. Dennoch weisen sie, ebenso wie bei der Behandlung mit Betablockern, hier jedoch mit umgekehrten Vorzeichen (Mortalitätssenkung, keine signifikante Reduktion von VES) darauf hin, daß die Hypothese einer Verknüpfung von abnehmender Häufigkeit und Schwere von Herzrhythmusstörungen mit einer Mortalitätssenkung nicht immer haltbar ist.

1 Häufigkeit von Herzrhythmusstörungen im Alter

Vor dem Hintergrund der einleitend genannten Untersuchungen ist auch die antiarrhythmische Therapie bei geriatrischen Patienten zu sehen. Schon bei als „gesund“ einzustufenden älteren Menschen nimmt die Zahl supraventrikulärer und ventrikulärer Extrasystolien exponentiell mit dem Alter zu. Die Komplexizität der beobachteten Herzrhythmusstörungen unterscheidet sich von der anderer Altersgruppen deutlich (Garcia 1992).

Mittels 24-Stunden-Langzeit-EKG-Analyse, die dem einfachen Ruhe-EKG in der Erkennung von Rhythmusstörungen weit überlegen ist, konnte Garcia bei 94 gesunden Probanden, die über 70 Jahre alt waren, in 91 % supraventrikuläre, in 89 % ventrikuläre und in 50 % komplexe ventrikuläre Arrhythmien (polymorphe VES, Couplets, nicht anhaltende ventrikuläre Tachykardien) nachweisen. Ernsthafte Bradykardien, Sinusarrest oder höhergradige AV-Blockierungen traten dagegen nicht gehäuft auf (s. Tabelle 1). Die beschriebenen Rhythmusstörungen blieben während einer mittleren Nachbeobachtungszeit von knapp 2 Jahren asymptomatisch.

Während bei der Untersuchung von Garcia vorbestehende kardiovaskuläre Erkrankungen anamnestisch sowie durch eingehende klinische Untersuchungen ausgeschlossen wurden, gingen bei Camm (1980) symptomatische Patienten, bei Nelson (1984) vorwiegend Patienten mit bekannter oder vermuteter Herzerkrankung in die Studien ein. Auffallend ist das gehäufte Auftreten von Vorhofflimmern und nicht anhaltenden Kammertachykardien bei symptomatischen und herzkranken Probanden (Tabelle 1).

Da die Beschwerden nicht mit Art und Schwere gleichzeitig registrierter Herzrhythmusstörungen im 24-Stunden-EKG korrelierten, kann nicht

Tabelle 1. Häufigkeit supraventrikulärer und ventrikulärer Arrhythmien sowie schwerer Funktionsstörungen des Sinusknotens bei gesunden Probanden und kardial vorgeschädigten Patienten (in %)

	Garcia (1992) $n = 96$ > 70 Jahre	Nelson (1984) $n = 1238$ > 70 Jahre	Camm (1980) $n = 106$ > 75 Jahre
Supraventrikuläre Extrasystolen	91,5	80,0	
über 200/24 h	18,1		
Supraventrikuläre Tachykardien	62,8	55,0	
Vorhofflimmern	1,1	13,6	10
Ventrikuläre Extrasystolen	89,4	73,3	69
über 200/h	22,3		
Polytope VES	44,7		22
Bigemini	7,4	62,0 (Polytope VES, Bigemini, Couplets)	5
Couplets	23,4		4
Nicht anhaltende Kammertachykardien	9,6	34,0	6
Sinusbradycardie < 40/min	3,2		
Sinusarrest über 2 s	2,1		

zwangsläufig auf deren pathophysiologische Bedeutung rückgeschlossen werden.

Auch kann man aus dem eingangs Gesagten nicht den Schluß ziehen, Herzrhythmusstörungen im Alter um jeden Preis behandeln zu müssen. Dies wäre nur gestattet, wenn mit einer erreichten „kosmetischen" Glättung des EKG-Kurvenverlaufs auch positive Aspekte für die Lebensqualität bzw. Lebenserwartung des geriatrischen Patienten verbunden wären.

Von gewissen bradycarden Störungen der Reizbildung und -leitung abgesehen, stellen Arrhythmien im Alter also weniger ein quantitatives als ein qualitatives Problem dar.

Hierfür ist nicht das Alter per se, sondern die Zunahme bestimmter kardialer Erkrankungen als Ursache verschiedener Rhythmusstörungen, zum anderen die im Rahmen der Multimorbidität des alten Patienten oft erforderliche oder praktizierte Polypragmasie mit den ihr inhärenten Interaktionsmöglichkeiten von ausschlaggebender Bedeutung.

2 Alternsphysiologische Veränderungen der Reizbildung und -leitung

Die Schrittmacherzellen im Bereich des Sinusknotens, des av. Knotens und in geringerem Umfang auch im Bereich der atrialen Leitungsbahnen und des Kammermyokards erfahren mit steigendem Alter einen Schwund, der maximal 80% des Ausgangswertes betragen kann. Eine geringere Abnahme, nämlich maximal etwa 50%, betrifft die der Reizleitung zwischen Schrittmacherzellen, Purkinje-Zellen und Arbeitsmyokard dienenden Verbindungszellen (Das et al. 1982; Hombach 1981). Reizbildung und -leitung sind jedoch so vielfach abgesichert, daß aus diesem Schwund alternsphysiologisch keine relevanten Beeinträchtigungen der Schrittmacherfunktion oder der Reizleitung und der durch sie vermittelten Koordination atrialer und ventrikulärer Pumpvorgänge resultieren. Auch einer alternsabhängig veränderten Ansprechbarkeit auf zentralnervöse und humorale Impulse kommt, basiert sie allein auf alternsphysiologischen Vorgängen, kein entscheidender Einfluß auf Auslösung oder Unterhaltung kardialer Rhythmusstörungen von klinischem Gewicht zu. Dies gilt sowohl für eine verminderte Ansprechbarkeit auf Adrenalin, Barorezeptoren und endogene Katecholamine als auch für eine Abnahme der Betarezeptorenaktivität, verstärkter Wirkungen vagaler Impulse bei gleichzeitiger Abschwächung des Atropineffektes und für vermutete Änderungen des transmembranären Kationenaustausches mit Auswirkungen auf einzelne Phasen des Aktionspotentials (Roberts und Goldberg 1979; Goldberg und Roberts 1981; Padeletti et al. 1982; u.a.).

3 Alternstypische pathologische Einflüsse

Weitaus häufigste Ursache klinisch bedeutsamer Herzrhythmusstörungen im Alter ist die koronare Herzerkrankung mit und ohne Hypertonie, sei es über

Tabelle 2. Ursachen für Herzrhythmusstörungen im Alter

A Multimorbidität im Alter

1. KHK, vorausgegangene Myokardinfarkte
2. Arterielle Hypertonie
3. Dilatative/obstruktive Kardiomyopathie
4. Schilddrüsenfunktionsstörungen
5. Elektrolytstörungen

B Polypragmasie der Pharmakotherapie mit ihren Folgen

1. Diuretika, Laxantien: Hypokaliämie
2. Digitalistherapie (Verstärkung durch 1)
3. Betablocker, Kalziumantagonisten (Verstärkung durch 1)
4. Antihypertensiva (z.B. Clonidin)
5. Antidepressiva (insbesondere Trizyklika)
6. Antiarrhythmika (Proarrhythmien)
7. Antihistaminika (Anticholinergika)

passagere Ischämien, sei es als Folge struktureller Veränderungen, sei es über sekundäre metabolische Vorgänge (Podzuweit 1986) oder erhöhte Ansprechbarkeit auf vegetative nervöse Impulse (Weirich und Antoni 1986; Lown 1986), sei es über die Bildung von Nachpotentialen mit der damit verbundenen Steigerung von heterotopen Triggeraktivitäten. Als weitere nosologische Provokateure mit für die Geriatrie zahlenmäßig unterschiedlich geringerer Bedeutung seien ohne Anspruch auf Vollständigkeit genannt (Michel 1986): Primäre Kardiomyopathie vom dilatativen und obstruktiven Typ, Mitralklappenprolaps-Syndrom, Schilddrüsenfunktionsstörungen, übermäßiger Alkoholgenuß, iatrogene Einflüsse in Form einer ungenügend beachteten oder kontrollierten, eventuell sogar kontraindizierten medikamentösen Therapie mit arrhythmogener Potenz (z.B. Digitalis, Antiarrhythmika, Kalziumantagonisten, Sympathikolytika, Sympathikomimetika, Trizyklika) oder im Rahmen diagnostischer oder therapeutischer Maßnahmen mit der Möglichkeit übermäßiger vagaler Reaktionen sowie ein Stimulationsausfall bei künstlichem Schrittmacher. Ob für Rhythmusstörungen im Alter eine von einer koronaren Herzerkrankung unabhängige primäre degenerative Erkrankung des spezifischen Systems mit oder ohne Mitralringverkalkung (Lenègre-Syndrom, Lev-Syndrom) eine Rolle spielt, wird kontrovers beantwortet (Tabelle 2).

4 Hämodynamische Auswirkungen und klinische Symptomatik

Subjektiv werden kardiale Arrhythmien im Alter häufig auffallend wenig empfunden, soweit sie nicht mit anhaltender und erheblicher Frequenzbeeinflussung einhergehen (Gerstenblith 1980). Klagt der alte Patient mit Rhythmusstörungen, so vorwiegend über Palpitationen, unsystematischen Schwindel, Synkopen, Stürze, Adams-Stokessche Anfälle, Angina pectoris,

Tabelle 3. Prozentuale Abnahme der koronaren und zerebralen Perfusion bei unterschiedlichen Arrythmien (in %)

Arrhythmien	Abnahme der Perfusion	
	zerebral	koronar
supraventrikuläre ES	7	5
ventrikuläre ES	12	12
supraventrikuläre Tachykardien	14	35
ventrikuläre Salven	25	25
Vorhofflimmern	bis 40	40
Kammertachykardien	40–75	60

anfallsweise Atemnot, Zustände von Schlaf-Apnoe u. ä. Mitteilungen von Dritten sind häufig bedeutsamer als Angaben des Betroffenen.

Als wesentliches Stellglied im hämodynamischen Reglersystem gleicht die Herzfrequenz akute oder chronische Änderungen des Schlagvolumens und/oder peripheren Strömungswiderstandes aus, so daß unter Ruhe- und Belastungsbedingungen ein dem Bedarf entsprechendes Herzzeitvolumen gefördert wird. Der nutzbare Frequenzbereich ist beim gesunden Herzen sehr weit gesteckt, wird aber durch Altern und Krankheit mehr und mehr eingeengt. Dies trifft insbesonderte für die oberen und unteren Grenzfrequenzen zu, bei denen mit oder ohne zusätzliche Rhythmusstörungen eine weitere Frequenzbeschleunigung oder -senkung zu keiner weiteren Zunahme des Herzzeitvolumens führt. So fällt die obere Grenzfrequenz („kritische" Herzfrequenz) im Verlaufe des Lebens von durchschnittlich 180 bis 200/min auf 110 bis 120/min und darunter ab, und die tolerable untere Grenzfrequenz steigt von etwa 30 bis 40/min auf 40 bis 60/min an. Eine Abnahme des Herzminutenvolumens kann aber für den alten Menschen, der nur allzu häufig an einer Arteriosklerose unterschiedlicher Lokalisation mit eingeschränkter Anpassung an Perfusionsänderungen leidet, eine Bedrohung der für sein Leben wichtigen Organdurchblutungen, insbesondere von Gehirn, Herz, gelegentlich auch Nieren, bedeuten.

Untersuchungen von Corday und Lang (1978) belegen, daß ventrikuläre mehr als supraventrikuläre Herzrhythmusstörungen die Nierendurchblutung, die zerebrale Zirkulation und insbesondere die Koronarperfusion beeinträchtigen (Tabelle 3). Die zerebrale Zirkulation wird bei häufigen ventrikulären Extrasystolen um 12%, bei ventrikulären Tachykardien um bis zu 75% reduziert. Dies impliziert zwangsweise neurologische Ausfallserscheinungen mit Schwindel, Synkopen, transitorisch ischämischen Attacken bis hin zu manifesten apoplektischen Insulten. Die Nierendurchblutung erfährt bei ventrikulären Extrasystolen eine Reduktion um etwa 10%, bei ventrikulären Tachykardien um etwa 60%, ohne daß dies zu unmittelbaren dauerhaften Schäden der Nierenfunktion führen würde. Die Koronarperfusion ist bei ventrikulären Extrasystolien, je nach deren Häufigkeit, zwischen 12 und 25% vermindert. Bei ventrikulären Tachykardien ist sie um etwa 60% reduziert: Angina pectoris Symptome, Myokardischämien und Myokardinfarkte sind die häufige

Folge, die wiederum im Sinne eines circulus virtiosus die Arrhythmien verstärken können. Erst beim Kammerflimmern kommt es zum hämodynamischen Korrelat des Herzkreislaufstillstandes. Die Auswirkungen verschiedener Herzrhythmusstörungen auf die Hämodynamik können Tabelle 3 entnommen werden.

Neben frequenz- oder rhythmusinduzierten Korrekturen des Minutenvolumens können für die Gewährleistung einer ausreichenden Durchblutung lebenswichtiger Organe auch die zeitlichen Beziehungen zwischen Vorhof- und Kammersystole und die intraventrikuläre Erregungsausbreitung von Einfluß sein (Steinbeck 1987). Dies geht aus der klinischen Relevanz verschiedener Schrittmachersysteme, Schenkelblockbilder und der QRS-Komplex-Breite bei Kammerarrhythmien hervor.

Eine zusätzliche Gefährdung können Embolien in den kleinen, vor allem aber auch in den großen Kreislauf darstellen. Zum Beispiel beim Wechsel von Vorhofflimmern zu mechanischen Vorhofkontraktionen kann es zur Ablösung wandständiger, atrialer Thromben kommen oder ventrikuläre Thromben können durch ventrikuläre Rhythmusstörungen losgelöst werden.

5 Therapieindikationen

Obwohl im Alter praktisch stets Symptom einer kardialen Erkrankung, können Rhythmusstörungen Eigenständigkeit erlangen, die über die Behandlung der Grundkrankheit hinaus die Frage nach der Notwendigkeit und Dringlichkeit einer symptomatischen Behandlung aufwirft und aus vitalen Gründen zu ihrer raschen Beantwortung drängen kann.

Für diese Akuttherapie, z. B. im Rahmen eines akuten Myokardinfarktes, gibt es, wie auch bei jüngeren Patienten, eine klar umrissene Therapieindikation mit nur wenigen, gut steuerbaren, parenteral verabreichbaren Antiarrhythmika, deren Wirkung sofort durch kontinuierliches Monitoring auf der Intensivstation überprüft werden kann.

Schwieriger stellt sich die Behandlung chronischer oder intermittierender Herzrhythmusstörungen dar.

Die sicher häufigste Indikation zur Therapie chronischer Herzrhythmusstörungen im Alter ist die Beseitigung der Symptomatik des Patienten, d. h. die Beseitigung wirklich störender, besonders nachts auftretender Palpitationen, für die in erster Linie supraventrikuläre Rhythmusstörungen verantwortlich sind, sowie hämodynamisch bedingter Komplikationen (siehe Abschn. 4). Allerdings ist dabei festzustellen, daß lediglich 50 % der Palpitationen durch Herzrhythmusstörungen verursacht werden und umgekehrt kardiale Arrhythmien von weit weniger als der Hälfte der Patienten überhaupt bemerkt werden.

Aufgrund der immer noch erheblichen Nebenwirkungen spezifischer Antiarrhythmika sollte die *Therapieindikation* insbesondere dann streng gestellt werden, wenn das subjektive Empfinden des Patienten im Vordergrund steht und keine sichere Beziehung zu elektrokardiographisch dokumentierten Extrasystolen besteht. Oft hilft ein aufklärendes Gespräch über die Harmlosig-

Tabelle 4. Klassifizierung ventrikulärer Arrhythmien nach ihrem Schweregrad

	Ventrikuläre Arrhythmien		
	benigne	potentiell maligne	maligne
Herztodrisiko	sehr niedrig	erhöht	sehr hoch (ca. 30%/Jahr)
Arrhythmie-Typ	einfache VES Couplets	einfache VES sehr häufige Couplets n.a. VT	an. VT Kammerflimmern
VES (LOWN-Klasse)	bis IVa	bis IVb	(nicht erfaßt)
Ejektions-Fraktion (EF)	normal	< 40–45%	< 30–35%
Herzkrankheit	keine	KHK Z. n. Myokardinfarkt Kardiomyopathien Aortenklappenfehler	KHK (80%) meist Z. n. Infarkt und Aneurysma Kardiomyopathie (10%) Herzklappenfehler (5%)
Symptome	keine Schwindel Palpitationen	keine Schwindel Palpitationen	Synkopen Herz-Kreislaufstillstand
Therapieziel	Beseitigung der Symptome Beruhigung	Reduktion der VES (80%) der Couplets (90%) der n.a. VT (100%) Prävention von malignen Arrhythmien	Rezidivprophylaxe

Erklärung: n.a. VT: nicht anhaltende Ventrikeltachykardie; an. VT: anhaltende Ventrikeltachykardie; EF: Auswurffraktion des linken Ventrikels

keit des „Herzstolperns" und über eventuelle mögliche therapiebedingte Nebenwirkungen, um Ängste und psychische Belastungen abzubauen und den Patienten von der fehlenden Indikation zur Therapie zu überzeugen.

Die vielleicht wichtigste Indikation zur Therapie chronischer oder rezidivierender Herzrhythmusstörungen ist auch bei älteren Patienten (ohne infauste Prognose der Grunderkrankung) die Prophylaxe des plötzlichen Herztodes bei ventrikulären Arrhytmien. Gesicherte Zusammenhänge bestehen bei der koronaren Herzkrankheit, bzw. bei Zustand nach Myokardinfarkt und bei der hypertensiven Kardiomyopathie. Wahrscheinlich gilt dies auch für Herzvitien und anderen Ursachen der Herzinsuffizienz. Umstritten sind die Zusammenhänge bei dilatativer Kardiomyopathie.

Aus prognostischen Gründen ist es sinnvoll, ventrikuläre Arrhythmien über die Klassifizierung nach Lown und Wolf (Abb. 1) hinaus in benigne, potentiell maligne und maligne Arrhythmien einzuteilen. Tabelle 4 gibt einen Überblick über die drei Risikogruppen ventrikulärer Arrhythmien. Aus ihr geht hervor, daß zur vollständigen Risikobeurteilung und damit auch konkreten Indikationsstellung zur antiarrhytmischen Therapie nicht nur die „EKG-

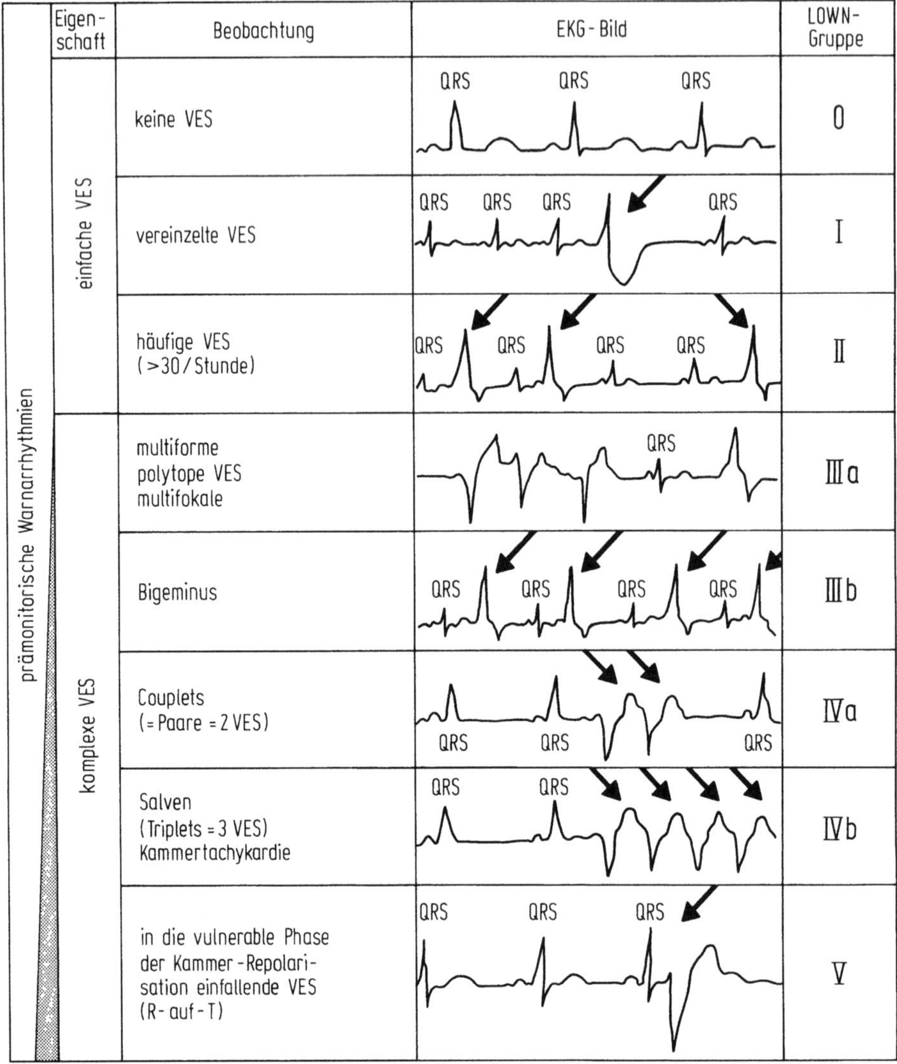

Abb. 1. Klassifizierung ventrikulärer Extrasystolen nach LOWN (nach WEHR et al. 1985)

Diagnose", sondern auch die Beurteilung der linksventrikulären Pumpfunktion und die Abklärung der zugrunde liegenden kardialen Grunderkrankung gehört.

Inwieweit sich durch „symptomatische", therapeutische Maßnahmen tatsächlich eine Verbesserung der Prognose insbesondere potentiell maligner Rhythmusstörungen erreichen läßt, muß durch CAST angezweifelt und nach CAST durch weitere prospektive Studien geprüft werden.

Obligate Therapiepflicht besteht nach heutigem Kenntnisstand – damit ist die Indikationsstellung viel strenger geworden als noch vor wenigen Jahren – lediglich für maligne, ventrikuläre Rhythmusstörungen aus prognostischer

Tabelle 5. Indikationen zur antiarrhythmischen Therapie bei geriatrischen Patienten

1. Erhebliche subjektive Beschwerden
   Palpitationen (schwere Formen, z. B. nachts)
2. Hämodynamische Auswirkungen von Rhythmusstörungen
   a) neurologische Symptome (Schwindel, Synkopen, Krampfanfälle)
   b) kardiale Symptome (Stenokardien, Myokardischämien, akutes Linksherzversagen)
   c) gastrointestinale Symptome (Angina abdominalis)
   d) Kreislaufzentralisation (ANV, kardiogener Schock)
3. Kardioembolische Komplikationen (Systemische und/oder Lungenembolien)
4. Prophylaxe des plötzlichen Herztodes (maligne Arrhythmien)
   a) Zustand nach Reanimation aufgrund elektrischer Instabilität
   b) anhaltende Kammertachykardien (z. B. bei KHK, Z. n. Myokardinfarkt, obstruktive Kardiomyopathie, Z. n. Myokarditis, Vitium cordis, Mitralklappenprolapssyndrom)
   c) Q-T-Syndrom

Sicht. Grundsätzlich sind die Indikationen zur antiarrhythmischen Therapie, also bei jüngeren und älteren Patienten, gleich.

Nicht alleine die Art kardialer Rhythmusstörungen, sondern ihre aktuellen, (subjektiven und hämodynamischen) Auswirkungen und prognostischen Implikationen sowie das unter diesen Voraussetzungen von Fall zu Fall zu prüfende Verhältnis von Therapieziel und Behandlungsrisiko sollten auch bei geriatrischen Patienten bestimmen, ob und welche Therapie kardialer Rhythmusstörungen einzuschlagen ist. Es bedarf wohl kaum des Hinweises, daß akute kritische Bedrohungen der Organdurchblutung (rhythmologische Notfälle) von größerer Bedeutung sind und sowohl ein rascheres als auch intensiveres Handeln erfordern als chronische Perfusionseinschränkungen. Bloße Rhythmuskosmetik ist somit kein geriatrisches therapeutisches Konzept. Die verschiedenen Indikationen zur antiarrhythmischen Therapie gehen aus Tabelle 5 hervor.

6 Primäre Diagnostik und Therapiekontrolle

Diagnostisch vermitteln Auskultation und Palpatation lediglich einen sehr allgemeinen Eindruck von Herzrhythmusstörungen. Ruhe- und Belastungselektrokardiogramm sind im Alter, klammert man Patienten mit Sick-Sinus-Syndrom oder elektrischem Schrittmacher aus, zur Identifizierung von Rhythmusstörungen, insbesondere aber zur Abklärung ihres Ausmaßes, ihrer Koinzidenz mit subjektiven Erscheinungen und objektiven Befunden und damit ihrer klinischen Wertigkeit von minderer Bedeutung bis bedeutungslos. Erfaßt werden damit weniger als 20% der Rhythmusstörungen. Entscheidendes diagnostisches Verfahren ist das Langzeit-Elektrokardiogramm, das als Methode der Wahl bei Patienten mit unspezifischen, aber arrhythmieverdächtigen Symptomen, anamnestisch angegebenen Synkopen oder Stürzen, aber auch zum Screening von Risikopatienten (z. B. Postinfarkt) einzustufen ist (Gordon et al. 1982; Sen 1987; von Leitner und Andresen 1987). Die diagnostische Ausbeute korreliert mit der Dauer der Registrierung (Kennedy et al. 1985). So werden ventrikuläre Extrasystolen bei 12stündiger Registrierung in rund 60%, bei 48stündiger Registrierung hingegen in nahezu 100% erfaßt.

Aber auch ein Langzeit-EKG muß bei selten auftretenden, klinisch jedoch gravierenden Arrhythmien (z. B. Synkopen) eventuell mehrfach wiederholt werden. In äußerst seltenen Fällen, etwa zur Differenzierung ventrikulärer und supraventrikulärer Extrasystolen mit Schenkelblock, oder wenn eine bisher nicht dokumentierte, aber wahrscheinlich bedrohliche Arrhythmie (z. B. unklare Synkope nach ausgedehntem Vorderwandinfarkt) vermutet wird, kann auch bei geriatrischen Patienten eine invasive elektrophysiologische Abklärung mittels Ventrikel-Mapping, HIS-Bündel-Elektrokardiogramm und/oder programmierter Stimulation angezeigt sein. Für besondere Fragestellungen (z. B. Carotis-Sinus-Syndrom, Sick-Sinus-Syndrom) stehen spezielle Provokationsmethoden oder technische Verfahren, z. B. Carotisdruckversuch, Atropin-Test, Vorhofstimulation usw. zur Verfügung.

Die Arrhythmie-Diagnosen komplettieren natürlich eine exakte Anamnese mit möglichst genauer Beschreibung der Häufigkeit, Auslösesituation und Terminierung der Rhythmusstörungen. Dies kann bei älteren Patienten mühsam und zeitaufwendig sein. Darüber hinaus dienen klinische und apparativ erhobene Befunde (Labor, Röntgen-Thorax, Echokardiographie, Thallium- und Herzbinnenraumszintigraphie, Belastungs-EKG, Koronarangiographie) der Ermittlung einer eventuellen kardialen Grunderkrankung.

Eine antiarrhytmische Therapie wäre jedoch ohne entsprechende Kontrolle der Effektivität und der Nebenwirkungen undenkbar. Im Vordergrund regelmäßiger Untersuchungen sollte das Befinden des Patienten mit Angaben zu möglichen Nebenwirkungen stehen. Im Gegensatz zu den supraventrikulären Extrasystolen spielen bei ventrikulären Arrhythmien vom Patienten geschilderte Symptome für die Therapiekontrolle keine Rolle. Bereits das Ruhe-EKG (bzw. der Rhythmusstreifen) geben Aufschluß über die Herzfrequenz und über die Beeinflussung verschiedener intrakardialer Leitungszeiten durch Antiarrhythmika (PQ-Zeit, QRS- und QT-Dauer), sowie das Repolarisationsverhalten (Tabelle 6).

Das Langzeit-EKG hat insbesondere für die Diagnostik von Arrhythmien ventrikulären Ursprungs, den Therapieverlauf und eventuell auftretende proarrhytmische Effekte eine zentrale Bedeutung. Aufgrund der hohen Spontanvariabilität müssen jedoch strenge Kriterien angesetzt werden, etwa eine 80%ige Reduktion von ventrikulären Extrasystolen, eine 90%ige von Couplets und eine 100%ige Minderung von nicht anhaltenden Kammertachycardien, um mit ausreichender Sicherheit einen positiven Therapieerfolg annehmen zu können. Kontrollen des 24-Stunden-EKGs sollten fünf bis sieben Tage nach Therapiebeginn oder Wechseln des Antiarrhythmikums erfolgen. Danach in regelmäßigen, je nach Stabilität des Rhythmus unterschiedlich langen Abständen. Anfangs sollten 3monatige Intervalle nicht unterschritten werden. Bei anhaltenden, ventrikulären Tachykardien (hohe Malignität!), ist auch bei

Tabelle 6. Einfluß von Antiarrhythmika auf das EKG

	PQ Zeit	QRS Zeit	QT Zeit
Klasse Ia	↑–	↑	↑↑
Klasse Ib	–	–↑	–↓
Klasse Ic	↑↑	↑↑	↑
Klasse II	↑–	–	–↓
Klasse III	↑	↑	↑↑

Erklärung: ↓ Abnahme; ↑ Zunahme; – keine Änderung

älteren Patienten der Einsatz der „aggressiven" invasiven Methode der programmierten Elektrostimulation gerechtfertigt. Dadurch könnte bei dieser Hochrisikogruppe durch serielle Antiarrhythmika-Austestungen für jeden individuellen Patienten das geeignete Antiarrhythmikum ausgewählt werden. Therapieeinleitung und Therapiekontrolle bleiben in solchen Fällen spezialisierten Zentren vorbehalten.

Durch die ESVEM-Studie (Mason 1992) konnte allerdings gezeigt werden, daß selbst bei diesen äußerst gefährdeten Patienten Ventrikelstimulation und Langzeit-EKG gleichwertige Methoden, ohne signifikante Unterschiede der Wirksamkeitsvorhersage, waren. Somit müssen sich geriatrische Patienten nur noch in extrem seltenen Fällen (z. B. keine häufigen Kammerextrasystolien im Langzeit-EKG) dieser invasiven Methode unterziehen.

Die Relevanz von Plasmaspiegelbestimmungen der Antiarrhythmika wird zur Therapiebeurteilung bislang kontrovers diskutiert. Proarrhythmische Effekte von Antiarrhythmika korrelieren beispielsweise nicht mit der Höhe des Plasmaspiegels der gemessenen Substanz. Bei Patienten mit Leber- und Nie-

Tabelle 7. Kontrollmöglichkeiten unter antiarrhythmischer Therapie

Häufig	1. Klinische Symptome:	Allgemeinbefinden des Patienten Nebenwirkungen der Pharmakotherapie Kardiopulmonale Symptomatik
	2. Ruhe-EKG:	Herzfrequenz, PQ-Zeit, QRS-Dauer, QT-Dauer, Repolarisation
	3. Langzeit-EKG:	Häufigkeit von Arrhythmien
Selten	4. Programmierte Elektrostimulation:	Provokation anhaltender Ventrikeltachykardien serielle Antiarrhythmika Austestung
	5. Plasmaspiegelbestimmungen:	umstritten (keine Korrelation zum Auftreten proarrhythmischer Effekte, unsichere Korrelation mit der Wirkung), indiziert bei Patienten mit Nieren-/Leberfunktionsstörung
	6. Zusatzuntersuchungen	Echokardiographie (EF), Myokardszintigraphie

Tabelle 8. Therapie von Herzrhythmusstörungen im Alter

1. Allgemeine Maßnahmen
   a) Behandlung der Grunderkrankung
   b) Sedativa, Sauerstoffgabe, körperliche Schonung, Bettruhe
2. Pharmakotherapie
   a) Spezifische Antiarrhythmika
   b) Unspezifische Antiarrhythmika
3. Alternative Therapien
   a) Elektrotherapien (Ventrikelstimulation, Elektroschock, verschiedene Schrittmachersysteme, einschließlich des antitachykarden Schrittmachers, implantierbarer Defibrillator
   b) Kardiochirurgie (umkreisende endokardiale Ventrikulotomie, Kryoablation des Ursprungsortes)

renfunktionsstörungen, die bei multimorbiden geriatrischen Patienten zunehmen, ist ihr Stellenwert jedoch unumstritten.

Aus den Tabellen 7 und 8 gehen wichtige Kontrollmöglichkeiten einer Therapie mit Antiarrhythmika sowie mögliche therapeutische Interventionen im Alter hervor.

7 Therapeutische Maßnahmen

7.1 Allgemeine Maßnahmen

Grundsätzlich kann der Stellenwert allgemeintherapeutischer Maßnahmen bei Rhythmusstörungen geriatrischen Patienten nicht hoch genug eingeschätzt werden, da insbesondere eine spezifische antiarrhythmische Behandlung im Alter problematisch ist und oft ohne den gewünschten Erfolg bleibt.

An erster Stelle sollte die Behandlung der kardialen oder extrakardialen (z.B. Hyperthyreose) Grunderkrankungen, die Korrektur von Elektrolytstörungen einschließlich der in den Elektrolythaushalt eingreifenden metabolischen Prozesse (z.B. Diabetes mellitus, metabolische Alkalose, Azidose) stehen. Darüber hinaus ist die Beseitigung von Störungen des Wasserhaushalts und die Ausschaltung von exogenen Noxen (z.B. Alkohol, Nikotin) wichtig, wenn kausal ein Zusammenhang mit den manifesten Rhythmusstörungen besteht.

Zusätzlich können sedierende Maßnahmen, körperliche Schonung, in schweren Fällen auch Bettruhe und die Gabe von Sauerstoff subjektive Mißempfindungen mindern und/oder objektive Befunde verbessern.

Als „Allgemeinmaßnahme" von markanter Wichtigkeit ist die Durchforstung der laufenden Therapie (Schneider 1982) mit dem Ziel der Eliminierung arrhythmieprovozierender Substanzen oder Präparate (z. B. Antiarrhythmika, Diuretika, Psychopharmaka, Herzglykoside, Theophyllinderivate) besonders hervorzuheben. Therapie gegen die Therapie ist auf geriatrischem Sektor von besonderer Fragwürdigkeit und sollte strikt vermieden werden, solange nicht vitale Gründe dazu zwingen.

7.2 Pharmakotherapie

7.2.1 Therapie mit spezifischen Antiarrhythmika

Ein ideales antiarrhytmisches Pharmakon ist nicht auf dem Markt und nicht in Sicht. Die allein aufgrund dieser Überlegung angebrachte Skepsis erfährt durch Alter und Krankheit des behandelten Patienten zusätzliche Akzente. Medikamentöse Effekte lassen sich im Einzelfall genauso wenig voraussagen wie die Konstanz eines initial günstigen therapeutischen Einflusses bei Langzeitbehandlung. Selbst bei gleicher Indikationsstellung und gleicher Dosierung kann die Wirksamkeit eines Antiarrhythmikums interindividuell, aber auch intraindividuell zwischen hochwirksam und wirkungslos, sowie nebenwirkungsarm und nebenwirkungsreich, differieren. Neben generellen, durch Pharmakodynamik und -kinetik gegebenen Kenndaten eines Antiarrhythmikums und seiner Dosis prägen individuelle Faktoren den therapeutischen Erfolg oder Mißerfolg. Zu ihnen gehören von Patient zu Patient variierende Eiweißbindungen, die Zahl und Wirksamkeit aktiver Metaboliten, unterschiedliche Ansprechbarkeit und der wechselnde Einbau in das Myokard. Plasmaspiegelbestimmungen haben die praktische antiarrhythmische Therapie weder wirkungsvoller noch sicherer zu machen vermocht, und dies unabhängig vom Alter. Alle die genannten Vorbehalte und Einschränkungen unterstreichen letztlich die dominierende Bedeutung der Indikation und der ärztlichen Erfahrung für jegliche antiarrhythmische Therapie im Alter.

Klassische Antiarrhythmika greifen in unterschiedliche Phasen des Aktionspotentials ein und bewirken Änderungen der Reizleitung und -bildung, insbesondere über eine Hemmung der Leitungsgeschwindigkeit, der heterotropen Reizbildung und der Entstehung von Reentry-Mechanismen. Es ist heute immer noch allgemein üblich, die bei tachykarden, tachyarrhythmischen und heterotropen Rhythmusstörungen wirksamen Antiarrhythmika nach einem Vorschlag von Vaughan Williams (1970) entsprechend ihrem Einfluß auf Ionenflux und Aktionspotential zu klassifizieren (Tabelle 9).

Ausführliche Aktionspotentialmessungen, die neue Patch-Clamp-Technik, sowie molekularbiologische Methoden haben unsere Kenntnisse über molekulare Wirkungsweisen der Antiarrhythmika jedoch soweit vertieft, daß abhängig von der Dissoziation vom Natriumkanal eine neue Einteilung der Antiarrhythmikaklassen vorgenommen wurde. Danach können jetzt schnell dissoziierende Stoffe entsprechend der Klasse Ib von langsam dissoziierenden entsprechend der Klasse Ia und Ic unterschieden werden.

Von klinisch wesentlich größerer Relevanz, insbesondere für den alten Menschen mit komprimierter Herzfunktion und Organdurchblutung, ist neben der Wirkung der zu erwartende hämodynamische Effekt eines Antiarrhythmikums. Tabelle 10 gibt eine Übersicht über hämodynamische Auswirkungen von Antiarrhythmika, Tabelle 6 über deren Einfluß auf das EKG und Tabelle

Tabelle 9. Klassifikation der Antiarrhythmika (nach VAUGHAN und WILLIAMS 1979)

Klasse	Präparateauswahl	Wirkungsmechanismus	Effekt
I		Hemmung des schnellen Natriumeinstroms	Verringerung der Leitungsgeschwindigkeit, Zunahme der Gesamtrefraktärzeit
Ia	Chinidin Ajmalin Prajmalium Procainamid Disopyramid	Starker Natriumantagonismus	Aktionspotentialverlängerung Leitungsgeschwindigkeit verlangsamt
Ib	Lidocain Tocainid Mexiletin	Schwacher Natriumantagonismus	Aktionspotential verkürzt, Erhöhung der Flimmerschwelle
Ic	Felcainid Propafenon Aprindin	Unterschiedlicher Natriumantagonismus	Aktionspotential mäßig verlängert, Verlangsamung der Leitungsgeschwindigkeit bei niedrigen Konzentrationen
II	Atenolol Metoprolol	Betasympathikolyseeffekt Hemmung katecholaminabhängiger Effekte, fraglicher Einfluß auf die Dauer des Aktionspotentials	
III	Sotalol Amiodaron	Hemmung des Kaliumeinstroms	Aktionspotentialdauer verlängert, kein Einfluß auf Leitungsgeschwindigkeit
IV	Verapamil Gallopamil Diltiazem	Hemmung des langsamen Kalziumeinstroms	Hemmung der AV Leitungsgeschwindigkeit, Erhöhung der effektiven Refraktärzeit Unterdrückung von Nachpotentialen

11 über die therapeutische Wertigkeit zur Unterbindung einzelner Rhythmusstörungen.

Aus Tabelle 10 wird ersichtlich, daß insbesondere die Antiarrhythmika der Klasse Ib, Chinidin aus der Klasse Ia (oral) und Amiodaron (Klasse III) am ehesten als „kreislaufneutral" bezeichnet werden können, während insbesondere die Applikation von Disopyramid aufgrund seiner sehr deutlichen Herabsetzung des Herzzeitvolumens eine stabile Kreislaufsituation zur Voraussetzung hat.

Theoretische Überlegungen sollten jedoch praktische Erfahrungen nicht übergehen. Diese besagen zum Beispiel, daß die hämodynamischen Wirkungen der Betarezeptorenblocker nur ausnahmsweise ihren Einsatz verbieten und kein Anlaß besteht, bei ihrer Anwendung im Alter routinemäßig Herzglykoside zuzufügen. Aus Tabelle 10 läßt sich auch ableiten, daß es von Vorteil sein kann, fallweise (z. B. Arrhythmien bei Angina pectoris, Arrhythmien bei Hypertonie) Antiarrhythmika mit Doppelwirkungen zu verabreichen (z. B. Betarezeptorenblocker, Kalziumantagonisten).

Tabelle 10. Hämodynamische Wirkungen einzelner Antiarrhythmika, geordnet nach Wirkstoffklassen (nach Block und Winkler 1983)

Anti-arrhythmika-Klasse	Substanz	myokardiale Kontraktion	Gefäßwiderstand	Herzzeitvolumen	Blutdruck	Herzfrequenz bei Sinusrhythmus
Ia	Chinidin					
	intravenös	↓↓	↓↓↓	↓→↑	↓↓↓	→↑
	oral	→↓	→↓	→	→↓	
	Procainamid					
	intravenös	↓	↓↓	→	↓↓	→
	oral	↓	↓	→	→	
	Ajmalin	→↓	→↓	→↓	↓	→↓
	Disopyramid	↓↓↓	↑↑	↓↓↓	↑	→↑
Ib	Lidocain	→	→	→	→	→
	Mexiletin	→	→	→	→	→↑
	Tocainid	→	↑	→	→	→↑
Ic	Flecainid	↓↓	?→	?→	→	→↓
	Propafenon	↓↓	↓↓	↓	→↓	→
II	Betablocker	↓↓	↑	↓	↓	→↓
III	Amiodaron	↓	↓	↓→↑	↓	↓
	Sotalol	↓↓	↑	↓	↓	↓
IV	Verapamil	↓↓	↓↓	↓→↑	↓↓	→
	Diltiazem	↓	↓	→↑	↓	→
	Phenytoin	↓	↓	→	↓	→

Tabelle 11. Therapeutische Wertigkeit von Antiarrhythmika zur Unterbindung einzelner Rhythmusstörungen

	atrial	AV-Knoten	akzessor. AVBahnen	ventrikulär
Klasse IA	+ + +	+	+ + − + + +	+ + +
Klasse IB	∅		+ +	+ + +
Klasse IC	+	+	+ + +	+ + +
Klasse II	+	+ +	∅	(+)
Klasse IIIA	+ + +	+ +	+ + +	+ + +
S	+	+ +	+ +	+ + +
Klasse IV	∅	+ + +	∅	∅

Erklärung: A = Amiodaron; S = Sotalol; + + + = Wirkung sehr gut; + + = Wirkung gut; + = Wirkung mäßig; ∅ = keine Wirkung

Bei der Auswahl eines Antiarrhythmikums sind neben kardialen Nebenwirkungen auch extrakardiale Nebenwirkungen und toxische Effekte, sowie primäre Kontraindikationen zu beachten (Tabelle 12).

Bezüglich des Faktors „Alter" haben auch allgemeine Veränderungen der Pharmakokinetik von Antiarrhythmika große Bedeutung. Kommt es bei klinisch manifester Herzinsuffizienz zu einer Reduktion des renalen und hepati-

Tabelle 12. Dosierung, Indikation, extrakardiale Nebenwirkungen und Kontraindikationen von in Deutschland erhältlichen Antiarrhythmika

Substanz	Durchschnittliche Tagesdosis bei oraler Applikation	Indikation	Wichtigste extrakardiale Nebenwirkungen	Absolute und relative Kontraindikationen oder Anlaß für Dosisreduzierung
Digitalispräparate:				
1. Betaacetyldigoxin	Aufsättigungsdosis 1,2 mg Erhaltungsdosis 0,2 mg	Supraventrikuläre Tachykardien, absolute Tachyarrhythmien bei Vorhofflimmern	Gastrointestinale Symptome Zerebrale Symptome (Kopfschmerzen, zentrale Übelkeit, Erbrechen, Verwirrtheit), Elektrolytstörungen	Instabile höhergradige AV-Blockierungen, Vorhoftachykardien mit Block, Kammertachykardien, Torsades de Pointes, Hypertrophe obstruktive Kardiomyopathie
2. Digitoxin	Aufsättigungsdosis 1,0 mg Erhaltungsdosis 0,05–0,007 mg			
3. Chinidin	2–4 × 200–400 mg	Supraventrikuläre, ventrikuläre Extrasystolien und Tachykardien, absolute Arrhythmien bei Vorhofflimmern	Gastrointestinale Symptome, Schwindel, Nystagmus, Seh- und Hörstörungen, Allergie, Thrombocytopenie, Anticholinerges Syndrom	Herzinsuffizienz NYHA III–IV, (Niereninsuffizienz), Digitalisüberdosierung, Bradykardien, Erregungsleitungsstörungen
4. Procainamid	3–4 × 0,5–1,0 mg	s. Chinidin	Magen-Darmsymptome, Lupus erythematodes ähnliches Syndrom, Allergie, vereinzelt psychotische Bilder	Herzinsuffizien NYHA III u. IV, AV Blockierungen, Bradykardien, Schenkelblockbilder, ausgeprägte Hypotonie, Myasthenia gravis, Digitalisüberdosierung
5. Disopyramid	2–4 × 100–200 mg	s. Chinidin	Ausgeprägtes anticholinerges Syndrom (Übelkeit, Mundtrockenheit, Sehstörungen); selten: allergische Reaktionen	Herzinsuffizien NYHA II–IV, höhergradige supraventrikuläre Leitungsstörungen, Glaukom, Prostataadenom, Schockzustände, Leber- und Nierenfunktionsstörungen Myasthenia gravis

6. Prajmalium	3–4 × 20 mg	s. o.	Magen-Darmsymptome, Kopfschmerzen, Sehstörungen, Cholestase (selten)	Herzinsuffizienz NYHA III–IV, höhergradige Leitungsblockierungen und Bradykardien
7. Lidocain	Nur i.v. initial 50–100 mg i.v. 40:120 mg/h über Perfusor	Ventrikuläre Extrasystolien und Tachykardien (insbesondere bei Myokardinfarkt)	Zerebrale Störungen (insbesondere Schwindel, Seh- und Sprachstörungen, psychotische und komatöse Zustande, Krämpfe)	Herzinsuffizienz, höhergradige Bradykardien, AV Block 2. und 3. Grades, kardiogener Schock, cave: AV Block 1. Grades und erhöhte Krampfbereitschaft
8. Mexiletin	3 × 200 mg	s. Lidocain	Magen-Darmsymptome, zerebrale Störungen, (Müdigkeit, Seh- und Sprachstörungen, Schwindel Tremor, Verwirrtheit, Krampfanfälle)	Im wesentlichen s. Lidocain, schwere Leberzellschädigung (selten)
9. Phenytoin	1–3 × 100 mg	ventrikuläre Arrhythmien (insbesondere bei Digitalisintoxikation, dann auch bei supraventrikulären Arrhythmien)	Hautreaktionen, Hypertrichose, zerebrale Symptome (insbesondere Schwindel, Kopfschmerzen, Ataxie, Schlaflosigkeit, Nystagmus), Blutbildungsstörungen, Gingivahyperplasie)	Leukopenie, AV Block II. und III. Grades
10. Flecainid	2 × 100–150 mg	Strenge Indikationsstellung: Lebensbedrohliche ventrikuläre Arrhythmien, schwere supraventrikuläre Tachykardien	Zentrale Symptome (insbesondere Schwindel, Cephalgien, Sehstörungen, Übelkeit, psychotische Symptome), Erhöhung der Transaminasen (selten)	Zustand nach Myokardinfarkt, Herzinsuffizienz, (bei supraventrikulären Arrhythmien EF < 35%), kardiogener Schock, Bradykardie, höhergradige SA-, AV- und intraventrikuläre Leitungsstörungen, Sick-Sinus-Syndrom

Tabelle 12 (Fortsetzung)

Substanz	Durchschnittliche Tagesdosis bei oraler Applikation	Indikation	Wichtigste extrakardiale Nebenwirkungen	Absolute und relative Kontraindikationen oder Anlaß für Dosisreduzierung
11. Propafenon	2–3 × 150–300 mg	Supraventrikuläre und ventrikuläre Extrasystolien und Tachykardien bzw. Tachyarrhythmien	Magen-Darmsymptome, (insbesondere Übelkeit, Geschmacksstörungen), zerebrale Symptome (insbesondere Parästhesien, Sehstörungen, Schwindel), allergische Hautreaktionen	Herzinsuffizienz, Schock, höhergradige Leitungsstörungen oder Bradykardien, ausgeprägte Hypotonien, schwere obstruktive Lungenerkrankungen
12. Aprindin	1–2 × 50 mg	Ventrikuläre Tachykardien, Kammerflattern, -flimmern	Zerebrale Symptome (Schwindel, Tremor, Ataxien), schwere allergische Reaktionen, insbesondere Agranulozytosen	Höhergradige Leitungsstörungen, epileptiforme Zustände in der Anamnese, Knochenmarkschädigungen, Ikterus
13. Betarezeptorenblocker	je nach Präparat	Paroxysmale supraventrikuläre Tachykardien, Sinustachykardien, ventrikuläre Extrasystolien und Tachykardien	Magen-Darmsymptome, Müdigkeit, Mundtrockenheit, Schlafstörungen, Bronchokonstriktion, Bradykardien, Schock	Herzinsuffizienz, höhergradige supraventrikuläre Leitungsstörungen, obstuktive Lungenerkrankungen, periphere arterielle Verschlußkrankheit
14. Sotalol	1 × 160–320 mg	s. Betarezeptorenblocker	s. Betarezeptorenblocker	s. Betarezeptorenblocker
15. Amiodaron	Aufsättigungsdosis i.v. oder oral: 3–4 × 1000 mg für 8 Tage Erhaltungsdosis 1–2 × 200 mg Cave: lange Halbwertszeit: 14–28 Tage	Therapieresistente supraventrikuläre und ventrikuläre Rhythmusstörungen („Reserveantiarrhythmikum“)	Hornhautauflagerungen, Hautpigmentationen, Schilddrüsenfunktionsstörungen, Lungenfibrose	Herzinsuffizienz, höhergradige supraventrikuläre Leitungsstörungen oder Bradykardien (unter 55/min), Hyper- und Hypothyreose, Jodallergie

16. Verapamil	2–3 × 40–120 mg	Supraventrikuläre tachykarde Rhythmusstörungen (absolute Tachyarrhythmie, supraventrikuläre Salven, paroxysmale supraventrikuläre Tachykardien)	Obstipation, Flush, Hautallergie, Bronchospasmen, zentrale und gastrointestinale Nebenwirkungen	Herzinsuffizienz, Schock, höhergradige supraventrikuläre Leitungsstörungen oder Bradykardien, Vorhofflimmern bei Präexzitationssyndrom (z. B. WPW-Syndrom); i.v.-Anwendung bei Vorbehandlung mit Betarezeptorenblockern
17. Gallopamil	3–4 × 50 mg	s. Verapamil	s. Verapamil	s. Verapamil
18. Diltiazem	3 × 60–120 mg	s. Verapamil	s. Verapamil	s. Verapamil
19. Atropin	0,5–1,5 mg i.v. oder s.c.	Sinusbradykardie, Bradyarrhythmie, SA-Blockierungen, AV-Blockierungen 2. Grades, Typ Mobitz II	Anticholinerges Syndrom (Mundtrockenheit, Abnahme der Schweißsekretion, Obstipation, Glaukomanfall, Sehstörungen, Miktionsstörungen, Halluzinationen)	Glaukom, Prostataadenom, Tachykardien, mechanische Stenosen im Gastrointestinaltrakt, Megacolon
20. Ipratropiumbromid	2–3 × 10–15 mg	s. Atropin	s. Atropin	s. Atropin
21. Orciprenalin	6–10 × 10–20 mg	Sinusbradykardie, Bradyarrhythmie, höhergradige AV-Blockierungen (z. B. bei Überdosisrungen mit Betablockern und Digitalispräparaten), AV-Block II. Grades Typ Mobitz II	Unruhe, Stenokardien, ventrikuläre Rhythmusstörungen	Thyreotoxikose, hypertrophe obstruktive Kardiomyopathie, Tachykardien, Cave: frischer Myokardinfarkt
22. Oxyfedrin	3–4 × 16–24 mg	Partielle AV-Überleitungsstörungen	Geschmacksstörungen, Überleitungsstörungen	Schwere Aorteninsuffizienz hypertrophe obstruktive Kardiomyopathie

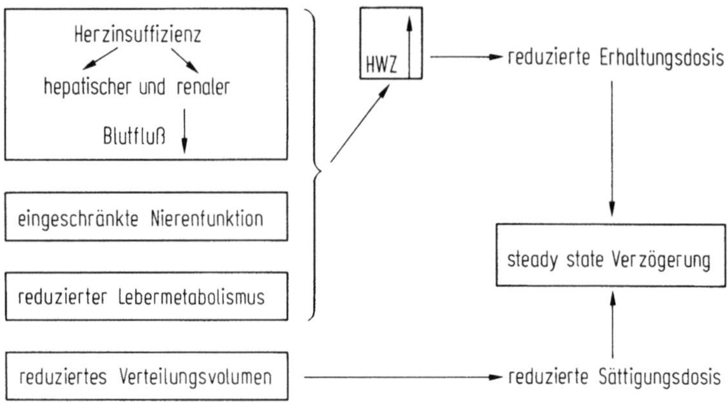

Abb. 2. Prinzipien der Pharmakokinetik im Alter

schen Blutflusses – bei alternsbedingter Abnahme der renalen und hepatischen Durchblutung mit einer Einschränkung der Nierenfunktion und einer herabgesetzten Stoffwechselleistung der Leber (Phase I), so folgt daraus für die überwiegend hepatisch metabolisierten bzw. renal ausgeschiedenen Antiarrhythmika eine Kumulation der Pharmaka und ihrer aktiven Metaboliten. Auch eine reduzierte Körpermasse mit Abnahme des Verteilungsvolumens, sowie eine alternsbedingte Gesamteiweiß-, besonders eine Albuminreduktion mit möglicher veränderter Proteinbindung bewirken oft eine Zunahme der Eliminationshalbwertzeit und freier Antiarrhythmikakonzentrationen (Abb. 2). Somit besteht bei eher geringer therapeutischer Breite der Antiarrhythmika im Alter immer die Gefahr der Überdosierung. Insbesondere im ambulanten Bereich, falls man hier überhaupt die Rezeptur von Antiarrhythmika empfehlen sollte, muß eine einschleichende Dosierung mit nur langsamer Dosissteigerung erfolgen. Eine erwünschte Wirkung läßt sich nicht erzwingen, und der Dosissteigerung sind Grenzen gesetzt, die häufig nur durch kurzfristige Beobachtung und Kontrolle des alten Patienten rechtzeitig zu erkennen sind.

Die wenigen bis heute durchgeführten Studien zur Pharmakokinetik im Alter ergaben im einzelnen eine alterskorrelierte Zunahme der Eliminationshalbwertszeit bei den überwiegend renal eliminierten Klasse Ia-Substanzen Chinidin und Procainamid. Trotz Abnahme der Leberperfusion zeigten sich keine pharmakokinetischen Veränderungen bei den hepatisch verstoffwechselten Klasse Ib-Antiarrhythmika (z. B. Lidocain), und vermutlich keine wesentlichen Verzögerungen der Ausscheidung des Klasse Ic-Antiarrhythmikums Flecainid. Bei Propafenon (Klasse Ic) fand sich ein mit der Nierenfunktion (Kreatininclearance) korrelierterter Anstieg der Plasmaspiegel. Auch für Betablocker (z. B. Propranolol) und Kalziumantagnosten (z. B. Verapamil) gelten eine reduzierte Clearance, für Amiodaron (Klasse III) lassen die wenigen Daten nur einen geringen Effekt des Alters auf die Pharmakokinetik vermuten (Hanyok 1988).

Tabelle 13. Empfohlene Antiarrhythmikakombination bei tachykarden, tachyarrhythmischen und heterotopen Rhythmusstörungen

Kombinationen AA-Klassen	Beispiele	Indikationen	Erfolg
Digitalis + II, III, IV	verschiedene	SV-Arrhythmien	+ + +
Ia + IV	Verapamil-Chinidin	SV-Arrhythmien	+ + +
Ia, Ic + III	verschiedene	SV/Ventrikuläre Arrhythmien	(+)
Ia, Ib + II	verschiedene	Ventrikuläre Arrhythmien	(+)[a]
Ia + Ib	Chinidin-Mexiletin Disopyramid-Mexiletin	Ventrikuläre Arrhythmien	+ + +
Ib + III S	Mexiletin-Sotalol Tocainid-Sotalol	Ventrikuläre Arrhythmien	+ + +
Ib + III A	Mexiletin-Amiodaron	Ventrikuläre Arrhythmien	+ + +
Ic + III A	Flecainid-Amiodaron	Ventrikuläre Arrhythmien	+ + + [b]

[a] Die Kombination von Klasse I-AA und Betablockern kann die Zahl ventrikulärer Extrasystolen in der Regel nicht senken.
[b] Senkung der Frequenz von Kammertachycardien

Über generelle elektrophysiologische Einflüsse auf bestimmte intrakardiale Leitungsstrukturen hinaus (Tabelle 6), läßt sich eine Einteilung der bisher erwähnten Antiarrhythmika auch nach ihrem Hauptangriffsort vornehmen:

1. Supraventrikuläre tachykarde oder tachyarrhythmische Störungen: Ditigalis, Calciumantagonisten, Betarezeptorenblocker
2. Supraventrikuläre und/oder ventrikuläre (tachykarde oder tachyarrhythmische) Störungen: Chinidin, Procainamid, Ajmalin, Disopyramid, Flecainid, Propafenon, Aprinidin, Sotalol, Amiodaron
3. Ventrikuläre (tachykarde oder tachyarrhythmische) Störungen: Lidocain, Mexiletin, Tocainid, Phenytoin.

Unter sonst gleichen Voraussetzungen sind Präparate, die nur ein- oder zweimal täglich zu verabreichen sind (Tabelle 12) im Alter wegen der damit verbundenen besseren Einnahme-Compliance vorzuziehen.

Erweist sich eine antiarrhythmische Monotherapie als unwirksam, kann eine Kombinationsbehandlung aufgrund additiver und potenzierender Wirkungen bei gleichzeitig verminderter Toxizität zum Erfolg führen (Tabelle 13). Bei der Wahl der Antiarrhythmikakombination wird man sich dabei am Wirkprofil der jeweiligen Pharmaka und an den vorausgegangenen Therapieerfolgen der Monotherapien orientieren. Antiarrhythmika mit ergänzenden Eigenschaften in Bezug auf ihre Bindungscharakteristik sollten bevorzugt kombiniert werden, und es ist allgemein zu beachten, daß Antiarrhythmika der

Tabelle 14. Kombinationstherapie mit Antiarrhythmika

Klasse	Ia	Ib	Ic	II	IIIA	IIIS	IV
Ia	(+)[a]/K	++	K	(+)	(+)	(+)	++
Ib	++	K		(+)	++	++	
Ic	K		K	–	++	(+)[b]	
II	(+)	(+)	–	K	K	K	K[c]
IIIA	(+)	++	++	K	entf.	K	K
IIIS	(+)	++	(+)[b]	K	K	entf.	K
IV	++			K[c]	K	K	K

Erklärung: A = Amiodaron; S = Sotalol; ++ = positive additive, synergistische Wirkung; (+) = eingeschränkte positive Wirkung; – = Keine positive additive, synergistische Wirkung; 0 = Wirkung nicht bekannt; K = kontraindiziert.

[a] Frequenzsenkung bei Ventrikeltachycardie (Chinidin und Procainamid);
[b] additive Wirkung, erhöhte Nebenwirkungsrate (Sotalol und Flecainid);
[c] gilt für Betablocker und Verapamil/Diltiazem i.v.

gleichen Klasse niemals miteinander verabreicht werden, was allerdings auch für die Kombinationen Ia/Ic, II/III, III/IV gilt. Antiarrhythmika der Klassen II und IV sollten beim geriatrischen Patienten nur in begründeten Fällen oral und nie parenteral kombiniert werden. Die Einzelsubstanzen müssen dabei auch aufgrund pharmakokinetischer Veränderungen im Alter und einer Verstärkung der negativ inotropen Wirkung möglichst niedrig dosiert werden. Eine bestimmte, generell zu bevorzugende Substanzkombination kann nicht angegeben werden. Allerdings liegen gute Erfahrungen für einige in Tabelle 14 genannten Kombinationen vor.

Hingewiesen sei darauf, daß Sotalol Eigenschaften der Klasse II und III vereint (Blomström et al. 1986) und Propafenon Eigenschaften der Klasse Ia, Ic und IV.

Neben den aufgezählten Antiarrhythmika nimmt Digitalis zumindest bei einer Reihe von (supraventrikulären) Rhythmusstörungen im Alter eine bevorzugte Position ein, sei es wegen seiner negativ chronotropen und/oder -dromotropen Wirkung, sei es wegen seines positiv-inotropen Effekts.

7.2.2 Alternative medikamentöse Therapie

ACE-Hemmer – keine Antiarrhythmika im eigentlichen Sinne – erscheinen gerade im Alter wegen einer häufig begleitenden Herzinsuffizienz oder Hypertonie als vielversprechende Substanzen. Sie beeinflussen das lokale Renin-Angiotensin-Aldosteron-System in den Gefäßen und im Herzen. Sie verringern die myokardiale Noradrenalinfreisetzung sowie das zirkulierende Adrenalin und setzen die Empfindlichkeit der Ventrikel für Noradrenalin herab. Es resultieren eine mäßige Erhöhung des Herzzeitvolumens, der Belastungstoleranz und des Serum-Kaliumspiegels. Gleichzeitig wird der pulmonale Verschlußdruck und der myokardiale Sauerstoffverbrauch gesenkt. Insbesondere wird bei kongestiver Herzinsuffizienz der Widerstand im Koronarsystem gesenkt. Dies sind theoretische Erklärungen, die mittlerweile in vielen klinischen Studien (Webster 1985; Pomini 1991; Dargie 1987) nachgewiesene Reduktion sowohl der Inzidenz, als auch des Schweregrades von Herzrhythmusstörungen unter der Gabe von ACE-Hemmern zu erklären.

Pomini (1991) zeigte bei 33 Patienten mit chronischer Herzinsuffizienz und einer Auswurffraktion unter 35 % nach 8wöchiger Therapie mit Enalapril eine signifikante Abnahme der VES-Rate, sowie der Häufigkeit von Couplets und Ventrikeltachykardien.

In einer prospektiven, placebokontrollierten Doppelblindstudie konnte bei akutem Myokardinfarkt die Gesamtzahl ventrikulärer Extrasystolen 24 Stunden nach Therapiebeginn unter parenteraler Gabe von Captopril um 68 % gegenüber Placebo gesenkt werden. In der Placebogruppe trat Kammerflimmern 12mal so häufig auf wie unter Captopril (Bussmann 1992).

Dies zeigt nicht nur den günstigen Einfluß von ACE-Hemmern in der frühen Myokardinfarktphase, sondern gibt eindeutige Hinweise auf eine erhebliche elektrische Stabilisierung des Myokards.

Als weiteres „unspezifisches" Antiarrhythmikum kommt insbesondere zur Unterdrückung toxischer, proarrhythmischer Nebenwirkungen antiarrhythmischer Medikamente Magnesium in Betracht, das selbst in üblicher Dosierung (3 × 500 mg Magnesium-Orotat/die) weder Nebenwirkungen, noch Komplikationen verursacht, oder Interaktionen mit anderen Substanzen eingeht. Als gesicherte Indikationen gelten: Akutbehandlung bei Kammertachykardien, insbesondere bei proarrhythmischen Effekten der Klasse-Ic-Antiarrhythmika (1–2 g Magnesium als Bolus i.v.), Tachykardien bei Torsades de Pointes, Arrhythmien bei Hypomagnesiämie, digitalisindizierte Rhythmusstörungen und eine multifokale Vorhoftachykardie. Grundsätzlich kann die Magnesium-Substitution zur Prophylaxe von Rhythmusstörungen bei akutem Myokardinfarkt erwogen werden.

7.2.3 Therapie bradycarder Rhythmusstörungen

Im Vergleich zu den tachykarden Arrhythmien ist bei bradykarden und bradyarrhythmischen Störungen die Vielfalt medikamentöser Möglichkeiten wesentlich geringer, die therapeutische Zielsetzung jedoch klarer umrissen und oft erfolgreicher. Sie beschränken sich auf das Vagolytikum Atropin in parenteraler oder enteraler Form (Ipratropiumbromid) sowie auf Sympathikomimetika, insbesondere Orciprenalin und Oxyfedrin. Ihre Indikationsbereiche sind vor allem akute Rhythmusstörungen, während chronisch bradykarde Arrhythmien die Domäne für elektrische Schrittmacher sind.

7.2.4 Interventionelle Therapie

Der Vollständigkeit halber sei erwähnt, daß die im Rahmen der Pharmakotherapie nicht abzuhandelnde Elektrotherapie in Form antitachykarder Schrittmacher auch Eingang in die Behandlung atrialer und ventrikulärer Tachykardien und Arrhythmien gefunden hat. Auch von chirurgischen Maßnahmen, etwa der Durchtrennung oder Entfernung von Reentry-Wegen und ektoper Reizzentren, sowie modernen Kathetertechniken (AV-Modulation, AV-Ablation mit partieller/kompletter Unterbrechung von AV-Leitungsbahnen mit anschließender DDD-Schrittmacherimplantation) werden in zunehmendem Maße Erfolge berichtet, von denen zukünftig betagte Patienten nicht aufgrund ihres Alters ausgeschlossen sein dürfen.

8 Neben- und Wechselwirkungen

Mögliche extrakardiale Nebenwirkungen der einzelnen Antiarrhythmika wurden gemeinsam mit den absoluten und relativen Kontraindikationen in Tabelle 12 zusammengefaßt.

8.1 Zentralnervöse Nebenwirkungen

Es bedarf kaum des Hinweises, daß für die Geriatrie vor allem jene Nebenwirkungen besondere Bedeutung haben, die die beim alten Patienten nicht selten bereits ohne therapeutische Interventionen beeinträchtigte zerebrale Leistung in Mitleidenschaft ziehen oder zusätzlich verschlechtern. Vorsicht geboten ist diesbezüglich bei Lidocain, Mexiletin und Procainamid mit Symptomen von leichter Verwirrtheit bis hin zu psychotischen Bildern, Koma und erhöhter Krampfbereitschaft. Schon in niedriger Dosierung können Antiarrhythmika die Teilnahme des geriatrischen Patienten am Straßenverkehr, insbesondere als Kraftfahrer erheblich beeinträchtigen.

8.2 Kardiodepressive Nebenwirkungen

Darüber hinaus kommt bei der antiarrhythmischen Therapie alter Menschen der Tatsache besondere Aufmerksamkeit zu, daß die meisten Antiarrhythmika über ihre negativ inotrope Wirkung (am stärksten ausgeprägt bei Disopyramid) eine latente oder manifeste Herzinsuffizienz provozieren oder verstärken können. Bei Patienten mit vergrößertem Herzen ist deshalb bei jeglicher Form einer antiarrhythmischen Behandlung größte Vorsicht geboten. Entsprechende Voruntersuchungen (Röntgen-Thorax, Echokardiographie, Blutdruckmonitoring, Schellong-Test) sind in Zweifelsfällen anzustreben. Schließlich ist auch der den meisten Antiarrhythmika eigene blutdrucksenkende Effekt zu beachten. Sowohl die negativ inotrope als auch drucksenkende Wirkung der meisten Antiarrhythmika scheint im Alter, wahrscheinlich wegen der häufig vorbestehenden kardiovaskulären Vorschädigungen, stärker zu werden. Sie können die im Alter vielfach latent vorhandene Neigung zu orthostatischen Dysregulationen drastisch verstärken. In schweren Fällen rufen sie aber nicht nur Schwindel und Unsicherheit im Haus und auf der Straße hervor, sondern führen nicht allzu selten auch zu Stürzen mit und ohne Frakturen, anhaltenden zerebrovaskulären Störungen und Symptomen im Sinne eines hirnorganischen Psychosyndroms. Die besondere Gefahr besteht darin, daß die hypotone Wirkung der Antiarrhythmika bei alten Patienten mit analogen

Effekten einer Vielzahl im Rahmen der Multimorbidität verordneter Medikamente interagiert. Es kann nicht ausdrücklich genug betont werden, daß die iatrogen induzierte und verstärkte orthostatische Labilität mit ihren unmittelbaren und mittelbaren Folgen (Immobilität, Bettlägrigkeit) zu den schwerwiegendsten Komplikationen ärztlichen Bemühens im Alter gezählt werden muß.

8.3 Proarrhythmogene Nebenwirkungen

Eine weitere Nebenwirkung aller Antiarrhythmika ist ihre Fähigkeit, selbst Arrythmien auszulösen. Diese „Proarrhythmien" umfassen mit Bradyarrhythmien, supraventrikulären und ventrikulären Extrasystolien/Tachykardien nahezu das gesamte Arrhythmie-Spektrum, wobei sie in der Regel frühzeitig mit Beginn der antiarrhythmischen Behandlung auftreten. Definitionsgemäß fallen darunter unter Therapie neu und vermehrt (VES: 4fache, Couplets und Salven: 10fache Zunahme) auftretende Rhythmusstörungen und insbesondere anhaltende Ventrikeltachykardien oder Kammerflimmern, die wesentlich schwieriger oder nicht zu unterbrechen sind. Das beste invasive Proarrhythmie-Kriterium ist die elektrophysiologische Induktion einer anhaltenden Ventrikeltachykardie.

Begünstigende Faktoren für das Auftreten proarrhythmischer Effekte sind insbesondere initial dokumentierte maligne Rhythmusstörungen mit einer 2,5- bis 10fachen Häufigkeitszunahme gegenüber weniger/potentiell malignen Rhythmusstörungen in der Vorgeschichte und linksventrikuläre Funktionseinschränkungen mit einer Verminderung der Auswurffraktion auf unter 35% (Horowitz 1987; Morganroth 1987; Podrid 1987). Ohne Zweifel fördern auch organische Herzerkrankungen im allgemeinen, Elektrolytentgleisungen, akute Myokardischämien und erhöhte Antiarrhythmika-Plasmakonzentrationen die Arrhythmiebereitschaft – Faktoren, denen man bei geriatrischen Patienten häufig begegnet. Voraussetzungen sind Überdosierungen und insbesondere Alter und Geschlecht des Patienten, sowie sein Ausgangs-Elektrokardiogramm allerdings nicht (Woosley 1986).

Die proarrhythmischen Wirkungen sind auch nicht substanzspezifisch. Es bestehen aber eindeutige Zusammenhänge zwischen dem Auftreten bestimmter Arrhythmieformen und Antiarrhythmika-Klassen: Torsades de Pointes treten als ventrikuläre Tachykardien insbesondere unter Antiarrhythmika der Klasse Ia (Chinidin, Procainamid, Disopyramid) und dem Klasse-III-Antiarrhythmikum Sotalol in Zusammenhang mit einem verlängerten QT-Intervall auf. Das Klasse-Ic-Antiarrhythmikum Flecainid ist mit der höchsten Inzidenz anhaltender Ventrikeltachykardien verbunden (entsprechend den Ergebnissen der CAST-Studie).

Bei weniger schwerwiegenden Kammerarrhythmien sind proarrhythmische Wirkungen mit 1–3% Häufigkeit insgesamt selten. Sie treten mit steigender Häufigkeit bei Flecainid (1%), Klasse-Ib-Antiarrhythmika (2%) und Klasse-Ia-Antiarrhythmika (3%) auf (Horowitz 1987). Bei malignen Kammertachykardien kommen Proarrhythmien am häufigsten unter Flecainid vor (10–

Tabelle 15. Kardiale Verträglichkeit von Antiarrhythmika

1. Proarrhythmogene Effekte		
	Günstig:	Klasse Ib, II, III-AA
	Ungünstig:	Klasse Ia, Ic-AA
2. Kardiodepressive Effekte		
	Günstig:	Klasse Ib, III-AA
	Ungünstig:	Klasse Ia (insbesondere Disopyramid), Ic, II, IV-AA

20%), gefolgt von Propafenon, Chinidin, Procainamid und Disopyramid (6–10%) und Amiodaron, Mexiletin, Tocainid und Betablockern (unter 4%) mit der geringsten proarrhythmischen Potenz (NACCARELLI 1992). Häufige Langzeit-EKG Kontrollen, bzw. elektrophysiologische Testungen sind deshalb bei allen Patienten mit Verdacht auf medikamentös induzierten Herzstillstand unter antiarrhythmischer Therapie geboten, um proarrhythmische Effekte rechtzeichtig erfassen zu können. Kardiodepressive und proarrhythmogene Nebenwirkungen von Antiarrhythmika sind in Tabelle 15 gegenübergestellt.

8.4 Wechselwirkungen

Wechselwirkungen von Antiarrhythmika und anderen Pharmaka können sowohl die Pharmakokinetik als auch die Pharmakodynamik betreffen (Tabelle 16).

Alkohol kann insbesondere die blutdrucksenkende Wirkung der Antiarrhythmika verstärken. Eine begleitende Hypokaliämie, z. B. verursacht durch Thiazid- bzw. Schleifendiuretika und Laxantien, schwächt die Wirkung von Antiarrhythmika ab. Eine begleitende Hyperkaliämie (Triamteren, Spironolacton) verstärkt ihre Wirkung. Die kardiodepressive Wirkung jedes Antiarrhythmikums wird durch die Kombination mit anderen Antiarrhythmika, bzw. Pharmaka wie Narkotika verstärkt.

9 Altersabhängigkeit von Wirkungen und Nebenwirkungen antiarrhythmischer Therapien

Erst kürzlich wurde der Einfluß des Alters auf Wirksamkeit, Nebenwirkungen und Mortalität bei Infarktpatienten mit ventrikulären Arrhythmien im Rahmen der CAST-Studie untersucht (AKIJAMA 1992). Dabei ergab sich entgegen einer Metaanalyse mit nahezu 3000 Patienten (SALERMO 1990) und der CAPS (Cardiac Arrhythmia Pilot Study 1988) keine geringere Suppresssionsrate ventrikulärer Extrasystolen mit fortschreitendem Alter der Patienten. In Bezug auf kardiale Nebenwirkungen der Therapie, insbesondere das Auftreten von Ventrikeltachykardien, Reinfarkten, Proarrhythmien, Herzstillständen einschließlich Todesfällen, bestand jedoch eine deutliche Altersabhängigkeit.

Tabelle 16. Änderungen der Wirkung von Antiarrhythmika durch Arzneimittelinteraktionen (nach Ammon 1991)

Antiarrhythmikum (AA)	Wirkungsverstärkung des AA	Wirkungsabschwächung des AA
1. Alle AA (insbesondere Klasse I a)	Calciumantagonisten Betarezeptorenblocker	
Glykoside	Klasse IA, III und IV Antiarrhythmika	
Amiodaron		Cholestyramin
Chinidin	Acetazolamid, Sprinonolacton, Benzthiadiazindiuretike, Heparin, Salicylate, Omeprazol, Reserpin, Thioridazin, Verapamil, Anticholinergika, Cimetidin	Nifedipin, Rifampicin, Barbiturate, Phenytoin
Procainamid	Anticholinergika, Chinidin, Lidocain, Calciumantagonisten	Phenytoin
Disopyramid	Anticholinergika, zentral dämpfende Pharmaka	Rifampicin, Barbiturate, Phenytoin
Flecainid	Amiodaron, Propranolol, Cimetidin	
Propafenon	Clonidin, Digoxin, Guanethidin, Methyldopa, Reserpin, Neostigmin	Antazida
Lidocain	Antiarrhythmika, Betarezeptorenblocker, Cimetidin, Lokalanästhetika, Propranolol	Rifampicin, Barbiturate, Phenytoin
Mexiletin	Chloramphenicol, Dicumarol, Disulfiram, Isoniazid, Metoclopramid, Cimetidin	Antiazida, Anticholinergika, Ganglienblocker, Hypnotika, Sedativa
Phenytoin	Über 30 Substanzgruppen (u. a. Antikoagulantien, Antiphlogistika, Antiepileptika, Antibiotika, Benzdiazepine, Fibrate, Tricyclika)	Carbamazepin, Barbiturate, Diphenhydramin, Furosemid, Haloperidol
Betarezeptorenblocker	Amiodaron, Chlorpromazin, Cimetidin, Antiarrhythmika, Antihypertensiva, Calciumantagonisten, Glykoside, Narkotika	Betasympathomimetika, Barbiturate
Calciumantagonisten	Betarezeptorenblocker, Antihyperdensiva	Calciumsalze i.v., Vitamin D

Tabelle 17. Häufigkeit (in %) spezifischer kardialer Nebenwirkungen bei der Therapie mit dem ersteingesetzten Antiarrhythmikum. Dosisfindung im Rahmen der CAST-Studie (nach AKIYAMA 1992)

Alter	≤55 ($n=612$)	56–65 ($n=853$)	66–79 ($n=884$)	Gesamtzahl ($n=2349$)
Ventrikel-tachycardien	0,3	0,8	1,0	0,8
Proarrhythmien	2,1	2,6	2,8	2,6
Herzstillstand	0,0	0,1	0,3	0,2
Tod	0,8	0,6	2,0	1,22[a]

[a] $p=0{,}01$

Tabelle 18. Verhältnis der Nebenwirkungen verschiedener Antiarrhythmika zum Alter (in %) (nach PODRID 1989)

	<70 Jahre	>70 Jahre	Signifikanz
Propafenon	60 ($n=600$)	57 ($n=300$)	N.S.
	<65 Jahre	>65 Jahre	
Flecainid	58 ($n=103$)	62 ($n=58$)	N.S.
Mexiletin	32 ($n=285$)	62 ($n=85$)	$p<0{,}001$

Wurden andere Determinanten (z.B. Auswurffraktion) statistisch eliminiert, mußte der Faktor „Alter“ als unabhängige Variable mit einem relativen Risiko von 1,3 pro Jahrzehnt für das Auftreten schwerwiegender kardialer Nebenwirkungen einschließlich kardialer Todesfälle angesehen werden (Tabelle 17).

Diese Ergebnisse sollen jedoch nicht darüber hinwegtäuschen, daß die wenigen bislang den Einfluß des Alters auf Effektivität und Toxizität von Antiarrhythmika behandelnden Studien keinen sicheren Zusammenhang zwischen Wirkung, Nebenwirkungen und Alter erkennen ließen. Dies gilt auch für eine Zusammenstellung von PODRID (1989) für verschiedene Antiarrhythmika, u. a. die in Deutschland zugelassenen Präparate Propafenon und Flecainid mit Ausnahme des Mexiletins, bei dem eine Zunahme neurologischer Nebenwirkungen und eine abgeschwächte Wirkung im Alter zu beobachten waren (Tabelle 18). Für das Klasse-Ic-Antiarrhythmikum Propafenon zeigte eine Dosisfindungsstudie unter Einschluß von 199 Patienten eine signifikante Beziehung zwischen Medikamentendosis, prozentualer Reduktion ventrikulärer Extrasystolien und der Anzahl von Respondern, jedoch keine Beziehung zum Alter (Tabelle 19).

Die Differenzierung einzelner Nebenwirkungen, wie etwa kardiovaskuläre, neurologische, gastrointestinale und hämatologische, sowie Abgeschlagenheit und Fieber ergaben unter Propafenon-Behandlung in den einzelnen Rubriken keine Altersabhängigkeit. So traten bei den über 70jährigen mit 57% nicht mehr oder schwerere Komplikationen unter antiarrhythmischer Therapie auf,

Tabelle 19. Altersabhängige Dosis-Wirkungs-Beziehung von Propafenon

Medikamentendosis (mg)	< 65 Jahre ($n = 124$)			> 65 Jahre ($n = 75$)		
	N	Responder (%)	Abnahme der VES-Häufigkeit (%)	N	Responder (%)	Abnahme der VES-Häufigkeit (%)
Placebo	27	7	5	13	8	14
337,5	25	32	68	15	20	74
450	24	42	85	17	35	77
675	25	44	84	16	81	96
900	23	57	93	14	88	98

als in der Altersgruppe unter 70 Jahren (Tabelle 18). Auch in einer Zusammenstellung von 244 Patienten mit malignen Herzrhythmusstörungen (LAMPERT 1988) konnte zwischen Langzeitüberlebensrate und Medikamententoxizität einschließlich proarrhythmischer und negativ inotroper Effekte einerseits und dem Alter andererseits kein sicherer Zusammenhang hergestellt werden.

10 Therapeutische Aspekte spezieller Herzrhythmusstörungen im Alter

10.1 Rhythmologische Notfälle

Ein rhythmologischer Notfall liegt dann vor, wenn es als Folge einer zu langsamen oder zu schnellen Herzaktion akut zu einer Minderperfusion lebenswichtiger Organe, insbesondere des Gehirns, kommt, durch die unmittelbar eine die Integrität des Organismus bedrohende Situation heraufbeschworen wird. Von einem potentiellen Notfall kann gesprochen werden, wenn eine Rhythmusanomalie vorliegt, die überdurchschnittlich häufig zu manifesten Notfällen führt, ohne daß der Zeitpunkt voraussagbar ist. In der Regel bestimmen Grundkrankheit und erforderliche Therapie das Ausmaß der Gefährdung.

10.1.1 Der bradyarrhythmische Notfall

Bradykarde Notfälle basieren nahezu regelhaft auf organischen Herzkrankheiten (z. B. akuter Myokardinfarkt), medikamentösen Interaktionen oder pathologisch gesteigerten Reflexmechanismen (z. B. Carotissinus-Syndrom, vagovasale Synkopen, Schlaf-Apnoe). Sie gehören fast ausschließlich in den geriatrischen Bereich – über 90% der Betroffenen sind älter als 60 Jahre – und stehen mit extremeren Hemmungen der Reizbildung oder -leitung in unmittelbarem Zusammenhang (z. B. Sinusstillstand, höhergradiger SA- oder AV-

Tabelle 20. Therapie bradykarder Notfälle im Alter

1. Manifester Notfall
   a) medikamentös intravenös

Atropin	0,5 –2,0 mg
Ipratropium	0,5 –1,0 mg
Orciprenalin	0,25–0,5 mg
Orciprenalin als Infusion	0,5 –1,5 mg/h
Epinephrin (Adrenalin)	0,5 mg (1:10 verdünnt)
oral: Ipratropium	3 x 10–15 mg
Orciprenalin	4 x 10–20 mg

   b) Reanimation bei Kreislaufstillstand (nur Adrenalin)
2. Nach manifestem oder bei potentiellem Notfall
   a) elektrischer Schrittmacher
   b) medikamentöse Maßnahmen nur in Ausnahmefällen oder wenn Schrittmachertherapie nicht möglich ist

Block ohne rechtzeitig einsetzenden Ersatzrhythmus; Ausfall eines elektrischen Schrittmachers). Funktionell entspricht der Zustand meist einem asystolischen Herzstillstand. Synkopen und Synkopenäquivalente („Einnicken", momentane Schlafzustände) sind häufigste klinische Erscheinungen im Alter, Schwindelzustände hingegen weniger (Nelson et al. 1984). Die Dauer der zerebralen Minderperfusion bestimmt die Symptomatik: 3 bis 4 s: flüchtiger Schwindel; 10 bis 20 s: Bewußtseinsverlust; 25 bis 30 s: Zyanose, Krampfanfälle; 60 s: Schnappatmung, Atemstillstand; 3 bis 4 min: Tod.

Neben allgemeinen, Atmung und Kreislauf stabilisierenden Maßnahmen dominiert in der Akuttherapie die medikamentöse Behandlung, bei chronischen Zuständen der elektrische Schrittmacher, der bei unzureichendem medikamentösem Effekt in temporärer Form auch während akuter Krankheitsphasen (z.B. frischer Hinterwandinfarkt mit AV-Block III. Grades, frischer Vorderwandinfarkt mit bifaszikulärem Schenkelblock) zur Anwendung kommen kann (Tabelle 20). Externe Schrittmacher mit transvenös plazierter Elektrode sind dabei solchen mit epicutanen Flächenelektroden vorzuziehen. Faustregel: Oft kann bei plötzlichen Asystolien ein präcordialer Faustschlag untergeordnete Automatiezentren aktivieren. Bei supraventrikulären Asystolien, Bradykardien oder Blockierungen mit Ersatzrhythmen und bei metabolischer, toxischer oder iatrogener Ursache einer abnorm langsamen Herzschlagfolge ist Atropin als Mittel der Wahl einzustufen. An seine Stelle tritt bei ventrikulärer Asystolie oder unzureichendem Atropin-Effekt ein Sympathikomimetikum, bei dem allerdings zu bedenken ist, daß es über eine Inotropiesteigerung den Sauerstoffbedarf erhöht (nachteilige Wirkungen bei akutem Myokardinfarkt).

10.1.2 Der tachyarrhythmische Notfall

Die Zahl der Möglichkeiten, die akut zu einer Frequenzbeschleunigung führen können, die mit einer ausreichenden Sauerstoffversorgung des Gehirns oder des Herzens nicht mehr vereinbar ist (funktioneller Extremfall: Tachysystolischer Herzstillstand), ist groß: extremere Zunahme supraventrikulärer oder ventrikulärer Extrasystolen, supraventrikuläre Tachykardien mit oder ohne Block, Vorhofflimmern oder -flattern mit hochfrequenter Kammerüberleitung, paroxysmale Tachykardien und – besonders zu fürchten und häufig letal endend – Kammertachykardien mit oder ohne Torsades de Pointes, Kammerflattern, Kammerflimmern. Die Ursachen dafür können im endokrinologischen (thyreotoxische Krise, Phäochromozytom), metatolischen (diabetische Ketoazidose, Hypoglykämien) oder kardialen Bereich (primäre Rhythmusstörungen bei KHK, Herzinsuffizienz) liegen. Das klinische Bild ist, bedingt durch subjektive Empfindlichkeitsunterschiede, Ausmaß der Frequenzbeschleunigung, Art der Rhythmusstörung und der Grundkrankheit, sehr variabel (STEINBECK 1978). Als Warnarrhythmien verdienen plötzliche Zunahme ventrikulärer Extrasystolen, Auftreten von ventrikulären Tachykardien oder R-auf-T-Phänomene sowie idioventrikuläre oder nodale Ersatzrhythmen mit Bradykardie besondere Beachtung. Der großen Mehrzahl der Fälle liegt im Alter eine koronare Herzkrankheit zugrunde. Ventrikelflattern oder -flimmern ist die häufigste, vielleicht sogar alleinige Ursache des plötzlichen Herztodes. Im Akutfall tritt die diagnostische Abklärung meist hinter die therapeutischen Sofortmaßnahmen zurück. Wie entscheidend es für einen Patienten aber sein kann, daß ventrikuläre Tachykardien zum Verschwinden gebracht werden, wird aus der Tatsache ersichtlich, daß die Mortalität nach erfolgreicher Beseitigung von ventrikulären Tachykardien um ein Sechstel gegenüber fortbestehenden oder rezidivierenden ventrikulären Tachykardien gesenkt werden kann. Flankierende Maßnahmen bestehen in Ruhigstellung, Sauerstoffzufuhr und möglichst rascher stationärer Einweisung mit Notarztwagen. Im Falle eine Kreislaufstillstandes (kein Puls, kein Blutdruck) muß auch im ambulanten Bereich ohne Verzögerung mit der Reanimation begonnen werden, soll die Chance auf ein Überleben gegeben sein.

Besonderheiten der medikamentösen Therapie und alternativen Elektrotherapie (Tabelle 21)

1. Tachykarder Notfall bei Vorhofflattern: rasche Digitalisierung, Verapamil 5–10 mg i.v., wenn nötig und durchführbar: elektrotherapeutische Maßnahmen (Kardioversion, Overpacing).
2. Tachykarder Notfall bei supraventrikulärer Tachykardie: Mechanischer Vagusreiz (z. B. Karotisdruckversuch, Bulbusdruck u. ä.), 5 bis 10 mg Verapamil i.v., Propafenon 0,5 bis 1,0 mg/kg Körpergewicht i.v. (WEHR et al. 1985). Besteht Verdacht auf eine Überdigitalisierung, sollten Glykoside abgesetzt und Calcium eventuell zugeführt werden.
3. Tachykarder Notfall bei ventrikulären Extrasystolien oder ventrikulären Tachykardien: Therapie der Wahl ist nach eventuell vorausgegangener Defibrillation Lidocain (0,5–1,0 mg/kg i.v. als Bolus mit nachfolgender Infusion von 1,2–2,4 mg/kg/h), ersatzweise Ajmalin oder Propafenon (Dosierung siehe Tabelle 21) und alternativ Flecainid, wenn andere Antiarrhythmika nicht zum gewünschten Erfolg führen. Amiodaron als hoch-

Tabelle 21. Medikamentöse und alternative Therapien bei tachykarden Herzrhythmusstörungen

Tachykarder Notfall bei	Maßnahmen 1. Wahl	Maßnahmen 2. Wahl	Alternative Maßnahmen
1. Vorhofflimmern-Vorhofflattern	Schnelle Aufdigitalisierung, Verapamil 5–10 mg i.v.	Betablocker (Flecainid)	Kardioversion Kardiale Hochfrequenzstimulation Katheterablation des HIS-Bündels
2. Supraventrikuläre Tachykardien	Mechanischer Vagusreiz (z. B. Karotisdruckersuch) Sedierung Verapamil 5–10 mg i.v.	Propafenon Betablocker Flecainid	Elektrotherapie Katheterablation des HIS-Bündels
3. Ventrikuläre Tachykardien Kammertachykardien	Lidocain initial: 50–100 mg i.v. Perfusor: 60–240 mg/h Ajmalin initial: 25–50 mg i.v. Perfusor: 6–70 mg/h Propafenon initial: 35–70 mg i.v. Perfusor: 4–20 mg/h	Betablocker (z. B. Sotalol) Amiodaron Flecainid Mexiletin	Kardioversion Overdrivestimulation Intervall: antitachykarder Schrittmacher AICD (impl. Defibrillator)
4. Kammerflattern Kammerflimmern	Defibrillation mit 200–400 WS, sonst wie bei 3.	wie bei 3.	wie bei 3.
5. Torsades de Pointes	Defibrillation Magnesium i.v., Perfusor Orciprenalin i.v. Epinephrin i.v.	Schrittmacher (Frequenz 80–100/min) (bei ursächlichem AV-Block, bei medikamentöser Ursache)	Betablocker (Ganglion stellatum-Blockade bei angeborenem QT-Syndrom)

potentes Antiarrhythmikum ohne wesentliche kardiale Nebenwirkungen ist durch seine lange Aufsättigungsphase und schlechte Steuerbarkeit benachteiligt. Es gilt zu beachten, daß bei parenteraler Anwendung ausreichend lange Pausen bei Antiarrhythmikawechsel einzuhalten sind und nie mehr als zwei Antiarrhythmika parallel verabreicht werden sollten.

4. Tachykarder Notfall bei Kammerflattern oder -flimmern (tachystolischer Herstillstand): medikamentöser Behandlungsversuch wie bei Kammertachykardie, durch den aber für die raschest zu beginnende Reanimation keine Zeit verloren gehen darf (elektrische Defibrillation, Elektrolytsubstitution).
5. Tachykarder Notfall bei Torsades de Pointes = „Spitzenumkehrtachykardie“ (wegen der rasch wechselnden QRS-Konfiguration im EKG): Ursächlich kommen im Alter vor allem erworbene QT-Syndrome in Betracht: Hypokaliämie, Hypomagnesiämie oder medikamentöse Intoxikationen und Interaktionen (z. B. Trizyklika, Klasse Ia-AA, Sotalol, Benzodiazepine) aber auch extreme Bradykardien bei komplettem AV-Block. Daraus lassen sich wesentliche therapeutische Konsequenzen ableiten: Korrektur der Elektrolytstörungen, Ausschaltung von Noxen, hochdosiert Magnesium i.v. und zusätzlich eventuell Antiarrhythmika der Klasse Ib oder Ic (z. B. Mexiletin, Propafenon), Kardioversion, Overpacing, Katecholamininfusion (Steinbeck 1987). Klasse Ia- und III-Antiarrhythmika sind kontraindiziert, da sie die QT-Zeit verlängern. Für die anschließende Langzeitbehandlung werden Betarezeptorenblocker und bei Therapierefraktärität die Implantation eines elektrischen Schrittmachers empfohlen.

10.2 Ventrikuläre Rhythmusstörungen

Auf Einzelheiten zur Epidemiologie, Symptomatik, Therapieindikation und -durchführung wurde bereits eingegangen. Ventrikuläre Tachykardien wurden unter der Rubrik „Notfälle“ behandelt.

Hat man sich bei symptomatischen Patienten oder beim Auftreten maligner Herzrhythmusstörungen zur antiarrhythmischen Therapie entschlossen, so sollte diese bei geriatrischen Patienten mindestens genauso konsequent geplant und überwacht werden wie bei Patienten jüngerer Lebensabschnitte. Die Multimorbidität des Älteren, seine bestehende Lebensqualität und geschätzte Lebenserwartung werden dabei ebenso wie zu erwartende Interaktionen und Nebenwirkungen im Rahmen einer eventuellen Pharmakotherapie eher eine restriktive Haltung des behandelnden Arztes bewirken.

Die in den letzten Jahren durchgeführten großen Interventionsstudien ließen eine Senkung der Mortalität (überwiegend bei Postinfarkt-Patienten) neben Betablockern nur bei Klasse-III-Antiarrhythmika (BASIS-Studie 1990 für Amiodaron, ESVEM-Studie 1992 für Sotalol) erkennen, bei Klasse-Ic-Antiarrhythmika war die Letalität insbesondere auch älterer Patienten erhöht (CAST-Studie 1991 für Flecainid).

Aufgrund dieser proarrhythmischen, aber auch kardiodepressiven oder nicht kardialen Nebenwirkungen müssen verschiedene Klasse-I-Antiarrhythmika im Alter sehr kritisch gesehen werden: Chinidin, Procainamid, Disopyramid, Flecainid, Aprinidin. Günstiger – obwohl noch nicht durch Langzeitstudien an großen Patientenkollektiven geprüft – scheinen Propafenon (LACHNIK 1985) und Mexiletin bei geriatrischen Patienten abzuschneiden. Insbesondere das Klasse-III-Antiarrhythmikum Amiodaron gewinnt zunehmend an Bedeutung, da sich günstige prognostische Effekte und weitgehend fehlende kardiale Nebenwirkungen ergänzen. Die bei der Einführung besonders beachteten extrakardialen Nebenwirkungen (reversible Linsenauflagerungen, Störungen der Schilddrüsenfunktion etc.) sollten keine Kontraindikationen bei notwendiger Anwendung sein. Neuentwicklungen wie dem d-Sotalol (nur noch 10% der betablockierenden Aktivität von Sotalol) kommen für geriatrische Patienten, bei denen Betablocker aus verschiedenen Gründen kontraindiziert sind, große Bedeutung zu.

Dennoch können verbindliche Empfehlungen zum Einsatz bestimmter Antiarrhythmika bei ventrikulären Rhythmusstörungen nicht gegeben werden. Ein klassisches Geriatrie-Antiarrhythmikum gibt es nicht. Öfter als bei jüngeren Patienten ist man vielleicht aufgrund von Nebenwirkungen zum Medikamentenwechsel gezwungen. Ergeben sich dabei Probleme, sollten gerade ältere Patienten in einer kardiologisch orientierten Klinik stationär eingestellt werden.

10.3 Supraventrikuläre Rhythmusstörungen

Soweit sie mit einer Notfallsituation einhergehen, wurden supraventrikuläre Arrhythmien bereits erörtert. Supraventrikuläre Heterotopien finden sich wie ventrikuläre im Alter sehr häufig, eine prognostische Bedeutung fällt aber weder supraventrikulären Extrasystolien noch supraventrikulären Tachykardien noch paroxysmalen absoluten Arrhythmien bei Vorhofflimmern zu (POOL 1980). Vorhofflattern mit geringer Kammerfrequenz kann als gutartiges Phänomen bei alten Menschen beobachtet werden und bedarf keiner Behandlung.

Anders ist die Situation bei permanentem Vorhofflimmern. Es wurde bei rund 7,5% „gesunder“ Personen jenseits des 75. Lebensjahres gefunden (CAMM et al. 1980), scheint bei Diabetikern häufiger zu sein, nimmt mit ansteigendem Alter disproportional zu, stellt sich in einem überdurchschnittlichen Prozentsatz bei Patienten ein, die jenseits des 60. Lebensjahres einen aortokoronaren Bypass erhalten (DIXON et al. 1986) und verdoppelt die Gesamt- und die kardiale Mortalität im Alter (KANNEL et al. 1982).

Schrittmacher ist meist eine hypertensive oder dilatative Kardiomyopathie, koronare Herzkrankheit, ein Mitralvitium oder das Syndrom des kranken Sinusknotens, letzteres insbesondere bei Patienten älter als 60 Jahre und im Wechsel mit bradykarden Rhythmusstörungen.

Auch an extrakardiale Ursachen wie Alkoholabusus und Hyperthyreosen muß bei geriatrischen Patienten gedacht werden, wobei insbesondere im Alter periphere Zeichen einer Schilddrüsenüberfunktion fehlen können.

Ein therapeutisches Vorgehen ist dann vorrangig indiziert, wenn durch irreguläre Herzaktion und durch hohe Ventrikelfrequenz die hämodynamische Situation, vorrangig die zerebrale Durchblutung, erkennbar verschlechtert wird.

Dabei zielt die Akuttherapie bei anfallsweise auftretenden absoluten Tachyarrhythmien im wesentlichen auf eine Senkung der Ventrikelfrequenz durch Hemmung der AV-Überleitung ab. Geeignete Präparate sind insbesondere Verapamil mit schnellem Wirkungseintritt und Glykoside mit etwas verzögerter Wirkung, wobei dadurch oft bereits ein Sinusrhythmus etabliert werden kann (MANZ und LÜDERITZ 1987). Eine Konversion in Sinusrhythmus gelingt vorzugsweise mit Chinidin und Disopyramid (Klasse-Ia-Antiarrhythmika), Propafenon und Flecainid (Klasse-Ic-Antiarrhythmika) und Sotalol und Amiodaron (Klasse-III-Antiarrhythmika). Für eine eventuelle Langzeittherapie nach medikamentöser oder eventuell elektrischer Regularisierung sind ebenfalls Digitalispräparate und die genannten Klasse-Ia- und Klasse-Ic-Antiarrhythmika geeignet.

Gerade bei älteren Patienten mit bereits seit über sechs Monaten bestehendem chronischem Vorhofflimmern erscheinen Rhythmisierungsversuche aber wenig erfolgreich und nicht sinnvoll, wenn eine normofrequente Kammerfrequenz besteht. Gegen kritikloses Rhythmisieren sprechen auch die hohen Rezidivquoten und eine nahezu vierfach höhere Letalität unter Antiarrhythmikatherapie (Chinidin) gegenüber Placebo (Metaanalyse 1990). Auch eine Senkung apoplektischer Insulte und peripherer Embolien konnte durch aktives therapeutisches Vorgehen nicht sicher erreicht werden. Entschließt man sich für eine medikamentöse oder elektrische Kardioversion, empfiehlt sich aufgrund eines etwa 8fach erhöhten Risikos peripherer Embolien und zerebraler Insulte bei Vorhofflimmern im Gegensatz zu Sinusrhythmus vor geplanter Durchführung bei mehr als 48 Stunden vorbestehendem Vorhofflimmern eine mindestens 2- bis 3wöchige Vorbehandlung mit Antikoagulantien (Cumarine, volle Heparinisierung), die bis zu 3 Wochen nach Kardioversion fortgeführt werden sollte. Bei Thrombusnachweis, z. B. im linken Vorhof oder Herzohr, oder bei Nichtgelingen der Kardioversion sollte die Antikoagulation über 6–24 Monate ausgedehnt werden. Diese kann alternativ zur Heparinisierung mit einer „low-dose Markumarisierung" durchgeführt werden, wobei der Quick-Wert um 30% eingestellt wird. Dadurch können gerade bei älteren Patienten schwerwiegende Blutungskomplikationen reduziert oder verhindert werden.

10.4 Bradykarde Rhythmusstörungen

Da eine Langzeittherapie bradykarder Herzrhythmusstörungen mit Vagolytika oder Sympathomimetika gerade bei älteren Patienten mit erheblichen Nebenwirkungen belastet ist (Anticholinergika: Glaukomauslösung, Miktionsbeschwerden, zentralnervöse Störungen; Sympathomimetika: Verstärkung von ventrikulären Rhythmusstörungen, Auslösung von Angina pectoris Anfällen), empfiehlt sich eine medikamentöse Therapie mit diesen Präparaten

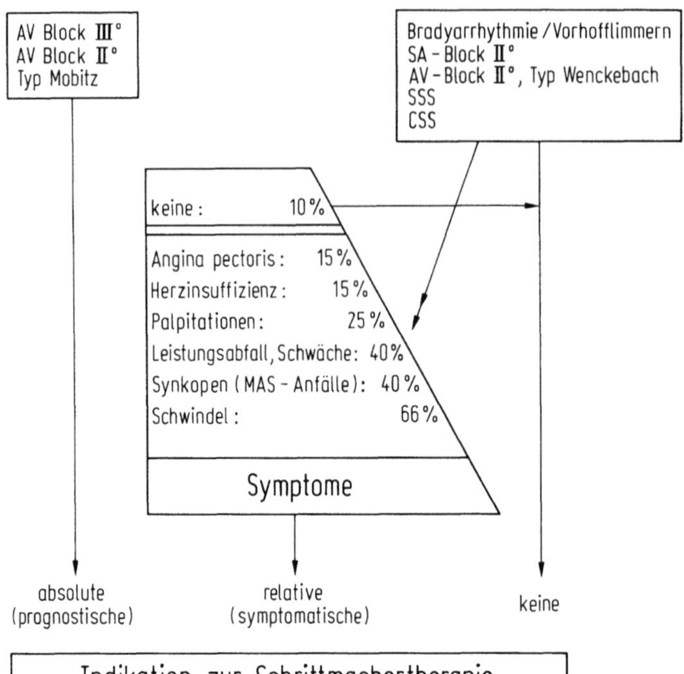

Abb. 3. Indikationen zur Schrittmacher-Therapie (nach LANGENFELD 1992) (Erklärung: SSS-Sick-Sinus-Syndrom; CSS-Carotis-Sinus-Syndrom)

nur noch für den Notfall (siehe 10.1, Tabelle 20). Definitive therapeutische Eingriffe aus symptomatischer oder prognostischer Indikation sind heutzutage nur durch Implantation elektrischer Schrittmachersysteme sinnvoll. Abbildung 3 gibt eine Übersicht über die Indikationen zur Schrittmachertherapie bei verschiedenen bradykarden Rhythmusstörungen, Tabelle 22 über Häufigkeit, diagnostische Möglichkeiten und die Wahl des optimalen Schrittmachersystems.

10.4.1 Höhergradige AV-Blockierungen

Obwohl labile AV-Blockierungen für bradykarde Notfälle erhebliche Bedeutung besitzen und kompletten AV-Blöcken für die höhere Infarktsterblichkeit im Alter neben Schock und Herzinsuffizienz ein größeres Gewicht zufällt, wirken sich einfache, stabile und unkomplizierte Blockierungen (AV-Block II°, Typ 1 mit Wenckebach Periodik) soweit es sich nicht um im Alter fast stets mit markant bradykarden Ersatzrhythmen einhergehende AV-Blöcke (AV-Block II° Typ 2 Mobitz, AV-Block III°) bzw. trifaszikuläre Schenkelblöcke handelt, in der Regel nicht in hämodynamisch relevanter oder die Prognose verschlechternder Weise aus. Das Risiko eines höhergradigen AV-Blocks beträgt bei vorbestehendem niedrigem Blockierungsgrad um 2% jährlich (RODSTEIN et al. 1979). Selbst eine fortschreitende Blockierung ist aber nicht

Tabelle 22. Grenzen der Pharmakotherapie: Schrittmacherindikationen, Auswahl und Diagnostik bei verschiedenen bradykarden Rhythmusstörungen

Indikation und Diagnose	Häufigkeit SM-Indikation	Diagnostik	Besonderheiten	Schrittmacherwahl
1. Sick-Sinus-Syndrom (SSS)	40%	Langzeit-EKG Atropintest Vorhofstimulation Sinusknotenerholungszeit verlängert (> 2000 ms)	Keine Indikation bei asymptomatischem SSS ggf.: antiarrhythmische Therapie (Ajmalin, Propafenon)	DDI AAI
2. Bradyarrhythmien (bei Vorhofflimmern)	30%	Langzeit-EKG Ruhe-EKG	bei kardialer Dekompensation: Digitalisierung mit eventueller Rhythmisierung	VVI
3. Höhergradige AV-Blockierungen (II. Grades Typ 2 und III. Grades)	25%	Ruhe-EKG Atropintest Langzeit-EKG (Asystolien > 4 sec)	bei unzureichenden Ersatzrhythmen absolute Indikation, bei Digitalisintoxikation und frischem Infarkt: passagerer Schrittmacher	DDD
4. SA-Blockierungen	selten	EKG Langzeit-EKG		AAI DDD
5. Bi-/trifascikulärer Block	10%	Ruhe-EKG	Bei Synkopen absolute Indikation, passagerer Schrittmacher präoperativ bei bisfascikulärem Block und anamnestischen Synkopen	DDD VVI
6. Carotissinus-Syndrom (CSS)	selten	Langzeit-EKG	Hypersensitiver Carotissinus (HsCS) mit asystolischen Pausen < 3,5 s im Alter häufig: keine Schrittmacherindikation! Nur spontan auftretende Asystolien mit Symptomatik selten SM-Indikation	VVI

Erklärung: AAI: Einkammersystem im Vorhof, festfrequente Stimulation; VVI: Einkammersystem im Ventrikel, festfrequente Stimulation; DDD, DDI: Zweikammersysteme, physiologische Stimulation prädikativ für klinische Besonderheiten (Tresch und Fleg 1986). Zusätzliche Störungen der Schrittmacherfunktion erhöhen das Risiko (Hinkle et al. 1972). Wenn wegen instabiler Leitungsverhältnisse oder kritischer Bradykardien eine Therapie vorzunehmen oder in Erwägung zu ziehen ist, kommt praktisch ausschließlich ein elektrischer Schrittmacher in Betracht.

In Notfallsituationen sollte ein passagerer Schrittmacher gelegt werden, als endgültige Versorgung kommt ein Zweikammer-Schrittmacher (DDD) in Betracht, der allerdings auch mit deutlich höheren Kosten als für Einkammermodelle verbunden ist. Sehr immobile, geriatrische Patienten, die ihre Wohnung nicht mehr verlassen, sind mit einem konventionellen Einkammer-Schrittmacher ausreichend gut versorgt.

10.4.2 Sick-Sinus-Syndrom und Carotissinus-Syndrom

Sinusknotensyndrom und Carotissinus-Syndrom sind, obwohl evident geriatrische Prozesse, selten Gegenstand einer Pharmakotherapie im Alter, sondern, soweit eine Therapie angezeigt ist, Anlaß für die Implantation elektrischer Schrittmachersysteme, wobei zu bedenken ist, daß unter dieser Indikation derzeit zu häufig permanente Schrittmacher zur Anwendung gelangen.

Erwähnenswert ist hier allenfalls, daß durch Digitalis und Betarezeptorenblocker die Symptome beider Syndrome verstärkt oder gar vorgetäuscht werden können. Zweckmäßigerweise sollten deshalb vor jeglicher Behandlung entsprechende Präparate abgesetzt werden, um zu prüfen, ob eine iatrogene Akzentuierung oder Auslösung vorliegt.

Je eingehender bei „symptomatischen" Patienten differentialdiagnostische Erwägungen mit einbezogen werden, desto seltener muß bei asymptomatischen Patienten mit Sick-Sinus-Syndrom und Carotissinus-Syndrom ein Schrittmacher implantiert werden. Im Falle des Sinusknotensyndroms können dann nach Schrittmacherimplantation tachyarrhythmische Phasen mit Glykosiden, Verapamil oder Betarezeptorenblockern sicher behandelt werden.

10.5 Mitralklappenprolaps-Syndrom

Der klinisch asymptomatische Mitralklappenprolaps ist auch im Alter eine häufige echokardiographische Zufallsdiagnose, das symptomatische (Palpitationen, Belastungsdyspnoe, leichte Ermüdbarkeit, kardiale Schmerzen) Mitralklappenprolapssyndrom eher eine Erkrankung des jungen Erwachsenenalters, bei älteren Patienten jedoch häufiger Ursache sekundärer Komplikationen, wie Mitralklappeninsuffizienz, Herzrhythmusstörungen und Thromboembolien.

Ob die in mehr als 50% der Fälle nachweisbaren arrhythmischen Störungen, vorrangig ventrikuläre Extrasystolen gefolgt von supraventrikulären Extrasystolen, zu diesen Komplikationen von klinischer Relevanz gehören, wird derzeit noch nicht einheitlich beantwortet, zumal sich die Häufigkeit ventrikulärer und supraventrikulärer Extrasystolen bei Mitralklappenprolaps und Herzgesunden statistisch nicht unterscheidet (Savage et al. 1983). Bei einigen Patienten sind Adams-Stokes-Anfälle und plötzliche Todesfälle beschrieben worden, die in Verbindung mit paroxysmalen AV-Blockierungen, Kammertachykardien und Torsades de Pointes (mit QT-Verlängerung)-Tachykardien auftraten. Auch wenn Kammertachykardien bzw. Kammerflimmern beim Mitralklappenprolaps-Syndrom sehr selten sind, liegt der Anteil von komplexen ventrikulären Extrasystolen doch bemerkenswert hoch. Ihre Pathogenese ist ungeklärt, die Gefährung scheint bei hämodynamisch wirksamer Mitralinsuffizienz größer zu sein. Eine derartige Mitralinsuffizienz findet sich bei alten Patienten mit primärem Mitralklappenprolaps-Syndrom oder sekundärer Papillarmuskeldysfunktion jedoch nicht selten. Die Indikation für antiarrhythmische Maßnahmen wird derzeit gesehen (Curtius und Loogen 1985; Werdan 1987), wenn mindestens zwei der drei folgenden Kriterien erfüllt sind: Synkopen in der Anamnese, ventrikuläre Extrasystolen vom Typ Lown IV im Langzeit-EKG, Auslösung ventrikulärer Arrhythmien bei Ventrikelstimulation (kommt im höheren Alter nur ausnahmsweise in Betracht). Ein weiteres prognostisch ungünstiges Indiz ist wahrscheinlich in stark verdickten Mitralklappen und bei den weitgehend auf alte Personen beschränkten Mitralringverkalkungen gegeben, wenn sich die Verkalkungen auf subvalvuläre Bereiche ausdehnen (Kelly et al. 1986). Antiarrhythmika der Wahl sind, darüber herrscht Einigkeit, Betarezeptorenblocker, in zweiter Linie Substanzen der Klasse-Ic.

10.6 Herzinsuffizienz

Der natürliche Verlauf der Herzkrankheiten bringt es mit sich, daß Spät- und Endstadien, nämlich die Herzinsuffizienz, zu einem Großteil in das höhere Lebensalter fallen, sofern die Betroffenen dieses erreichen. Grundkrankheit, die der Herzinsuffizienz zugrunde liegende Funktionsstörung und die durch sie veranlaßte Therapie (z. b. Digitalis, Diuretika) erklären die hohe Quote an ventrikulären Extrasystolen mit einer Prävalenz von 87% für Couplets und multiforme Extrasystolen sowie von 54% für Ventrikeltachykardien. Die Frage nach der Zweckmäßigkeit einer antiarrhythmischen Therapie wird dennoch mit Skepsis beantwortet, und nach derzeitiger Erkenntnis ist eine solche Therapie ohne Effekt auf die Mortalität bei Herzinsuffizienz (Chakko und Gheorghiade 1985; Francis 1986). Eine Behandlung ut aliquid fiat läßt sich bei schwerkranken alten Patienten um so weniger rechtfertigen, als Antiarrhythmika mit ihrem mehr oder weniger ausgeprägten negativ-inotropen Effekt anderweitigen Bemühungen in der Insuffizienzbehandlung entgegenwirken und mit nicht geringen Nebenwirkungen belastet sind. Ihr Einsatz bedarf unter diesen Voraussetzungen der Begründung.

Präparate-Index

Freiname (Generic)	Handelsname
Ajamalin	Gilurytmal
Amiodaron	Cordarex
Aprindin	Amidonal
Atenolol	Tenormin
Atropin	Atropin
Betaacetyldigoxin	Novodigal
Captopril	Lopirin, Tensobon
Chinidin	Chinidin Duriles
Digitoxin	Digimerck
Diltiazem	Dilzem
Disopyramid	Rythmodul, Norpace
Enalapril	Xanef
Epinephrin, Adrenalin	Suprarenin
Flecainid	Tambocor
Gallopamil	Procorum
Ipratropiumbromid	Itrop
Lidocain	Xylocain
Metoprolol	Beloc
Mexiletin	Mexitil
Orciprenalin	Alupent
Oxyfedrin	Ildamen
Phenytoin	Phenhydan, Zentropil
Prajmalium	Neo-Gilurytmal
Procainamid	Procainamid Duriles
Propafenon	Rytmonorm
Sotalol	Sotalex
Tocainid	Xylotocan
Verapamil	Isoptin

Literatur

Akiyama T, Pavitan Y, Campbell B, Pappa L (1992) Effects of advancing age on the efficacy and side effects of antiarrhythmic drugs in post-myocardial infarction patients with ventricular arrhythmias. JAGS 40:666–672

Bjerregaard P (1982) Premature beats in healthy subjects 40–79 years of age. Eur Heart J 3:493–503

Blomström-Lundqvist C, Doghnal D, Hirsch I et al. (1986) Effect of long term treatment with metoprolol and sotalol on ventricular repolarisation. Brit Heart J 55:181

Brodsky M, Allen AB, Capparelli IEV (1989) Factors determining maintenance of sinus rhythm after chronic atrial fibrillation with left atrial dilatation. Amer J Cardiol 63:1065–1068

Bussmann WD, Micke G, Hildenbrand R (1992) Captopril bei akutem Herzinfarkt: Einfluß auf Infarktgröße und Rhythmusstörungen. Dtsch Med Wschr 117:651–657

Camm AJ, Evans KE, Walrd DE et al. (1989) The rhythm of the heart in active elderly subjects. Amer Heart J 99:598

Chakko CS, Theorghiade M (1985) Ventricular arrhythmias in severe heart failure. Amer Heart J 109:497

Corday E, Lang TW (1978) Altered physiology associated with cardiac arrhythmias. In: Hurst JW (ed.) The heart. McGraw Hill, New York, p. 628

Curtius JM, Loogan F (1985) Therapie des Mitralklappenprolaps und seiner Komplikationen. Dtsch Med Wschr 1110:595

Dargie HJ et al. (1987) Relation of arrhythmias and electrolytic anormalities to survival in patients with severe chronic heart failure. Circulation 75:98–107

Das DN, Fleg JL, Lakatta EG (1982) Effect of age on the components of atrioventricular conduction in normal men. Amer J Cardiol 49:1031

Dietz R, Osterziel KJ (1991) Verbesserung der Herzfunktion durch Hemmung des Renin-Angiotensin-Systems. Mchn Med Wschr 133:48, 728–734

Dixon FE, Genton E, Vacek JL (1986) Factors predisposing to sv. tachyarrhythmias after coronary artery bypass grafting. Amer J Cardiol 58:476

Echt DS, Liebson DR, Mitchell LB, Peters RW (1991) Mortality and morbidity in patients receiving Encainide, Flecainide or placebo: the Cardia Arrhythmia Suppression Trial. N Engl J Med 324:12, 781–788

Erdmann I (1991) Herzrhythmusstörungen im vorgerückten Lebensalter. Fortsch Med 109:25, 488–491

Francis GS (1986) Development of arrhythmias in the patient with congestive heart failure. In: Bigger JT (ed) A Symposium: Managment of ventricular arrhytmias in patients with congestive heart failure. Amer J Cardiol 57:B3

Garcia A, Valdes M, Sanchez V, Soria S (1992) Cardiac Rhythm in Healthy Elderly Subjects. Clin Invest 70:130–135

Gersteinblith G (1980) Noninvasive assessment of cardial function in the elderly. In: Weisfeldt ML (ed) The aging heart. Raven Press, New York

Goldberg PB, Roberts J (1981) Age and responsiveness to cardiovascular drus. In: Jarvic LF, Greenblatt DJ, Harmann D (eds) Clinical pharmacology and the aged patient. Raven Press, New York

Gordon M, Huang M, Gryfe CI (1982) An evaluation of falls by prolonged ambulatory cardiographic monitoring in a geriatric institutional setting. J amer geriatr Soc 30:6

Hanjok J, Chow MS (1988) Pharmacokinetics of antiarrhythmic drus in the elderly: a critical review. J Geriatr Drug Ther 3(1):5–21

Hinkle LE, Carver ST, Plakum AA (1972) Slow heart rates and increased risk of cardiac death in middle aged men. Arch int med 128:732

Hohnloser SH, Meinertz T, Zehenter M, Geibel A (1988) Auslösung und Verstärkung von Herzrhythmusstörungen durch Antiarrhythmika. Internist 29:338–344

Hohnloser SH, Zabel M (1991) Antiarrhythmika bei geriatrischen Patienten. Fortschr Med 109:26, 492–495

Hombach V (1981) Rhythmusstörungen im Alter. 3. Bischofsgrüner Kardiologengespräch. Ref Fortschr Med 99:1022

Honerjäger P (1990) Neue Aspekte der molekularen Wirkung von Antiarrhythmika. Herz 15:2, 70–78

Horrowitz LN, Morganroth J (1987) Second generation antiarrhythmic agents: have we reached the antiarrhythmic Nirvana? JACC 9:459–463

Hoyer H, Gülker H, Müller US, Bender F (1985) Erhöhte antiarrhythmische Wirksamkeit der Kombinationen Flecainid-Sotalol und Propafenon-Sotalol bei ventrikulären Arrhythmien. Z Kariol 74:13

Jähnchen E, Trenk D (1983) Pharmakokinetische Prinzipien und spezielle Pharmakokinetik der Antiarrhythmika. In: Lüderitz B (Hrsg.) Herzrhythmusstörungen. Springer, Berlin Heidelberg New York S. 167–218

Kannel WB, Abbott RD, Savage DD et al. (1982) Epidemiologic features of chronic atrial fibrillation. N Engl J Med 306:1018

Kelly RP, Kuchar DL, Thornburn CW (1986) Subvalvular mitral calcium as a cause of surgically correctable ventricular tachycardia. Amer J Cardiol 57:884

Kennedy HL, Whitlock JA, Sprague MK et al. (1985) Long-Term follow up of asymptomatic healthy subjects with frequent and complex ventricular ectopy. N Engl J Med 312: 193

Lachnik KS, Rieder L (1985) Die Bedeutung von Herzrhythmusstörungen im Alter und ihre Behandlung mit Propafenon unter Kontrolle des Plasmaspiegels. Zeitschr Gerontol 18:343–352

Lampert A, Lown B, Grabeus TB, Podrid PJ (1988) Determinants of survival in patients with malignant ventricular arrhythmia. Amer J Cardiol 61:791–797

Langenfeld H (1992) Therapie bradycarder Herzrhythmusstörungen. Dtsch Med Wschr 117:1601–1604

Leitner ER v, Andresen D (1987) Diagnostische Bedeutung des Langzeit-EKG nach Myokardinfarkt. Internist 28:143

Lown B (1986) Sudden cardiac death. In: Rupp H (ed) The regulation of heart function. Thieme, Stuttgart New York, p 421

Lüderitz B (1989) Hämodynamische Gesichtspunkte bei der Therapie mit Antiarrhythmika. Dtsch Med Wschr 114:30–33

Lüderitz B (1989) Herzrhythmusstörungen, Behandlung bei älteren Patienten. Arzneimitteltherapie 7:11, 316–319

Lüderitz B, Jung W, Manz M (1992) Kombinationstherapie mit Antiarrhythmika. Med Klinik 87:9, 465–468

Manz M, Lüderitz B (1987) Differentialindikation zur antiarrhythmischen Therapie. Internist 28:128

Mason JW, Marcus F (1992) ESVEM Studie: Lebensbedrohliche Arrhythmien lassen sich beherrschen. Amer Coll Cardiol 41st Annual Scientific Session. Fortschr Med Suppl 128

Michel D, Nickel H (1965) Chinidinblutspiegel und Chinidinausscheidung bei jungen und alten Menschen. Z Alternsforsch 18:267

Michel D (1983) Herz. In: Platt D (ed) Handbuch der Gerontologie, Bd 1, Gustav Fischer, Stuttgart New York, p 86

Michel D (1986) Der bradykarde Notfall im Alter. Fortschr Med 104:862

Morganroth J, Horowith LN (1984) Flecainide: its proarrhythmic effect and expected changes on the surface electrocardiogram. Amer J Cardiol 53:89B

Naccarelli GV (1992) Proarrhythmie. Publishing Partners, Bingen

Nelson RD, Ezri MD, Denes P (1984) Arrhythmias and conduction disturbances in the elderly. In: Messerly F (ed) Cardiovascular disease in the elderly. Martinus Nijhoff, Boston, p 8

Prodrid PJ (1985) Aggravation of ventricular arrhythmia. A drug induced complication. Drugs 29:(Supp. 4) 33–44

Padeletti I, Michelucci A, Franchi F et al. (1982) Sinuatrial function in old age. Acta cardiol 37:11

Parmley WW, Chatterjee K (1986) Congestive heart failure and arrhythmias: an overview. In: Bigger JA (ed) A symposium: Management of ventricular arrhythmias in patients with congestive heart failure. Amer J Cardiol 57:34B

Podrid P, Levine P, Klein MP (1989) Effects of age on antiarrhythmic drug efficacy and toxicity. Amer J Cardiol 63:735–739

Podzuweit T (1986) Metabolic changes related to arrhythmogenesis and fibrillation. In: Rupp H (ed) The regulation of heart function. Thieme, Stuttgart New York, p 397

Pomini I, Gribaldo R, Rugner A, Lubia M (1991) Reduction of complex ventricular arrhythmias after Enalapril treatment in patients with advanced stable heart failure. G Ital Cardiol 21:(19) 59–65

Pool J (1989) Significance of supraventricular tachycardias. In: Camberlain DA, Kulbertus H, Mogensen L et al. (ed) Cardiac arrhythmias in the active population. Lindgren and Söner, Mölndal, p 42

Roberts J, Goldberg PB (1979) Changes in responsiveness of the heart to drugs during aging. Fed Proc 38:1927

Rodstein M, Wolloch L, Lüster Z (1979) The natural history of iv conduction disturbances in the aged. Amer J med Sci 277:179

Salerno DM, Gillingham KJ, Berry DA, Hodges M (1990) A comparison of antiarrhythmic drugs for the suppression of ventricular ectopic depolarizations: a meta-analysis. Amer Heart J 120:340–348

Savage DD, Levy D, Garrison RJ et al. (1983) Mitral valve prolaps in the general population. 3. Dysrhythmias: The Framingham study. Amer Heart J 106:582

Schneider J (1982) Geriatrie für die Praxis. Schattauer, Stuttgart New York

Sen S (1987) Symposium: Diagnostik und Therapie von Herzrhythmusstörungen. Ref Fortschr Med 105:23

Senges J, Lengfelder W (1988) Kleines Arrhythmieseminar: medikamentöse Therapie von tachycarden Herzrhythmusstörungen. Pflaum, München

Steinbeck G (1987) Akute Herzrhythmusstörungen. Internist 28:83

Tresch DD, Fleg JL (1986) Unexplained sinus bradycardia. Amer J Cardiol 58:1009

Vaughan Williams EM (1970) Classification of antiarrhythmic drugs. In: Sand E, Flensted-Jensen E, Olesen KH (eds) Cardiac arrhythmias. Astra, Södertälje, p 449

Wagner WL, Manz M, Lüderitz P (1987) Kombination von Sotalol mit den Klasse Ib Substanzen Tocainid und Mexiletin bei komplexer ventrikulärer Extrasystolie. Z Kardiol 76:296

Webster M, Fitzpatrick MA, Nicholls MG, Ikram H (1985) Effects of Enalapril on ventricular arrhythmias in congestive heart failure. Amer J Cardiol 56:566–569

Wehr M, Noll B, Krappe J (1985) Was ist gesichert in der Therapie tachykarder Herzrhythmusstörungen? Internist 26:741

Weirich J, Antoni H (1986) Vulnerability of the heart to ventricular fibrillation. In: Rupp H (ed) The regulation of heart function. Thieme, Stuttgart New York, p 376

Werden K (1987) Bedeutung von Herzrhythmusstörungen beim Mitralklappenprolaps-Syndrom. Internist 38:175

Woosley RL, Echt DS, Roden DM (1986) Effects of congestive heart failure on the pharmacokinetics and pharmacodynamics of antiarrhythmic agents. In: Bigger JT (ed) A symposium: Management of ventricular arrhythmias in patients with congestive heart failure. Amer J Cardiol 57:25B

Yusuf S, Pitt B, Davis CE, Hood WB (1991) Die Wirkung von Enalapril auf die Überlebensdauer von Patienten mit reduzierter linksventrikulärer Auswurffraktion und Herzinsuffizienz. Mchn Med Wschr 133:(34), 500–507

Therapie der koronaren Herzkrankheit

W. KUPPER

Das Alter selbst stellt einen wichtigen Risikofaktor für die Entwicklung der koronaren Herzerkrankung dar (DOYLE 1980). Inzidenz und Prävalenz nehmen im Alter zu. Die koronare Herzkrankheit wird klinisch bei etwa 15% der Männer und 9% der Frauen im Alter von 70 Jahren diagnostiziert (AGNER 1985). Mit 80 Jahren steigt der Prozentsatz auf 20% bei gleicher Geschlechtsverteilung an.

Die koronare Herzkrankheit ist die häufigste Todesursache bei über 65jährigen in Deutschland. Patienten über 65 Jahre machen in den USA 80% der Todesfälle an akutem Myokardinfarkt aus, diejenigen über 75 Jahre 60% (KAPANTAIS und POWELL-GRINER 1989). Die Krankenhaussterblichkeit jüngerer Patienten mit akutem Myokardinfarkt unter 55 Jahren liegt heute bei 5% gegenüber 32% bei über 75jährigen. Die Einjahresüberlebensrate beträgt entsprechend 94% bzw. nur 77% (GOLDBERG et al. 1989). Diese Zahlen unterstreichen die Bedeutung die der koronaren Herzkrankheit im Alter zukommt.

Pathophysiologische Grundlagen zur Therapie

Extrazellulärvolumen, Plasmavolumen und der Verteilungsraum für hydrophile Substanzen nehmen alle mit zunehmendem Alter ab. Daneben treten strukturelle Veränderungen im Herzkreislaufsystem auf. So verdickt sich das Endokard infolge vermehrter Fett- und Kollagenablagerung, wodurch die Ventrikeldehnbarkeit beeinträchtigt wird. Damit wird die Regulation des Herzauswurfvolumens stärker vom venösen Rückfluß abhängig und der linksventrikuläre Füllungsdruck ist für das gleiche enddiastolische Volumen im Vergleich zu Jüngeren erhöht. Ein erhöhter linksventrikulärer Füllungsdruck ohne adäquaten Anstieg des diastolischen Perfusionsdrucks senkt den koronaren Perfusionsdruck und damit die Myokarddurchblutung.

Die Gefäße verlieren ihre Elastizität, was zu einer systolischen Hypertonie führen kann, wobei der diastolische arterielle Druck aber niedrig bleibt. Ein Anstieg des systolischen Blutdrucks bedingt einen erhöhten myokardialen Sauerstoffbedarf, so daß es zu einem Mißverhältnis zwischen aktuellem myokardialen Sauerstoffbedarf und dem Sauerstoffangebot zum Myokard kommen und sich eine Myokardischämie entwickeln kann. Ihr Auftreten ist vor allem dann zu erwarten, wenn durch arteriosklerotische Verengungen in

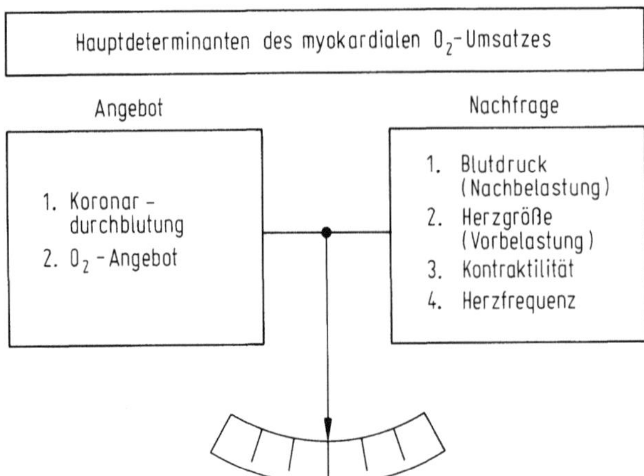

Abb. 1. Die wichtigsten Faktoren für den myokardialen Sauerstoffumsatz. Wenn das Sauerstoffangebot zu gering oder die Nachfrage zu groß ist, entsteht ein Mißverhältnis und es entwickelt sich eine Myokardischämie

den Koronargefäßen die Blutzufuhr zum Myokard bereits eingeschränkt ist, oder wenn Tonussteigerungen der glatten Gefäßmuskulatur bei exzentrischen Koronarstenosen eine kritische Lumeneinengung hervorrufen.

Die wesentlichen Faktoren, die den myokardialen Sauerstoffumsatz bestimmen und die die Grundlage für das therapeutische Vorgehen bilden, sind in Abb. 1 aufgeführt.

Das Herz des Menschen muß kontinuierlich schlagen und verbraucht dabei eine erhebliche Energiemenge. Unter aeroben Bedingungen ist es dafür gut gerüstet, da 25–30% der Herzmuskelmasse aus Mitochondrien besteht, die die Träger der oxidativen Phosphorylierung sind. Außerdem ist die Konzentration von Enzymen der Atmungskette in der Herzmuskulatur höher als in jedem anderen Körpergewebe und jeder Herzmuskelzelle steht eine Kapillare für die Blutzufuhr zur Verfügung.

Grundvoraussetzung für die einwandfreie Funktion des Herzens ist die ungestörte Sauerstoffzufuhr. Sauerstoffmangel führt dazu, daß sich die myokardiale Energieproduktion im betroffenen Gebiet auf die anaerobe Energiegewinnung durch Glykolyse umstellen muß. Sie reicht aber für das arbeitende Herz nicht aus. Es kommt zu den in Abb. 2 aufgezeigten metabolischen und biochemischen Veränderungen, die dazu führen, daß sowohl die systolische wie die diastolische Ventrikelfunktion beeinträchtigt werden und die Herzleistung absinkt. Im Tierexperiment läßt sich eine Verringerung der systolischen Verkürzung ischämischer Ventrikelareale bereits 2 bis 6 Sekunden nach akutem Koronararterienverschluß feststellen (Tennant und Wiggers 1935). In der Folge steigt der endsystolische Druck im linken Ventrikel sowie der diastolische Druck und damit der Pulmonalkapillardruck an (Swan 1979).

Die akute Myokardischämie beeinträchtigt aber auch die diastolische linksventrikuläre Funktion, weil sich die isovolumetrische Relaxation verlang-

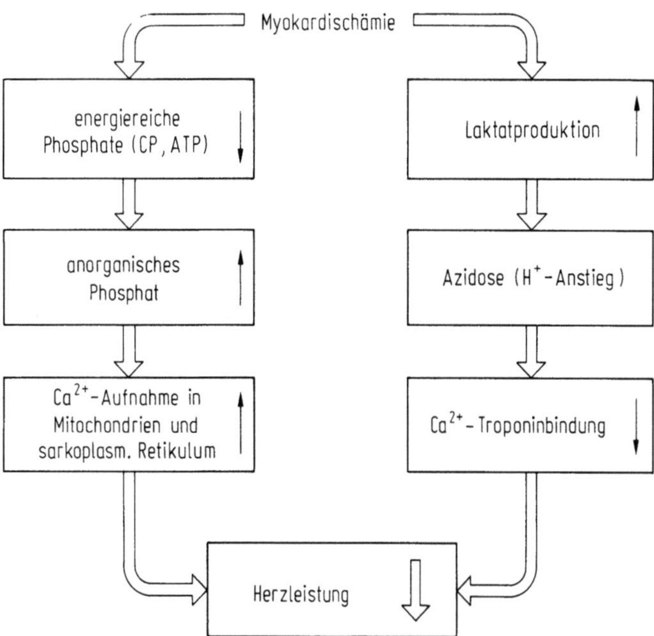

Abb. 2. Bei einer Myokardischämie sinkt die Herzauswurfleistung ab (nach KUPPER und BLEIFELD 1982)

samt, die linksventrikuläre Füllung verzögert und die passiven elastischen Eigenschaften des Myokards verändern (AMENDE et al. 1984).

Mit zunehmender Relaxationsstörung des linken Ventrikels resultiert bei gegebenem diastolischen Füllungsvolumen ein zunehmend höherer diastolischer Füllungsdruck. Da während der Diastole bei geöffneten Mitralklappen im linken Ventrikel der gleiche Druck wie im Lungenkapillarbett besteht, kann es über diesen Mechanismus zur Dyspnoe bis hin zur Lungenstauung als einzigem Symptom einer akuten Myokardischämie kommen.

Klinisches Bild

Das klinische Spektrum der koronaren Herzkrankheit reicht von der stummen Myokardischämie bis zum akuten Lungenödem, typischer Belastungsangina, dem akuten Myokardinfarkt und seinen Komplikationen und Arrhythmien bis hin zum plötzlichen Herztod. Alle Formen können sowohl bei jüngeren wie auch älteren Patienten auftreten, die Häufigkeit, mit der sie vorkommen, verändert sich mit zunehmendem Alter.

In einer epidemiologischen Untersuchung von LA CROIX et al. (1990) bei 8359 Männern und Frauen über 65 Jahren traten belastungsunabhängiger Thoraxschmerz, Brustschmerz bei Belastung und typische, nitropositive Angina in einer Häufigkeit von 16%, 7,5% und 4,6% auf. Das Vorkommen von belastungsabhängigen Brustschmerzen war eine bedeutende, unabhängige Variable für einen ischämischen Herztod in den folgenden 3 Jahren.

Patienten über 65 Jahre mit bekannter koronarer Herzkrankheit klagen nach COODLEY 1990 zu 25–43% über typische Angina pectoris-Beschwerden. Luftnot als alleiniges Symptom wird von 8–25% angegeben, etwa die Hälfte litten unter beiden Symptomen. O'ROURKE et al. 1987 berichteten demgegenüber, daß 80% der älteren Patienten mit chronischer koronarer Herzkrankheit unter Angina pectoris-Beschwerden leiden.

Ein Ergebnis aus der Coronary Artery Surgery Study (CASS) (GERSH et al. 1985) war, daß ältere Patienten häufiger unter schwerer, instabiler Angina litten als Jüngere. In einer angiographischen Untersuchung von HAMBY et al. (1986) hatten Patienten mit einer Angina pectoris Anamnese von 20 oder mehr Jahren zu 90% eine 3-Gefäß-Erkrankung und in 28% eine signifikante Hauptstammstenose.

Ein beträchtlicher Anteil älterer Patienten leidet unter einer asymptomatischen koronaren Herzerkrankung, die nur zufällig im EKG entdeckt wird. In der Framingham-Studie (KANNEL et al. 1985) wurde bei 35% der Frauen (83 von 237) und 28% der Männer (130 von 469) zufällig ein stumm abgelaufener Infarkt im EKG entdeckt. Die Prognose war im Vergleich zu den symptomatischen Infarktpatienten gleich ernst. In einer weiteren Untersuchung fanden ARONOW et al. 1985 bei 68% der Bewohner eines Pflegeheimes im mittleren Alter von 82 Jahren einen bisher nicht bekannten Q-Zacken-Infarkt im Routine-EKG. In einer prospektiven Untersuchung lag der Anteil stummer Infarkte bei älteren Patienten bei 21% (ARONOW 1987). Bei der 24-Stunden-Langzeit-EKG-Registrierung von 626 Patienten mit bekannter koronarer Herzerkrankung im Durchschnittsalter von 82 Jahren wiesen 34% stumme Ischämieepisoden auf (ARONOW et al. 1988). 65% dieser Patienten erlitten in den folgenden beiden Jahren einen Infarkt oder verstarben gegenüber nur 32% ohne stumme Ischämieepisoden. Diese Komplikationsraten liegen deutlich höher als bei jüngeren Patienten (30 bzw. 11%, STERN et al. 1988). KANNEL et al. (1984) spekulieren, daß Verleugnung der Symptome, Scheu vor dem Arztbesuch, eine autonome Neuropathie und/oder ein defektes Schmerzwarnsystem für die Tatsache verantwortlich zu machen sind, daß mehr stumme Ischämieepisoden und Infarkte bei älteren Patienten beobachtet werden.

Akuter Myokardinfarkt

Im Gegensatz zu jüngeren Patienten tritt ein Myokardinfarkt bei über 70jährigen häufiger bei Frauen als bei Männern auf (0,9:1 vs 2,77:1, COODLEY und ZETARI 1985). Brustschmerz als führendes Symptom wird im Alter seltener beobachtet (RODSTEIN 1956; MAC DONALD et al. 1983).

Als ein führendes Symptom beobachtete PATHY (1967) bei fast 400 älteren Infarktpatienten plötzlich einsetzende Luftnot und nicht den klassischen Substernalschmerz. Ein akuter Myokardinfarkt sollte differentialdiagnostisch bei älteren Patienten immer dann erwogen werden, wenn unerklärte Änderungen der Verhaltensweise auffallen oder akute Zeichen der Cerebralinsuffizienz, unerklärter Abdominalschmerz, Synkopen, Hypotonie oder ein Lungenödem auftreten (WEI 1984; LIPSITZ et al. 1985).

Medikamentöse Therapie

Die Behandlung älterer Patienten mit symptomatischer koronarer Herzerkrankung unterscheidet sich im Prinzip nicht von der bei jüngeren. Wenn trotz intensiver medikamentöser Therapie keine Beschwerdefreiheit erzielt werden kann, kommen auch für den älteren Patienten nach diagnostischer Koronarangiographie bei entsprechendem Befund die Ballondilatation oder Bypass-Versorgung in Betracht. Unterschiede zum Jüngeren bestehen dahingehend, daß die Multimorbidität des alten Menschen die medikamentöse Therapie erschwert und Veränderungen der Pharmakokinetik und Pharmakodynamik zu berücksichtigen sind (s. Kap. Allgemeine Daten zur Pharmakokinetik).

Die bekannten Risikofaktoren für die Entwicklung einer koronaren Herzkrankheit wie Hypertonie, Fettstoffwechselstörung, Diabetes mellitus, Übergewichtigkeit und Bewegungsmangel treten mit zunehmendem Alter häufiger auf. Lediglich das Zigarettenrauchen scheint in seiner Bedeutung abzunehmen (KANNEL et al. 1987). Die Ergebnisse der Framingham-Studie (GORDON et al. 1987) und anderer epidemiologischer Untersuchungen weisen darauf hin, daß die meisten der Risikofaktoren auch bei älteren Personen zur Manifestation einer koronaren Herzkrankheit beitragen, so daß ihre Verringerung auch für diese Altersgruppe angezeigt ist. Bisher ist nur in einer Untersuchung (Los Angels Domiciliary Trial, DAYTON et al. 1969) speziell der Fragestellung nachgegangen worden, ob die Beeinflussung einer Fettstoffwechselstörung auch bei älteren Patienten das cardiovaskuläre Risiko verringert. Dabei nahmen 846 Männer im Durchschnittsalter von 67 Jahren randomisiert entweder eine Diät reich an mehrfach ungesättigten Fettsäuren oder eine Kontrolldiät zu sich. In der Interventionsgruppe sank der Cholesterinspiegel im Serum um 20% ab, nach einem Beobachtungszeitraum von mehr als 10 Jahren war eine signifikante Reduktion der Sterblichkeit an koronarer Herzkrankheit, an nicht tödlichen Herzinfarkten und cerebrovaskulären Insulten festzustellen.

Viele der multizentrischen Studien, in denen eine medikamentöse Therapie von Fettstoffwechselstörungen zur Sekundärprävention untersucht wurde, haben Patienten über 70 Jahre ausgeschlossen, so daß ihre Ergebnisse nicht ohne weiteres auf ältere Patienten übertragen werden dürfen. Die Entscheidung, ob eine medikamentöse Therapie einer Fettstoffwechselstörung im Alter eingeleitet wird, sollte mit zunehmendem Patientenalter zurückhaltender getroffen werden, da 5 bis 10 Jahre benötigt werden, um Erfolge nachweisen zu können.

Antianginöse Therapie

Für den Ausgleich der myokardialen Sauerstoffbilanz (Abb. 1) stehen prinzipiell zwei Wege offen:

1. Steigerung der Sauerstoffzufuhr zum Myokard.
2. Senkung des myokardialen Sauerstoffbedarfs.

Das Sauerstoffangebot zum Herzen kann auf folgenden Wegen gesteigert werden: Einerseits durch chirurgische Überbrückung von hochgradigen Koronargefäßstenosen oder die perkutane transluminale Koronararteriendilatation. Medikamentös ist eine Steigerung der Myokarddurchblutung durch die Dilatation dynamischer, exzentrischer Koronargefäßstenosen möglich. Theoretisch läßt sich die Durchblutung ischämischer Myokardbezirke auch durch eine verbesserte Kollateraldurchblutung steigern. Medikamente zur Induktion von Kollateralenwachstum sind bisher nicht bekannt, ob physikalische Aktivität eine Verbesserung der Kollateralversorgung ischämischer Myokardbezirke auslösen kann, ist noch ungeklärt.

Die medikamentös/konservative Therapie der koronaren Herzkrankheit basiert auf einer Senkung des myokardialen Sauerstoffbedarfs. Sie ist dementsprechend symptomatisch.

Für die medikamentöse Senkung des myokardialen Sauerstoffbedarfes stehen Nitrate, Kalziumantagonisten und betarezeptorenblockierende Substanzen zur Verfügung.

Nitrate

Nitrate sind Mittel der Wahl zur Behandlung eines akuten Angina pectoris Anfalls und haben sich auch in der Anfallsprophylaxe bewährt (Tabelle 1). Sie verbessern das bestehende Mißverhältnis zwischen Sauerstoffangebot und Sauerstoffbedarf des Myokards über folgende Mechanismen:

Die venösen Kapazitätsgefäße werden dilatiert und damit wird der venöse Rückfluß zum rechten und linken Herzen vermindert, so daß eine im Angina pectoris-Anfall auftretende Erhöhung des diastolischen Füllungsdruckes im linken Ventrikel vermindert wird. Die Blutzufuhr zum ischämischen Muskel kann gesteigert werden, da die Höhe des diastolischen Ventrikeldrucks ein wesentlicher Faktor für die Durchblutung vor allem der subendokardialen Myokardschichten ist. Außerdem nimmt das endsystolische und enddiastolische Ventrikelvolumen ab, wodurch die myokardiale Wandspannung und damit der myokardiale Sauerstoffbedarf reduziert werden. Nitrate senken weiterhin den arteriellen Blutdruck über eine Vasodilatation der Widerstandsgefäße, sie vermindern damit die Druckarbeit des Herzens und auf diese Weise den myokardialen Sauerstoffbedarf. Außerdem dilatieren Nitrate selektiv die größeren epikardialen Koronararterien.

Bei exzentrischen Stenosen in den epikardialen Koronararterien werden neben sklerotisch stenosierten Gefäßanteilen auch normale Wandabschnitte

Tabelle 1. Pharmakologie organischer Nitrate

		Applikation	Wirkungsdauer
Nitroglycerin	sublinugal	0,4–1,6 mg	1,5 → 30 min
	transdermal Gel	10 mg	3–4 Std
	transdermal Pflaster	5–10 mg	4–8 Std.
	intravenös	25–200 mg/ 24 Std.	während, +30 min
Isosorbiddinitrat (ISND)	sublingual	5–15 mg	2 → 60 min
	oral (retard)	2 × 20–40 mg	1 → 8 Std.
		1 × 120 mg	1 → 12 Std.
5-Mononitrat	oral	2–3 × 20 mg	30 min → 6 Std.
	retard	1 × 50–100 mg	1 → 12 Std.

gefunden. Die glatten Muskelzellen in diesem Bereich können auf Tonusänderungen reagieren und unter Nitratwirkung relaxieren. Auch über diesen Mechanismus kann die Blutzufuhr zu ischämischen Myokardarealen durch Nitrate gesteigert werden. Damit bessern sich Lungenstauung, Ventrikelfunktion und Angina pectoris.

Der genaue Wirkungsmechanismus der Nitrate ist erst im letzten Jahrzehnt aufgeklärt worden (Kukovetz et al. 1979). Nach dem Eindringen in die glatte Muskelzelle werden die Nitrovasodilatatoren zu Stickstoffmonoxyd (NO) umgewandelt. Es aktiviert im Zytosol ein lösliches Enzym, die Guanylatzyklase, die die Bildung des zyklischen 3-,5-Guanosin-Monophosphats katalysiert. 1987 zeigten Palmer et al., daß der vom Endothel produzierte Endothelium derived relaxing factor (EDRF) mit Stickstoffmonoxyd (NO) identisch ist. Auch EDRF führt im Zytosol zu einem Anstieg des zyklischen Guanosin-Monophosphates, durch das die Konzentration der freien Kalziumionen im Zytosol herabgesetzt wird, wodurch die glatte Muskulatur relaxiert. EDRF wird auch als sogenanntes endogenes Nitrat betrachtet, welches die durch viele vasoaktive Substanzen hervorgerufene Vasodilatation vermittelt. Es wird aber nur bei intaktem Endothel gebildet. Im Gegensatz dazu ist die vasodilatatorische Wirksamkeit der Nitrate unabhängig vom Zustand des Endothels (Bassenge und Stewart 1988). Deshalb werden die Nitrate bei koronarkranken Patienten mit Endotheldysfunktion auch als physiologische Substitution des EDRF angesehen.

Die vaskuläre Wirkung der Nitrate, insbesondere auf die venösen Kapazitätsgefäße, verstärkt sich mit zunehmendem Alter. Zwei Gründe werden hierfür verantwortlich gemacht (Rees et al. 1993):

1. Der langsamere hepatische Gluthationreduktasestoffwechsel verzögert den Abbau bei älteren Patienten.
2. Da Nitrate sehr stark lipophile Verbindungen sind, kann beim größeren Anteil von Fettgewebe im Körper des älteren Patienten eine stärkere Akkumulation auftreten.

Entsprechend ist eine Nitrattherapie im Alter mit niedrigeren Dosen zu beginnen.

Mehrere Autoren haben darauf hingewiesen, daß sich bei mehrmaliger Dosierung für die orale und transdermale Therapie eine Minderung der antiangiösen Effekte durch Toleranzentwicklung feststellen läßt (THADANI et al. 1980; RUDOLPH et al. 1983).

Deshalb sind Dosierungsstrategien entwickelt worden, die eine sogenannte „Washout"-Phase für die Nitrate beinhalten (PACKER et al. 1987; PARKER et al. 1987), was durch eine einmal tägliche, intermittierende Gabe höherer Dosen oder die häufigere, intermittierende Gabe niedrigerer Dosen erreicht werden kann.

Nebenwirkungen der Nitrattherapie sind erfreulicherweise selten. Im Alter am häufigsten und bedeutendsten, vor allem am Beginn der Therapie, ist die orthostatische Hypotonie. Daneben können Kopfschmerzen bei Therapiebeginn auftreten, die sich häufig nach einigen Tagen, wahrscheinlich infolge einer Toleranzentwicklung zurückbilden.

Da Nitrate keine direkten inotropen oder chronotropen Effekte haben, lassen sie sich sehr gut mit den anderen antianginösen Substanzen kombinieren. Bei koronarkranken älteren Patienten mit eingeschränkter Ventrikelfunktion sind sie wegen ihres ausgeprägten, die Vorlast senkenden Effektes (ALPERT 1990) Mittel der Wahl und lassen sich problemlos mit ACE-Hemmern, Diuretika und Digitalis kombinieren.

Molsidomin wirkt hämodynamisch wie die organischen Nitrate und soll weniger direkte Toleranzentwicklung hervorrufen. Einige Kliniker empfehlen deshalb die morgendliche Nitrat- und abendliche Molsidomingabe zu kombinieren.

Kalziumantagonisten

Kalziumantagonisten hemmen die Kontraktion der glatten Muskulatur der Gefäße und der Herzmuskelzellen, weil sie den Einstrom bzw. die intrazelluläre Freisetzung von Kalziumionen verhindern. Durch den vasodilatorisch bedingten Blutdruckabfall und die Minderung der Kontraktionskraft des Herzens wird der myokardiale Sauerstoffverbrauch gesenkt (Abb. 1). Außerdem kann, wie bei den Nitraten, durch eine Dilatation der epikardialen Koronararterien und von exzentrischen, dynamischen Koronararterienstenosen auch das Sauerstoffangebot zum Herzen durch eine verbesserte Blutzufuhr erhöht werden.

Die in Tabelle 2 aufgeführten Kalziumantagonisten wirken auf das Herzkreislaufsystem unterschiedlich und können deshalb in zwei Gruppen unterteilt werden:

Nifedipin und die neueren Dihydropyridin-Derivate wie Nisoldipin oder Amlodipin besitzen die ausgeprägtesten vasodilatierenden Eigenschaften und steigern deshalb akut das Schlagvolumen und die Herzauswurfleistung. Ihr negativ inotroper Effekt wird durch die Nachlastsenkung verdeckt. Sie

Tabelle 2. Kalziumantagonisten der Klasse I nach Fleckenstein

	Applikation		Wirkungsdauer
Nifedipin	oral retard	3 × 5–20 mg 2–3 × 20 mg	5 min → 1 Std. 30 min → 6–8 Std.
Nisoldipin	oral	2 × 5–10 mg	30 min → 8–10 Std.
Diltiazem	oral retard	3 × 60 mg 2 × 90 mg	30 min → 4 Std. 30 min → 6–8 Std.
Verapamil	oral retard	3 × 40–80 mg 240 mg	30–min → 4–8 Std. 60 min → 8–12 Std.
Gallopamil	oral	2–3 × 50 mg	60 min → 8–12 Std.

beeinflussen die AV-Überleitung nicht, im Gegenteil kann sogar eine Reflextachykardie nach Vasodilatation auftreten, weshalb sie sich zur Kombination mit Betablockern eignen.

Verapamil und Diltiazem wirken stäker negativ inotrop und chronotrop. Sie sollten deshalb bei Patienten mit eingeschränkter linksventrikulärer Funktion nicht eingesetzt werden. Beide Substanzen beeinflussen die Impulsbildung im Sinusknoten und verzögern die AV-Überleitung und sollten deshalb besonders bei älteren Menschen nicht mit Betablockern kombiniert werden.

Sowohl Diltiazem wie Verapamil haben die Prognose von Patienten nach akutem Myokardinfarkt, die klinische Zeichen der Linksherzinsuffizienz aufwiesen, nicht verbessert oder sogar verschlechtert (The Multicenter Diltiazem Postinfarction Trial 1988, Danish Study Group on Verapamil in Myocardial Infarction 1990). Allerdings haben sich beide Kalziumantagonisten in der Behandlung bestimmter Untergruppen nach Myokardinfarkt bewährt. In einer Studie von Gibson et al. (1986) konnte Diltiazem die Reinfarkthäufigkeit und Postinfarktangina nach Non-Q-wave-Infarkt gegenüber Placebo senken. Interessanterweise waren in dieser Untersuchung überwiegend ältere Patienten eingeschlossen worden, 57% waren über 60 Jahre alt, 7% über 75. In der dänischen Verapamil-Studie 1990 war knapp ein Drittel der Patienten über 65 Jahre alt, die Langzeitbehandlung nach Myokardinfarkt verringerte signifikant die Häufigkeit kardialer Ereignisse, in der Untergruppenanalyse war dies sowohl für Patienten unter als über 65 Jahre der Fall. Die Kalziumantagonisten Verapamil und Diltiazem scheinen dementsprechend günstige Wirkungen vor allem bei Patienten mit kleineren oder Non-Q-wave-Infarkten ohne Anzeichen für eine Linksherzinsuffizienz auszuüben.

Alle Kalziumantagonisten werden hepatisch metabolisiert. Wie andere hepatisch metabolisierte Substanzen kann sich deswegen die Halbwertszeit der Kalziumantagonisten bei älteren Patienten um mehr als 50% verlängern (Abernethy et al. 1986). Sie scheinen besonders wirksam bei hypertensiven Patienten mit einer niedrigen Plasmareninaktivität zu sein, im Gegensatz zu vielen anderen Antihypertensiva tritt eine orthostatische Hypotonie unter der Behandlung mit Kalziumantagonisten seltener auf (Frishman et al. 1986).

Unerwünschte Wirkungen bei der Therapie mit Kalziumantagonisten sind überwiegend auf den Wirkmechanismus der Substanzen zurückzuführen. Vor allen Dingen bei den Dihydropyridinderivaten treten Flush, Kopfschmerz, Hypotonie und prätibiale Ödeme, die nicht auf eine Herzinsuffizienz zurückzuführen sind, häufiger auf. Verapamil kann eine Herzinsuffizienz verschlimmern und kann besonders leicht Obstipation hervorrufen. Verapamil und Diltiazem hemmen die AV-Überleitung und sind deshalb bei vorbestehendem höhergradigen AV-Block kontraindiziert.

Betarezeptorenblocker

Betarezeptorenblocker bewirken eine partielle, reversible kardiale Sympathektomie, ihre Wirkung ist abhängig von der sympathikotonen Ausgangslage. Da die Ansprechbarkeit der Betarezeptoren sich mit zunehmendem Alter verringert, wurde auch ein geringeres Ansprechen auf eine Betablockertherapie im Alter postuliert. Ob dies den Tatsachen entspricht, wird derzeit noch kontrovers diskutiert (Fitzgerald 1988).

Eine verringerte Eliminationsrate bei älteren Patienten führt zu höheren Plasmaspiegeln, bei eingeschränkter glomerulärer Filtrationsrate akkumulieren die hydrophilen Betablocker (Atenolol, Sotalol; Rigby et al. 1985), bei eingeschränkter Leberfunktion die lipophilen (Propranolol, Metoprolol; Castleden et al. 1979). Werden die gleichen Dosierungen von Propranolol bei jungen und älteren Patienten eingesetzt, liegen die Plasma-Spiegel bei den älteren doppelt so hoch. Deshalb sollten vor allen Dingen am Beginn einer Therapie niedrigere Anfangsdosen eingesetzt werden und die Dosissteigerung langsam erfolgen (Tabelle 3).

Im Hinblick auf die Determinanten des myokardialen Sauerstoffverbrauches (Abb. 1) senken Beta-Rezeptorenblocker durch ihre negativ inotrope und chronotrope Wirkung den arteriellen Blutdruck, die Herzfrequenz und die Kontraktionskraft des Herzmuskels. Die Verminderung der Kontraktionskraft verlängert zwar die Austreibungszeit während des Herzzyklus, insgesamt wird aber durch die Betarezeptorenblockade der myokardiale Sauerstoffverbrauch gesenkt. Infolge der Abnahme der Herzfrequenz verlängert sich die Diastolendauer und damit die Zeitspanne, in der hauptsächlich die Myokarddurchblutung stattfindet.

Neben der symptomatischen Verbesserung hat sich erwiesen, daß eine Beta-Rezeptorenblockerbehandlung nach akutem Myokardinfarkt Letalität und Reinfarktrate senkt (The Norwegian Multicenter Study Group 1981; Hjalmarson et al. 1981; Beta-Blocker Heart Attack Study Group 1989). Im Beobachtungszeitraum zwischen 3 und 30 Monaten nach Infarkt sank die Letalität um 26%–45%. Sowohl in der Timolol-Studie als auch durch Hjalmarson et al. wurden die Patienten im Alter zwischen 65 und 75 Jahren getrennt analysiert und es war festzustellen, daß auch die Patienten der höheren Altersgruppe zum gleichen oder größeren Prozentsatz von der Behandlung profitierten. Dies gilt nicht für Beta-Rezeptorenblocker mit intrinsisch sympathomimetischer Eigenaktivität.

Tabelle 3. Pharmakologie einiger gebräuchlicher Beta-Rezeptorenblocker

	Dosierung/ Tag/mg	Fettlöslichkeit	Kardioselektivität	ISA	Elimination	Halbwertszeit (h)
Atenolol	1–2 × 25–50	+	+	–	renal	6–7
Sotalol	1–2 × 40–160	+	–	–	renal	10–15
Acebutolol	1–3 × 200–400	+	+	+	60% hepatisch	3–4
Metoprolol	2 × 25–100	++	+	–	hepatisch	3–7
Bisoprolol	1–2 × 5–10	++	+	–	50% hepatisch	10–12
Pindolol	2–3 × 5–10	++	–	+++	60% hepatisch	4–8
Timolol	2–2 × 5–10	++	–	–	80% hepatisch	4–6
Propranolol	3–4 × 10–40	+++	–	–	hepatisch	2–6

Die Nebenwirkungen einer Therapie mit betarezeptorenblockierenden Substanzen ergeben sich aus ihrem Wirkprofil und werden im Alter in einer Häufigkeit von 10–15% beobachtet (Greenblatt und Koch-Weser 1973). Zu beachten ist, daß die Plasmakonzentrationen von Propranolol sich in Kombination mit Cimetidin, Furosemid, Hydralazin und Verapamil erhöhen (Feely et al. 1981; Chiariello et al. 1979; Mc Lean et al. 1980; Pieper 1984).

Bei den kardiovaskulären Nebenwirkungen handelt es sich um das Auftreten oder die Verstärkung einer Herzinsuffizienz infolge der Kontraktionskraftminderung und um AV-Blockierungen oder Bradykardien. Zentralnervöse Nebenwirkungen wie Müdigkeit, Erinnerungsstörungen, Anorexie und Depressionen können bei allen Betablockern auftreten und sind im Alter häufiger (Griffin und Freidman 1986). Die zentralnerverösen Nebenwirkungen scheinen bei den hydrophileren Betablockern seltener aufzutreten (Westerlund 1985).

Beta-Rezeptorenblocker verstärken die hypoglykämische Wirkung von Insulin und können die Warnsymptome für eine Hypoglykämie wie Tremor der Finger und Tachykardie maskieren. Sie beeinflussen den Lipidstoffwechsel und können zu einem leichten Anstieg des Plasmatriglyceridspiegels und des LDL-Cholesterins führen. Subjektiv unangenehm im Alter sind kalte Hände und Füße, eine Claudicatio intermittens bei peripherer arterieller Verschlußkrankheit kann verstärkt werden. Beta-Rezeptorenblocker sind kontraindiziert bei Asthma bronchiale und schwerer obstruktiver Atemwegserkrankung.

Differentialtherapie der Angina pectoris

Aufgrund des Wirkungsmechanismus der drei geschilderten Substanzgruppen bietet sich folgende Differentialtherapie der Angina pectoris an:

Im akuten Anfall und zur Anfallsprophylaxe die Nitratgabe. Bei Patienten, die zur Bradykardie, Hypotonie oder Ruhe-Angina neigen, sind Langzeitnitrate evtl. in Kombination mit Kalziumantagonisten einzusetzen. Betarezeptorenblockierende Substanzen sollten zur Prophylaxe der typischerweise unter Belastung auftretenden Angina eingesetzt werden und bei der nicht seltenen Kombination von koronarer Herzkrankheit und Hypertonie. Die Domäne der Kalziumantagonisten ist zunächst die vasospastisch bedingte Prinzmetal-Angina oder die Angina pectoris, die in Ruhe und nächtlich auftritt und in der Regel nicht auf einer Steigerung des myokardialen Sauerstoffverbrauches beruht. Kombinationen der Dihydropyridin-Kalziumantagonisten mit Beta-Blockern und/oder Langzeitnitraten sind möglich.

Akuter Myokardinfarkt

Zwischen 80 und 90% der Patienten mit einem akuten Infarkt, die koronarangiographisch innerhalb weniger Stunden nach Infarkteintritt untersucht wurden, wiesen eine akute, okkludierende Koronararterienthrombose auf (DE WOOD et al. 1979). Makroskopisch und histologisch läßt sich zeigen, daß das Zentrum der arteriellen Thromben aus Plättchenaggregaten besteht.

Tierexperimentelle Befunde weisen darauf hin, daß die Geschwindigkeit, mit der sich eine Zellnekrose nach Ischämiebeginn entwickelt, offensichtlich erheblich schwanken kann. So wurden komplette Nekrosen bereits 30 bis 40 Minuten nach Koronararterienligatur beobachtet. Andererseits bewirkten auch 24 Stunden anhaltende Verschlüsse in verschiedenen Fällen keine Zellnekrosen (BAUGHMAN et al. 1981). In den meisten Fällen ist aber etwa 6 Stunden nach Koronarligatur die Ausbildung der Nekrosezone komplett. Beim Menschen wird die Situation kompliziert durch die Ungewißheit, ob ein totaler oder nur subtotaler Gefäßverschluß vorliegt. Weiterhin ist unbekannt, in welchem Außmaß Kollateralen vorhanden sind und welche aktuellen hämodynamischen und metabolischen Bedingungen vorliegen, die die jeweilige Sauerstoffbilanz beeinflussen.

Aus diesen Überlegungen folgt, daß keine allgemeinverbindliche Therapie des Infarkts angegeben werden kann, da für jeden Infarktpatienten alle für eine optimale Betreuung zur Verfügung stehenden Mittel auf die jeweils vorliegende Situation abgestimmt werden müssen. Außerdem läßt sich der Infarktbeginn nicht exakt festlegen. Die elektrokardiographischen Kriterien einer Myokardnekrose wie Q-Zacken-Bildung und Abnahme der R-Zacken-Amplitude können sich erst mehrere Stunden nach den anatomischen Zeichen der Zellnekrose ausbilden. Ein Anstieg der infarkttypischen Fermente im Serum erfolgt frühestens 4 bis 6 Stunden nach Nekrosebeginn. Der klinische Infarktbeginn wird deshalb immer mit dem Auftreten des infarkttypischen Brustschmerzes gleichgesetzt.

Allgemeine Maßnahmen

Die berechtigten Erwartungen des Patienten richten sich zunächst darauf, möglichst rasch von Schmerz und Angst befreit zu werden. Der Infarktschmerz verursacht in den ersten Stunden nach Infarktbeginn eine überschießende Aktivität des autonomen Nervensystems und sollte deshalb rasch behoben werden. Morphium als die älteste und am besten untersuchte Substanz erwies sich allen anderen Analgetika zur Linderung des Herzschmerzes überlegen, 5–10 mg Morphiumsulfat intravenös über eine Verweilkanüle gegeben können bei Bedarf nach 5 bis 15 Minuten wiederholt werden.

Besonders bei älteren Patienten wird infolge einer Störung im Ventilations/Perfusionsverhältnis der Lungen vor allem bei einer Linksherzinsuffizienz häufig eine Hypoxämie beobachtet. Deshalb sollten 2–4 l/min Sauerstoff über eine Nasensonde zugeführt werden.

Aufgrund der pathologisch anatomischen Befunde von Plättchenaggregaten im Thrombuszentrum sollten, wenn keine Kontraindikationen bestehen, 500 mg Acetylsalicylsäure gegeben werden, wahrscheinlich ist in der Folge eine Dosierung von 100 mg täglich ausreichend. Außerdem kann Heparin in einer Bolusinjektion von 5000 Einheiten injiziert werden.

Thrombolyse

Die Größe des Infarkts bestimmt die weitere Prognose des Patienten. Es ist das wichtigste Ziel der Therapie, den Verlust an kontraktionsfähigem Myokardgewebe so klein wie möglich zu halten. Dieses Ziel kann am besten durch eine rasche Wiederherstellung des Blutflusses zu den minderdurchbluteten Myokardbezirken erreicht werden.

Zwei große Studien (GISSI 1987; ISIS-2 1988) haben eindeutig belegt, daß durch eine frühzeitige thrombolytische Therapie des akuten Myokardinfarktes die Kurz- und Langzeitüberlebensraten signifikant verbessert werden. Dies bestätigte sich in einer Untergruppenanalyse auch für die Patienten bis zum Alter von 80 Jahren, die dabei verwendeten Thrombolytika waren Streptokinase, Gewebsplasminogenaktivator (tPA) und anisoylierter Plasminogenstreptokinaseaktivatorkomplex (APSAC, AIMS-Studie 1988). Das Risiko hämorrhagischer Komplikationen verdoppelte sich mit zunehmenden Alter. Demgegenüber ist der eindeutige Nutzen für eine Patientengruppe abzuwägen, die für dieses Krankheitsbild die höchste Morbidität und Mortalität aufweist. Gurwitz et al. (1991) stellen in einer kritischen Analyse der bisher vorliegenden Daten fest, daß das chronologische Alter keine Rolle bei der Entscheidung für oder gegen eine thrombolytische Therapie spielen sollte. Nach sorgfältiger Anamneseerhebung und Untersuchung sowie Ausschluß von Kontraindikationen, wie sie auch für jüngere gelten, sollte eine thrombolytische Therapie insbesondere älteren Patienten mit Vorderwandinfarkten, wenn Sie innerhalb des Zeitraumes von etwa 6 Stunden nach Symptombeginn zur Aufnahme kommen, nicht vorenthalten werden (Wittry et al. 1989).

Im Anschluß an eine thrombolytische Therapie sollte mit etwa 600 bis 800 Einheiten pro Stunde intravenös eine Heparintherapie angeschlossen werden, um die aktive partielle Thromboplastinzeit auf das zweifache des Normalwertes anzuheben.

Nach Mobilisation der Patienten kann dann mit Acetylsalicylsäure in einer Dosierung von 100 mg/Tag weiterbehandelt werden, wenn keine speziellen Indikationen für eine Phenprocoumonbehandlung, wie zum Beispiel bei einem Vorderwandaneurysma mit intraventrikulärem Thrombus bestehen.

Für die Patienten, für die eine thrombolytische Therapie als kausale Maßnahme nicht in Betracht kommt, bleibt die übliche konservative Krankenhausbehandlung mit intravenöser Heparinisierung, Nitroglyzerininfusion (50–200 mg/24 h). Nach Ausschluß der Kontraindikationen können bei Hypertonie und Tachykardie auch im Alter Betablocker intravenös gegeben werden (TIMI-II Studie 1989).

Mechanische oder hämodynamische Komplikationen eines akuten Infarkts treten im Alter häufiger auf und erklären die höhere Krankenhaussterblichkeit in dieser Altersgruppe. Die einzuleitende Therapie hat sich individuell nach den jeweils zur Verfügung stehenden Möglichkeiten zu richten.

Präparate-Index

Freiname (Generic)	Handelsname
Acebutolol	Neptal
Acetylsalicylsäure	Aspirin
Atenolol	Tenormin
Bisoprolol	Concor
Cimetidin	Tagamet
Diltiazem	Dilzem
Furosemid	Lasix
Gallopamil	Procorum
Heparin	Liquemin, Thrombophob
Hydralazin	Trepress
Metoprolol	Beloc, Prelis
Molsidomin	Corvatan
Morphium	Morphin, MST
Nifedipin	Adalat
Nisoldipin	Baymycard
Phenprocoumon	Marcumar
Pindolol	Visken, Durapindol
Propranolol	Dociton
Sotalol	Sotalex
Timolol	Uniget, Duratimol
Verapamil	Isoptin

Literatur

Abernethy DR, Schwartz JB, Todd EL (1986) Verapamil pharmacodynamics and disposition in young and elderly hypertensive patients. Altered electrocardiographic and hypotensive responses. Ann Intern Med 105:329

Agner E (1985) Epidemiology of coronary heart disease in the elderly patient. In: Coodley EL (ed) Geriatric Heart Disease. Littleton, MA. PSG Publishing Co., pp 114

AIMS trial study group (1988) Effect of intravenous APSAC on mortality after acute myocardial infarction: preliminary report of a placebo-controlled clinical trial. Lancet 1:545

Alpert JS (1990) Nitrate therapy in the elderly. Am J Cardiol 65:23J

Amende I, Simon R, Hood WP jr, Daniel W, Lichtlen PR (1984) Hämodynamik unter Ischämie: Diastolische Phase. Z Kardiol 73, Suppl 2:127

Aronow WS, Starling L, Etienne F, D'Alba P, Edwards M, Lee NH, Parungao RF (1985) Unrecognized Q-Wave myocardial infarction in patients older than 64 years in a long-term health-care facility. Am J Cardiol 56:483

Aronow WS (1987) Prevalence of presenting symptoms of recognized acute myocardial infarction and of unrecognized healed myocardial infarction in elderly patients. Am J Cardiol 60:1182

Aronow WS, Epstein S (1988) Usefulness of silent myocardial ischemia detected by ambulatory electrocardiographic monitoring in predicting new coronary events in elderly patients. Am J Cardiol 62:1295

β-Blocker Heart Attack Study Group (1989) The β-Blocker Heart Attack Trial. JAMA 246:2073

Baughman KL, Marokko PR, Vatner SF (1981) Effects of coronary artery reperfusion on myocardial infarct site and survival in conscious dogs. Circulation 63:317

Bassenge E, Stewart DJ (1988) Interdependence of pharmacologically-induced and endothelium-mediated coronary vasodilation in antianginal therapy. Cardiovasc Drugs Ther 2:27

Castleden CN, George CJ (1979) The effects of aging on the hepatic clearance of propranolol. Br J Clin Pharmacol Z:49

Chiariello M, Volpe M, Rengo F (1979) Effect of furosemide on plasma concentration and β-blockade by propranolol. Clin Pharmacol Ther 26:433

Coodley EL, Zebari D (1985) Characteristics of myocardial infarction in the elderly. In: Coodley EL (ed) Geriatric Heart Disease. Littleton MA: PSG Publishing CO, pp 334

Coodley EL (1990) Coronary artery disease in the elderly. Postgrad Med 87:223

Danish Study Group on Verapamil in Myocardial Infarction (1990) Secondary prevention with Verapamil after myocardial infarction. Am J Cardiol 66:331

Dayton S, Pearce ML, Hashimoto S (1969) A controlled clinical trial of a diet high in unsaturated fat in preventing the complication of atherosclerosis. Circulation 50, Suppl 2:II–63

De Wood MA, Spores J, Notske RN, Mouser LT, Burroughs R, Mohindin S (1979) Incidence of total coronary occlusion and thrombosis in the early phase of acute transmural myocardial infarction. Clin Res 27:162

Doyle TR (1980): Incidence of coronary heart disease, stroke, and peripheral vascular disease. In: Dawber TR (ed) The Framingham Study: The Epidemiology of Atherosclerotic Disease. Cambridge MA: Harvard University Press, pp 59

Feely J, Wilkinson GR, Wood AJJ (1981) Reduction of liver flow and propranolol metabolism by cimetidine. N Engl J Med 304:692

Fitzgerald JD (1988) Age related effects of β-blockers and hypertension. J Cardiovasc Pharmacol 12:S83

Frishman WH, Charlap S, Kimmel B (1986) Calcium-channel blockers for combined angina pectoris and systemic hypertension. Am J Cardiol 57:22D

Gersh BJ, Krommal RA, Schaff HV (1985) Comparison of coronary artery by pass surgery and medical therapy in patients 65 years of age or older. A nonrandomized study from the coronary artery surgery (CASS) registry. N Engl J Med 313:217

Gibson RS, Boden WE, Theroux P (1986) Diltiazem and reinfarction in patients with non-Q-wave-myocardial infarction. Results of a double-blind, randomized trial. N Engl J Med 315:423

Goldberg RJ, Gore JM, Gurwitz JH (1989) The impact of age on the incidence and prognosis of initial acute myocardial infarction. The Worcester Heart Attack Study. Am Heart J 117:543

Gordon T, Castelli WP, Hjortland MC, Kannel WB, Dawber TR (1977) Predicting coronary heart disease in middle-aged and older persons. The Framingham Study. JAMA 238:497

Greenblatt DJ, Koch-Weser J (1973) Adverse reaction to propranolol in hospitalized medical patients: a report from the Boston Collaborative Drug Surveillance Program. Am Heart J 86:478

Griffin SJ, Freidman MJ (1986) Depressive symptoms in propranolol users. J Clin Psychiatr 47:453

Gruppo Italiano por la studio della Streptochinasi nell'infarcto miocardico (GISSI) (1987) Long-term effects of intravenous thrombolysis in acute myocardial infarction: final report of the GISSI study. Lancet 2:871

Gurwitz JH, Goldberg RJ, Gore JM (1991) Coronary thrombolysis for the elderly? JAMA 265:1720

Hamby RJ, Hamby B, Hoffman J (1986) Symptomatic coronary disease for 20 or more years: clinical aspects, angiographic findings and therapeutic implications. Am Heart J 112:65

Hjalmarson A, Elmfeldt D, Herlitz J, Holmberg S, Malek J, Nyberg G, Ryden L, Swedberg K, Vedin A, Waagstein F, Waldenström A, Waldenström J, Wedel H, Wilhelmsen L, Wilhelmsson C (1981) Effect on mortality of metoprolol in acute myocardial infarction: a double-blind, randomized trial. Lancet II:823

ISIS-2 (Second International Study of Infarct survival) Colloborative Group (1988) Randomised trial of intravenous streptokinase, oral asprin, both, or neither among 17, 107 cases of suspected acute myocardial infarction: ISIS-2. Lancet 2:349

Kannel WB, Abbot RD (1984) Incidence and prognosis of unrecognized myocardial infarction. An update on the Framingham Study. N Engl J Med 311:1144

Kannel WB, Dannenberg AL, Abbot RD (1985) Unrecognized myocardial infarction and hypertension. The Framingham Study. Am Heart J 109:581

Kannel WB, Doyle JT, Shepard RJ, Stamler J, Vokonas PS (1987) Prevention of cardiovascular disease in the elderly. JACC 10:25A

Kapantais G, Powell-Grimer E (1989) Characteristics of persons dying of diseases of the heart. National Mortality Follow-up survey 1986. Hyatsville, MD: National Center for Health Statistics, p. 172

Kukovetz WR, Holzmann S, Wurm A, Pöch G (1979) Evidence for cyclic GMP-mediated relaxant effects of nitrocompounds in coronary smooth muscle. Naunyn Schmiedebergs Arch Pharmacol 310:129

Kupper W, Bleifeld W (1982) Myokardinfarkt. Diagnose, Therapie und Prognose. Perimed Fachbuch, Erlangen

La Croix AZ, Guralnik JM, Curb JD, Wallace RB, Ostfeld AM, Hennekens CH (1990) Chest pain and coronary heart disease mortality among older men and women in three Communities. Circulation 81:437

Lipsitz LA, Wei JY, Rowe JW (1985) Syncope in an elderly institutionalized population: Prevalence, incidence and associated risk. Q J Med 55:45

Mac Donald JB, Baillie J, Williams BO, Ballantyne D (1983) Coronary care in the elderly. Age Ageing 12:17

Mc Lean AJ, Skews H, Bobik A (1980) Interaction between oral propranolol and hydralazine. Clin Pharmacol Ther 27:726

Packer M, Lee WH, Kessler PD, Gottlieb SS, Medina N, Jushak M (1987) Prevention and reversal of nitrate tolerance in patients with congestive heart failure. N Engl J Med 317:799

Palmer RMJ, Ferrige AG, Moncada S (1987) Nitric oxide release accounts for the biological activity of endothelium derived relaxing factor. Nature 327:524

ParkerJO, Farrell B, Lahey KA, Moe G (1987) Effect of intervals between doses on the development of tolerance to isosorbide dinitrate. N Engl J Med 316:1440

Pathy MS (1967) Clinical presentation of myocardial infarction in the elderly. Br Heart J 29:190

Pieper JA (1984) Serum protein binding interactions between propranolol and calcium channel blockers. Drug Intell Clin Pharm 18:492

Rees AP, Lavie CJ, Pepine CJ (1993) Coronary artery disease. In: Messerli FH (ed) Cardiovascular disease in the elderly. Kluwer Acad Publ, Boston, pp 253

Rigby JW, Scott AK, Hanksworth GM (1985) A comparison of the kinetics of atenolol, metoprolol, oxprenolol and propranolol in elderly hypertensive and young healthy subjects. Br J Clin Pharmacol 20:327

Rodstein M (1956) The characteristics of nonfatal myocardial infarction in the aged. Arch Intern Med 98:84

Rudolph W, Blasini R, Reiniger G, Brügmann U (1983) Tolerance development during isosorbide dinitrate treatment: can it be circumvented? Z Kardiol 72, Suppl 3:195

Stern S, Gavish A, Zinn D (1988) Clinical outcome of silent myocardial ischemia. Am J Cardiol 62:16F

Swan HJC (1979) Mechanical function of the heart and its alteration during myocardial ischemia and infarction. Specific reference to coronary atherosclerosis. Circulation 60:1587

Tennant R, Wiggers CJ (1935) The effects of coronary occlusion on myocardial contraction. Am J Physiol 112:351

Thadani U, Mauyari B, Parker JO, Fung HL (1980) Tolerance to the circulatory effects of oral isosorbide dinitrate: rate of development and cross-tolerance to glyceryltrinitrate. Circulation 61:526

The Multicenter Diltiazem Postinfarction Trial Research Group (1988) The effect of diltiazem on mortality and reinfarction after myocardial infarction. N Engl J Med 319:385

The Norwegian Multicenter Study Group (1981) Timolol-induced reduction in mortality and reinfarction in patients surviving acute myocardial infarction. N Engl J Med 304:801

The TIMI Study Group (1989) Comparison of invasive and conservative strategies after treatment with intravenous tissue plasminogen activator in acute myocardial infarction. Results of the thrombolysis in myocardial infarction (TIMI) Phase II trial. N Engl J Med 320:618

Wei JY (1984) Heart disease in the elderly. Cardiovasc Med 9:971

Westerlund A (1985) Central nervous system side effects with hydrophilic and lipophilic beta blockers. Eur J Clin Pharmacol 28 (Suppl):73

Wittry MD, Thornton TA, Chaitman BR (1989) Safe use of thrombolysis in the elderly. Geriatrics 44:28

Therapie peripherer arterieller Durchblutungsstörungen

H. Mörl, H.-G. Schäfer, K. Rath und M. Schnitzler

Wichtig ist zu betonen, daß die medikamentöse Behandlung peripherer arterieller Durchblutungsstörungen nur ein Teil im gesamten Konzept der Therapiemöglichkeiten ist und nicht mehr generell als Basistherapie jeglicher Form einer arteriellen Verschlußkrankheit gilt.

Die Basistherapie der chronischen peripheren arteriellen Verschlußkrankheit (pAVK), die im Alter nahezu ausschließlich degenerativer, also arteriosklerotischer Genese ist, umfaßt generell die Beseitigung der Risikofaktoren, die Behandlung kardialer und angiologisch relevanter Grundkrankheiten und Maßnahmen zur Verminderung der Progression der Erkrankung, vor allem eine vernünftige Lebensweise.

Die häufig vorhandene Multimorbidität im Alter setzt einer gezielten angiologischen Therapie Grenzen. Erkrankungen wie Herzinsuffizienz und Niereninsuffizienz limitieren die Anwendung von Infusionstherapie im allgemeinen. Aber auch an seltene Ereignisse (bei einer heute bevorzugten Therapie mit Prostaglandin E_1) wie Überempfindlichkeit gegen dieses Medikament muß gedacht werden. Eine Kombination der verschiedenen Therapieansätze zeigt bei der peripheren AVK hinsichtlich der kritischen Extremitätenischämie insofern einen Erfolg, als die Amputationsgrenze weit nach distal zu verschieben ist bzw. eine Gliedmaßenamputation vermieden werden kann. Im Alter sind jedoch die Trainierbarkeit des Patienten eingeschränkt oder gar unmöglich und führen somit nicht zum gewünschten Erfolg. Wenn lumeneröffnende Verfahren nicht indiziert sind, so wird eine konservative medikamentöse Therapie in vielen Fällen doch eine signifikante und klinisch relevante Gehstreckensteigerung erreichen (Tabelle 1).

Unter Berücksichtigung der klinischen Merkmale im Alter und des hämodynamischen Schweregrades der pAVK ist die Anwendung einer physikalischen Therapie, eine aktive Bewegungstherapie vordergründig. Hierbei handelt es sich um eine kontrollierte dosierte Form gezielter körperlicher Übungen mit Intervallstil. Die Bewegungstherapie wird in der Regel vom Krankengymnasten geleitet und vom Arzt verordnet. Hierbei ist eine Trainingsbehandlung im Stadium II u. U. auch im frühen Stadium III möglich. Sobald die Durchblutungsreserve erschöpft ist, gilt die aktive Bewegungstherapie als kontraindiziert. Es ist stets auf die Nebenwirkungen beim älteren Patienten zu achten, z. B. Angina pectoris, allgemeine Erschöpfung, Atemnot, Schmerzen im Wirbelsäulenbereich, Muskelschmerzen und somit Zurückhaltung geboten.

Tabelle 1. Allgemeine Behandlungsmaßnahmen bei pAVK (Basistherapie) (MÖRL 1992)

1. Beseitigung der Risikofaktoren
   - Rauchverbot
   - Diätberatung, Gewichtsreduktion
   - Medikamentöse Behandlung von Hyperlipoproteinämie, Hypertonie, Hyperurikämie und Diabetes mellitus
2. Behandlung von
   - Herzinsuffizienz und Rhythmusstörungen
   - Hypotonie
3. Vernünftige Lebensweise
   - Regelmäßige Bewegung
   - Vermeiden von Kälte- und Nässeexposition
   - Keine lokale Wärmeanwendung an Händen und Füßen
   - Vorsicht bei Verbänden, Fußpflege etc.

Eine Einzelkrankengymnastik beim Patienten im Stadium III–IV fördert den Erhalt der allgemeinen Mobilisation. Aber auch spezielle passive Muskel- und Gelenkdehnungen an den Extremitäten, Umlagerungen im Sinne eines passiven Gehtrainings bekämpfen eine ischämische Muskelkontraktur. Ein individueller Therapieplan evtl. ergänzt mit einer Elektrotherapie wie diadynamische Ströme oder transkutane elektrische Nervenstimulation eignen sich zur Schmerzbekämpfung im Stadium III und IV der pAVK sowie zur Zunahme der schmerzfreien Gehstrecke im Stadium II. Die klassische Massage ist als durchblutungsfördernde Maßnahme ungeeignet.

Differentialtherapeutische Ansätze nach Stadium der pAVK

Für die Differentialtherapie ergeben sich zur Zeit folgende Aspekte und Überlegungen:

1. Bei asymptomatischen Gefäßstenosen und -verschlüssen (Fontaine Stadium I) ist eine spezielle Behandlung nicht erforderlich. Hier sollte primär auf Beseitigung der Risikofaktoren streng geachtet werden (Hypertonie, Nikotinkonsum, Fettstoffwechselstörung, Diabetes mellitus). Insbesondere sind vasoaktive Substanzen, rekonstruktive Operationsmethoden einschließlich der Katheterdilatation nicht indiziert.
2. Bei der Claudicatio intermittens (Fontaine Stadium II) ist primär eine Bewegungstherapie (aktives Gefäß- und Muskeltraining) zur Verbesserung der Durchblutung und des Metabolismus der Skelettmuskulatur indiziert. Wichtig ist dabei, möglichst durch eine Angiographie die Lokalisation des Gefäßverschlusses und seiner Ausdehnung zu dokumentieren. Vor Beginn eines Bewegungstrainings und bei einer kurzen Anamnese der Claudiatio von nicht mehr als 3–6 Monaten ist zu prüfen, ob durch eine Angioplastie bzw. eine Lysebehandlung nicht nur eine Besserung der Gehstrecke, sondern Beschwerdefreiheit erreicht werden kann. Die mittlerweile guten

Tabelle 2. Prognostische Faktoren beim Gehtraining

Günstig	Ungünstig
Kurze Anamnese (<1 Jahr)	Lange Anamnese (>1 Jahr)
einseitige Verschlüsse	doppelseitige Verschlüsse
Femoralisverschlüsse	Becken- und Mehretagenverschlüsse
gute hämodynamische Werte (Stad. II)	schlechte hämodynamische Werte (spätes Stad. II, III)
gesunder Bewegungsapparat	Erkrankungen des Bewegungsapparates
normale Herz- und Lungenfunktion	Kardiorespiratorische Insuffizienz
positive Motivation	fehlende Motivation

Langzeitergebnisse bei der perkutanen transluminalen Angioplastie und der lokalen selektiven Katheterlyse rechtfertigen den Einsatz dieser Verfahren, wenn gleichzeitig der Gewinn einer solchen Intervention gegen die möglichen Risiken abgewogen wird.
Die prognostischen Kriterien sind in Tabelle 2 aufgezeigt.
Vasoaktive Substanzen sind bei der Claudicatio intermittens indiziert, wenn eine intolerable kurze Gehstrecke vorliegt, ein Gehtraining nicht möglich oder nicht effektiv ist und eine lumeneröffnende Maßnahme nicht infrage kommt. Eine gefäßchirurgische rekonstruktive Maßnahme ist im Stadium II nach Fontaine indiziert, wenn Aorten- und Beckenarterienverschlüsse vorliegen, die anders nicht rekanalisiert werden können bzw. wenn sog. Mehretagenverschlüsse bestehen, die auf lange Sicht hin konservativ keine Besserungstendenz aufweisen, wenn einerseits die Bewegungsfähigkeit des Patienten stark eingeschränkt ist und andererseits die periphere Ausflußbahn durch immer wiederkehrende rezidivierende Embolien sich zunehmend verschlechtert.

3. Mit besonderer Sorgfalt und unter Ausschöpfung einer intensiven interdisziplinären Zusammenarbeit sind die Stadien III und IV nach Fontaine zu behandeln. Hier ist insbesondere bei Ruheschmerzen, einer Nekrose oder einer Gangrän durch invasive Diagnostik zu entscheiden, ob primär gefäßchirurgische Maßnahmen, eine Katheterdilatation oder wie bereits vorbeschrieben eine selektive bzw. systemische Thrombolyse infrage kommen. Hier sollten durch eine intensive interdisziplinäre Zusammenarbeit alle zur Verfügung stehenden Maßnahmen diskutiert und ggf. angewendet werden, um eine Amputation zu vermeiden. Sind lumeneröffnende Verfahren (Angioplastie) bzw. gefäßchirurgische Maßnahmen (Bypaß-Verfahren, Thrombendarterieektomie und evtl. Sympathektomie) technisch nicht durchführbar bzw. zu risikoreich oder werden vom Patienten abgelehnt, dann sollte ein Therapieversuch mit vasoaktiven Substanzen, insbesondere Prostaglandin E_1 in der parenteralen Applikationsform unbedingt unter-

Tabelle 3. Therapie der chronischen arteriellen Verschlußkrankheit je nach Stadium der AVK (Mörl 1992)

Grundsätzlich
- Primäre und sekundäre Prävention
- Behandlung von Herzinsuffizienz und Rhythmusstörungen
- Behebung einer Anämie, Polyglobulie, Polyzytämie etc.

Stadium I
- Aktives Gefäß- und Muskeltraining (Ganzkörperbelastung) zur Verbesserung der Durchblutung über Kollateralen und des Metabolismus der Skelettmuskulatur

Stadium II a
- Aktives Gefäß- und Muskeltraining (organbezogen)
- Antikoagulation, Thrombozytenaggregationshemmer
- Metabolisch wirksame Pharmaka
- Vasodilatantien i. a.
- Vasoaktive Substanzen
- Perfusionsdruckerhöhung
- Verbesserung der Fließeigenschaften des Blutes

Stadium II b, III und IV
- Tieflagerung der betroffenen Extremität
- Metabolisch wirksame Pharmaka
- Medikamentös induzierte Anhebung des Blutdruckes
- Lumeneröffnende Verfahren (eher Angioplastie als chirurgische Intervention, evtl. Laserangioplastie)
- Chirurgische Maßnahmen (evtl. Thrombendarteriektomie, Bypass-Verfahren, Sympathektomie)
- Übungsbehandlung nur im Stadium II b (keinesfalls in den Stadien III und IV)
- Antikoagulantien, Thrombozytenaggregationshemmer
- Thrombolyse
- Verbesserung der Fließeigenschaften des Blutes
- Defibrinogenisierung mit Schlangengiftpräparaten
- Isovolämische Hämodilution
- Lokale und systemische Infektionsbehandlung

nommen werden, zumal eine orale Verabreichung vasoaktiver Substanzen im Stadium III und IV nicht effektiv ist. Letztere Stadien sind immer stationär zu behandeln.

Vasoaktive Substanzen in der Therapie pAVK

Auf dem 1981 vom Institut für Arzneimittel des BGA in Berlin veranstalteten Symposiums wurde die Empfehlung ausgesprochen, daß die Mehrdurchblutung an einem durchblutungsgestörten Areal des Patienten nachgewiesen werden solle. Ein Wirksamkeitsnachweis einer vasoaktiven Substanz bei arterieller Verschlußkrankheit mit klinischen Parametern ist so zu führen: im Stadium II mit der Zunahme der standardisierten Gehstrecke, im Stadium III mit der Abnahme der Ruheschmerzen und im Stadium IV mit dem Abheilen der Nekrosen. Inzwischen sind ähnliche Empfehlungen von verschiedenen Stellen ergangen und plazebokontrollierte Studien zeigen entsprechende Resultate.

Als therapeutisch wirksam werden Substanzen angesehen, die in mindestens drei unabhängig voneinander durchgeführten kontrollierten Doppelblindstudien gegen Plazebo gezeigt haben, daß sie zu einer signifikanten Verbesserung der Gehstrecke führen, wobei eine 100%ige Steigerung der Gehstrecke erforderlich ist. Aufgrund solcher bislang vorliegenden Studien stehen hier zur Verfügung: Buflomedil, Naftidrofuryl, Pentoxiphyllin. Die konservative Therapie der peripheren arteriellen Verschlußkrankheit hat in den letzten Jahren durch die systemische und lokale Thrombolyse sowie die perkutane transluminale Angioplastie eine wirkungsvolle Erweiterung erfahren (Rudofsky 1987; Schoop 1981). Wir beschränken uns im folgenden auf die von uns mit erprobten und eingesetzten Substanzen.

Diese unmittelbar das Gefäßlumen eröffnenden bzw. erweiternden Maßnahmen bleiben jedoch aufgrund fehlender regionaler Verfügbarkeit oder individueller Kontraindikationen nur einem kleinen Prozentsatz der Patienten mit pAVK vorbehalten. Diese Methoden können auch bei älteren und multimorbiden Patienten eingesetzt werden und können in Verbindung mit vasoaktiven Substanzen in hervorragender Weise ergänzt werden. Die reine vasodilatierende Wirkung steht bei den meisten vasoaktiven Substanzen im Vordergrund der Wirkung, während zusätzlich die Fließeigenschaften verbessert werden. Die Steigerung der Erythrozytenverformbarkeit sowie Hemmung der Erythrozyten- und Thrombozytenaggregation werden in kontrollierten Studien hinsichtlich ihres Wirkungsmechanismus nachgewiesen. Die Verformbarkeit von Erythrozyten und somit Passage der Erythrozyten in den Kapillaren ist die wichtigste Voraussetzung. Bei belastungsabhängigen Beschwerden (Stadium II nach Fontaine) ist das Gehtraining die Therapie der Wahl. Allerdings zeigen alte multimorbide Patienten häufig keine Möglichkeit eines Gehtrainings mehr auf, weshalb eine ergänzende medikamentöse Therapie erforderlich ist. Somit kommt als Therapie im Stadium II der arteriellen Verschlußkrankheit, je nach Verschlußlokalisation und Morphologie, sozialer Situation des Patienten sowie nach additiven Begleiterkrankungen eine Pharmakotherapie der arteriellen Verschlußkrankheit infrage. Sind rekanalisierende Maßnahmen im Alter nicht indiziert bzw. nicht mehr möglich, besteht die Therapie der Wahl im konsequent durchgeführten Gehtraining. Auch hier kann es bei eingeschränktem Gehtraining dazu führen, daß lediglich krankengymnastische Einzelbehandlung möglich ist mit begleitender Pharmakotherapie. Bei der kritischen Extremitätenischämie wird seit einigen Jahren PGE_1 erfolgreich zur Behandlung der peripheren arteriellen Verschlußkrankheit im Stadium II und IV nach Fontaine eingesetzt und gehört mittlerweile bereits zum festen Therapiekonzept. Für das Stadium II b der AVK liegen ebenfalls bereits zahlreiche Studien sowohl zur intraarteriellen als auch zur intravenösen Applikation mit positiven klinischen Ergebnissen vor. Als Kontrolle dienen hier neben Plazebo und energiereichen Phosphaten auch Substanzen, die bereits vom BGA in dieser Indikation zugelassen sind, wie Pentoxifyllin und Naftidrofuryl.

Naftidrofuryl

Für Naftidrofuryl-Hydrogenoxalat liegen sowohl bei parenteraler als auch bei oraler Applikation randomisierte Doppelblindstudien vor, die statistisch signifikante und klinisch relevante Ergebnisse ausweisen (Kriesmann et al. 1979; Weidinger 1983). Inzwischen liegt Naftidrofuryl als Hydrogenfumerat in einer neuen galenischen Zubereitungsform mit Retardwirkung vor. Die pharmakodynamische Wirkung dieser Substanz wird auf folgende Wirkungsmechanismen zurückgeführt.

1. Eine antivasokonstriktive Wirkung, welche dominiert und spezifisch die Bindung von Serotonin an S 2-Rezeptoren hemmt. Dementsprechend greift ein Serotonin S 2-Antagonist multipel in die Pathophysiologie der Ischämie ein. So konnte hierbei nachgewiesen werden, daß der Abbau des Serotonins in den Endothelzellen in einer Situation des Sauerstoffmangels verlangsamt ist, so daß die Konzentration für die Dauer der Verfügbarkeit des freien Serotonin deutlich erhöht sind. Hierbei sind die wichtigsten Effekte: eine Vasokonstriktion Serotonin-induziert wird herabgesetzt und somit der Blutfluß gesteigert. Die Kapillarpermeabilität ist erhöht, die Anoxie-induzierte Kontraktion somit vermindert. Die Einflüsse von Naftidrofuryl beschränken sich nicht allein auf eine Blockierung der S 2-Rezeptoren, sondern stimulieren bereits in niedriger Konzentration eine EDRF-Freisetzung (EDRF = entothelabhängige Relaxationsfaktoren).
2. Ein energetisch-dynamischer Effekt, er beruht auf der Verbesserung der Glukoseutilisation. Hierdurch wird die Bereitstellung von ADP und ATP verstärkt, wodurch die energetische Gesamtbilanz, gemessen in der quergestreiften Muskulatur der Wade bei Patienten mit arterieller Verschlußkrankheit, erhöht wird. Die transkutane Messung des Sauerstoffpartialdrucks am ischämischen Unterschenkel zeigt nach Verabreichung von Naftidrofuryl eine signifikante Zunahme (Becker et al. 1979).
3. Ein hämorheologischer Effekt, der durch die Verminderung der Eryhtrozytenaggregation, Verringerung der Erythrozytenrigidität und einer Reduzierung der Thrombozytenaggregation induziert wird.
4. Ein muskolotrop-spasmolytischer Effekt durch ganglioplegische und postganglionäre Hemmung der Sympathikusaktivität, welche dosisabhängig die Wirkung von Papaverin in vitro übersteigen kann (Diehm et al. 1987). Die hieraus resultierende Tonusminderung der Arterienwand ist beim muskulären Typ stärker ausgeprägt als beim elastischen Typ. Ein Nachteil dieser Wirkung ist, daß sie erst bei höheren Dosierungen bzw. Plasmakonzentrationen zum Tragen kommt.

Damit ergibt sich als klinische Indikation für den Einsatz von Naftidrofuryl-Hydrogenfumerat das Stadium II der peripheren arteriellen Verschlußkrankheit bei solchen Patienten, die von einer absoluten Gehstreckenverlängerung um 300 m auf der Ebene profitieren. Hierzu werden in erster Linie Patienten zählen, die nicht infolge organischer Grunderkrankungen, z. B. kardiale oder respiratorische Insuffizienz, in der Ausschöpfung einer höheren Gehgeschwindigkeit bzw. einer uneingeschränkten Gehstrecke limitiert sind. Unter den subjektiven Nebenwirkungen wurden bisher Beschwerden im Bereich des Magen-Darm-Traktes angegeben. Es wurde sowohl über gastritische, enteritische und durch Obstipation bedingte Beschwerden geklagt. Insgesamt belegen die bisher vorliegenden Ergebnisse eine sehr gute Verträglichkeit des Präparates.

Pentoxifyllin

1984 hat die Food and Drug Administration (FDA) der Vereinigten Staaten Pentoxifyllin zur Behandlung der Claudicatio intermittens zugelassen. Es handelt sich bei diesem Medikament um ein Xanthin-Analog, das die Blutviskosität, die Rigidität der Erythrozyten und die Thrombozytenaggregation vermindert. Kapillarkreislauf und die Sauerstoffversorgung des Gewebes werden verbessert. Das Medikament zählt folglich zu den hämorheologisch wirkenden Substanzen. Die Wirksamkeit und Verträglichkeit der oralen Pentoxifyllinmedikation bei chronischer peripherer arterieller Verschlußkrankheit ist in mehr als einem Dutzend Doppelblindstudien belegt, die insgesamt ähnlich gerichtete Besserungsquoten, gemessen an der Gehstreckenzunahme aufzeigen. Ebenso konnten RUDOFSKY u. Mitarbeiter die Wirksamkeit einer vierzehntägigen i.v.-Infusionstherapie mit Pentoxifyllin bei chronischer peripherer arterieller Verschlußkrankheit im Stadium II nach Fontaine in einer multizentrisch prospektiven, plazebokontrollierten Doppelblindstudie nachweisen. Die mit 300 mg Pentoxifyllin in 250 ml 5%iger Laevulose behandelten Patienten zeigten gegenüber der Plazebogruppe eine signifikant größere Zunahme der schmerzfreien und absoluten Gehstrecke. Bei Patienten mit Herzinsuffizienz sollte Pentoxifyllin wegen der theophyllinartigen Nebenwirkung in hohen Dosen mit Zurückhaltung verordnet werden.

Defibrinogenierende Substanzen

Eine Plasmaviskositätsreduktion durch Senkung der Fibrinkonzentration auf Werte unter 1,0 g/l kann durch defibrinogierende Substanzen wie Ancrod oder Batroxobin ermöglicht werden. Offene Therapiestudien berichten über positive Ergebnisse der arteriellen Verschlußkrankheit in den Stadien II, III und IV. Es muß jedoch einschränkend hier erwähnt werden, daß kontrollierte Studien zur Überprüfung der klinischen Wirksamkeit nicht gerade überzeugt haben.

Prostaglandin

Prostaglandin E_1 (PGE_1) wird seit einigen Jahren erfolgreich zur Behandlung der peripheren arteriellen Verschlußkrankheit im Stadium III und IV nach

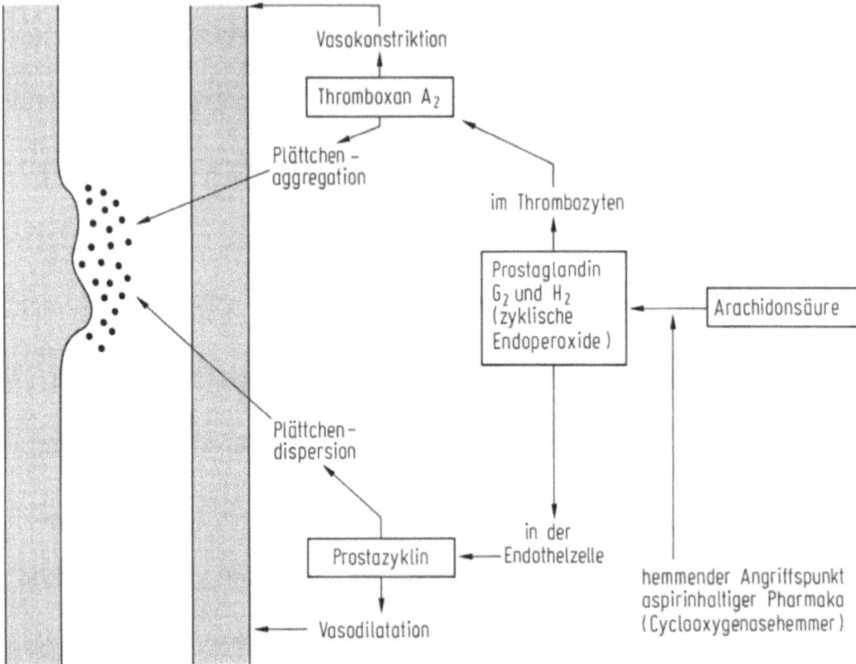

Abb. 1. Schematische Darstellung der Bildung und physiologischen Wirkung von Thromboxan A_2 und Proxostazyklin

Fontaine eingesetzt. In verschiedenen Studien zeigte sich unter arterieller bzw. intravenöser PG_1-Therapie ein deutlicher, in vielen Fällen auch vollständiger Rückgang schwerster Ruheschmerzen, die Abheilung von Nekrosen und einem im Vergleich zu herkömmlichen ATP-haltigen Substanzen geringerer Amputationsrate (Rudofsky 1987; Schoop 1981). Die Wirkung von PGE_1 auf die Thrombozyten war der Grund, diese Substanz in die klinische Therapie der Atherosklerose einzuführen. Inzwischen wurde eine Vielzahl von Mechanismen entdeckt, die von wesentlicher Bedeutung sein dürften, besonders den Langzeiterfolg betreffend, der nach PGE_1 beobachtet wird, wie eine Stabilisierung des Endothels, die sich durch eine Verminderung der zirkulierenden Endothelzellen und einer verminderten Thrombogenität zeigt, einem Anstieg der fibrinolytischen Aktivität, günstigen Wirkungen auf weiße und rote Blutzellen und positiven Wirkungen auf den Fettstoffwechsel durch ein Absenken des Cholesteringehaltes der Gefäßwand (s. Abb. 1). Daraus wird angenommen, daß besonders die vaskulären Wirkungen von PGE_1 gemeinsam mit den hypolipidämischen von größter Bedeutung für die Langzeitwirkung der Substanz sein dürften. In den Stadien III und IV der AVK sind bei intravenöser Infusion von PGE_1 ähnliche klinische Erfolge zu erwarten, wie bei intraarterieller Anwendung. Diabetiker sprechen auf diese Behandlung ebenso gut an wie Nichtdiabetiker. Kontrollierte klinische Studien haben bei intraarterieller sowie auch bei intravenöser Anwendung eine gute therapeutische

Wirkung bei ebenfalls guter Verträglichkeit gezeigt (DIEHM et al. 1987). Um näheren Aufschluß über Nutzen und Risiken bei der Therapieform unter den Bedingungen des Klinikalltags zu erlangen, werden 2 offene, multizentrische Therapiestudien mit größeren Patientenzahlen durchgeführt (BALZER 1989). Beide Untersuchungen umfassen Patienten mit einer pAVK im Stadium III und IV nach Fontaine. Die meisten Patienten hatten zuvor andere durchblutungsfördernde Substanzen erhalten, jedoch ohne Erfolg. Während der Prüfung wurden keine weiteren vasoaktiven Medikamente verabreicht. An der Studie zur i. a.-Anwendung von PGE_1 beteiligten sich 314 Patienten aus 150 Zentren. Die Studie zur i. v.-Applikation enthielt 267 Patienten aus 36 Zentren.

Dosierung

Patienten der i. a.-Studie erhielten mittels Perfusor einmal täglich eine intraarterielle Infusion von entsprechend 10–20 µg PGE_1. Diese Dosis wurde in 50 ml Kochsalzlösung gelöst und über einen Zeitraum von 1–2 Stunden infundiert. In der i. v.-Studie richtete sich die Dosierung nach dem Stadium der pAVK. Im Stadum III betrug die Dosis einmal täglich 60 µg PGE_1 in 250 ml Kochsalzlösung über 3 Stunden intravenös. Patienten im Stadium IV erhielten zweimal täglich 2 × 40 µg PGE_1 in 250 ml NaCl-Lösung über 2 Stunden als intravenöse Infusion.

Ergebnisse

1. Intraarterielle Therapie (n = 218)

Bei Therapieende bestanden bei 50% der Patienten keine Ruheschmerzen mehr, bei weiteren 34,2% waren sie deutlich zurückgegangen. Auf Analgetika konnten 61,5% Patienten jetzt ganz verzichten, bei weiteren 18% genügte eine geringere Dosis. Parallel zur Schmerzreduktion besserten sich auch die tropischen Läsionen. Bei 68,6% der Patienten mit Stadium III ließ sich die Erkrankung in das Stadium II b zurückführen. Bei den Patienten im Stadium IV war eine Rückführung in das Stadium II b immerhin in 16,2% der Fälle möglich. Insgesamt war die Rückführung vom Stadium II–IV in das Stadium II b hochsignifikant (p = 0,001). Amputationen waren nur in 23 Fällen (10,6%) erforderlich. Meist handelte es sich um Grenzzonen- oder Unterschenkelamputationen. Lediglich bei 4 Patienten war eine Oberschenkelamputation unumgänglich. Begleiterscheinungen traten bei insgesamt 252 Patienten auf. Im allgemeinen handelte es sich um lokale Symptome wie Rötung, Schmerzen, Spannungs- und Wärmegefühl sowie um Paraesthesien oder Hypaesthesien in der infundierten Extremität. Gelegentlich traten gastrointestinale Beschwerden wie Übelkeit, Brechreiz und Durchfall auf. Meist waren diese Begleiterscheinungen vorübergehend und ließen sich durch Verlängerung der Infusionszeit reduzieren oder vermeiden. In 6,2% wurde die Therapie wegen Nebenwirkungen abgebrochen.

2. Intravenöse Therapie (n = 211)

Die Ruheschmerzen verschwanden bei 95 von 199 Patienten (47,7%) vollständig, bei weiteren 74 Patienten (37,2%) trat eine partielle Besserung ein. Auf Analgetika konnten 71 von 146 Patienten (48,6%) ganz verzichten, weitere 41 Patienten (28,1%) konnten die Dosis reduzieren. Von den 80 Patienten mit initialem Stadium III ließen sich 42 (52,5%) wieder in das Stadium IIb zurückführen. Trophische Läsionen heilten in 10,7% der Fälle vollständig und in weiteren 52% partiell. Bei immerhin 7,6% dieser Patienten gelang sogar noch die Rückführung in das Stadium IIb. Insgesamt war der Übergang vom Stadium III–IV in das Stadium IIb hochsignifikant ($p = 0,001$). Trotz der desolaten Ausgangssituation waren Amputationen lediglich bei 14 Patienten erforderlich (1 × Oberschenkel, 3 × Unterschenkel und 9 × Grenzzonenamputationen). Der Vergleich zwischen Diabetikern und stoffwechselgesunden Patienten führte zu ähnlichen Ergebnissen wie bei der intraarteriellen Therapie. Eine Rückführung aus dem Stadium IV in das Stadium IIb war bei 9,7% der Diabetiker und bei 5,1% der Nichtdiabetiker möglich. Nebenwirkungen waren unter i.v. Therapie bei 65 von 267 Patienten (24,3%) zu beobachten. Meist kam es zu bekannten Symptomen wie Rötung und Schmerzen der infundierten Vene sowie Wärmegefühl, gelegentlich zu Müdigkeit und gastrointestinalen Beschwerden. Nebenwirkungsbedingte Abbrüche waren bei 6 Patienten (2,2%) erforderlich.

Fazit

Bei AVK im Stadium III–IV sind die intraarterielle und intravenöse Infusion von PGE_1 klinisch ähnlich gut wirksam. Beide Therapieformen sind ohne ernste Begleiterscheinungen gut verträglich, doch ist die Nebenwirkungsrate bei intravenöser Gabe deutlich geringer. Diabetiker profitieren von beiden Therapieformen in ähnlicher Weise wie Nichtdiabetiker.

Die besondere Situation beim Diabetiker mit pAVK

Das unkomplizierte neuropathische Ulcus des Diabetikers konnte durch Lokalmaßnahmen und Entlastung in nahezu 90% ausheilen, während beim neuropathisch ischämischen bzw. ausschließlich ischämisch bedingten Ulcus ein zusätzlich angiologischer Handlungsbedarf besteht. Nach Schätzungen der Konsensuskonferenz aus dem Jahre 1989 lassen sich nur 35% der diabetischen Patienten mit kritischer Ischämie einen revaskularisierenden Eingriff zuführen, während dies für den Nichtdiabetiker immerhin 60% ausmacht. Somit verbleiben für die häufig periphere Verschlußlokalisation des Diabetikers in knapp 50% diese Patienten ausschließlich konservativen Maßnahmen. Eine drohende Amputation ist somit zu vermeiden oder hinauszuschieben. Eine nun vorliegende Studie über Diabetiker von einer zusätzlichen PGE_1-Gabe zeigt bei i.v. Applikation im Stadium IV eine signifikante Schmerzreduktion, eine signifikante Ulcusverkleinerung und eine signifikante bessere Durchblutung (ZIEGLER et al. 1992).

Tabelle 4. Die therapeutische Wirksamkeit von Prostaglandin E_1 wird vor allem durch folgende Wirkqualitäten bedingt

1. Steigerung der Durchblutung
2. Verbesserung der Fließeigenschaften des Blutes durch Erhöhung der Erythrozytenflexibilität
3. Hemmung der Thrombozytenaktivierung
4. Hemmung der neutrophilen Aktivierung
5. Steigerung der fibrinolytischen Aktivität
6. Hemmung der Cholesterinaufnahme
7. Hemmung der proliferativen und mitotischen Aktivität glatter Muskelzellen
8. Vermehrte Bereitstellung und verbesserte Utilisation von Sauerstoff und Glukose

Speziell für den multimorbiden geriatrischen Patienten gelten Ausschlußkriterien als z. B. hämodynamisch wirksame Beckenarterienverschlüsse, entzündliche Gefäßerkrankungen, Immunangiopathien, dekompensierte Herzinsuffizienz NYHA IV, dekompensierte Niereninsuffizienz (Kreatinin größer als 2,0), Überempfindlichkeit gegen Prostaglandin E_1, Verdacht auf Lungenödem, schwere chronisch-obstruktive Ventilationsstörung, nicht einstellbare Hypertonie, schwere kardiale Reizleitungsstörungen, Zustand nach Herzinfarkt, unsere Erfahrungen ca. 6 Monate, bekanntes zerebrales Krampfleiden, maligne Erkrankungen.

Hämodilution

Für die ausreichende Versorgung der Peripherie mit Blut stellt die Veränderbarkeit des Gefäßdurchmessers über die glatten Muskelzellen einen wichtigen und effektiven Regulationsmechanismus dar. Die arteriosklerotische Wandstarre führt zu einer deutlichen Einschränkung der vasomotorischen Regulation der Durchblutung, so daß die Blutversorgung zunehmend von den Fließeigenschaften des Blutes abhängt. Wichtige Determinanten der Blutfließeigenschaften sind die Plasmaviskosität, der Hämatokrit, die Erythrozytenaggregation und -verformbarkeit, die Thrombozytenaggregation und die Leukozytenverformbarkeit.

Unter der Viskosität versteht man die Eigenschaft von Flüssigkeiten, der gegenseitigen laminaren Verschiebung zweier Schichten einen Widerstand entgegenzusetzen. Die Viskosität des Blutes ist hauptsächlich vom Gehalt der korpuskulären Bestandteile und in untergeordnetem Maße vom Proteingehalt des Plasmas abhängig. Sie erhöht sich mit zunehmender Zellzahl, d.h. mit steigendem Hämatokrit und mit vermehrtem Plasmaproteingehalt. Die Viskosität in den Blutgefäßen steigt um so mehr an, je langsamer die Strömung wird.

Bei der arteriosklerotischen Plaquebildung findet man poststenotisch neben einer Verlangsamung der mittleren Blutgeschwindigkeit eine intravasale Erythrozytenaggregation, welche wiederum zu einer Erhöhung der Blutviskosität und damit auch des peripheren Gefäßwiderstandes führt. Die Folge ist eine

Tabelle 5. Vorgehen bei isovolämischer Hämodilution

1. Aderlaß (400–500 ml)
2. Gleichzeitig Infusion von 10% Dextran 40, Hydroxyethylstärke 10% oder autologem Plasma
3. Hämatokrit absenken auf 38–40%, Hb nicht unter 12 g%

weitere Hämostagnation, welche die Kapillardurchblutung behindert. Folglich spielt die Blutviskosität zur Aufrechterhaltung einer ausreichenden poststenotischen Blutversorgung eine wesentliche Rolle.

Auch die Aachen-Studie zeigte, daß die Plasmaviskosität als Risikofaktor für die Inzidenz der arteriellen Verschlußkrankheit anzusehen ist (Kiesewetter und Jung 1991). So liegt die Plasmaviskosität bei fast 80% der Patienten mit peripherer arterieller Verschlußkrankheit oberhalb einer Standardabweichung (Kiesewetter und Jung 1991).

Krankheiten wie Diabetes mellitus und arterielle Hypertonie, aber auch hohe Blutfettwerte führen zu einer Erhöhung der Plasmaviskosität. Eine gerade beim geriatrischen Patienten wichtige Ursache für die Erhöhung der Plasmaviskosität stellt die relative Dehydration dar, welche durch eine zu geringe Flüssigkeitsaufnahme oder durch eine Diuretikatherapie hervorgerufen wird.

Da die Bestimmung oben aufgeführter rheologischer Parameter in den meisten Kliniken nicht routinemäßig durchgeführt werden kann, sollte sich die Hämodilutionstherapie an den Hämatokritwerten orientieren.

Man unterscheidet dabei die isovolämische von der hypervolämischen Hämodilution.

Die isovolämische Hämodilution führt zu einer Reduktion des Hämatokritwertes durch einen Aderlaß bei gleichzeitiger Konstanz des intravasalen Volumens durch intravenöse Flüssigkeitsgabe über einen zweiten Zugang (Tabelle 5).

Bei der hypervolämischen Hämodilution hingegen erfolgt die Volumengabe ohne Aderlaß.

Obwohl durch die isovolämische Hämodilution die Erythrozytenzahl und damit die Sauerstoffträger vermindert werden, kommt es zu einer besseren Blutversorgung der Peripherie aufgrund einer kompensatorischen Erhöhung des Herzminutenvolumens. Diese hat wiederum eine Zunahme der mittleren Blutstromgeschwindigkeit zur Folge, wodurch weiterhin einer Erythrozytenaggregation entgegengewirkt wird.

Als Medikamente für die Hämodilution werden vorwiegend die Hydroxyäthylstärke und Dextran eingesetzt.

Für beide Medikamente existieren Studien, welche eine Verbesserung der Durchblutung bei der arteriellen Verschlußkrankheit belegen (Triebe et al. 1992; Ernst et al. 1990). Allerdings scheint Hydroxyäthylstärke 10% dem Dextran 40 10% bei der Therapie der arteriellen Verschlußkrankheit im

Tabelle 6. Kontraindikation zur Hämodilution mit Hydroxyäthylstärke

Schwere hämorrhagische Diathesen
Herzinsuffizienz (NYHA Stadium III und IV)
Lungenödem
Niereninsuffizienz (Kreatinin 2 mg/dl)
Bekannte Stärke-Allergie

Stadium II überlegen zu sein (Kiesewetter et al. 1991b), zudem ist es wesentlich nebenwirkungsärmer. Da es sich bei geriatrischen Patienten in der Regel um multimorbide Patienten handelt, liegen neben der arteriellen Verschlußkrankheit meistens noch Begleiterkrankungen wie die koronare Herzkrankheit und die arterielle Hypertonie vor.

Untersuchungen an Patienten mit koronarer Herzkrankheit und Zustand nach Hinterwandinfarkt haben gezeigt, daß eine hypervolämische Hämodilution mit reduziertem Volumen (250 ml Hydroxyäthylstärke) sogar im Stadium III und IV der arteriellen Verschlußkrankheit eine Verbesserung der Beschwerden bewirkt, ohne daß eine Verschlechterung der kardialen Symptomatik eintritt. Nach einem ausgedehnten Vorderwandinfarkt muß man hingegen unter der hypervolämischen Hämodilution mit einer kardialen Dekompensation rechnen, so daß diese Methode hier nicht eingesetzt werden sollte (Böhme und Bulik 1991).

Weiterhin wird auch bei Patienten mit pAVK und koronarer Herzkrankheit neben einer Verbesserung der Gehstrecke eine Abnahme der pektanginösen Anfälle bei der Hämodilution mit isoonkotischer Hydroxyäthylstärke 6% beschrieben (Kiesewetter et al. 1991a). Ebenso kann bei der Hämodilution mit Hydroxyäthylstärke 6% bei Patienten mit arterieller Hypertonie eine Senkung des systemischen arteriellen Blutdruckes beobachtet werden (Kiesewetter et al. 1991a). Folglich führt die Hämodilution nicht nur zu einer Verbesserung der arteriellen Verschlußkrankheit, sondern auch der Begleiterkrankungen bei multimorbiden Patienten. Allerdings sollten bei der Hämodilutionstherapie die in Tabelle 6 dargestellten Kontraindikationen beobachtet werden.

Gefäßpatienten, welche keine erhöhten Hämatokritwerte aufweisen, haben trotzdem häufig auch eine stark erhöhte Plasmaviskosität. Da bei dieser Patientengruppe eine weitere Senkung des Hämatokritwertes nicht angestrebt wird, bietet sich hier als Alternative zur Hämodilution mit Aderlaß die Beutelplasmapherese an. Hierbei wird ein Aderlaß durchgeführt, das Plasma verworfen und durch Hydroxyäthylstärke ersetzt und dann wieder retransfundiert, wodurch eine Verlängerung der schmerzfreien Gehstrecke sowie eine Abnahme der Plasmaviskosität erreicht werden kann.

Eine weitere Möglichkeit der Behandlung stellt die Kombinationstherapie der Hämodilution mit Hydroxyäthylstärke und Naftidrofurylgabe dar, wodurch eine weitere Verbesserung der Gehstrecke gegenüber der reinen Hämodilution erreicht werden kann (Kiesewetter und Jung 1991).

Bei der Hämodilution mit Hydroxyäthylstärke sollte man besonders bei multimorbiden geriatrischen Patienten wegen möglicher Komplikationen folgendermaßen vorgehen:

Während der Infusion werden Blutdruck und Herzfrequenz bestimmt. Beide Werte dürfen nicht ansteigen. Da Patienten mit Hypertonie unter der hypervolämischen Hämodilution zu ansteigenden Blutdruckwerten neigen, sollte hier nur eine isovolämische Behandlung durchgeführt werden.

Da unter der Therapie aufgrund der Volumenbelastung eine kardiale Dekompensation auftreten kann, sollte während der Infusionsbehandlung die Lunge auskultiert und das Körpergewicht kontrolliert werden.

Ebenso kann unter der Hydroxyäthylstärkegabe ein Anstieg der Kreatininwerte auftreten (Waldhausen 1991), so daß dieser Wert regelmäßig kontrolliert werden sollte.

Bei Beachtung der in Tabelle 6 dargestellten Kontraindikationen der Hydroxyäthylstärke-Behandlung sind schwerwiegende Komplikationen allerdings selten.

Zusammenfassende Betrachtungen

Heute gilt die konservative Therapie mit bestimmten vasoaktiven Pharmaka neben näher aufgezeigten Basismaßnahmen auch noch im Alter erfolgversprechend, da viele kontrollierte Untersuchungen positiv verlaufen sind. Es liegen umfangreiche Erfahrungen sowohl über die intravenöse Behandlung als auch intraarterielle Behandlung vor, bei denen eine operative Gefäßkonstruktion, Katheterdilatation oder Thrombolysetherapie nicht möglich war und die Wirksamkeit mittels Gehstreckenerweiterung, Ruheschmerzreduzierung, Nekroseabheilung oder das Aufschieben von Amputationen als Erfolgsquote nachgewiesen werden konnte. In selteneren Fällen beim älteren Patienten konnten auch lumeneröffnende Verfahren durch lokale Katheterlyse mit Streptokinase oder Urokinase erfolgreich eingesetzt werden, sie sind jedoch aufgrund zahlreicher Kontraindikationen im Alter limitiert. Wenn keine anderen lumeneröffnenden Verfahren (Operation, Dilatation, Fibrinolyse) in Betracht kommen, ist PG_1 zur Zeit das einzige Medikament, das mit Aussicht auf Erfolg im Stadium III und IV der AVK sowohl intraarteriell als auch intravenös verabreicht werden kann. Eine Polypragmasie mit kombiniertem Einsatz mehrerer medikamentöser Therapieprinzipien ist gerade im Alter häufig erforderlich und sinnvoll.

Präparate-Index

Freiname (Generic)	Handelsname
Ancrod	Arwin
Batroxobin	Difibrase
Dextran	Dextran
Hydroxyäthylstärke	HAES steril
Naftidrofuryl-Hydrogenoxalat	Dusodril
Pentoxifyllin	Rentylin, Trental
Prostaglandin E_1	Prostavasin
Streptokinase	Streptase
Urokinase	Actosolv, Rheotromb

Literaturverzeichnis

Balzer K, Rogatti W, Rüttgerodt K (1989) Efficacy and tolerability of intra-arterial and intravenous prostaglandin E_1 infusions in occlusive arterial disease. VASA Suppl. 28:31–38

Becker HM, Elert O, Häring R, Maurer PC, Raithel D, Sperling M, Stockmann U, Storz LW, Hickie H (1979) Wirksamkeitsnachweis von Dusodril-Pi bei arterieller Verschlußkrankheit. Eine multizentrische Doppelblindstudie. Med Welt 30:1602–1606

Böhme H, Bulik J (1991) Dilution bei Patienten mit pAVK (Stadium II–IV) und koronarer Herzkrankheit. In: Hämodilution, Koscielny J, Kiesewetter H, Jung F, Haaß A (Hrsg). Springer, Berlin Heidelberg New York, S. 27–28

Borzykowski J, Krahenbühl B (1981) Measurement of pedal transcutaneous oxygen tension of follow up lower limb arterial occlusive disease. VASA 10:137–140

Diehm C, Stammler F, Hübsch-Müller C, Wilhelm C, Eckstein HH (1987) Behandlungen von Ruheschmerzen bei pAVK mit intravenösen Prostaglandin-Infusionen. VASA Suppl. 20:204

Ernst E, Kollar L, Matrai A (1990) A double-blind trial of Dextran-haemodilution vs. placebo in claudicants. J Intern Med 227:19–24

Hess H, Mietschke A, Ingrisch H (1980) Niedrig dosierte thrombolytische Therapie zur Wiederherstellung der Strombahn bei arteriellen Verschlüssen. Dtsch Med Wschr 105:787–791

Kiesewetter H, Spitzer S, Jung F, Birk A, Blume J, Waldhausen R, Bach R, Schieffer H, Wenzel E (1990) Die Plasmaviskosität als neuer Risikofaktor in der Angiologie. In: Arterielle Verschlußkrankheit – Moderne angiologische Diagnostik und Therapie in Klinik und Praxis, Schwerpunkt Training, Hrsg. P. Schleicher. Schattauer, S. 9–17

Kiesewetter H, Jung F (1991) Rheologisch ausgerichtete Therapie. In: Hämodilution, Koscielny J, Kiesewetter H, Jung F, Haaß A (Hrsg) Springer, Berlin Heidelberg New York, S. 16–20

Kiesewetter H, Blume J, Jung F, Spitzer S, Bach R, Birk A, Schieffer H, Wenzel E (1991 a) Verdünnung bei multimorbiden Patienten. In: Hämodilution, Koscielny J, Kiesewetter H, Jung F, Haaß A (Hrsg.). Springer, Berlin Heidelberg New York, S. 24–26

Kiesewetter H, Jung F, Blume J, Gerhards M (1991 b) Hydroxyäthylstärke oder Dextran. In: Hämodilution, Koscielny J, Kiesewetter H, Jung F, Haaß A (Hrsg) Springer, Berlin Heidelberg New York, S. 14–15

Kriesmann A, Neis A, Lutilsky L, Beermann M, Kramann B (1979) Medikamentöse Behandlung der Claudicatio intermittens im Stadium II b der arteriellen Verschlußkrankheit. Med Welt 30:888–891

Martin M, Fiebach BJO (1985) Die Streptokinasebehandlung peripherer Arterien und Venenverschlüsse unter besonderer Berücksichtigung der ultrahohen Dosierung. Huber, Bern Stuttgart Toronto

Mörl H (1992) Gefäßkrankheiten in der Praxis, 5. Aufl. VCH, Weinheim Basel Cambridge New York

Rudofsky G (1987) Beeinflussung der Kollateralarterien durch i.a. Prostanglandin E_1-Infusion. VASA Suppl. 20:215

Schoop W (1981) Indikationen und Langzeitergebnisse in der konservativen Behandlung peripherer Durchblutungsstörungen. Hämostaseologie 2:49–54

Schreiber P, Schröppel M, Heidrich H (1983) Effekte von Naftidrofuryl, Pentoxifyllin und Bencyclam auf die Durchblutung und Ausscheidungsfunktion der Niere des wachen Hundes. Herz/Kreislauf 4:195–201

Triebe G, Munnich U, Liebold F (1992) Therapievergleich zwischen Hämodilution und Pentoxifyllin bei arterieller Verschlußkrankheit. Objektivierung durch quantiative Dopplersonographie. Dtsch Med Wschr 114:523–530

Trübestein G, Ludwig M, Diehm C, Gruß J, Horsch S (1987) Prostaglandin E_1 bei arterieller Verschlußkrankheit im Stadium III und IV. Dtsch Med Wschr 112:955

Waldhausen P, Kiesewetter H, Leipnitz G, Koscielny J, Jung F, Bambauer R, von Blohn G (1991) Durch Hydroxyäthylstärke induzierte passagere Niereninsuffizienz bei vorbestehender glumerulärer Schädigung. Acta Medica Austriaca (AMA) 18, Sonderheft 1:52–55

Weidinger P (1983) Funktionelle Ergebnisse nach oraler Dusodril-Therapie bei obliterierender Arteriopathie der unteren Extremitäten. Med Welt 34:531–534

Ziegler H, Diehm C, Krom E, Martin M, Mörl H, Rudofsky G, Vogelberg K (in Druck) Placebokontrollierte, doppelblinde Studie zur Wirksamkeit von i.v.-Prostaglandin E_1 bei Diabetikern mit AVK im Stadium IV

Antimikrobielle Chemotherapie

C.-J. Estler

Infektionen bei alten Menschen

Ein besonderes Problem bei alten Patienten stellt die Multimorbidität dar. Bei mehr als 90% der über 60jährigen lassen sich 3 und mehr Diagnosen gleichzeitig stellen (Franke 1973), wobei Infektionen einen wichtigen Platz einnehmen. Nach Schätzungen von Steinmann (1972) machen sie ungefähr ein Drittel bis die Hälfte an der Gesamtmultimorbidität aus. Nach Berk und Alvarez (1985) sowie Yoshikawa (1984) sind in den USA Infektionen der Atemwege, einschließlich der Tuberkulose, des Urogenitaltraktes, der Gallenwege und des Darmes, aber auch der Haut sowie Bakteriämien bei alten Menschen häufiger als bei jungen. Geiser und Steinmann (1969) haben die Obduktionsprotokolle von über 50jährigen Patienten überprüft, die in den Jahren 1953–1967 in einer geriatrischen Klinik für chronisch Kranke verstorben waren. Nur 11% der über 60 Jahre alten Patienten waren ohne nachweisbare Infektion. Im Durchschnitt fanden sich bei Männern 3,0 und bei den Frauen 2,5 Infektionen. Bevorzugt betroffen waren die Organe, die mit der Außenwelt oder dem Darm kommunizieren (Tabelle 1). Deutlich niedrigere Zahlen fanden Gsell und Merian (1964) bei ambulanten Patienten einer Medizinischen Poliklinik (Tabelle 1). Auffällig ist das oft veränderte Erregerspektrum (Tabelle 2) (Lode et al. 1989).

Über die Ursache der erhöhten Infektanfälligkeit des alten Menschen lassen sich z.Z. nur Theorien aufstellen, die durchweg noch einer Überprüfung bedürfen. Eine wichtige Rolle spielen neben einer verminderten Infektabwehr degenerative Veränderungen der betroffenen Organe, z.B. ungenügende Belüftung und Selbstreinigung der Atemwege, Abflußbehinderung in den Harnwegen, das Vorliegen prädisponierender Erkrankungen, wie Prostataadenom, Gallensteine, Darmdivertikel, Diabetes mellitus etc. (Tabelle 3), die nicht nur den Boden für eine Infektion bilden, sondern auch infolge häufiger Hospitalisierung der Patienten die Wahrscheinlichkeit, daß diese eine nosokomiale Infektion acquirieren, erhöhen (Phair 1979; Freeman und McGowan 1973; Steinmann 1972; Yoshikawa 1984; Gallis 1984) (vgl. Tabelle 4). Die Inzidenz nosokomialer Infektionen der Harnwege und der Lungen und septischer Infekte ist bei über 80jährigen etwa doppelt so hoch wie bei unter 50jährigen (Saviteer und Mitarbeiter 1988).

Infektionen beim alten Menschen verlaufen oft atypisch, wodurch ihre Diagnose und prognostische Beurteilung schwierig sein können. Spezifische

Tabelle 1. Häufigkeit von Infektionen bei geriatrischen Patienten

<table>
<tr><th></th><th>Männer (%)</th><th>Frauen (%)</th></tr>
<tr><td colspan="3">A. Chronisch kranke, hospitalisierte Patienten (Daten nach GEISER und STEINMANN 1969)</td></tr>
<tr><td>1. Bronchitis</td><td>67,5</td><td>62,5</td></tr>
<tr><td>2. Lobuläre Pneumonie</td><td>55,6</td><td>37,5</td></tr>
<tr><td>3. Tuberkulose (aktiv)</td><td>8,3</td><td>13,8</td></tr>
<tr><td>4. Pleuritis</td><td>11,1</td><td>15,0</td></tr>
<tr><td>5. Perikarditis</td><td>10,0</td><td>10,6</td></tr>
<tr><td>6. Cystitis</td><td>26,1</td><td>21,3</td></tr>
<tr><td>7. Pyelonephritis</td><td>21,7</td><td>25,0</td></tr>
<tr><td>8. Interstitielle Nephritis</td><td>10,0</td><td>8,0</td></tr>
<tr><td>9. Prostatitis</td><td>5,6</td><td>–</td></tr>
<tr><td>10. Divertikulitis</td><td>7,2</td><td>7,5</td></tr>
<tr><td>11. Cholecystitis/Cholangitis</td><td>6,1</td><td>6,3</td></tr>
<tr><td>12. Peritonitis</td><td>3,3</td><td>3,8</td></tr>
<tr><td colspan="3">B. Ambulante Patienten (Daten von GSELL und MERIAN 1964)</td></tr>
<tr><td>1. Chronische Harnwegsinfekte</td><td>7</td><td>17</td></tr>
<tr><td>2. Bronchitis</td><td>12,9</td><td>2,9</td></tr>
<tr><td>3. Akute Pneumonie</td><td colspan="2">2</td></tr>
<tr><td>4. Tuberkulose (aktiv)</td><td colspan="2">0,7</td></tr>
</table>

Tabelle 2. Infektionserreger bei Infektionen alter und junger Menschen (nach LODE et al. 1989)

Infektion	Typische Erreger	Häufige Erreger bei alten Patienten zusätzlich
Pneumonie	Pneumokokken	H. influenzae Staphylokokken Legionellen Gramnegative Bakterien
Harnwegsinfekte	E. coli	Proteus-Klebsiellen Enterokokken
Endocarditis	Str. viridans	S. bovis Enterokokken Staph. aureus

Symptome, selbst Fieber, können fehlen und statt dessen uncharakteristische Allgemeinbeschwerden, wie Schwäche, Müdigkeit, Appetitlosigkeit, Übelkeit u. a., im Vordergrund des Beschwerdenbildes stehen. Andererseits sollte Fieber unklarer Genese bei alten Menschen immer auch an eine Infektion denken lassen (GALLIS 1984; GEISER und STEINMANN 1969; SCHMIDT 1984; YOSHIKAWA 1984), denn trotz der unausgeprägten Symptomatik verlaufen Infektionen bei alten Menschen in der Regel schwerer als bei jüngeren und haben eine höhere Letalität: Infektionen, insbesondere Pneumonien, stellen eine der

Tabelle 3. Für Infektionen im Alter prädisponierende Erkrankungen (nach GALLIS 1984; SCHMIDT 1984)

Primäre Erkrankung	Folgeinfektion
Periphere Gefäßerkrankungen	Zellulitis, Gangrän, Osteomyelitis
Zerebrale Gefäßerkrankungen	Aspirationspneumonie Harnwegsinfekte Decubitus
Myocardinsuffizienz	Pneumonie
Herzklappenfehler	Endocarditis
Diabetes mellitus	Urogenitale Infekte
Prostata-Adenom	Harnwegsinfekte
M. Hodgkin	Herpes zoster Tuberkulose Mykosen

Tabelle 4. Infektabwehr im Alter (nach YOSHIKAWA 1984)

Phagozytose	
Makrophagen	normal oder minimal vermindert
Neutrophile Leukozyten	normal oder minimal vermindert
Immunfunktion	
Makrophagen	vermindert
T-Lymphozyten	vermindert
B-Lymphozyten	vermindert
Interferon	?
Komplementsystem	normal

wichtigsten Todesursachen bei geriatrischen Patienten dar (KOHN 1982; NAGAMI und YOSHIKAWA 1983; SEILER 1989; VERGHESE und BECK 1983; YOSHIKAWA 1984).

Grundzüge der Therapie bakterieller Infektionen in der Geriatrie

Die Behandlung bakterieller Infektionen bei geriatrischen Patienten muß vor dem Hintergrund dieser Fakten gesehen werden. Dabei müssen berücksichtigt werden:

1. die Art des Erregers und seine Empfindlichkeit gegenüber antibakteriellen Pharmaka: Welches Chemotherapeutikum ist wirksam?
2. der Ort der Infektion und das Verteilungsmuster des eingesetzten Pharmakons: Erreicht das Chemotherapeutikum die Keime in genügender Konzentration?

3. das Nebenwirkungsprofil des Chemotherapeutikums: Ist das Nutzen/Risiko-Verhältnis vertretbar?
4. der Zustand des Patienten:
   a) hinsichtlich seiner Abwehrlage gegenüber der Infektion: Sind bakteriostatische Mittel ausreichend, oder werden bakterizide benötigt?
   b) hinsichtlich seiner für die Pharmakokinetik wichtigen Körperfunktionen: Muß das Dosierungsschema adjustiert werden und ggf. wie?

Zu den Punkten 1 bis 3 ist zu sagen, daß es eine altersspezifische Chemotherapie nicht gibt. Es ist von vornherein nicht zu erwarten, daß die Empfindlichkeit der Erreger oder das Wirkungsspektrum der Antibiotika bei alten Menschen anders wären als bei jüngeren Patienten. Auch das Nebenwirkungsprofil eines Chemotherapeutikums, das stoffspezifisch ist, ändert sich im Alter prinzipiell nicht. Es gibt auch keine experimentellen Hinweise darauf, daß sich das Organverteilungsmuster von Chemotherapeutika im Alter in einer für die Chemotherapie relevanten Weise ändert (Phair 1979; Yoshikawa 1984; Schmidt 1984). Das bedeutet, daß auch in der Geriatrie der wichtigste Parameter für die Auswahl eines Chemotherapeutikums dessen Wirksamkeit ist; d.h. das Mittel muß primär aufgrund der Empfindlichkeit des Erregers ausgewählt werden und aufgrund seines bekannten Verteilungsmusters im Organismus, womit sichergestellt werden soll, daß das Mittel den Erreger im Organismus auch in genügender Konzentration erreicht. Es gelten also diesbezüglich die in der Infektionsbehandlung allgemein üblichen Empfehlungen, z.B. von Adam und Mitarbeitern (1984), Alexander, Estler und Legler (1990), Legler und Pressler (1982) oder Lode und Siegenthaler (1981).

Bedeutung kommt dagegen Punkt 4 zu. Wegen der hohen Komplikationsquote sollten Infektionen bei alten Menschen immer ernst genommen werden und erfordern eine adäquate Behandlung. Hierzu gehört auch eine rechtzeitige antibakterielle Chemotherapie, wenn möglich gezielt aufgrund einer exakten klinischen und bakteriologischen Diagnose oder, wenn dies (noch) nicht möglich ist, mit geeigneten Breitspektrum-Antibiotika. Bakterizide Mittel mögen im Zweifelsfalle vorzuziehen sein. Insofern dürften die β-Lactam-Antibiotika (Penicilline, Cephalosporine und verwandte Verbindungen) bei der ungezielten Therapie von Infektionen auch in der Geriatrie die Mittel der ersten Wahl sein (Gallis 1984; Yoshikawa 1984).

Auf die Pharmakologie der einzelnen Chemotherapeutika kann hier nicht im Detail eingegangen werden. Diesbezüglich sei auf die einschlägigen Lehrbücher hingewiesen, z.B. Alexander, Estler und Legler (1990), Estler (1992), Forth, Henschler und Rummel (1992), Simon und Stille (1989), Walther und Meyer (1987).

Besonders wichtig ist die Berücksichtigung von Änderungen der Pharmakokinetik, die bei alten Menschen zu erwarten sind. Wie im einleitenden Kapitel dieses Buches dargelegt wurde, hat die mit dem Altern einhergehende Abnahme der Nierenfunktion die größte Bedeutung für die altersbedingten Veränderungen der Pharmakokinetik. Andere Faktoren, wie Abnahme der hepatischen Clearance, der Plasmaproteinbindung, der scheinbaren Vertei-

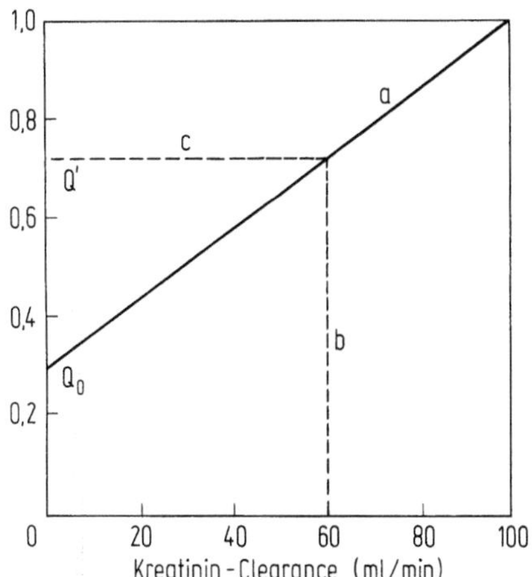

Abb. 1. Dosisanpassung bei verminderter Nierenfunktion (nach KLOTZ 1984) 1. Verlängerung des Applikationsintervalls (τ): $\tau = \frac{t_{1/2}}{Q'}$; 2. Verringerung der Einzeldosis (ED): $D = ED \cdot Q'$; 3. Ermittlung von Q': Der dem aus Tabelle 4 entnommenen Wert für Q_0 entsprechende Punkt auf der linken Ordinate wird mit einer Linie (a) mit der rechten oberen Ecke verbunden. Auf dem der gemessenen Kreatinin-Clearance entsprechenden Punkt auf der Abszisse wird das Lot (b) errichtet und vom Schnittpunkt von (b) mit (a) eine Parallele (c) zur Abszisse gezogen. Der Schnittpunkt von (c) mit der Ordinate gibt Q'

lungsvolumina etc., treten demgegenüber weit zurück. Die altersbedingte Verminderung der renalen Clearance kann bei überwiegend renal eliminierten Pharmaka zu einer deutlichen Verlängerung der Eliminationshalbwertszeit, einer Verlängerung der Wirkungsdauer und bei Nichtbeachten dieser Fakten zur Kumulation der betreffenden Pharmaka führen. Exakte Untersuchungen hierüber liegen jedoch bisher nur für wenige Antibiotika und Chemotherapeutika vor.

Wenn die Elimination verlangsamt ist, wird vor allem bei Stoffen mit geringer therapeutischer Breite eine Dosisanpassung erforderlich, die entweder durch Reduzierung der Einzeldosis oder durch Verlängerung des Applikationsintervalls erfolgen kann. Für die Dosisanpassung renal eliminierter Pharmaka sind geeignete Verfahren u. a. von KLOTZ (1984) (vgl. Abb. 1) oder von VOZEH und DETTLI (1986) angegeben worden. Für die notwendigen Berechnungen ist neben der Kreatininclearance des Patienten die Kenntnis der Größe Q_0, die den Anteil der extrarenalen Clearance an der Gesamtclearance angibt, wichtig. Sie wird für einzelne Chemotherapeutika in Tabelle 5 aufgeführt. Zu beachten ist, daß bei Chemotherapeutika eine Dosisreduktion nur bei den Erhaltungsdosen, aber nicht bei der Initialdosis erfolgen sollte, da anderenfalls die Gefahr besteht, daß ausreichende Blut- und Gewebsspiegel nicht erreicht werden. Im folgenden sollen nachgewiesene oder aufgrund theoretischer Überlegungen zu erwartende Änderungen der Pharmakokinetik einzelner Stoffgruppen näher beschrieben und sich daraus ergebende Konsequenzen für die Dosierung diskutiert werden.

Tabelle 5. Pharmakokinetische Daten verschiedener Antibiotika und Chemotherapeutika

	Plasma-Proteinbindung (%)	Extrarenale Ausscheidung Q_0-Wert[a]	Eliminations-halbwertszeit (h)
A. *Penicilline*			
Amoxicillin	15–20	0,06	1,0–1,8
Ampicillin	10–15	0,1	0,7–2,0
Apalcillin	80–90	0,2	0,7–2,0
Azidocillin	60–80	0,4	0,5–1,5
Azlocillin	30	0,4	0,9–1,3
Benzylpenicillin	50	0,08	0,5–1,0
Carbenicillin	50	0,02	0,6–2,0
Dicloxacillin	97	0,5	0,7–1,0
Epicillin	10–15	0,03	1,0–2,0
Flucloxacillin	95	0,3	0,6–0,8
Mezlocillin	30	0,4	0,7–1,3
Phenoxymethyl-Penicillin	60	0,6	0,5–0,8
Piperacillin	20	>0,25	0,6–1,5
Ticarcillin	50–60	0,1	1,2–1,3
B. *Cephalosporine und andere β-Lactam-Antibiotika*			
Cefacetril	25–35	0,04	0,7–1,3
Cefaclor	25–40	0,25	0,6–1,0
Cefadroxil	15–20	0,1	0,6–1,3
Cefalexin	15–40	0,04	0,6–1,2
Cefaloridin	~20	0,08	0,8–1,8
Cefalotin	50–70	0,04	0,3–1,0
Cefamandol	65–75	0,04	0,5–2,0
Cefapirin	~50	0,4	0,2–1,2
Cefazedon	90–95	0,2	1,5–2,2
Cefazolin	60–80	0,06	1,1–3,0
Cefixim	60	0,8	3
Cefmenoxim	45–75	0,15	0,6–1,2
Cefoperazon	85–95	0,75	1,6–2,6
Cefotaxim	35–45	0,4	0,7–1,8 (2,0[b])
Cefotiam	40	0,35	1,0–2,0
Cefoxitin	50–70	0,3	0,6–2,0 (3,0[b])
Cefpodoxim	40	0,6	2,4
Cefradin	15	0,15	0,5–1,5
Cefsulodin	~30	0,2	1,4–1,7
Ceftazidim	10–20	0,03	1,5–2,8
Ceftizoxim	15–30	0,05	1,2–2,0
Ceftriaxon	~90	0,5	5–11
Cefuroxim	20–30	0,07	1,0–2,0
Aztreonam	66	0,3	1,0–1,7
Latamoxef	40–50	0,05	2,0–3,0
Mecillinam	10	0,4	0,7–1,5

Fußnoten s. S. 210

Tabelle 5. (Fortsetzung)

	Plasma-Proteinbindung (%)	Extrarenale Ausscheidung Q_0-Wert[a]	Eliminationshalbwertszeit (h)
C. *Aminoglykoside*			
Amikacin	5–10	0,02	1,8[c]
Dibekacin	15	0,01	1,9[c]
Gentamicin	0–30	0,02	2,4[c]
Kanamycin	5	0,03	2,0
Netilmicin	10	0,01	2,6
Sisomicin	0	0,01	1,8[c]
Streptomycin	5–10	0,04	2,8
Tobramycin	0–30	0,02	2,0[c]
D. *Tetracycline*			
Chlortetracyclin	45–55	0,8	5–9
Doxycyclin	90–95	0,7	15–18 (terminal 22)
Minocyclin	75	0,85	12–17 (terminal 21)
Oxytetracyclin	20–40	0,2	8–9
Rolitetracyclin	50	0,3	12
Tetracyclin	20–50	0,12	8–9
E. *Andere Antibiotika*			
Choramphenicol	50–70	0,95	2,5–3,5
Clarithromycin	65	0,8	2–3,5
Clindamycin	40	0,9	2,5–3
Erythromycin	50–60	0,8	2–3
Fosfomycin	<10	0,02	1,5–2
Lincomycin	25	0,6	4–6
Roxithromycin	95	0,7	8
Spectinomycin	0	0,08	2–4
Vancomycin	10	0,03	6
F. *Sulfonamide, Tetroxoprim und Trimethoprim*			
Sulfadiazin	40	0,45	10
Sulfadimethoxin	95	0,9	40
Sulfalen	25	0,8	80
Sulfamethoxazol	65	0,8	10
Sulfametrol	80	0,8	7
Sulfamoxol	80	0,5	10
Sulfapyridin in Sulfasalazin	60	0,95	10
Sulfisomidin	80	0,08	4,5
Sulfisoxazol	80	0,5	8
Tetroxoprim	15	0,45	6–7
Trimethoprim	45	0,45	10

Fußnoten s. S. 210

Tabelle 5. (Fortsetzung)

	Plasma-Proteinbindung (%)	Extrarenale Ausscheidung Q_0-Wert[a]	Eliminations-halbwertszeit (h)
G. *Andere Chemotherapeutika*			
Cinoxazin	45–50	0,3	1,5
Ciprofloxacin	30	0,5	5
Enoxacin	45	0,4	6
Metronidazol	10–20	0,8	6–12
Nalidixinsäure	90	0,8	1,5
Nitrofurantoin	50–60	0,7	0,3
Norfloxazin		0,7	4
Ofloxacin	<10	0,1	6
Ornidazol	<15	0,95	13–14
Oxolinsäure	80	0,95	3–5 (–14?)
Pefloxazin		0,85	12
Pipemidsäure	20	0,1	3–6
Tinidazol	10–20	0,8	12–15
H. *Antituberkulotika, Antimykotika und Virustatika*			
p-Aminosalicylsäure	50–60	0,9	1–1,5
Cycloserin	0	0,4	10
Ethambutol	20–30	0,2	3–4 (–15[f])
Isoniazid	30	0,6	1,5[d] 3[e]
Rifampicin	90	0,85	1–5
Amphotericin B		0,95	20 (>300[f])
Fluconazol	~10	0,3	30
Flucytosin		0,03	5
Ketoconazol	99	1,0	8
Aciclovir	10–20	0,1	2–3

[a] Der Q_0-Wert gibt den Anteil der extrarenalen an der totalen Clearance an
[b] aktive Metabolite
[c] die terminale Eliminationshalbwertszeit beträgt > 100 h
[d] rasche Acetylierer
[e] langsame Acetylierer
[f] terminale Halbwertszeit

$Q_0 = 1$ bedeutet, daß die Elimination zu 100% extrarenal erfolgt, $Q_0 = 0$ bedeutet ausschließlich renale Elimination. Daten nach Estler 1992; Knothe 1981; Lang 1981; Vozeh und Dettli 1986; Walther und Meyer 1987.

Pharmakokinetik einzelner Chemotherapeutika bei alten Patienten

Penicilline

Über Änderungen der Pharmakokinetik der Penicilline im Alter ist wenig bekannt. Für Benzylpenicillin (Leikola und Vartia 1957), Ampicillin (Simon et al. 1975), Amoxicillin (Sjövall et al. 1986), Mezlocillin (Meyers et al. 1987; Naber et al. 1986a) und Propicillin (Simon et al. 1972) fanden sich bei

Tabelle 6. Maximale Tagesdosen verschiedener Penicilline bei verminderter Nierenfunktion (nach LANG 1981 und WALTHER und MEYER 1987)

Glomeruläre Filtrations-rate (ml/min)	Benzyl-Penicillin	Dicloxa-cillin Flucloxa-cillin	Ampi-cillin	Carbeni-cillin	Azlocillin Mezlocillin Ticarcillin	Pipera-cillin
120	4×15 M.E.	4×2 g	4×10 g	3×10 g	4×5 g	3×4 g
45	3×15 M.E.	4×2 g	4×10 g	3× 8 g	3×5 g	3×3 g
18	4×10 M.E.	4×1,5 g	4× 8 g	3× 6 g	2×4 g	3×2 g
8	3×10 M.E.	3×1,5 g	4× 8 g	2× 6 g	2×3 g	2×2 g
2	2×10 M.E.	3×1,0 g	2× 8 g	2× 3 g	1×4 g	1×3 g
0,5[a]	2× 5 M.E.	1×2 g	1× 6 g	1× 3 g	1×2 g	1×2 g

[a] Dialyse erforderlich

geriatrischen Patienten eine verminderte renale Clearance oder höhere Serumspiegel als bei jüngeren Patienten bzw. veränderte Verteilungsvolumina. Bei Gabe von Ampicillin + Sulbactam waren für beide Stoffe die renale und totale Clearance bei alten Patienten vermindert und die Plasmahalbwertszeiten verlängert und die AUC vergrößert (MEYERS et al. 1991; RHO et al. 1989). Bei Piperacillin waren Serumspiegel und Clearance bei alten und jungen Probanden ähnlich (NABER et al. 1986 b). Die Elimination und damit auch die AUC der Kombination von Imipenem + Cilastatin ist deutlich abhängig von der Nierenfunktion (PIETROSKI et al. 1991). Bei alten Patienten wurden ähnliche Clearance-Werte gefunden wie bei jungen Patienten mit leichter Einschränkung der Nierenfunktion (TOON 1987).

Die meisten Penicilline werden hauptsächlich oder sogar fast ausschließlich renal eliminiert (Tabelle 5 A), so daß bei im Alter eingeschränkter Nierenfunktion mit einer Verlängerung ihrer Eliminationshalbwertszeit und Kumulation zu rechnen ist. Offenbar werden aber wegen der großen therapeutischen Breite der Penicilline – sofern diese nicht sehr hoch dosiert werden – keine toxischen Blut- und Gewebespiegel erreicht. Einer sehr hohen Dosierung sind allerdings bei verminderter Nierenfunktion Grenzen gesetzt (GALLIS 1984; LANG 1981). Richtlinien für eine Dosisbegrenzung bei Niereninsuffizienz gibt Tabelle 6. Sie können auch für geriatrische Patienten gelten. Zu beachten ist, daß mit hochdosierten Penicillinen u. U. nicht unerhebliche Natrium- und Kaliummengen appliziert werden (GALLIS 1984).

Cephalosporine

Mit Ausnahme von Cefoperazon werden die Cephalosporine ähnlich wie die Penicilline überwiegend oder nahezu ausschließlich renal eliminiert (Tabelle 5 B). Die Halbwertszeiten variieren erheblich. Veränderungen dieser Daten bei geriatrischen Patienten sind nur für einige Verbindungen beschrieben worden, z. B. eine verlangsamte Elimination von Cefazolin und Cefradin (SIMON et al. 1976), Cefmenoxim (NABER et al. 1983 a), Ceftazidim (LJUNGBERG und

Tabelle 7. Maximale Tagesdosen verschiedener Cephalosporine bei verminderter Nierenfunktion (nach LANG 1981)

Glomeruläre Filtrationsrate (ml/min)	Cefazolin	Cefaclor Cefradin	Cefamandol Cefoxitin	Cefazedon	Cefazolin	Cefotaxim	Cefuroxim
120	4×3 g	4×2 g	3×2 g	3×2 g	4×2 g	3×2 g	3×1,5 g
45	4×2 g	4×2 g	3×2 g	2×2 g	3×2 g	3×2 g	3×1,5 g
18	3×2 g	3×2 g	2×2 g	2×1 g	3×1 g	2×2 g	2×1,5 g
8	2×2 g	2×2 g	3×1 g	2×1 g	2×1 g	2×1,5 g	3×0,75 g
2	1×2 g	1×2 g	2×1 g	1×1 g	1×1 g	1×1 g	1×0,75 g
0,5	1×1 g	1×1 g[a]	1×1 g[a]	1×0,5 g[a]	1×0,5 g[a]	1×0,5 g[a]	1×0,5 g[a]

[a] Dialyse erforderlich

NILSSON-EHLE 1988; NABER et al. 1983b), Cefoperazon (NABER et al. 1982), Cefotaxim (MÜHLBERG und PLATT 1982; NABER und ADAM 1980), Cefuroxim (NABER 1979) und Ceftriaxon (HAYTON und STOECKEL 1986). Bei Cefpodoxim fanden sich dagegen beim Vergleich junger und alter Probanden nur geringfügige Unterschiede in der Pharmakokinetik (BACKHOUSE et al. 1990; TREMBLAY et al. 1990). Da die therapeutische Breite der Cephalosporine nicht so groß ist wie die der Penicilline, ist bei verminderter Nierenfunktion u.U. eine mäßige Reduktion der Erhaltungsdosen angezeigt, besonders bei Cefamandol, Cefazolin, Cefoxitin, Cefradin, Cefadroxil, Cefotaxim, Ceftazidim und Latamoxef, weniger bei Cefalotin, Cefoperazon, Cefapirin, Cefalexin, Cefixim, Cefpodoxim und Cefaclor (GALLIS 1984). Bestimmte Maximaldosen (s. Tabelle 7) sollten bei eingeschränkter Nierenfunktion nicht überschritten werden (LANG 1981).

Aminoglykoside

Die Aminoglykoside sind bakterizide Antibiotika, deren Elimination praktisch ausschließlich renal erfolgt (vgl. Tabelle 5C), so daß bei verminderter Nierenfunktion generell mit einer Verlängerung der Eliminationshalbwertszeit und Kumulation zu rechnen ist. Dies wurde für Dihydrostreptomycin (VARTIA und LEIKOLA 1960), Kanamycin (KRISTENSEN et al. 1974), Gentamicin (EL-SAYED und ISLAM 1989; ZASKE et al. 1982) und Netilmicin (FILLASTRE et al. 1986) auch experimentell bestätigt. Da die therapeutische Breite der Aminoglykoside besonders wegen ihrer Oto- und Nephrotoxizität klein ist, muß bei systemischer Anwendung ihre Dosis der verminderten Nierenfunktion entsprechend reduziert werden, u.U. unter Kontrolle der Serumspiegel (GALLIS 1984). Kumulation in toxische Bereiche führt zu weiterer Einschränkung der Nierenfunktion und damit zu einem gefährlichen circulus vitiosus. Angaben über zulässige Maximaldosen einiger Amioglykoside, die in analoger Weise auch für die anderen Derivate gelten dürften, machen LANG (1981) sowie WALTHER und MEYER (1987) (Tabelle 8).

Tabelle 8. Maximale Tagesdosen verschiedener Aminoglykoside bei verminderter Nierenfunktion (nach LANG 1981 und WALTHER und MEYER 1987

Glomeruläre Filtrationsrate (ml/min)	Streptomycin	Kanamycin	Amikacin	Dibekacin Gentamicin Sisomicin Tobramycin	Netilmicin
120	1 × 1 g	1 × 1 g	4 × 250 mg	3 × 120 mg	3 × 100 mg
45	1 g alle 60 h	1 g alle 72 h	3 × 125 mg	2 × 120 mg	2 × 100 mg
18	1 g alle 132 h	1 g alle 192 h	2 × 125 mg	2 × 40 mg	1 × 100 mg
8	1 g alle 264 h	1 g alle 300 h	2 × 100 mg	1 × 40 mg	100 mg alle 36 h
2	–	–	1 × 125 mg	1 × 20 mg	100 mg alle 72–90 h
0,5	–	–	125 mg alle 24–48 h	1 × 20 mg	–

Tetracycline

Die Tetracycline sind bakteriostatisch wirkende Breitspektrum-Antibiotika mit sehr unterschiedlichen pharmakokinetischen Eigenschaften. Das betrifft auch die Plasmaproteinbindung sowie die Eliminationswege und -geschwindigkeit (vgl. Tabelle 5 D). Die therapeutische Breite ist ebenfalls unterschiedlich: sie ist gering z. B. bei Tetracyclin, Chlortetracyclin und Oxytetracyclin, größer bei Doxycyclin und Minocyclin. Eine Veränderung der Pharmakokinetik bei alten Patienten im Sinne einer verzögerten Elimination ist daher bei Doxycyclin und Minocyclin am wenigsten zu erwarten, was auch den klinischen Erfahrungen mit Doxycyclin entspricht (BÖCKER et al. 1986; SIMON et al. 1975). Dieses Derivat dürfte demnach auch in der Geriatrie das Tetracyclin der Wahl sein, da eine Dosisreduktion nur bei erheblicher Einschränkung der Nierenfunktion erforderlich ist. Für Tetracyclin, bei dem eine Verminderung der renalen Clearance beschrieben wurde (VARTIA und LEIKOLA 1960), bei Chlortetracyclin und Oxytetracyclin ist eine Dosisanpassung immer zu erwägen.

Andere Antibiotika

Aus den in Tabelle 5 E zusammengestellten für eine Beurteilung und evtl. Dosisanpassung relevanten pharmakokinetischen Daten anderer systemisch angewendeter Antibiotika läßt sich ableiten, daß bei Fosfomycin, Spectinomycin und Vancomycin, kaum dagegen bei Chloramphenicol und Lincomycin eine Kumulationsgefahr infolge verminderter Elimination zu erwarten ist. Experimentelle Daten, die dies für alte Menschen belegen könnten, liegen jedoch nicht vor. Für Erythromycin wurde eine verzögerte Elimination und eine Kumulation bei multipler Dosierung bei alten Patienten beschrieben, die das erhöhte Nebenwirkungsrisiko erklärt. Eine Dosisreduktion erscheint deshalb bei alten Patienten angezeigt (MIGLOLI et al. 1990). In ähnlicher Weise nimmt im Alter die Halbwertszeit von Roxithromycin zu (NILSEN 1987).

Sulfonamide, Sulfonamid-Folatantagonisten-Kombinationen und andere Chemotherapeutika

Sulfonamide bzw. deren Metabolite, wie Konjugate mit Essigsäure oder Glucuronsäure, werden renal eliminiert (Tabelle 5F). Für einzelne Verbindungen wurden eine Abnahme der renalen Clearance bzw. eine Verlängerung der Eliminationshalbwertszeit bei alten Patienten beschrieben, z.B. für Sulfamethoxazol (VAROQUAUX et al. 1985), Sulfadiazin (BERGAN et al. 1986) und Sulfamethizol (TRIGGS et al. 1975). Das gleiche gilt für Trimethoprim, dessen renale Clearance bzw. Halbwertszeit bei alten Probanden verringert war (VAROQUAUX et al. 1985; BERGAN et al. 1986). Vorsichtige Dosierung bei alten Patienten mit eingeschränkter Nierenfunktion und Dosisreduktion bei einer Kreatininclearance unter 25 ml/min scheint demnach angezeigt (GALLIS 1984).

Die Chinolone (Gyrase-Hemmer), die zunehmend an Bedeutung gewinnen, sind z.T. gut untersucht. Bei Ciprofloxacin ist die perorale Bioverfügbarkeit bei alten Patienten vergrößert – die Ursache ist nicht klar, eine verminderte first-pass-Elimination wird diskutiert – und die renale und totale Clearance verringert, so daß die Halbwertszeit verlängert und die Serumspiegel höher sind als bei jüngeren Personen. Eine Anpassung der Dosis bzw. Verlängerung der Applikationsintervalle entsprechend der verringerten Nierenfunktion erscheint angezeigt (HURATA et al. 1989; LEBEL und BERGERON 1987; LJUNGBERG und NILSSON-EHLE 1989).

In ähnlicher Weise war auch bei Enoxacin (DOBBS et al. 1987), Ofloxacin (LODE et al. 1989; MOLINARO et al. 1992), Norfloxacin (KELLY et al. 1988; LEPAGE et al. 1991), Fleroxacin (TAUBERT et al. 1990) die renale Clearance bei alten Personen verringert, die Serumspiegel erhöht bzw. die AUC vergrößert. Eine verbesserte perorale Bioverfügbarkeit wurde bei diesen Chinolonen nicht beobachtet. Die Pharmakokinetik von Cinoxazin war bei alten Patienten nicht wesentlich verändert (BRAGA et al. 1987). Eine Dosisanpassung entsprechend der veränderten Nierenfunktion wird von einigen Autoren erwogen, von anderen als unnötig erachtet. Für Pipemidsäure ist aufgrund des kleinen Q_0-Wertes eine verminderte renale Clearance bei alten Patienten zu erwarten. Für Metronidazol gibt es Hinweise auf eine verminderte renale Clearance (LUDWIG et al. 1983).

Die reinen Harnwegsdesinfizientien, wie Nitrofurantoin und Nalidixinsäure, verlieren bei starker Einschränkung der glomerulären Filtrationsrate an Wirksamkeit und haben zugleich ein höheres Nebenwirkungsrisiko. Ihre Dosis muß bei alten Menschen ggf. entsprechend reduziert werden (vgl. Tabelle 9).

Antituberkulotika, systemische Antimykotika und andere Chemotherapeutika

Unter den Antituberkulotika erfordert wegen des niedrigen Q_0-Wertes vor allem Ethambutol eine Anpassung der Dosierung an eine evtl. verminderte Nierenfunktion (Tabelle 10) (GALLIS 1984). Isonazid wird bei langsamen

Tabelle 9. Maximale Tagesdosen verschiedener Chinoline bei verminderter Nierenfunktion (nach Gallis 1984 und Walther und Meyer 1987)

Kreatinin-clearance (ml/min)	Nalidixin-säure	Pipemidsäure	Oxolinsäure	Cinoxazin
>78	4×1 g	2,3×0,4 g	2×0,75 g	2–4×0,5 g
78–62	3×1 g	Kontraindikation	2×0,75 g	2×0,5 g
62–18	2×1 g	Kontraindikation	2×0,5 g	2–4×0,25 g
<18	Kontraindikation	Kontraindikation	2×0,25 g	1×0,25 g

Tabelle 10. Maximale Tagesdosen von Ethambutol bei verminderter Nierenfunktion (nach Gallis 1984)

Kreatininclearance (ml/min)	Maximale Tagesdosis (mg/kg)
>25	25–15
10–25	10
<10	5

Acetylierern im Alter schlechter eliminiert (Kergueris et al. 1986) und verursacht zudem bei alten Patienten häufiger Leberschäden (Van Scoy et al. 1992). Es erfordert deshalb eine sorgfältige Überwachung des Patienten. Die Pharmakokinetik von Rifampicin und Pyrazinamid scheint nur geringfügig verschlechtert zu sein (Walubo et al. 1991). Dennoch traten in dieser Studie unerwünschte Effekte, wie Leberfunktionsstörungen, häufiger auf, so daß die Autoren zu sorgfältiger Überwachung der Patienten raten.

Von den Antimykotika wird Amphotericin B wegen seiner hohen Toxizität und langsamen Elimination ohnehin nur selten systemisch angewendet. Bei verminderter Nierenfunktion ist besondere Vorsicht geboten. Während die Imidazol-Derivate Itraconazol und Ketoconazol ganz überwiegend hepatisch eliminiert werden, erfolgt die Elimination von Fluconazol und von Flucytosin überwiegend renal, so daß die Verbindungen bei eingeschränkter Nierenfunktion kumulieren können. Die Applikationsintervalle müssen bei einer Kreatininclearance von 21–40 ml/min verdoppelt, bei einer Kreatininclearance von 10–20 ml/min bei Fluconazol verdreifacht, bei Flucytosin vervierfacht werden. Bei Terbinafin ist im Alter keine Dosisreduktion erforderlich. Dagegen ist bei dem Virustatikum Aciclovir (vgl. Tabelle 5H) eine Kumulationsgefahr gegeben.

Präparate-Index

Freiname (Generic)	Handelsname (Beispiele)
Aciclovir	Zovirax
Amikacin	Biklin
Amoxicillin	Amagesan, Amoxibiocin, Amoxihexal, Amoxy-Diolan, Amoxypen, Augmentan, Clamoxyl
Amphotericin B	Ampho-Moronal
Amipicillin	Amblosin, Ampicillat, Binotal, Pen-Bristol
Apalcillin	Lumota
Azidocillin	Syncillin
Azlocillin	Securopen
Aztreonam	Azactam
Benzylpenicillin	Penicillin G Hoechst, Penicillin-Heyl Mega, Penicillin „Grünenthal“
Cefaclor	Panoral
Cefadroxil	Bidocef
Cefalexin	Ceporexin, Oracef
Cefalotin	Cepovenin
Cefamandol	Mandokef
Cefazedon	Refosporin
Cefazolin	Elzogram, Gramaxin
Cefixim	Cephoral
Cefmenoxim	Tacef
Cefoperazon	Cefobis
Cefotaxim	Claforan
Cefotiam	Spizef
Cefoxizin	Mefoxitin
Cefpodoxim	Orelox, Podomexef
Cefradin	Sefril
Cefsulodin	Pseudocef
Ceftazidim	Fortum
Ceftizoxim	Ceftix
Ceftriaxon	Rocephin
Cefuroxim	Elobact, Zinat
Choramphenicol	Berlicetin, Chloramsaar, Paraxin
Chlortetracyclin	Aureomycin
Cinoxazin	Cinobactin
Ciprofloxazin	Ciprobay
Clarithromycin	Cyllind, Klacid
Clindamycin	Sobelin
Dicloxacillin	Dichlor-Stapenor
Doxycyclin	Azudoxat, Doxybioxin, Supracyclin, Vibramycin, Vibravenös
Enoxacin	Gyramid
Erythromycin	Eryhexal, Erythrocin, Erythrogenat, Infectomycin
Ethambutol	EMB-Fatol, Myambutol
Flucloxacillin	Staphylex
Fluconazol	Diflucan, Fungata
Flucytosin	Ancotil Roche
Fosfomycin	Fosfocin
Gentamicin	duragentamicin, Gentamix, Refobacin, Septopal
Imipenem + Cilastatin	Zienam

Freiname (Generic)	Handelsname (Beispiele)
Isoniazid	Isozid
Itraconazol	Sempera
Ketoconazol	Nizoral, Terzolin
Latamoxef	Festamoxin, Moxalactam
Lincomycin	Albiotic
Metronidazol	Arilin, Clont, Flagyl, Fossyol
Mezlocillin	Baypen
Minocyclin	Aknereduct, Aknosan, durakne, Ichth-Oral, Klinomycin Lederderm
Nalidixinsäure	Nogram
Netilmicin	Certomycin
Nitrofurantoin	Cystit, Furadantin, Nifurantin
Norfloxazin	Barazan
Ofloxacin	Tarivid
Oxytetracyclin	Aknin-Winthrop Kapseln, BTH-S, Broncho-Tetra-Holz, Macocyn, Oxy-Selz
Pefloxacin	Peflacin
Phenoxymethyl-Penycillin	Antibiocin, Arcasin, Infectocillin, Isocillin, Ispenoral, Megacillin oral
Pipemidsäure	Deblaston
Piperacillin	Pipril
Propicillin	Baycillin
Pyrazinamid	pezetamid, Pyrafat
Rifampicin	Eremfat, Rifa, Rimactan
Rolitetracyclin	Reverin
Roxithromycin	Cyllind, Klacid
Spectinomycin	Stanilo
Streptomycin	Strepto-Fatol
Sulbactam	Combactam
Sulfadiazin	in Triglobe, Sterinor u. a.
Sulfalen	Longum
Sulfamethoxazol	Bestandteil von Co-trimoxazol in: Bactrim, Eusaprim, Sulfacet
Terbinafin	Lamisil
Tetracyclin	Achromycin, Hostacylin, Supramycin
Tetroxoprim	in Sterinor
Ticarcillin	Betabactyl
Tinidazol	Simplotan, Sorquetan
Tobramycin	Gernebcin
Trimethoprim	Trimanyl, Trimono, Uretrim
Vancomycin	Vancomycin

Literatur

Adam D, Doering W, Götzel R, Hahn H, Helwig H, Knothe H, Lode H, Naber K, Stille W, Wiedemann B (1984) Rationaler Einsatz oraler Antibiotika in der Praxis. Münch Med Wschr 126:1425–1430

Alexander M, Estler C-J, Legler F (1993) Antibiotika und Chemotherapeutika, 2. Aufl. Wissensch Verlagsges, Stuttgart

Backhouse C, Wade A, Williamson P, Tremblay D, Lenfant B (1990) Multiple dose pharmacokinetics of cefpodoxime in young adult and elderly patients. J Antimicrob Chemother 26:Suppl. E, 29–34

Bergan T, Allgulander S, Fellner H (1986) Pharmacokinetics of Co-Trimacine (Sulphadiazine plus trimethoprime) in geriatric patients. Chemother 32:478–485

Berk SL, Alvarez S (1985) Bacterial infections in the elderly. Postgrad Med 77:169–179

Böcker R, Mühlberg W, Platt D, Estler C-J (1986) Serum level, half-life and apparent volume of distribution of doxycycline in geriatric patients. Eur J Clin Pharmacol 30:105–108

Braga PC, Fraschini F, Scaglione F, Scarpazza G, Schiavi M, Ventura P (1987) Pharmacokinetics of cinoxacin in elderly patients following repeated oral administration. Chemother 33:309–315

Dobbs BR, Gazeley LR, Campbell AJ, Edward IR (1987) The effect of age on the pharmacokinetics of enoxacin. Eur J Clin Pharmacol 33:101–104

El-Sayed YM, Islam YM (1989) Effects of age and renal function on gentamicin pharmacokinetic parameters. Int J Clin Pharmacol Ther Toxicol 27:503–509

Estler C-J (1992) Pharmakologie und Toxikologie, 3. Aufl. Schattauer, Stuttgart New York

Fillastre JP, Humbert G, Leroy A, Borsa F, Hannedouche T (1986) Pharmacocinétique de la nétilmicine chez les sujets âgés. Thérapie 41:179–183

Forth W, Henschler D, Rummel W (1983) Allgemeine und spezielle Pharmakologie und Toxikologie, 4. Aufl. Wissenschaftsverlag, Mannheim

Franke H (1973) Das Wesen der Polypathie bei Hundertjährigen. In: Schubert R und Störmer A: Schwerpunkte in der Geriatrie 2. Multimorbidität. Werk Verlag E. Banaschewski, München-Gräfelfing, S. 39–45

Freeman J, McGowan UE jr (1973) Risk factors for nosocomial infections. J Infect Dis 138:811–819

Gallis HA (1984) Infectious diseases in the elderly. In: Covington TR & Walker JI. Current geriatric therapy. Saunders, Philadelphia, S. 239–276

Geiser B, Steinmann B (1969) Infektionen im Alter. Z Gerontol 2:69–85

Gsell O, Merian (1974) Klinische Charakteristika der Krankheiten im hohen Alter. In: Krankheiten der über 70jährigen. Bern, zitiert nach Geiser und Steinmann

Hayton WLS, Stoeckel K (1986) Age-associated changes in ceftriaxone pharmacokinetics. Clin Pharmacokin 11:76–86

Hirata CAI, Guay DRP, Awni WM, Stein DJ, Peterson PK (1989) Steady state pharmacokinetics of intravenous and oral ciprofloxacin in elderly patients. Antimicrob Agents Chemother 33:1927–1931

Kees F, Naber KG, Meyer GP, Grobecker H (1989) Pharmacokinetics of ciprofloxacin in elderly patients. Arzneim Forsch 39:523–527

Kelly JG, Deaney NB, Lavan J, Noel J (1988) Chronic dose urinary and serum pharmacokinetics of norfloxacin in the elderly. Br J Clin Pharmacol 26:787–790

Kergueris HF, Bourin M, LeNormand Y, Larousse C, Rembaux A (1986) Pharmacocinétique de l'isoniacid chez le sujet âgé. Thérapie 41:19–22

Klotz U (1984) Klinische Pharmakokinetik, 2. Aufl. G. Fischer, Stuttgart New York

Knothe H (1981) Tabellarium der Chemotherapie für die Praxis. Aesopus Verlag, Basel/Wiesbaden

Kohn RP (1982) Cause of death in very old people. J Am med Ass 247:2793–2797

Kristensen M, Molholm-Hansen J, Kampmann J, Lumholtz B, Siersbaek-Nielsen K (1974) Drug elimination and renal function. J Clin Pharmacol 14:307–308

Lang E (1981) Antibiotika-Tabellen, 5. Aufl. Verlag Medizin. Information, Wien

Lebel M, Bergeron MG (1987) Pharmacokinetics in the elderly. Studies on ciprofloxacin. Am J Med 82:Suppl 4A:108–114

Legler F, Preissler O (1982) Rationale Antibiotikatherapie. Empfehlungen für den klinischen Alltag. Therapiewoche 32:3369–3378

Leikola E, Vartia KO (1957) On penicillin levels in young and geriatric patients. J Gerontol 12:48–52

Lepage JY, Caillon J, Malinowsky JM, Lequerré S, Cozian A, Le Normand Y, Potel G, Drugenon H, Baron D (1991) Pharmacokinetics of norfloxacin in the elderly. Fundam Clin Pharmacol 5:203–208

Ljungberg B, Nilsson-Ehle I (1988) Comparative pharmacokinetics of ceftazidime in young, healthy and elderly, acutely ill males. Eur J Clin Pharmacol 34:179–186

Ljungberg B, Nilsson-Ehle I (1989) Pharmacokinetics of ciprofloxacin in the elderly: Increased oral bioavailability and reduced renal clearance. Eur J Clin Microbiol Infect Dis 8:515–520

Lode H, Siegenthaler W (1981) Klinische Antibiotika-Therapie. Empfehlungen einer interdisziplinären Arbeitsgruppe der Paul-Ehrlich-Gesellschaft für Chemotherapie. Dtsch Ärztebl 78:501–502

Lode H, Schäfer R, Olschewski P, Sievers H, Koeppe P (1989) Besonderheiten der Infektionstherapie im Alter. In: Lode H, Seiler W, Ullmann H (Hrsg) Infektionen beim alten Menschen. Zuckschwerdt, München, S. 31–40

Ludwig E, Csiba A, Magyar T, Szöcs G, Graber H (1983) Age-associated pharmacokinetic changes of metronidazol. Int J Clin Pharmacol 21:87–91

Meyers BR, Mendelson MH, Srulevitch-Chin E, Bradbury K, McMurdo L, Hirschman SZ (1987) Pharmacokinetic properties of mezlocillin in ambulatory elderly subjects. J Clin Pharm 27:678–681

Meyers BR, Wilkinson P, Mendelsohn MH, Walsh S, Bournazos C, Hirschman SZ (1991) Pharmacokinetics of ampicillin-sulbactam in healthy elderly and young volunteers. Antimicrob Agents Chemother 35:2098–2101

Miglioli PA, Pivetta P, Strazzabosco M, Orlando R, Okolicsanyi L, Palatini P (1990) Effect of age on single- and multiple-dose pharmacokinetics of erythromycin. Eur J Clin Pharmacol 39:161–164

Molinaro M, Villani P, Regazzi MB, Rondanelli R, Doveri G (1992) Pharmacokinetics of ofloxacin in elderly patients and in healthy young subjects. Eur J Clin Pharmacol 43:105–107

Mühlberg W, Platt D (1982) Cefotaxim-Pharmakokinetik bei geriatrischen Patienten mit Multimorbidität. Med Welt 33:551–560

Naber K (1979) Cefuroxim: Pharmakokinetik bei geriatrischen Patienten und Therapieergebnisse beim komplizierten Harnwegsinfekt. Therapiewoche 29:5944–5953

Naber K, Adam D (1980) Pharmakokinetik von Cefotaxim bei geriatrischen Patienten. Münch Med Wschr 46:1651–1654

Naber K, Adam D, Schalkhäuser K, Kees F, von Hattingberg HM, Grobecker H (1982) Pharmacokinetics of cefoperazone in geriatric patients and concentrations in different tissues of the urinary tract. Proc 6th int Cefoperazone Symposium, Tokyo: pp 114–130

Naber K, Adam D, Kess F, Lintz W, Grobecker H (1983a) Cefmenoxim: Pharmakokinetik bei jüngeren Probanden gegenüber älteren Patienten und Gewebekonzentrationen im Urogenitaltrakt. Fortschr antimikrob antineoplast Chemother 2-2:297–313

Naber K, Kees F, Grobecker H (1983b) Ceftazidim: pharmacokinetics in young volunteers versus elderly patients and therapeutics efficacy with complicated urinary tract infections. J Antimicrob Chemother 12 Suppl A:41–45

Naber KG, Kees F, Meyer GP, Grobecker H (1986a) Pharmakokinetik von Mezlocillin und Ioxitalaminsäure bei Probanden und älteren Patienten. Fortschr antimikrob antineopl Chemother 5-3:493–500

Naber KG, Kees F, Meyer GP, Grobecker H (1986b) In-vitro-Aktivität und Pharmakokinetik von Piperacillin bei älteren Patienten im Vergleich zu jüngeren Probanden. Fortschr antimikrob antineopl Chemother 5-6:949–959

Nagami PH, Yoshikawa TT (1983) Tuberculosis in the geriatric patient. J Am Geriatr Soc 31:356–363
Nilsen OG (1987) Comparative pharmacokinetics of macrolides. J Antimicrob Chemother 20:Suppl B, 81–88
Phair JP (1979) Aging and infection: a review. J chron Dis 32:535–540
Pietroski NA, Graziani AL, Lawson LA, Bland JA, Rogers JD, MacGregor RR (1991) Steady-state pharmacokinetics of intra-muscular imipenem-cilastatin in elderly patients with various degrees of renal function. Antimicrob Agents Chemother 35:972–975
Rho JP, Jones A, Woo M, Castle S, Smith K, Bawdon RE, Norman DC (1989) Single-dose pharmacokinetics of intravenous ampicillin + sulbactam in healthy elderly and young subjects. J Antimicrob Chemother 24:573–580
Saviteer SM, Samsa GP, Butala WA (1988) Nosocomial infections in the elderly increased risk per hospital day. Am J Med 84:661–666
Schmidt UJ (1984) Besonderheiten der Pharmakotherapie im Alter. Volk und Gesundheit, Berlin
Seiler WO (1989) Epidemiologie von Infektionen beim alten Menschen. In: Lode H, Seiler W, Ullmann U (Hrsg) Infektionen beim alten Patienten. Zuckschwerdt, München, S. 1–7
Simon C, Malerczyk V, Müller U, Müller G (1972) Zur Pharmakokinetik von Propicillin bei geriatrischen Patienten im Vergleich zu jüngeren Erwachsenen. Dtsch med Wschr 97:1999–2003
Simon C, Malerczyk V, Engelke H, Preuss I, Grahmann H, Schmidt K (1975) Die Pharmakokinetik von Doxycyclin bei Niereninsuffizienz und geriatrischen Patienten im Vergleich zu jüngeren Erwachsenen. Schweiz med Wschr 105:1615–1620
Simon C, Malerczyk V, Zierott G, Lehmann K, Thiesen U (1975) Blut-, Harn- und Gallenspiegel von Ampicillin bei intravenöser Dauerinfusion, Arzneim Forsch 25:654–656
Simon C, Malerczyk V, Tenschert B, Möhlenbeck F (1976) Die geriatrische Pharmakologie von Cefazolin, Cefradin und Sulfisomidin. Arzneim Forsch 26:1377–1382
Simon C, Stille W (1985) Antibiotika-Therapie in Klinik und Praxis, 6. Aufl. Schattauer, Stuttgart New York
Sjövall J, Alvan G, Huitfeld B (1986) Intra- and interindividual variation in pharmacokinetics of intravenously infused amoxycillin and ampicillin to elderly volunteers. Brit J Clin Pharmacol 21:171–181
Steinmann B (1972) Über Infektionen im Alter. Z Allg Med:634–637
Taburet AM, Devillers A, Thomare P, Fillastre J-P, Veyssier P, Singlas E (1990) Disposition of fleroxacin, a new trifluorquinolone, and its metabolites. Pharmacokinetics in elderly patients. Clin Pharmacokinet 19:80–88
Toon S, Hopkins KJ, Garstang FM, Aarons L, Rowland M (1987) Pharmacokinetics of imipenem and cilastatin after their simultaneous administration to the elderly. Brit J Clin Pharmacol 23:143–149
Tremblay D, Dupont A, Ho C, Coussediere D, Lenfant B (1990) Pharmacokinetics of cefpodoxime in young and elderly volunteers after a single dose. J Antimicrob Chemother 26:Suppl E, 21–28
Triggs EJ, Nation RL, Long A, Ashley JJ (1975) Pharmacokinetics in the elderly. Eur J Clin Pharmacol 8:55–62
Van Scoy RE, Wilkowske CJ (1992) Antituberculous drugs. Mayo Clin Proc 67:179–187
Varoquaux O, Lajoie D, Gobert C, Cordonnier P, Ducreuzet C, Pays M, Advenier C (1985) Pharmacokinetics of the trimethoprim-sulphamethoxazole combination in the elderly. Brit J Clin Pharmacol 20:575–581
Vartia KO, Leikola E (1960) Serum levels of antibiotics in young and old subjects following administration of dihydrostreptomycin and tetracycline. J Gerontol 15:392–394
Verghese A, Beck SL (1983) Bacterial pneumonia in the elderly. Medicine 62:271–285
Vozeh D, Dettli L (1986) Pharmakokinetik bei Nierenversagen. In: Deutsch E, Druml W, Kleinberger G, Ritz R, Schuster HP: Akutes Nierenversagen und extrakorporale Therapieverfahren. Schattauer, Stuttgart New York, S. 207–225

Walther H, Meyer FP (1987) Klinische Pharmakologie antibakterieller Arzneimittel. Urban & Schwarzenberg, München Wien Baltimore

Walubo A, Chan K, Woo J, Chan HS, Wong CL (1991) The disposition of antituberculous drugs in plasma of elderly patients II. Isoniazid, rifampicin and pyrazinamide. Meth Find Exp Clin Pharmacol 13:551–556

Yoshikawa TT (1984) Aging and infectious diseases: state of the art. Gerontology 30: 275–278

Zaske DE, Cippole RJ, Rotschafer JC (1982) Gentamycin pharmacokinetics in 1640 patients: Method for control of serum concentrations. Antimicrob Agents Chemother 20: 407–411

Kortikoidtherapie

H. KAISER

Alternsgang der Nebennieren

Die erste Anlage der Nebennieren ist in der 4. Schwangerschaftswoche erkennbar. Bis zur 6. Woche entwickelt sich die fötale Rinde, die sich aber schon vor der Geburt zurückbildet; kleine Überreste können bis maximal zum 6. Lebensmonat bleiben. Schon bis zur 10. Woche entwickelt sich die definitive Rinde, die erheblich proliferiert. Bei der Geburt beträgt das Organgewicht etwa 7 g, geht dann auf die Hälfte zurück und entwickelt sich erst langsam auf das Erwachsenengewicht zwischen 5 und 8 g.

Die Cortisolbildung liegt bei Neugeborenen um 30 µg/100 ml und fällt bereits am Ende des 1. Tages auf etwa 10 µg/100 ml ab. Die Produktionsrate nimmt in Relation zur Körperoberfläche allmählich zu. Beim Neugeborenen gibt es noch keinen zirkadianen Rhythmus; die Corticolsekretion geschieht in mehreren Stößen über den Tag verteilt. Erst im Schulalter entwickelt sich die typische zirkadiane Rhythmik.

Die Zona glomerulosa, Bildungsstätte der Mineralokortikoide, entwickelt sich erst im 3. Lebensjahr und erfährt ihre volle Entfaltung in der Pubertät (ZURBRÜGG 1986).

Etwa ab dem 30. Lebensjahr lassen sich in der Nebennierenrinde degenerative Veränderungen erkennen (FINCH und HAYFLICK 1977). Als man noch keine Hormonanalysen machen konnte, nahm man daher an, daß die Hormonproduktion im Laufe des Lebens abnimmt. Es gab sogar einmal die Hypothese, daß das Altern selbst die Folge einer Involution der Nebennieren sei – ähnlich wie man das ja auch einmal von den Keimdrüsen und der Schilddrüse vermutet hat.

Heute ist gesichert, daß zwar die Bildung der Androgene und in geringerem Maße der Mineralokortikoide mit dem Alter abnimmt, daß aber die lebensnotwendigen Glukokortikoide ohne jede Einschränkung sezerniert werden. Die Cortisolbasiswerte liegen auch beim über 100jährigen im Normbereich (PUSCH et al. 1980). Auch die zirkadiane Rhythmik ist erhalten. Die Nebennierenrinde bleibt normal stimulierbar durch ACTH (BLICHERT-TOFT 1978; HALL 1978). Das bedeutet, daß der adrenale Regelkreis normal funktioniert. Die Streßanpassung ist auch bei über 80jährigen gesichert. Die Cortisolspiegel erreichen z.B. nach Herzinfarkt die gleiche Höhe wie bei Jüngeren (ADAIR und KASAHARA 1980).

Wenn man allerdings die Cortisolproduktionsraten berechnet, so sind sie im Alter etwas reduziert. Da der Metabolismus verlangsamt ist – die Plasma-Eliminations-Halbwertzeit kann bis zu 40 % verlängert sein –, ist dies wohl eine Folge der Anpassung durch den Regelkreis.

Fazit: Es gibt keinen „physiologischen Alters-Addison" und auch die Streßanpassung funktioniert bis ins höchste Alter. Somit besteht kein Grund, alten Menschen etwa vor einer Operation Kortikoide zu verabreichen, sofern nicht eine krankhafte Störung des adrenalen Regelkreises aus anderen Gründen vorliegt.

Die Nebennierenrinden-Insuffizienz

Es gibt vier verschiedene Formen der Nebennierenrinden-Insuffizienz.

Die primäre (Morbus Addison) beruht überwiegend auf einer Immunadrenalitis und tritt bevorzugt im mittleren Lebensalter auf.

Auch die sekundäre bzw. tertiäre Nebennierenrinden-Insuffizienz, ausgelöst durch eine Erkrankung des Hypophysenvorderlappens bzw. des Hypothalamus, sind keine Alterskrankheiten.

Die häufigste Form, die iatrogene Nebennierenrinden-Insuffizienz, betrifft dagegen häufig alte Menschen, speziell solche, deren Grundkrankheit eine langzeitige höher dosierte Kortikoidtherapie notwendig gemacht hat.

Werden Kortikoide länger als 6 Wochen systemisch verabreicht, betrug die Tagesdosis mehr als 10 mg Prednisolon-Äquivalent oder wurde der zirkadiane Rhythmus nicht beachtet (Verabreichung der ganzen oder Teile der Tagesdosis abends), so muß mit einer Blockade des adrenalen Regelkreises gerechnet werden. Der Patient ist dann in allen Streßsituationen gefährdet. Vorsorglich sollte er über diese Gefahren genau informiert werden und einen Cortisonausweis erhalten (Kaiser und Kley 1992).

Bei Streßsituationen, auch z. B. bei bakteriellen Infektionen, darf die Steroidtherapie keinesfalls abgesetzt werden, sondern muß im Gegenteil in der Dosierung erhöht werden, damit die Streßanpassung garantiert ist. Hierfür haben sich folgende Schemen bewährt (Kaiser und Kley 1992):

I. Bei diagnostischen Eingriffen (z. B. Endoskopie, Curettage):
Vor Untersuchungsbeginn 100 mg Hydrocortison i. v.; bisherige Substitution oder pharmakologische Dosis
II. Bei Klimaumstellung, körperlicher Belastung und leichten internen Krankheiten sowie bei Unfall und Geburt:
Verdoppelung, in schweren Fällen Verdreifachung der Dosis
III. Bei kleinen operativen Eingriffen (z. B. Endoskopien, Synovialektomie):
Vor Operationsbeginn 100 mg Hydrocortison i. v., dann alle 6 h je 100 mg Hydrocortison i. v. während 24 h
IV. Bei Unfällen, Verbrennungen und größeren Eingriffen (z. B. im Abdominalbereich):
Vor Operationsbeginn 100 mg Hydrocortison i. v.; dann alle 6 h je 100 mg Hydrocortison i. v. während 72 h, dann abbauend in den folgenden Tagen

V. Für große Chirurgie (speziell bei Patienten mit völlig darniederliegendem adrenalen Regelkreis) gibt es Behandlungsschemata, die heute allen Anästhesisten geläufig sind (s. KAISER und KLEY 1992).

Pharmakologische Therapie

Kortikoide werden heute ganz überwiegend nicht zur Substitution, sondern als Pharmaka eingesetzt, weil sie, sofern sie in überphysiologischen Dosen verabreicht werden, eine Reihe von pharmakologischen Wirkungen entfalten: Entzündungshemmung, Immunsuppression, antiallergischer Effekt, Einfluß auf lymphatische Krankheiten, Antihirnödemwirkung, Beeinflussung von Schockzuständen, antihyperkalzämische Wirkung. Alle diese Effekte sind unspezifisch und symptomatisch; keine Krankheit kann durch Cortison geheilt werden.

Unerwünschte Wirkungen

Die Tatsache, daß zur Erzielung pharmakologischer Effekte unphysiologisch hohe Dosen gegeben werden müssen, erklärt, warum diese Therapie zwangsläufig auch unerwünschte Wirkungen haben muß, nämlich durch den Hormonexzeß.

Es sind im wesentlichen 2 Gruppen von sog. Nebenwirkungen: Einmal der exogene Hyperkortizismus mit allen seinen Auswirkungen (Cushing-Syndrom) und zum zweiten der endogene Hypocortisolismus infolge der Störung des adrenalen Regelkreises.

Während die Folgen des Hyperkortizismus dem Patienten anzusehen bzw. mit relativ einfachen Untersuchungen feststellbar sind, läßt sich die Hemmung des Hypothalamus-Hypophysenvorderlappen-Nebennierenrinden-Systems nur mit relativ aufwendigen Untersuchungen nachweisen. Sie ist für den Patienten zweifellos risikoträchtiger als die Cushing-Symptomatik, kann aber heute durch entsprechendes therapeutisches Vorgehen weitgehend verhindert werden (siehe S. 229). Ausführliche Darstellung all dieser Probleme bei KAISER und KLEY (1992).

Spezielle Risiken der Kortikoide bei alten Patienten

Cortison-Osteoporose

Das größte Risiko einer Langzeittherapie mit Kortikoiden ist die Osteoporose (KAISER 1988). Schon physiologischerweise tritt ab dem 40./50. Lebensjahr ein kontinuierlicher Knochenverlust von 1 bis 1,5 %/Jahr ein. ⅔ aller Frauen nach der Menopause weisen einen beschleunigten Knochenmassenverlust auf, so daß mehr als 30% älterer Frauen eine Osteoporose entwickeln. Dagegen sind unter den Osteoporose-Patienten weniger als 10% Männer (MINNE et al. 1986).

Nun gibt es aber Krankheiten, die zu erhöhtem Verlust an Ganzkörperkalzium führen, wie z. B. die chronische Polyarthritis: 3–4%/Jahr. Zur Osteoporose prädisponieren auch alle anderen entzündlichen Krankheiten sowie Erkrankungen, die zur Malabsorption führen.

Gibt man einem Patienten langzeitig 7 bis 9 mg/die Prednisolon, so steigt die Rate auf 20%/Jahr Verlust (Reid 1986). Der Knochenverlust setzt unter Steroiden relativ frühzeitig ein, sistiert aber später (Reid et al. 1986). Alternierende Therapie schützt nicht vor der Entwicklung einer Osteoporose (Berg et al. 1984). Betroffen sind in verstärktem Maße Frauen in der Prämenopause, dagegen wesentlich weniger Frauen in der Postmenopause sowie Männer (Als et al. 1985; Dambacher et al. 1986). Nach Dambacher et al. (1986) entwickelt sich die Steroid-Osteoporose unabhängig von der Skelettausgangsmasse, sie betrifft – im Gegensatz zu früheren Auffassungen – nicht nur die Wirbelsäule, sondern das gesamte Skelettsystem, aber nur die Spongiosa und nicht die Compacta.

Es gibt keinen Zweifel, daß das Risiko einer Osteoporose um so größer ist, je höhere Dosen und je länger die Kortikoide gegeben werden. Da aber – wie erwähnt – viele Faktoren interferieren, gibt es bis heute keine zuverlässigen Angaben über eine Grenzdosis. Wenn auch einzelne Autoren die Meinung vertreten, daß auch die kleinste Dosis (z. B. 2,5 mg/die Prednisolon) zu einer Osteoporose führen können (Smith 1990), so sind doch in jüngster Zeit eine Reihe von Untersuchungen erschienen, die speziell bei chronischer Polyarthritis und bei Riesenzellarteriitis/Polymyalgia rheumatica nachweisen, daß bei einer Dauerdosierung von unter 7 mg/die Prednisolon kein höherer Knochenverlust eintritt, als bei Gleichaltrigen, die nicht mit Kortikoiden behandelt werden (Kotaniemi 1988; Sambrock et al. 1989; Leboff 1991; Andersson et al. 1990; Kröger et al. 1990; Ringe 1991; Scheiber et al. 1991; Felder und Rüegsegger 1991; Nordborg et al. 1990; Dhillon et al. 1990; Andersson 1993; Kotaniemi 1993; Kröger 1993).

Prophylaxe und Therapie der Steroid-Osteoporose müssen den Pathomechanismus berücksichtigen: Einerseits verminderte Absorption von Kalzium aus dem Magen-Darm-Kanal und vermehrte tubuläre Ausscheidung von Kalzium, woraus ein sekundärer Hyperparathyreoidismus resultiert, und andererseits eine Hemmung der Osteoblastentätigkeit sowie eine Stimulation des Knochenabbaus.

Zur *Osteoporoseprophylaxe* bei gefärdeten Patienten ist zu empfehlen:

- strenge Indikationsstellung für eine systemische Langzeittherapie;
- Austitrierung der niedrigst möglichen Dosis durch Reduktionsschritte von 1 mg/die unterhalb von 10 mg/die Prednisolon;
- ausreichende körperliche Bewegung, soweit es die Grundkrankheit erlaubt;
- Sorge für genügende Kalziumzufuhr mit der Nahrung bzw. medikamentöse Zugabe. Die Kalziumgabe ist deshalb so wichtig, weil der Tagesbedarf an Kalzium bei älteren Menschen von 1200 mg/die bei unseren derzeitigen Ernährungsgewohnheiten nicht gesichert ist: Durchschnittliche Zufuhr von 720 mg/die und bei Frauen über 60 nur 400 mg/die (Minne et al. 1986).

– Medikamentöse Prophylaxe siehe Kap. „Behandlung der Osteoporose".

Therapie der eingetretenen Osteoporose siehe Kap. „Behandlung der Osteoporose" (S. 375).

Cortisonmyopathie

Die Myopathie gehört zum Krankheitsbild des spontanen Cushing-Syndroms, ist also auch bei prolongierter Kortikoidtherapie zu erwarten. Sie tritt vor allem bei Anwendung von Präparaten mit langer Verweildauer im Körper auf, also den fluorierten Derivaten, speziell Triamcinolon (MANDEL 1982; TRUHAN und AHMED 1989). Deshalb sollten diese Produkte für die Langzeittherapie nicht verwendet werden (KAISER und KLEY 1992).

Aseptische Knochennekrosen

Aseptische Knochennekrosen, bevorzugt in den Hüftköpfen, aber auch der Oberarmköpfe, wurden in den letzten Jahren häufiger beobachtet bei Alkoholikern, Übergewichtigen und Patienten mit Fett- und Zuckerstoffwechselstörungen. Nicht selten waren aber auch Patienten betroffen, die höhere Steroiddosen über längere Zeit eingenommen hatten, z.B. Transplantierte, Kranke mit Lupus erythematodes visceralis, Glomerulonephritis, Asthma. In jüngster Zeit beobachtete man diese Komplikation auch bei solchen Patienten, die sehr hohe Dosen kurzfristig erhielten, z. B. bei der hochdosierten intravenösen Stoßtherapie (WOLLHEIM 1984; KAISER 1989; PERE et al. 1989; GROSSMANN und GANZ 1991) oder bei der Behandlung des Hirnödems (FAST et al. 1984; MÜLLER und KONERMAN 1987). Bei Niedrigdosierung selbst über viele Jahre wurde niemals eine Osteonekrose beobachtet (BENSASSON 1969). Für die Erkennung des Zusammenhangs zwischen Kortikoidtherapie und der Osteonekrose ist die Tatsache zu berücksichtigen, daß die Osteonekrose meist erst nach Monaten bis Jahren auftritt (MANKIN 1992).

Bei alten Patienten ist diese Komplikation besonders ungünstig, weil sie zur Immobilisierung mit allen ihren sekundären Risiken führt (SCHLUMPF und VONWIL 1985).

Prophylaxe: Low dose-Therapie (s. S. 229).

Augenschäden

Die Cortison-induzierten *Katarakte* (hintere subkapsuläre Linsentrübung) treten besonders häufig nach intramuskulärer Verabreichung von Triamcinolonpräparaten auf (KREY 1984). Dies ist ein Grund mehr, diese auch aus endokrinologischer Sicht ungünstige Therapie zu verlassen (s. S. 229). Auch langfristiger Gebrauch von steroidhaltigen Augentropfen kann Linsentrübungen auslösen (STRAUB 1992).

Das *Kortikoidglaukom*, ausgelöst durch topische oder systemische Anwendung, ist so lange reversibel, als es noch nicht zu morphologischen Veränderungen geführt hat. Das ist die Begründung für die Forderung, bei einer

Langzeitkortikoidtherapie alle 3 Monate eine augenärztliche Überprüfung von Hornhaut, Linse und Augeninnendruck durchführen zu lassen.

Gerade für den alten Patienten ist eine zusätzliche Einschränkung der Sehkraft außerordentlich gravierend (Straub 1992).

Propagierung von Infektionen

Vor Beginn einer Langzeittherapie mit Kortikoiden müssen bakterielle Infektionen ausgeschlossen oder bei dringender Indikation gleichzeitig gezielt behandelt werden. Die Suche nach evtl. latenten Infekten ist besonders beim alten Patienten von größter Bedeutung. Man denke an chronische Bronchitis, Harnwegsinfektionen, aber auch die Tuberkulose.

Das Risiko von Infektionen ist reduziert, wenn die Langzeitdosis unter 10 mg/die Prednisolon bzw. die kumulative Gesamtdosis unter 700 mg Prednisolon liegt (Frey und Speck 1992).

Auch alternierende Anwendung vermindert das Infektionsrisiko (Sheagren 1989; Hoffman et al. 1992).

Eine absolute Kontraindikation für die systemische Kortikoidtherapie stellen im übrigen akute Virusinfektionen, HBs-AG-positive, chronisch-aktive Hepatitis sowie Parasitosen und Systemmykosen dar. Alle diese Krankheiten können durch Steroide dramatisch verschlechtert werden (Kaiser und Kley 1992).

Durchführung der Therapie

Die Durchführung der Kortikoidtherapie beim alten Patienten ist grundsätzlich die gleiche wie beim jüngeren, weshalb hier nur kurz einige Prinzipien dargestellt seien (ausführliche Darstellung in Kaiser 1992).

Initialdosen

Die Initialdosis hängt ab von der Ausdehnung und Akuität des Krankheitsbildes: Je akuter und schwerer die Krankheit, um so höhere Dosierungen, je chronischer die Krankheit um so niedrigere Dosis [1].

Die *hochdosierte intravenöse Stoßtherapie* (pulse therapy) wird mit je 1,0, 0,5 oder 0,25 g Prednisolon als Kurzinfusion an mehreren aufeinanderfolgenden Tagen durchgeführt. Diese Anwendungsform muß der Klinik vorbehalten bleiben. Sie kommt in der Geriatrie, insbesondere bei akuter Erblindung im Rahmen der Riesenzellarteriitis, aber auch bei schwer verlaufenden Systemkrankheiten und Vaskulitiden in Frage.

Eine *hochdosierte Therapie* mit 1–3 mg/kg/die (also etwa 80–250 mg/die) Prednisolon ist indiziert bei akuten und schweren Krankheitsbildern, z. B. bei

[1] Alle angegebenen Dosierungen beziehen sich auf die heute meist verwendeten Präparate Prednison und Prednisolon. Wird ein anderes Präparat gewählt, muß die äquivalente Dosis gegeben werden (s. Tabelle 2, S. 231).

Arteriitis capitis im Rahmen der Riesenzellarteriitis oder schweren allergischen Reaktionen.

Als *mittlere Dosierung* werden 0,5 mg/kg/die (= 30–40 mg/die) Prednisolon bei subakuten Krankheitsbildern gegeben, z. B. bei Exazerbationen des Asthma bronchiale, bei schwerer chronischer Bronchitis, bei allergischen Hautreaktionen nach Medikamenteneinnahme.

Eine *niedrigdosierte Behandlung* mit 0,25 mg/kg/die (etwa 15–20 mg/die) Prednisolon wird bei chronischen Krankheitszuständen begonnen, z. B. bei exsudativen Phasen der chronischen Polyarthritis, akuter ödematöser Alters-c. P., Polymyalgia rheumatica ohne Hinweis auf eine Arteriitis capitis.

Mit *ganz niedrigen Dosen* um 10 mg/die Prednisolon beginnt man bei der Alters-Polyarthritis.

Applikationsformen

Nur die hochdosierte Stoßtherapie und evtl. die hochdosierte Behandlung werden mit intravenösen Injektionen bzw. Infusionen begonnen. Ansonsten ist die orale Gabe die Methode der Wahl. Die intramuskuläre Injektion von Kristallsuspensionen gilt wegen ihrer endokrinen und lokalen Risiken schon seit Jahren als obsolet. Bei Suppositorien ist die Bioverfügbarkeit sehr gering und zeigt große individuelle Schwankungen.

Bei obstruktiven Lungenerkrankungen gilt heute die Anwendung der modernen Inhalationspräparate als „Basistherapie" (s. S. 243f.).

Abbau der Initialdosen

Wenn unter der Initialdosis eine deutlich erkennbare Wirkung eingetreten ist, wird die Dosis kontinuierlich abgebaut. Im höheren Dosisbereich kann in größeren Schritten und schneller reduziert werden, z. B. alle 3–6 Tage um 5 mg/die Prednisolon. Im niedrigen Bereich muß mit immer kleineren Schritten und immer langsamer abgebaut werden, ab 10 mg/die Prednisolon um je 1–½ mg alle 1–2–4 Wochen.

Erhaltungsdosis

Bei chronischen Krankheiten, die einer Langzeitbehandlung bedürfen, muß versucht werden, auf die kleinste noch wirksame Dosis zu kommen, um das Risiko der Therapie so weit wie möglich zu reduzieren. Die jeweils nötige Erhaltungsdosis hängt von der Krankheit und der individuellen Reaktion des Patienten ab. Erfahrungen in den letzten Jahren haben gezeigt, daß der Behandlungserfolg bei den meisten Krankheiten, die einer Langzeitbehandlung bedürfen (z. B. chronische Polyarthritis, Riesenzellarteriitis/Polymyalgia rheumatica, chronisches Asthma) mit einer Dosis unterhalb von 6 mg/die Prednisolon (sog. low dose-Therapie) aufrechterhalten werden kann, sofern nur in 1-mg-Schritten alle paar Wochen reduziert wird. Dasselbe Vorgehen ist auch zur Beendigung einer Kortikoidtherapie zu empfehlen.

Einnahmezeitpunkt

In Notfallsituationen können Kortikoide selbstverständlich zu jeder Tageszeit gegeben werden. Bei sehr hoher Initialdosis, etwa oberhalb von 50 mg/die Prednisolon, empfiehlt es sich die Gesamtdosis auf 2–3 Einnahmen zu verteilen. Bei mittleren Dosen und speziell bei der Erhaltungstherapie soll die einmalige morgendliche Gabe vor 8 Uhr *(zirkadiane Therapie)* angestrebt werden, da dadurch der adrenale Regelkreis nicht oder zumindest nur sehr gering gestört wird. In seltenen Fällen, z. B. bei schwerem nächtlichem Asthma, wird man auf eine abendliche Dosis verzichten können; dann morgens $^2/_3$ und abends (oder besser nachmittags) $^1/_3$ der Gesamtdosis. Ist eine langdauernde abendliche Gabe unvermeidbar, muß mit einer totalen Blockade des adrenalen Regelkreises gerechnet werden. Dann ist der Patient nicht streßfähig. Er muß über diese Tatsache und die sich daraus ergebenden Konsequenzen aufgeklärt werden und sollte immer einen Cortisonausweis bei sich tragen (KAISER und KLEY 1992).

Noch schonender für den adrenalen Regelkreis ist die *alternierende Therapie*, d.h. die Gabe der für 48 Stunden nötigen Kortikoiddosis jeden 2. Tag morgens vor 8 Uhr. Diese Anwendungsform führt auch zu weniger anderen unerwünschten Kortikoideffekten, z. B. weniger Cushing-Symptomatik, weniger Immunsuppression und geringeres Infektionsrisiko. Die Osteoporosegefahr wird dagegen nicht reduziert. Der Übergang auf die alternierende Therapie muß langsam im Laufe einer Woche geschehen; zu schnelles Umsetzen kann ein Krankheitsrezidiv provozieren. Leider ist die alternierende Therapie für manche Krankheiten ungeeignet, z.B. chronische Polyarthritis, Polymyalgia rheumatica, Systemkrankheiten; sie eignet sich auch nicht für insulinpflichtige Diabetiker, weil es sonst zu großen Schwankungen im Glukosestoffwechsel kommt. Bei obstruktiven und fibrosierenden Lungenkrankheiten, hier insbesondere in Kombination mit der inhalativen Therapie, hat sich die alternierende Anwendung dagegen bewährt (PAUWELS 1992).

Arzneimittelinteraktionen

Gleichzeitig verabreichte Medikamente können erwünschte und unerwünschte Wirkungen vermindern bis aufheben oder auch verstärken.

Nichtsteroidale Antirheumatika haben in Kombination mit Kortikoiden und ganz speziell bei älteren Patienten ein erhöhtes Risiko von Magenerosionen bzw. Ulcera. Das relative Ulkusrisiko beträgt 1,1 für Kortikoidmonotherapie, 4,4 für ausschließliche NSAR-Gabe und 14,9 (!) für die Kombination (PIPER et al. 1991). Man sollte deshalb diese früher viel empfohlene Kombination nach Möglichkeit vermeiden. Ist sie unverzichtbar, sollten die beiden Präparate in möglichst großem zeitlichem Abstand gegeben werden: Kortikoide frühmorgens, NSAR abends. Außerdem empfiehlt sich in solchen Fällen eine medikamentöse Ulkusprophylaxe.

Rifampicin, Hydantoine und Barbiturate stimulieren hepatische Enzyme, so daß die Kortikoide schneller abgebaut werden. In diesen Fällen muß die

Tabelle 1. Plasmaeliminations-Halbwertszeit bzw. biologische Halbwertszeit der verschiedenen Corticoide[a]

	Plasma $t\ ^1/_2$ h	biologische $t\ ^1/_2$ h	Charakterisierung
Cortison	$1-1^1/_2$	8–12	Substitutions-
Cortisol	$1-1^1/_2$	8–12	präparate
Prednison	2–3	18–36	
Prednisolon	2–3	18–36	
6-Methylprednisolon	1,5–3	18–36	kurz wirkend
Prednyliden	2–3	18–36	
Cloprednol	2	(?)	
Fluocortolon	1,3–2	24–48	mittel –
Triamcinolon	3–5	28–48	lang wirkend
Paramethason	5	36–72	
Dexamethason	3,5	36–72	lang wirkend
Betamethason	5–7	36–72	

[a] Approximativwerte, meist Mittelwerte verschiedener Untersuchungen

Tabelle 2. Approximative Dosenäquivalenz für die systemische Therapie

Prednison/Prednisolon	5 mg
Prednyliden	6 mg
6-Methylprednisolon	4 mg
Cloprednol	2,5 – 5 mg
Fluocortolon	5 mg
Triamcinolon	4 mg
Paramethason	2 mg
Dexamethason	0,75 mg
Betamethason	0,75 mg

Prednisolondosis verdoppelt werden. Unter Kortikoidtherapie sollten *Diuretika und Laxantien* möglichst vermieden werden, da sonst mit einem erhöhten Kaliumverlust gerechnet werden muß.

Präparatewahl

Für die *Substitutionstherapie* aller Formen einer Nebennierenrindeninsuffizienz ist das physiologische Hormon Cortisol (Hydrocortison) Mittel der Wahl.

Für die *systemische Pharmakotherapie* sind Prednison und Prednisolon nach wie vor die Standardpräparate. Gegen die Anwendung anderer, nicht fluorierter Produkte bestehen keine Bedenken, da sie alle kurze Plasmaeliminationshalbwertzeiten und damit eine geringe Hemmwirkung auf den adrenalen Regelkreis haben (s. Tabelle 1). 9-alpha-fluorierte Präparate haben nur bei Vorliegen von Ödemen Vorteile; sie sollen nicht langfristig verabreicht werden. Für die Behandlung des Hirnödems scheint Dexamethason am günstigsten. Die Äquivalenzdosen der verschiedenen Kortikoide ergeben sich auf Tabelle 2.

Für alle *topischen Anwendungsformen* werden heute fluorierte Präparate bevorzugt.

Empfehlungen an den Patienten

Ist bei einem Kranken eine langfristige Therapie mit Kortikoiden nötig, so muß der Patient über die Therapie, ihre Risiken sowie über die Wege zur Vermeidung unerwünschter Wirkungen aufgeklärt werden. Gleichzeitig muß auch die weit verbreitete „Cortisonangst" abgebaut werden. Dazu genügt Aufklärung allein nicht; Voraussetzung ist eine Vertrauensbildung zwischen Arzt und Patient. Das setzt wiederum fortgesetzte partnerschaftliche Gespräche voraus. Nur auf diese Weise kann erreicht werden, daß die Therapie so durchgeführt wird, wie sie im Interesse des Patienten nötig ist (Bosse et al. 1992).

Die vom Patienten meist gewünschte aktive Beteiligung an seiner Behandlung kann am besten durch Ernährungsempfehlungen erreicht werden, die dazu führen, daß unerwünschte Kortikoidwirkungen vermindert werden:

- Keine Gewichtszunahme
- Täglich wiegen und Verhinderung eines Gewichtsanstiegs durch angepaßte Kalorienzufuhr
- Reichliche Eiweißzufuhr: Fleisch, Fisch und magere Milchprodukte
- Zurückhaltung mit Salz
- Sorge für kaliumreiche Ernährung: viel Obst und Gemüse
- Reichliche Kalziumzufuhr, z. B. 1 l Magermilch/Tag oder magere Milchprodukte
- Zurückhaltung mit Zucker

Weiterhin sollte im Rahmen der ständigen Arzt-Patient-Gespräche immer wieder vermittelt werden, was der Patient in seinem Interesse *nicht* tun soll:

- Eigenmächtige Veränderung der Dosis und des Einnahmezeitpunkts
- Plötzliches Weglassen der Therapie
- Zusätzliche Medikamenteneinnahme ohne Wissen des Arztes

In diesem Zusammenhang sei auch erwähnt, daß die *Compliance* des alten Patienten nicht durch das Alter alleine schlechter ist; oft genug ist ungenügende Compliance mehr dem Arzt als dem Patienten anzulasten. Weintraub (1984) schreibt: Es ist ein persistierender Mythos, daß alte Patienten eine höhere Rate von Non-Compliance haben als jüngere.

Spezielle Kortikoidindikationen in der Geriatrie

Alters-Polyarthritis

Als Alters-c.P. bezeichnet man eine nach dem 60. Lebensjahr auftretende chronische Polyarthritis. 15–30% aller Patienten erkranken erst in diesem Alter, wobei es nach oben fast keine Grenze gibt.

Die Meinungen darüber, ob die Alters-c. P. eine gutartige oder eine bösartige Variante sei, wurde jahrzehntelang kontrovers diskutiert. Den Schlüssel zur Klärung lieferten in den 80er Jahren HEALY (USA) und CAROIT und Mitarb. (Paris). Sie fanden, daß es nicht *eine* Alters-c. P. gibt, sondern drei verschiedene Subgruppen mit unterschiedlicher Symptomatik und Prognose.

Die als *klassische Alters-c. P.* bezeichnete Form weist bei etwa 65% der nach dem 60. Lebensjahr beginnenden chronischen Polyarthritiden eine ganze Reihe von Besonderheiten auf: Es werden relativ mehr Männer befallen; das Verhältnis Frauen: Männer beträgt etwa 1,2:1, während in jüngeren Jahren etwa 75% Frauen betroffen werden; die Krankheit beginnt häufig akut; neben den kleinen Gelenken werden meist auch große Gelenke, bevorzugt die Schultergelenke, betroffen; die Patienten haben stark erhöhte humorale Entzündungszeichen, BKS über 100 in der ersten Stunde ist keine Seltenheit; der Rheumafaktor ist überwiegend positiv; viele Kranke zeigen Allgemeinsymptome wie schlechtes Befinden, Appetitlosigkeit, Gewichtsverlust; relativ rasch entwickelt sich eine Muskelatrophie, die die Immobilisierung beschleunigt. Während viszerale Manifestationen, speziell die Vaskulitis mit ihren Folgen, fehlen, kommt es rasch zu Deformierungen und zur Zerstörung von Gelenken.

Für diese Fälle hat sich langfristige Anwendung niedriger Kortikoiddosen als segensreich erwiesen. Man beginnt die Therapie mit 10 mg/die Prednisolon und behält diese Dosis bei, bis eine deutliche klinische Besserung eingetreten ist. Dann sollte in 1-mg-Schritte alle 3–4 Wochen zur individuellen Erhaltungsdosis reduziert werden. Diese liegt bei diesem Vorgehen meist unter 6 mg/die. BUCHANAN et al. (1988) haben die Wirksamkeit von im Mittel 3,5 mg/die Prednisolon nachgewiesen. Diese Therapieform bringt nicht nur subjektive Erleichterung, sie verhindert auch die im Alter so gefährliche Immobilisierung. Nach HARRIS et al. (1983), MILLION et al. (1984), HEALY (1986), WEISS (1989) und GOODE (1993) soll durch die konsequente Durchführung dieser low dose-Therapie auch die Gelenkdestruktion vermindert werden. In Deutschland läuft zur Zeit eine Multizenterstudie, die dieser Frage nachgeht. Daß diese Form der Kortikoidanwendung auch das Osteoporoserisiko erheblich vermindert, wurde bereits auf S. 225ff. ausgeführt.

Erwähnt werden soll noch, daß bei magenempfindlichen Patienten bzw. solchen mit Ulkusanamnese heute vielfach der low dose-Kortikoidtherapie der Vorzug gegenüber den NSAR gegeben wird (PIPER et al. 1991; KAISER 1992; GOODE 1993).

Bleibt unter Allgemeinbehandlung, sei es mit Kortikoiden oder NSAR, in einem oder wenigen Gelenken eine entzündliche Reaktion bestehen, so ist die *intraartikuläre Injektion eines Kortikoids* auch bei alten Patienten zu empfehlen. Voraussetzung ist selbstverständlich Beherrschung der Technik, Auswahl eines geeigneten Präparates und der entsprechenden Dosis (KAISER 1992). Da das Risiko einer Infektion bei älteren Patienten erhöht ist (HÄRLE 1987), ist streng aseptisches Vorgehen unverzichtbar.

Die *mit Sjögren-Syndrom einhergehende Form*, die etwa 10% der Patienten betrifft, zeigt eine persistierende Synovitis der Hand- und MCP-Gelenke, während andere Gelenke nur vorübergehend befallen werden. Die Patienten sind meist wenig behindert und beeinträchtigt. Obwohl der Rheumafaktor in der Mehrzahl der Fälle positiv ist, kommt es nicht zu Gelenkzerstörungen. Dagegen gehört das Auftreten einer Sicca-Symptomatik zu dieser Verlaufsform. Eine systemische Kortikoidanwendung ist hier meist nicht erforderlich.

Die sich *mit einem myalgischen Syndrom manifestierende Form*, die bei etwa 25% aller nach dem 60. Lebensjahr beginnenden c.P.-Fälle zu beobachten ist, tritt im Mittel erst nach dem 70. Lebensjahr auf; auf 4 Frauen kommen 3 Männer.

Die Krankheit beginnt überwiegend akut mit einem ausgeprägten myalgischen Syndrom symmetrisch in den Schultergürteln. Die Patienten klagen über starke Schmerzen und weisen eine ausgeprägte morgendliche Steifigkeit auf. Der Gelenkbefall bezieht sich auf große und kleine Gelenke. Hochgradige humorale Entzündungszeichen sind charakteristisch; nicht selten bestehen auch leicht erhöhte Temperaturen, und es entwickelt sich rasch eine Verschlechterung des Allgemeinzustandes. Der Rheumafaktor ist so gut wie immer negativ.

Trotz des zunächst schweren Krankheitsbildes hat diese Verlaufsform eine relativ gute Prognose. Nach CAROIT und Mitarb. kommt es bei 24% zur Heilung, 48% der Patienten erreichen eine Stabilisierung, nur bei 28% ergibt sich eine Persistenz der Symptome.

Diese c.P.-Form erinnert also in vielen Punkten an die Polymyalgia rheumatica. Tatsächlich ist eine Differenzierung im Anfangsstadium manchmal auch dem erfahrenen Rheumatologen nicht möglich.

Bei dieser Verlaufsform wird wegen des myalgischen Syndroms meist eine Kortikoidtherapie eingeleitet, wodurch die Myalgien prompt verschwinden, bei Dosisreduktion sich jedoch die Gelenksymptome vermehrt bemerkbar machen. Die Initialdosis liegt bei etwa 20 mg/die Prednisolon.

Akute ödematöse Alterspolyarthritis: ein neues Krankheitsbild

MCCARTY und Mitarb. (Milwaukee) beschrieben 1985 anhand von 10 Beobachtungen eine neue Krankheit: **R**emitting **S**eronegative **S**ymmetrical **S**ynovitis with **P**itting **E**dema (RS_3PE-Syndrom). 1987 berichteten die Autoren bereits über 23 Patienten mit diesem Syndrom.

CHAOUAT und Mitarb. (Paris) beschrieben 1988 vier solcher Fälle (Polyarthrite aiguë oedémateuse bénigne du sujet âgé). DAVID-CHAUSSÉE und MORRIER (Bordeaux) fanden bis 1989 15 Patienten mit diesem Krankheitsbild (Polyarthrite oedémateuse aiguë du sujet âgé).

CHAOUAT und Mitarb. faßten 1989 27 inzwischen in Frankreich beschriebene Fälle zusammen.

Aufgrund weiterer Erfahrungen spricht CHAOUAT (1993) neuerdings von *subakuter* benigner ödematöser Alterspolyarthritis.

In Deutschland sind solche Fälle bisher nicht beschrieben worden.

Betroffen sind ausschließlich Patienten über 60, größtenteils über 70 Jahre; ganz überwiegend Männer.

Die Krankheit beginnt akut, manchmal mit Fieber: Symmetrische Polyarthritis bevorzugt der Hand-, Finger- und Schultergelenke sowie der Zehen- und Fuß-, dagegen selten der Kniegelenke. Meist sind die Beugesehnen im Sinne einer Tenosynovitis einbezogen, so daß eine starke Behinderung der Funktion resultiert. In allen Fällen entwickelt sich ein deutliches blasses Ödem der Finger und des Handrückens bis zum Handgelenk, weniger konstant des Fußrückens bis zum Knöchel (ausnahmsweise bis zur Tibia). Durch das Ödem ist die klinische Diagnose der Arthritis erschwert.

Im Blut finden sich entsprechend dem Ausmaß der Arthritiden deutliche Entzündungszeichen, bei längerem Bestehen entwickelt sich eine normochrome Anämie, Rheumafaktoren sind negativ, niedrigtitrige ANA kommen bei dieser Altersgruppe gelegentlich vor.

Röntgenologisch findet man nur Weichteilschwellungen; es kommt niemals zu Erosionen.

Die Prognose der Krankheit ist gut: Nach durchschnittlich eineinhalb Jahren (3–36 Monate) bilden sich alle Erscheinungen, zuerst die Ödeme und dann die Arthritiden zurück; übrigbleiben können leichte Beugebehinderungen der Hände.

Die Ätiologie der Krankheit ist unbekannt; McCarty vermutet, daß es sich um eine reaktive Arthritis auf dem Boden einer genetischen Bereitschaft handelt; er fand bei diesen Patienten meist HLA-B-7 positiv.

Die Entstehung der Ödeme wird in erster Linie durch den entzündlichen Prozeß, aber auch durch eine venöse Zirkulationsstörung und/oder eine Behinderung der Lymphdrainage erklärt.

Differentialdiagnostisch müssen neben den anderen Formen der Alters-c. P. die Polymyalgia rheumatica (wegen des akuten fieberhaften Beginns und der beidseitigen Schulterschmerzen) sowie das Algodystrophie-Syndrom (wegen der diffusen Schwellungen) erwogen werden.

Die Therapie ist symptomatisch mit nichtsteroidalen Antirheumatika. Kortikoide bringen die Symptome und damit die Behinderung wesentlich schneller zur Rückbildung: Beginn mit 20 mg/die Prednisolon, langsamer Rückgang auf Erhaltungsdosis zwischen 5 und 10 mg/die für einige Monate. Eine aggressive Therapie ist wegen der guten Prognose zu vermeiden. Besonders aus diesem Grunde ist die Stellung der Diagnose wichtig.

Riesenzellarteriitis/Polymyalgia rheumatica

Definition und Häufigkeit

Die Riesenzellarteriitis (RZA) ist eine generalisierte Gefäßentzündung, die allerdings bevorzugt fokal und segmental auftritt. Sie kann alle Stromgebiete des Organismus und alle Gefäßkaliber befallen, betrifft aber bevorzugt die Aorta, die großen stammnahen und die kranialen Gefäße

Es handelt sich um eine ausgesprochene Alterskrankheit; das Erkrankungsmaximum liegt um das 70. Lebensjahr. Erkrankungen unterhalb des 50.

Lebensjahres gehören zu den Seltenheiten, nach oben gibt es keine Grenze. Frauen werden häufiger betroffen als Männer.

Die Krankheit ist häufiger, als sie erkannt wird. Man kann davon ausgehen, daß in Mitteleuropa 10 Erkrankungen/Jahr auf je 100000 Einwohner über 50 Jahren auftreten (Hunder 1990).

Die Ursache ist immer noch ungeklärt; eine Störung der zellulären Immunität wird angenommen, ist aber bisher nicht bewiesen (Andersson 1991).

Die Krankheitsbilder

Die RZA kann sich unter 3 verschiedenen klinischen Syndromen manifestieren (Jones 1991):

- Arteriitisches Krankheitsbild
- Polymyalgia rheumatica (arteriitica)
- Okkulte Riesenzellarteriitis

Arteriitisches Krankheitsbild

Am besten bekannt ist die 1932 von Horton et al. beschriebene Arteriitis temporalis. Heute wissen wir, daß auch alle anderen Kopfarterien befallen sein können, weshalb man besser von Arteriitis capitis oder cranialis spricht. Seltener ist die Erkrankung der Extremitätenarterien und der Koronarien (Cherin 1990). In jüngster Zeit wird häufiger auf die Mitbeteiligung der weiblichen Genitalorgane hingewiesen (Kaminsky et al. 1991; Lhote et al. 1992).

Die dramatischste Komplikation ist zweifellos die Erblindung durch Befall der Arteria ophthalmica bzw. der Aa. ciliares breves posteriores. Der Erblindung gehen meist Sehverschlechterung, Doppeltsehen oder Amaurosis fugax voraus; manchmal tritt sie aber auch ohne Vorboten ein. Die Häufigkeit der Augenbeteiligung ist nach neueren Untersuchungen sehr hoch: 46% (Respondek und Jilly 1991), 50% (Gallasch 1992). Ulrich et al. 1990 fanden mit Hilfe einer neuen Untersuchungsmethode (Okkulo-Oszillo-Dynamographie) eine signifikante Erniedrigung der Augendurchblutung bei *allen* Patienten mit histologisch gesicherter Arteriitis temporalis.

Der Befall anderer Gefäße im Kopfbereich kann zu den verschiedensten klinischen Bildern führen: von diversen Schmerzzuständen über Nekrosen bis zu unterschiedlichen neurologischen Ausfällen und psychiatrischen Syndromen (Reich et al. 1990; Neish und Sergent 1991; Malmvall 1991).

Okkulte Riesenzellarteriitis

Wenn bei alten Patienten ein allgemeines Krankheitsbild (schlechtes Befinden, Gewichtsverlust, Anorexie, depressive Verstimmung) mit erhöhten Temperaturen und einer stark beschleunigten Senkung kombiniert ist, denkt man in erster Linie an einen Tumor. Ebenso häufig kann aber eine okkulte (asymptomatische) RZA dahinterstecken. Eine Temporalisbiopsie ist für den alten Patienten weniger belastend als eine totale Tumorsuche und sollte deshalb vorausgehen (Gallagher et al. 1985; Vinceneux et al. 1990; Müller-Schwefe et al. 1990; Marty und Bachmeier 1991; Cunha und Castro 1992).

Polymyalgia rheumatica

Die Polymyalgia rheumatica ist bei klassischer Symptomatik leicht zu erkennen: Bei einem älteren bis alten Menschen, oft nach einem Infekt, akut einsetzende heftigste Schmerzen vom Nacken über beide Schultern in die Oberarme und meist auch vom Kreuz über die Hüften in die Oberschenkel ausstrahlend; Beginn der Schmerzen jeweils in den frühen Morgenstunden mit Weckeffekt und Besserung im Laufe des Tages; ausgeprägte Muskelsteifigkeit in den Gürteln; schlechtes Allgemeinbefinden mit Gewichtsabnahme und depressiver Verstimmung; starke Erhöhung der Blutsenkung und anderer Entzündungsparameter; leicht erhöhte Temperaturen; Entwicklung einer Anämie bei längerem Bestehen. Hinzu kommen bei etwa ¼ eine periphere Synovitis an einem Gelenk, bei etwa 20% Hinweise auf eine Arteriitis temporalis und bei 10–15% der Patienten Sehstörungen.

Diagnose und Differentialdiagnose

Die Vielfalt der möglichen subjektiven Beschwerden und klinischen Krankheitszustände kann die Diagnose im Einzelfall schwierig machen. Voraussetzung ist selbstverständlich Kenntnis der Krankheitsbilder und schließlich das Darandenken. Wichtigstes Leitsyndrom ist „hohes Alter, stark beschleunigte BKS und unklares Fieber". Einen spezifischen Bluttest, der die Diagnose sichern würde, gibt es nicht.

Schwierigkeiten in der Diagnostik können bei nicht klassischen Krankheitsbildern auftreten, z. B. wenn keine humoralen Entzündungszeichen bestehen; damit muß in etwa 3% der Fälle gerechnet werden (DUBOST et al. 1992).

Die differentialdiagnostische Abgrenzung der RZA/P. r. gegenüber myositischen und anderen arteriitischen Krankheitsbildern ist für den Erfahrenen meist kein Problem. Schwieriger kann dagegen die Differentialdiagnose gegenüber der Alters-Polyarthritis sein (s. S. 234); hier ist eine sichere Zuordnung oft erst aus dem Verlauf möglich. Zu bedenken ist jedoch, daß die Polymyalgia rheumatica insgesamt viel seltener ist als die c. P., bei über 60jährigen jedoch häufiger auftritt als eine Polyarthritis (RIFFAT et al. 1990).

Auch andere myalgische Syndrome bei Systemkrankheiten, Virusinfektionen, Tumoren und manchen Medikamenten (z. B. Tryptophan, D-Penicillamin, Lovastatin, Cortisonentzug) sind manchmal von der Symptomatik der Polymyalgie kaum zu unterscheiden.

Im Zweifelsfall kann die Diagnose nur durch eine Arterienbiopsie gesichert werden. Bevorzugte Biopsiestelle ist die Arteria temporalis. Andere Gefäße werden nur bei klinischem Verdacht untersucht.

Jahrelang galt die Forderung, bei jedem Verdacht auf eine RZA/P. r. eine Biopsie durchzuführen (KAISER 1983; HALL und HUNDER 1984) Sie wird auch heute noch von vielen Klinikern erhoben (ROBB-NICHOLSON et al. 1988; HATZ und HELMKE 1992). Da nicht bei jeder P. r. Temporalarterien betroffen sein müssen und selbst bei ihrem Befall infolge des fokalen und segmentalen Musters eine Biopsie negativ ausfallen kann (was die Diagnose nicht ausschließt), sind manche Autoren von der grundsätzlichen Biopsieforderung abgekommen (z. B. LANTIN und DUC 1991).

Sicher unverzichtbar ist die Biopsie bei klinisch unklaren Fällen, bei klinischem Verdacht und Fehlen einer Senkungsbeschleunigung sowie bei Verdacht auf okkulte RZA. Für die Durchführung der Biopsie gibt es heute eine Reihe von wichtigen Voraussetzungen (siehe bei Kaiser und Kley 1992).

Therapie

Es ist heute allgemein anerkannt, daß nur die Kortikoide die oft unerträglichen Beschwerden der Patienten prompt bessern, den entzündlichen Prozeß zuverlässig unterdrücken und die Entwicklung von Gefäßverschlüssen, die zu Erblindung, Hirninfarkt, Herzinfarkt u. ä. führen können, verhindern (Kaiser 1990; Kyle 1991; Bengtson und Andersson 1991).

Da die Kortikoide die Krankheit nicht heilen, diese meist erst nach vielen Jahren spontan zum Stillstand kommt, ergibt sich die Notwendigkeit einer langfristigen Therapie mit allen ihren Risiken. Aus diesem Grunde werden die notwendigen Dosen, die einerseits eine ausreichende Wirkung garantieren und andererseits unerwünschte Kortikoidwirkungen vermeiden, immer noch diskutiert.

Weitgehende Einigkeit besteht, daß bei Auftreten von *Augensymptomen* hohe Dosen nötig sind, um eine Erblindung zu verhindern. Hayreh (1991) empfiehlt am ersten Tag 3–4mal 1 g Prednisolon i. v. zu geben, am 2. Tag 120 mg Prednisolon und in den folgenden Tagen langsam abzubauen. Nach Hausmann und Richard (1991) besteht bei schon eingetretener Erblindung eine Chance, das Augenlicht wieder zu gewinnen nur, wenn die Behandlung innerhalb von längstens 100 Minuten nach der Erblindung beginnt.

Bei gesicherter *Arteriitis capitis* wird insbesondere von augenärztlicher Seite eine hohe Initialdosierung gefordert: 1–2 mg/kg/die (Hayreh 1991; Gallasch 1992). Auch erfahrene Rheumatologen wie Doury et al. (1990), Lantin und Duc (1991) sowie Hatz und Helmke (1992) halten eine Dosis von 1 mg/kg/die für erforderlich.

Daneben gibt es aber einen neuen Trend zu wesentlich niedrigerer Dosierung: 20–30 mg/die Prednisolon (Delecoeullerie et al. 1988; Friedman und Friedman 1988; Kyle und Hazleman 1989; Lundberg und Hedfors 1990; Catoglio et al. 1991; Myles et al. 1992). Nach diesen Autoren sollen diese niedrigen Dosen genügen, um Augenkomplikationen vorzubeugen. Die Diskussion ist noch offen. Sicher haben diese Dosen den Vorteil der geringeren Rate von unerwünschten Kortikoidwirkungen.

Bei der *Polymyalgia rheumatica ohne Nachweis einer Arteriis capitis* begann man bisher die Therapie mit 0,5 mg/kg/die Prednisolon (Kaiser 1987, 1990). Auch hier empfehlen die genannten Autoren niedrigere Dosen: 15–20 mg/die Prednisolon.

Gleiche Dosen werden auch bei der *okkulten RZA* empfohlen (Autoren siehe S. 234).

In jedem Falle muß nach Eintreten einer klinischen und humoralen Besserung ein *Abbau der Initialdosen* beginnen. Während man früher, d. h. bei den höheren Anfangsdosen, relativ schnell zurückging, empfehlen Kyle und Hazleman (1991) bei Beginn mit den niedrigen Dosen eine erheblich langsamere Reduktion. Dabei soll in den ersten 2 Monaten bei Arteriitis capitis eine Dosis von 20–30 mg/die Prednisolon, bei Polymyalgia rheumatica ohne Befall der Kopfgefäße eine Dosis von 10 mg/die Prednisolon, nicht unterschritten werden.

Erst danach soll die weitere *Reduktion zur Erhaltungsdosis* langsam vor sich gehen. Die Schritte richten sich sowohl nach der Klinik als nach den humoralen Entzündungszeichen, wobei sich das sehr viel schneller reagierende CRP als der zuverlässigste Parameter erwiesen hat (KAISER 1990). Wird zu schnell abgebaut, muß mit einem Rezidiv bzw. einem plötzlichen Gefäßverschluß gerechnet werden, geht der Abbau zu langsam vor sich, können sich unerwünschte Kortikoidwirkungen einstellen (NORDBORG und BENGTSSON 1989).

Anzustreben ist eine Erhaltungsdosis von unter 6 mg/die Prednisolon, wobei die Dosis manchmal sogar bis auf 1,5 mg/die reduziert werden kann (BARRIER 1993; DOURY 1993). Solche Dosen erreicht man nur, wenn man unterhalb von 10 mg/die nur alle paar Wochen um 1 mg/die reduziert (KAISER und KLEY 1992). DOURY et al. (1990) empfehlen ein noch langsameres Vorgehen: Alle 4–8 Wochen Reduktion um 0,5 mg/die.

Wie HUNDER et al. schon 1975 nachgewiesen haben, ist die nebenwirkungsärmere alternierende Therapie bei RZA/P. r. nicht durchführbar.

Skandinavische Autoren (NORDBORG et al. 1990; ANDERSSON 1990, 1993) fanden, daß Dosen zwischen 7,5 und 5 mg/die bei RZA-Kranken über Jahre verabreicht nicht mehr Knochenverlust hervorrufen, als man bei Gleichaltrigen ohne Cortison findet.

In Einzelfällen gelingt es nicht, auf tolerable Erhaltungsdosen zu kommen, weil sich bei jedem Reduktionsschritt die Symptome wieder einstellen oder die humoralen Entzündungszeichen ansteigen. Dann ist – entsprechend den Erfahrungen bei der chronischen Polyarthritis – eine *Kombinationstherapie* zu empfehlen. Während sich Azathioprin nicht bewährt hat (SETTAS et al. 1991) gilt in der französischen Medizin Dapson (50–100 mg/die) als Mittel der Wahl (DOURY et al. 1990, DOURY 1993). In Deutschland wird Cyclophosphamid in einer Dosierung von 100 mg/die bevorzugt (ZAHN et al. 1990). Neuerdings wird auch Methotrexat (10 mg/Woche) gegeben (HERNANDEZ et al. 1991). Schließlich wurden auch Versuche mit Ciclosporin gemacht (WENDLING et al. 1985).

Ein *Absetzen der Therapie* darf erst erfolgen, wenn es wahrscheinlich ist, daß die Krankheit ausgeheilt ist. Das ist sie erfahrungsgemäß nach 1–2–10 und mehr Jahren. Leider gibt es keinen Test, der diesen Zeitpunkt erkennen läßt. Aus diesem Grunde sollte in keinem Fall ein Absetzversuch unter 1 Jahr gemacht werden. Voraussetzung ist, daß der Patient mindestens 3 Monate zusammenhängend völlig beschwerde- und symptomfrei gewesen ist und keine humoralen Entzündungszeichen aufwies. Dann kann ein Absetzversuch mit Reduktion um ($^1/_2$–)1 mg/die Prednisolon/Monat gemacht werden, wobei vor jedem monatlichen Reduktionsschritt eine klinische und ophthalmologische Untersuchung sowie eine Kontrolle des CRP erfolgen muß. Zeigen sich bei einer dieser Untersuchungen Probleme, muß wieder auf die frühere Erhaltungsdosis zurückgegangen werden und ein neuer Absetzversuch sollte frühestens nach 3 Monaten erfolgen. Ergeben sich keine Hinweise auf eine

Reaktivierung des Morbus, kann im gleichen Tempo kontinuierlich reduziert werden. Wichtig ist, daß der Patient auch nach endgültigem Absetzen zunächst noch monatlich weiter kontrolliert wird, weil es immer noch ein Rezidivrisiko gibt (KAISER und KLEY 1992).

Fazit: Die Therapieführung bei RZA/P.r. erfordert persönliche Erfahrung, Einfühlungsvermögen und Wachsamkeit von seiten des behandelnden Arztes (KAISER 1993).

Harnsäuregicht

Die Gicht beginnt bei Männern um das 30. Lebensjahr, bei Frauen aber erst zwischen dem 55. und 60. Lebensjahr (SCHATTENKIRCHNER 1990). Während die Gicht insgesamt bevorzugt Männer betrifft, ist sie nach dem 60. Lebensjahr bei Frauen häufiger als bei Männern.

Bei Männern dauert es im Durchschnitt 1 bis 2 Jahre, bei Frauen dagegen 2 bis 6 Jahre, bis die richtige Diagnose gestellt wird (TERBORG und RASKER 1987).

Während bei den jüngeren Männern die Gicht monartikulär beginnt, sind bei den älteren Frauen meist mehrere Gelenke gleichzeitig befallen. Bei Frauen liegen die Harnsäurewerte im Durchschnitt höher als bei Männern: 0,61 bzw. 0,53 nmol/l (TERBORG und RASKER 1987).

Der *akute Gichtanfall* wird normalerweise mit nichtsteroidalen Antirheumatika behandelt. Bei Unwirksamkeit oder Unverträglichkeit (Magengeschwür-Kranke!) empfiehlt sich ein Kortikoidstoß mit 30–50 mg/die Prednisolon beginnend und innerhalb von 5–10 Tagen abbauend (GROFF et al. 1990; SCHATTENKIRCHNER 1990).

Entwickelt sich im Rahmen eines Gichtanfalls ein Gelenkerguß, so wird dieser abpunktiert und anschließend eine Kortikoid-Kristallsuspension instilliert (z. B. 20 mg Triamcinolonhexazetonid).

Bei der *chronischen Gicht* gelten Kortikoide als kontraindiziert, da sie die dabei häufigen Risikofaktoren Bluthochdruck, Diabetes, Fettstoffwechselstörung verschlechtern können (KAISER 1988).

Pseudogicht, Chondrokalzinose, Kalziumpyrophosphat-Dihydrat-Ablagerungskrankheit (CPPD)

CPPD-Ablagerungskrankheit ist etwa halb so häufig wie die Harnsäuregicht. Berücksichtigt man aber nur die ältere Generation, so sind beide Krankheiten gleich häufig. Die Chondrokalzinose ist eine typische Alterskrankheit des Bewegungsapparates, die unterhalb des 50. Lebensjahres sehr selten, zwischen 65 und 75 Jahren bei 10–15% und jenseits des 80. Lebensjahres bei 30–60% aller Menschen auftritt.

Es gibt eine seltene heriditäre, eine häufige idiopathische und schließlich eine sekundäre Form (z. B. bei Hyperparathyreoidismus, M. Wilson u. ä).

Die Krankheit kann sich in 4 verschiedenen Formen manifestieren: In 25% als akute Pseudogicht, in 50% als Pseudo-Arthrose, in 20% als klinisch stumme Chondrokalzirose und bei 5% als Pseudo-Polyarthritis.

Die akute Pseudogicht (auch *Kalkgicht* genannt) läßt sich klinisch durch die andere Lokalisation (bevorzugt große Gelenke), das schwerere Krankheitsbild, die regelmäßige Entwicklung eines meist stark entzündlichen Ergusses (Differentialdiagnose septische Arthritis!) und die längere Dauer des Anfalls von der Harnsäuregicht unterscheiden. Gesichert wird die Diagnose durch den entsprechenden Kristallnachweis. Nach Entleerung des Ergusses und Sicherung, daß es sich nicht um eine bakterielle Infektion handelt, wird eine Kortikoid-Kristallsuspension instilliert. Eine Dauertherapie mit Kortikoiden ist sinnlos; zur Anfallsprophylaxe hat sich niedrigdosierte Kolchizin-Therapie bewährt.

Bei der *pseudo-arthrotischen Form*, die bei manchen Patienten zu einer raschen Gelenkdestruktion führt, und bei der stummen Form der Chondrokalzinose sind Kortikoide selbstverständlich kontraindiziert.

Die *pseudo-polyarthritische Verlaufsform* ist mehr ein differentialdiagnostisches Problem gegenüber der Alters-Polyarthritis und der Polyarthrose. Auch hier sind Kortikoide praktisch nie indiziert (Kaiser 1990; Kissling und Sager 1990; Hardin und Longenecker 1992; Genth 1993; Gilliland 1988).

Die aktivierte Arthrose

Die Arthrose ist nicht nur Folge von Fehlbelastung und Abnützung, sondern beruht auch auf Veränderungen in den Chondrozyten (Otte 1986, 1993). Sie ist die häufigste Gelenkerkrankung mit einer kontinuierlichen Häufigkeitszunahme im Alter. Während von den 18- bis 24jährigen 4% eine Arthrose aufweisen, findet man bei den 75- bis 79jährigen in 85% eine solche Veränderung (Moskowitz und Brandt 1989). Frauen sind insgesamt mehr betroffen, speziell von der Polyarthrose (systemische Arthrose).

Eine systemische Kortikoidanwendung ist bei Arthrose niemals gerechtfertigt. Nützlich ist dagegen eine intraartikuläre Injektion, wenn sich innerhalb einer Arthrose eine entzündliche Reaktion entwickelt (aktivierte Arthrose). Es soll eine niedrige Dosis gewählt und eine evtl. Wiederholungsinjektion nicht unter 4 Wochen vorgenommen werden, damit der Knorpel nicht zusätzlich geschädigt wird.

Auf die Bedeutung des aseptischen Vorgehens wurde bereits auf S. 233 hingewiesen.

Periarthropathien

Als Periarthropathien werden Krankheitsbilder bezeichnet, denen Abnutzungserscheinungen an Sehnen und Kapseln zugrundeliegen. Sie sind also bei älteren Menschen häufiger als bei jüngeren. Klinisch stehen Schmerz und/oder Bewegungsbehinderung im Vordergrund; für den Patienten handelt es sich um „Rheuma“.

Die Abgrenzung gegenüber einer Gelenkentzündung ist leicht, wenn man die Anamnese genau erhebt und den Patienten richtig untersucht.

Die *Periarthropathia humero-scapularis* ist die häufigste Ursache von Schulterschmerzen. Sie kann in 4 Formen verlaufen, deren Differenzierung wegen der unterschiedlichen therapeutischen Konsequenzen wichtig ist (WAGENHÄUSER 1979).

Die schmerzhafte Schulter beruht auf degenerativen Veränderungen jener Sehnen, die Reibeflächen am Knochen besitzen: Die lange Bizeps- und die Supraspinatussehne.

Die *Bizepssehnenerkrankung* macht Schmerzen ventral am Oberarm, besonders wenn der Unterarm gebeugt und gleichzeitig supiniert wird, sowie beim sog. Schürzengriff. Palpatorisch findet man einen umschriebenen Schmerzpunkt dort, wo die Sehne einen rechten Winkel macht.

Bei der Erkrankung der *Supraspinatussehne* bekommt der Patient Schmerzen, wenn er den Arm seitlich hebt und rotiert. Häufig tritt der Schmerz nur in einer begrenzten Bewegungsphase (80–120°) auf. Palpatorisch läßt sich ein Schmerzpunkt seitlich am Tuberculum majus auslösen.

1. Die Erkrankung kann als *einfache schmerzhafte Schulter* (Periarthropathia humero-scapularis simplex) auftreten. Sie wird dann durch lokale Wärmeanwendung und vorsichtige Gymnastik behandelt. Bei refraktären Fällen empfiehlt sich Infiltration eines wasserlöslichen Kortikoides *an* (nicht *in*) die Sehne.
2. Tritt die *Erkrankung akut* auf (Periarthropathia humero-scapularis acuta), so führt sie zu spontanem und anhaltendem Schmerz mit Ausstrahlung in den Arm, wodurch jede Bewegung unmöglich gemacht wird. Ursache ist eine lokale Entzündung als Reaktion auf Kalkablagerungen. Zur Behandlung werden absolute Ruhigstellung und Eispackungen empfohlen. Bei Ergußbildung ist eine Entlastungspunktion nützlich. Dazu verabreicht man einen Steroidstoß (beginnend mit 30 mg/die Prednisolon innerhalb von 7 bis 10 Tagen abbauend).
3. Eine *Periarthropathia humero-scapularis pseudoparetica* ist zu diagnostizieren, wenn ein Patient nach einer forcierten Bewegung (Aufheben einer Last oder Abfangen eines Sturzes mit dem ausgestreckten Arm) plötzlich einen Schmerz und ein Knacken in der Schulter verspürt und anschließend den Arm nicht mehr aktiv heben und rotieren kann. Untersucht der Arzt, so ist die Schulter frei beweglich. Ursache ist ein Sehnenabriß. Nur wenn die konservative Therapie nicht ausreicht, kommt operative Versorgung in Frage (REICHELT 1983).
4. Als *Periathropathia humero-scapularis ankylosans* (frozen shoulder) bezeichnet man ein Krankheitsbild, das entweder mit leichter, aber nur kurz dauernder Schmerzhaftigkeit, jedoch auch schmerzlos schleichend beginnt und zu zunehmender Blockierung der Schulter führt, die auch passiv nicht überwunden werden kann. Die Schulterkapselschrumpfung entwickelt sich meist nach Trauma oder Ruhigstellung infolge anderer Krankheiten. Die erforderliche langfristige krankengymnastische Überbehandlung soll durch intraartikuläre Injektionen von Kortikoiden ergänzt werden (BULGEN et al. 1984).

Bei der *Periarthropathia coxae* (DROSTE 1981) ist hauptsächlich die Sehne des Musculus glutaeus medius betroffen, die breit am Trochanter major ansetzt. Der typische Schmerzpunkt läßt sich durch tiefe Palpation des Trochanter von kranial her auslösen. Vor Annahme dieser Diagnose müssen aber andere Hüfterkrankungen ausgeschlossen sein: Hüftkopfnekrose, Tumoren, Morbus Paget und andere Knochenkrankheiten, Algodystrophie und Bursitis trochanterica.

Die Therapie der Wahl bei Periarthropathia coxae ist die Infiltrationsbehandlung mit relativ großen Mengen Lokalanästhetika und einer kleinen Dosis eines wasserlöslichen Kortikoides.

Als typisches geriatrisches Krankheitsbild wird die *Insertionsendopathie am Ellenbogen* angesehen. Sie wird vorwiegend bei Frauen gefunden und betrifft bevorzugt den lateralen Condylus (HORVATH et al. 1983). Auch hier ist gezielte Infiltrationstherapie mit Kortikoiden zu empfehlen.

Chronisch-obstruktive Lungenkrankheit

Beim erstmals nach dem 5. Lebensjahrzehnt auftretenden Asthma handelt es sich praktisch immer um ein endogenes Asthma, das eine Dauertherapie erfordert; nur bei 6% der Fälle treten beschwerdefreie Intervalle auf (BRONNIMAN und BURROWS 1986).

Kortikoide gehören schon seit 1950 zu den potentesten Mitteln in der Asthmatherapie. Allerdings hat man sie früher erst dann eingesetzt, wenn mit allen anderen Behandlungsverfahren kein erträgliches Leben für den Patienten erreicht werden konnte. Heute stehen die Kortikoide an der ersten Stelle des Therapieplans und zwar aus 2 Gründen:

1. Die dem Asthma zugrundeliegende Hyperreagibilität des Bronchialsystems ist durch eine chronische Entzündung in den Wänden der Atemwege bedingt.
2. Die Entwicklung der modernen inhalativen Präparate erlaubt eine effiziente und fast risikofreie Langfristbehandlung.

Die inhalative Kortikoidtherapie gilt heute als „Basistherapie" des Asthma (PERRUCHOUD 1992; PAUWELS 1992). Sie soll zur Anfangsprophylaxe kontinuierlich angewandt werden (KÖNIG 1988; British Thoracic Society 1990).

Eine Dauertherapie mit oralen Kortikoiden benötigen nurmehr einige Asthmakranke. Wenn trotz konsequenter inhalativer Therapie Exazerbationen auftreten, sind meist kurze orale Kortikoidstöße neben Fortführung der inhalativen Therapie ausreichend. Höhere Prednisolondosen, hier meist intravenös gegeben, sind nur bei schweren bedrohlichen Phasen indiziert.

Inhalationstherapie

Es stehen in Deutschland zur Zeit 3 Präparate zur Verfügung, die in der klinischen Anwendung als gleichwertig anzusehen sind (CHECK und KALINEN 1990); Beclometasondipropionat, Budesonid, Flunisolid.

Die Therapie mit diesen Präparaten wird mit morgens und abends je 3 Hüben begonnen. Bei deutlicher Besserung (Peakflow-meter!) wird die Dosis auf morgens und abends je 2 und in günstigen Fällen je 1 Hub reduziert.

Die inhalative Therapie hat eine Anlaufzeit von etwa 2 Wochen; eine optimale Protektion gegenüber Allergenprovokation erreicht man jedoch erst nach 4–6 Wochen konsequenter Inhalation (Polla 1991).

Sehr wichtig für die Wirkung ist die richtige Inhalation. Erfahrungsgemäß haben viele ältere Patienten Schwierigkeiten mit der Synchronisation von Einatmung und Auslösung des Sprays. Deshalb empfiehlt sich die Anwendung sog. Spacer, die es für jedes der erwähnten Präparate gibt. Durch diese Geräte wird die systemische Wirkung weiter vermindert (Brown et al. 1990) und das Risiko des Candidabefalls im Mund und auf den Kehlkopf vermieden (Fournier et al. 1990).

Durch die inhalative Therapie kann eine orale Dosis von 2,5–7,5 mg/die Prednisolon ersetzt werden.

Sollte es trotz konsequenter Inhalation zu einer Exazerbation des Asthma kommen, so empfehlen Beasley et al. (1989) folgendes Vorgehen:

- Bei Abfall der Peakflow-Werte um 30% doppelte inhalative Dosis.
- Bei Abfall der Peakflow-Werte um 50% kurzer oraler Kortikoidstoß.
- Bei erheblicher klinischer Verschlechterung notfallmäßige Krankenhauseinweisung.

Orale Therapie

Seit Einführung der modernen inhalativen Kortikoidtherapie bedarf nur eine Minderheit von Asthmapatienten einer systemischen Therapie und auch bei diesen kann die Dosis meist in einen tolerablen Bereich, also unter 7,5 mg/die Prednisolon, gesenkt werden. Nach Hoffarth und Ulmer (1990) gelingt es bei 80% der Patienten auf eine Erhaltungsdosis unterhalb 5 mg/die Prednisolon zu kommen. In der Kombination mit inhalativer Kortikoidtherapie können manchmal sogar 2–3 mg/die Prednisolon ausreichen (Cegla 1992). Ein Teil der Patienten kommt bei der Kombination auch mit der nebenwirkungsärmeren alternierenden Kortikoidgabe zurecht (Toogood 1989).

Reicht die low-dose-Therapie tatsächlich nicht aus, so wird – in Anlehnung an die Behandlung rheumatischer Krankheiten – versucht, durch gleichzeitige Gabe von Immunsuppressiva in einen niedrigeren Dosisbereich zu kommen. Versuche wurden mit Gold, Methotrexat und Ciclosporin gemacht; teilweise war die Wirkung ungenügend, teilweise die Nebenwirkungsrate zu hoch. Das Problem scheint noch nicht gelöst.

In der Mehrzahl der Fälle kann die Erhaltungsdosis, dem zirkadianen Rhythmus entsprechend, morgens vor 8 Uhr eingenommen werden. Bekommt ein Patient überwiegend nächtliche Anfälle, so teilt man die Dosis: morgens $^2/_3$ und abends, oder besser nachmittags $^1/_3$ (Geisler 1992). Zwingt die klinische Situation dazu, die gesamte Dosis abends zu geben, so muß mit einer Nebennierenrindeninsuffizienz gerechnet und der Patient entsprechend aufgeklärt werden (s. S. 224).

Bei Exazerbation des Asthma unter inhalativer Therapie sollte frühzeitig, am besten noch vor klinischer Verschlechterung, also bei Abfall der Peakflow-Werte, ein kurzfristiger oraler Stoß durchgeführt werden. Die Mayoklinik (REED und HUND 1990) rät, dem Patienten selbst die Initiative zu überlassen, damit keine wertvolle Zeit verloren wird. Die Autoren empfehlen: Beginn mit 30 mg/die Prednisolon und tägliche Reduktion um 5 mg, d.h. eine Behandlung von 6 Tagen. Dabei muß selbstverständlich die inhalative Therapie fortgesetzt werden.

Schwerer Asthmaanfall und Status asthmaticus

Jeder schwere Asthmaanfall ist eine Indikation für Kortikoidanwendung. Dabei muß berücksichtigt werden, daß die maximale Wirkung erst nach mehreren Stunden eintritt. D.h. daß auf eine unmittelbar bronchospasmolytisch wirkende Therapie (Beta-2-Mimetika oder Theophyllin-Präparate) nicht verzichtet werden kann. Nur im Fall einer erschöpften Wirkung der Beta-2-Mimetika können Kortikoide durch ihre permissive Wirkung einen Soforteffekt auf die Atemfunktion ausüben.

Als Initialdosis gibt man 100–250 mg Prednisolon intravenös und wiederholt die Injektionen – je nach klinischem Verlauf – in 6stündlichen Intervallen mit je 100 bzw. 50 mg Prednisolon, so daß sich eine Dosis zwischen 300 und 600 mg Prednisolon am 1. Tag ergibt. Verschiedendlich empfohlene Initialdosen im g-Bereich wirken weder schneller noch besser, erhöhen aber das Risiko der Therapie (KAISER und KLEY 1992). Die Ersttagdosis wird in den nächsten Tagen reduziert, wobei wegen hoher Rezidivgefahr nicht zu schnell vorgegangen werden darf (British Thoracic Society 1990; CHAPMAN et al. 1991; KELLY und MURPHY 1991). Nach Erreichen einer Erhaltungsdosis empfiehlt sich Beginn mit inhalativer Therapie. Nur wenn die Peakflow-Werte gut sind, kann man die orale Therapie nach 10–14 Tagen abbauen, um auf eine ausschließliche inhalative Therapie zu kommen.

Chronische Bronchitis

Bei der chronischen Bronchitis hat, soweit möglich, die kausale Therapie den Primat: Einstellen des Rauchens, Vermeidung anderer inhalativer Noxen, Bekämpfung bakterieller Infekte. Bei Obstruktion sind Bronchospasmolytika indiziert.

Kortikoide wirken weniger zuverlässig als bei Asthma, weil hier die Bronchialstenose durch narbige Veränderungen und meist ein Emphysem bedingt ist. Günstig beeinflußt werden kann die Hypersekretion, wozu die inhalative Therapie genügt (VOISIN 1990).

In schweren Fällen kann man einen Versuch mit oraler Kortikoidtherapie machen: 10–14 Tage lang 0,5 mg/kg/die Prednisolon; bessert sich die Lungenfunktion eindeutig, sollte die Therapie mit low dose fortgesetzt werden, andernfalls soll die Behandlung beendet werden (ELIASSON et al. 1986). Vor langfristiger höherdosierter Kortikoidtherapie muß ausdrücklich gewarnt werden, weil sie bedrohliche bakterielle oder Pilzinfektionen hervorrufen kann (WIEST et al. 1989; PALMER et al. 1991).

Cor pulmonale chronicum

Auch beim chronischen Cor pulmonale, dessen Hauptursache die chronisch-obstruktive Bronchitis ist, kann der Einsatz von Kortikoiden sinnvoll sein. Die Wirkung geht einmal auf den antientzündlichen und antiobstruktiven Effekt zurück und andererseits auf die Interferenz mit Beta-2-Rezeptoren. In manchen Fällen genügt eine inhalative Therapie. Bei schwereren Fällen bessert sich der Zustand erst unter einer langfristigen oralen low-dose-Kortikoidgabe (GEISLER 1992).

Tumortherapie

Für viele Schemata zur *zytostatischen Kombinationstherapie*, speziell bei hämatopoetischen und lymphatischen Krankheiten, sind Kortikoide ein unverzichtbarer Bestandteil (WORST 1987). Die Kortikoide haben selbst einen immunsuppressiven Effekt, entwickeln eine protektive Wirkung auf das Knochenmark und verbessern Appetit und Allgemeinbefinden des Patienten (KAISER und KLEY 1992).

Viele *moderne Zytostatika* führen zu *Schwindel und Erbrechen* in einem Ausmaß, daß nicht wenige Patienten die Behandlung nach dem ersten Zyklus abbrechen. Früher verwendete Antiemetika, speziell Metoclopramid, wirken entweder nicht ausreichend oder führen bei höherer Dosierung zu extrapyramidalen Störungen. Dexamethason hat sich schon seit Jahren als gut wirksames und bei kurzfristiger Anwendung nebenwirkungsarmes sowie preisgünstiges Mittel erwiesen (PARRY und MARTIN 1991). Seit einiger Zeit steht der Serotoninantagonist Ondansetron zur Verfügung, der ebenfalls gut wirksam ist, allerdings 35 × mehr kostet als Dexamethason (Editorial Lancet 1991). Da die Angriffspunkte von Dexamethason und Ondansetron verschieden sind, wird von manchen Autoren die Kombination bevorzugt (ROILA et al. 1991; SMITH et al. 1991). Über die optimalen Dosierungen wird noch diskutiert.

Infolge ihres psychotropen und appetitanregenden Effektes haben sich die Kortikoide auch in der *Palliativtherapie* von inoperablen oder ausbehandelten Tumorpatienten bewährt (BEAUFORT 1984; WILLOX 1984; TWYCROSS und GRUPPI 1985). Dabei zeigte sich, daß die Kortikoide auch eine analgetische Begleitwirkung entwickeln (BESEL 1985; MINTON et al. 1981) und die sog. die Lebensqualität verbessern (POPIELA et al. 1989). Dosierung: Initialdosis 0,5 mg/kg/die Prednisolon mit Abbau zu Erhaltungsdosen zwischen 10 und 15 mg/die.

Die meisten im höheren Alter auftretenden *Hyperkalzämie-Syndrome* sind Tumor-bedingt. Neben forcierter Diruse, Diphosphonaten und Calcitonin werden auch Kortikoide eingesetzt. Sie sind meist schnell wirksam (THOMAS und SCHNEIDER 1990). Bei ursächlichem Hyperparathyreoidismus wirken die Kortikoide dagegen nicht oder wesentlich weniger.

Initialdosis: 100 mg/die Prednisolon; Reduktion je nach Kalziumspiegel.

Präparate-Index

Freiname (Generic)	Handelsname
Azathioprin	Imurek
Beclometasondipropionat	Sanasthmax
Betamethason	Betnosol, Celestan
Budesonid	Pulmicort
Ciclosporin	Sandimmun
Clopednol	Syntestan
Cyclophosphamid	Endoxan
Dexamethason	Decadron, Fortecortin
D-Penicillamin	Trolovol
Flunisolid	Inhacort
Fluocortolon	Ultralan
Hydrocortison	Hydrocortison
Methotrexat	Methotrexat
Metoclopramid	Paspertin
Paramethason	Monocortin
Prednisolon	Decortin H
Prednison	Decortin, Ultracorten
Prednyliden	Decortilen
Rifampicin	Eremfat, Rifa
Theophyllin	Euphyllin, Solosin
Triamcinolon	Volon
Triamcinolonhexazetonid	Lederlon

Literatur

Adair R, Kasahara M (1980) Serum cortisol response to acute myocardial infarction in the aged. J Am Geriatr Soc 28:472–474

Als OS, Gotfredsen A, Christiansen C (1985) The effect of glucocorticoids on bone mass in rheumatoid arthritis patients. Arthritis and Rheumatism 28:369–375

Andersson R, Rundgren A, Rosengren K, Bengtsson BA, Malmvall BE, Melistrom D (1990) Osteoporosis after corticosteroid treatment of giant cell arteritis. Scand J Rheumatol 19:172. Internal Med 227:391

Andersson R (1991) Immunological studies in giant cell arteritis. Baillière's Clin Rheumatol 5:405–412

Andersson R (1993) Riesenzellarteriitis – Low-dose-Kortikoid-Therapie. Akt Rheumatol. 18:25–26

Barrier JH (1993) Niedrigdosierte Kortikoidtherapie bei Riesenzellarteriitis. Akt Rheumatol 18:23–25

Beasley R, Cushley M, Holgate St (1989) A self management plan in the treatment of adult asthma. Thorax 3:200

Beaufort F (1984) Hochdosierte Corticoide wirken lindernd. Wien Klin Wschr 96:2306

Bengtsson B-A, Andersson R (1991) Giant cell and Takayasu's arteritis. Current Opinion in Rheumatol 3:15–22

Bensasson M (1969) L'ostéonécrose aseptique de la tête fémorale au cours des rhumatismes inflammatoires et de la goutte. Thèse méd Paris

Berg P, Ruegsegger P, Medici TC, Anliker M (1984) Osteoporose unter alternierender Steroidtherapie bei Asthmatikern. Schweiz Med Wschr 114:1858

Blichert-Toft M (1978) The adrenal glands in old age. In: Greenblatt RB: Geriatric endocrinology (Aging, Vol. 5). Raven Press, New York, pp 81–102

Bosse K, Kaiser H, Lamparter-Lang R (1992) Die sog. Cortisonangst. Med Klinik 87:540–543

British Thoracic Society, Research Unit of the Royal College of Physicians of London, Kings' Fund Centre, National Asthma Campaign (1990) Guidelines for management of asthma. Brit Med J 301:651

British Thoracic Society, Research Unit of the Royal College of Physicians of London, Kings' Fund centre, National Asthma Campaign (1990) Guidelines for management of asthma in adults: II-Acute severe asthma. Brit Med J 301:797

Bronnimann S, Burrows B (1986) A prospective study of the natural history of asthma. Chest 90:481

Brown PH, Blundell G, Greening AP, Crompton GK (1990) Do large volume spacer devices reduce the systemic effects of high dose inhaled corticosteroids? Thorax 45:736

Buchanan WW, Stephen LJ, Buchanan HM (1988) Are "homeopathic" doses of oral corticosteroids effective in rheumatoid arthritis? Clin Exp Rheumatol 6:281

Bulgen DY, Binder AI, Hazleman BL, Dutton J, Roberts S (1984) Frozen shoulder: prospective clinical study with an evaluation of three treatment regimes. Ann Rheum Dis 43:353–360

Caroit M (1993) Die Alterspolyarthritis. Z Gerontol 26:13–16

Catoggio LJ, Soriano ER, Imamura PM (1991) Treatment of Polymyalgia rheumatica: Lower initial dose. Brit J Rhematol 30:393–394

Ceck WA, Kaliner MA (1990) Pharmacology and pharmacokinetics of topical corticosteroid derivatives used for asthma therapy. Am Rev Respir Dis 2:44

Cegla U (1992) Glucocorticosteroide. In: Nolte D (Hrsg) Manuale pneumologicum. Dustri-Verlag

Chaouat D, Belange G, Leparc JM (1988) Polyarthrite aigue oedémateuse bénigne du sujet âgé. Rev Rhum 55:895

Chaouat D, Belmatoug N, Kahn MF (1989) Le syndrome RS_3PE. In: De Sèze S: L'actualité rhumatologique 1989. L'Expansion, Paris

Chaouat D, Perier JY, Le Parc JM, Belange G (1990) Polyarthrite subaiguë oedémateuse bénigne du sujet âgé. Presse méd 19:1705

Chaouat D (1993) Subakute benigne ödematöse Alterspolyarthritis. Z Gerontol 26: 17–19

Chapman KR, Verbeek PR, White JF, Rebuck AS (1991) Effect of short course of prednisone in the prevention of early relapse after the emergency room treatment of acute asthma. N Engl J Med 324:788

Cherin P (1990) Les manifestations cardio-vasculaires de la maladie de Horton. Concours Méd 10–11:3179

Cunha R, Castro AS (1992) Maladie de Horton: formes de présentation systémique – A propos de quatre observations. Méd et Hyg 50:848–852

Dambacher MA, Ittner J, Rüegsegger P (1986) Osteoporose-Pathogenese, Prophylaxe, Therapie. Internist 27:206–213

Delecoeuillerie G, Joly P, Cohen de Lara A, Paolaggi JB (1988) Polymyalgia rheumatica and temporal arteritis: a retrospective analysis of prognostic features and different corticosteroid regimens (11 year survey of 210 patients). Ann Rheum Dis 47:733–739

Dhillon VB, Davies MC, Hall ML, Round JM, Ell PJ, Jacobs HS, Snaith ML, Isenberg DA (1990) Assessment of the effect of oral corticosteroids on bone mineral density in systemic lupus erythematosus: a preliminary study with dual energy X-ray absorptiometry. Ann Rheum Dis 49:624

Doherty M, Dieppe PA (1988) Clinical aspects of calcium pyrophosphate dehydrate crystal deposition. Rheum Clin North America 14:395

Doury P, Pattin S, Eulry F (1990) Le traitement actuel de la maladie de Horton. Sem Hôp Paris 66:1923–1926

Doury P (1993) Durchführung der Kortikoidtherapie bei Polymyalgia rheumatica und Riesenzellarteriitis. Akt Rheumatol 18:21–23

Droste U (1981) Die Periarthropathie des Hüftgelenks. Therapiewoche 31:5037–5042
Dudler J, Jallut A, Balagué F (1992) Le syndrome «RS_3PE»: sa place parmi les rhumatismes inflammatoires de la personne âgée. Méd et Hyg 50:841–846
Editorial (1991) Ondansetron vs. dexamethasone for chemotherapy-induced emesis. Lancet 338:478
Eliasson O, Hoffman J, Trueb D, Frederick D, McCornick JR (1986) Corticosteroids in COPD. A clinical trial and reassessment of the literature. Chest 89:485
Fast A, Alon M, Weiss Sh, Zer-Aviv FR (1984) A vascular necrosis of bone following shortterme dexamethasone therapy for brain edema. J Neurosurg 61:983–985
Felder M, Rüegsegger P (1991) Bone loss in patients with rheumatoid arthritis – effect of steroids measured by low dose quantitative computed tomography. Rheumatol Int 11:41
Finch CE, Hayflick L (1977) Handbook of the biology of aging. Van Nostrand, New York, pp 370–372
Fournier M, Renzoz D, Le Roy-Ladurie F, Pappo M, Pariente R (1990) Tolérance bronchique à l'inhalation de béclométasone. Presse Méd 19:1441
Frey FJ, Speck RF (1992) Glukokortikoide und Infekt. Schweiz Med Wschr 122:137
Friedman B, Friedman G (1988) Prolonged corticosteroid treatment in the management of temporal arteritis. Klin Wschr 66:1167
Gallagher CG, Gallagher EA, Crowe JP (1985) Asymptomatic giant cell arteritis. Arch Intern Med 145:2122
Gallasch G (1992) Arteriitis temporalis. Dtsch Med Wschr 117:625–628
Geisler L (1992) Nächtliches Asthma. Dtsch Med Wschr 117:869–874
Geisler LS (1992) Niedrigdosierte Glucocorticosteroide bei chronischem Cor pulmonale. Dtsch Med Wschr 117:641
Genth E (1993) Die Kristallarthropathien. Z Gerontol 26:24–33
Gilliland BC (1988) Pseudogoutte et arthropathie à cristaux d'hydroxyapatite. In: Harrison TR. Principes de médecine interne. 4ème éd fse. Flammarion, Paris
Goode JD (1993) Anti-rheumatic treatment in the elderly. Z Gerontol 26:39–43
Groff GD, Franck WA, Raddatz DA (1990) Systemic steroid therapy for acute gout: A clinical trial and review of the literature. Sem Arth Rheum 19:329
Grossmann S, Ganz R (1991) Knochennekrosen nach kurzfristiger, hochdosierter Steroidtherapie. Schweiz Med Wschr 121:635–641
Guslandi M, Tittobello A (1992) Steroid ulcers: a myth revisited. Brit Med J 304:655
Hall MRP (1978) Hypophysoadrenal axis. In: Brocklehurst JC: Textbook of geriatric medicine and gerontology. 2nd ed. Churchill Livingstone, Edinburgh, pp 452–457
Hall St, Hunder GG (1984) Is temporal artery biopsy prudent? Mayo Clin Proc 59:793
Hardin JG, Longenecker GL (1992) Handbook of drug therapy in rheumatic disease. Little, Brown and Company Boston, Toronto, London
Härle A (1987) Behandlungsstrategien bei Gelenkinfektionen nach intraartikulären Injektionen und Punktionen. Dtsch Ärzteblatt 84:B1567
Harris ED, Emkey RD, Nichols JE, Newberg A (1983) Low-dose-prednisone therapy in rheumatoid arthritis: a double blind study. J Rheumatol 10:713
Hatz H, Helmke K (1992) Cortisontherapie bei Polymyalgia rheumatica und Riesenzellarteriitis; Nebenwirkungsprofil bei niedrig dosierter Glukokortikoidlangzeittherapie. Z Rheumatol 51:213–221
Hausmann N, Richard G (1991) Effect of high dose steroid bolus on occlusion of ocular central artery: Angiographic study. Brit Med J 303:1445
Hayreh SS (1991) Ophthalmic features of giant cell arteritis. Baillière's Clin rheumatol 5:431–459
Hazleman B, Bengtsson BA (eds) (1991) Giant cell arteritis. In: Baillière's Clin Rheumatol: Clinical rheumatology. Baillière Tindall, London
Healey LA (1987) Glucocorticoid use in rheumatoid arthritis: the case in favor. In: Wilkens RF, Dahl SL (eds) Therapeutic controversies in the rheumatic diseases. Grune & Stratton, New York
Hernandez C, Fernandez B, Ramos P, Estrada V, Perez Venegas J, Banares A (1991) Giant cell arteritis therapy: MTX as steroid-sparing agent. Arthr Rheum 34:Suppl S73

Hoffarth H-P, Ulmer WT (1990) Aktuelle Therapie chronischer Atemwegserkrankungen. Dtsch Med Wschr 115:63

Hoffmann GS, Kerr GS, Leavitt RY, Hallahan CW, Lebovics RS, Travis WD, Rotten M, Fauci AS (1992) Wegener's granulomatosis: An analysis of 158 patients. Ann Int Med 16:488–493

Horton BT, Magath TB, Brown GE (1932) An undescribed form of arteritis of temporal vessels. Mayo Clin Proc 7:700–701

Horváth F, Kéry L, Sillar P, Bender G, Lengyel E (1983) Insertionstendopathie im Ellenbogengelenk als geriatrisches Krankheitsbild. Akt Gerontol 13:5–9

Hunder GG, Sheps ShG, Allen GL, Joyce JW (1975) Daily and alternate-day corticosteroid regimens in treatment of giant cell arteritis. Ann Int Med 82:613

Hunder GG (1990) Giant cell (temporal) arteritis. Rheum Dis Clin North America 16:399

Jones JG (1991) Clinical features of giant cell arteritis. Baillière's Clin Rheumatol 5:413–430

Kaiser H (1983) Was bringt die Biopsie bei der Arteriitis temporalis? Münch Med Wschr 125:14

Kaiser H (1987) Polymyalgia rheumatica – eine immer noch zu wenig bekannte Krankheit. Int Welt 9:13

Kaiser H (1988) Chronische Polyarthritiden –Differentialdiagnose und Therapie, 2. Aufl. Enke, Stuttgart

Kaiser H (1989) Die Auswirkungen der Kortikosteroide auf den Knochen. Z Rheumatol; 48 Supp 1:21

Kaiser H (1990) Pseudogicht. Chondrokalzinose, Kalziumpyrophosphat-Dihydrat-Ablagerungskrankheit. In: Albrecht HJ. Stoffwechsel und Rheuma, Coll rheumatol 45. Banaschewski, München

Kaiser H (1990) Zur Cortisontherapie der Riesenzellarteriitis. Herz und Gefäße 10:5

Kaiser H (1992) Alternierende Therapie mit Glucocorticoiden: Pro. In: Schulte HM, Allolio B, Benker G (Hrsg) Therapie mit Glucocorticoiden. Schattauer, Stuttgart

Kaiser H (1992) Gelenkpunktion und intraartikuläre Injektion. Fortschr Rheum 2:12–13

Kaiser H (1992) Praxis der Cortisontherapie, 3. Aufl. Urban und Schwarzenberg, München Wien Baltimore

Kaiser H, Kley HK (1992) Cortisontherapie – Corticoide in Klinik und Praxis, 9. Aufl. Thieme, Stuttgart

Kaiser H (1993) Polymyalgia rheumatica. Z Gerontol 26:20–23

Kaminsky R, Noel C, Montigaud-Nebel C, Verain AL, Parrache RM, Chardot C, Floquet J, Duc M (1991) Artérite gigantocellulaire de localisation gynécologique. Discussion à propos d'un nouveau cas. Rev Méd interne 12:313–314

Kelly HW, Murphy S (1991) Corticosteroids for acute severe asthma. Ann Pharmacother 25:72

Kissling R, Sager M (1990) Zur Differentialdiagnose der Kristallarthropathien. Rheuma 10:49

König P (1988) Inhaled corticosteroids – their present and future role in the management of asthma. J Allergy Clin Immunol 82:297

Kotaniemi A (1990) Bone density in rheumatoid arthritis: Effect of low-dose corticosteroids. Scand J Rheumatol Suppl 85:7

Kotaniemi A (1993) Knochendichte unter Glukokortikoiden in niedriger Dosierung bei rheumatoider Arthritis. Akt Rheumatol 18:18–19

Krey HF (1984) Nutzen und Gefahren der Cortisontherapie in der Augenheilkunde. In: Kaiser H (ed) Cortisontherapie in der Praxis. Thieme, Stuttgart New York

Kröger H, Karjalainen P, Alhava EM (1990) Low dose corticosteroids and cortical bone mass in RA. Scand J Rheumatol 8:Suppl 85

Kröger H (1993) Einfluß einer niedrigdosierten Glukokortikoidtherapie auf den Knochenstoffwechsel bei rheumatoider Arthritis. Akt Rheumatol 18:19–20

Kyle V, Hazleman BL (1989) Treatment of polymyalgia rheumatica and giant cell arteritis. II. Relation between steroid dose and steroid associated side effects. Ann Rheum Dis 48:662

Kyle V (1991) Treatment of polymyalgia rheumatica/giant cell arteritis. Baillière's Clin Rheumatol 5:485

Lantin J-P, Duc J (1991) Artérite temporale: approches diagnostiques et thérapeutiques. Schweiz Rundschau Med (Praxis) 80:379

Leboff MS, Wade JP, Mackowiak S, Fuleihan GE-H, Zangari M, Liang MH (1991) Low Dose Prednisone Does Not Affect Calcium Homeostasis or Bone Density in Postmenopausal Women with Rheumatoid Arthritis. J Rheumatol 18:339

Lhote F, Mainguene C, Griselle-Wiseler V, Fior R, Feintuch M-J, Royer I, Jarrousse B, Amouroux J, Guillevin L (1992) Giant cell arteritis of the female genital tract with temporal arteritis. Ann Rheum Dis 51:900–903

Lundberg I, Hedfors E (1990) Restricted dose and duration of corticosteroid treatment in patients with polymyalgia rheumatica and temporal arteritis. J Rheumatol 17:10

Malmvall BE (1991) Complications of giant cell arteriitis. Baillière's Clin Rheumatol 5:461–473

Mandel S (1982) Steroid myopathy. Postgrad Med 72:207–215

Mankin HJ (1992) Nontraumatic necrosis of bone (Osteonecrosis). N Engl J Med 326:1473

Marty H, Bachmeier C (1991) Die atypische Riesenzellarteritis. Schweiz Med Wschr 121: 37–41

McCarty DJ, O'Duffy D, Pearson L, Hunter JB (1985) Remitting seronegative symmetrical synovitis with pitting edema. JAMA 19:2763

McCarty DJ, Pearson L, Hunter JB, Russell EB (1987) Remitting seronegative symmetrical synovitis with pitting edema. The RS_3PE syndrome – 1986 update. In: Machtey I (ed) Progress in Rheumatology, Vol III. Peteh-Migoa, Israel

Million R, Poole P, Kellgren JH, Jayson MIV (1984) Long-term study of management of rheumatoid arthritis. Lancet:812

Minne HW, Wüster Ch, Ziegler R (1986) Pathogenese, Diagnose, Prophylaxe und Therapie der Osteoporosen des alternden Menschen. Inn Med 13:231–236

Möllmann HW, Barth J, Wagner I, Tunn S, Krieg M, Möllmann CR, Derendorf H (1991) Pharmacokinetics and rectal bioavailability of hydrocortisone acetate after single and multiple administration. J Clin Pharmacol 31:866

Moskowitz RW, Haug MR (1986) Arthritis in the elderly. Springer, New York

Moskowitz R, Brandt KD (1989) In: McCarty DJ (ed) Arthritis and allied conditions, 11th ed. Lea and Febiger, Philadelphia

Müller RT, Konermann H (1987) Femurkopfnekrose nach Hirnödemprophylaxe beim schweren Schädel-Hirn-Trauma. Chirurg 58:355

Myles AB, Perera T, Ridley MG (1992) Prevention of blindness in giant cell arteritis by corticosteroid treatment. Brit J Rheumatol 31:103–105

Neish PR, Sergent JS (1991) A case with unusual neurologic manifestations and a normal sedimentation rate. Arch intern Med 151:378

Nordborg E, Bengtsson B-A (1989) Death rates and causes of death in 284 consecutive patients with giant cell arteritis confirmed by biopsy. Brit Med J 299:549

Nordborg E, Hansson T, Jonson R, Szucs J, Bengtsson BA (1990) Glucocorticosteroid-induced osteoporosis in giant cell arteritis (GCA). Scand J Rheumatol Suppl 85:7

Otte P (1986) Über die Beziehungen zwischen Alterungsphänomenen und Arthroseentwicklung. Z Orthop 124:381–384

Otte P (1993) Alterungsphänomene und Arthrose. Z Gerontol 26:2–7

Palmer LB, Greenberg HE, Schiff MJ (1991) Corticosteroid treatment as a risk factor for invasive aspergillosis in patients with lung disease. Thorax 46:15

Parry H, Martin K (1991) Single-dose i. v. dexamethasone – an effective anti-emetia in cancer chemotherapy. Cancer Chemother Pharmacol 28:231

Pauwels R (1992) Asthme bronchique. Méd et Hyg 50:1086

Pere P, Kessler M, Prouteau JM, Gaucher A (1989) Les ostéonécroses des transplantés rénaux. Diminution de fréquence depuis l'utilisation de la ciclosporine. Presse Méd 18:896

Perruchoud AP (1992) Asthme bronchique. Problèmes actuels. Méd et Hyg 50:781

Piper JM, Ray WA, Daugherty JR, Griffin MR (1991) Corticosteroid use and peptic ulcer disease; role of nonsteroidal antiinflammatory drugs. Ann Int Med 114:735

Pusch H-J, Schramm A, Fuchs P, Franke H, Schöffling K, Althoff P, Halberg F (1980) Hypophysen-Nebennierenrinden-System im Alter. Therapiewoche 30:8243–8252

Reed CE, Hunt LW (1990) The emergency visit and management of asthma. Ann Int Med 112:801

Reich KA, Giansiracusa DF, Strongwater StL (1990) Neurologic manifestations of giant cell arteritis. Amer J Med 89:67

Reichelt A (1983) Ruptur der Rotatorenmanschette als Ursache indifferenter Schulterschmerzen. Dtsch Ärztebl 80:25–31

Reid DM, Kennedy NSJ, Smith MA, Nicoll J, Brown N, Tothill P, Nuki G (1986) Bone loss in rheumatoid arthritis and primary generalized osteoarthrosis: Effects of corticosteroids, suppressive antirheumatic drugs and calcium supplements. Brit J Rheumatol 25:253–259

Respondek M, Jipp P (1991) Erblindungshäufigkeit bei der Polymyalgia rheumatica mit und ohne Riesenzellarteriitis. Klin Wschr 69:Suppl XXIII:74

Riffat G, Alexandre C, Prallet B, Pallot-Prades B, Chappard D (1990) Des difficultés de diagnostic de la PPR chez le sujet âgé. Rhumatol 42:261–266

Ringe D (1991) Osteoporose. De Gruyter, Berlin

Robb-Nicholson C, Chang RW, Anderson S, Roberts WN, Longtine J, Corson J, Larson M, George D, Green J, Bryant G, Liang MH (1988) Diagnostic value of the history and examination in giant cell arteriitis: A clinical pathological study of 81 temporal artery biopsies. J Rheumatol 15:1794

Roilla F, Tonato M, Cognetti F, Cortesi E (1991) Prevention of cisplatin-induced emesis. J Clin Oncol 9:675

Sambrook PN, Eisman JA, Yeates MG, Pocock NA, Eberl S, Champion GD (1986) Osteoporosis in rheumatoid arthritis: safety of low dose corticosteroids. Ann Rheum Dis 45:950–953

Sambrook PN, Cohen ML, Eisman JA, Pocock NA, Champion GD, Yeates MG (1989) Effects of low dose corticosteroids on bone mass in rheumatoid arthritis: a longitudinal study. Ann Rheum Dis 48:535

Schattenkirchner M (1990) Hyperurikämie und Gicht. In: Albrecht HJ: Stoffwechsel und Rheuma. Coll rheumatol 45, Banaschweski, München

Scheiber L, Duncan H, Leisen J, Kardasz S (1991) The prevalence of fractures is not increased by low dose corticosteroid treatment in female rheumatoid arthritis patients with onset of disease after age fifty. Arthritis Rheum 34, Suppl:S48

Schlumpf J, Vonwil T (1985) Femurkopfnekrose nach hochdosierter Corticosteroidtherapie. Schweiz Med Wschr 115:488

Schneider TM (1989) Differentialdiagnose und Therapie tumorbedingter Hypercalcaemien. Dtsch Med Wschr 114:1576–1581

Settas L, Dimitriadis G, Sfetsios T, Disa E, Souliou E, Tourkantonis A (1991) Methotrexate versus azathioprine in polymyalgia rheumatica – giant cell arteritis: A double blind cross over trial. Arthritis Rheum 34:Suppl S72

Sheagren JN (1989) Glucocorticoid action: Infectious diseases. In: Schleimer RP, Claman HN, Oronsky A (ed) Anti-inflammatory steroid action. Academic Press, San Diego

Smith R (1990) Corticosteroids and osteoporosis. Thorax 45:573

Smith DB, Newlands ES, Rustin GJS, Begent RHJ, Howells N, McQuade B, Bagshawe KD (1991) Comparison of ondansetron and ondansetron plus dexamethasone as antiemetic prophylaxis during cisplatin-containing chemotherapy. Lancet 338:487

Straub W (1992) Cortisonschäden am Auge. In: Kaiser H, Kley HK: Cortisontherapie – Corticoide in Klinik und Praxis, 9. Aufl. Thieme, Stuttgart

Terborg EJ, Rasker JJ (1987) Gout in the elderly, a separate entity? Ann Rheum Dis 46:72–76

Toogood JH (1989) Bronchial asthma and Glucocorticoids. In: Schleimer RP, Claman HN, Oronsky A (1989) Antiinflammatory Steroid Action. Academic Press, San Diego

Truhan AP, Ahmed AR (1989) Corticosteroids: a review with emphasis on complications of prolonged systemic therapy. Ann Allergy 62:375

Twycross RG, Guppy D (1985) Prednisolone in terminal breast and bronchogenic cancer. Practitioner 229:57

Ulrich C, Ulrich W-D, Ulrich D (1990) Funktionsdiagnostische Behandlungskontrolle der Arteriitis temporalis. Fortschr Ophthalmol 87:667–670

Vinceneux Ph, Mathieu A, Pouchot J (1990) Pièges diagnostiques de la maladie de Horton. Sem Hôp Paris 66:39–40

Voisin C (1990) Bronchite chronique. Méd et Hyg 48:535
Wagenhäuser FJ (1979) Die Periarthropathia humero-scapularis (PHS-Syndrom). Akt Rheumatol 4:65–79
Weintraub M (1984) A different view of patient compliance in the elderly. In: Vestal RE (ed) Drug treatment in the elderly. Adis Health Science Press, Sydney
Weiss MW (1989) Corticosteroids in rheumatoid arthritis. Sem Arthritis Rheum 19:9
Wendling D, Hory B, Saint-Hillier Y, Perol C (1985) Traitement de la pseudopolyarthrite rhizomélique par la cyclosporine A. Rev Rhum 52:135
Wiest PM, Flanigan T, Salata RA, Shlaes DM, Katzman M, Lederman MM (1989) Serious infectious complications of corticosteroid therapy for COPD. Chest 9:1180
Wigley FM (1984) Osteoarthritis: Practical management in oder patients. Geriatrics 39: 101–120
Willox JC (1984) Prednisolone as an appetite stimulant in patients with cancer. Brit Med J I:6410
Wollheim FA (1984) Acute and long-term complications of corticosteroid pulse therapy. Scand J Rheumatol 54:Suppl 27
Worst P (1987) Corticosteroide in der Malignom-Chemotherapie. Dtsch Med Wschr 112:77
Zahn H, Bröker H-J, Mörl H (1990) Riesenzellarteriitis. Herz u. Gefäße 10:64
Zurbrügg RP (1986) Hormone der Nebennierenrinde. In: Gupta D (ed) Endokrinologie der Kindheit und Adoleszenz. Thieme, Stuttgart New York

Therapie mit Analgetika und nicht-steroidalen Antirheumatika

E. HACKENTHAL

1 Einleitung

Schmerzzustände sind kein altersspezifisches Merkmal, sie treten jedoch mit zunehmendem Lebensalter häufiger auf. Ursache ist nicht nur die altersbedingte Zunahme der allgemeinen Morbidität, insbesondere der Multimorbidität mit Schmerz als Symptom der jeweiligen Grundkrankheit(en), sondern auch die Zunahme von Schmerzsyndromen als Krankheit sui generis, der chronischen Schmerzkrankheit (s. u.). Über die altersabhängige Häufigkeit von Schmerzen und den Verbrauch an Schmerzmitteln liegen nur unvollständige und unzureichende Informationen vor, doch läßt sich aus folgenden Zahlenangaben die große epidemiologische, klinische und ökonomische Bedeutung des Schmerzes und der Schmerzbehandlung ableiten:

Für die Bundesrepublik wird die Zahl chronischer Schmerzpatienten auf ca. 3 Millionen geschätzt, 400000 bis 500000 davon sind Patienten mit problematischen Schmerzen, d. h. mit Schmerzsyndromen, die erhebliche therapeutische Probleme bereiten (ZIMMERMANN und SEEMANN 1986). Die Prävalenz von Schmerzzuständen insgesamt ist sehr viel höher anzusetzen. Aus einer repräsentativen Erhebung in Kanada (CROOK et al. 1984) geht hervor, daß die Häufigkeit länger anhaltender Schmerzen bei 18- bis 40jährigen 8,5%, bei 49- bis 60jährigen 16% und bei 61jährigen bei 29% liegt. Ein beträchtlicher Anteil der Schmerzpatienten sind Rheumakranke. Nach SCHATTENKIRCHNER (zitiert nach ZIMMERMANN und SEEMANN 1986) haben 5% der Bevölkerung so ausgeprägte Gelenkschmerzen, daß ihre Lebensqualität stark beeinträchtigt ist. Betroffen sind vor allem die über 65jährigen. Ca. 50% aller Krebskranken aller Stadien haben Schmerzen, in fortgeschrittenen Stadien steigt der Anteil auf 70 bis 80% (BONICA 1985; FOLEY 1985). Zwar ist der Anteil von Carcinom-Patienten an der Gesamtzahl chronischer Schmerzpatienten nur ca. 10%, doch verbirgt sich hinter dieser scheinbar niedrigen Zahl die beschämende Realität, daß weniger als 50% aller Patienten mit Carcinomschmerz eine ausreichende Schmerztherapie erhalten (FOLEY 1985) und mindestens 25% dieser Patienten mit schweren Schmerzen ohne jede Schmerztherapie sterben (DAUT und CLEELAND 1982; BONICA 1985).

Der hohen Prävalenz von Schmerzzuständen entsprechend ist der Verbrauch von Analgetika und Antirheumatika erheblich. In den Gesamtausgaben für Arzneimittel der gesetzlichen Krankenkassen in der Bundesrepublik Deutschland sind Analgetika-Antirheumatika mit 7,3% (ca. 1,5 Milliarden DM), und der Gesamtzahl der Verordnungen sogar mit 12% die führende Arzneimittelgruppe in der Rangordnung der Indikationsgruppen (Angaben des Wissenschaftlichen Instituts der Ortskrankenkassen für 1990). Der Anteil der über 60jährigen am Gesamtvolumen für die Gruppe Analgetika-Antirheumatika liegt bei ca. 43%.

Dazu kommt der überproportional hohe Anteil von Analgetika in der Selbstmedikation, der von verschiedenen Autoren auf 25 bis 40% der insgesamt abgegebenen Dosierungseinheiten geschätzt wird. Schmerzen werden mit Abstand als häufigster Anlaß für Kauf und Anwendung rezeptfreier Medikamente angesehen (s. ZIMMERMANN und SEEMANN 1986; ILLY und JORK 1983). Die insgesamt in der Bundesrepublik verkaufte Menge an Schmerzmitteln (ohne Antirheumatika) liegt bei jährlich ca. 2,9 Milliarden Dosierungseinheiten (SCHWARZ et al. 1985), wobei die über 55jährigen Menschen einen ca. 3fach höheren Analgetika-Verbrauch haben als jüngere Altersgruppen. Auch der Verbrauch von Antirheumatika ist naturgemäß bei älteren Menschen sehr viel höher als bei jüngeren: Mehr als 15% aller über 55jährigen Einwohner der Bundesrepublik nehmen Rheumamittel ein gegenüber 3% der 25- bis 45jährigen (zitiert nach ZIMMERMANN und SEEMANN 1986). Im Medikamentenvorrat alter Menschen werden Schmerz- und Rheumamittel bevorzugt angetroffen und stehen auch in der Anwendung an erster Stelle (s. BREITKREUZ 1982; ILLY und JORK 1983).

Diese wenigen Zahlen machen deutlich, daß die Anwendung von Schmerzmitteln in den verschiedensten Indikationsbereichen ein zentrales medizinisches Problem insbesondere bei alten Menschen darstellt. Eine zusätzliche Dimension gewinnt dieses Thema durch die irrationale und/oder mißbräuchliche Anwendung von sog. einfachen Analgetika, deren epidemiologische Bedeutung gegenüber der spektakulären Opioid-Abhängigkeit immer noch unterschätzt wird.

Im folgenden werden zunächst die pathophysiologischen Grundlagen der Schmerzbehandlung und deren altersspezifische Aspekte besprochen, dann die drei Gruppen Opioid-Analgetika, antipyretische Analgetika und nichtsteroidale Antirheumatika hinsichtlich ihrer pharmakologischen Eigenschaften und Anwendung bei alten Menschen dargestellt.

2 Pathophysiologische Vorbemerkungen

Schmerz und Schmerzverhalten sind individueller und subjektiver Ausdruck von komplexen Schmerzverarbeitungsreaktionen, die in ihrer Pathogenese noch weitgehend unbekannt sind. Lediglich die Abläufe einer akuten Schmerzreaktion lassen sich hinsichtlich der biochemischen und neurophysiologischen Mechanismen einigermaßen beschreiben, über die Pathogenese vieler chronischer Schmerzzustände ist kaum etwas bekannt (s. HANDWERKER 1985).

2.1 Periphere Nozizeption und Wirkungsweise der antipyretischen Analgetika

Der typische akute Schmerz wird ausgelöst durch eine Gewebeschädigung (thermisch, chemisch, mechanisch etc.), die zu lokalen Veränderungen des Gewebestoffwechsels und der Durchblutung im Sinne einer akuten Entzündung mit folgenden Einzelelementen führt: Freisetzung von Kininen (Bradykinin) aus Kininogen durch aktiviertes Kallikrein; unspezifische Freisetzung von Prostaglandinen aus verschiedenen Zelltypen; Freisetzung von Leukotrienen aus Makrophagen, Mastzellen und basophilen Zellen; Anstieg der interstitiellen Kalium-Konzentration durch zellulären Kaliumverlust; Absinken des interstitiellen pH durch Aktivierung anaerober Stoffwechselvorgänge. Diese und weitere Mediatoren lösen durch ihr Zusammen- und Wechselspiel die typischen vaskulären Veränderungen aus wie Gefäßdilatation (Prostaglandin, Kinine, Histamin), Zunahme der Permeabilität mit Extravasation von Blutplasma (Prostaglandine, Leukotrien C), chemotaktische Ansammlung von Makrophagen und Granulozyten im Gewebe (Leukotrien B), und erregen die peripheren Endigungen spezifischer schmerzleitender afferenter Nervenfasern, die Nozizeptoren. Die Vorgänge an den Nozizeptoren sind komplex und noch nicht in allen Details geklärt. Nach dem heutigen Kenntnisstand bewirken Prostaglandine keine direkte Aktivierung der Nozizeptoren, sondern vielmehr eine Sensibilisierung gegenüber den eigentlich nozizeptiv wirkenden Mediatoren, vor allem dem Bradykinin.

Als Wirkungsprinzip der Analgesie durch antipyretische Analgetika wird die Hemmung der Cyclooxigenase angesehen, d. h. sie hemmen die Umwandlung der Arachidonsäure zu den Endoperoxiden PGG_2 und PGH_2, aus denen durch entsprechende weitere enzymatische Reaktionen die Prostaglandine PGE_2, PGI_2 und das Thromboxan TxA_2 gebildet werden. Durch die Unterdrückung der Prostaglandin E_2 (und PGI_2?)-Synthese in der Umgebung des Nozizeptors unterbleibt dessen Sensibilisierung, und Bradykinin kann den Rezeptor nicht oder nur in geringem Maße aktivieren.

Es muß jedoch betont werden, daß diese einfache Vorstellung von der Wirkungsweise der antipyretischen Analgetika nicht für alle Vertreter dieser Analgetika-Gruppe nachgewiesen werden konnte, und deshalb als generelles Wirkungsprinzip immer wieder in Frage gestellt wird. Außerdem mehren sich in den letzten Jahren Befunde, daß Vertreter dieser früher als periphere Analgetika bezeichneten Gruppe auch zentralnervös lokalisierte analgetische Wirkungen haben können (siehe z. B. Devoghel 1983; Jurna und Brune 1990). Als gemeinsames Wirkungsprinzip aller nicht-steroidalen Antirheumatika wird ebenfalls die Hemmung der Cyclooxigenase, d. h. der Prostaglandin-Synthese angesehen. Auch hier tauchen immer wieder Zweifel an der Gültigkeit dieser Annahme auf, zumal keine überzeugende Beziehung zwischen der entzündungshemmenden Wirkung in vivo und der Hemmung der Cyclooxigenase in vitro besteht. Eine mögliche Erklärung für diese Diskrepanz liegt in der Beobachtung, daß nichtsteroidale Antirheumatika, die fast ausnahmslos den Charakter einer schwachen Säure haben oder diesen durch metabolische Umwandlung zu aktiven Metaboliten erwerben, sich in Form des lipophilen nichtdissoziierten Anteils im entzündlichen Gewebe mit niedrigem pH-Wert in stärkerem Maße anreichern (Brune und Lanz 1984). Dieses pharmakokinetische Verhalten wird nicht nur für die Erklärung der entzündungshemmenden Wirkung, sondern auch bestimmter Nebenwirkungen, insbesondere der Magenschleimhautschädigung (siehe dort) herangezogen.

2.2 Afferente Schmerzleitung und neuronaler Schmerz

Die durch Nozizeptor-Aktivierung erregten afferenten nozizeptiven Fasern leiten die Information über das Hinterhorn dem zugehörigen Rückenmarkssegment zu, wo sie in komplexer Weise umgeschaltet wird. Die Umschaltung erfolgt nicht nur auf aszendierende Bahnen, vor allem des Tractus spinothalamicus, sondern auch auf motorische Fasern desselben oder benachbarter Segmente, deren Aktivierung motorische Reflexbewegungen (Wegziehen) auslöst.

Während die peripheren nozizeptiven Fasern gewöhnlich nur über die nozizeptive Endigung erregt werden, kann unter pathologischen Bedingungen, z. B. bei Nerveneinklemmungen (Bandscheibenvorfall) oder Stoffwechselstörungen (diabetische Neuropathie) die Empfindlichkeit des nozizeptiven Axons so weit gesteigert sein, daß sonst unterschwellige mechanische Reize zur Entlastung dieser Afferenzen mit aufsteigender Informationsübertragung führen. Der resultierende neuronale Schmerz wird meist in das Einzugsgebiet des Nerven lokalisiert (Projektionsschmerz). Ähnliches gilt für den Phantomschmerz. Typische klinische Formen dieser Nicht-Rezeptor-vermittelten Schmerzen werden unter dem Begriff *Neuralgien* zusammengefaßt. Auch durch Fehlsteuerung im Bereich des Sympathikus können Schmerzen, insbesondere chronische Schmerzen, auftreten, für die keine adäquate Gewebeschädigung im Bereich des nozizeptiven Feldes erkennbar ist (sympathische Reflexdystrophien) (siehe Handwerker 1985). Ein weiteres Beispiel einer pathologisch ablaufenden Schmerzreaktion entsteht durch eine Überbetonung von reflektorischen Muskelkontraktionen über spinale Reflexe. Diese ursprünglich der Schadensbegrenzung dienende Reaktion kann zu einer pathologischen Schmerzsituation führen, wenn sie ihrerseits zur Erregung von Nozizeptoren führt, und so eine Aufschaukelung und Verselbständigung eines Reaktionskreises von Nozizeptorerregung – reflektorische Muskelkontraktion – Nozizeptorerregung etc. bedingt. In diesem Bereich sind viele Verlaufsformen des sogenannten Weichteilrheumatismus, der Myogelosen, Verspannungen etc. angesiedelt.

2.3 Zentrale Schmerzverarbeitung und Wirkungsweise von Opioid-Analgetika

Auf aszendierenden Bahnen gelangt die nozizeptive Information in das Zentralnervensystem, wo sie in verschiedenen Schaltstellen weiter verarbeitet wird. Dazu gehören z. B. das periaquäduktale Höhlengrau des Hirnstammes, der Hypothalamus, von dem bei akuten Schmerzen die Aktivierung des Sympathikus und andere Aktivierungsmechanismen in Gang gesetzt werden, das Thalamus-Kerngebiet, das limbische System (emotionale Verarbeitung) und die Hirnrinde (kognitive Verarbeitung und koordinierte Abwehrmechanismen). An den zahlreichen Schaltstellen der afferenten Schmerzverarbeitung sind verschiedene Transmitter oder Modulatoren wirksam, von denen der Substanz P eine bevorzugte Bedeutung zuzukommen scheint.

Von therapeutischem Interesse ist jedoch vor allem die seit langem bekannte Tatsache, daß das gesamte aszendierende nozizeptive System durch ein efferentes inhibitorisches System kontrolliert wird, dessen Neurone vor allem im Hirnstamm und in den Hinterhornsegmenten lokalisiert sind. Transmitter dieses Systems sind die Opioidpeptide. Die Aktivierung deszendierender Bahnen führt zur Ausschüttung von Opioid-Peptiden (Enkephalinen, Dynorphin, β-Endorphin), die inhibitorisch auf aszendierende nozizeptive Fasern wirken (Übersicht bei MILLAN 1986; OLSON et al. 1990).

Pharmakologisch kann man die Aktivierung dieses „endogenen schmerzhemmenden Systems" durch Morphin, morphinartige Analgetika oder andere Opioid-Analgetika (zur Nomenklatur siehe unten) imitieren. Opioid-Analgetika sind zu bestimmten Abschnitten der Opioid-Peptide strukturanalog und haben damit Affinität zu Opioid-Rezeptoren. Vom pharmakologisch-therapeutischen Standpunkt sind zwei Aspekte des „endogenen schmerzhemmenden Systems" von besonderem Interesse. 1. Die Opioid-Peptide sind nicht nur Transmitter oder Modulatoren eines endogenen schmerzhemmenden Systems, sondern auch zahlreicher anderer neuronaler Regelprozesse, die z. B. bestimmte psychische Verhaltensweisen, neuroendokrine Mechanismen oder die zentrale Blutdruckregulation kontrollieren. Opioid-Peptide werden nicht nur im ZNS, sondern auch in peripheren Organen synthetisiert, gespeichert und ausgeschüttet. So sind z.B. die Opioid-Peptide in chromaffinen Zellen des Nebennierenmarks möglicherweise an der Blutdruckregulation beteiligt. Im Darm wirken sie an der Kontrolle der Motilität mit. Diese vielfältigen Lokalisationen und Wirkungsqualitäten erklären zumindest auch einen Teil der unerwünschten Wirkungen des Morphins. 2. Pharmakologische und biochemische Untersuchungen haben die Existenz verschiedener Typen von Opioid-Rezeptoren aufgedeckt. Daraus ergibt sich eine gewisse pharmakologische Heterogenität innerhalb der Gruppe der zentralen oder Opioid-Analgetika, die von praktischer Bedeutung ist (siehe unten).

2.4 Altersspezifische Aspekte der Schmerzverarbeitung

Angesichts der Komplexität von Schmerzreaktionen, der Abhängigkeit des Schmerzerlebnisses von psychischen Faktoren und der Unmöglichkeit, den „Schmerzwert" von Krankheitszuständen zu definieren, nimmt es nicht wunder, daß Untersuchungen zur Schmerzempfindlichkeit in Abhängigkeit vom Alter kein einheitliches Bild ergeben. So fanden CHAPMAN und JONES (1944) bei Untersuchungen an 200 gesunden Versuchspersonen eine Abnahme der kutanen und visceralen Schmerzempfindlichkeit mit zunehmendem Alter. Ähnliche Ergebnisse wurden von SHERMAN (1943), SHERMAN und ROBILLARD (1960), PROCACCI et al. (1970) sowie HARKINS et al. (1986) mit der Hitzestrahl-

Methode an verschiedenen Hautrealen gefunden. Keine Änderung der experimentellen Schmerzschwelle mit dem Alter fanden dagegen Harkins und Chapman (1976) mit elektrischer Reizung der Zahnpulpa und Kenshalo (1986) mit der Hitzestrahlmethode. Als Ursache einer evtl. verringerten Schmerzempfindlichkeit im Alter wird der Verlust (bis zu 30%) der hinteren Spinalwurzelganglien, die neuroaxonale Dystrophie aszendierender Bahnen (Brannon et al. 1967; Jellinger und Jirasek 1971) sowie die Verlangsamung der afferenten Leitungsgeschwindigkeit (z. B. Desmedt und Charon 1980; Pratt et al. 1979) angesehen.

Über eine veränderte Schmerzempfindlichkeit bei schmerzhaften Erkrankungen älterer Menschen liegen naturgemäß kaum aufschlußreiche Untersuchungen vor. So konnten Beville et al. (1971) bei der Analyse der postoperativen Schmerzintensität nach vergleichbaren operativen Eingriffen eine nur geringfügig und kaum signifikant höhere Schmerzempfindlichkeit bei jüngeren gegenüber alten Patienten beobachten. Eine zusätzliche Komplikation der Beurteilung der Altersabhängigkeit der Schmerzempfindlichkeit entsteht aus der zirkadianen Rhythmik der Schmerzempfindlichkeit und der Wirksamkeit von Analgetika. Das Minimum der Schmerzempfindlichkeit mit hoher Schmerzschwelle und größerer analgetischer Wirkung liegt im frühen Nachmittag, während die höchste Schmerzempfindlichkeit und geringste analgetische Wirksamkeit gegen Mitternacht auftritt (s. Lemer 1984). Diese zirkadiane Rhythmik ist bei älteren Menschen häufig gestört.

Ganz allgemeine wird eine mit dem Alter abnehmende Schmerzperzeption und -verarbeitung angenommen (Procacci et al. 1970; Stimmel 1983). Zu Recht weist jedoch Falck (1985) darauf hin, daß mögliche Änderungen der Schmerzschwelle im Alter an Bedeutung hinter den psychosozialen Lebensbedingungen des alten Menschen zurückstehen. Einsamkeit, Isolierung, Angst, die Identifizierung der meist chronischen Schmerzen mit der lebensbedrohenden oder die Lebensqualität stark einschränkenden Krankheit, prägen den Erlebnischarakter des Schmerzes sicherlich weit stärker als die experimentell nachweisbare Erhöhung der Schmerzschwelle um 10 bis 30%. Aus den gleichen Gründen nimmt auch die Erwartungshaltung gegenüber der therapeutischen Hilfe durch das Analgetikum zu. Dies kommt unter anderem darin zum Ausdruck, daß mit zunehmendem Alter die Quote der Placebo-Responder zunimmt (Lasagna et al. 1954).

3 Pharmakotherapie mit Opioid-Analgetika

Der Begriff Opioid-Analgetika bedarf zunächst einer Definition: Er umfaßte alle Analgetika, die über die Aktivierung von Opioid-Rezeptoren wirksam werden. In dieser Gruppe sind das Morphin, die Opiate, die morphinartigen Analgetika und die gemischten Agonisten-Antagonisten enthalten. Das Morphin und seine engen chemischen Verwandten wie das Heroin oder Codein werden unter der Bezeichnung Opiate zusammengefaßt. Morphin-artig ist dagegen eine umfassendere Bezeichnung für alle Opioid-Analgetika, die sich pharmakodynamisch wie Morphin verhalten, d. h. vornehmlich durch Aktivierung von μ-Rezeptoren analgetisch wirksam sind.

Davon abzutrennen sind die neueren Opioid-Analgetika, die entsprechend ihrem von dem des Morphins abweichenden pharmakologischen Wirkprofil als gemischte Agonisten-Antagonisten oder als Partialagonisten bezeichnet werden. Im folgenden wird zunächst die Pharmakologie des Morphins als Standardsubstanz der Opioid-Analgetika und der morphinartigen Analgetika besprochen.

3.1 Morphin und morphinartige Analgetika

Die analgetische Wirkung des Morphins hat mindestens 3 Komponenten: 1. Durch Angriff im limbischen System wird eine emotionale Distanzierung zum Schmerz erreicht, die u. a. darin zum Ausdruck kommt, daß der Patient bei unvollständiger Unterdrückung des Schmerzes nicht selten Ort und Charakter des Schmerzes exakt beschreiben kann, aber den negativ-belastenden Charakter des Schmerzes nicht mehr erlebt. Diese Beobachtung wurde auch bei experimentell ausgelöstem Schmerz bei gesunden Probanden unter der Wirkung von Morphin gemacht (PRICE et al. 1985). Diese Wirkung ist als Teil eines mehr allgemeinen Tranquilizer-Effektes aufzufassen, der auch bei schmerzfreien Probanden auftritt und von diesen meist negativ empfunden wird. Bei Abhängigen mag diese durch Morphin erreichbare Abschirmung vor der eigenen Lebensproblematik eine wesentliche Motivation für die erneute Zufuhr des Opioids darstellen. 2. Ein weiterer Angriffspunkt des Morphins liegt in den Kerngebieten des endogenen schmerzhemmenden Systems im Mittel- und Zwischenhirn, wo deszendierende hemmende Fasern aktiviert werden, die spinal aufsteigende nozizeptive Afferenzen hemmen. Als dritter Angriffspunkt des Morphins konnten kurze Interneurone in den Hinterhörnern der Rückenmarksegmente identifiziert werden, von denen aus ebenfalls die afferente Weiterleitung nozizeptiver Impulse unterdrückt wird (siehe LIPP 1991).

Weitere zentrale Wirkungen des Morphins von praktisch therapeutischer Bedeutung sind vor allem die Sedation und der Brechreiz.

Die peripheren Wirkungen des Morphins sind ausnahmslos unerwünschte Nebenwirkungen, die vor allem die auf die glatte Muskulatur des Magendarm-Traktes, der Gallenblase, des Pankreas-Ausführungsganges und der Harnblase konzentriert sind. Durch Tonuszunahme der jeweiligen Ringmuskulatur, insbes. der Sphinkteren und bei gleichzeitiger Relaxation der Längsmuskulatur kommt es zu einer Passageverzögerung im Magen und Darm, zum Anstieg des Druckes in den großen Gallenwegen und dem Pankreas-Ausführungsgang sowie zu Miktionsstörungen, die bevorzugt ältere Menschen mit schon bestehenden Entleerungsstörungen, etwa bei Prostatahypertrophie, betreffen.

Die Gefäßwirkung des Morphins wird möglicherweise über eine zentrale Sympathikushemmung ausgelöst (ZELIS et al. 1974, 1977) und spielt bei intakter Kreislaufregulation keine Rolle. Sie kann aber bei beeinträchtigter Regulation, z. B. in Narkose oder bei aggressiver antihypertensiver Therapie besonders bei alten Menschen zum drastischen Blutdruckabfall führen. Eine geringe kardiodepressive Wirkung im Zusammenhang mit der peripheren Vasodilatation wird bei der Verabreichung von Morphin bei Myokardinfarkt als günstig angesehen (Lee et al. 1976; Rouby et al. 1981).

Nach neueren Untersuchungen trägt der Hauptmetabolit des Morphins, das Morphin-6-Glukuronid, wesentlich zu den erwünschten und unerwünschten Wirkungen bei (siehe Literatur bei Portenoy et al. 1991). Diese Erkenntnis ist nicht nur überraschend, weil im allgemeinen Glukuronid-Metabolite pharmakologisch unwirksam sind, sondern ist auch klinisch relevant, da das Morphin-6-Glukuronid eine andere Pharmakokinetik hat (siehe dort).

Toleranz und Abhängigkeit. Bei wiederholter, regelmäßiger Zufuhr von Morphin und morphinartigen Analgetika können Toleranz und Abhängigkeit auftreten. Als *Toleranz* bezeichnet man das Nachlassen der pharmakodynamischen Wirkungen einer Substanz bei wiederholter Zufuhr. Um den gleichen Effekt zu erzielen, muß schrittweise die Dosis gesteigert werden. Diese Toleranz umfaßt bei Morphin und morphinartigen Analgetika alle, d.h. auch die unerwünschten Wirkungen.

Physische Abhängigkeit ist definiert durch das Auftreten von Entzugssymptomen nach Unterbrechung der regelmäßigen Zufuhr der Substanz. Die Intensität der Entzugssymptome hängt von dem Grad der erreichten Toleranz ab. Das für den Heroin-Abhängigen der Drogenszene charakteristische Entzugssyndrom besteht in einer vegetativen Entgleisung mit Tachykardien, Blutdruckanstieg, Erbrechen, Durchfall, Fieber, Schwitzen, Gänsehaut (cold turkey), sowie Muskelspasmen, Schmerzen, vor allem aber psychische Effekte mit starkem Verlangen nach Morphin oder Heroin sowie Angst, Spannung und starker Unruhe. Diese intensive Entzugssymptomatik kommt bei therapeutischer Anwendung von Morphin auch über längere Zeiträume praktisch nicht vor (siehe iatrogene Abhängigkeit).

Die *psychische Abhängigkeit* ist charakterisiert durch das starke Verlangen nach Zufuhr der Substanz, das schließlich die ganze Persönlichkeit des Abhängigen erfaßt. Er wird beherrscht von dem unkontrollierbaren Verlangen, sich die Droge um jeden Preis zu beschaffen. Auch die psychische Abhängigkeit wird in dieser ausgeprägten Form unter klinischen Bedingungen der chronischen Morphin-Zufuhr nicht beobachtet. Nach dem Abklingen der Entzugserscheinungen (bei Morphin nach etwa 8 bis 10 Tagen) sind Toleranz und physische Abhängigkeit aufgehoben, eine psychische Abhängigkeit bleibt jedoch in gewissem Umfang noch über Monate erhalten und trägt sicherlich zu der hohen Rückfallquote von Ex-Abhängigen bei.

Morphin-artige Analgetika haben dieselben pharmakologischen Eigenschaften wie Morphin, d.h. sie aktivieren die verschiedenen Opioid-Rezeptoren im gleichen Verhältnis wie Morphin. Zu dieser Gruppe gehören die klassischen Medikamente wie L-Methadon, Pethidin oder Mepiridin, Oxycodon sowie die intravenösen Analgetika Fentanyl und Alfentanyl, die hauptsächlich für die Neuroleptanalgesie eingesetzt werden. Die pharmakologische Gemeinsamkeit der Substanzen in dieser Gruppe kommt auch darin zum Ausdruck, daß sie bei

Bestehen einer Abhängigkeit untereinander austauschbar sind. So kann man bei einem Heroin-Abhängigen das Auftreten von Entzugssymptomen durch L-Methadon verhindern. Grenzfälle unter den morphinartigen Analgetika sind das Codein und das Dextropropoxyphen. Bei Codein ist das Verhältnis von analgetischer zur antitussiven Wirkung geringer als bei Morphin, seine maximal erreichbare analgetische Wirkung wird niedriger eingestuft als die des Morphins und der anderen morphinartigen Analgetika. Dieses gilt in noch stärkerem Maße für Dextropropoxyphen, das nicht nur in seiner analgetischen Potenz dem Morphin und anderen morphinartigen Analgetika unterlegen ist, sondern auch von Heroin-Abhängigen als Substitut nicht akzeptiert wird. Weitere pharmakodynamische Unterschiede zwischen morphinartigen Analgetika sind minimal (nicht dagegen die pharmakokinetischen Unterschiede s.u.). Dem Pethidin wird eine geringere spasmogene Wirkung zugeschrieben, die dieser Substanz einen gewissen Vorteil in der Anwendung bei spastischen Schmerzen des Gastointestinaltraktes und anderer glattmuskulärer Organe (Gallenkolik, Ureterkolik) verschafft. Es muß jedoch auch bei dieser Substanz davon ausgegangen werden, daß eine spasmogene Wirkung existiert.

3.2 Langzeittherapie mit Morphin und iatrogene Abhängigkeit

Die Indikationsstellung für die akute und chronische therapeutische Anwendung von Morphin und morphinartigen Analgetika wird leider weitgehend von der Annahme eines hohen Risikos der iatrogen ausgelösten Abhängigkeit bestimmt. Die bei vielen Ärzten und medizinischen Laien vorherrschende Überzeugung, daß Toleranzentwicklung und Abhängigkeit als nahezu zwangsläufige Folge der wiederholten Anwendung von Morphin (oder morphinartiger Analgetika) seien, wurde zunächst historisch geprägt durch die Erfahrungen mit der großzügigen, wenn nicht gar sorglosen Anwendung von Morphin in der 2. Hälfte des vorigen Jahrhunderts, von Heroin in den ersten zwei Jahrzehnten dieses Jahrhunderts und weiterer morphinartiger Analgetika wie Pethidin und Methadon in den Jahren 1934 bis 1950. Heroin ebenso wie Pethidin und Methadon wurden als sichere, risikofreie Analgetika eingeführt, und es bedurfte jeweils einer gewissen Zeit der praktischen Erfahrung, bis die Abhängigkeit sicher erkannt wurde. Nicht unerheblich mag dabei sein, daß gerade bei Ärzten und medizinischem Personal mit der leichten Zugänglichkeit zu Analgetika die Quote der Abhängigen überproportional hoch war. Aus der jüngeren Geschichte steht ohne Zweifel dem Arzt, der Risiko und Nutzen der therapeutischen Anwendung von Morphin abzuwägen hat, das Schreckensbild des Fixers in der Drogenszene vor Augen. In der Tat stellt die Drogenszene ein dramatisches medizinisches, epidemiologisches und soziales Problem dar. Charakteristisch für die ca. 70000 bis 90000 Heroinabhängigen in der Bundesrepublik ist die schnelle Entwicklung und der hohe Grad der Toleranz mit Tagesdosen von 0,3–1,5 g Straßenheroin. Für die Beschaffung müssen 100 bis 500 DM pro Tag aufgebracht werden; zwangsläufige Folge ist eine hohe Drogenkriminalität mit Prostitution, Diebstahl, Einbrüchen, Dealen etc.

Chronische Infektionen wie Hepatitis, Myokarditis und neuerdings AIDS sowie die hohe Suizidrate sind für die Mortalität von 1 bis 2% pro Jahr verantwortlich.

Die Angst, den eigenen Patienten durch die Verordnung von morphinartigen Analgetika in oder in die Nähe dieser Drogenszene zu bringen, hat weltweit bei Ärzten zu einer extremen Zurückhaltung im Umgang mit Opioid-Analgetika geführt. Verschiedene Untersuchungen haben gezeigt, daß Ärzte, die das Risiko der Abhängigkeitsentwicklung hoch einschätzen, die Indikation für die Anwendung von Opioid-Analgetika bei Schmerzpatienten sehr eng setzen, häufig zu niedrige Dosen verordnen oder auf die Anwendung sogar vollständig verzichten (s. z.B. MARKS und SACHAR 1973; CHARAP 1978; STIMMEL 1983; ANGELL 1982; CLEELAND et al. 1986). Dies führt zu der grotesken und tragischen Situation, daß ca. 50% der Krebskranken mit starken Schmerzen ohne adäquate Schmerztherapie sterben (FOLEY 1985; BONICA 1985), was die WHO veranlaßte, in ihrem weltweiten Krebs-Kontroll-Projekt die Schmerztherapie als einen der drei Schwerpunkte festzulegen (STJERNSWÄRD 1985). Daß diese Problematik auch für die Bundesrepublik zutrifft, zeigen Erhebungen von SORGE und ZENZ (1989), nach denen nur etwa 10% der Carcinom-Schmerzen-Patienten Opioid-Analgetika verordnet erhielten.

Abgesehen davon, daß es ethisch unvertretbar ist, diesen Patienten eine adäquate Schmerztherapie mit Opioid-Analgetika vorzuenthalten, ist natürlich die Frage zu stellen, wie groß das Risiko tatsächlich ist, da dessen Kenntnis für eine Nutzen-Risiko-Abwägung der Anwendung von Opioid-Analgetika bei Nicht-Carcinom-Patienten entscheidend ist.

Zunächst ist dazu festzustellen, daß die Übertragung der Verhältnisse in der Drogenszene auf die therapeutische Situation falsch ist. Ohne hier auf die besondere psychosoziale Situation des Fixers, eine eventuelle Prädisposition und die Komplexität der in die Abhängigkeit hineinführenden Faktoren eingehen zu können, muß mit aller Deutlichkeit festgestellt werden, daß die Drogenszene einerseits und die chronisch-therapeutische Anwendung von Morphin zwei getrennte Bereiche darstellen, die nicht vergleichbar sind und die kaum Berührungspunkte haben. So finden sich in der Drogenszene nur ganz wenige Abhängige (weniger als 1%), die ihre ersten Erfahrungen mit Opioid-Analgetika einer ärztlich verordneten Therapie verdanken (s. z.B. RAYPORT 1954; MARKS und SACHAR 1973). Umgekehrt liegen inzwischen mehrere Untersuchungen vor, die zeigen, daß die Entwicklung einer Abhängigkeit bei therapeutischer Anwendung von Opioid-Analgetika selten ist. So waren in der Studie des Boston Collaborative Drug Project (PORTER und JICK 1980) bei der Nachuntersuchung von 39000 im Krankenhaus mit Opioid-Analgetika (hauptsächlich Morphin) behandelten Patienten nur vier Verdachtsfälle und ein wahrscheinlicher Fall einer Abhängigkeitsentwicklung identifizierbar.

Wegweisend in diesem Problemfeld ist der Bericht von PORTENOY und FOLEY (1986) über 38 Patienten mit Nicht-Carcinom-Schmerz, die über Jahre (bis zu 11 Jahren, Median 2–7 Jahre) regelmäßig mit Opioid-Analgetika behandelt wurden. Keiner der Patienten war abhängig und Dosissteigerungen waren entweder nicht notwendig geworden oder bewegten sich im Bereich der doppelten bis dreifachen üblichen analgetischen Tagesdosis. Hinsichtlich evtl. notwendiger Dosissteigerungen, insbesondere bei längerer Behandlung von Carcinom-Schmerz-Patienten, weisen WEISSMANN und HADDOX (1989) eindringlich darauf hin, daß diese meist nicht auf die pharmakodynamische Toleranzentwicklung, sondern auf die Verschlechterung des Krankheitsprozesses und der Zunahme der Schmerzintensität zurückzuführen sind.

Diese und weitere Untersuchungen (siehe Übersicht bei ZENZ et al. 1990) machen deutlich, daß bei therapeutischer Anwendung von Opioid-Analgetika selbst über längere Zeit das Abhängigkeitsrisiko von Morphin und morphinartigen Analgetika gering ist und eine therapeutische Anwendung auch bei Schmerzen nicht-malignen Ursprungs in Frage kommt, wenn die klinische Situation dies nahelegt. Dies gilt insbesondere für postoperative Schmerzen, bei denen Nicht-Opioid-Analgetika mit besonderen Risiken belastet sind (COUSINS und MATHER 1989).

Als unerwünschte Wirkungen der Langzeit-Anwendung von morphinartigen Analgetika stehen dementsprechend Obstipation, Müdigkeit und Schwindelzustände im Vordergrund. Diese Beschwerden lassen im allgemeinen mit der Dauer der Therapie deutlich nach (ZENZ et al. 1990). Die oft zitierte Atemdepression ist keine Nebenwirkung, sondern Symptom einer Überdosierung. Als ein wesentliches Element der Vermeidung von Toleranz und Abhängigkeit bei chronischer von Opioid-Analgetika, wird die regelmäßige Zufuhr des Opioids angesehen, d.h. die erneute Applikation sollte *vor* dem erneuten Auftreten von Schmerzen und nach einem individuell festzulegenden Zeit- und Dosierungsschema erfolgen. Dadurch werden einerseits große Schwankungen in den Gewebekonzentrationen, andererseits die psychologische Konditionierung des Opioidbedarfes vermieden.

3.3 Neuere Opioid-Analgetika

Diese Analgetika-Gruppe läßt sich pharmakologisch von den morphinartigen Analgetika abgrenzen. Ausgangspunkt dieser Entwicklung war die Beobachtung, daß der Morphinantagonist Nalorphin beim Menschen selbst eine analgetische Wirkung hat. Die dualistische Wirkung des Nalorphins und der heute verwendeten Vertreter der sog. gemischten Agonisten-Antagonisten erklärt sich aus der Existenz von mindestens drei verschiedenen Typen von Morphin-Rezeptoren (μ, κ, σ), deren Aktivierung unterschiedliche Folgereaktionen auslöst (MARTIN 1983). Gemischte Agonisten-Antagonisten wirken am μ-Rezeptor antagonistisch zu Morphin, aktivieren dagegen die beiden anderen Rezeptoren, wenn auch in unterschiedlichem Maße. Nalorphin hat danach eine ausgeprägte Wirkung auf σ-Rezeptoren und löst dadurch die psychotropen Effekte aus. Dieses Merkmal haben, wenn auch in geringerem Maße, die therapeutisch angewendeten gemischten Agonisten-Antagonisten, wie z.B. Pentazocin. Einige der neueren Opioid-Analgetika haben eine mehr morphinähnliche Wirkung bei geringerer maximaler Wirksamkeit (geringerer intrinsischer Aktivität). Sie haben dadurch auch eine gewisse Morphin-antagonistische Wirkung, werden aber als Partial-Agonisten bzeichnet (z.B. Buprenorphin. Die verschiedenen Analgetika dieser Gruppe werden nachfolgend im Vergleich zu Morphin charakterisiert. Die wesentlichen pharmakokinetischen Merkmale werden anschließend gemeinsam besprochen.

Pentazocin war der erste klinisch etablierte Agonist-Antagonist. In der Behandlung schwerer Schmerzzustände ist Fortral dem Morphin unterlegen. Der sog. Ceiling-Effekt der Analgesie äußert sich experimentell in einer wieder abnehmenden oder zumindestens nicht mehr zunehmenden Analgesie bei Überschreiten einer gewissen Dosierung. Auch die Atemdepression soll einen solchen Ceiling-Effekt besitzen. Zu den unerwünschten Wirkungen des Pentazocin zählt vor allem die psychotogene Wirkung: Diese umfaßt ein Spektrum von unruhigen Träumen, Verwirrtheitszuständen mit bizarren Empfindungendungen bis hin zu manifesten psychotischen Reaktionen mit Halluzinationen. Diese psychotogenen Erscheinungen treten bevorzugt bei alten Patienten mit einer hohen Gesamthäufigkeit von 10 bis 15% auf. Diese Nebenwirkungen wird als wesentliche Einschränkung der Anwendbarkeit von Pentazocin insbesondere bei chronischen Schmerzzuständen, angesehen (Twycross 1980). Auch in den kardiovaskulären Wirkungen unterscheidet sich Pentazocin von Morphin, indem es den peripheren Widerstand und den Pulmonalarteriendruck eher erhöht. In den übrigen unerwünschten Wirkungen ähnelt Pentazocin dem Morphin.

Das Abhängigkeitspotential des Pentazocin wird als niedrig eingestuft, Mißbrauch kommt jedoch vor (BtmVV).

Tilidin ist ebenfalls ein gemischter Agonist-Antagonist, dessen antagonistische Komponente jedoch nur schwach ausgeprägt ist. Tilidin ist deshalb in seinen Eigenschaften dem Morphin sehr viel ähnlicher als Pentazocin, hat jedoch eine geringere analgetische Potenz als Morphin. Zur Vermeidung mißbräuchlicher Anwendung ist Tilidin jetzt nur noch in fixer Kombination mit dem reinen Morphin-Antagonisten Naloxon im Handel. In dieser Kombination scheint bei regulärer Dosierung (100 mg oral) die analgetische Wirkung des Tilidins durch den Antagonisten nicht nennenswert beeinträchtigt zu werden, da Naloxon mit schnellerer Elimination durch einen hohen first-pass-Effekt keine wirksame Plasma- und Gewebekonzentration erreicht. Bei erhöhter Dosierung, d.h. bei mißbräuchlicher Verwendung durch Abhängige, kommt jedoch die antagnostische Wirkung mit der Ausbildung von Entzugssymptomen zur Geltung.

Buprenorphin hat auf Gewichtsbasis eine stärkere Wirkung als Morphin. Bei sublingualer Anwendung (Resorption unter Umgehung der Leber und damit des sehr hohen first-pass-Effektes) beträgt die analgetische Einzeldosis 0,2–0,6 mg. Buprenorphin wird als Partial-Agonist eingestuft, dessen erreichbare Wirkungsintensität näher an die des Morphins heranreicht als die der meisten anderen gemischten Agonisten-Antagonisten. Nachteile des Buprenorphin sind die gegenüber Morphin stärker ausgeprägte Sedation und Schläfrigkeit, Schwindelzustände, Übelkeit, Erbrechen sowie Schwitzen und Durstgefühl. Buprenorphin hat eine Wirkdauer im Bereich von 6 bis 10 Stunden. Sein Abhängigkeitspotential bei nicht-therapeutischer Anwendung wird als relativ hoch eingeschätzt, dementsprechend unterliegt Buprenorphin der BtmVV.

Tramadol gilt als atypisches Opioid-Analgetikum, da neben der Opioid-Eigenschaft zusätzlich Mechanismen zur analgetischen Wirksamkeit beitragen (Raffa et al. 1992). Tramadol ist dem Morphin analgetisch deutlich unterlegen. Es unterliegt nicht dem BtmVV.

Nefopam gilt als starkwirksames Analgetikum. Seine Zugehörigkeit zur Gruppe der Opioid-Analgetika ist unklar. Einige Nebenwirkungen wie Schwitzen, Übelkeit, Atemdepression und Temperatursenkung weisen auf den Opioidcharakter der Substanz hin. Andererseits hat Nefopam auch muskelrelaxierende, anticholinerge und Histamin-antagonistische Eigenschaften (siehe Jurna 1990).

3.4 Pharmakodynamische und pharmakokinetische Besonderheiten der Opioid-Analgetika bei alten Menschen

Allgemein wird eine höhere therapeutische Wirksamkeit und ein höheres Risiko unerwünschter Wirkungen der Opioid-Analgetika bei alten Menschen angenommen und als Ursache eine allgemein verminderte Funktionsreserve vieler Körperfunktionen angeführt (Vestal 1978; Belville et al. 1971; Stimmel 1983).

Konkrete Untersuchungen zur Frage einer pharmakodynamisch bedingten höheren Wirksamkeit liegen jedoch kaum vor. Beville und Mitarbeiter untersuchten 712 Patienten verschiedenen Alters mit vergleichbaren postoperativen Schmerzen. Bei 70- bis 80jährigen Patienten war die Senkung der Schmerzintensität nach Morphin oder Pentazocin i. v. zweifach stärker als bei der Gruppe der 20- bis 40jährigen. Da die Intensität der unerwünschten Nebenwirkungen, insbesondere die Sedation keine Altersabhängigkeit zeigte, schlossen die Autoren, daß es sich um einen pharmakodynamischen Effekt handeln müsse. Eine höhere Wirksamkeit der Opioid-Analgetika, bzw. einen verminderten Bedarf mit zunehmendem Alter wurde tierexperimentell (Nicak und Masynk 1966) und auch in weiteren klinischen Studien (Kaiko 1980; Hoskins und Hanks 1988; Rees 1990) gefunden, eine pharmakokinetische Erklärung jedoch nicht ausgeschlossen.

Auch hinsichtlich der zentral-dämpfenden Wirkung der Opioide wird eine erhöhte Empfindlichkeit älterer Menschen angenommen (s. Stimmel 1983). So ist das Risiko der Atemdepression bei älteren Menschen mit eingeschränkter Atemreserve höher, ebenso die hypotensive Wirkung des Morphins, offenbar wegen der verringerten Anpassungsfähigkeit der Kreislaufregulation. Obstipation und Miktionsstörungen sollen bei äquianalgetischer Dosierung bei älteren Menschen ebenfalls ausgeprägter sein. Doch liegen hierzu keine detaillierten Untersuchungen vor. Insbesondere wurde nicht geklärt, ob es sich tatsächlich um pharmakodynamische Veränderungen oder nicht vielmehr um Veränderungen der Pharmakokinetik im Sinne einer verzögerten Elimination handelt.

Die pharmakokinetischen Grunddaten und -dosierungen für die Normalpopulation sind in der Tabelle 1 zusammengestellt. Zu alters- oder krankheitsbe-

Tabelle 1. Pharmakokinetische Basisdaten von Opioid-Analgetika

Substanz	Orale Bioverfügbarkeit %	Wirkungsdauer Stunden	Mittlere Einzeldosis
Morphin	15–30	3–5	10 mg i.m.
Morphin (retard)	90–100	8–10	30–100 mg oral
Codein	75	3	100 mg oral
Oxycodon	50	4	5 mg oral
Pethidin	50	1–3	50 mg i.m., oral
Methadon	50	8–10	5 mg oral, 2,5 mg i.m.
Dextropropoxyphen	20	10–12	150 mg oral
Pentazocin	20	2–3	30 mg i.m., 50 mg oral
Buprenorphin	10	6–10	0,3 mg i.v., i.m.
	sublingual 60		0,2–0,4 mg subl.
Tilidin + Naloxon	50	2–4	50 mg oral
Nefopam	50	3–6	20 mg i.m., 60 mg oral
Tramadol	60	5–7	50 mg i.m., 100 mg oral

dingten Änderungen dieser pharmakokinetischen Eigenschaften liegen nur wenige Untersuchungen vor. So berichten Berkowitz und Mitarbeiter (1975), daß nach intravenöser Injektion von *Morphin* in Patienten der Altersgruppe von 51 bis 75 Jahren die Plasmakonzentrationen in den ersten 5 min um ca. 70% höher lagen als bei 23- bis 50jährigen, der Abfall der Plasmakonzentration war jedoch in den nächsten vier Stunden nicht unterschiedlich. Der Abfall der Plasmakonzentration entsprach dem Nachlassen der Analgesie und der gemessenen Metabolisierung zu dem Hauptmetaboliten, dem Glukuronid. Ähnliche Ergebnisse wurden von Owen et al. (1983) und Baillie (1989) berichtet. Diese Beobachtungen bestätigen die allgemeine Erfahrung, daß die Konjugationsleistungen der Leber mit zunehmendem Alter nicht nennenswert abnehmen, solange die Leberfunktion einigermaßen intakt ist (Richey und Bender 1977; Vestal 1978; Greenblatt et al. 1983). Über die Elimination des Morphins bei eingeschränkter Nierenfunktion liegen widersprüchliche Angaben vor. Während Moore et al. (1984) sowie Ball (1985) eine deutlich verminderte Elimination bei eingeschränkter Nierenfunktion angeben, beschreiben Woolner und Mitarbeiter (1986), daß bei Nierenversagen die Plasma-Halbwertszeit von Morphin nicht verlängert, sondern eher verkürzt ist. Dagegen nimmt die Konzentration des analgetisch wirksamen Metaboliten Morphin-6-Glukuronid mit zunehehmendem Alter, insbesondere jedoch bei eingeschränkter Nierenfunktion deutlich zu (McQuay et al. 1990; Portenoy et al. 1991), was den verminderten Morphinbedarf bei älteren Menschen erklären könnte.

Meperidin oder Pethidin hat als Hauptmetaboliten das demethylierte Produkt Norpethidin. Dieser Metabolit entsteht in einem hohen Anteil bei oraler Applikation durch den first-pass-Effekt. Norpethidin hat in höherer Konzentration zentral toxische Effekte mit Tremor und Krämpfen (Stambaugh et al. 1976; Szeto et al. 1977). Wegen der langen Halbwertszeit dieses Metaboliten von 24–48 Stunden kann es daher bei wiederholter Verabreichung zu toxischen Reaktionen durch Kumulation dieses Metaboliten kommen. Dieses Risiko ist besonders ausgeprägt bei Niereninsuffizienz, da der Metabolit vorwiegend renal eliminiert wird (SZETO et al. 1977). Umgekehrt wird der Metabolit bei chronischen Lebererkrankungen vermindert gebildet, und damit steigt die Halbwertszeit des Pethidins deutlich an (KLOTZ et al. 1974). Die Plasmaeiweißbindung des Pethidins nimmt altersabhängig von 70% bei 30jährigen auf ca. 40% bei 60jährigen ab (MATHER et al. 1975), und die Gesamtmetabolisierungsrate steigt an. Nicht in Einklang mit diesen Ergebnissen steht die Beobachtung von CHAN et al. (1975), daß die Plasmakonzentrationen von Pethidin bei alten Menschen durchweg doppelt so hoch sind wie bei unter 70jährigen. Noch ausgepräter ist die Altersabhängigkeit der Verteilung und Elimination von Fentanyl (BENTLEY et al. 1982). Nach intravenöser Injektion von 10 µg/kg waren die Plasmakonzentrationen in der Gruppe älterer Menschen (Mittelwert 67 Jahre) 3fach höher als in der jüngeren Gruppe (36 Jahre). Die Autoren führen diese Differenz im wesentlichen auf die langsamere Metabolisierung von Fentanyl zurück. Zu den übrigen Opioid-Analgetika liegen keine Untersuchungen über altersabhängige Unterschiede der Kinetik vor. Doch ist im Prinzip für viele Opioid-Analgetika eine ähnliche Tendenz zu erwarten, d. h. eine Zunahme der Plasmahalbwertszeit bei verminderter Eliminationsleistung, mit Ausnahme der Konjugation mit Sulfat oder Glukuronsäure.

3.5 Wechselwirkungen von Opioid-Analgetika mit anderen Pharmaka

Als Folge der zunehmenden Multimorbidität nahmen alte Menschen häufig verschiedene Medikamente gleichzeitig ein. Dementsprechend steigt das Risiko von Arzneimittelinterferenzen erheblich an und kann weiter verstärkt

Tabelle 2. Wechselwirkungen von Opioid-Analgetika mit anderen Pharmaka (Literatur bei HACKENTHAL 1985)

Analgetikum	Wechselwirkung mit	Effekt
alle Opioide	Sedativa, Hypnotika, Tranquillantien, Alkohol	verstärkte zentrale Dämpfung
Morphin-artige Analgetika	Antihypertensiva	verstärkte Blutdrucksenkung
Pethidin	Phenytoin	Wirkungsverlust durch beschleunigte Metabolisierung
Pethidin	Chlorpromazin, Phenobarbital	vermehrte Bildung des toxischen Nor-Pethidins
Pentazocin	Paracetamol	verzögerte Magenpassage und -Resorption
Dextropropoxyphen	Orphenadrin	zentrale Erregung, Verwirrtheit, Tremor
Dextropropoxyphen	Alkohol	starke Zunahme der Toxizität des Dextropropoxyphens

werden durch alters- oder krankheitsbedingte Veränderungen der Pharmakokinetik (siehe oben). Zur Orientierung sind die klinisch wichtigsten Arzneimittelwechselwirkungen von Opioid-Analgetika in der Tabelle 2 zusammengestellt (HACKENTHAL 1985)

3.6 Zusammenfassende Beurteilung der Opioid-Analgetika

Zwei Gesichtspunkte bestimmen eine vergleichende Bewertung der Opioid-Analgetika:

1. Die seit Beginn dieses Jahrhunderts andauernden intensiven Bemühungen, stark wirksame Analgetika zu entwickeln, die kein oder im Vergleich zu Morphin ein sehr geringes Abhängigkeitsrisiko aufweisen, waren nur sehr begrenzt erfolgreich. Es zeigte sich, daß die Verminderung des Abhängigkeitsrisikos meist mit einer Abnahme der analgetischen Potenz einherging und/oder zusätzlich Nebenwirkungen auftraten, wie z. B. die psychotogenen Wirkungen des Pentazocin. Unter diesen neueren Opioid-Analgetika hat nur das Buprenorphin wegen seiner langen Wirkdauer und hohen Wirksamkeit einen anerkannten Platz in der Langzeit-Therapie chronischer Schmerzen malignen oder nicht-malignen Ursprungs (siehe BOVILL 1987; HOSKIN und HANKS 1991).
2. Das Abhängigkeitsrisiko des Morphins und der klassischen morphinartigen Analgetika ist in der Vergangenheit zu hoch eingeschätzt worden. Einige klinische Studien, die allerdings noch durch weitere, größer angelegte Untersuchungen ergänzt und abgesichert werden sollten, zeigen deutlich, daß bei sorgfältiger Patientenführung und festgelegtem Dosierungsschema die chronische Anwendung von Morphin auch bei Nicht-Carcinom-Schmerz, der durch andere Maßnahmen nicht kontrolliert werden kann, nur mit einem geringen Risiko der Entwicklung einer psychischen Abhängigkeit belastet ist. Die kurzfristige Anwendung bei starken akuten Schmerzen ist hinsichtlich des Risikos der Abhängigkeit ohnehin als problemlos anzusehen. Auch hier muß natürlich die Differential-Indikation gegenüber der Anwendung von Nicht-Opioid-Analgetika unter Berücksichtigung der Schwere und der Pathogenese der Schmerzen (entzündlich oder nicht entzündlich) gegeben sein.

Aus der Gegenüberstellung dieser beiden Gesichtspunkte ergibt sich nahezu zwangsläufig, daß die neueren Opioid-Analgetika für weniger intensive Schmerzzustände mit Opioid-Analgetika-Indikation durchaus in Frage kommen, daß jedoch bei unbefriedigender Wirksamkeit der Übergang auf Morphin nicht hinausgezögert werden sollte (siehe Übersichten von BOVILL 1987; HOSKIN und HANKS 1991; SCHUG et al. 1991). In der Schmerztherapie bei Carcinompatienten ist Morphin in verschiedenen Applikationsformen (oral i.m., epidural, intrathekal) ohne Zweifel die wichtigste und geeignetste Substanz, zumal jetzt orale Verabreichungsformen mit guter Bioverfügbarkeit und längerer Wirkungsdauer zur Verfügung stehen (siehe oben). Von dieser

Einschätzung wird die Bedeutung anderer schmerztherapeutischer Maßnahmen bei schweren Schmerzzuständen, wie z. B. die Verwendung von Psychopharmaka (siehe WÖRZ 1985) nicht berührt.

4 Pharmakotherapie mit antipyretischen Analgetika

Diese Analgetika wurden früher als periphere oder schwache Analgetika bezeichnet. Nachdem klar wurde, daß einige Vertreter dieser Gruppe auch zentrale Wirkungen haben und ihre Wirksamkeit bei geeigneter Indikation z. B. bei akut-entzündlichem Schmerz derjenigen der Opioid-Analgetika durchaus ebenbürtig sein kann, wurde als geeignete Bezeichnung der Begriff antipyretische Analgetika gewählt, da die antipyretische Wirkung eine obligatorische Komponente des Wirkungsspektrums darstellt, während die entzündungshemmende Wirkung nicht bei allen Substanzen vorhanden ist. Alternativ wird die Bezeichnung „Nicht-Opioid-Analgetika" verwendet. Weitere Gruppenmerkmale der antipyretischen Analgetika sind der gemeinsame Wirkungsmechanismus der Prostaglandin-Synthese-Hemmung (s. jedoch Abschnitt 2.1) und das Fehlen eines Abhängigkeitspotentials. Im folgenden werden die pharmakologischen Eigenschaften der wichtigsten antipyretischen Analgetika kurz besprochen.

4.1 Salizylate

Wichtigster Vertreter dieser Gruppe ist die Acetylsalizylsäure. Sie hat in Dosierungen von 0,5–1,0 g oral eine gute analgetische, antipyretische und antiphlogistische Wirkung, für die Therapie rheumatisch-entzündlicher Prozesse muß die Dosierung jedoch auf 3–6 g/Tag erhöht werden. Die Acetylsalizylsäure hat hinsichtlich des Wirkungsprinzips eine Sonderstellung unter den Salizylaten, da durch die Übertragung des Acetylrestes die Cyclooxigenase irreversibel inaktiviert wird (WEKSLER et al. 1983). Da Acetylsalizylsäure im Kreislauf mit einer Halbwertszeit von ca. 10–15 min zu Salizylsäure hydrolysiert, werden nach oraler Applikation nur wenige Strukturen von der Acetylierung betroffen, darunter die Cyclooxigenase der Thrombozyten, die nicht neu synthetisiert werden kann (fehlende Proteinbiosynthese). Die daraus resultierende kumulative Hemmung der Thrombozytenaggregation mit Tagesdosen von 50–100 mg kann zur Prophylaxe des Reinfarktes (LEWIS et al. 1983) und zerebraler Thrombosen (FIELDS 1983) ausgenutzt werden (siehe Übersicht bei HACKENTHAL 1990). Die meisten anderen Wirkungen und Nebenwirkungen der Acetylsalizylsäure sind jedoch durch den Hauptmetaboliten Salizylsäure bedingt.

Die unerwünschten Wirkungen der Salizylsäure, die teilweise auf die Hemmung der Prostaglandinsynthese zurückzuführen sind, betreffen vor allem den Gastrointestinaltrakt, Dyspepsien oder Magenschmerzen treten mit einer Häufigkeit von ca. 5% auf. Zu beinahe 100% sind nach der Einnahme von Acetylsalizylsäure Mikroerosionen der Magenschleimhaut vorhanden, die jedoch meist keine Beschwerden machen, allenfalls zu minimalen fäkalen Blutverlusten führen und sehr schnell zu einer normalen Schleimhaut regenerieren. Sehr selten, mit einer Häufigkeit von 1:20000 treten nach wiederholter, regelmäßiger Zufuhr von Acetylsalizylsäure Magenulcera oder schwere Blutungen auf. Häufigkeit und schwere gastrointestinale Nebenwirkungen von Acetylsalizylsäure nehmen bei gleichzeitigem Alkoholgenuß, bei Kombination mit Coffein oder Hyperacidität zu (s. JICK 1982). Bei alten Menschen kann die chronische Einnahme von Acetylsalizylsäure über den kontinuierlichen Blutverlust zu Eisenmangelanämien führen (RILEY 1977). Die renalen Risiken der Acetylsalizylsäure sind meist nur in antirheumatischer Dosierung relevant (s. Antirheumatika), während die Harnsäure-retinierende Wirkung relativ spezifisch für Acetylsalizylsäure in niedriger, analgetischer Dosierung durch kompetitive Hemmung der tubulären Harnsäuresekretion auftritt und bei Gichtpatienten zum akuten Anfall führen kann. Eine weitere klinisch wichtige Nebenwirkung der Acetylsalizylsäure ist das sog. Aspirin-Asthma. Ca. 10–15% aller Patienten mit einem Asthma bronchiale reagieren auf die Einnahme von Acetylsalizylsäure mit einem Asthma-Anfall oder einer Zunahme des Bronchotonus. Diese Nebenwirkung beruht auf der Hemmung der Synthese bronchodilatierender Prostaglandine (PGE_2, PGI_2) und damit einer verstärkten Wirksamkeit bronchokonstriktorischer Leukotriene und anderer Bronchokonstriktoren. Dementsprechend findet man auch bei diesen Patienten eine weitgehende Kreuzempfindlichkeit gegenüber nichtsteroidalen Antirheumatika und anderen Prostaglandinsynthese-Hemmern (s. SZCZEKLIK und GRYGLEWSKI 1983).

Salizylamid, häufiger Partner in vielen Kombinationspräparaten, hat wegen seines hohen first-pass-Effektes in den üblichen Dosierungen kaum analgetische Wirkung.

Diflunisal, das Difluorophenylderivat der Salizylsäure, hat eine bessere Magenverträglichkeit als Salizylsäure und eine wesentlich längere Halbwertszeit. Es wird daher bevorzugt bei chronischen Schmerzzuständen eingesetzt.

4.2 Paracetamol

Nachdem Phenacetin nicht mehr im Handel ist, stellt Paracetamol den einzigen Vertreter der Gruppe der sog. Anilinderivate. Paracetamol hat in Dosierungen von 500–1000 mg bei guter analgetischer und antipyretischer Wirkung nur eine geringe antiphlogistische Wirksamkeit. Unerwünschte Wirkungen sind Methämoglobinbildung bei Kleinkindern (selten), Allergien und vor allem die Lebertoxizität bei Dosierungen über 8 g, die praktisch nur bei Intoxikationen vorkommen. Pathogenetisch entsteht die Leberzellschädigung durch die Bildung eines reaktiven Metaboliten, der bei höherer Dosierung nicht mehr über Gluthathion-Kopplung entgiftet werden kann und mit Leberzellproteinen eine kovalente Bindung eingeht. Bei Leberschädigung durch chronischen Alkoholismus ist die toxische Grenzdosis für Paracetamol deutlich erniedrigt (siehe PRESCOTT 1983). Zur Beteiligung des Paracetamols an der Entwicklung eines Analgetika-Syndroms mit Analgetika-Nephropathie siehe Abschnitt 4.6.

4.3 Metamizol und verwandte Analgetika

Nachdem Amidopyrin wegen seines Agranulozytose-Risikos und kanzerogener Eigenschaften nicht mehr im Handel ist, verbleiben die Substanzen Metamizol, Propyphenazon (in zahlreichen Kombinationspräparaten) und Phenazon (ebenfalls in Kombinationspräparaten). Die Pyrazol-Analgetika haben in Dosierungen von 500 mg oral vergleichbar gute analgetische und antipyretische, aber nur geringe antiphlogistische Wirksamkeit (BROGDEN 1986; ROHDEWALD und KREUTH 1989). Metamizol hat den Vorteil guter Löslichkeit im wäßrigen Medium und damit der Injizierbarkeit in hoher Konzentration, was bei akuten spastischen Schmerzen (Gallenkolik, Ureterkolik) ausgenutzt wird. Allerdings steht diesem Vorteil das Risiko der Agranulozytose und des Kreislauf-Schocks gegenüber. Nach neueren Erkenntnissen beträgt das Risiko der Agranulozytose nach Einnahme oder Injektion von Metamizol ca. 1:500000, während das Risiko eines schweren Kreislaufschocks bei i.v. Injektion von 2,5 g Metamizol mit etwa 1:20000, von Schockfragmenten ca. 1:200 und bei oraler Gabe ca. 1:000 angesetzt wird (s. HACKENTHAL 1985). Diese Situation hat das Bundesgesundheitsamt veranlaßt, alle Metamizol-haltigen Kombinationspräparate vom Markt zu nehmen und die Monopräparate der Rezeptpflicht zu unterstellen. Für die beiden Pyrazolderivate Phenazon und Propyphenazon scheint sowohl das Schockrisiko als auch das Agranulozytoserisiko deutlich geringer zu sein. Häufiger wird dagegen nach Propyphenazon über Hautreaktionen vom Soforttyp mit Quincke-Ödem, generalisierte Urtikaria sowie Bronchospasmus berichtet (ROHDEWALD und KREUTH 1989).

4.4 Andere Analgetika

Eine Reihe von nichtsteroidalen Antirheumatika wie die Fenamate Mefenaminsäure sowie Flufenaminsäure finden teilweise auch Verwendung als Analgetika. Aus der Reihe der Propionsäurederivate ist das Ibuprofen zu nennen, das in einer Dosierung von 100 mg als Analgetikum verwendet wird. Dieses Propionsäurederivat zeichnet sich unter den nichtsteroidalen Analgetika durch eine bessere Verträglichkeit aus und ist offensichtlich der Acetylsalizylsäure in der Nutzen-Risiko-Abwägung als Analgetikum zumindest ebenbürtig. Das Flupirtin ist ein Analgetikum und Antipyretikum mit vorwiegend zentraler bzw. spinaler, jedoch ohne erkennbare Opioid-Wirkung. Eine geringe Cyclooxigenase-Hemmung ist vorhanden. Unerwünschte Wirkungen sind Sedation, anticholinerge Effekte, Schwindel und gastrointestinale Wirkungen (siehe HUMMEL et al. 1991).

4.5 Pharmakodynamische und pharmakokinetische Besonderheiten der antipyretischen Analgetika bei alten Menschen

Wie für Opioid-Analgetika wird auch für die antipyretischen Analgetika allgemein eine höhere Empfindlichkeit alter Menschen gegenüber den er-

Tabelle 3. Pharmakokinetik der antipyretischen Analgetika. Werte der oralen Bioverfügbarkeit und Eliminationshalbwertszeit in Klammern gelten für den wirksamen Hauptmetaboliten

Substanz	Orale Bioverfügbarkeit	Eliminationshalbwertszeit (h)	
		jung	alt
Acetylsalizylsäure	60% (90–95%)	0,25 (3)	(↑)
Diflunisal	80%	6–11	?
Paracetamol	90%	3	(↑)
Phenazon	90%	7–9	15–20
Metamizol	80%	0,5 (4)	6–8
Propyphenazon (in Kombinationen)	70%	2	↑↑?

wünschten und unerwünschten Wirkungen angenommen (Hunt 1976; Kupka und Vener 1979; Baskin et al. 1981; Crook 1983). Eine selektive Zunahme der Häufigkeit oder Intensität unerwünschter Wirkungen, was einer Verminderung der therapeutischen Breite oder Sicherheit entspräche, wurde von Hunt (1976) und Riley (1977) postuliert. So treten Magenbeschwerden, Mikroblutungen, Ulcera und bronchokonstriktorische Effekte nach Einnahme von Acetylsalizylsäure häufiger auf. Die bei alten Menschen häufige Eisenmangelanämie wird u.a. auf die chronische Einnahme von Salizylaten zurückgeführt (Riley 1977).

Die erhöhte analgetische-antipyretische Wirksamkeit im Alter mag in der Tat zum Teil einer Zunahme der pharmakodynamischen Wirksamkeit entsprechen. Ebenso kann vermutet werden, daß die Zunahme der Nebenwirkungen die im Alter verminderte Regenerationsfähigkeit z.B. des Magenepithels oder die verminderte Regulationsfähigkeit des Bronchotonus widerspiegeln. Doch sprechen viele Befunde dafür, daß eine wesentliche Ursache der erhöhten Empfindlichkeit als Folge der altersphysiologisch oder pathophysiologisch veränderten Pharmakokinetik anzusehen sind.

In Tabelle 3 sind zunächst die wichtigsten pharmakokinetischen Daten der üblichen antipyretischen Analgetika angegeben. Ergänzend ist zu bemerken, daß die Eliminationshalbwertszeit der Acetylsalizylsäure dosisabhängig ansteigt, d.h. bei 3 g beträgt sie bereits ca. 8 Stunden bei 10 g und mehr werden Eliminationshalbwertszeiten von 20 Stunden und mehr beobachtet. Dagegen ist die Eliminationshalbwertszeit von Paracetamol bis zu 5 g dosisunabhängig.

Bei alten Menschen liegen folgende Abweichungen der Pharmakokinetik der antipyretischen Analgetika vor: Zwar scheint die orale Resorption und Bioverfügbarkeit aller antipyretischen Analgetika im Alter nicht oder nur geringfügig verändert zu sein (Jori 1972; Hunt 1976; Salem und Stevenson 1977; Baskin et al. 1981; Divoll et al. 1982; Roberts et al. 1983; Falck 1985), doch wurde eine verzögerte Elimination für Paracetamol (Triggs et al. 1975; Briant et al. 1976; Divoll et al. 1982), Acetylsalizylsäure (Cuny et al. 1979;

ROBERTS et al. 1983) und Pyrazolanalgetika (BACH et al. 1981; GREENBLATT et al. 1983; BROGDEN 1986; ZYLBER-KATZ et al. 1989) gefunden. Allerdings ist die Zunahme der Eliminationshalbwertszeit von Paracetamol oder der Salizylate nur gering, während z.B. Phenazon bei alten Menschen mit einer Halbwertszeit von 15–24 Stunden gegenüber 7–9 Stunden bei jungen Menschen eliminiert wird (BACH et al. 1981; GREENBLATT et al. 1983).

Dieser Unterschied zwischen Paracetamol und Salizylaten einerseits und Phenazon andererseits spiegelt die unterschiedlichen Metabolisierungswege wider: Paracetamol und Salizylate werden überwiegend durch Kopplungsreaktionen (Glukuronidierung, Sulfatierung) eliminiert werden, Prozesse, die im Alter nicht oder nur geringfügig eingeschränkt sind. Dagegen werden Pyrazolanalgetika hauptsächlich durch oxidative Prozesse im System der mischfunktionellen Oxidasen (Cytochrom$_{P450}$-System) der Leber und der Niere metabolisiert. Dieses System zeigt mit zunehmendem Alter eine deutliche Aktivitätseinbuße (RICHEY und BENDER 1977; VESTAL 1978; BACH et al. 1981; GREENBLATT et al. 1983).

Ein für die Wirkungssteigerung des Paracetamols und der Salizylate wahrscheinlich wichtigerer Faktor ist die Plasmaeiweißbindung. Sowohl für Paracetamol als auch für Acetylsalizylsäure wurde eine im Alter verminderte Plasmaeiweißbindung beobachtet, die z.B. in den Untersuchungen von LESKO et al. (1985) für Acetylsalizylsäure eine 2- bis 3fach höhere freie Konzentration gegenüber jungen Menschen ergab. Ursache dieser verminderten Plasmaeiweißbindung kann einerseits die im Alter abnahmende Plasmaeiweißkonzentration, insbesondere von Albumin, sein (BACH et al. 1981; ROBERTS et al. 1983; COPER und SCHULZE 1980), andererseits eine Abnahme der Affinität, d.h. der Bindungsfähigkeit, evtl. bei unveränderter Plasmaeiweißkonzentration (LESKO et al. 1985). Untersuchungen über die Altersabhängigkeit der Pharmakokinetik von Metamizol oder Prophyphenazon liegen nicht vor, doch muß mit ähnlicher Veränderung wie bei Phenazon gerechnet werden.

Die im Alter physiologisch eingeschränkte Nierendurchblutung, Filtrationsrate und Exkretionskapazität scheint für die Elimination der antipyretischen Analgetika keine große Bedeutung zu haben, solange diese im normalen analgetischen Dosierungsbereich angewandt werden. Bei höheren Dosierungen ist insbesondere für die Salizylate mit einer verzögerten Elimination zu rechnen. Umgekehrt kann als Folge des chronischen Mißbrauchs analgetischer Mischpräparate eine chronische Nierenschädigung auftreten (s. Analgetika-Nephropathie).

4.6 Wechselwirkungen mit antipyretischen Analgetika

Die klinisch wichtigsten Wechselwirkungen der antipyretischen Analgetika mit anderen Pharmaka, die im wesentlichen alte Menschen betreffen, sind in Tabelle 4 zusammengestellt. Für die Pyrazol-Analgetika liegen kaum Daten über Wechselwirkungen mit anderen Pharmaka vor.

Tabelle 4. Wechselwirkungen von Acetylsalizylsäure (ASA) oder Paracetamol (P) mit anderen Pharmaka (nach HACKENTHAL 1985)

Analgetikum	mit	Art der Wechselwirkung
ASA	nicht-steroidale Antirheumatika	Zunahme gastrointestinaler Beschwerden, Ulcera, Blutungen
ASA	Fenoprofen, Indometacin u. a. NSAR	verzögerte Resorption
ASA	Coffein, Alkohol	Zunahme gastrointestinaler Beschwerden
ASA	orale Antidiabetika	verminderte Plasmaeiweißbindung, Hypoglykämie
ASA	orale Antikoagulantien	verminderte Plasmaeiweißbindung, Blutungsneigung
ASA	Corticosteroide	stark erhöhtes Risiko Magenulcus und Magenblutung
ASA	Uricosurica	Aufhebung der urikosurischen Wirkung
ASA	Phenytoin	verminderte Plasmaeiweißbindung, Nystagmus, Ataxie, Koma
ASA	Propranolol	verminderte antihypertensive Wirkung
P	Alkohol	Zunahme toxischer Metabolite
P	Anticholinergica	verminderte Resorption Paracetamol
P	orale Antikoagulantien	erhöhtes Blutungsrisiko, HWZ Chloramphenicol erhöht

4.7 Analgetische Mischpräparate, Analgetika-Abusus und Analgetika-Nephropathie

In der Bundesrepublik werden jährlich 2,9 Milliarden Einzeldosen von Schmerzmitteln verkauft, das sind ca. 50 Einzeldosen pro Kopf der Bevölkerung pro Jahr (SCHWARZ et al. 1985). Dabei handelt es sich fast ausschließlich um Nicht-Opioid-Analgetika. Wie zu erwarten, verteilt sich der Konsum dieser Analgetika nicht gleichmäßig auf die Bevölkerung. Nach verschiedenen Erhebungen (s. Übersicht bei SCHWARZ et al. 1985; HACKENTHAL und WÖRZ 1985; POMMER et al. 1986, 1987; MIHATSCH 1986) haben alte Menschen im Durchschnitt einen 2- bis 3fach höheren Konsum an Schmerzmitteln als Menschen unter 50 Jahren. Ca. 5% der Bevölkerung nimmt regelmäßig Schmerzmittel ein, auch hierbei sind ältere Menschen bevorzugt beteiligt. Es wird geschätzt, daß davon ca. 200000–400000 Menschen einen regelrechten Abusus mit Schmerzmitteln betreiben. Während der Anteil von Analgetika-Mischpräparaten am gesamten Markt ca. 85% beträgt, wird Mißbrauch zu 100% mit Mischpräparaten betrieben. Im folgenden soll kurz auf die Rationalität analgetischer Kombinationspräparate und die Folgen des chronischen Konsums dieser Präparate eingegangen werden. Ausführlichere Darstellungen sind zu finden bei WÖRZ (1983), HACKENTHAL und WÖRZ (1985), MIHATSCH (1986).

Die am häufigsten verordneten oder in der Selbstmedikation gekauften analgetischen Kombinationspräparate enthalten, in wechselnder Zusammensetzung, ein oder mehrere antipyretische Analgetika, Codein, Coffein, Benzodiazepine, andere Hypnotika, Tranquilizer, Lithium, Chinin, Spasmolytika oder Vitamine. Ohne Zweifel muß die Kombination mit *Hypnotika* oder *Tranquilizern* als irrational und gefährlich angesehen werden, da diese Substanzen einerseits nicht zur Analgesie beitragen, andererseits bei wiederholter Einnahme ein hohes Risiko der Abhängigkeitsentwicklung beinhalten.

Die vorliegenden Daten über den Nutzen der Kombination von Analgetika mit B-Vitaminen sind nicht überzeugend, was nicht ausschließt, daß einige Patienten mit neuropathischen Schmerzen von solchen Kombinationen profitieren können.

Die Kombination eines antipyretischen Analgetikums mit *Codein* könnte zumindest theoretisch-pharmakologisch als günstig angesehen werden, da zwei verschiedene Wirkungsmechanismen angesprochen werden und damit eine Wirkungsverstärkung zu erwarten ist. In praxi ist jedoch eine überadditive Wirkung nicht belegt. Es wurde sogar eine Zunahme der Nebenwirkungen der Kombination Codein-Paracetamol gegenüber Paracetamol ohne Zunahme der analgetischen Wirksamkeit beobachtet (Skelbred und Lokken 1982). Vor allem aber darf die psychotrope Wirkung und das Abhängigkeitsrisiko des Codeins nicht unterschätzt werden, die wiederholt Anlaß zu mißbräuchlicher Anwendung dieser Kombination war. Außerdem ist in den meisten in der Bundesrepublik verfügbaren Kombinationspräparaten das Codein unterdosiert (weniger als 50 mg).

Die häufige Kombination von antipyretischen Analgetika mit *Coffein* wird begründet mit der „erfrischenden" Wirkung des Coffeins und mit der Wirkungsverstärkung des Analgetikums durch Coffein. Letztere ist in der Tat in einigen Studien beobachtet worden (s. Laska et al. 1984) und Coffein hat selbst eine nachweisbare analgetische Wirksamkeit bei Nicht-Migräne-Kopfschmerz (Ward et al. 1991). Andererseits scheint dem Coffein mit seiner zentral stimulierenden Wirkung gerade in Kombination mit einem Analgetikum eine wesentliche motivierende Funktion für den chronischen Analgetika-Mißbrauch zuzukommen, was u. a. in der Bevorzugung solcher Kombinationspräparate bei zweifelsfrei mißbräuchlicher Anwendung zum Ausdruck kommt (Pommer et al. 1986; Mihatsch 1986).

Nicht endgültig geklärt ist die pharmakologische Bewertung der Kombination von zwei antipyretischen Analgetika. Dieser Kombination wohnt offenbar kein besonderes Mißbrauchsrisiko inne, nachdem das einzige antipyretische Analgetikum mit deutlich psychotropen Eigenschaften, das Phenacetin, nicht mehr im Handel ist. Doch gibt es bisher keine überzeugenden Daten zur Überlegenheit solcher Kombinationen gegenüber Monopräparaten hinsichtlich Verbesserung der Wirkung und Verminderung der Nebenwirkungen. Außerdem weisen tierexperimentelle Untersuchungen und epidemiologischen Daten darauf hin, daß die Kombination von antipyretischen Analgetika insbesondere unter Beteiligung von Paracetamol (früher auch Phenacetin) ein höheres Risiko für die Indukation einer Analgetika-Nephropathie darstellt als eine Monosubstanz (s. u.).

Zusammenfassend ist festzustellen, daß auf analgetische Kombinationspräparate ohne Einbuße an therapeutischen Möglichkeiten vollständig verzichtet werden kann (GERBERSHAGEN 1980).

Die möglichen Konsequenzen des chronischen Konsums oder Mißbrauchs analgetischer Kombinationspräparate sind u. a. die Analgetika-Nephropathie und das Analgetika-Syndrom. Die Analgetika-Nephropathie beginnt nach langjährigem Konsum von analgetischen Kombinationspräparaten mit einer renomedullären Kapillarsklerose, gefolgt von einem fortschreitenden Untergang von tubulären und vaskulären Elementen des Nierenmarks mit Einschränkung der Konzentrierungs- und Ausscheidungsfähigkeit der Niere. Interkurrente oder chronische Harnwegsinfekte begleiten diesen Prozeß, der schließlich mit Nekrosen der Nierenpapillen und sekundären kortikalen Läsionen in eine terminale Niereninsuffizienz mündet. Die biochemischen Mechanismen dieses chronischen Prozesses sind noch nicht im einzelnen geklärt. Von wesentlicher Bedeutung scheint das Zusammenwirken verschiedener Mechanismen (zytotoxische Metabolite, vaskuläre Effekte durch Prostaglandinsynthese-Hemmung, kovalente Bindung an renale Proteine etc.) durch unterschiedliche Substanzen zu sein. Nach dem derzeitigen Kenntnisstand scheint die Beteiligung von Paracetamol (früher auch Phenacetin) ein deutlich höheres Risiko zu beeinhalten als die Kombination anderer Analgetika (DUBACH et al. 1991). Das statistische Risiko, eine Analgetika-Nephropathie durch chronischen Analgetika-Konsum zu erwerben, liegt zwischen 1 und 5% (DUBACH et al. 1983; POMMER et al. 1986, 1987; MIHATSCH 1986). In der Bundesrepublik haben ca. 17% aller chronisch-dialysierten Patienten eine terminale Niereninsuffizienz durch chronischen Analgetikakonsum. Dazu kommt mindestens eine etwa gleich große Zahl nicht oder noch nicht dialysierter Patienten, so daß die Gesamtzahl klinisch manifester Analgetika-Nephropathien auf mindestens 5000 anzusetzen ist. Ein beträchtlicher Anteil (ca. 15%) entwickelt zusätzlich Karzinome der ableitenden Harnwege (Nierenbecken, Harnleiter, Blase), die wahrscheinlich selektiv auf den chronischen Konsum von Phenacetin zurückzuführen und unabhängig von der Pathogenese der Analgetika-Nephropathie sind (PIPER et al. 1985; s. ausführliche Übersicht bei MIHATSCH 1986).

Weitere Konsequenzen des chronischen Analgetika-Abusus werden unter dem Begriff des Analgetika-Syndroms zusammengefaßt. Dieses umfaßt schwere gastrointestinale Komplikationen wie Ulcera, Blutungen (Gastrektomie!), psychische und endokrinologische Veränderungen der verschiedensten Art sowie kardiovaskuläre Veränderungen mit allgemeiner Arteriosklerose, Hypertonie, Myokardinfarkt oder zerebraler Blutung. Typisch ist außderdem ein vorzeitig einsetzender Alterungsprozeß. Die Lebenserwartung ist auch bei Fehlen einer Analgetika-Nephropathie deutlich verkürzt. Die Häufigkeit des Analgetika-Syndroms ist nicht bekannt, da selbst schwere Verlaufsformen und Ausprägungen meist nicht mit dem Analgetika-Mißbrauch in Zusammenhang gebracht werden. Sie wird von Epidemiologen jedoch höher eingeschätzt als die der Analgetika-Nephropathie.

In jedem Fall handelt es sich bei der Analgetika-Nephropathie und dem Analgetika-Syndrom um ein medizinisch, epidemiologisch und volkswirtschaftlich relevantes Problem, das fast ausschließlich durch den chronischen Konsum analgetischer Kombinationspräparate bedingt, also auf einfache Weise vermeidbar ist.

5 Nicht-steroidale Antirheumatika

Wie bereits geschildert, gehören rheumatische Erkrankungen bei alten Menschen zu den häufigsten Ursachen von Schmerzen und anderen Beschwerden. Die bevorzugte Arzneimittelgruppe in der Behandlung rheumatischer Erkrankungen, wie der chronischen Polyarthritis, der Spondylarthritis, anderer entzündlich-rheumatischer Erkrankungen und auch der Arthrose mit sekundär entzündlichen Reaktionen (Osteoarthritis) sind die nicht-steroidalen Antirheumatika (NSAR). Die Prävalenz der Anwendung von NSAR in der Bundesrepublik (April 1982) war bei 35- bis 45jährigen ca. 5%, bei 45- bis 55-jährigen ca. 10,5%, bei 55- bis 65jährigen 15,8% und bei 65- bis 75jährigen ca. 20%, mit einer geringen Bevorzugung der weiblichen Bevölkerung (zit. nach Zimmermann und Seemann 1986). Ähnlich hohe Zahlen des Antirheumatika-Verbrauchs liegen für andere Länder vor. Dementsprechend hoch ist die Quote unerwünschter Wirkungen. In England z. B. betreffen ein Drittel aller dem Committee on Safety of Medicines gemeldeten Nebenwirkungen die NSAR (Nuki und Burley 1984). Für die Bundesrepublik liegen ähnliche Schätzungen vor (Arzneimittelkommission der Deutschen Ärzteschaft). Nicht-steroidale Antirheumatika sind auch in hohem Maße an der Gesamtquote von 10% der Krankenhauseinweisungen wegen Arzneimittelnebenwirkungen bei älteren Menschen beteiligt (Lee et al. 1973; Williamson 1978; Levy et al. 1980). In einer Übersicht von Girdwood (1974) fanden sich unter den 11 am häufigsten mit iatrogenen Todesfällen assoziierten Pharmaka 5 nicht-steroidale Antirheumatika.

Zu den Ursachen der hohen Nebenwirkungsquote der NSAR bei alten Menschen gehören nicht nur die Häufigkeit ihrer Anwendung, sondern auch pharmakokinetische Besonderheiten, deren Nichtbeachtung zu Überdosierungen führen kann, weiterhin Interferenzen mit anderen Pharmaka sowie altersphysiologische oder pathophysiologische Veränderungen von Organfunktionen bei alten Menschen, die eine erhöhte Empfindlichkeit bedingen. Auch die Überflutung des Marktes mit neuen NSAR, für die noch keine ausreichende klinische Erfahrung und keine pharmakokinetischen Daten bei alten Menschen vorliegen, trägt sicherlich zu der Problematik bei. Dies wird auch deutlich an der großen Zahl von NSAR, die wegen gravierender Nebenwirkungen wieder vom Markt genommen werden mußten.

Hinsichtlich der allgemeinen pharmakodynamischen, insbesondere der erwünschten Eigenschaften, sind die NSAR der Acetylsalizylsäure vergleichbar (siehe dort), d.h. sie haben analgetische, antipyretische und antiphlogistische Wirkungen. Die analgetische Wirkungskomponente ist bei der NSAR ebenso wie bei der Acetylsäure eng mit der Entzündungshemmung assoziiert.

Dieser Aspekt ist für die immer noch umstrittene Frage von Bedeutung, ob man in der Anwendung bei rheumatischen Schmerzen zusätzlich zur entzündungshemmenden Therapie mit NSAR eine Schmerzbehandlung etwa mit Paracetamol durchführen soll (s. HART und HUSKISSON 1984; MIEHLE 1985; HART 1987). Im folgenden werden die pharmakokinetischen und pharmakodynamischen Eigenschaften der NSAR bei alten Menschen dargestellt. Auf das Wirkungsprinzip der NSAR wurde bereits im Abschnitt 2.1 eingegangen.

5.1 Besonderheiten der Pharmakokinetik von NSAR bei alten Menschen

Die *orale Resorption* einer Reihe von NSAR wurde vergleichend bei jungen und alten Menschen untersucht (Acetylsalizylsäure, Phenylbutazon, Fenbufen, Indometacin, Flurbiprofen, Diflunisal, Naproxen, Diclofenac, Piroxicam) und keine nennenswerten Unterschiede der oralen Resorption und systemischen *Bioverfügbarkeit* gefunden (SEGRE 1979; BRAVERMAN 1982; VEERBEECK et al. 1983; NUKI und BURLEY 1984; UPTON et al. 1984). Auch die Art der Nahrungsaufnahme hatte keinen signifikanten Einfluß auf die Resorptionsquote. Dagegen muß bei gleichzeitiger Einnahme von Antazida mit einer Resorptionsverzögerung oder verminderter Resorptionsquote von Diflunisal (VEERBEECK et al. 1979) und Indometacin (EMORI et al. 1976; GALEAZZI 1977) gerechnet werden.

Die *Plasmaeiweißbindung* fast aller NSAR ist hoch, üblicherweise liegen im Plasma 98–99% in gebundener Form vor (s. Tabelle 5). Bei alten Menschen wird häufig eine Abnahme der Bindungsfähigkeit gefunden, die zu einem erhöhten freien Anteil, gleichzeitig aber auch zu einer beschleunigten Elimination führt (PICKUP 1983). Der Beitrag dieses Phänomens zu möglichen Veränderungen der Gesamtelimination ist unklar (siehe unten).

Die *hepatische Metabolisierung* der NSAR im Alter folgt, soweit untersucht, den bereits beschriebenen Grundzügen: Die Konjugationsreaktionen (Kopplung an Glukuronsäure oder Sulfat) sind im Alter kaum verändert, während oxidative Metabolisierungsreaktionen (Phase I) teilweise eingeschränkt sind (RICHEY und BENDER 1977; SALEM 1978; GREENBLATT et al. 1983; PICKUP 1983; VEERBEECK et al. 1983). Für die meisten NSAR hat dies, soweit bekannt, keinen gravierenden Einfluß auf die Eliminationsgeschwindigkeit, es sei denn, die metabolischen Funktionen der Leber sind durch Erkrankungen (Zirrhose) deutlich eingeschränkt.

Schließlich ist die *renale Ausscheidung* der nicht-steroidalen Antirheumatika zu betrachten. Der überwiegende Teil der gebräuchlichen NSAR wird nur zu einem sehr geringen Anteil (weniger als 5%) in unveränderter Form renal ausgeschieden (s. Tabelle 5). Bei diesen NSAR sollte man deshalb erwarten, daß die altersphysiologische Abnahme der renalen Durchblutung, der glomerulären Filtration und der Ausscheidungsfunktion (BROWN et al. 1986) keinen oder nur geringen Einfluß auf die Elimination des Pharmakons hat. Einige NSAR werden jedoch zu einem größeren Anteil renal eliminiert und haben dementsprechend bei alten Menschen eine längere Eliminationshalbwertszeit: Noch ausgeprägter ist eine Eliminationsverzögerung dieser NSAR zu erwar-

Tabelle 5. Pharmakokinetische Daten einiger nicht-steroidaler Antirheumatika

	Plasma-Halbwertszeit		Anteil unverändert im Urin	Plasma-eiweiß bindung
	jung (h)	alt (h)	%	%
Acetylsalizylsäure	0,15 (3)	↑	dosisabhängig	80–95
Azapropazon	18±5	↑	60–70	>99
Diclofenac	1,2–1,8	–		99
Diflunisal	7–11	↑	10	98
Fenbufen	7–14	–	10	>99
Fenoprofen	2,5–3	?	< 2	>98
Ibuprofen	2±0,5	–	< 2	99
Indometacin	2,4±0,4	(↑)	15±8	90
Ketoprofen	1,5±0,3	↑	< 1	35
Piroxicam	40±5	(↑)	5–10	99
Acemetacin	5±2	?	?	98
Tiaprofensäure	1–2	?	?	98
Naproxen	14±1	↑	10	98–99
Benoxaprofen	19–26	111	4–6	98,8

Daten entnommen von: Klotz 1984; Pickup 1983; Nuki und Burley 1984; Veerbeck et al. 1983; Benet und Sheiner 1985

Zeichenerklärung: ↑ Zunahme der Eliminationshalbwertszeit
– keine signifikante Änderung
(↑) geringe Zunahme
? keine Daten erhältlich

ten, wenn die Nierenfunktion durch Krankheitsprozesse weiter eingeschränkt ist. In diesem Zusammenhang ist von Bedeutung, daß eine pathologische Einschränkung der Nierenfunktion zu den typischen Risiken der NSAR bei alten Menschen gehört (s. u.).

Die Summe der verschiedenen altersbedingten Änderungen der pharmakokinetischen Parameter bestimmt schließlich, ob die Elimination einer bestimmten Substanz im Alter deutlich anders ist als bei jüngeren Menschen. In Tabelle 5 sind die Plasmahalbwertszeiten von NSAR aufgeführt, und es ist angegeben, ob bei alten Menschen deutliche Abweichungen von diesen Werten beobachtet wurden. Wie die Tabelle zeigt, liegen keineswegs für alle NSAR ausreichende Untersuchungen vor. Da andererseits die Mehrzahl der mit NSAR behandelten Rheumakranken alte Menschen sind, ist zu fordern, daß solche pharmakokinetischen Daten für bereits eingeführte Präparate nachgeliefert werden bzw. für neue Präparate bei der Einführung vorliegen. Wie notwendig diese Daten sind, zeigt das Beispiel des Benoxaprofens. Benoxaprofen, das in mehreren europäischen Ländern mit großem Aufwand eingeführt worden war, mußte aus dem Handel gezogen werden, nachdem sich Berichte über schwere Nebenwirkungen häuften und in England 61 Todesfälle aufgetreten waren. Nachträglich stellte sich heraus, daß die Menschen jüngeren und mittleren Alters bestimmten Eliminationshalbwertszeiten von 16–40 Stunden bei alten

Menschen auf über 100 Stunden ansteigt. Bei gleicher Dosierung (die damals praktiziert wurde) sind die Plasmakonzentrationen um das 3- bis 4fache höher als bei jungen Menschen, d.h. die schweren Nebenwirkungen und Todesfälle sind in erster Linie auf Überdosierungen aus Unkenntnis der Pharmakokinetik zurückzuführen (s. Schönhöfer 1983; Inman 1984; Nuki und Burley 1984). Dieses Risiko betrifft überwiegend NSAR mit langer Halbwertszeit, es ist deshalb zu begrüßen, daß in der Verschreibung von NSAR in der Bundesrepublik ein deutlicher Trend hin zu Substanzen mit kürzeren Halbwertszeiten erkennbar ist.

5.2 Unerwünschte Wirkungen der nicht-steroidalen Antirheumatika

Die Therapie mit NSAR ist mit einer hohen Rate unerwünschter Wirkungen, insbesondere bei alten Menschen belastet. Wie oben beschrieben, können dafür teilweise pharmakokinetische Ursachen identifiziert werden. Aber auch altersbedingte höhere Empfindlichkeit bestimmter Prädilektionsorgane wie Magen, Knochenmark oder Niere werden als zusätzliche Ursache der höheren Nebenwirkungsquote diskutiert (Huskisson 1983). Quantitative Daten liegen zu dieser Frage allerdings nicht vor.

Viele NSAR haben substanzspezifische Nebenwirkungen, die hier nur kurz erwähnt werden können. Darüber hinaus lassen sich Nebenwirkungen und Risiken identifizieren, die allen NSAR zukommen, wenn auch in unterschiedlichem Maße. Sie beruhen wahrscheinlich auf dem Säurecharakter der NSAR und ihrem Wirkprinzip, der Hemmung der Cyclooxigenase. Eine Übersicht über diese z.T. lebensbedrohenden Nebenwirkungen gibt Tabelle 6.

Die *gastrointestinalen* Nebenwirkungen stehen mit Abstand an erster Stelle. Ca. 5–15% aller Patienten haben, abhängig von Substanz und Dosierung, Beschwerden wie Übelkeit, Druckgefühl, Sodbrennen, stechende Schmerzen in der Magengegend. Gastroskopisch lassen sich regelmäßig, auch ohne Vorliegen von Beschwerden, Schwellung und Erosionen der Magenschleimhaut feststellen. Auf dem Boden dieser bei Einzelapplikation schnell reversiblen Störung kann sich bei wiederholter Gabe ein größerer Schleimhautdefekt, ein Ulcus oder eine massive Magenblutung entwickeln. Nicht selten treten diese lebensbedrohlichen Komplikationen ohne nennenswerte Warnzeichen auf, was mit der analgetischen Wirkung der NSAR zusammenhängen kann (Hart und Huskisson 1984). Über die Häufigkeit schwerer gastrointestinaler Komplikationen liegen keine zuverlässigen Zahlen vor. Nach einer Studie in England (Bayliss 1984) könnte die Hälfte aller Todesfälle (hauptsächlich älterer Menschen) durch Ulcus-Blutung oder Ulcus-Perforation auf die Einnahme nicht-steroidaler Antirheumatika zurückzuführen sein. Eine zusammenfassende Übersicht über die Epidemiologie von Antirheumatika-induzierten peptischen Ulcera (Soll et al. 1991) läßt erkennen, daß 1. die Häufigkeit von peptischen Ulcera mit der Dauer der Therapie mit nichtsteroidalen Antirheumatika (einschließlich Acetylsalizylsäure) schnell ansteigt, 2. Magengeschwüre, die nicht mit der Einnahme von nichtsteroidalen Antirheumatika assoziiert sind, keine altersabhängige Häufigkeitsverteilung zeigen und 3., daß bei

Tabelle 6. Unerwünschte Wirkungen der NSAR (Gruppennebenwirkungen)

Magenbeschwerden
Magenschleimhaut-Erosionen
Magen-Ulcera, Blutungen, Perforationen
Nierenfunktionseinschränkungen
akutes Nierenversagen
Asthma bronchiale
Leberzellschädigung

Antirheumatika-assoziierten Ulcera eine signifikante Zunahme mit dem Alter zu beobachten ist (ca. 7fach höhere Inzidenz bei $>$ 65jährigen gegenüber 45jährigen). In dieser Arbeit wird auch auf den therapeutischen Nutzen von prophylaktischen Maßnahmen eingegangen. Unterschiede im Risiko zwischen verschiedenen NSAR werden häufig berichtet. Allerdings sind nicht immer äquieffektive Dosierungen untersucht worden, z.T. sind die Befunde auch widersprüchlich. Als allgemein akzeptiert und gesichert kann jedoch ein hohes Risiko von Magenschleimhautschädigung durch Acetylsalizylsäure und Indometacin angesehen werden, während Ibuprofen, Ketoprofen, Diclofenac, Diflunisal und Acemetacin besser verträglich zu sein scheinen. Allerdings darf bei diesem Vergleich nicht übersehen werden, daß Indometacin nicht nur mit größeren Risiken, sondern auch mit einer besseren Wirksamkeit gegenüber vielen anderen NSAR ausgestattet ist. Die Anwendung von Acetylsalizylsäure als Antirheumatikum ist heute weitgehend verlassen worden. Die Intensität der Magenschleimhautschädigung läßt sich experimentell mit der lokalen Prostaglandinsynthese-Hemmung korrelieren. Als präventive Maßnahme werden u.a. Säuresekretions-Hemmer wie Histamin H_2-Antagonisten und neuerdings auch synthetische Prostaglandine verwendet. Bei der Überwachung des Patienten hinsichtlich gastrointestinaler Risiken während der Therapie mit NSAR (okkulte Blutverluste) sollte das Augenmerk auch auf Dünn- und Dickdarm gerichtet sein, da in letzter Zeit auch über einen wahrscheinlich kausalen Zusammenhang zwischen der Einnahme von NSAR und Blutungen bzw. Perforationen im Dünn- und Dickdarmbereich berichtet wird (s. LANGMAN et al. 1985).

In letzter Zeit wächst die Besorgnis über NSAR-induzierte *Nierenfunktionsstörungen* bei alten Menschen (CLIVE und STOFF 1984; DUNN 1984; NUKI und BURLEY 1984; WEGMÜLLER 1985). Beobachtet werden Salz- und Wasserretention mit dem Risiko der Herzinsuffizienz, akute Ausscheidungsstörungen der Niere, Hyperkaliämien und interstitielle Nephritiden. Während für die interstitielle Nephritis ein allergischer Mechanismus vermutet wird. beruhen die anderen Funktionsstörungen wahrscheinlich auf der Hemmung der renalen Prostaglandinsynthese. Renale Prostaglandine (PGE_2, PGI_2) haben eine lokal vasodilatierende Funktion. Diese wird vor allem dann in Anspruch genommen, wenn systemisch, d.h. auch renal wirksame vasokonstriktorische Systeme wie der Sympathikus und das Renin-Angiotensin-System aktiviert sind. Die

Aktivierung des Sympathikus und des Renin-Angiotensin-Systems stimuliert direkt die renale Prostaglandinsynthese. Dadurch wird trotz systemischer Vasokonstriktion eine ausreichende Nierendurchblutung und Filtration aufrechterhalten. Bei normaler Herz-Kreislauffunktion arbeitet dieses System auf einem niedrigen Niveau oder ist nur vorübergehend stimuliert, so daß eine Hemmung der renalen Prostaglandinsynthese durch NSAR kaum Konsequenzen hat. Ist jedoch die Kreislaufhomöostase gefährdet, z. B. in einer Herzinsuffizienz, bei Volumenmangel durch Diuretika, Laxantien, Salzverlust, bei Aszites, nephrotischem Syndrom oder einer längeren Narkose bei einem größeren chirurgischen Eingriff, so kommt es zu einer Daueraktivierung der vasokonstriktorischen Mechanismen. Eine Hemmung der Prostaglandinsynthese unter diesen Bedingungen, insbesondere bei alten Menschen mit ohnehin geringerer Nierendurchblutung und Filtrationsrate, läßt die vasokonstriktorischen Mechanismen an der Niere voll zur Geltung kommen. Die Folge ist eine zunehmende Einschränkung der glomerulären Filtration bis hin zum akuten Nierenversagen. Bei nur gradueller Einschränkung der Ausscheidungsfunktion über längere Zeit wird kontinuierlich Salz und Wasser retiniert. Die dadurch bedingte Gewichtszunahme von einigen Kilogramm wird meist ignoriert oder falsch gedeutet. Erst die Herzinsuffizienz aufgrund der chronischen Volumenüberlastung veranlaßt die Überprüfung der eingenommenen Medikamente. Das akute Nierenversagen tritt entweder als Endpunkt des chronischen Verlaufs auf oder bei akuten Volumenmangelzuständen wie z. B. nach größeren Operationen, wenn der Flüssigkeitsverlust nur ungenügend substituiert wurde und zur postoperativen Entzündungs- und Schmerzhemmung ein nicht-steroidales Antirheumatikum gegeben wird.

Wie in Abschnitt 4.7 bereits dargestellt, können NSAR auch an der Auslösung einer *Analgetika-Nephropathie* beteiligt sein.

Eine weitere Gruppennebenwirkung der NSAR ist das „*Analgetika-Asthma*“ oder „Aspirin-Asthma“. Dieses Risiko betrifft fast ausschließlich Patienten, die bereits an einem Asthma bronchiale, gleich welcher Ursache, leiden. Der Asthma-Anfall wird ausgelöst durch die Hemmung der Synthese bronchodilatierender Prostaglandine. Daher sind alle NSAR entsprechend ihrer Eigenschaft, die Prostaglandinsynthese zu hemmen, mit diesem Risiko belastet. Das Analgetika-Asthma ist ausführlich in Abschnitt 4.1 besprochen.

Unter der Behandlung mit NSAR werden häufig milde und reversible Erhöhungen von Leberenzymen im Plasma gefunden. Einige NSAR, wie Acetylsalizylsäure, Sulindac, Naproxen und Phenylbutazon wurden mit seltenen Fällen von *toxischer Hepatitis* assoziiert (Nuki und Burley 1984). Bei Überdosierungen scheint dagegen das Risiko einer toxischen Leberschädigung deutlich zuzunehmen, wie das Beispiel des Benoxaprofen zeigt (Schönhöfer 1984; Inman 1985).

Agranulozytosen und *aplastische Anämien* wurden mit mehreren nichtsteroidalen Antirheumataika assoziiert. Ein gesicherter Zusammenhang besteht mit der Anwendung von Phenylbutazon und Oxyphenbutazon. Weltweit werden diesen beiden Substanzen 2000–3000 Todesfälle angelastet. Die

Anwendung beider Substanzen wurde deshalb drastisch eingeschränkt, ein völliger Verzicht ist dringend zu empfehlen.

Hypersensitivitätsreaktionen, vor allem an der Haut, werden wiederholt bei vielen NSAR beobachtet. Schwere Formen, wie das lebensbedrohende Erythma multiforme (Steven-Johnson-Syndrom) sind selten und wurden mit der Einnahme von Phenylbutazon, Diflunisal und Acetylsalizylsäure in Zusammenhang gebracht.

Alle nicht-steroidalen Antirheumatika haben zusätzlich individuelle Nebenwirkungen und Risiken wie z. B. die zentralnervösen Effekte des Indometacins. Photosensibilisierung und Oncholyse durch Benoxaprofen, Diarrhoen durch Fenamate, das Lyell-Syndrom im Zusammenhang mit der Einnahme von Piroxicam. Diese können hier nicht im Detail besprochen werden. Eine ausführliche Dokumentation findet sich bei Ammon (1981).

5.3 Wechselwirkungen der NSAR mit anderen Pharmaka

Wechselwirkungen von nicht-steroidalen Antirheumatika mit anderen Pharmaka sind bei alten Menschen häufig und in seltenen Fällen lebensbedrohend. Die klinisch wichtigsten Interferenzen sind in Tabelle 7 zusammengestellt. Ausführliche Angaben enthält die Zusammenstellung von Ammon (1981).

5.4 Empfehlungen für die Anwendung von NSAR bei alten Menschen

Die folgenden Empfehlungen sind nicht als Kurzfassung einer Indikationsempfehlung für NSAR gedacht. Die praktisch-klinische Anwendung dieser wirksamen, aber auch mit Risiken belasteten Substanzen erfordert eine gründliche Orientierung über die Differentialdiagnose rheumatischer Erkrankungen und der Differentialindikation verschiedener Antirheumatika einschließlich der sog. Basis-Antirheumatika und der Glukokortikoide (s. z. B.

Tabelle 7. Einige wichtige Wechselwirkungen von NSAR mit anderen Pharmaka

NSAR	Pharmakon	Wechselwirkungen
Acetylsalizylsäure, Phenylbutazon, Azapropazon, Fenoprofen, andere?	orale Antikoagulantien	verstärkte Antikoagulantien-Wirkung (Verdrängung Plasma-Bindung, Hemmung Stoffwechsel)
alle NSAR	verschiedene Antihypertensivea und Diuretika	Abschwächung der antihypertensiven oder diuretischen Wirkung (Hemmung der PG-Synthese?)
Acetylsalizylsäure, andere NSAR	Sulfonharnstoffe (orale Antidiabetika)	Wirkungsverstärkung, Hypoglykämie (Verdrängung Plasma-Bindung)
Diclofenac	Lithium	Hemmung renale Li-Clearance
Salizylate	Uricosurica	Aufhebung der urikosurischen Wirkung

Miehle 1985). Hier soll lediglich auf einige Aspekte der Anwendung der NSAR hingewiesen werden, die sich aus der besonderen Situation alter Menschen ergeben.

Vor Einleitung einer Therapie mit NSAR sollten ein Ulcus-Leiden, das Vorliegen einer Analgetika-Hypersensitivität bei Asthma bronchiale und von Nierenfunktionsstörungen abgeklärt werden. Die Auswahl der nicht-steroidalen Antirheumatika soll sich in stärkerem Maße als bei jüngeren Menschen an dem Risiko von Nebenwirkungen orientieren. Zu bevorzugen sind primär die besser verträglichen NSAR wie Ibuprofen, Ketoprofen, Fenoprofen und Diclofenac. Allerdings ist die antirheumatische Potenz insbesondere der Propionsäurederivate nicht immer ausreichend. Als wirksamere, allerdings auch gefährlichere Substanz kommt dann das Indometacin trotz des Risikos zentralnervöser Nebenwirkungen und häufigerer Auslösung von Magenblutungen und Ulcera in Frage. Acetmetacin soll dem Indometacin in der Wirksamkeit vergleichbar sein, aber deutlich geringere Magen-Nebenwirkungen haben. Auf Phenylbutazon und Oxyphenbutazon, die mit einem unakzeptablen Risiko verschiedener Nebenwirkungen belastet sind, sollte ganz verzichtet werden.

Der Patient muß während der Therapie hinsichtlich der gastrointestinalen Risiken (okkulter Blutverlust?) und der Nierenfunktion überwacht werden und sollte über die Risiken des Volumenmangels (Selbstmedikation mit Diuretika oder Laxantien) informiert werden.

Die Dosierungseinstellung sollte individuell erfolgen und nicht versucht werden, Symptomfreiheit mit Dosissteigerungen zu erzwingen. Hinsichtlich Verträglichkeit und Wirksamkeit gibt es keine allgemeingülten Regeln der Auswahl unter den NSAR. Ein Wechsel auf ein anderes Präparat kann sinnvoll sein.

Präparate mit Halbwertszeiten von mehr als 10–15 Stunden haben ein erhöhtes Risiko der Kumulation und damit der Überdosierung. Kombinationspräparate von NSAR mit anderen Pharmaka haben keinen nachgewiesenen therapeutischen Vorteil, sondern nur zusätzliche Risiken. Sie sollten deshalb nicht verwendet werden.

Der behandelnde Arzt kann zur Arzneimittelsicherheit beitragen, wenn er auftretende Nebenwirkungen, die möglicherweise mit der Einnahme der NSAR zusammenhängen, der Arzneimittelkommission der Deutschen Ärzteschaft oder anderen Institutionen zur Kenntnis bringt.

Präparate-Index

Freiname (Generic)	Handelsname
Acemetacin	Randutil
Acetylsalizylsäure	Aspirin
Afentanyl	Rapifen
Azapropazon	Prolixan
Buprenorphin	Temgesic
Chlorpromazin	Megaphen
Codein	Codeinum, Codyl N Depot
Coffein	Coffeinum
Dextropoxyphen	Deoclin retard
Diclofenac	Alivoran, Voltaren
Diflunisal	Fluniget
Fenbufea	Lederfen
Fentanyl	Fentanyl
Flufenaminsäure	Sastridex
Flupiritin	Katadolon
Flurbiprofen	Froben
Histamin	Histamin
Histamin H_2	Ranitidin, Cimetidin
Ibuprofen	Ibu-Attritin, Dolgit
Indometacin	Amuno
Ketoprofen	Orudis, Alrhenamin
Mefenaminsäure	Parhemed, Ponolar
Metamizol	Novalgin
L-Methadon	Polamidon
Morphin	MST
Naloxon	Valeron N, Narcanti
Naproxen	Proxen
Nefopam	Ajan
Orphenadrin	Norflex
Oxycodon	Eukodal
Oxyphenbutazon	Californit, Tanderlil Augensalbe
Paracetamol	Lonaridmoni, Treupel, Benuron
Pentazocin	Fortral
Pethidin	Dolantin
Phenazon	Dentigoa N, Eu-Med mono
Phenobarbital	Luminal
Phenylbutazon	Butazolidin
Phenytoin	Epynutin, Zentropil
Piroxicamn	Felden
Propionsäure	Ibuprofen
Propranolol	Dociton
Prophyphenazon	Arantil
Prostaglandin: PGE_2	Minprostin E_2
Tiaprofensäure	Surgam
Tilidin	Valeron
Tramadol	Tramal

Literatur

Ammon HPT (1981) Arzneimittelneben- und -wechselwirkungen. Dtsch Apothekerverlag, Stuttgart

Angell M (1982) The quality of mercy. N Engl J Med 306:98–99

Bach B, Hansen JM, Kampmann JP, Rasmussen SN, Skovsted L (1981) Disposition of antipyrine and phenytoin correlated with age and liver volume in man. Clin Pharmacokinetics 6:389–396

Baillie SP (1989) Age and pharmacokinetics of morphine. Age and Ageing 18:258–262

Ball M, Moore RA, Fisher A, McQuay HJ, Allen MC, Sear J (1985) Renal failure and the use of morphine in intensive care. Lancet I:784–786

Baskin SI, Smith L, Hoey LA, Levy PI, Goldfarb AH (1981) Age-associated changes of responses to acetylsalicylic acid. Pain 11:1–8

Bayliss RIS (1984) A physician looks at adverse drug reactions in the elderly. In: Butler RN, Bearn AG (eds) The aging process: Therapeutic Implications. Raven Press, New York, pp 161–169

Beville JM, Forrest WH, Miller E, Brown BWJ (1971) Influence of age on pain relief from analgesics. A study of postoperative patients. J Am Med Ass 217:1835–1841

Benet LZ, Sheiner LB (1985) Design and optimization of dosage regimens, Pharmacokinetic data. In: Goodman-Gilman A, Goodman LS, Rall TW, Murad F (eds) The Pharmacological Basis of Therapeutics (7. Edition). McMillan, New York, pp 1663–1733

Bentley JB, Borel JD, Nenand RE, Gillespie TJ (1982) Age and fentanyl kinetics. Anaesthet. Analg 61:968–971

Berkowitz BA, Ngai SH, Yang JC, Hempstead J, Spector S (1975) The disposition of morphine in man. Clin Pharmacol Therap 17:629–635

Bonica JJ (1985) Treatment of cancer pain: Current status and future needs. Advances Pain Res Therap 9:589–616

Bovill JG (1987) Which potent opioid? Important criteria for selection. Drugs 33:520–530

Brannon W, McCormick W, Lampert P (1967) Axonal dystrophy in the gracile nucleus of man. Acta Neuropathol (Berlin) 9:1–6

Braverman AM (1982) Therapeutic considerations in prescribing for elderly patients. Eur J Rheum Inflam 5:289–293

Breitkreuz G (1982) Arzneimittelbestand in den Händen alter Menschen. Med Dissertation, FU-Berlin

Briant RH, Dorrington RE, Cleal J, Williams FM (1976) The rate of acetaminophen metabolism in the elderly and the young. J Am Geriat Soc 24:359–361

Brogden RN (1986) Pyrazolone derivatives. Drugs 32 suppl 4:60–70

Brown WW, Davis BB, Spry LA, Wongsurawat N, Malone D, Domoto DT (1986) Aging and the kidney. Arch Intern Med 146:1790–1796

Brune K, Lanz R (1984) Mode of action of peripheral analgesics. Arzneimittel-Forsch 34(III):1060–1065

Chan K, Kendall MJ, Mitchard M, Wells WDE (1975) The effect of aging on plasma pethidin concentration. Brit J Clin Pharmacol 2:297–302

Chan K, Kendall MJ, Wells WDE, Mitchard M (1975) Factors influencing the excretion and relative physiological availability of pethidine in man. J Pharm Pharmacol 27: 235–241

Chapman WP, Jones CM (1944) Variations in cutaneous and visceral pain sensitivity in normal subjects. J Clin Invest 23:81–91

Charap AS (1978) The knowledge, attitude, and experience of medical personnel treating pain in the terminally ill. Mt Sinai J Med (NY) 45:561–566

Cleeland CS, Cleeland LM, Dar R, Rinehardt LC (1986) Factors influencing physician management of cancer pain. Cancer 58:796–800

Clive DM, Stoff JS (1984) Renal syndromes associated with nonsteroidal antiinflammatory drugs. N Engl J Med 310:563–572

Coper K, Schulze G (1980) Pharmakotherapie im Alter. Urban und Schwarzenberg, München Wien Baltimore

Cousins & Mather LE (1989) Relief of postoperative pain: advances awaiting application. Med J Aust 150:3540–3542
Crook J (1983) Aging and drug disposition. J Chron Dis 36:85–90
Crook J, Rideout E, Browne G (1984) The prevalence of pain complaints in a general population. Pain 18:299–314
Cuny G, Royer RJ, Mur JM, Sero JM, Fauer G, Netter P, Maillard A, Penin E (1979) Pharmacokinetics of salicylate in the elderly. Gerontology 25:49–55
Daut RL, Cleeland CS (1982) The prevalence and severity of pain in cancer. Cancer 50:1913–1918
Desmedt JE, Cheron G (1980) Somato sensory evoked potentials in healthy octogenarians and in young adults: Wave form, scalp topography and transit times of parietal and frontal components. Electroenceph Clin Neurophysiol 50:404–425
Devoghel JC (1983) Small intrathecal doses of lysine-acetylsalicylate relieve intractable pain in men. J Int Med Res 11:90–91
Dichgans J, Diener HC, Gerber WD, Verspohl EJ, Kukiolka H, Kluck M (1984) Analgetika-induzierter Dauerkopfschmerz. Dtsch Med Wschr 109:369–373
Divoll M, Greenblatt DJ, Ameer B, Abernathy DR (1982) Effect of food on acetaminophen absorption in young and elderly subjects. J Clin Pharmacol 22:571–576
Dubach UC, Rossner B, Pfister E (1983) Epidemiologic study of abuse of analgesics containing phenacetin. N Engl J Med 308:357–362
Dubach UC, Rossner B, Stürmer T (1991) An epidemiologic study of abuse of analgesic drugs. N Engl J Med 324:155–160
Dunn MJ (1984) Nonsteroidal antiinflammatory drugs and renal function. Ann Rev Med 35:411–428
Emori HW, Paulus H, Bluestone R, Champion GD, Pearson C (1976) Indomethacin serum concentrations in man. Effects of dosage, food and antacids. Ann Rheum Dis 35:333–338
Falck I (1985) Schmerzbehandlung in der Geriatrie. In: Hackenthal E, Wörz R (Hrsg) Schmerzbehandlung in der Praxis. G. Fischer, Stuttgart, S. 275–291
Fields WS (1983) Aspirin for prevention of stroke: a review. Am J Med 74:61–65
Foley KM (1985) The treatment of cancer pain. N Engl J Med 313:84–95
Galeazzi RL (1977) The effect of an antacid on the bioavailability of indomethacin. Eur J Clin Pharmacol 12:65–68
Gerbershagen HU (1980) Schmerztherapie mit einfachen Analgetika. Deut Med Wschr 105:28–32
Girdwood RH (1974) Deaths after taking medicaments. Brit Med J 1:501–504
Greenblatt DJ, Abernathy DR, Divoll M, Ochs HR, Shader RI (1983) Antipyretic analgesis drugs as models for studies of drug disposition in old age. Am J Med 75A:127–132
Hackenthal E (1984) Nichtsteroidale Antiphlogistika. Dtsch Apotheker Ztg 124:1977–1980
Hackenthal E (1985) Pharmakologie der Opioid-Analgetika. In: Hackenthal E, Wörz R (Hrsg) Medikamentöse Schmerzbehandlung. Gustav Fischer, Stuttgart, S. 99–168
Hackenthal E (1985) Pharmakologie der antipyretischen Analgetika. In: Hackenthal E, Wörz R (Hrsg) Medikamentöse Schmerzbehandlung in der Praxis. Gustav Fischer, Stuttgart, S. 31–97
Hackenthal E, Wörz R (1985) Analgetika: Irrationale Anwendung, Mißbrauch und Abhängigkeit. In: Hackenthal E, Wörz RH (Hrsg) Medikamentöse Schmerzbehandlung in der Praxis. Gustav Fischer, Stuttgart, S. 325–373
Hackenthal E (1990) Die Salizylate. Schmerz 4:166–172
Handwerker HO (1985) Physiologie und Pathophysiologie des Schmerzes. In: Hackenthal E, Wörz RH (Hrsg) Medikamentöse Schmerzbehandlung in der Praxis. Gustav Fischer, Stuttgart, S. 5–29
Harkins S, Chapman CR (1976) Detection and decision factors in pain perception in young and elderly man. Pain 2:253–264
Harkins SW, Price DD, Martelli M (1986) Effect of age on pain perception, therminociception. J Gerontol 4:58–63
Hart FD (1987) Rational use of analgesics in the treatment of the rheumatoid disorders. Drugs 33:85–93

Hart FD, Huskisson EC (1984) Non-steroidal anti-inflammatory drugs. Current status and rational therapeutic use. Drugs 27:232–255

Hoskin PJ, Hanks GW (1988) The management of symptoms in advanced cancer, experience in a hospital based continuing care unit. J Royal Soc Med 81:341–344

Hoskin PJ, Hanks GW (1991) Opioid agonist-antagonist drugs in acute and chronic pain states. Drugs 41:326–344

Hummel T, Friedmann T, Pauli E, Niebsch G, Borbe HO, Kobal G (1991) Dose-related analgesic effects of flupirtine. Br J Clin Pharmac 32:69–76

Hunt TE (1976) Management of chronic non-rheumatic pain in the elderly. J Am Geriat Soc 24:402–406

Huskisson EC (1983) NSAIDs – a topical review. Geriat Med 13:867–870

Illy H, Jork K (1983) Über Krankheitsverständnis von Patienten und Selbsttherapie. Prakt Arzt 8:578–588

Inman WHW (1984) Postmarketing surveillance: Adverse drug reactions and event monitoring. In: Butler RN, Bearn AG (eds) The aging process: Therapeutic Implications. Raven Press, New York, pp 143–160

Jellinger K, Jirasek A (1971) Neuroaxonal dystrophy in man: Character and natural history. Acta Neuropathol (Berlin) 5:3–16

Jick H (1982) Adverse effects of acetylsalicylic acid. In: Barnett HJM, Hirsh JF (eds) Acetylsalicylic acid: New uses for an old drug. Raven Press, New York, pp 239–247

Jori A, Disalle E, Quadri A (1972) Rate of aminopyrine disappearance from plasma in young and aged humans. Pharmacology 8:273–279

Jurna I (1988) Nefopam. Schmerz 2:100–103

Jurna I, Brune K (1990) Central effect of the non-steroid anti-inflammatory agents, indometacin, ibuprofen, and diclofenac, determined in C fibre-evoked activity in single neurones of the rat thalamus. Pain 41:71–80

Kaiko RF (1980) Age and morphine analgesia in cancer patients with postoperative pain. Clin Pharmacol Ther 28:823–826

Kenshalo DR (1986) Somesthetic sensitivity in young and elderly humans. J Gerontol 41:732–742

Klotz U (1984) Klinische Pharmakokinetik, 2. Aufl. Gustav Fischer, Stuttgart

Klotz V, McHorse TS, Wilkonson GR, Schenker S (1974) The effect of cirrhosis on the disposition of meperidine in man. Clin Pharmacol Ther 16:667–675

Krupka LR, Vener AM (1979) Hazards of drug use among the elderly. Gerontology 19: 90–95

Langman MJS, Morgan L, Worall A (1985) Use of anti-inflammatory drugs by patients admitted with small or large bowel perforation and haemorrhage. Brit Med J 290: 347–349

Lasagna L, Mosteller F, v. Felsinger JM (1954) A study of the placebo response. Amer J Med 16:770–779

Laska EM, Sunshine A, Mueller F, Elvers WB, Siegel C, Rubin A (1984) Caffeine as an analgesic adjuvant. J Amer Med Ass 251:1711–1718

Leaf A (1984) Spezial hazards in the volume-depleted elderly. In: Butler RN, Bearn AG (eds) The aging process: Therapeutic Implications. Raven Press, New York, pp 193–205

Lee G, DeMaria AN, Amsterdam EA, Realyvasquez F, Angel J, Morrison S, Mason DT (1976) Comparative effects of morphine, meperidine and pentazocine on cardiocirculatory dynamics in patients with acute myocardial infarction. Amer J Med 60:949–955

Lee P, McKusker S, Allison A, Nuki G (1973) Adverse reactions in patients with rheumatic diseases. Ann Rheum Dis 32:565–573

Lemmer B (1984) Tagesrhythmen und Arzneimittelwirkung. In: Chronopharmakologie. Wissenschaftliche Verlagsgesellschaft, Stuttgart, pp 18–25

Lesko LJ, Narang PK, Yeager L, Cutler NR (1985) Salicylate protein binding in serum from young and elderly subjects as measured by diafiltration. Eur J Clin Pharmacol 28:339–345

Levy M, Kewitz H, Altwein W, Hillebrand J, Eliakim M (1980) Hospital admission due to adverse drug reactions: a comparative study from Israel and Berlin. Eur J Clin Pharmacol 17:25–31

Lewis HD, Davis JW, Archibald DG, Steinke WE, Smithermann TC, Doherty JE, Schnaper HW, LeWinter MM, Linares E, Pouget JM, Sabharwal SC, Chesler E, DeMots H (1983) Protective effects of aspirin against acute myocardial infarction and death in men with unstable angina. N Engl J Med 309:396–403

Lipp J (1991) Possible mechanisms of morphine analgesia. Clin Neuropharmacol 14:131–147

Marks RM, Sachar SJ (1973) Undertreatment of medical inpatients with narcotic analgesics. Ann Int Med 78:173–181

Martin WR (1983) Pharmacology of opioids. Pharmacol Rev 35:283–323

Mather LE, Tucker GT, Pflug AE, Lindop MJ, Wilkerson C (1975) Meperidine kinetics in man: Intravenous injection of surgical patients and volunteers. Clin Pharmacol Therap 17:21–30

McQuay HJ, Carroll D, Faura CC, Gavaghan DJ, Hand CW, Moore RA (1990) Oral morphine in cancer pain: influences on morphine and metabolite concentration. Clin Pharmacol Ther 48:236–244

Miehle W (1985) Medikamentöse Therapie rheumatischer Erkrankungen. Thieme, Stuttgart New York

Mihatsch MJ (1986) Das Analgetika-Syndrom. Thieme, Stuttgart New York

Millan MJ (1986) Multiple opioid systems and pain. Pain 27:303–347

Moore A, Sear J, Baldwin D, Allen MC, Hunniset A, Bullingham R, McQuay (1984) Morphine kinetics during and after renal transplantation. Clin Pharmacol Ther 35:641–645

Nicak A, Masynk S (1966) Modification of the analgesic effect in relation to the development stage in rats. Med Pharmacol 14:273–275

Nuki G, Burley L (1984) Nonsteroidal analgesic anti-inflammatory drugs in the elderly. In: Butler RN, Bearn AG (eds) The aging process: Therapeutic Implications. Raven Press, New York, pp 207–228

Olson GA, Olson RD, Kastin AJ (1990) Endogenous Opiates: 1989. Peptides 11:1277–1304

Owen JA, Sitar DS, Berger L (1983) Age related morphine kinetics. Clin Pharmacol Ther 34:364–368

Pickup ME (1983) Drug pharmacokinetics with reference to anti-rheumatic drugs. In: Wright V (ed) Bone and joint disease in the elderly. Churchill-Livingstone, Edinburgh, pp 197–221

Piper JM, Tonascia J, Matanoski GM (1985) Heavy phenacetin use and bladder cancer in women aged 20 to 49 years. N Engl J Med 313:292–297

Pommer W, Bronder E, Offermann G, Schwarz A, Molzahn M (1986) Schmerzmittelkonsum und Analgetika-Nephropathie. Ausmaß, Häufigkeit und Kosten – Daten für die BRD und Berlin (West). Münch Med Wschr 128:220–223

Pommer W, Glaeske G, Molzahn M (1987) Analgetika-Verbrauch in der Bundesrepublik Deutschland. Ausmaß und Risikogruppen. Deut Med Wschr 112:787–790

Portenoy RK, Foley KM (1986) Chronic use of opioid analgesics in non-malignant pain: report of 38 cases. Pain 25:171–186

Portenoy RK, Foley KM, Stulman J, Khan E, Adelhardt J, Layman M, Cerbone DF, Inturisi CE (1991) Plasma morphine and morphine-6-glucuronide during chronic morphine therapy for cancer pain: plasma profiles, steady-state concentrations and the consequences of renal failure. Pain 47:13–19

Portenoy RK, Thaler HT, Inturrisi CE, Friedlander-Klar H, Foley KM (1992) The metabolite morphine-6-glucuronide contributes to the analgesia produced by morphine infusion in patients with pain and normal renal function. Clin Pharmacol Ther 51:422–431

Porter J, Jick H (1980) Addiction rare in patients treated with narcotics. Letter to the editor. N Engl J Med 302:123

Pratt H, Amlie RN, Starr A (1979) Sessory potentials in human evoked by both mechanical stimulation of the skin and electrical stimulation of nerve. In: Kenshalo DR (ed) Sensory functions of the skin in humans. Plenum, New York

Price DD, von der Gruen A, Miller J, Rafii A, Price C (1985) A psychological analysis of morphine analgesia. Pain 22:261–269

Procacci P, Bozza G, Buzell G, Della Corte M (1970) The cutaneous pain pricking threshold in old age. Gerontol Clin 12:213–218

Raffa RB, Friderichs E, Reimann W, Shank RP, Codd EE, Vaught JL (1992) Opioid and nonopioid components independently contribute to the mechanism of action of tramadol, an „atypical" opioid analgesic. J Pharmacol Exp Ther 260:275–285
Rayport M (1954) Medical addiction to narcotics. J Amer Med Assoc 156:684–691
Rees WD (1990) Opioid needs of terminal care patients: variations with age and primary site. Clin Oncol 2:79–83
Richey DP, Bender AD (1977) Pharmacokinetic consequences of aging. Ann Rev Pharmacol Toxicol 17:49–65
Riley GA (1977) How aging influences drug therapy. US Pharm 2:28–46
Roberts MS, Rumble RH, Wanwimolruk S, Thomas D, Brooks PM (1983) Pharmacokinetics of aspirin and salicylate in elderly subjects and in patients with alcoholic liver disease. J Clin Pharmacol 25:253–261
Rohdewald P, Kreuth V (1989) Prophyphenazon. Schmerz 3:103–107
Rothschild BM (1987) Approach to articular pain in the geriatric population. Age 10:23–29
Rouby JJ, Eurin B, Glaser P, Guillosson JJ, Nafziger J, Guesde R, Viars P (1981) Hemodynamic and metabolic effects of morphine in the critically ill. Circulation 64:53–59
Salem SAM (1978) Reduced induction of drug metabolism in the elderly. Age Ageing 7:68–73
Salem SAM, Stevenson IH (1977) Absorption kinetics of aspirin and quinine in elderly subjects. Brit J Clin Pharmacol 4:397P
Schönhöfer PS (1983) Benoxaprofen: Ein unerwartetes neues Arzneimittelproblem? Pharmazeut Ztg 128:735–739
Schug SA, Merry AF, Acland RH (1991) Treatment principles for the use of opioids in pain of nonmalignant origin. Drugs 42:228–239
Schwarz A, Faber U, Glaeske G, Keller F, Offermann G, Pommer W, Molzahn M (1985) Daten zu Analgetika-Konsum und Analgetika-Nephropathie in der Bundesrepublik. Off Gesundh-Wes 47:298–300
Segre EJ (1979) Drug interactions with naproxen. Eur J Rheum Inflam 2:12–18
Sherman ED (1943) Sensitivity to pain. Canad Med Assoc J 48:437–441
Sherman ED, Robillard E (1960) Sensitivity to pain in the aged. Cand Med Assoc J 83:944–947
Skelbred P, Lokken P (1982) Codeine added to paracetamol induced adverse effects but did not increase analgesia. Brit J Clin Pharmacol 14:539–543
Soll AH, Weinstein WM, Kurata J, McCarthy D (1991) Nonsteroidal antiinflammatory drugs and peptic ulcer disease. Annals Int Med 114:307–319
Sorge J, Zenz M (1990) Analyse des Verschreibungsverhaltens niedergelassener Ärzte für BtM-Analgetika. Schmerz 4:151–156
Stambaugh JE, Wainer IW, Sanstead JK, Hemphill DM (1976) The clinical pharmacology of meperidine-comparison of routes of administration. J Clin Pharmacol 16:245–256
Stimmel B (1983) Management of pain in special populations. In: Pain, Analgesics and Addiction. Raven Press, New York, pp 280–302
Stjernswärd J (1985) Cancer pain relief: An important global public health issue. Advances Pain Res Therapy 9:555–558
Szceklik A, Gryglewski RJ (1983) Asthma and anti-inflammatory drugs. Mechanisms and clinical patterns. Drugs 25:533–543
Szeto HH, Inturrisi CE, Houde R, Saal S, Cheigh J, Reidenberg MM (1977) Accumulation of normeperidine, an active metabolite of meperidine, in patients with renal failure or cancer. Ann Intern Med 86:738–741
Triggs EJ, Nation RL, Long A, Ashley JJ (1975) Pharmacokinetics in the elderly. Eur J Clin Pharmacol 8:55–62
Twycross RG (1980) Overview of analgesia. In: Bonica JJ, Ventafridda V (eds) Advances in Pain Research and Therapy, Vol. 2. Raven Press, New York, pp 617–633
Upton RA, Williams RL, Kelly J, Jones RM (1984) Naproxen pharmacokinetics in the elderly. Brit U Clin Pharmac 18:207–214

Veerbeeck RK, Blackburn JL, Loewen GR (1983) Clinical pharmacokinetics of non-steroidal anti-inflammatory drugs. Clin Pharmacokinet 8:297–331

Veerbeeck R, Tjandramaga TB, Mullie A, Verbesselt R, deSchepper PJ (1979) Effect of aluminium hydroxide on diflunisal absorption. Brit J Clin Pharmacol 7:519–522

Vestal RE (1978) Drug use in the elderly: a review of problems and special considerations. Drugs 16:358–382

Ward N, Whitney C, Avery D, Dunner D (1991) The analgesic effects of caffeine in headache. Pain 44:151–155

Wegmüller E (1985) Nicht-steroidale Antirheumatika und Nephrotoxizität. Deut Med Wschr 110:469–472

Weissmann E, Haddox J (1989) Opioid pseudoaddiction – an iatrogenic syndrome. Pain 36:363–364

Weksler B, Pett SB, Alonso D, Richter RC, Stelzer P, Subnamanian V, Tack-Goldman K, Gary WA (1983) Differential inhibition by aspirin of vascular and platelet prostaglandin synthesis in atherosclerotic patients. N Engl J Med 308:800–805

Williamson J (1978) Prescribing problems in the elderly. Practitioner 220:749–755

Woolner DF, Winter D, Frendin TJ, Begg EJ, Lynn KL, Wright GJ (1986) Renal failure does not impair the metabolism of morphine. Br J Clin Pharmacol 22:55–59

Wörz R (1983) Effects and risks of psychotropic and analgesic combinations. Am J Med 75A:139–140

Wörz R (1985) Die medikamentöse Therapie von Karzinomschmerz. In: Hackenthal E, Wörz R (Hrsg) Medikamentöse Schmerzbehandlung in der Praxis. Gustav Fischer, Stuttgart, S. 293–323

Zelis R, Flaim SF, Eisele JH (1977) Effect of morphine on reflex arteriolar constriction induced in man by hypercapnia. Clin Pharmacol Therap 22:172–178

Zelis R, Mansour J, Capone RJ, Mason DT (1974) The cardiovascular effects of morphine: the peripheral capacitance and resistance vessels in human subjects. J Clin Invest 54: 1247–1258

Zimmermann M, Seemann H (1986) Der Schmerz. Ein vernachlässigtes Gebiet der Medizin? Springer, Berlin Heidelberg New York

Zylber-Katz E, Granit L, Stessman J, Levy M (1989) Effect of age on the pharmacokinetics of dipyrone. Eur J Clin Pharmacol 36:513–516

Zytostatika-Therapie

H. SAUER und W. WILMANNS

Einleitung

Die Problematik der internistisch-onkologischen Therapie maligner Tumoren im höheren Lebensalter ist ein Thema, dem bisher wenig Beachtung in der Literatur geschenkt wurde. Nur wenige Studien wurden gezielt zur Beantwortung der Frage der Effektivität und Toxizität von Chemotherapie-Regimen bei älteren Patienten gemacht. In den meisten Studien-Protokollen ist ein Alter über 65 Jahren bei den Ausschlußkriterien genannt (KENNEDY 1991).

Angesichts der gestiegenen Lebenserwartung ist jedoch mit immer mehr bösartigen Tumoren bei älteren Menschen zu rechnen.

Folgende altersabhängige biologische, immunologische und biochemische Veränderungen können im höheren Lebensalter von Bedeutung sein (YANCIK 1991; ANSELL 1992; PLATT 1992). Eine verminderte immunologische Reaktivität führt im Alter zu weniger Allergien, aber auch zu mehr Infektionen und Autoaggressionen sowie zu einer Zunahme von malignen Erkrankungen (MILLER 1991). Eine längere Lebenszeit geht mit einer längeren Expositionsdauer gegenüber Karzinogenen einher, gegenüber denen der ältere Mensch zusätzlich möglicherweise eine erhöhte Empfindlichkeit zeigt. Letzteres ist unter anderem durch eine verminderte DNS-Reparaturkapazität bedingt. Eine oft jahrelange Latenzzeit bis zur klinischen Manifestation ist ein weiterer Grund für die gesteigerte Inzidenz maligner Tumoren im höheren Lebensalter (HOLMES 1991).

Verminderte Enzymaktivitäten in einigen Organen führen zu deren Funktionseinschränkung und damit zu einer geringeren Regenerationsfähigkeit. Unter solchen physiologischen Bedingungen ist das Altern also von einer generellen Minderung der Anpassungsfähigkeit begleitet. Diese Faktoren und besonders im fortgeschrittenen Alter häufiger bestehende Begleiterkrankungen spielen für Erfolgsaussichten und unerwünschte Begleiterscheinungen einer zytostatischen Chemotherapie eine entscheidende Rolle (SAUER 1991; BERGMAN 1991; WILMANNS 1985). Sie beeinflussen den Allgemeinzustand und die Leistungsfähigkeit. In der Onkologie hat es sich durchgesetzt, die Beschreibung des Allgemeinzustandes in einem „Leistungsindex" anzugeben. Die Kriterien nach Karnofsky und nach der WHO sind in Tabelle 1 angegeben (AARONSON 1991; FERGUSSON 1991). Anhand dieser Tabelle und unter Berücksichtigung der Organfunktionen (Niere, Leber, Herz, Lunge) sowie eventueller Begleiterkrankungen sollte bei jedem Patienten eine individuelle Einschätzung des „biologi-

Tabelle 1. Bestimmung des Allgemeinzustandes bzw. des Leistungsindex nach Karnofsky und nach der WHO-Skala

Karnofsky-Index	Zustand	WHO-Skala
100%	Normalzustand	0
90% 80%	Minimale Beschwerden Tätigkeit mit Anstrengung	1
70% 60%	Eingeschränkte Leistungsfähigkeit Fremde Hilfe notwendig	2
50% 40%	Ärztliche Hilfe notwendig Dauernd bettlägerig	3
30% 20% 10%	Krankenhauspflege notwendig Behandlung zur Erhaltung des Lebens Moribund	4

schen" Alters unabhängig vom chronologischen Alter gemacht werden (Balducci 1991).

Allgemein gilt, daß Patienten mit bösartigen Erkrankungen und einem Leistungsindex zwischen 100 und 80% bzw. 0–1 einer zytostatischen Chemotherapie zugeführt werden können, wenn aufgrund ihrer Erkrankung dazu eine sichere Indikation besteht. Bei gutem Allgemeinzustand kann diese Indikation zur zytostatischen Chemotherapie unabhängig vom numerischen Alter getroffen werden. Eine relative Indikation besteht bei einem Karnofsky-Index von 70% bis 60% bzw. einem WHO-Index von 2. Bei allen älteren Patienten mit einem geringeren Leistungsindex sollte die Indikation zur zytostatischen Chemotherapie nur im Ausnahmefall gestellt werden.

Bevor Einzelheiten der Durchführung und spezielle Risiken einer zytostatischen Chemotherapie im Alter besprochen werden, soll zunächst der Frage nachgegangen werden, wie oft der Arzt überhaupt vor die Entscheidung gestellt wird, ob für einen älteren Patienten eine Chemotherapie in Frage kommt.

Alter und Tumorhäufigkeit

Abbildung 1 zeigt die Tumorhäufigkeiten, bezogen auf 100000 Menschen der jeweiligen Altersgruppe pro Jahr. Zugrunde gelegt sind die Zahlen des Statistischen Amtes des Saarlandes, da das Saarland als einziges deutsches Bundesland ein vollständiges Tumorregister führt (Dohm 1991). Danach sind bis zum 40. Lebensjahr maligne Erkrankungen relativ selten. Dann nimmt aber die Inzidenz maligner Erkrankungen mit steigendem Lebensalter deutlich zu (Yancik 1991). Bis zum 60. Lebensjahr nimmt auch der Anteil der Krebstodesfälle an allen Sterbefällen zu. Im höheren Alter nimmt bei einer insgesamt

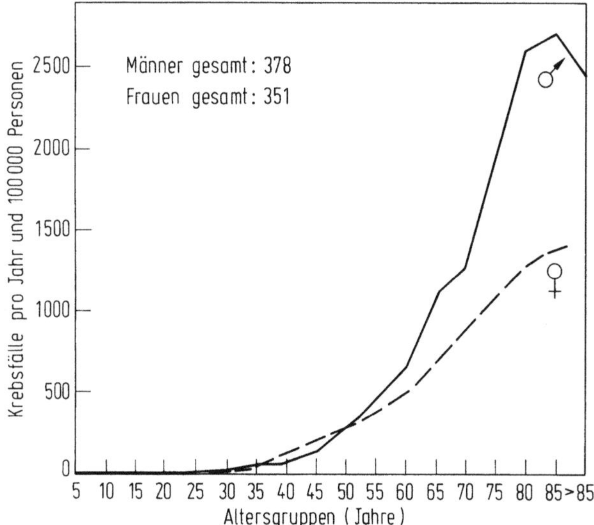

Abb. 1. Inzidenz maligner Erkrankungen, ohne Hauttumoren (Angaben des Statistischen Amtes des Saarlandes von 1985, nach DOHM 1991)

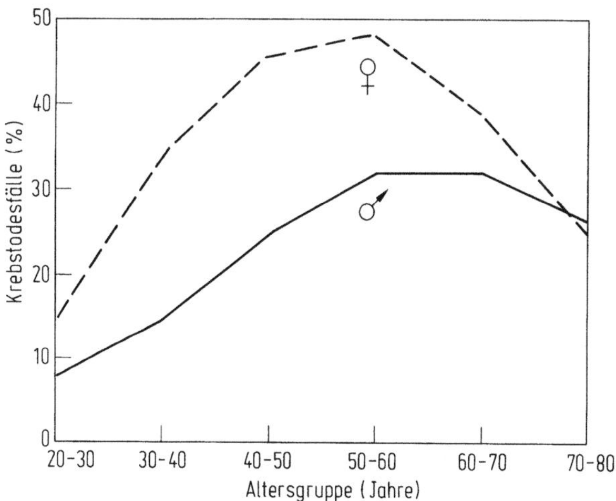

Abb. 2. Anteil der Todesfälle durch maligne Erkrankungen bezogen auf alle Sterbefälle (Angaben für die alten Bundesländer der Bundesrepublik Deutschland, für die ehemalige DDR findet sich eine etwas abweichende Verteilung mit einem höheren Anteil in der Gruppe bis 30 Jahren und geringeren Anteilen bei Älteren) (nach BERTZ 1991)

größeren Mortalität der *relative* Anteil der malignen Erkrankungen bei den Todesursachen wieder ab. Diesen Verlauf zeigt Abb. 2 (BERTZ 1991).

Wenn man die Häufigkeit einiger wichtiger Krebserkrankungen in der Bundesrepublik Deutschland mit den Behandlungsfällen in einer internistischen Klinik mit dem Schwerpunkt Onkologie/Hämatologie vergleicht, wird sehr schnell klar, daß es sich bei den behandelten Patienten um eine andere

Tabelle 2. Häufigkeit von Krebserkrankungen in verschiedenen Altersklassen: Unterschiede zwischen erwarteten Inzidenzen und Behandlungsfällen (*MED III GH* Medizinische Klinik III, Klinikum Großhadern der Ludwig-Maximilians-Universität München)

ICD Nr.	Bösartige Neubildungen Organ (System)	Geschätzte Häufigkeiten (BRD 1987)[a]		MED III GH (Behandlungsfälle 1989)	
		< 65 Jahre	≥ 65 Jahre	< 65 Jahre	≥ 65 Jahre
151	Magen	5900 (33%)	12100 (67%)	98 (99%)	1 (1%)
153	Dickdarm	5900 (29%)	14300 (71%)	166 (79%)	45 (21%)
154	Rektum/Anus	5500 (34%)	10500 (66%)	61 (85%)	11 (15%)
162	Bronchien/Lunge	15800 (52%)	14200 (48%)	75 (52%)	68 (48%)
170+171	Sarkome	2000 (69%)	900 (31%)	312 (96%)	14 (4%)
174	Brustdrüse	16300 (54%)	14000 (46%)	270 (75%)	92 (25%)
183	Ovar	4700 (67%)	2300 (33%)	28 (60%)	19 (40%)
186	Hoden	1800 (98%)	< 100 (2%)	163 (100%)	0 (0%)
189	Niere	4200 (56%)	3300 (44%)	33 (87%)	5 (13%)
200+202	maligne Lymphone	2450 (50%)	2450 (50%)	353 (75%)	125 (26%)
201	Morbus Hodgkin	1450 (91%)	150 (9%)	245 (99%)	2 (1%)
204	lymphatische Leukämien	1600 (80%)	400 (20%)	68 (89%)	8 (11%)
205	myeloische Leukämien	1300 (62%)	800 (38%)	162 (78%)	46 (22%)
	Gesamt	68900 (62%)	75400 (52%)	2038 (82%)	438 (18%)

[a] Modifiziert nach BGA-Schriften 2/1987 und Krebsregister Baden-Württemberg (1982)

Altersgruppe handelt (Tabelle 2). Während etwa die Hälfte der an einer malignen Erkrankung leidenden Patienten älter als 65 Jahre ist, ist diese Altersgruppe bei den internistischen Behandlungsfällen nur mit 18% vertreten. Das heißt, daß bei den älteren Patienten entweder eine internistische Behandlung nicht notwendig ist bzw. nicht für notwendig erachtet wird oder, daß diese Patienten nicht an ein onkologisch-hämatologisches Zentrum verwiesen werden.

Publizierte Studien zur zytostatischen Chemotherapie stammen häufig aus onkologisch-hämatologischen Zentren. Wenn in diesen die ältere Bevölkerungsgruppe unterrepräsentiert ist, so ist leicht erklärbar, daß diese Altersgruppe in den Studien nicht häufig auftaucht. Deshalb liegen insgesamt nur spärliche Informationen über die zytostatische Chemotherapie im höheren Lebensalter vor.

Schwierigkeiten der Vergleichbarkeit zytostatischer Behandlungsmethoden in verschiedenen Lebensaltern

Der Einfluß des Lebensalters auf Erfolge und Komplikationen der Tumor-Chemotherapie ist schwer zu beurteilen, da eine statistische Auswertung nur dann möglich ist, wenn dieselbe Behandlung bei der gleichen Tumorerkrankung mit gleichartigen biologischen Eigenschaften in verschiedenen Lebensaltern verglichen wird. Bei vielen Neoplasien ist ein solcher Vergleich unmöglich, da die meisten Tumoren, die besonders empfindlich gegenüber einer aggressiven Chemotherapie sind und eine Heilungschance haben, hauptsälich im jüngeren Lebensalter auftreten (z. B. Hodentumoren, Ewing-Sarkom, osteogenes Sarkom, Morbus Hodgkin). Lediglich das kleinzellige Bronchialkarzinom kommt auch im höheren Lebensalter relativ häufig vor. Andere, auch jenseits des 60. Lebensjahres gehäuft sich manifestierende Neoplasien – Prostata-Karzinom, Magen-Darm-Karzinome, nicht kleinzelliges Bronchialkarzinom, malignes Melanom u. a. – sprechen auf intensive polychemotherapeutische Maßnahmen nicht befriedigend an, weshalb in solchen Situationen die Indikation zur zytostatischen Polychemotherapie ohnehin mit großer Zurückhaltung gestellt wird.

Verschiedene Tumoren zeigen unterschiedliche biologische Eigenschaften bei jüngeren und älteren Patienten. So hat beispielsweise die akute lymphatische Leukämie eine erheblich bessere Prognose im Kindesalter als bei älteren Patienten. Bei den Lymphomen finden sich vermehrt die Subtypen mit niedrigerem Malignitätsgrad im höheren Lebensalter. Typisch ist der Häufigkeitsanstieg der chronischen lymphatischen Leukämie bei über 60jährigen Patieten. Das Mammakarzinom, das über alle Lebensalter verteilt ist, hat unterschiedliche biologische Eigenschaften bei älteren und jüngeren Patientinnen. Dieses zeigt sich an der hormonalen Aktivität der Frauen in der Prämenopause und an dem häufiger im höheren Lebensalter positiven Nachweis von Östrogen- und Progesteronrezeptoren.

Risiken

Die Chemotherapie maligner Tumoren ist eine mit hohen Risiken behaftete Behandlung, die nur mit der Chance auf Erfolg durchgeführt werden kann, wenn therapiebedingte Komplikationen bekannt sind und bei der Behandlungsdurchführung berücksichtigt werden. Dabei ist zu differenzieren zwischen Nebenwirkungen, die den meisten Zytostatika gemeinsam sind, und medikamentenspezifischen Komplikationen. Praktisch alle Zytostatika schädigen nicht nur Tumorzellen, sondern auch die normalen, rasch proliferierenden Wechselgewebe.

Dabei sind besonders wichtig die Auswirkungen auf das hämatopoetische System und auf die Schleimhäute, besonders der Mundhöhle und des Gastro-Intestinaltraktes. Die Folgen können sein: Anämie, schwere Infektionen durch Bakterien, Pilze und Viren im Stadium einer ausgeprägten Leukozytopenie und vermehrte Blutungen durch Thrombozytopenie. Schäden der Schleimhautepithelzellen im Gastro-Intestinaltrakt begünstigen Infektionen durch Darmbakterien, die normalerweise nicht pathogen sind, aber bei herabgesetzter Infektresistenz pathogen werden können. Außerdem werden durch viele Zytostatika Leberschäden im Sinne von Zellnekrosen, Fibrosen und Cholestase hervorgerufen. Häufig werden Patienten durch Übelkeit, Erbrechen, Inappetenz, Stomatitis und Durchfälle belastet. Zusätzlich sollten gerade mit zunehmendem Lebensalter folgende organspezifische Nebenwirkungen unter zytostatischer Therapie berücksichtigt werden:

- Kardiotoxische Nebenwirkungen durch Adriamycin und andere Anthrazykline;
- Lungenfibrosen durch Bleomycin;
- Andere Lungenveränderungen mit Alveolitis, Ausbildung von hyalinen Membranen und interstitiellen Infiltraten unter der Behandlung mit Methotrexat;
- Neurotoxische Wirkungen unter Behandlung mit Vinca-Alkaloiden – besonders Vincristin und Vindesin – und Cis-Platin, paralytischer Ileus, auch unter Behandlung mit Vinblastin;
- Ototoxische Nebenwirkungen durch Cis-Platin;
- Toxische Nebenwirkungen auf die Leber, besonders unter Behandlung mit Adriamycin, aber auch mit anderen Zytostatika;
- Nebenwirkungen auf die Niere im Sinne von tubulären Nekrosen durch Cis-Platin. Allgemeine Erhöhung der Methotrexat-Nebenwirkungen bei gestörter Nierenfunktion;
- Hämorrhagische Zystitis unter Behandlung mit Cyclophosphamid; diese Nebenwirkung ist aber kompensierbar durch die Gabe von Mesna.

Darüber hinaus wird auf mögliche Nebenwirkungen der Corticosteroide, die häufig in der Kombinationschemotherapie bei Lymphomen, lymphatischen Leukämien und Mammakarzinomen eingesetzt werden, verwiesen: Cushing, Diabetes, Magengeschwür, Osteoporose, Osteonekrose, Thrombosen, Psychosen, Katarakt, Glaukom.

Ganz allgemein ist die medikamentöse Therapie im höheren Lebensalter mit mehr Schwierigkeiten verbunden als bei jüngeren Patienten. So findet man z. B. in der Altersgruppe unter 40 Jahren nur bei 3% der Patienten unerwünschte Arzneimittel-Nebenwirkungen (UAW), bei Patienten über 60 Jahren dagegen bei ca. 30% (Kruse 1990). Diese Erhöhung der Nebenwirkungsrate ist insbesondere auf bei älteren Patienten häufiger bestehende Vorerkrankungen, deren Behandlung mit mehr Pharmaka und zusätzlich auf eine geänderte Pharmakokinetik von Medikamenten zurückzuführen, die bei älteren Menschen höhere Spiegel an freiem Medikament bzw. eine Akkumulation im Körper bewirken kann.

Alter, Medikamente und Pharmakokinetik

Die wichtigsten Ursachen für die veränderte Pharmakokinetik sind in Abb. 3 zusammengestellt (Kinzel 1992; Platt 1990; Schmucker 1985).

Einerseits führen die Organveränderungen zu einer verminderten Inaktivierung und Elimination von Medikamenten, und andererseits führt die veränderte Zusammensetzung der Körpermasse zu geänderten Verteilungsvolumina. Hier ist von entscheidender Bedeutung die relative Abnahme des Körperwassers (vor allem extrazellulär) mit dadurch bedingter Verminderung des

Organfunktionen	Körperzusammen-setzung
↓ Nierenfunktion	Muskelmasse ↓
↓ Leberfunktion	Knochenmasse ↓
↓ Lungenfunktion	Körperwasser (v.a. extrazell.) ↓
↓ Herz-/Kreislauffunktion	Fettmasse ↑
↓ = Magen-/Darmfunktionen	Plasmaalbumin = ↓

Abb. 3. Veränderungen von Organfunktionen und Körperzusammensetzung im Alter

hydrophilen Verteilungsvolumens zugunsten einer relativen Zunahme der Fettmasse. Zu berücksichtigen ist außerdem die Interaktion mit anderen Medikamenten. Bei der Dosisberechnung in bezug auf Körpergewicht oder Körperoberfläche muß der erhöhte Fettanteil an der Körpermasse bei älteren Patienten berücksichtigt werden. Der relative Fettanteil nimmt im Alter um 15% bis 20% zu. Dieser Teil des Körpergewichtes muß bei der Dosisberechnung pro kg oder bei der Bestimmung der Körperoberfläche abgezogen werden (Berechnung entsprechend dem „lean body weight").

4 von 5 älteren Menschen haben mindestens eine chronische Erkrankung, die mit Medikamenten behandelt wird, die kompetitiv die Plasmabindung verringert und dadurch eine verminderte therapeutische Breite der Medikamente bewirken können (Williams 1984). Dieses ist besonders problematisch bei der Anwendung von Zytostatika, da diese Substanzen bereits bei jugendlichen und organgesunden Patienten eine relativ geringe therapeutische Breite haben. Schon eine geringe Wirkungsverstärkung aufgrund einer verzögerten Elimination von Zytostatika kann zu einer ganz erheblichen Steigerung der Intensität und Häufigkeit von schweren Nebenwirkungen führen. Es sind mindestens 160 Kombinationen von Nicht-Zytostatika bekannt, die die Wirkung von Zytostatika verstärken können und mindestens 60 Kombinationen, die die Zytostatika-Effektivität vermindern können. Tabelle 3 gibt eine kurze Auswahl (Übersicht bei SAUER 1993).

Im Rahmen der physiologischen Verminderung der Organfunktionen mit zunehmendem Alter nimmt die *Nierenfunktion* in jeder Lebensdekade um etwa 10% ab (SCHMUCKER 1985). Die entsprechenden Werte der Kreatinin-Clearance in Abhängigkeit vom Alter sind in Abb. 4 wiedergegeben.

In diesem Zusammenhang ist es besonders wichtig, daß der Serum-Kreatinin-Wert bei älteren Menschen nicht das Volumen des Glomerulumfiltrates widerspiegelt. Da bei älteren Menschen gleichzeitig mit der Abnahme des Glomerulumfiltrates auch die aktive Muskelmasse und damit der Kreatininumsatz abnimmt, fällt weniger Kreatinin als ausscheidungspflichtige Substanz an (SCHMUCKER 1985). Daher kann auch mit verminderter glomerulärer Filtrationsrate ein normaler Serum-Kreatinin-Spiegel aufrechterhalten wer-

Tabelle 3. Interaktionen von Nicht-Zytostatika mit Zytostatika (Auswahl)

Zytostatikum	Wirkungssteigerung	Wirkungsminderung
Bleomycin	Koffein	Thiole
Cyclophosphamid	Cimetidin	Thiole
Daunorubicin	Cyclosporin A	Kupfer-Ionen
Doxorubicin	Verapamil	Phenobarbital
Etoposid	Dipyridamol	Phenytoin
Fluorouracil	Folinsäure Dipyridamol	Allopurinol
Mercaptopurin	Allopurinol	
Methotrexat	NSAID Cotrimoxazol	Folinsäure
Mitoxantron	Diazepam	Heparin
Platin-Derivate	DMSO	Thiole
Vinca-Alkaloide	Verapamil Cyclosporin A	Folinsäure (?)

den. Deshalb kann für eine Empfehlung der Dosisanpassung von Zytostatika an die Nierenfunktion nicht der Kreatinin-Serum-Spiegel herangezogen werden, sondern Grundlage dieser Entscheidung muß die renale Clearance sein. Da die Bestimmung der renalen Clearance oft organisatorisch schwierig (Urinsammeln) oder technisch aufwendig (z. B. Isotopen-Methoden) ist, kann die altersentsprechende Nierenleistung auch nach folgender Formel berechnet werden (Thomas 1984):

$$\text{Kreatinin-Clearance (ml/min} \cdot 1{,}73\ \text{m}^2\ \text{Körperoberfläche)}$$

$$= f\,\frac{(140 - \text{Lebensalter (Jahre)}) \cdot \text{Körpergewicht (kg)}}{72 \cdot \text{Serumkreatinin (mg/dl)}}$$

$f =$ Faktor 1,0 bei Männern; 0,85 bei Frauen

Es gibt eine ganze Reihe von Zytostatika, die bei verminderter Nierenfunktion akkumulieren und damit potentiell hoch toxisch sind (Tabelle 4) (Sauer 1991; Lichtman 1992).

Die Dosisreduktionen, die für diese Medikamente bei eingeschränkter Nierenfunktion empfohlen werden, sind aus Tabelle 5 zu entnehmen. Hierbei ist besonders zu beachten, daß stark nephrotoxische Medikamente wie Cis-Platin, Streptozotocin oder hochdosiertes Methotrexat auch schon bei gering eingeschränkter Nierenfunktion kontraindiziert sind. Mäßig nephrotoxische Substanzen wie die Nitrosoharnstoffe oder das niedrig dosierte Methotrexat sollten bei stark eingeschränkter Nierenfunktion ebenfalls gemieden werden.

Am exaktesten ausgearbeitet sind die Dosisempfehlungen für Carboplatin (Egorin 1984). Aufgrund pharmakokinetischer Daten wurde eine Formel

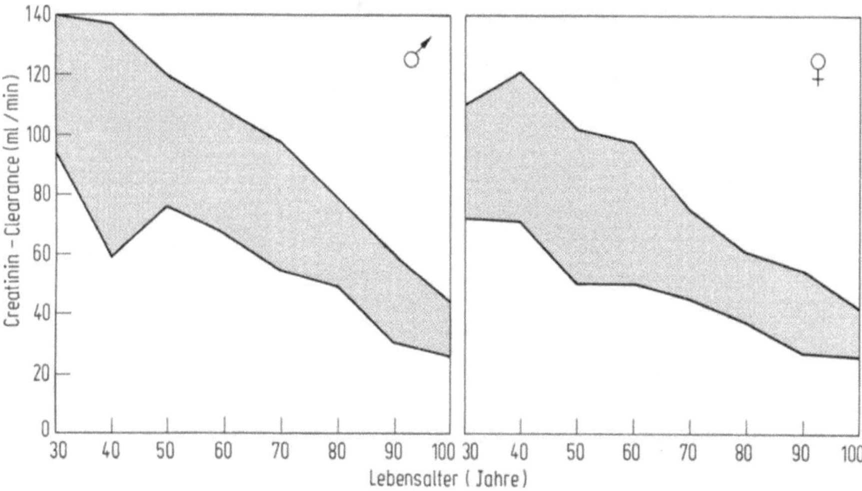

Abb. 4. Kreatinin-Clearance in Abhängigkeit vom Lebensalter (nach SIEGENTHALER 1992)

Tabelle 4. Hauptsächlich durch die Niere eliminierte Zytostatika

Alkylantien	Podophyllotoxine
Bleomycin	– Etoposid (VP-16)
Carboplatin	– Teniposid (VM-26)
Cisplatin	Purin-Antagonisten
Hydroxyharnstoff	– Azathioprin
Methotrexat	– 6-Mercaptopurin
Mithramycin	– Tioguanin
Nitrosoharnstoffe	
– Carmustin (BCNU)	
– Chlorozotocin	
– Lomustin (CCNU)	
– Nimustin (ACNU)	
– Semustin (Methyl-CCNU)	
– Streptozotocin	

Tabelle 5. Empfehlungen zur Dosismodifikation bei hauptsächlich renal eliminierten Zytostatika

Kreatinin-Clearance (ml/min · 1,73 m^2 KO)	Dosierung % der Solldosis
> 60	100%
60–10[a]	75–50%
<10[b]	50–25%

[a] kontroindiziert: Cisplatin, Streptozotocin, hochdosiertes Methotrexat
[b] meiden: Nitrosoharnstoffe, niedrigdosiertes Methotrexat

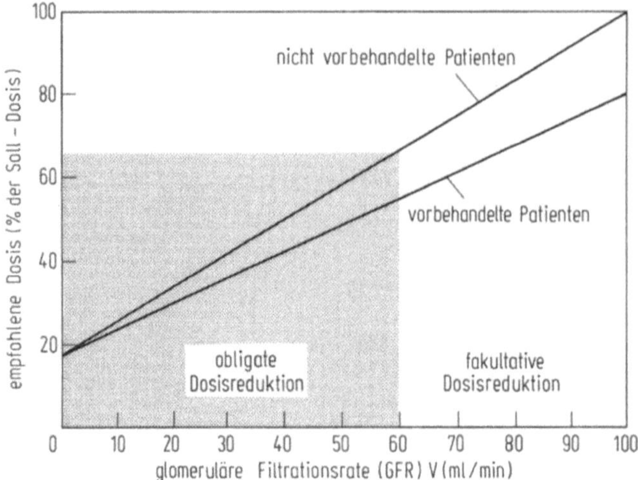

Abb. 5. Dosismodifikation für Carboplatin in Abhängigkeit von der Nierenfunktion (nach Egorin 1984)

zur Dosisberechnung in Abhängigkeit von der Nierenleistung entwickelt, die sich in das in Abb. 5 gezeigte Schaubild übertragen läßt.

Solange für die anderen nierengängigen Zytostatika keine genauen substanzbezogenen Daten zur Dosisadaptation vorliegen, können die für das Carboplatin erarbeiteten Kurven der Abb. 5 auch für die meisten anderen in Tabelle 4 genannten Substanzen annäherungsweise gelten.

Auch die *Leberfunktion* nimmt mit zunehmendem Alter an Leistung ab (Russell 1992; Zeeh 1990). Während im Alter von 30 Jahren das Gewicht der Leber 2,5% des Gesamtkörpergewichtes ausmacht, beträgt ihr entsprechender Anteil bei 90jährigen nur noch 1,6%. Der Blutfluß durch die Leber beträgt bei 30jährigen 1400 ml/min und bei 75jährigen nur noch 800 ml/min, woraus eine verminderte hepatische Clearance resultiert. Ebenfalls eingeschränkt ist im Alter die enzymatische Aktivität der Leber, was vor allem das mikrosomale multifunktionelle Oxydase-System betrifft (Schmucker 1985). Dieses Enzymsystem wird einerseits benötigt, um Medikamente in ausscheidungsfähige Metaboliten zu überführen, aber auch, um einige Medikamente in ihre aktiven Wirkformen umzuwandeln. Dieser aktivierende Schritt in der Leber ist z. B. für das Cyclophosphamid und Ifosfamid erforderlich. Daraus könnte sich eine verminderte Wirksamkeit von Cyclophosphamid bei älteren Patienten ergeben. Diese Zusammenhänge haben aber bisher keinen Einfluß auf das Dosierungsverhalten bei älteren Patienten.

Wichtig ist es aber, die Gruppe von Medikamenten zu kennen, die bei eingeschränkter Leberfunktion akkumulieren und dadurch potentiell hoch toxisch sind (Tabelle 6). Für diese Medikamente ist bei eingeschränkter Leberfunktion eine Dosisreduktion erforderlich, wobei als Parameter das Bilirubin, die SGOT und die alkalische Phosphatase dienen. Die entsprechenden Dosierungsempfehlungen sind aus Tabelle 7 zu entnehmen.

Tabelle 6. Hauptsächlich in der Leber metabolisierte und eliminierte Zytostatika

Actinomycin D	Mitoxantron
Amsacrin (m-AMSA)	Podophyllotoxine
Anthrazykline	- Etoposid (VP-16)
- Doxorubicin (Adriamycin)	- Teniposid (VM-26)
- 4'-Epidoxorubicin (Epirubicin)	Procarbazin
- Daunorubicin	Purin-Antagonisten
- Idarubicin	- Azathioprin
Corticosteroide	- 6-Mercaptopurin
Cyclophosphamid/Ifosfamid	- Tioguanin
Cytosin-Arabinosid	Vincaalkaloide
Dacarbazin (DTIC)	- Vinblastin
Fluorouracil	- Vincristin
Hexamethylmelamin	- Vindesin
Mitomycin C	

Tabelle 7. Empfehlungen zur Dosisreduktion bei hauptsächlich hepatisch eliminierten Zytostatika

Bilirubin (mg/dl)	SGOT (IU)	Dosierung % der Solldosis
< 1,5	< 60	100%
1,5-3,0	60-180	75-50%
3,1-5,0	> 180	50-25%
> 5,0		Individuelle Entscheidung
Bei erhöhter alkalischer Phosphatase-Reduktion von - Vincaalkaloiden - Podophyllotoxinen		50%

Hämatologische Toxizitäten müssen unabhängig vom Lebensalter durch regelmäßige Kontrollen von Leukozyten, Thrombozyten und ggf. auch des roten Blutbildes – einschließlich Retikulozyten – beachtet werden. Hämatotoxisch wirken praktisch alle Zytostatika (mit Ausnahme von Bleomycin und Vincristin).

Es gibt jedoch keinen verläßlichen hämatologischen Meßwert, der die Regenerationsfähigkeit des Knochenmarks quantifizieren könnte. Deshalb ist man hier mehr auf die Verlaufsbeobachtung angewiesen (BEGG 1983). Nach einer zytostatischen Chemotherapie wird je nach deren Intensität und in Abhängigkeit von den verabreichten Medikamenten regelmäßig zwei- oder dreimal wöchentlich die Leukozyten- und Thrombozytenzahl im peripheren Blut des Patienten bestimmt. Durch diese regelmäßigen Überprüfungen kann die maximale myelosuppressive Wirkung einer Zytostatikagabe oder einer Kombination von Zytostatika festgestellt werden. Die niedrigsten Werte für Leukozyten und Thrombozyten werden als „Nadir" bezeichnet. Entsprechend spricht man von einer Nadir-angepaßten Zytostatika-Dosierung, für die die Richtlinien in der Tabelle 8 angegeben sind.

Tabelle 8. Nadir-angepaßte Zytostatika-Dosierung

Minimale Zellzahl	Im Intervall („Nadir")	Zytostatika-Dosis im nächsten Zyklus
Leukozyten	Thrombozyten	
$>2000/mm^3$	$>100000/mm^3$	Dosissteigerung um +20% möglich
$2000-1000/mm^3$	$100000-50000/mm^3$	keine Dosismodifikation
$<1000/mm^3$	$<50000/mm^3$	Dosisreduktion um −20% erforderlich[a]

[a] gilt nicht für die „nicht-knochenmarktoxischen" Substanzen: Vincristin, Bleomycin, L-Asparaginase (und Hormone)

Tabelle 9. Dosisanpassung der zytostatischen Therapie an Blutbildwerte bei Zyklusbeginn

Leukozyten (mm^3)	Thrombozyten (mm^3)	Dosierung % der Solldosis
> 4000	> 100000	100%
4000–3000	100000–70000	75%
3000–2000	70000–50000	50%[a]
< 2000	< 50000	Keine Therapie[b]

[a] Besser: Intervallverlängerung bis mindestens 75% Dosis möglich
[b] Knochenmarkregeneration abwarten bzw. weitere Diagnostik (Knochenmarkatrophie, Knochenmarkkarzinose)

Wichtig ist es zu beachten, daß die Nadir-angepaßte Dosisreduktion nur dann gilt, wenn die Leukozyten- und Thrombozytenzahlen beim Beginn des nächsten Chemotherapie-Zyklus wieder auf Normalwerte angestiegen sind. Werden diese Normalwerte aber nicht erreicht, dann tritt die in Tabelle 9 wiedergegebene Empfehlung für die Dosisreduktion in Kraft.

Generelle Dosisempfehlung und -anpassung

Bei speziellen quantitativ faßbaren Organfunktionsstörungen erfolgt die Dosisanpassung entsprechend den oben genannten Empfehlungen. Da aber im höheren Lebensalter auch bei altersentsprechend „normalen" Meßgrößen wegen geringerer Regulations- und Regenerationsreserven mit einer gesteigerten Toxizität gerechnet werden muß, kann generell nach den Empfehlungen in Tabelle 10 verfahren werden, wobei die Hämatotoxizität als Leitschiene dient (Sauer 1991).

Die anfängliche Dosisreduktion vermindert das Risiko nicht vorhersehbarer gesteigerter Nebenwirkungen. Sie schließt eine unnötige Gefährdung des Patienten weitgehend aus und entspricht der allgemeinen Empfehlung, Zyto-

Tabelle 10. Chemotherapie im höheren Lebensalter: Empfehlung für Patienten über 65 Jahren ohne erkennbare Organfunktionsstörungen (Niere, Leber, Knochenmark) (SAUER 1991)

1. Therapiezyklus	⅔ der Solldosis (mg/m^2 oder mg/kg)
↓	
Intervall	2- bis 3mal wöchentlich Kontrolle von Leukozyten und Thrombozyten im Blut zur Erfassung des Tiefpunktes („Nadir“)
↓	
2. Therapiezyklus	Dosisanpassung an („Nadir“) bzw. Dosisanpassung an Blutbildwerte bei Zyklusbeginn
↓	
Intervall usw.	wie oben

statika im höheren Alter „vorsichtig“ zu dosieren (BETZLER & GALLMEIER 1989). Diese Vorsichtsmaßnahme ist vor allem in der meist vorliegenden palliativen Behandlungssituation empfehlenswert, bei der die Erhaltung oder Verbesserung der *Lebensqualität* einen entscheidenden Stellenwert hat. Aber auch bei den eher seltenen Fällen der Chemotherapie mit kurativer Intention kann entsprechend Tabelle 10 verfahren werden, da keine fixierte Dosisreduktion empfohlen wird sondern im Verlauf die maximal tolerable Dosisintensität individuell erarbeitet wird. Unter diesen Voraussetzungen ist eine für das Gesamtresultat der Behandlung entscheidende vermehrte Resistenzentwicklung durch die primäre Verminderung der Dosierung um ein Drittel nicht zu befürchten.

Bedeutung nicht maligner Begleiterkrankungen

Wie aus Abb. 6 hervorgeht, ist bei malignen Erkrankungen mit zunehmendem Lebensalter der Patienten ein Therapieansatz mit kurativer Absicht immer weniger möglich (SAMET et al. 1986). Bei den soliden Tumoren bezieht sich hier der kurative Therapieansatz auf lokalisierte Stadien. Daraus ergibt sich, daß die Abnahme der Häufigkeit kurativer Eingriffe im wesentlichen auf eine allgemeine Inoperabilität der Patienten zurückgeht. Als Kontraindikation für die Operation gelten hier häufig kardiopulmonale Begleiterkrankungen. Besonders deutlich werden die eingeschränkten Therapiemöglichkeiten im Alter bei den akuten Leukämien. Bei diesen Patienten, die nur durch eine aggressive Polychemotherapie (wobei verschiedene altersadaptische Schemata derzeit in Erprobung sind) die Chance einer Vollremission haben, führen begleitende nicht maligne Erkrankungen oder auch die Komplikationen der Leukämie selbst wie z. B. Sepsis, Pneumonie oder Blutungen dazu, daß bei fortgeschrittenem Lebensalter seltener die Indikation zur aggressiven Polychemotherapie gestellt wird. Aber auch bei anderen Tumorkrankheiten, bei denen normalerweise die Indikation zur Polychemotherapie gegeben ist, besteht in einem Lebensalter von über 60 Jahren im Vergleich zu jüngeren Patienten signifikant häufiger die Notwendigkeit, die Dosierungen der eingesetzten Zytostatika zu reduzieren oder die Intervalle zwischen 2 Therapiezyklen zu

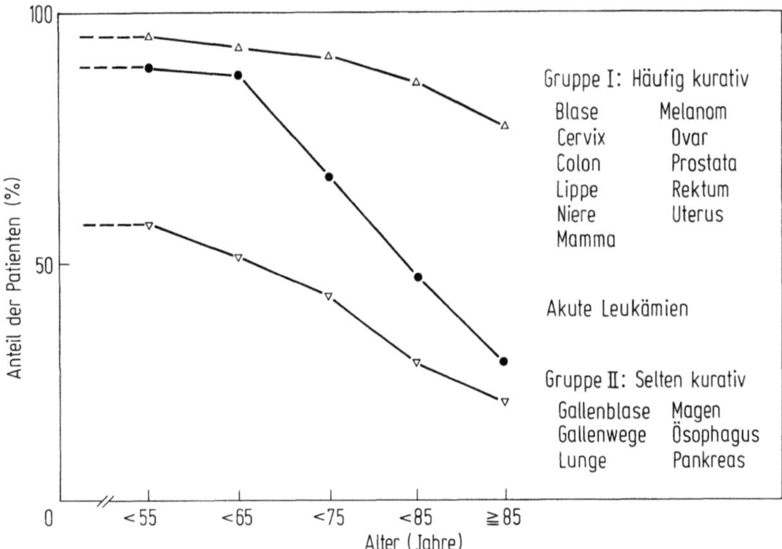

Abb. 6. Häufigkeit von Therapieansätzen mit kurativer Absicht bei malignen Erkrankungen im Alter. Lokalisierte Stadien bei soliden Tumoren, disseminiertes Stadium bei akuten Leukämien

verlängern. Eine Analyse unseres eigenen Krankengutes über die Durchführbarkeit einer Polychemotherapie bei malignen Lymphomen und bei metastasierten Mammakarzinomen ergab, daß bei Patienten über 60 Jahren bei 4 der 5 untersuchten Polychemotherapieschemata signifikant häufiger eine Dosisreduktion oder eine Intervallverlängerung erforderlich war. Lediglich bei dem CHOP-Protokoll bestand kein signifikanter Unterschied zwischen den jüngeren und den älteren Patienten (Wilmanns 1985). Dies ist wohl darauf zurückzuführen, daß die Therapie bei Patienten mit myokardialer Schädigung nicht durchgeführt wurde.

Ein Grund für die häufigere Modifikation der Therapieprotokolle bei den älteren Patienten war eine erheblich größere Rate von Begleiterkrankungen. Diese Multimorbidität dürfte mit die Ursache für die Unterschiede der Toxizität in den beiden Altersgruppen sein.

Bei den nicht malignen Begleiterkrankungen stehen die Herzinsuffizienz und die koronare Herzkrankheit klar an der Spitze. Auch wenn klinisch keine Zeichen einer Herzerkrankung vorhanden sind, finden sich mit zunehmendem Alter mehr degenerative Veränderungen in der Herzmuskulatur. Daraus ergibt sich, daß bei den älteren Patienten mit häufigerem kardialem Risiko die Anwendbarkeit kardiotoxischer Substanzen eingeschränkt ist.

Eine Reihe von Zytostatika, die eine kardiotoxische Nebenwirkung entfalten können, muß daher bei älteren Patienten ganz speziell auf ihre Indikation hin überprüft werden. Diese Zytostatika sind vor allem die Anthrazykline und verwandte Substanzen (Adriamycin, Epirubicin, Daunomycin, Mitoxantron, Aclarubicin, Idarubicin), aber auch Cyclophosphamid und Ifosfamid in hohen

Dosen. 5-Fluorouracil und die Vinca-Alkaloide können (wahrscheinlich durch einen Koronarspasmus) Angina pectoris Anfälle und sehr selten Myokardinfarkte auslösen.

Spezielle Empfehlungen

Hier können nur einige Anregungen skizziert werden. Zum ausführlichen Studium der jeweils für eine Tumorart gegebenen Situation muß auf die Originalliteratur verwiesen werden (sofern diese für spezielle Empfehlungen im höheren Lebensalter überhaupt verfügbar ist).

Wenn bei Patienten im höheren Lebensalter eine zytostatische Chemotherapie durchgeführt werden soll, ist es immer überlegenswert, ob eine ambulant gut durchführbare „schonende" *Monotherapie* eingesetzt werden kann. Für viele Tumorerkrankungen – und das gilt speziell für ältere Patienten – ist nicht nachgewiesen, daß eine aggressive Polychemotherapie unter Erhaltung einer akzeptablen Lebensqualität eine Lebensverlängerung bewirkt (Abel 1991). Besonders im Sinne der Erhaltung und Verbesserung der Lebensqualität kann eine Monotherapie durchaus wirksam sein. Die Tabelle 11 nennt einige Präparate, die bei speziellen Erkrankungen in Frage kommen.

Bei metastasierenden *gastrointestinalen Tumoren* kann eine Monotherapie mit 5-Fluorouracil (z. B. 750–1000 mg wöchentlich i.v.) gute palliative Wirksamkeit zeigen.

Patientinnen mit *metastasierendem Mammakarzinom* gehören in der höheren Altersgruppe praktisch immer zur „Low-risk"-Gruppe. Diese Patientinnen werden zunächst immer einer Hormontherapie zugeführt. Nur wenn sich diese definitiv als ineffektiv erweist, kann eine zytostatische Chemotherapie erwogen werden. Bei der „Low-risk"-Gruppe bringt eine aggressive Polychemotherapie jedoch keine Vorteile gegenüber der Mono-Therapie, so daß letzterer der Vorzug gegeben wird (Tabelle 12) (Gundersen 1986; Sauer 1991).

Zwar ist vorgeschlagen worden (Taylor 1986; Balducci 1991), abgesehen von durch die Art der Tumormanifestationen lebensbedrohlichen Situationen, Frauen mit metastasierter Mammakarzinomerkrankung im Alter über 65 Jahren generell zuerst das Antiöstrogen Tamoxifen zu geben. Dieses Statement ist aber nicht unwidersprochen geblieben (Dixon 1992). Wir selbst beginnen bei negativem Hormonrezeptorstatus mit einer (Mono-)-Chemotherapie

Tabelle 11. Möglichkeiten der Monochemotherapie bei Patienten mit malignen Erkrankungen im höheren Lebensalter

Adriamycin	Mammakarzinom, Prostatakarzinom, Blasenkarzinom
Epirubicin	Sarkome, Bronchialkarzinome
Prednimustin	Mammakarzinom, maligne Lymphome
Etoposid	Kleinzelliges Bronchialkarzinom, maligne Lymphome
Fluorouracil	Gastrointestinale Karzinome
Cytarabin	Niedrigdosiert bei Leukämien

Tabelle 12. Zytostatische Monotherapie bei Mammakarzinomen: Patientinnen mit günstiger Prognose nach Ausschöpfung hormoneller Therapiemaßnahmen und/oder im Alter über 70 Jahren (Nach SAUER 1991)

Adriamycin	20 mg wöchentlich i.v.
– oder Epirubin	25 mg/m^2 wöchentlich i.v.
– oder Mitoxantron	12–14 mg/m^2 alle 3 Wochen i.v.
– oder Cyclophosphamid	100–150 mg p.o. Tag 1–21 (Wiederholung ab Tag 29)
– oder Ifosfamid	1,0–1,2 g/m^2 Tag 1–5 alle 3 Wochen i.v.
– oder Fluorouracil	750–1000 mg/Woche i.v./p.o.
– oder Methotrexat	20–25 mg/Woche p.o./i.v.
– oder Vindesin	3 mg/m^2 alle 14 Tage i.v.
– oder Mitomycin C	10 mg/m^2 alle 4 Wochen i.v.
– oder Prednimustin	40 mg/m^2/Tag p.o.

(siehe Tabelle 12). Bei positivem Hormonrezeptorstatus werden zunächst die Schritte der Hormontherapie sequentiell voll ausgeschöpft (Antiöstrogene, Gestagene, Aromatasehemmer).

Bei rascher Krankheitsprogression und/oder visceraler Metastasierung kommt auch bei älteren Patientinnen (> 70 Jahre) eine Polychemotherapie in Frage. Cyclophosphamid + 5-Fluorouracil + Methotrexat = CMF wird am besten toleriert (BALDUCCI 1991), aber auch Anthrazyklin-haltige Kombinationen sind möglich (CHRISTMAN 1992).

Nur für wenige Tumorerkrankungen sind Therapieprotokolle ganz speziell bei Patienten im höheren Lebensalter in Studien untersucht worden. Tabelle 13 nennt einige Möglichkeiten für die Behandlung von *kleinzelligen Bronchialkarzinomen* und *hochmalignen Lymphomen.*

Bei *kleinzelligen Bronchialkarzinomen* wurde mit der in Tabelle 13 genannten Etoposidmonotherapie bei über 70jährigen Patienten in 79% ein objektives Ansprechen erreicht (17% Vollremissionen und 62% partielle Remissionen). Bei einer medianen Überlebenszeit von 9,5 Monaten und nur minimalen Nebenwirkungen steht so eine gute palliative Behandlungsmöglichkeit zur Verfügung (CARNEY 1990).

Bei *hochmalignen* Lymphomen in fortgeschrittenen Stadien sowie bei *akuten Leukämien* besteht die Indikation zur zytostatischen Chemotherapie, wenn der Allgemeinzustand des Patienten dies zuläßt. Auch im höheren Lebensalter lassen sich bei diesen Erkrankungen in 20–40% der Fälle Vollremissionen erreichen. Wenn eine solche Vollremission erreicht wird, ist die mittlere Remissionsdauer vergleichbar der bei jüngeren Patienten. Allerdings muß die Frage nach der Aggressivität der Behandlung gestellt werden. Ergebnisse mehrerer Studien zeigen, daß weniger aggressive Behandlungsmethoden mit deutlich weniger Nebenwirkungen zu ähnlichen Remissionsraten und vergleichbaren Überlebenszeiten führen wie aggressive Behandlungsschemata (HOERNI 1988; LATAGLIATA 1989; RESEGOTTI 1987; TIRELLI 1988).

Bei den *hochmalignen Lymphomen* bieten sich entweder die in Tabelle 13 genannten Kombinationen an oder man verwendet ein konventionelles Chemotherapieschema (z. B. CHOP und COPBLAM), das in einer Dosismodi-

Tabelle 13. Beispiele für „schonende" Chemotherapieprotokolle bei Patienten im höheren Lebensalter. Orales Ifosfamid steht nicht allgemein zur Verfügung, wird jedoch in Studien untersucht (ALLAN 1984; ANDERSON 1990; CERNY 1989; EINHORN 1990; HAINSWORTH 1990; JOHNSON 1990; LANDYS 1988; MORGAN 1986; SCULIER 1990; SMIT 1989; TIRELLI 1988)

Kleinzellige Bronchialkarzinome (bei extensive und auch bei limited disease)		
Etoposid	160 mg/m² p.o.	Tag 1–5
oder		
Etoposid	250 mg/m² p.o.	Tag 1–5
Vincristin	2 mg i.v.	Tag 1
oder		
Etoposid	120 mg/m² p.o.	Tag 1–5
Vindesin	3 mg/m² i.v.	Tag 1
oder		
Ifosfamid	1,5 g/m² 30-Min-Inf.	Tag 1
(bzw. Ifosfamid	2 g p.o.[a]	Tag 1–3)
Etoposid	100 mg p.o.	Tag 1–8
Alle Protokolle:	Wiederholung alle 3 Wochen	
Hochmaligne Lymphome		
Etoposid	100 mg/m² p.o.	Tag 1–5
Prednimustin	100 mg/m² p.o.	Tag 1–5
	Wiederholung alle 3 Wochen	
Mitoxantron	8 mg/m² i.v.	Tag 1–2
Prednimustin (= NOSTE)	100(–150) mg/m² p.o.	Tag 1–5
	Wiederholung alle 4 Wochen	

[a] Die orale Applikationsform von Ifosfamid befindet sich in der Entwicklung

fikation entsprechend Tabelle 10 eingesetzt wird (KUSE 1987). Die mit einer primär reduzierten Chemotherapiedosis erreichten Ergebnisse sind nicht schlechter als die bei jüngeren Patienten, die primär mit der vollen Dosis behandelt wurden (HEINZ 1990). Auch eine intensivere Chemotherapie mit einer insgesamt weniger toxischen Kombination wird gut toleriert (MCMASTER 1991; O'REILLY 1991; TIRELLY 1992; SONNEVELD 1990). In seltenen Fällen ist im fortgeschrittenen Lebensalter auch bei hochmalignen Lymphomen ein günstiger Spontanverlauf bzw. eine langfristige Stabilisierung nach einer nur minimalen zytostatischen Chemotherapie zu beobachten (LISHNER 1991).

Patienten mit *akuten nichtlymphatischen Leukämien* überleben ohne spezielle antileukämische Behandlung signifikant kürzer als Patienten, bei denen eine Induktionsbehandlung nach einem altersadaptierten Protokoll vorgenommen wurde (z. B. EORTC-AML-7-Protokoll) (JEHN 1985; LÖWENBERG 1989).

Es wird empfohlen (BALLESTER 1992), Patienten bis zum Alter von 70 Jahren in gutem Allgemeinzustand mit Standard-Dosierungen eines Induktionsprotokolls kombiniert aus Cytosin-Arabinosid (ARAC) und einem Anthrazyklin/Anthrachinon (Daunomycin oder Mitoxantron) zu behandeln (HEINEMANN 1991; YIN 1991; LATAGLIATA 1989). So werden ca. 50% Vollremissionen erreicht, die ähnlich lange andauern wie bei jüngeren Patienten. Der mögliche Stellenwert neuer Anthrazykline wie z. B. Idarubicin muß erst noch erarbeitet werden (Resegotti 1987; Harousseau 1989, 1991). Im Alter über 70 Jahren bzw. bei reduziertem Allgemeinzustand sollte die Induktionsbehandlung mit reduzierter Dosis oder als niedrigdosierte ARAC-Monotherapie durchgeführt werden (Kanamori 1992).

Für die spezielle Form der Promyelozytenleukämie (M 3 nach der FAB-Klassifikation) steht heute mit der all-trans-Retinsäure (ATRA, Tretinoin) die Möglichkeit zur Verfügung, eine Zellreifung zu induzieren und ohne zytostatische Chemotherapie eine morphologische Vollremission zu induzieren (Koller 1992). Diese Behandlungsform ist relativ wenig toxisch und auch bei älteren Patienten einsetzbar. Mit Nebenwirkungen wie Blutungskomplikationen, Granulozytopenie oder Hautreaktionen muß aber auch gerechnet werden (Runde 1992; Toh 1992). Dauerhafte Remissionen sind jedoch nur zu erwarten, wenn an die Induktion mit ATRA eine Konsolidierung mittels zytostatischer Chemotherapie angeschlossen wird (Fenaux 1991).

Zusammenfassung

Das höhere Lebensalter alleine ist kein spezielles Risiko für die Durchführung einer zytostatischen Chemotherapie (Tirelli 1991; Kinzel 1992; Wilmanns 1990; Fentiman 1990). Begleiterkrankungen, reduzierter Allgemeinzustand und verminderte Organfunktionen können jedoch das Risiko erhöhen. Das Ansprechen auf eine Chemotherapie ist auch im höheren Lebensalter prinzipiell gegeben. Auch eine dosisverminderte Chemotherapie kann palliativ wirksam sein.

Ist von seiten der Tumorerkrankung eine Indikation gegeben, erscheint eine grundsätzliche Nichtbehandlung von älteren Patienten nicht gerechtfertigt. Die Indikationsstellung muß jedoch abhängig sein von Tumorart, Stadium, Progression, Allgemeinzustand, Organfunktionen und dem Therapiewunsch des Patienten.

Wenn die Indikationen und Kontraindikationen der zytostatischen Chemotherapie richtig beachtet werden, ist bei älteren Patienten mit keiner wesentlich erhöhten Toxizität zu rechnen, und die zu erwartenden Therapieergebnisse sind vergleichbar mit denen bei jüngeren.

Wenn das Ziel eine Remissionsinduktion ist, sollte eine Polychemotherapie wie bei jüngeren Patienten, gegebenenfalls jedoch mit Dosisreduktion und Adaptation und die Toxizität durchgeführt werden. Ist das Ziel die Palliation, sollte eine Monochemotherapie oder eventuell auch eine Zweierkombination möglichst auf ambulanter Basis erwogen werden. Bei der Indikation zur zytostatischen Chemotherapie müssen immer 3 „L“ besonders beachtet werden: Leistungsindex, Lebensqualität, Lebensalter.

Präparate-Index

Freiname (Generic)	Handelsname
Aclarubicin	Aclaplastin
Actinomycin D	Lyovac-Cosmegen
Adriamycin	Adriblastin
Allopurinol	Foligan, Zyloric
Asmacrin	Amsidyl
Azathioprin	Imurek
Bleomycin	Bleomycinum
Carboplatin	Carboplat
Carmustin	Carmubris
Cimetidin	Tagamet
Cisplatin	Cisplatin, Platinex
Cyclophosphamid	Endoxan
Cyclosporin	Saudimmun
Cytarabin	Alexan, Udicil
Dacarbacin	DTIC
Daunorubicin	Daunoblastin
Diazepam	Valium
Dipyridamol	Persantin
Epiribicin	Farmorubicin
Etoposid	Vepesid
Fluorouracil	Effludesin
Folinsäure	Leucovorin
Hydroxycarbamid	Litalir
Idarubicin	Zavedos
Ifosfamid	Holoxan
Lomustin	CCNV, Cecenu, Lomeblastin
6-Mercatopurin	Puri-Nethol
Methotrexat	Farmitrexat, Methotrexat
Nimustin	ACNU
Mithramycin	Mithramycin
Mitomycin	Mitomycin
Mitoxantron	Novantron
Phenobarbital	Luminal
Phenytoin	Zentropil
Prednimustin	Sterecyt
Procarbazin	Natulan
Teniposid	VM 26
Tretinoin	(orale Anwendungsformen in Erprobung)

Literatur

Aaronson NK (1991) Methodologic issues in assessing the quality of life of cancer patients. Cancer 67:844–850

Abel U (1991) Verlängert die zytostatische Chemotherapie das Überleben von Patienten mit fortgeschrittenen epithelialen Tumoren? Thieme, Stuttgart

Allan SG, Gregor A, Cornbleet MA, Leonard RCF, Smyth JF (1984) Phase II trial of vindesine and VP16-213 in the palliation of poor prognosis patients and elderly patients with small cell lung cancer. Cancer Chemother Pharmacol 13:106–108

Anderson H, Lind MJ, Thatcher N, Swindell R, Woodcock A, Carroll KB (1990) Therapy for poor risk patients with small cell lung cancer using bolus ifosfamide and oral etoposide. Cancer Chemother Pharmacol 26:71–74

Ansell SM, Falkson G, van der Merwe R, Uys A (1992) Chronological age is a multifactorial prognostic variable in patients with non-Hodgkin's lymphoma. Ann Oncol 3:45–50

Balducci L, Ades T, Carbone PP, Friedman M, Fulmer T, Galakotos A, Yancik R (1991) Issues in treatment. Cancer 68:2427–2529

Balducci L, Schapira DV, Cox CE, Greenberg HM, Lyman GH (1991) Breast cancer of the older woman: An annoted review. J Am Geriatrics Soc 39:1113–1123

Ballester O, Moscinski LC, Morris D, Balducci L (1992) Acute myelogenous leukemia in the elderly. J Am Geriatrics Soc 40:277–284

Begg CB, Carbone PP (1983) Clinical trials and drug toxicity in the elderly. Cancer 52:1986–1992

Bergman L, Dekker G, van Leeuwen FE, Huisman SJ, van Dam FSAM, van Donngen JA (1991) The effect of age on treatment choice and survival in elderly breast cancer patients. Cancer 68:2227–2234

Bertz J, Schön D, Casper W, Stabenow R (1991) Vergleich der Krebssterblichkeit in den alten Bundesländern der Bundesrepublik Deutschland und der ehemaligen DDR. Institut für Sozialmedizin und Epidemiologie des Bundesgesundheitsamtes, Berlin 2992 (SozEp-Hefte 5/1991)

Betzler M, Gallmeier WM (1989) Onkologische Therapie beim alten Menschen – Herausforderung statt Resignation. Münch med Wschr 131:313–314

Carney DN, Grogan L, Smit EF, Harford P, Berendsen HH, Postmus PE (1990) Single agent etoposide for elderly small cell lung cancer patients. Semin Oncol [Suppl 2] 17:49–53

Cerny T, Lind M, Thatcher N, Swindell R, Stout R (1989) A simple outpatient treatment with oral ifosfamide and oral etoposide for patients with small cell lung cancer (SCLC). Br J Cancer 60:258–261

Christman K, Muss HB, Case D, Stanley V (1992) Chemotherapy of metastatic breast cancer in the elderly. J Am Med Assn 268:57–62

Dixon JM (1992) Treatment of elderly patients with breast cancer. Tamoxifen alone is no more justified. Br med J 304:996–997

Dohm G, Kaatsch P, Kolles H, Michaelis J, Niemeyer A-H, Seitz G, Ziegler H (1991) Erkrankungshäufigkeit und Überlebenschancen bei Krebs. Ergebnisse des Saarländischen Krebsregisters und des bundesweiten Registers für bösartige Erkrankungen im Kindesalter. Band 2, Schriftenreihe des Bundesministeriums für Gesundheit. Nomos Verlagsgesellschaft, Baden-Baden

Egorin MJ, van Echo DA, Tipping SJ (1984) Pharmacokinetics and dosage reduction of cis-diammine(1,1-cyclobutanedicarboxylato)platinum in patients with impaired renal function. Cancer Res 44:5432–5438

Einhorn LE, Pennington K, McClean J (1990) Phase II trial of daily oral VP16 in refractory small cell lung cancer: A Hoosier Oncology Group Study. Semin Oncol [Suppl 2] 17:32–35

Fenaux P, Pollet JP, van den Bossche-Simon L, Morel P, Zandecki M, Jouet JP, Bauters F (1991) Treatment of acute promyelocytic leukemia – A report of 70 cases. Leukemia & Lymphoma 4:239–248

Fentiman IS, Tirelli U, Monfardini S, Schneider M, Festen J, Cognetti F, Aapro MS (1990) Cancer in the elderly: why so badly treated? Lancet 335:1020–1022

Fergusson RJ, Cull A (1991) Quality of life measurement for patients undergoing treatment for lung cancer. Thorax 46:671–675

Gundersen S, Kvinnsland S, Klepp O, Kvaloy S, Lund E, Host H (1986) Weekly adriamycin versus VAC in advanced breast cancer. A randomized trial. Eur J Cancer Clin Oncol 22:1431–1434

Hainsworth JD, Johnson DH, Frazier SR, Greco FA (1990) Chronic daily administration of oral etoposide in refractory lymphoma. Eur J Cancer 26:818–821

Harousseau JL, Rigal-Huguet F, Hurteloup P, Guy H, Milpied N, Pris J (1989) Treatment of acute myeloid leukemia in elderly patients with oral idarubicin as a single agent. Eur J Haematol 42:182–185

Harousseau JL, Huguet F, Reiffers J, Collombat P, Kohser P, Le Prise P, Souteyrand P, Hourteloup P (1991) Oral idarubicin and low dose cytarabine as the initial treatment of acute myeloid leukemia in elderly patients. Leukemia and Lymphoma 15:145–149

Heinemann V, Jehn U (1991) Acute myeloid leukemia in the elderly: biological features and search for adequate treatment. Ann Hemtol 63:179–188

Heinz R (1990) Long-term follow-up of CHOP-treated non-Hodgkin-lymphoma of high-grade malignancy. Blut 60:68–75

Hoerni B, Sotto JJ, Eghbali H, Sotto MF, Hoerni-Simon G, Peguourié B (1988) Non-Hodgkin's malignant lymphomas in patients older than 80. 70 cases. Cancer 61:2057–2059

Holmes FF, Wilson J, Smith-Blesch K, Kaesberg PR, Miller R, Sprott R (1991) Biology of cancer and aging. Cancer 68:2525–2526

Jehn U, Löwenberg B (1985) AML-7-Studie zum Wert einer intensiven Remissionsinduktion bei alten Patienten mit akuter myeloischer Leukämie. Onkologie 8:97–98

Johnson DH, Greco FA, Strupp J, Hande KR, Hainsworth JD (1990) Prolonged administration of oral etoposide in patients with relapsed or refractory small cell lung cancer: a phase II trial. J Clin Oncol 8:1613–1617

Kanamori H, Maruta A, Miyashita H, Harano H, Fukawa H, Matsuzaki M, Motomura S, Mohri H, Kodama F, Okubo T (1992) Low-dose cytosine arabinoside for treating hypocellular acute leukemia in the elderly. Am J Hematol 39:52–55

Kennedy BJ (1991) Needed: clinical trials for older patients. J Clin Oncol 9:718–720

Kinzel T, Feleppa V (1992) Minimising the side effects of cancer chemotherapy in senior patients. Drugs & Aging 2:137–145

Koller E, Krieger O, Reisner R, Grill R, Waldner R, Lutz D (1992) All trans Retinoinsäure als Primärbehandlung und Rezidivtherapie der akuten Promyelozytenleukämie. Onkologie 15:42–45

Kruse W (1990) Arzneimittelnebenwirkungen – häufige Komplikationen. Geriatrische Praxis 1990, Heft 11, S 35–41

Kuse R, Calvarezos A, Stellbrink HJ, Heilmann HP (1987) Langzeiterfolge bei 172 hochmalignen Non-Hodgkin-Lymphomen unter besonderer Berücksichtigung älterer Patienten. Dtsch Med Wschr 112:335–340

Landys KE (1988) Mitoxantrone in combination with prednimustine in the treatment of unfavourable Non-Hodgkin-Lymphomas. Invest New Drugs 6:105–113

Latagliata R, Sgadari C, Pisani F, Falconi M, Spadea A, Vegna ML, Petti MC (1989) Acute nonlymphocytic leukemia in the elderly: results of a retrospective study. Haematologica 74:167–171

Lichtman SM, Buchholtz M, Marino J, Schulman P, Allen SL, Weiselberg L, Budman D, DeMarco L, Schuster M, Levecchio J, Boothby R, Vinciguerra V (1992) Use of cisplatin for elderly patients. Age and Ageing 21:202–204

Lishner M, Amato D, Fernandes BJ, Burkes R (1991) Diffuse large-cell lymphoma in the elderly: does a clinically indolent subset exist? Leukemia and Lymphoma 4:205–209

Löwenberg B, Zittoun R, Kerkhofs H, Jehn U, Abels J, Debusscher L, Cauchie C, Petermans M, Solbu G, Suciu S, Strykmans P (1989) On the value of intensive remission-induction chemotherapy in elderly patients 65+ years with acute myeloid leukemia: a randomized phase III study of the European Organization for Research on Treatment of Cancer Leukemia Group. J Clin Oncol 7:1268–1274

McMaster ML, Johnson DH, Greer JP, Wolff SN, Hildreth CR, Greco FA, Hainsworth JD (1991) A brief-duration chemotherapy for elderly patients with poor-prognosis non-Hodgkin's lymphoma. Cancer 67:1487–1492

Miller RA (1991) Gerontology as oncology. Research on Aging as the key to understanding of cancer. Cancer 68:2496–2501

Morgan DAL, Gilson D, Fletcher J (1986) Vincristine and etoposide: an effective chemotherapy regimen with reduced toxicity in extensive small cell lung cancer. Eur J Cancer Clin Oncol 23:619–621

O'Reilly SE, Klimo P, Connors JM (1991) Low-dose ACOP-B and VABE: weekly chemotherapy for elderly patients with advanced-stage diffuse large-cell lymphoma. J Clin Oncol 9:741–747

Platt D (1990) Pharmaka-Interaktionen bei geriatrischen Patienten. Bayer Int 10:8–12

Platt D (1992) Altern und Immunsystem. Dt Ärztebl 89:786–789

Resegotti L, Mandelli F, Amadori S, Bruzzese L, De Rosa C, Di Raimondo F, Di Pietro N, Geraci E, Leone G, Malleo C, Neri A, Pacilli L, Petti MC, Fenu B, Specchia G, Tabilio A, and the Italian Cooperative Group GIMEMA (1987) An Italian multicenter trial of idarubicin plus cytarabine vs daunorubicin plus cytarabine in elderly patients with acute non-lymphoid leukemia. In: Mandelli F, Polli E, Clarkson B, Ganziha F (eds): Idarubicin in the Treatment of Acute Leukemia. Excepta Medica, Amsterdam, pp 42–49

Runde V, Aul C, Heyll A, Schneider W (1992) All-trans retinoic acid – Not only a differentiating agent, but also an inducer of thromboembolic events in patients with M3 leukemia. Blood 79:534–535

Russell RM (1992) Changes in gastrointestinal function attributed to aging. Am J Clin Nutr 55:12032–1207S

Samet J, Hunt WC, Key C, Humble CG, Goodwin JS (1986) Choice of cancer therapy with age of patient. J Am Med Assn 255:3385–3390

Sauer H (1991) Zytostatikatherapie beim alten Menschen. Internist 32:479–485

Sauer H (Hrsg) (1991) Empfehlungen zur Diagnostik, Therapie und Nachsorge – Mammakarzinome. Schriftenreihe Tumorzentrum München, 4. Auflage

Sauer H (1993) Zytostatische Therapie. In: Wilmanns W, Huhn D, Wilms K (Hrsg): Internistische Onkologie. Thieme, Stuttgart (im Druck)

Sauer H, Wilmanns W (1991) Internistische Therapie maligner Erkrankungen, 3. Aufl. Urban & Schwarzenberg, München

Schmucker DL (1985) Aging and drug disposition: an update. Pharmacol Rev 37:133–148

Sculier JP, Klastersky J, Libert P, Ravez P, Thiriaux J, Lecompte J, Bureau G, Vandermoten G, Dambouis G, Michel J, Schmerber J, Sergysels R, Becquard D, Mommen P, Paesmans M (1990) A randomized study comparing etoposide and vindesine with or without cisplatin as induction therapy for small cell lung cancer. Ann Oncol 1:128–133

Siegenthaler W, Kaufmann W, Hornbostel H, Waller HD (Hrsg) (1992) Lehrbuch der inneren Medizin, 3. Aufl. Thieme, Stuttgart, S 1409

Smit EF, Carney DN, Harford P, Sleijfer DT, Postmus PE (1989) A phase II study of oral etoposide in elderly patients with small cell lung cancer. Thorax 44:631–633

Sonneveld P, Michiels JJ (1990) Full dose chemotherapy in elderly patients with non-Hodgkin's lymphoma: a feasibility study using a mitoxantrone containing regimen. Br J Cancer 62:105–108

Taylor SG, Gelman RS, Falkson G, Cummings FJ (1986) Combination chemotherapy compared to tamoxifen as initial therapy for stage IV breast cancer in elderly women. Ann Intern Med 104:455–461

Thomas L (1984) Labor und Diagnose, 2. Aufl. Med. Verlagsgesellschaft, Marburg, S 323

Tirelli U, Aapro M, Obrist R, Festen J, Schneider M, Fentiman I, Monfardini S (1991) Cancer treatment and old people. Lancet 338:114

Tirelli U, Zagonel V, Serraino D, Thomas J, Hoerni B, Tangury A, Rühl U, Bey P, Tubiana N, Breed WPM, Roozendaal KJ, Hagenbeek A, Hupperets PS, Somers R (1988) Non-Hodgkin's lymphomas in 137 patients aged 70 years or older: a retrospective European Organization for Research on Treatment of Cancer Lymphoma Group Study. J Clin Oncol 6:1708–1713

Tirelli U, Zagonel V, Errante D, Serraino D, Talamini R, De Cicco M, Carbone A, Monfardini S (1992) A prospective study of a new combination chemotherapy regimen in patients older than 70 years with unfavourable non-Hodgkin's lymphoma. J Clin Oncol 10:228–236

Toh CH, Winfield DA (1992) All-trans retinoic acid and side-effects. Lancet 339:1239–1240

Williams ME (1984) Clinical implications of aging physiology. Amer J Med 76:1049–1054

Wilmanns W (1990) Probleme der zytostatischen Therapie im höheren Lebensalter. Krankenhausarzt 63:44–48

Wilmanns W, Bisack T, Sauer H (1985) Zytostatische Polychemotherapie im höheren Lebensalter. Dtsch Med Wschr 110:1959–1962

Yancik R, Ries LG (1991) Cancer in the aged. An epidemiologic perspective on treatment issues. Cancer 68:2502–2510

Yin JAL, Johnson PRE, Davies JM, Flanagan NG, Gorst WD, Lewis MJ (1991) Mitoxantrone and cytosine arabinoside as first-line therapy in elderly patients with acute myeloid leukaemia. Br J Haematol 79:415–420

Zeeh J, Platt D (1990) Altersveränderungen der Leber. Fortschr Med 198:51–55

Therapie mit Psychopharmaka

H. Schulte-Sasse, J. Gröticke und P. S. Schönhöfer

Pathogenetische Vorbemerkung

Das Altern des Menschen ist ein physiologischer Vorgang, der einer großen interindividuellen Varianz unterliegt. Kein spezifisches biologisches Kennzeichen hilft bei der Abgrenzung des Alters von der übrigen Lebenszeit. Es sind willkürlich vereinbarte soziale Kriterien (z. B. Ausscheiden aus dem beruflichen Leben), die eher als biologische Faktoren dazu führen, von einem alten Menschen zu sprechen. Der physiologische Vorgang des Alterns variiert aber nicht nur von Mensch zu Mensch, sondern auch beim einzelnen Menschen von einem Organsystem zum anderen. Damit verändern sich für jeden einzelnen Patienten in nur für ihn typischer Weise die biologischen Rahmenbedingungen, die das pharmakokinetische und das pharmakodynamische Profil eines jeden Wirkstoffs bestimmen. Zusätzliche pathophysiologische Veränderungen, wie sie in höherem Alter vermehrt auftreten, akzentuieren durch Änderungen des „inneren Milieus" darüber hinaus die individualspezifische Reaktionsbereitschaft auf chemische Fremdstoffe wie z. B. Medikamente (Lamy 1982).

Auch im Gehirn zeigen sich von Mensch zu Mensch erhebliche Unterschiede in Art und Ausmaß der altersbedingten Veränderungen. Möglicherweise ist das Ausmaß des Verlustes an Nervenzellen und der Hirnatrophie nicht so unausweichlich hoch, wie man ursprünglich angenommen hatte. Vorwiegend betroffen sind offenbar die weißen Marksubstanzen, weniger die graue Substanz. Die Anzahl katecholaminerger Nervenzellen nimmt im Alter deutlich stärker ab als die anderer Typen von Nervenzellen. Die katecholaminergen Neurotransmitter im Gehirn umfassen überwiegend Dopamin und Noradrenalin. Dopamin ist als Neurotransmitter an der Steuerung der extrapyramidalen Motorik, aber auch des emotionalen Antriebs beteiligt. Bei der Geburt finden sich in der Substantia nigra etwa 400000 dopaminerge Zellen. Im Alter von 60 Jahren lassen sich davon durchschnittlich noch 250000 Zellen nachweisen. Der Parkinson-Kranke besitzt dagegen nur 60000 bis 120000 dopaminerge Zellen in der Substantia nigra (McGeer und McGeer 1982). Ähnliche, wenn auch nicht so ausgeprägte Befunde wurden für die noradrenergen Zellen im Locus caeruleus beschrieben (Brody 1976), dessen noradrenerge Bahnen u. a. zum limbischen System, Hypothalamus, Thalamus und Cortex ziehen. Diese noradrenergen Bahnen regulieren die „Arousal Reaction" über eine Steigerung der Bewußtseinshelligkeit (Mittelhirn), eine

Zunahme der emotionalen Spannung (limbisches System) sowie eine Beschleunigung der Herzaktivität und eine Blutdruckerhöhung (Hypothalamus). Sieht man von diesen Nervenzellverlusten in der Substantia nigra und im Locus caeruleus ab, dann zeigen die Kerngebiete im Hirnstamm mit zunehmendem Alter keine grob nachweisbaren Zellverluste.

In den letzten Jahren haben Untersuchungen über die Veränderungen von Rezeptoren beim alten Menschen zugenommen (Burchinsky 1984). Die Rezeptoren der Neurotransmitter sind spezifische Proteinstrukturen in der prä- und postsynaptischen Membran, die für diese oder verwandte Moleküle eine hohe Bindungsaffinität haben. Die Interaktion von Neurotransmitter und Rezeptor setzt eine Kaskade biochemischer und biophysikalischer Reaktionen in Gang, die in eine physiologische Wirkung münden. Für die Dopamin (D_1- und D_2)-Rezeptoren konnte gzeigt werden, daß ihre Zahl unabhängig von Erkrankungen des zentralen Nervensystems mit zunehmendem Alter abnimmt. Auch für die adrenergen α- und β-Rezeptoren liegen Untersuchungen vor, die eine altersabhängige Abnahme zeigen. Inwieweit auch altersabhängige Änderungen der Rezeptoraffinität stattfinden, ist noch unklar. Trotz der Abnahme dopaminerger und noradrenerger Rezeptoren beim alten Menschen zeigt ihre Stimulation aber auch weiterhin ausreichende physiologische Wirkungen.

Welche Ursachen die Alzheimersche Krankheit auslösen, ist bis heute noch weitgehend ungeklärt. Bei einem Teil der Patienten scheint eine genetische Disposition ein entscheidender Kofaktor zu sein (Delabar et al. 1987). Diskutiert werden zudem fehlerhafte Reparaturprozesse, die zu einer vermehrten Amyloidablagerung in den Neuronen führen. Andere Hypothesen postulieren Störungen der Glukoseverwertung oder toxische Effekte von Aluminium als Pathomechanismen, jedoch erscheinen diese letzteren Hypothesen als wenig begründet und äußerst spekulativ. Die Alzheimersche Demenz scheint eher die klinische Endstrecke von Hirnveränderungen zu sein, die durch verschiedenartige pathogene Noxen ingang gesetzt werden können (Mozar et al. 1987). Neuropathologisch kommt es zu Nervenzellverlusten besonders in den temporalen, parietalen und frontalen Teilen des Cortex, aber auch im Meinertschen basalen Kern, im Locus caeruleus und der Amygdala. Im Hippokampus, der für die Gedächtnisleistungen eine zentrale Rolle spielt, werden Nervenzellen der Pyramidenbahn selektiv zerstört. Histologisch auffallend ist die Ablagerung neuritischer Plaques im extrazellulären Raum. Intrazellulär fallen dagegen neurofibrilläre Knäuel auf. In den Gefäßwänden finden sich Amyloid-Ablagerungen. Es scheint, daß der Eiweißaufbau der drei Veränderungen identisch ist. Das Verteilungsmuster dieser histologischen Veränderungen steht in einem engen Zusammenhang mit dem der Nervenzelluntergänge, und das Ausmaß beider korreliert mit dem klinischen Schweregrad der Demenz. Von den Neurotransmittern ist regelmäßig das cholinerge System betroffen, während die Befunde für eine Beteiligung des dompaminergen, adrenergen und serotonergen Systems wenig einheitlich sind. Das Enzym Acetylcholin-Transferase zeigt in der Hirnrinde und im Hippokampus von Alzheimer-Kranken einen Abfall von 40 bis 90%.

Die altersabhängigen Veränderungen des menschlichen Gehirns betreffen nicht das ganze Gehirn und umfassen nicht alle Funktionen in gleicher Weise. Offenbar reichen Veränderungen in einzelnen Hirnregionen und in einzelnen neuralen Systemen aus, das integrierte Zusammenspiel aller Systeme zu stören. Eine störanfällige Homöostase und eingeschränkte Anpassungsfähigkeit des zentralen Nervensystems ist dann – mehr oder weniger ausgeprägt – Folge dieser Desorganisation der neuroendokrinen Signale (Timiras 1985). Möglicherweise ist dieses gestörte Gleichgewicht zwischen verschiedenen Neurotransmittern für die geriatrische Symptombildung entscheidender als die isolierte Änderung innerhalb eines Transmittersystems. Diese Überlegung läßt sich ebenso für die Interpretation pharmakologischer Wirkungen nutzen: Die unter der Therapie mit Neuroleptika auftretende Spätdyskinesie wird von einigen Autoren mit einer Störung des Dopamin-Acetylcholin-Gleichgewichts in Zusammenhang gebracht.

Physiologische altersbedingte Veränderungen lassen sich ganz im Sinne dieser Vorstellungen als Einschränkung der Anpassungsfähigkeit alter Menschen interpretieren. Daraus können die für das Alter typischen Anpassungsprobleme resultieren. Im intellektuellen und emotionalen Bereich sind solche altersbedingten Veränderungen eine eingeschränkte Konzentrations- und Merkfähigkeit und eine verringerte Fähigkeit zur Steuerung affektiver Äußerungen, die oft mit einer Zuspitzung von Persönlichkeitseigenschaften einhergeht. Ob diese Veränderungen zu einem Anpassungs*problem* werden, hängt nicht zuletzt von der Reaktion des sozialen Umfelds ab. So kann die zunehmende Isolierung alter Menschen mit einer Verarmung an Außenreizen ein wahnhaft-angstbesetztes Erleben (Kontaktmangelparanoid nach Janzarik) fördern (Böhme 1984). Hier kann eine medikamentöse Intervention nur vordergründig helfen, wenn nicht begleitend durch soziale Hilfen von außen die Isolationssituation durchbrochen werden kann.

Die dargestellten altersbedingten Phänomene geben generelle Hinweise auf die Therapie mit Psychopharmaka beim alten Menschen: Durch den Abbau von Nervenzellen und Hirnsubstanz sowie eine veränderte Empfindlichkeit von Rezeptoren können die zentralen Effekte von Psychopharmaka verstärkt werden, ohne daß sich die Wirkeigenschaften prinzipiell ändern. Es muß deshalb in der Regel niedriger dosiert werden als bei jüngeren Patienten. Dies gilt besonders für Substanzen, die in der Leber metabolisiert werden, da die metabolische Kapazität der Leber im Alter verringert und das Verteilungsvolumen lipophiler Substanzen vergrößert sein kann. Ansonsten ergeben sich keine prinzipiellen Unterschiede in der Indikationsstellung für Psychopharmaka beim alten Menschen.

1 Die Behandlung von Depressionen mit Antidepressiva

1.1 Pathogenetische Einleitung

Die Depression ist die häufigste psychiatrische Erkrankung des Alters. Zwischen 5 und 10% alter Menschen sollen Symptome einer klinisch relevanten Depression zeigen (GURLAND 1976; THOMPSON et al. 1983). Die Altersdepression geht fast obligat mit Schlafstörungen einher, häufig auch mit Denk- und Gedächtnisstörungen. Eine Veränderung der Grundstimmung mit Traurigkeit, Angst oder Hoffnungslosigkeit sind typische Begleiterscheinungen der Altersdepression. Veränderungen des vitalen Antriebs und der Psychomotorik führen zu unterschiedlich gefärbten Formen der Depression: ängstlich-agitierte, gehemmt-antriebsverarmte oder apathisch-erstarrte Erscheinungen bestimmen in mehr oder weniger ausgeprägter Intensität das Bild. Auch kann die depressive Grundstimmung hinter körperlichen Mißempfindungen zurücktreten, so daß sich die sogenannte larvierte Depression fast ausschließlich in vegetativ-somatischen Beschwerden äußert. Es läßt sich nicht leicht entscheiden, ob die soziale Vereinsamung, unter der viele alte Menschen leiden, das depressive Syndrom ausgelöst hat oder ob nicht depressive Verstimmungen zum Abbruch sozialer Kontakte geführt haben. Auch wenn solche Depressionen mehr als „reaktiv" denn als „endogen" interpretiert werden müssen, so erfordern sie doch therapeutische Interventionen und sind Indikation für die Behandlung mit Antidepressiva.

Die Verkennung eines depressiven Syndroms durch den betreuenden Arzt ist ein häufiger Fehler. Nicht selten werden die Symptome der Depression als „normale" Lebensäußerungen im Alter oder als Ausdruck einer Altersdemenz fehlgedeutet, für die eine Behandlungsindikation nicht gesehen wird. Diese Fehleinschätzung kann zu schwerwiegenden Folgen führen: In der Bundesrepublik Deutschland entfallen etwa 25 bis 30% der Suizide auf die Gruppe der alten Menschen. In der Altersgruppe der über 65jährigen schwankt die Suizidrate zwischen 33,5 und 37,5 pro 100000 (SCHABACKER 1984). Ein therapeutischer Nihilismus bei Depressionen des alten Menschen muß deshalb abgelehnt werden.

Für die therapeutische Entscheidung ist es wichtig herauszufinden, ob das depressive Syndrom eine primäre Erkrankung oder die Folge einer somatischen Erkrankung oder vielleicht eine unerwünschte Wirkung einer anderen Medikation ist. Hirntumoren und andere Malignome, virale Pneumonien und Fehlfunktionen der Schilddrüse können Depressionen auslösen. Aber auch Medikamente wie die Antihypertonika Reserpin, Methyldopa, Clonidin, die Benzodiazepin-Tranquiliser, die Neuroleptika u.a. können depressive Syndrome auslösen oder verstärken (Tabelle 1).

1.2 Medikamentöse Therapie

Die klassischen trizyklischen Antidepressiva hemmen die Wiederaufnahme der Neurotransmitter Noradrenalin und/oder Serotonin aus dem synaptischen Spalt in die präsynaptischen Vesikel. Daraus hatte man geschlossen, daß der vermehrte Gehalt an Neurotransmittern im synaptischen Spalt für die antidepressive Wirkung dieser Medikamente entscheidend sei. Mit dieser Hypothese konnte jedoch nicht erklärt werden, warum der antidepressive Effekt erst nach einer Latenzzeit von 2 bis 3 Wochen einsetzte. Zahlreiche nicht-trizyklische Antidepressiva entfalten zudem ihre Wirkung ohne eine

Tabelle 1. Medikamente, die eine Depression auslösen können (nach HOLLISTER 1986, ergänzt)

Antihypertonika:	Reserpin Methyldopa Guanethidin Clonidin Propranolol
Sedativa:	Benzodiazepine Neuroleptika
Ulkustherapeutika:	Cimetidin Ranitidin
Andere:	Levodopa Theophyllin Antiepileptika Glukokortikoide Gyrase-Hemmer Flunarizin Cinnarizin

Hemmung der Wiederaufnahme der Neurotransmitter. Inzwischen konnte gezeigt werden, daß alle antidepressiv wirkenden Medikamente nach längerfristiger Gabe die Empfindlichkeit und Dichte der Rezeptoren im noradrenergen und im serotoninergen System verändern. Dabei soll es zu einer Abnahme präsynaptischer und zu einer Zunahme postsynaptischer noradrenerger Rezeptoren kommen. Beide Veränderungen würden synergisch zu einer Antriebssteigerung führen. Die neue Rezeptor-Hypothese vermag zu erklären, warum der antidepressive Effekt der Antidepressiva frühestens nach 2 bis 3 Wochen eintritt (ASCHOFF 1987; STAHL und PALAZIDOU 1986). Welche Relevanz dieser Wirkungstheorien für die klinische Wirksamkeit der Antidepressiva besitzen, muß jedoch insgesamt offen bleiben.

Antidepressiv wirksame Substanzen besitzen kein uniformes Wirkprofil. KIELHOLZ (1963) hat drei Wirkungskomponenten unterschieden, die bei den einzelnen Antidepressiva in unterschiedlichem Maße kombiniert sein können: antriebssteigernde, stimmungsaufhellende und dämpfende bzw. anxiolytische Effekte (Abb. 1). Je nach der Leitsymptomatik des depressiven Syndroms sollte eine Wirksubstanz gewählt werden, deren Wirkungsqualitäten für die jeweilige „Färbung" des Krankheitsbildes als besonders geeignet erscheinen (Tabelle 2).

Die trizyklischen Antidepressiva werden im Gastrointestinaltrakt schnell resorbiert und diffundieren wegen ihrer hohen Lipidlöslichkeit schnell in die verschiedenen Organe. Im Gehirn wird im Vergleich zum freien Wirkstoff im Plasma ein 40mal höherer Wirkstoffspiegel erreicht. Der Metabolismus erfolgt vorwiegend in der Leber über eine Demethylierung oder Hydroxylierung (Phase I). Es entsteht eine Vielzahl teils noch wirksamer, teils inaktiver Metabolite, so daß die antidepressive Wirkung nicht nur von der Ausgangssubstanz, sondern auch von den Metaboliten getragen wird. Deshalb gelingt es nicht, den therapeutischen Effekt vom Antidepressiva mit ihren Plasmaspie-

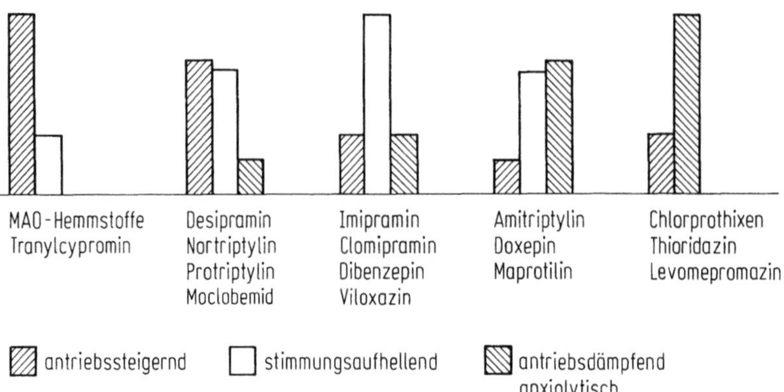

Abb. 1. Einteilung der Antidepressiva nach ihren Wirkungsqualitäten (nach SCHÖNHÖFER und SCHWABE 1986)

Tabelle 2. Auswahl von Antidepressiva nach Leitsymptomatik (modifiziert nach SCHÖNHÖFER und SCHWABE 1986)

Leitsymptomatik der Depression	Substanzen
Gehemmt, apathisch	Desipramin Nortriptylin Protriptylin Fluvoxamin Fluoxetin Moclobemid
Melancholie mit Tagesperiodik, vitaler Hemmung, leichter motorischer Unruhe	Imipramin Clomipramin Dibenzepin Viloxazin
Agitation, Unruhe ängstliches Gepräge	Amitriptylin Doxepin Maprotilin

geln zu korrelieren. Ausnahmen sind Nortriptylin und Desipramin, deren „therapeutische Plasmaspiegel“ zwischen 50 und 150 ng/ml für Nortriptylin und 150–300 ng/ml für Desipramin angegeben werden. Durch die weitere Glukuronidierung der Zwischenprodukte entstehen die ausscheidungsfähigen, hydrophilen metabolischen Endprodukte (Phase II). Da der relative Anteil des Fettgewebes beim alten Menschen zunimmt und der Phase I-Metabolismus der Leber mit zunehmendem Alter eine abnehmende Tendenz zeigt, verlängert sich die Eliminations-Halbwertszeit der trizyklischen Antidepressiva beim alten Menschen. Die schon normalerweise langen Halbwertszeiten von 15 bis 40 Stunden können beim alten Menschen bis zu 80 Stunden verlängert sein. Deshalb sollte die antidepressive Therapie mit niedrigeren Dosen erfolgen, als

Tabelle 3. Dosierungsempfehlungen für den geriatrischen Patienten

Wirksubstanzen	Tagesdosis (mg)
Trizyklische Antidepressiva	
Amitriptylin	25–100
Imipramin	25–100
Desipramin	25–100
Nortriptylin	25–100
Protriptylin	10–30
Clomipramin	25–100
Doxepin	25–150
„Nicht-trizyklische" Antidepressiva	
Maprotilin	25–150
Viloxazin	75–200
Trazodon	50–300
MAO-Hemmstoffe	
Tranylcypromin	5–20
Moclobemid	300–600
Serotonerge Antidepressiva	
Fluvoxamin	100–200
Fluoxetin	10–20

sie für jüngere Patienten üblich sind. Häufig sind nur ein Drittel bis die Hälfte der Standarddosis notwendig (Tabelle 3).

Die antidepressive Behandlung mit den trizyklischen Antidepressiva ist vor allem durch die zentralen (sedierenden) und peripheren anticholinergen Wirkungen belastet, die besonders zu Beginn der Behandlung ausgeprägt sind. Die Häufigkeit, mit der der therapeutische Erfolg der trizyklischen Wirksubstanzen durch diese unerwünschten Wirkungen beeinträchtigt wird, hat zu einer Suche nach anderen, „nicht-trizyklischen" antidepressiven Stoffen geführt. In ihrer antidepressiven Wirksamkeit haben sich die neuen Medikamente der „zweiten Generation" den klassischen Trizyklika keineswegs als überlegen erwiesen, eher waren sie ihnen unterlegen. Dagegen zeigte sich für einige dieser neuen Wirksubstanzen, daß sie auch neue, schwere Risiken bergen, die bei einigen von ihnen (Nomifensin, Zimeldin) bereits zum Marktrückzug führten.

Eine neue Gruppe antidepressiv wirksamer Stoffe sind die „Serotonin-Wiederaufnahmehemmer" Paroxetin, Fluoxamin und Fluoxetin. Im Vergleich zum trizyklischen Clomipramin, das auch die präsynaptische Serotonin-Wiederaufnahme hemmt, sollen sie spezifischer wirken. Von den bisher verfügbaren Antidepressiva unterscheiden sie sich nicht hinsichtlich Wirkstärke und Wirkungsqualitäten. Unterschiede bestehen hinsichtlich der Begleiteffekte. Die serotonergen Antidepressiva zeigen weniger anticholinerge Begleiteffekte, aber ausgeprägte agitierende und erregende Wirkungen („Serotonin-Syndrom": Unruhe, Appetitlosigkeit, Gewichtsabnahme, Schlafstörungen,

Agitation mit Benommenheit). Die Antriebssteigerung kann die Manifestation latenter suizidaler Tendenzen begünstigen. Deshalb sind Fluvoxamin, Fluoxetin oder Paroxetin nur Mittel der fernen Wahl, wenn die Initialtherapie mit einem trizyklischen Antidepressivum erfolglos bleibt oder kontraindiziert ist.

Die „nicht-trizyklischen"Wirksubstanzen sind Mittel der Reserve, wenn die Behandlung mit den klassischen trizyklischen Antidepressiva nicht zum erwünschten Erfolg geführt hat. Viloxazin und Trazodon scheinen im allgemeinen weniger anticholinerge Wirkungen zu entfalten als die trizyklischen Antidepressiva. Viloxazin hat eine Eliminations-Halbwertszeit von 2 bis 5 Stunden. Anders als bei den trizyklischen Antidepressiva, deren lange Halbwertszeit eine einmalige, z. B. abendliche Gabe ermöglichen, muß die Tagesdosis von Viloxazin in mehrere Einzelgaben über den Tag verteilt werden. Das stärker antriebssteigernde Wirkprofil der Substanz schränkt ihre Brauchbarkeit bei der häufigen ängstlich-agitierten Altersdepression ein. Bei diesen Patienten ist in der Regel die zusätzliche Gabe eines sedierenden Medikaments (Tranquilizer) notwendig. Trazodon zeigt eine schnelle gastrointestinale Resorption mit maximalen Plasmaspiegeln 30 Minuten bis 2 Stunden nach der Einnahme. Die Eliminations-Halbwertszeit liegt zwischen 6 und 11 Stunden. Wegen der starken sedativen Effekte dieser Wirksubstanz, besonders zu Beginn der Therapie, wird sie oft zur Behandlung der Altersdepression als geeignet empfohlen, aber es bleiben erhebliche Zweifel, ob sie überhaupt eine hinreichende antidepressive Wirksamkeit hat (Blackwell und Simon 1986), so daß keine Therapieempfehlung für Trazodon gegeben werden kann. Das tetrazyklische Antidepressivum Maprotilin ist aus der chemischen Abwandlung der trizyklischen Grundstruktur der klassischen Antidepressiva entstanden. Es war das erste neue Antidepressivum der „zweiten Generation", das bereits 1973 in der Bundesrepublik Deutschland eingeführt wurde. Die damaligen optimistischen Erwartungen konnte Maprotilin bis heute nicht erfüllen. Seine lange Halbwertszeit von 43 Stunden, seine ausgeprägten anticholinergen Wirkungen und seine gegenüber den klassischen Trizyklika deutlich erhöhte Neigung zu epileptischen Krampfanfällen lassen Maprotilin zur Behandlung der Altersdepression eher in den Hintergrund treten. Das ebenfalls tetrazyklische Antidepressivum Mianserin ist durch gehäuft auftretende Agranulozytosen und aplastische Anämien belastet und sollte deshalb nicht mehr verwendet werden.

Wirksubstanzen, die die Monoaminooxidase (MAO) hemmen, sind in der letzten Zeit wieder stärker ins Blickfeld der klinischen Behandlung sonst therapiefraktärer Depressionen gerückt. Befunde, die auf einen Anstieg der Monoaminoxydase mit zunehmendem Alter hinweisen, könnten für einen besonderen Stellenwert der MAO-Hemmer bei der Therapie von Depressionen bei älteren Patienten sprechen. Seit einiger Zeit steht neben dem klassischen irreversiblen MAO-Hemmstoff Tranylcypromin mit Moclobemid auch ein reversibler Hemmstoff der MAO-A (RIMA) zur Verfügung, jedoch läßt sich wegen fehlender therapeutischer Erfahrung noch keine Aussage zum therapeutischen Stellenwert dieser Substanz machen. Die klassischen MAO-Hemmstoffe wie Tranylcypromin vermindern durch irreversible Inaktivierung des Enzyms den Abbau aller biogener Amine nicht nur im Gehirn, sondern auch in der Leber. Dadurch entsteht ein besonderes Gefährdungspotential für die Resorption vasoaktiver biogener Amine wie Tyramin aus der Nahrung (Wein, Bier, Käse), das zu Blutdruckkrisen und Hirnblutungen führen kann. Deshalb waren MAO-Hemmstoffe in der ambulanten Versorgung wegen der genauen Einhaltung einer Diät äußerst problematisch. Dies scheint bei der Anwendung des spezifischen MAO-A-Hemmstoffes Moclobemid nicht mehr der Fall zu sein, da durch die MAO-A vorzugsweise biogene Amine wie Serotonin inaktiviert werden. Im Vergleich zu den trizyklischen Antidepressiva sind bei den MAO-Hemmstoffen anticholinerge Begleitwirkungen deutlich geringer.

Leider läßt sich die Wahrscheinlichkeit, mit der bei einem Patienten mit einer bestimmten Wirkstubstanz ein therapeutischer Erfolg erzielt werden kann, nicht vorhersagen. Da die antidepressive Wirkung in der Regel erst nach 2 bis 4 Wochen eintritt, sollte ein Wechsel des Medikaments oder eine Dosissteigerung nicht vor Ablauf von 6 Wochen erwogen werden. Der betreuende Arzt muß dabei berücksichtigen, daß die therapeutische Wirkung beim alten Menschen gewöhnlich später eintritt als beim jungen (Lazarus et al. 1985). Aber auch nach einem Wechsel der antidepressiven Wirksubstanz verbleiben bis zu 30% der endogenen Depressionen ohne therapeutischen Erfolg. Antidepressiva wirken nur symptomatisch durch Normalisierung von Antrieb und Stimmung, sie verkürzen aber die Phasendauer einer Depression nicht. Absetzen des antidepressiven Medikaments vor Ablauf der Phasendauer führt zu einem Wiederauftreten des depressiven Syndroms. Die monophasische endogene Depression zeigt eine durchschnittliche Phasendauer von 6 Monaten. Daneben gibt es sehr viel kürzer dauernde depressive Verstimmungen. Die Bestimmung des spontanen Endes einer depressiven Phase sollte deshalb bei der Erstbehandlung immer durch einen Auslaßversuch unter langsamer Dosisreduktion, z.B. 25 mg der Wirksubstanz pro Woche, erfolgen. Kommt es bei diesem Versuch zu einem Wiederauftreten des depressiven Syndroms, kann notfalls schnell auf die alte wirksame Dosis zurückgegangen werden. Bleibt eine neuerliche Verschlechterung dagegen aus, kann von einem Ende der depressiven Phase ausgegangen werden.

Bei der Wahl eines antriebssteigernden Antidepressivums ist unbedingt zu beachten, daß sich der Antrieb zeitlich früher normalisieren kann als die depressive Verstimmung. Der gesteigerte Antrieb ohne gleichzeitige Stimmungsaufhellung kann in der Initialphase der Behandlung zur Aktivierung der bei endogenen Depressionen immer vorhandenen suizidalen Tendenzen führen. Diese frühzeitigen Antriebssteigerungen sollten mit einem Tranquilizer der Benzodiazepin-Gruppe abgefangen werden, der individuell gemäß der Symptomausprägung dosiert werden sollte. Fixe Kombinationen von Antidepressiva und Tranquilizern, z.B. Amitriptylin, sind abzulehnen, da sie eine dem Krankheitsbild entsprechende Dosiswahl prinzipiell verhindern. Nur bei extrem agierten oder psychotischen Verlaufsformen der Depression ist die Kombination eines Antidepressivums mit einem Neuroleptikum angezeigt.

1.3 Unerwünschte Wirkungen und Interaktionen

Die im Alter veränderte Pharmakokinetik antidepressiver Substanzen kann bei nicht ausreichender Dosisanpassung dazu führen, daß sich unter der Therapie höhere Serumspiegel im „Steady State" einstellen als beim jüngeren Menschen. Damit geht aber auch ein höheres Risiko an unerwünschten Wirkungen einher. Einige Autoren, besonders aus dem angelsächsischen Bereich, fordern deshalb inzwischen eine stärkere Orientierung am Profil unerwünschter Wirkungen bei der Präparatewahl, da die Unterschiede in der antidepressiven Wirksamkeit der verschiedenen Substanzen eher marginal sind.

Die meisten unerwünschten Wirkungen der trizyklischen Antidepressiva sind vegetativer Art. Anticholinerge und blockierende Effekte an den α-adrenergen Rezeptoren führen zu einer Reihe möglicher unerwünschter Wirkungen. Während Mundtrockenheit, Akkomodationsstörungen oder Obstipation eher belästigend als gefährlich sind, können beim alten Patienten die Auslösung eines Glaukomanfalls, die Hemmung der Bronchialsekretion bei chronisch obstruktiver Atemwegserkrankung, die Miktionsstörungen bis zur Harnsperre bei benigner Prostatahyperplasie ein entscheidendes Gewicht gewinnen. Besonders gefürchtet sind beim alten Menschen die Hypotonien, die über zerebrale Hypoxämien zu ischämischen Insulten, Verwirrtheitszuständen und Gangunsicherheit mit Fallneigung führen können. Während Imipramin bei ungefähr 50% der Patienten nicht zu tolerierende orthostatische Hypotonien auslöst, scheint diese unerwünschte Wirkung unter Nortriptylin seltener aufzutreten (Roose et al. 1986). Die Tabelle 4 gibt einen vergleichenden Überblick über die sedativen, anticholinergen und orthostatisch-hypotonen Wirkungen einiger Antidepressiva.

Trizyklische Antidepressiva zeigen am Herzen einen Anstieg der Herzfrequenz als Folge der anticholinergen Wirkungen und chinidinartige Membraneffekte in Form von Erregungsausbreitungsstörungen. Deshalb wird die Wirkung chinidinartig wirksamer Antiarrhythmika – z.B. Chinidin, Procain-

Tabelle 4. Sedierende, anticholinerge und orthostatisch-hypotensive Wirkungen von Antidepressiva (nach Peabody et al. 1986, ergänzt)

Wirksubstanz	Sedierender Effekt	Anticholinerger Effekt	Orthostatische Hypotonie
Amitriptylin	+++	+++	+++
Doxepin	+++	+++	+++
Imipramin	++	++	+++
Nortriptylin	++	++	++
Desipramin	+	+	+++
Maprotilin	+++	++	?
Trazodon	++	+	+
Tranylcypromin	+	0	+++
Moclobemid	+	0	0
Fluvoxamin	0	0	0
Fluoxetin	0	0	0

amid, Ajmalin, Prajmalin, Disopyramid, Propafenon – nicht nur hinsichtlich der antiarrhythmischen, sondern auch hinsichtlich der negativ inotropen Wirkung verstärkt. Die häufig im EKG auffälligen Überleitungs- und Repolarisationsstörungen sind nach Ende der Therapie reversibel. Für Patienten mit vorbestehenden Überleitungsstörungen gilt ein erhöhtes Risiko für Blockbildungen, weshalb regelmäßige EKG-Kontrollen angezeigt sind. Die Membraneffekte sind auch die Ursache sowohl für die antiarrhythmischen wie für die arrhythmogenen Eigenschaften der trizyklischen Antidepressiva. Die früher dieser Wirkstoffgruppe zugeschriebene kardiotoxische Wirkung ließ sich nicht bestätigen. Eine Abnahme der kardialen Ejektionsfraktion ließ sich auch bei Patienten mit vorgeschädigtem Herzen nicht finden (LATHERS und LIPKA 1987).

Als Ausdruck zentraler anticholinerger oder sedativer Effekte kann es zu Orientierungsschwierigkeiten bis zu agitierter Verwirrtheit kommen. Die gleichzeitige Medikation anderer anticholinerg wirkender Medikamente verstärkt diesen Effekt.

Im Vergleich zu trizyklischen Antidepressiva zeigen die Serotonin-Wiederaufnahmehemmer zwar deutlich geringere anticholinerge und kardiovaskuläre Störwirkungen, aber auch bei ihnen liegt die Häufigkeit unerwünschter Wirkungen zwischen 20 und 40%. Dabei stehen zentralnervöse Beschwerden wie Kopfschmerzen, Schlaflosigkeit, getriebene Unruhe und Erregung, Angstgefühle oder Benommenheit („Serotonin-Syndrom“) sowie gastrointestinale Störwirkungen wie Übelkeit, Erbrechen, Durchfall und Appetitlosigkeit im Vordergrund. Auffällig häufig ist übermäßiges Schwitzen. Die Erregungszustände mit erhöhtem Antrieb können suizidale Ideation manifest werden lassen. Hinzuweisen ist auch darauf, daß das vor Jahren wegen schwerer immunallergischer Störwirkungen vom Markt zurückgezogene Zimelidin wie Fluvoxamin, Fluoxetin oder Paroxetin ein selektiver Hemmstoff der Serotonin-Wiederaufnahme war. Einzelne Berichte über teils schwere immunallergische Reaktionen liegen inzwischen auch für die neueren Substanzen vor. Durch Effekte auf Serotinbildung und -umsatz könnten die gleichen Wirkungen ausgelöst werden, die bei der oralen Anwendung von L-Tryptophan beobachtet wurden, nämlich die Auslösung von Immunerkrankungen bis zum Vollbild eines Eosinophilie-Myalgie-Syndroms (EMS). Wegen der Bedrohlichkeit dieser Erkrankung und ihrer nur partiellen Reversibilität ist erhöhte Aufmerksamkeit bei der Anwendung dieser Substanzen geboten.

Viloxazin führt gehäuft zu Übelkeit und Erbrechen. Eine besonders auffällige unerwünschte Wirkung ist das Auftreten migräneartiger Kopfschmerzen, auch bei Patienten, die bisher nicht unter Migräne-Attacken gelitten hatten. Anticholinerge Wirkungen sind seltener als bei anderen Antidepressiva. Im Gegensatz zu den trizyklischen Antidepressiva, die häufig zu einer Gewichtszunahme führen, kommt es unter Viloxazin-Therapie eher zu einem Gewichtsverlust.

Da die Antidepressiva die Neurotransmitter und/oder ihre Rezeptoren beeinflussen, sind Interaktionen mit anderen Medikamenten mit der gleichen Wirkebene zu erwarten. So schwächen alle trizyklischen Antidepressiva die antihypertensive Wirkung von Reserpin, Guanethidin, α-Methyl-Dopa sowie Clonidin ab. Bei gleichzeitiger Gabe von direkten und indirekten Sympathomimetika (z. B. in Grippe-, Husten- und Stärkungsmitteln) kann es zu überschießenden Blutdrucksteigerungen kommen. Die zentrale anticholinerge Wirkung der Trizyklika kann die gleichartige Wirkung anderer Medikamente wie der Neuroleptika, Antihistaminika und der anticholinergen Mittel zur Behandlung der Parkinson-Krankheit verstärken und zu einem toxischen zentral-anticholinergen Syndrom mit Verwirrtheit und Delirium führen.

Große Vorsicht ist geboten, wenn ein trizyklisches Antidepressivum mit Tranylcypromin kombiniert werden soll, da es dabei zu Tremor, Erregbarkeit, Hyperthermie, Muskelstarre, generalisierten klonischen Krämpfen, Delirium und Tod kommen kann. Soll von einem trizyklischen Antidepressivum auf Tranylcypromin umgestellt werden, so ist eine Therapiepause von 7 Tagen zu empfehlen.

Ist eine Substitutionsbehandlung mit Schilddrüsenhormonen notwendig, dann kommt es zu einer verstärkten Reaktion auf trizyklische Antidepressiva.

Viloxazin kann bei Patienten mit einem epileptischen Anfallsleiden, die mit Carbamazepin behandelt werden, den Serumspiegel von Carbamazepin so erhöhen, daß mit toxischen Symptomen gerechnet werden muß.

1.4 Zusammenfassung

Aufgrund der beim alten Patienten eventuell verringerten metabolischen Kapazität der Leber und des veränderten Verteilungsvolumens sollte die initiale Dosierung von Antidepressiva mit einem Drittel der sonst üblichen Standarddosis angesetzt werden. Beim multimorbiden Patienten sollten die vorwiegend anticholinergen und kardialen unerwünschten Wirkungen durch eine engmaschige initiale Überwachung kontrolliert werden. Sie stellen jedoch in der Regel keine Kontraindikation dar. Aufgrund der langen Erfahrung mit dieser Substanzgruppe sind trizyklische Antidepressiva wie Nortriptylin die Mittel der ersten Wahl, neuere Substanzen sind meist weniger wirksam und bieten bei den unerwünschten Wirkungen keine erwiesenen Vorteile. Der behandelnde Arzt sollte sich auf wenige Standardsubstanzen beschränken. Durch die eigene Erfahrung mit den Therapiechancen und -risiken dieser Auswahl trägt er entscheidend zu einer größeren Therapiesicherheit bei.

2 Behandlung psychotischer Reaktionen und psychomotorischer Erregungszustände mit Neuroleptika

2.1 Pathogenetische Einleitung

Beim alten Menschen können psychotische Zustände mit wahnhaften Symptomen und formalen Denkstörungen oder chronisch verlaufende schizophrene Psychosen mit fundamentalen Veränderungen der Denk- und Erlebnisstrukturen eine antipsychotische Therapie mit Neuroleptika notwendig machen.

Tabelle 5. Medikamente, die eine psychotische Reaktion auslösen können (nach HOLLISTER 1986, ergänzt)

Dopaminerge Substanzen	*Herz-Kreislauf-Medikamente*
Levodopa	Procainamid
Bromocriptin	Lidocain
Baclofen	Tocainid
Amantadin	Flecainid
Nicht-steroidale Antirheumatika	Propranolol
	Clonidin
Indometacin	
Sulindac	*Antiepileptika*
u. a.	Phenytoin
Glukokortikoide	Primidon
	Carbamazepin
Dexamethason	
Betamethason	*Andere*
Triamcinolon	Methysergid
u. a.	Fenfluramin u. a. Sympathomimetika
	Carbimazol

Besonders häufig findet man im Alter zurückgezogen lebende Patienten mit einem ängstlich-mißtrauischen Verhalten, die ihrem Umfeld bösartige Motive unterstellen. Die zunehmende Isolierung und die wahnhaft-angstbesetzte innere Szene im Sinne eines Kontaktmangelparanoids stehen dabei in einem engen Zusammenhang (BÖHME 1984). Hier muß die neuroleptische Therapie der Wahnsymptomatik durch soziale Maßnahmen ergänzt werden, ohne die der Patient dem Zirkel aus Vereinsamung und paranoidem Erleben nicht entrinnen kann.

Neben den psychotischen Reaktionen sind Neuroleptika beim alten Patienten auch dann indiziert, wenn es im Rahmen von hirnorganischen Psychosyndromen zu schweren psychomotorischen Erregungszuständen kommt. Sedierung allein bedeutet unter diesen Bedingungen in der Regel eine Akzentuierung der delirantagitierten Verhaltensstörung und kann – insbesondere bei Anwendung von Benzodiazepinen – die Unfallgefahr mit sturzbedingten Frakturen infolge zentraler Koordinationsstörungen (Ataxie) erhöhen. In diesen Fällen ist die zeitlich limitierte, niedrig dosierte Gabe nicht sedierender starker Neuroleptika die Therapie der Wahl.

Wie depressive Syndrome können auch psychotische Zustände mit paranoidem Erleben und auffallendem Verhalten durch Medikamente ausgelöst werden. Die Tabelle 5 gibt einen Überblick über einige Medikamente, für die solche Reaktionen bekannt sind.

2.2 Medikamentöse Therapie

Wirksubstanzen unterschiedlicher chemischer Struktur bilden die Gruppe der Neuroleptika: Phenothiazine, Thioxanthene, Butyrophenone. Sie alle zeigen eine einheitliche zentralnervöse Wirkung: Sie blockieren die postsynaptischen

Tabelle 6. Wirkungsstärke einiger Neuroleptika und Anfangsdosis beim Alterspatienten

Substanz	chemische Struktur	Wirkungs-stärke[a]	Anfangs-dosis
1. Schwache Neuroleptika			
Promazin	Ph	1/2	25–75 mg
Thioridazin	Ph	1/2	25–75 mg
Levomepromazin	Ph	2/3	25–50 mg
Chlorprothixen	Th	2/3	25–50 mg
2. Mittelstarke Neuroleptika			
Clopenthixol	Th	2–3	10–20 mg
Triflupromazin	Ph	4	10–25
3. Starke Neuroleptika			
Perphenazin	Ph	10	4–8 mg
Trifluoperazin	Ph	10–20	2–4 mg
4. Sehr starke Neuroleptika			
Fluphenazin	Ph	50	0,5–2 mg
Haloperidol	B	50	0,5–2 mg

[a] gegen Chlorpromazin = 1
Ph = Phenothiazine, B = Butyrophenone, Th = Thioxanthene

dopaminergen Rezeptoren und vermindern damit die Aktivität der dopaminergen Systeme in den verschiedenen Hirnregionen. Die Blockade der dopaminergen Rezeptoren im mesolimbischen System bewirkt eine Indifferenz gegen äußere Reize, Verlangsamung der Reaktionen und Verminderung des Antriebs beim Gesunden und eine antipsychotische Wirkung bei psychotischen Reaktionen. Die Bewußtseinslage, Ansprechbarkeit und intellektuellen Funktionen bleiben dabei erhalten. Der durch die dopaminerge Blockade bedingten antipsychotischen Wirkung entspricht im nigrostriären und nigro-pallidalen System die Auslösung von extrapyramidal-motorischen Störungen: Initial Dyskinesien, dann ein Parkinsonoid mit Akinesie, Rigor und Tremor, später fluktuierende Plus- und Minus-Symptomatik (z. B. Akathisie). Die unter einer auch niedrig dosierten Langzeitbehandlung häufig auftretenden „Spätdyskinesien" (bis zu 40 % der Patienten, vor allem in höherem Lebensalter) wurden auf eine therapiebedingte „Überempfindlichkeit" der postsynaptischen Rezeptoren im Striatum zurückgeführt, sind aber möglicherweise Folge des unter einer Neuroleptika-Therapie sich entwickelnden Verlustes von Gamma-Aminobuttersäure(GABA)-ergen Neuronen im Striatum.

Die Neuroleptika unterscheiden sich in ihrer antipsychotischen Wirkungsstärke (neuroleptische Potenz). Tabelle 6 gibt einen Überblick über die verschiedenen Neuroleptika, wobei für Chlorpromazin als historische Standardsubstanz eine Wirkungsstärke von 1 angenommen wurde, mit der die Wirkungsstärke der anderen Neuroleptika verglichen werden soll. Mit zunehmender neuroleptischer Potenz kommt es auch zu einer Verstärkung der extrapyramidalmotorischen Syndrome. Die niedrig potenten Neuroleptika zeigen eine starke sedative Wirkung, sind aber auch durch stärkere vegetative

Wirkungen (Mundtrockenheit, Obstipation, Hypotension usw.) belastet. Während Patienten mit psychomotorischen Erregungszuständen *und* Schlaflosigkeit abends Neuroleptika mit sedativer Wirkung verordnet werden können, eignen sich beim alten Menschen besser die höherpotenten Neuroleptika. Bei Alterspatienten können die Kreislaufeffekte der niedrig potenten Neuroleptika so bedenklich sein, daß deren Einsatz ausgeschlossen werden muß.

2.3 Unerwünschte Wirkungen und Interaktionen

Alte Menschen sind sehr viel anfälliger zur Entwicklung extrapyramidalmotorischer Syndrome als jüngere. Dies gilt besonders für das parkinsonoide Syndrom mit Akinese, Rigor, Tremor und Salbengesicht, das bereits nach 1- bis 2wöchiger Behandlung zum Vorschein kommen kann. Bei dem Neuroleptikainduzierten parkinsonoiden Syndrom sollte die Dosis vermindert und eventuell ein anticholinerg wirkendes Antiparkinsonmittel, z. B. Biperiden, gegeben werden. Die anticholinerge Langzeitmedikation erhöht aber das Risiko der Spätdyskinesie. Eine Behandlung des Parkinsonoids mit Levodopa ist nicht möglich, da sie die Psychose verschlimmern kann. Thioridazin blockiert selbst in schwacher Weise die cholinergen Rezeptoren und provoziert deshalb weniger extrapyramidale Symptome als die übrigen Neuroleptika.

Die zeitlich später auftretenden Fluktuationen zwischen Starre und extrapyramidal-motorischem Bewegungszwang äußern sich als Akathisie (Unfähigkeit zum stillen Sitzen oder Stehen). Typisch ist der Bewegungszwang der Beine („restless legs“), der es den Patienten unmöglich machen kann, ruhig zu warten, bis sie z. B. an der Ladenkasse „an der Reihe“ sind. Da diese Störungen auch während des Schlafes auftreten, kann es zu schweren Schlafstörungen kommen.

Die Spätdyskinesien („tardive Dyskinesien“) sind ein oft irreversibler Endzustand Neuroleptika-bedingter Störungen der Motorik. Sie treten bei alten Patienten gehäuft auf. Sie äußern sich besonders in Spontanbewegungen der Gesichts- und Mundmuskulatur, als Zungen- oder Kaubewegungen oder gar als generalisierte choreiforme Bewegungen. Diese Spätdyskinesien treten gewöhnlich nach längerer Therapie auf, können aber auch erst nach dem Absetzen des Neuroleptikums in Erscheinung treten. Da es sich dabei um sozial behindernde Störungen mit oft irreversiblen Verläufen handelt, sollte bei einem Patienten mit extrapyramidal-motorischen Symptomen nach Möglichkeit die Dosis reduziert oder, falls möglich, das Neuroleptikum abgesetzt werden. Ob eine Umstellung auf ein weniger potentes Neuroleptikum vorteilhaft ist, bleibt umstritten. Die niedrig potenten Neuroleptika haben darüber hinaus den für alte Patienten häufig gravierenden Nachteil der Sedation und der Blutdrucksenkung, was zur Verschlechterung eines hirnorganischen Psychosyndroms führen kann. Auch die übrigen vegetativen Begleiteffekte der niedrig potenten Neuroleptika können für alte Patienten sehr beeinträchtigend sein. Der sicherste Weg, das Risiko dieser unerwünschten Folgen einer Neuroleptika-Therapie zu vermeiden, ist der frühzeitige Auslaßversuch mit ausschleichenden Dosen.

Clozapin nimmt eine gewisse Sonderstellung unter den Neuroleptika ein, weil bei dieser Substanz die extrapyramidal-motorischen Syndrome, insbesondere tradive Dyskinesien seltener beobachtet werden. Jedoch besitzt Clozapin eine besondere Störwirkung auf die Blutbildung (Agranulozytose), so daß die Substanz nur unter speziellen Bedingungen für einzelne Patienten verfügbar ist und nur unter engmaschiger Kontrolle des Blutbildes angewendet werden darf. Darüber hinaus wurden Todesfälle durch Atemlähme bei gleichzeitiger Gabe von Benzodiazepinen beschrieben. Deshalb darf die Anwendung nur als Therapie der fernen Wahl erfolgen, wenn andere Neuroleptika versagt haben oder kontraindiziert sind. Für einige neuere Neuroleptika werden „Clozapinähnliche" Eigenschaften vom Hersteller in Anspruch genommen, ohne daß dieser Vorteil anhand von klinischen Studien als relevant belegt erscheint (z. B. Zotepin). Melperon ist ein schwach wirksames Butyrophenon-Neuroleptikum, das keine therapeutischen Besonderheiten erkennen läßt und chemisch wie auch wirkungsmäßig dem altbekannten Pipamperon ähnelt.

Neben den bereits aufgeführten unerwünschten Wirkungen ist an weitere zentrale und periphere Effekte zu denken. Besonders bei alten Menschen kann es zu paradoxen Erregungen mit Desorientiertheit kommen. Wie bei den Antidepressiva wird die Krampfbereitschaft erhöht, was bei einer vorbestehenden Anamnese zu berücksichtigen ist. Unter einer langfristigen Neuroleptika-Therapie kann es gehäuft zu schweren pharmakogenen Depressionen kommen mit erhöhter Suizidgefahr. Zentrale und periphere antiadrenerge Wirkungen der Neuroleptika führen zu Blutdrucksenkungen, die neben der Sturzgefahr das Risiko von Myokardinfarkten und zerebralen Ischämien erhöhen. Die periphere anticholinerge Wirkung kann bei Prostatahyperplasie zu Harnverhalten und zur Glaukomauslösung führen. Bei Langzeitbehandlung kann es über direkte toxische Wirkungen zu Tachykardien und Störungen der Erregungsausbreitung kommen. Hautreaktionen und Fototoxizität hat man vor allem bei Phenothiazinen beobachtet. Eine weitere, aber seltene Überempfindlichkeitsreaktion sind Leberfunktionsstörungen im Sinne einer Hepatitis oder Cholestase und Leukopenien bzw. Angranulozytosen, die eine regelmäßige Kontrolle unumgänglich machen. Bei jedem Patienten, der unter einer Neuroleptika-Therapie eine Pharyngitis und Fieber entwickelt, muß an diese Komplikation gedacht werden.

Die dopaminerge Blockade bewirkt an den hypothalamischen Neuronen endokrine Regulationsstörungen, die sich in einer Hyperphagie mit Gewichtszunahme und einer Hyperprolaktinämie mit Gynäkomastie und Galaktorrhoe äußern können. Schwach wirksame Neuroleptika des Phenothiazintyps scheinen diesen Effekt ausgeprägter zu besitzen als Butyrophenone. Besonders problematisch ist dieser Effekt bei Sulpirid und verwandten Substanzen. Ob bei letzterer Substanz die ausgeprägten endokrinen Störeffekte mit der für diese Substanz beschriebenen karzinogenen Wirkung in Verbindung stehen, ist derzeit noch ungeklärt. Deshalb sollten Sulpirid und verwandte Stubstanzen nicht verwendet werden.

Die dämpfende Wirkung von Alkohol, Sedativa und Narkotika wird durch Neuroleptika verstärkt. Antazida vermindern die Resorption aus dem Magen-

Darm-Trakt. Die Wirkung von Phenytoin kann sowohl verstärkt wie vermindert werden und erschwert dann die optimale Einstellung der Epilepsie-Behandlung.

2.4 Zusammenfassung

Die besondere medizinische und soziale Bedeutung der unerwünschten Wirkungen von Neuroleptika bei alten Patienten erfordert es, daß die Behandlung so kurzfristig wie möglich bei eben noch wirksamen, niedrigen Dosen erfolgt. Tabelle 6 gibt für einige Neuroleptika tägliche Anfangsdosen für alte Patienten an. Bei der individuell angemessenen Dosisfindung muß allerdings berücksichtigt werden, daß Neuroleptika die verschiedenen psychotischen Symptome in unterschiedlichem Maße beeinflussen. In der Regel gut zu beeinflussen sind psychomotorische Erregungszustände, und auch bei den produktiven paranoid-halluzinatorischen Psychosen sind die therapeutischen Erfolge günstig. Dagegen sind rein paranoide Symptome mit sonst ungestörter Persönlichkeit und weitgehend erstarrte Verlaufsformen (Minus-Symptomatik) nur schwer durch Neuroleptika zu beeinflussen (Gutzmann und Kanowski 1981). Die für den einzelnen Patienten notwendige Dosis, die zum therapeutischen Ziel der Minderung der Leitsymptome führt, ist nicht vorhersehbar und schwankt beträchtlich von Patient zu Patient.

3 Die Behandlung von Angst- und Erregungszuständen mit Benzodiazepinen

3.1 Vorbemerkung

Benzodiazepine sind heute die fast alleinige Wirkstoffgruppe zur Behandlung von Angst- und Erregungszuständen nicht-psychotischer Genese. Das ältere Meprobamat sollte wegen seiner Abhängigkeitspotenz und seiner starken Sedierung heute nicht mehr verwandt werden. Die Benzodiazepine entfalten ihre Wirkung durch einen die Empfindlichkeit der GABA-ergen Transmittersysteme fördernden Effekt. Diese modulieren durch ihren hemmenden Einfluß im Gehirn die neuronale Aktivität. Die GABA-ergen Systeme scheinen im Gehirn unterschiedlich dicht lokalisiert zu sein. Im limbischen System finden sie sich besonders dicht. Auf der molekularen Ebene bewirken die Benzodiazepine im Zusammenspiel mit der Gamma-Aminobuttersäure (GABA) eine Hyperpolarisierung der Neurone durch die Förderung des Chlorideinstroms.

Wegen der in der letzten Zeit zunehmenden Besorgnis über die abhängigkeitserzeugenden Wirkungen der Benzodiazepine wird verstärkt nach Alternativen gesucht. Buspiron wurde vom Bundesgesundheitsamt als Tranquilizer oder Anxiolytikum zugelassen, ist jedoch vom Wirktyp her ein Neuroleptikum, für das schon kurz nach der Markteinführung die typischen extrapyramidalmotorischen Störwirkungen beschrieben wurden. Für diese Substanz gelten die unter 2.3 gemachten Ausführungen. Buspiron ist als Tranquilizer, insbesondere zur längerfristigen Behandlung, nicht geeignet.

In den letzten Jahren zeigt die Verordnung von Beruhigungsmitteln einen deutlichen Rückgang. 1985 entfielen etwa die Hälfte aller Verordnungen von Beruhigungsmitteln, zu denen die Hypnotika, Sedativa und Tranquilizer gezählt wurden, auf Patienten, die älter als 64 Jahre alt waren. Der Anteil der Frauen überwog bei weitem (Meiner 1987). In den USA konsumierten 1983 23% der über 65jährigen Benzodiazepin-Tranquilizer (Jones 1985).

3.2 Medikamentöse Therapie

Benzodiazepine führen zu einer Distanzierung gegenüber äußeren und endogenen Stimuli und zu einer allgemeinen Sedation. Ihr Wirkspektrum umfaßt sedative, angstlösende, muskelrelaxierende, antikonvulsive und abhängigkeitserzeugende Eigenschaften. Richtig eingesetzt, stellen sie eine Bereicherung der interventiven Medizin dar. Die psychotische Angst sollte nicht mit Benzodiazepinen, sondern mit Neuroleptika, die Angst des Depressiven mit Antidepressiva behandelt werden. Die Benzodiazepine besitzen selbst keine antidepressiven Wirkungen, auch wenn das für einige Substanzen wie z.B. Alprazolam vom Hersteller behauptet wird. Sie eignen sich aber im Rahmen der antidepressiven Behandlung gut zur initialen Dämpfung, wenn es unter einem Antidepressivum zu einer dem depressionslösenden Effekt vorlaufenden Antriebssteigerung kommt.

Nach oraler Einnahme werden alle Benzodiazepine gut und schnell resorbiert. Die Plasmaspiegel erreichen für die verschiedenen Benzodiazepine maximale Werte zwischen 0,5 und 3 Stunden nach der Einnahme. Da die Benzodiazepine eine stark lipophile Substanzgruppe sind, verteilen sie sich relativ rasch in die Gewebe. Als lipophile Substanzen passieren sie insbesondere gut die Blut-Hirn-Schranke. Die Benzodiazepine mit den ausgeprägten lipophilen Eigenschaften wie Diazepam oder auch Temazepam diffundieren bei abfallendem Plasmaspiegel aber auch wieder rasch aus dem Gehirn in die Zirkulation zurück. Besonders die lang wirkenden Benzodiazepine werden in der Leber zu biologisch aktiven Metaboliten verstoffwechselt (Phase I-Metabolismus), die entscheidend zu der langen Wirkungsdauer beitragen. So wird das Diazepam zu Desmethyldiazepam demethyliert, dessen Halbwertzeit mit 50 bis 100 Stunden wesentlich länger als die des Diazepams ist. Schließlich wird das Desmethyldiazepam zu dem ebenfalls biologisch aktiven Oxazepam hydroxyliert, eine Substanz, die selbst als Wirkstubstanz auf dem Markt ist. Das noch gering lipophile Oxazepam wird schließlich durch Glukorinierung in eine hydrophile Form gebracht und damit ausscheidungsfähig (Phase II-Metabolismus).

Einige der auf dem Markt befindlichen Benzodiazepine sind nicht selbst pharmakologisch wirksam, sondern erst nach ihrer chemischen Veränderung. So werden Chlordiazepoxid, Chlorazepat und Prazepam zu dem biologisch aktiven Diazepam-Metaboliten Desmethyldiazepam umgebaut. Medazepam wird dagegen in einem ersten Schritt zu Diazepam metabolisiert und durchläuft

Tabelle 7. Wirkungsdauer von Benzodiazepinen

lang wirksam (>20 h)	mittellang wirksam >5–<20 h)	kurz wirksam (<5 h)
Chlordiazepoxid	Lorazepam	Midazolam
Clobazam	Lormetazepam	Brotizolam
Clonazepam	Oxazepam	Triazolam
Clorazepat	Temazepam	
Diazepam		
Flunitrazepam		
Flurazepam		
Medazepam		
Nitrazepam		
Prazepam		
Bromazepam		

dann die weiteren Abbauwege des Diazepams. Tabelle 7 zeigt eine Einteilung verschiedener Benzodiazepine nach ihrer Wirkungsdauer.

Der Einsatz von Benzodiazepinen beim alten Menschen hat einige altersbedingte Besonderheiten der Pharmakokinetik und Pharmakodynamik dieser Substanzgruppe zu beachten. Benzodiazepine müssen erst in der Leber metabolisiert werden, bevor sie aus dem Körper ausgeschieden werden können. Altersbedingt kommt es zu einer Verringerung der metabolischen Kapazität der Phase I-Abbauwege. Dagegen werden die Kopplungsschritte der Phase II nicht oder in zu vernachlässigender Weise altersabhängig verändert. Da es im Alter zusätzlich zu einer relativen Zunahme von Fettgewebe kommt, erhöht sich zudem der Verteilungsraum für die stark lipidlöslichen Benzodiazepine. Deshalb kommt es im Alter zu einer erheblichen Verlängerung der Eliminations-Halbwertzeit für die Benzodiazepine, deren Elimination über Phase I-Wege läuft. Dagegen zeigen Benzodiazepine, deren Elimination durch Glukuronidierung erfolgt (Phase II), eine geringere Verlängerung der Eliminations-Halbwertszeit. Oxazepam, Lorazepam und Lormetazepam sind solche Benzodiazepine, die direkt über eine Glukuronidierung ausscheidungsfähig werden.

Neben den pharmakokinetischen Veränderungen zeigen auch die pharmakodynamischen Effekte von Benzodiazepinen altersbedingte Unterschiede. Für mehrere Benzodiazepine konnte nachgewiesen werden, daß beim alten Menschen die gleiche Plasmakonzentration eine größere zentralnervöse Dämpfung bewirkt als beim jüngeren. Bell und Mitarbeiter (1987) konnten für Midazolam zeigen, daß die für eine gastrointestinale Endoskopie notwendige Sedation bei steigendem Lebensalter mit kontinuierlich kleiner werdenden Dosen erreichbar ist.

Die Auswahl des Benzodiazepin-Wirkstoffs für den alten Patienten muß sich neben den therapeutischen Zielen an den pharmakokinetischen Besonderheiten orientieren. Die bei alten Menschen unter längerdauernder Therapie drohende Kumulation des Benzodiazepins kann durch die Wahl eines Benzodiazepins mit ausschließlichem Phase II-Metabolismus vermieden werden. Deshalb sind Benzodiazepine wie Oxazepam, Lorazepam und Lormetazepam für Alterspatienten besonders geeignet. Die Wirkung tritt bei Lorazepam schneller als bei Oxazepam ein, seine Eliminationshalbwertszeit ist gegenüber Oxazepam um wenige Stunden länger. Der sedative Effekt von Oxazepam wird erst etwa eine Stunde nach der Einnahme deutlich. Lorazepam ist in der üblichen Dosis von 2,5 mg pro Tablette überdosiert und auch die 1 mg Tablette liegt über der für alte Patienten notwendigen Wirkstoffmenge: Eine Einzeldosis von 0,25 mg ist bei alten Patienten meist ausreichend. Das gleiche gilt für Lormetazepam.

Wird ein Benzodiazepin mit langer Halbwertszeit verordnet, dann muß die sonst übliche Standarddosis auf ein Viertel reduziert werden, da sonst eine erhebliche Kumulation des Wirkstoffs droht. Diazepam sollte nicht über 2 mg dosiert werden.

3.3 Unerwünschte Wirkungen und Interaktionen

Stark lipophile Benzodiazepine sedieren wegen ihrer schnellen Anflutungsgeschwindigkeit im Gehirn rascher als weniger lipophile. Ein sehr schneller, „überfallartiger“ Wirkungseintritt kann aber eine problematische antegrade Amnesie vor Eintritt der Sedation auslösen, also einen Zustand des Kontroll- und Erinnerungsverlustes, der auch länger anhalten kann.

Die unerwünschten Wirkungen der Benzodiazepine sind eine überstarke Ausprägung der erwünschten Wirkungen: Benommenheit, Gleichgültigkeit, Apathie, Verwirrtheit und wegen der muskelrelaxierenden Wirkung eine Ataxie mit erhöhter Sturzgefahr. Da diese Reaktionen besonders bei Substanzen mit einer langen Halbwertszeit auftreten, sollten diese bei alten Patienten nicht zum Einsatz kommen. Wegen der auch am folgenden Tage anhaltenden Sedation und Ataxie dürfen Benzodiazepine mit langer Halbwertszeit wie Diazepam, Flurazepam, Nitrazepam, Flunitrazepam und ähnliche in dieser Altersgruppe nicht als Schlafmittel verordnet werden.

Die unter der Behandlung mit Benzodiazepinen berichteten „paradoxen“ Reaktionen mit delirant-verwirrter Agitation sind Ausdruck einer kompensatorischen Erregung bei relativer Überdosierung und erfordern eine Dosisreduktion auf mindestens ein Drittel, keine Dosissteigerung.

Triazolam besitzt eine kurze Halbwertszeit von 1 bis 3 Stunden. Die schnelle Abflutung gegen Ende der Wirkdauer scheint nach 3 bis 4 Stunden ein entzugsartiges Syndrom auszulösen, das zu Alpträumen und Schlafstörungen führen kann. Auch scheint es bei Triazolam häufiger als bei anderen Benzodiazepinen Erregungszustände bis zu psychotischen Symptomen bei gleichzeitiger Amnesie zu geben. Triazolam sollte deshalb nicht mehr verordnet werden.

Ein besonderes Problem ist die iatrogen ausgelöste Benzodiazepin-Abhängigkeit, die durch Habituation auch an niedrige Dosen zustande kommt. Da der Versuch, das Medikament nach längerer Einnahmedauer abzusetzen, als Zeichen eines Entzugs zu erneuten Schlafstörungen bzw. Angstreaktionen führt, ist die Dauereinnahme häufig nur Ausdruck eines Entzugvermeidungsverhaltens. Nur die Aufklärung des Patienten und eine geduldige Kooperation bieten dann eine Chance für einen erfolgreichen Entzugsversuch. Die Verordnung von Benzodiazepinen sollte deshalb immer auf einen möglichst kurzen Zeitraum (maximal 1 bis 2 Wochen) beschränkt werden.

Die Wirkung der Benzodiazepine wird durch andere sedativ wirksame Pharmaka verstärkt. Alkohol verstärkt nicht nur die Wirkung der Benzodiazepine, sondern erhöht auch durch eine verstärkte Resorption deren Blutspiegel. Bei gleichzeitiger Gabe des Histamin-Blockers Cimetidin kommt es zu einem verzögerten Phase I-Abbau von Benzodiazepinen.

3.4 Zusammenfassung

Benzodiazepine können beim alten Patienten kurzfristig zur Behandlung von Schlafstörungen oder zur Ruhigstellung bei akuten psychischen Belastungssituationen eingesetzt werden. Sie müssen niedrig dosiert werden (ein Viertel bis ein Drittel der Standarddosis). Auf die Verstärkung vorbestehender Störungen des koordinierten Bewegungsablaufes durch die muskelrelaxierenden Effekte der Benzodiazepine muß der Sturzgefahr wegen geachtet werden. Die Wirkstoffwahl sollte sich auf Substanzen mit kürzerer Halbwertszeit beschränken, deren Lebermetabolismus zudem nicht durch Alterseinflüsse verändert wird: z.B. Oxazepam, Lorazepam, Lormetazepam. „Paradoxe“ Reaktionen erfordern eine weitere Dosisreduktion.

4 Die Behandlung der Demenz mit Nootropika

4.1 Pathogenetische Vorbemerkungen

„Der Anteil älterer Menschen, die die Fähigkeit zur Einprägung und Speicherung von Gedächtnisinhalten verloren haben und wichtige Informationen nicht mehr aus der Erinnerung abrufen können, wächst in allen hochentwickelten Ländern der Welt. Diese älteren Menschen wissen nicht mehr, ob sie den Herd abgestellt oder die Haustür abgeschlossen haben, kommen im Gespräch nicht auf das passende Wort und sind manchmal nicht mehr in der Lage, vertraute Gegenstände zu benennen und sich anderen Personen verständlich zu machen. Sie finden sich in ungewohnten räumlichen Verhältnissen nicht länger zurecht, und die Ausübung lebenslang praktizierter Handlungsabläufe wird für sie zum Problem. Die Jacke kann nicht mehr angezogen, die Bluse nicht zugeknöpft, die Gabel nicht vom Teller zum Mund geführt, die Unterschrift nicht geleistet werden. Die Namen der Enkel werden verwechselt, nächste Angehörige oft nicht mehr erkannt. Angst, Ratlosigkeit und Mißtrauen stellen sich ein und können in manchen Fällen zu wahnhaften Umdeutungen harmloser Erlebnisse führen“ (Lauter et al. 1986).

In der Bundesrepublik Deutschland leben etwa eine halbe Million Menschen mit mittelgradigen oder schweren Formen der Demenz. Dieses Syndrom ist für das Alter *nicht* schicksalhaft, und es wäre ein wichtiges therapeutisches Ziel, den fortschreitenden Prozeß dieser Erkrankung zu verlangsamen oder gar aufzuhalten. Eine schwere Demenz findet man bei weniger als 1% der 65jährigen, aber bei mehr als 15% der über 85jährigen. Die Mehrzahl der Demenz-Kranken werden von ihren Familienangehörigen betreut, die anderen leben in Pflegeheimen oder in psychiatrischen Kliniken. Für den Familienverband der Angehörigen bedeutet die Betreuung häufig eine schwere Belastung.

Dem Demenzsyndrom entspricht keine nosologisch abgrenzbare Hirnkrankheit. 50 bis 60 Prozent der Erkrankten leiden unter der Alzheimerschen Krankheit, der vorwiegend Nervenzellverluste und eine Aktivitätsabnahme im cholinergen System zugrunde liegen, bei 10 bis 20 Prozent ist die Demenz Folge einer hyalinen Degeneration penetrierender Gehirngefäße – meist als Folge einer Hochdruckerkrankung – mit oft relativ kleinen Erweichungsherden, die als „Multiinfarkt-Demenz" bezeichnet wird (Katzman 1986). Wichtig ist das Erkennen einer reversiblen sekundären Demenz. Depressionen, Schilddrüsenfunktionsstörungen, Vitamin B_{12}-Mangel und Infektionen können zum klinischen Bild einer Demenz führen. Auch viele Medikamente können ein demenzähnliches Bild produzieren. Generell gelten 10 bis 20 Prozent der Demenzen als behandelbare sekundäre Phänomene (Council of Scientific Affairs 1986). Die Alzheimersche Krankheit äußert sich in einer langsam fortschreitenden Demenz. Die Multinfarkt-Demenz setzt dagegen häufiger abrupter ein und progrediert eher stufenweise als kontinuierlich.

4.2 Beurteilung von Pharmaka zur Behandlung der Demenz

Eine spezifische medikamentöse Therapie, die die Progredienz der Veränderungen im Gehirn beeinflußt, gibt es derzeit noch nicht. Bei der Alzheimerschen Krankheit werden zur Zeit aufgrund der neueren pathogenetischen Erkenntnisse Substanzen klinisch geprüft, die cholinomimetische Eigenschaften besitzen und die cholinerge Transmitterfunktion verstärken. Ermutigende Ergebnisse mit dem Cholinesterasehemmer Tetrahydroaminoacridin (THA), wie sie von Summers et al. (1986) berichtet wurden, wurden später durch andere Studien relativiert (Chatellier et al. 1990; Gauthier et al. 1990; Eagger et al. 1991). Deshalb ist eine Beurteilung dieses therapeutischen Konzepts noch nicht möglich.

Keinen erwiesenen Nutzen haben die sogenannten Nootropika, die die „gestörten Hirnleistungsfunktionen im Sinne einer Aktivierung von Adaptionsleistungen günstig beeinflussen können" sollen (Coper et al. 1987). Es gibt zwar eine Fülle von Tierversuchen mit diesen Substanzen, die zerebrale Effekte beschreiben, aber es fehlen zweifelsfreie und methodisch haltbare klinische Studien, die eine Wirksamkeit belegen. Zudem wird von einigen Autoren die Frage aufgeworfen, ob nicht möglicherweise die postulierte Steigerung der Hirnleistung durch Nootropika zu einer Beschleunigung der pathologischen Hirnprozesse führen könnte. Kennzeichnend ist jedenfalls, daß der US-amerikanische Wissenschaftsrat in seinem Bericht über den derzeitigen Kenntnisstand zur Demenz kein Wort über diese Substanzgruppe verloren hat

(COUNCIL OF SCIENTIFIC AFFAIRS 1986). Auch in Großbritannien beurteilt man solche Substanzen mit großer Skepsis: „Für die Arzneimittel wurde nicht nachgewiesen, daß sie klinisch einen wesentlichen Nutzen bei der Altersdemenz haben" (BRITISH NATIONAL FORMULARY 1985). In einem Lancet-Editorial (1984) zu Co-dergocrin wurde die Fülle von wenig aussagefähigen Untersuchungen mit dieser Substanz so kommentiert: „Es ist frustrierend, daß es nach 30 Jahren und vielen Untersuchungen immer noch keine klare Antwort gibt", ob Co-dergocrin wirksam ist.

Für die Substanzen Pentoxifyllin, Piracetam, Pyritinol oder Extrakte aus Gingko biloba kam es zu negativen Urteilen (REUBI 1985). In der Bundesrepublik Deutschland urteilte die zuständige Nachzulassungskommission beim Bundesgesundheitsamt großzügiger. Die im Vergleich zu anderen Industrieländern niedrigeren Anforderungen an den Wirksamkeitsnachweis führen zu einem Überverbrauch, der derzeit die gesetzlichen Krankenversicherungen ungefähr 1,2 Milliarden DM kostet, ohne daß Arzt und Patienten eine Nutzen bei der Behandlung der Alzheimerschen Hirnfunktionsstörung davon haben. Es werden jedoch noch immer Pseudoinnovationen für die Indikation „dementielles Syndrom" propagiert, so z. B. Memantin, das eine altbekannte Molekülvariante des Anti-Parkinsonmittels Amantadin ist.

Die methodischen Mängel der bisher vorliegenden Studien zu Wirksamkeit von Nootropika haben KANOWSKI und HEDDE (1986) ausführlich dargelegt: Fehlende Homogenität der Patientenauswahl, ungenügende Definition des Therapieziels, der Leistungsparameter, der Studiendauer und dergleichen. Die Abhängigkeit der kognitiven Leistungsparameter von Einflüssen des sozialen Umfelds führt zu hohen Zufallsvarianzen. Leistungssteigerungen in der Placebo-Gruppe um 50% sind die Regel. Wenn die Verum-Gruppe dann in einigen Meßparametern eine Leistungssteigerung von 60% erbringt, dann handelt es sich allzu häufig um „Zufallssignifikanzen" für einige Meßparameter, die aber nicht mit einer klinischen Besserung des Krankheitsbildes verwechselt werden dürfen. Der Nachweis, daß Nootropika neben der Besserung einiger isolierter Leistungsparameter eine klinisch relevante Besserung der Alltagskompetenz des erkrankten Patienten bewirken können und den schicksalhaften Verlauf der Erkrankung beeinflussen, ist noch keiner Studie gelungen. Deshalb kann die Anwendung von Nootropika bei der Altersdemenz nicht empfohlen werden.

Fehlinterpretationen von psychometrischen Meßparametern können bei einzelnen Nootropika dadurch zustande kommen, daß diese Substanzen unspezifische zentral stimulierende Wirkeigenschaften besitzen und die Leistungstests solche Effekte erfassen. Es ist plausibel, daß zentral erregende Substanzen die schnelle Ermüdbarkeit bei Patienten mit Demenz unspezifisch beeinflussen. Man kann die Störung der Tag-Nacht-Rhythmik bei Demenz-Kranken sozialtherapeutisch durch Aktivitätssteigerung im Tagesablauf behandeln, die auch einen Mittagsschlaf-Entzug umfassen kann. Solche Maßnahmen können durch die Gabe (morgens und mittags) zentral stimulierender Substanzen wie Coffein oder das amphetaminartig wirkende Pemolin unterstützt werden. Die Dosierung muß jedoch vorsichtig gewählt werden (100 bis

400 mg Coffein, 10 bis 20 mg Pemolin) und meist im Verlauf der Behandlung reduziert werden, da die aktivierende Wirkung in ein delirantes Verhalten umschlagen kann. Diese Behandlung ist jedoch preiswerter als die Gabe von Nootropika.

4.3 Zusammenfassung

Die medikamentöse Behandlung von Demenz-Kranken kann nur rein symptomatisch sein. Eine kausale Therapie ist bisher nicht möglich (Aschoff 1988). Die folgenden Zielsymptome stehen im Vordergrund arzneitherapeutischer Maßnahmen.

Depressive Verstimmungen

Behandlung mit einem trizyklischen Antidepressivum in niedriger Dosierung (ein Drittel der Standarddosis, Einmalgabe abends). Wegen der geringeren anticholinergen und kardiovaskulären Wirkungen wird Nortriptylin der Vorzug gegeben.

Psychomotorische Erregungszustände und psychotische Reaktionen

Bei Tagesaktivität Behandlung mit einem stark wirksamen Neuroleptikum in niedriger Dosierung, z.B. Haloperidol. Zur Nacht können auch schwach wirksame sedierende Neuroleptika eingesetzt werden, z.B. Levomepromazin. Die Behandlung sollte wegen der extrapyramidalen unerwünschten Wirkungen nur kurzfristig erfolgen.

Schwindel, Tinnitus

Je nach Ansprechen ein sedierendes – z.B. Dimetinden – oder ein weniger sedierendes – z.B. Cinnarizin – Antihistaminikum. Bei Versagen zeitlich limitierter Therapieversuch mit einem sedierenden oder nicht sedierenden Neuroleptikum. Häufig erfolglose Therapieversuche.

Angst, Erregung und Schlafstörungen in Belastungssituationen

Zeitlich limitierter Einsatz von Oxazepam in sehr niedriger Dosierung (ein Viertel bis ein Drittel der Standarddosis). Als Alternative bei Schlafstörungen Lorazepam oder Lormetazepam in gleich vorsichtiger Dosierung. Bei paradoxen Reaktionen weitere Dosisreduktion. Keine Dauerbehandlung über 3 bis 4 Wochen.

Störungen der Tag-Nacht-Rhythmik mit schneller Ermüdbarkeit und Konzentrationsschwäche am Tag und nächtlicher Unruhe

Aktivierende sozialtherapeutische Maßnahmen am Tage mit Regulation des Tagesablaufs und Verhinderung von Schlafphasen am Tage. Zur Unterstützung kann die Gabe von zentral stimulierenden Substanzen (z.B. Coffein, Pemolin) morgens und mittags erwogen werden. Bei Auftreten von delirant-agitierten Zuständen ist eine Dosisreduktion oder die Beendigung der Medikation notwendig.

Präparate-Index

Freiname (Generic)	Handelsname
Ajmalin	Gilurytmal
Alprazolam	Tafil
Amantadin	PK-Merz, Symmetrel
Amitriptylin	Laroxyl, Saroten
Baclofen	Lioresal
Betamethason	Betnesol, Celestan, Diprosone
Biperden	Akineton
Bromazepam	Lexotanil
Bromocriptin	Pravidel
Buspiron	Bespar
Carbamazepin	Tegretal, Timonil
Carbimazol	Neo-morphazole
Chinidin	Chinidin-Duriles
Chlordiazepoxid	Librium
Chlorpromazin	Megaphen (außer Handel)
Chlorprothixen	Truxal, Taractan
Cimetidin	Tagamet
Cinnarizin	Stutgeron
Clobazam	Frisium
Clomipramin	Anafranil
Clonazepam	Rivotril
Clonidin	Catapresan
Clopenthixol	Ciatyl
Clorazepat	Tranxilium
Clozapin	Leponex
Co-dergocrin	Hydergin
Coffein	Coffeinum
Desipramin	Pertrofran
Dexamethason	Fortecortin, Decadron
Diazepam	Valium
Dibenzepin	Noveril
Dimetinden	Fenistil
Disopyramid	Norpace, Rythmodul
Doxepin	Aponal
Fenfluramin	Ponderax
Flecainid	Tambocor
Flunarizin	Sibelium
Flunitrazepam	Rohypnol
Fluoxetin	Fluctin
Fluphenazin	Lyogen, Omca
Flurazepam	Dalmadorm
Fluvoxamin	Fevarin
Gingko biloba	Rökan, Tebonin
Guanethidin	Ismelin
Haloperidol	Haldol
Imipramin	Tofranin
Indometacin	Ammuno
Levodopa	Madopar
Levomepromazin	Neurocil
Lidocain	Xylocain

Freiname (Generic)	Handelsname
Lorazepam	Tavor
Lormetazepam	Noctamid
Maprotilin	Ludiomil
a-Methyl-Dopa	Aldometil. Presinol, Sembrina
Medazepam	Nobrium
Melperon	Eunerpan
Memantin	Akatinol
Meprobamat	Visano N
Methysergid	Deseril
Mianserin	Tolvin
Midazolam	Dormicum
Moclobemid	Aurorix
Nitrazepam	Imeson, Mogadan
Nortriptylin	Nortilen
Oxazepam	Adumbran, Praxiten
Paroxetin	Seroxat
Pemolin	Tradon
Pentoxifyllin	Trental
Perphenazin	Decentan
Phenytoin	Phenhydan, Zentropil
Pimpamperon	Dipiperon
Piracetam	Nootrop, Normabrain
Prazepam	Demetrin
Prajmalin	Neo-Gilurytmal
Primidon	Mylepsinum, Liskantin
Procainamid	Novocamid
Promazin	Proctactyl
Propafenon	Rytmonorm
Propranolol	Dociton
Protriptylin	Maximed
Pyritinol	Encephabol
Ranitidin	Sostril, Zantric
Reserpin	Serpasil, Briserin, Modenol
Sulpirid	Dogmatil
Sulindac	Imbaral (außer Handel)
Temazepam	Planum, Remesten
Theophyllin	Euphyllin, Solosin
Thioridazin	Melleril
Tocainid	Xylotocan
Tranylcypromin	Parnate
Trazodon	Thombran
Triamcinolon	Delphicort, Volon
Triazolam	Halcion
Trifluoperazin	Jatroneural
Triflupromazin	Psyquil
Viloxazin	Vivalan

Literatur

Zeitschriften

Aschoff JC (1987) Klinische Pharmakologie der Neuroleptika und Antidepressiva. Arzneimitteltherapie 5:22–27

Aschoff JC (1988) Alzheimer-Demenz. Wissensstand und Therapieansätze. Arzneimitteltherapie 6:181–188

Bell GD, Spickett GP, Reeve PA, Morden A, Logan RFA (1987) Intravenous midazolam for upper gastrointestinal endoscopy: A study of 800 consecutive cases relating dose to age and sex of patient. British Journal of Clinical Pharmacology 23:241–243

Blackwell B, Simon JS (1986) Second-generation antidepressants. Drugs of Today 22:611–633

Böhme K (1984) Anpassungsprobleme im Alter. Tägliche Praxis 25:133–139

Burchinsky SG (1984) Neurotransmitter receptors in the central nervous system and aging: Pharmacological aspect (review), Experimental Gerontology 19:227–239

Chatellier G, Lacomblez L (1990) Tacrine (tetrahydroaminoacridine: THA) and lecithin in senile dementia of the Alzheimer type: a multicentre trial. British Medical Journal 300:495–499

Coper H, Herrmann WM, Woite A (1987) Psychostimulantien, Analeptika, Nootropika. Deutsches Ärzteblatt 84(B):271–274

Council of Scientific Affairs (1986) Dementia. Journal of the American Medical Association 256:2234–2238

Delabar JM, Goldgaber D, Lamour Y, Nicole A, Huret JL, de Grouchy J, Brown P, Gajdusek DC, Sinet PM (1987) β-amyloid gene duplication in Alzheimer's disease and karyotypically normal. Down Syndrome. Science 235:1390–1392

Eagger SA, Levy R, Sahakian BG (1991) Tacrine in Alzheimer's desease. Lancet 337:989–992

Editorial (1984) Ergot for dementia? Lancet II:1313–1314

Gauthier S, Bouchard R, Lamontagne A et al. (1990) Tetrahydroaminoacridine-lecithin combination treatment in patients with intermediate-stage Alzheimer's disease. New England Journal of Medicine 322:1272–1276

Gurland B (1976) The comparative frequency of depression in various adult age groups. Journal of Gerontology 31:283–292

Gutzmann H, Kanowski S (1981) Psychiatrische Pharmakotherapie im Alter. Tägliche Praxis 22:129–139

Hollister LE (1986) Drug-induced psychiatric disorders and their management. Medical Toxicology 1:428–448

Jones JK (1985) Adverse drug reaction considerations in geriatric drug research. Drug Information Journal 19:459–468

Katzmann R (1986) Alzheimer's disease. New England Journal of Medicine 314:964–973

Kielholz P (1963) Gegenwärtiger Stand und zukünftige Möglichkeiten der pharmakologischen Depressionsbehandlung. Nervenarzt 34:181–183

Lamy PP (1982) Comparative pharmacokinetic changes and drug therapy in an older population. Journal of the American Geriatrics Society 30 (Suppl):11–19

Lathers CM, Lipka LJ (1987) Cardiac arrhythmia, sudden death, and psychoactive agents. Journal of Clinical Pharmacology 27:1–14

Lauter H, Müllers-Stein M, Zimmer R (1986) Vier Schritte zur Diagnose von Demenzprozessen im Alter. Deutsches Ärzteblatt 83(B):1277–1281

Lazarus LW, Davis JM, Dysken MW (1985) Geriatric depression: a guide to successful therapy. Geriatrics 40:43–53

Meiner E (1987) Beruhigungsmittel in der ärztlichen Praxis. Deutsches Ärzteblatt 84(B):921–924

Mozar HN, Bal DG, Howard JT (1987) Perspectives on the etiology of Alzheimer's disease. Journal of the American Medical Assocation 257:1503–1507

Peabody CA, Whiteford HA, Hollister LE (1986) Antidepressants and the elderly. Journal of the American Geriatrics Society 34:869–874

Reubi F (1985) Les médicaments dits «cérébro-actifs» sont-ils réellement utiles? Therapeutische Umschau 42:547–551

Roose SP, Glassman AH, Giardina EG, Johnson LL, Walsh BT, Woodring S, Bigger JT (1986) Nortrityline in depressed patients with left ventricular impairment. Journal of the American Medical Assocation 256:3253–3257

Schabacker P (1984) Alterssuizid – ein psychopathologisches Folgegeschehen? MMG 4:244–251

Stahl SM, Palazidou L (1986) The pharmacology of depression. Trends in Pharmacological Science 7:349–354

Summers WK, Majovski LV, Marsh GM, Tachiki K, Kling A (1986) Oral tetrahydroaminoacridine in long-term treatment of semile dementia. N Engl J Med 315:1242–1245

Thomson TL, Moran MG, Nies AS (1983) Psychotropic drug use in the elderly, Part II. N Engl J Med 308:194–199

Bücher

British National Formulary (1985) Vol. 9. British Medical Association, London

Brody H (1976) An examination of cerebral cortex and brain stem in aging. In: Terry AD, Gershon S (eds) Neurobiology of aging, vol. 3. Raven Press, New York

Kanowski S, Hedde JP (1986) Arzneimittel für die Indikation „Hirnorganisch bedingte Leistungsstörungen“. In: Dölle W, Müller-Oerlinghausen B, Schwabe U (Hrsg) Grundlagen der Arzneimitteltherapie. Bibliograhisches Institut, Mannheim Wien Zürich

McGeer EG, McGeer PL (1982) Neurotransmitter in normal aging. In: Platt D (ed) Geriatrics 1. Springer, Berlin Heidelberg New York

Schönhöfer PS, Schwabe U (1986) Therapeutischer Einsatz von Psychopharmaka. In: Fülgraff G, Palm D (Hrsg) Pharmakotherapie, Klinische Pharmakologie. Fischer, Stuttgart New York

Timiras PS (1985) Physiology of aging: Aspects of neuroendocrine regulation. In: Pathy MSJ (ed) Principles and Practice of geriatric Medicine. John Wiley & Sons, London

Antikoagulantientherapie im Alter

K. Hager und D. Platt

Venöse und arterielle thromboembolische Ereignisse (z. B. tiefe Beinvenenthrombose, akuter Myokardinfarkt oder apoplektischer Insult), sind herausragende Ursachen von Morbidität und Mortalität im Alter. Neben der Prävention bildet die Antikoagulantientherapie eine wichtige Behandlungsmöglichkeit. Allerdings geben deren potentiell tödliche Nebenwirkungen oft Anlaß zu kontroverser Diskussion. Besonderheiten beim alten Menschen wie physiologische und vor allem pathologische Veränderungen der Orange, eine vielleicht geänderte therapeutische Strategie (palliativ vs. kurativ) oder psychosoziale Ursachen müssen im individuellen Fall gegen den (erhofften) positiven Effekt der Therapie abgewogen werden. Für die Antikoagulantientherapie existieren leider nur begrenzte Daten über Pharmakokinetik und -dynamik sowie den therapeutischen Nutzen im Alter, so daß in vielen Fällen auf die Vorgehensweise für jüngere Menschen zurückgegriffen werden muß.

Gerinnungs- und Fibrinolysesystem im Alter

Grundsätzlich gibt es im Alter zwar keine prinzipiell veränderte Physiologie von Gerinnung, Fibrinolyse oder Thrombozytenfunktion, jedoch wurde eine Reihe von graduellen Unterschieden beobachtet (Hager 1991 a). So wurden Steigerungen der Konzentrationen/Aktivitäten einzelner *Gerinnungsfaktoren*, z. B. von Fibrinogen, F VII, aber auch von F VIII:C gemessen, während Antithrombin III gering und innerhalb der Normgrenzen sinkt. Die Fähigkeit zur Blutstillung besteht in hohem Alter scheinbar ohne Einschränkungen, die geschilderten Veränderungen besitzen gar einen thrombosebegünstigenden Charakter. Innerhalb der *Fibrinolyse* steigen sowohl der Gewebsplasminogenaktivator t-PA als auch sein Gegenspieler, der Plasminogen-Aktivator-Inhibitor, PAI, an (Aillaud et al. 1986; Hashimoto et al. 1987), so daß das Gleichgewicht der Fibrinolyse relativ ausgeglichen zu sein scheint. Im Rahmen der permanent, jedoch in geringem Umfang im Organismus ablaufenden Gerinnungs- und Fibrinolysevorgänge, werden *Intermediärprodukte* gebildet. Dazu zählen die Prothrombinfragmente (F_{1+2}), Fibrinopeptide A und B (FPA, FPB) oder Fibrinspaltprodukte (z. B. D-Dimere). Diese finden sich in höherer Konzentration im Plasma alter Menschen (Bauer et al. 1987; Hager et al. 1989) und zeugen so von häufigeren Aktivierungsprozessen. *Thrombozyten* (Hager 1991 b) weisen eine vermehrte Aggregationsneigung für verschiedene

Stimuli (z. B. ADP, Thrombin, Kollagen) auf. Dies mag ein Grund für die im Alter verkürzte Blutungszeit sein (JORGENSEN et al. 1980). Wie die Gerinnungs- und Fibrinolysefaktoren, werden auch die Thrombozyten vermehrt aktiviert. Ensprechend steigen die Konzentrationen der Plättchenproteine (Beta-Thromboglubulin und Plättchenfaktor 4) im Alter an.

Blutungs- und Thromboembolierisiko im Alter

Die unveränderten oder gar verkürzten Gerinnungszeiten legen nahe, daß ein *Blutungsrisiko* aufgrund physiologischer Alternsveränderungen nicht vorkommt. Dennoch treten Blutungsübel *als Folge* der Multimorbidität zunehmend häufiger auf. Ursächlich sind erworbene Thrombopenien und -pathien sowie plasmatische Gerinnungsstörungen. Häufig bestehen auch okkulte Erkrankungen mit Blutungsbereitschaft, z. B. Angiodysplasien, Hiatushernien, symptomarme Ulzera, Adenome oder nicht erkannte Karzinome, die sich unter einer Antikoagulantientherapie manifestieren können. Risikofaktoren wie ein lange bestehender Diabetes mellitus oder ein arterieller Hypertonus erhöhen aufgrund der Gefäßveränderungen ebenfalls das Blutungsrisiko. Die häufig vorkommende, jedoch harmlose *senile Purpura* läßt sich von einer generalisierten hämorrhagischen Diathese durch die Lokalisation an stoßgefährdeten Stellen mit dünnem subkutanen Fettgewebe, z. B. an Händen oder Unterarmen, unterscheiden. Für das unter Antikoagulantientherapie im Alter erhöhte Therapierisiko (z. B. COON und WILLIS 1974) sind somit nicht physiologische, sondern erkrankungsbedingte Veränderungen der Hämostase verantwortlich.

Das *Risiko arterieller und venöser Thromboembolien* steigt mit zunehmendem Lebensalter an (BENEKE 1970), so daß das Alter in Indices zur Vorhersage postoperativer Thrombosen aufgenommen wurde (LOWE et al. 1982; SUE-LING et al. 1986). Die beschriebenen „physiologischen" Altersveränderungen der Hämostase sind dabei lediglich als Teilursachen anzusehen. Zusätzliche prädisponierende Faktoren wie die zunehmende Inzidenz von Varizen, der Rückgang der Kreislaufzeit, Multimorbidität, Immobilität oder arteriosklerotische Veränderungen arterieller Gefäße sind notwendig, um eine Thrombose auszulösen. Die Häufigkeit venöser Thrombosen ist bei entsprechenden Erkrankungen besonders hoch (Tabelle 1). Bildung und Progredienz venöser Thrombosen sind also *multifaktorielle Ereignisse*. Eine starre Altersgrenze für ein erhöhtes Risiko, z. B. das 40. Lebensjahr (LOWE et al. 1982), kann deshalb lediglich als Anhaltspunkt gelten. Vielmehr sollte die gesamte Konstellation des Thromboserisikos bewertet werden (Tabelle 1).

Allgemeine Maßnahmen

Entsprechend der multifaktoriellen Genese können Thromboseprophylaxe und Therapie an verschiedenen Mechanismen ansetzen. Allgemeine Maßnah-

Tabelle 1. Häufigkeit und Risikofaktoren venöser Thrombosen

Häufigkeit (^{125}*J-Fib*)		
Chirurgie	(Abdomen-, Thoraxchirurgie)	–30%
Urologie	(transurethrale Prostatektomie)	–11%
	(abdominelle Prostatektomie)	–38%
Orthopädie	(Hüftchirurgie)	–59%
Innere Medizin	(apoplektischer Insult)	–70%
	(unausgewählt, > 65 Jahre)	– 9%

Risikofaktoren – erworben
Alter, Immobilisation, Varikosis, postthrombotisches Syndrom, Infektionen, orale Kontrazeption, Östrogentherapie (z. B. bei Prostatakarzinom), eigene oder familiäre Thromboembolieanamnese, Malignome (z. B. Bronchial-, Uterus-, Pankreas-, Mamma- oder Prostatakarzinom), Herzinsuffizienz, Adipositas, Nikotinabusus, Diabetes mellitus, Traumatisierung des Endothels u. a.

Risikofaktoren – kongenital
Fibrinolysedefekte, Protein C/S-Mangel, AT III-Mangel u. a.

Tabelle 2. Maßnahmen mit vermuteter und erwiesener thromboseprophylaktischer Wirkung

Maßnahmen mit vermuteter thromboseprophylaktischer Wirkung

Frühmobilisation
verbesserte Hämodynamik, Ansteigen der fibrinolytischen Aktivität

„entstauende" Lagerung
keine einschneidenden Verbände, Lagerung der Extremitäten im stumpfen Winkel

Anregung der Eigenaktivität
aktivierende Pflege, aktive Bewegungsübungen durch die Patienten mehrfach am Tag

Krankengymnastik

Maßnahmen mit erwiesener thromboseprophylaktischer Wirkung

individuell angepaßte Kompressionsstrümpfe (Kakkar 1982)

elektrische Stimulation der Unterschenkelmuskulatur (Browse und Negus 1970)

intermittierende pneumatische Kompression (Hils et al. 1972)

men (Tabelle 2) sind besonders bei der Prophylaxe venöser Thrombosen sinnvoll. Wesentliches Ziel dabei ist die Steigerung des Blutflusses in den Beinvenen. Dies kann durch Mobilisation, vertiefte Atmung, Gymnastik, Kompression, Hochlagerung und Ausstreichen erreicht werden. Bei erhöhtem Risiko ist die Kombination mit medikamentösen Maßnahmen günstig. So reduzieren low-dose-Heparin *und* Kompressionsstrümpfe das postoperative Thromboserisiko von 27 auf 4,5%, Heparin alleine nur auf 9,6%, nur Kompressionsstrümpfe auf 11% (Colditz et al. 1986). Prophylaktische wie medikamentöse Maßnahmen sollten so frühzeitig wie möglich erfolgen, da sich z. B. postoperative Thrombosen zu 90% intraoperativ oder in den ersten drei Tagen nach dem Eingriff bilden.

Eine Prävention arterieller Thrombosen kann durch Vermeidung oder Behandlung der Risikofaktoren versucht werden. So vermindert die Therapie des arteriellen Hypertonus (Amery et al. 1985) oder des isolierten systolischen Hochdrucks (Shep 1991) das Risiko zerebro- und kardiovaskulärer Ereignisse.

Medikamentöse Therapie

Dextrane

Mit Dextran 70 und 40 kann vor allem bei kurzzeitigem Thromboserisiko die Häufigkeit von Venenthrombosen und Lungenembolien auf etwa die Hälfte reduziert werden (Übersicht bei Kakkar 1982). Es werden zweitägig 500 ml Dextran infundiert, bei chirurgischen Patienten intraoperativ beginnend. Bei geriatrischen Patienten sind besonders Lungenödem bei latenter Herzinsuffizienz und akute Niereninsuffizienz bei vorbestehender Einschränkung der Nierenfunktion zu befürchten. Eine Kontrolle des Creatinins (< 2 mg/100 ml) vor und während der Therapie ist deshalb unerläßlich. Gegenüber den Heparinen bieten die Dextrane bei alten Patienten deshalb keine Vorteile.

Orale Antikoagulantien

Für die orale Antikoagulation werden Cumarine, am häufigsten Phenprocoumon, benutzt. Als Indikationsbereiche, auch in höherem Alter, gelten vor allem die (rezidivierende) Thrombose, die Lungenembolie und das chronische Vorhofflimmern bei rheumatischem Vitium. Bei geriatrischen Patienten wird die Cumaringabe als risikoreicher angesehen. Im allgemeinen muß nach 400 Behandlungsjahren mit einer tödlichen Blutung gerechnet werden. Dagegen kann es bei Patienten über dem 60. Lebensjahr nach durchschnittlich 150 Behandlungsjahren zu einer tödlichen, intrakraniellen Blutung kommen – bei allerdings geringerer Häufigkeit ischämischer Insulte (Devries et al. 1980). Acht von zehn Rezidivblutungen unter Marcumar treten bei über 60jährigen auf. Schwere Blutungen sind im Alter um etwa 30% häufiger (Coon und Willis 1974). Bei übereinstimmender Plasmawarfarinkonzentration werden die Vitamin-K-abhängigen Faktoren bei geriatrischen Patienten stärker gesenkt (Hayes et al. 1975; Husted und Andreasen 1977; Shepherd et al. 1977). Bindungskonstante, Halbwertszeit, Verteilungsvolumen und Clearance verändern sich nicht. Konsequenzen für die Praxis sind somit: niedrigere Initialdosis (ca. ⅔ der Dosis im Vergleich zu jungen Menschen), anfänglich häufigere Kontrollen und oft niedrigere Erhaltungsdosis. Für die Dosierung bedeutsamer als die Altersabhängigkeit ist jedoch die individuelle Empfindlichkeit des Patienten. Ebenfalls wichtig sind gute Compliance und Aufklärung über risikoreiche Situationen (akute Erkrankungen, Verordnung neuer Medikamente oder mangelnde Nahrungsaufnahme). Fallneigung, senile Demenz, fehlende Compliance oder unübersichtliche Medikamenteneinnahme sollten von einer oralen Antikoagulation absehen lassen. Jedoch können bei Beach-

Tabelle 3. Dosierung für Heparin in Prophylaxe und Therapie thromboembolischer Erkrankungen

Prophylaxe – niedrig dosiertes Heparin („low-dose")	
Unfraktioniertes Heparin	
2–3 × 5000 E s.c., 2 × 7500 E s.c.	(2 h präoperativ, bis zur vollständigen Mobilisierung)
Fraktioniertes, niedrig-molekulares Heparin	
1 × 2500 E s.c., bei höherem Risiko: 1 × 5000 E s.c.	(12 h prä- und postoperativ, dann 1 × pro Tag)
Therapie – hoch dosiertes Heparin	
initial 5000 E i.v., dann 400 E/kg Körpergewicht und Tag	(PTT/TZ 2–3fach verlängert)

tung der Besonderheiten auch über 70jährige Patienten ohne wesentlich höheres Risiko oral antikoaguliert werden (Bertrab 1985; Wickramasinghe et al. 1988).

Heparin

Heparine bestehen aus einem Gemisch unterschiedlich langer Ketten aus Polyschwefelsäureestern, niedermolekulare Heparine (NMH) nur aus Fraktionen kurzer Ketten. NMH besitzen eine verstärkte Hemmwirkung für den Faktor Xa, bessere Bioverfügbarkeit und längere Halbwertszeit, so daß eine einmalige Gabe pro Tag ausreicht. Indikationsbereich für Heparin sind Prophylaxe und Therapie venöser Thromboembolien sowie die Antikoagulation bei extrakorporaler Zirkulation. Die Wirksamkeit von Heparin ist individuell unterschiedlich. Sie hängt, im Gegensatz zu Hiruduin, vom Heparin-Co-Faktor Antithrombin III (AT III) ab. Bei gesunden Alten sinkt wohl das AT III gering ab, Mangelzustände treten jedoch nicht auf. Ein Wirkungsverlust von Heparin im Alter ist deshalb nicht zu erwarten. Die Dosierungen unterscheiden sich nicht von den bekannten Therapieempfehlungen (Tabelle 3), jedoch sollte bei Kachexie, Leber- und Niereninsuffizienz, eine etwas niedrigere Dosierung gewählt werden. Zwar wurde in einer Studie mit Frauen über 60 Jahren bei vorwiegend hochdosierter Gabe von unfraktioniertem Heparin über vermehrte Blutungen beobachtet (Jick et al. 1968), doch konnte in einer größeren Studie keine verstärkte Nebenwirkungsrate im Alter berichtet werden (Walker und Jick 1980).

Thrombozytenaggregationshemmer

Acetylsalizylsäure (ASS) hemmt schon in geringer Konzentration irreversibel die thrombozytäre Zyklooxygenase, so daß die Blutplättchen nur eingeschränkt auf Aggregationsreize reagieren können. ASS wird auch im Alter noch unverändert gut resorbiert und allenfalls geringgradig verzögert eliminiert, lediglich der nicht-proteingebundene Anteil steigt an. ASS und andere Aggregationshemmer erwiesen sich bislang als wenig geeignet zur Verhütung venöser Thromboembolien. Ihre Anwendung ist aber bei der Sekundärprophylaxe arterieller Thromboembolien berechtigt (z. B. GROSS 1992), nach zerebrovaskulären (transitorisch ischämischen Attacken, leichteren zerebralen Insulten) und kardiovaskulären Ereignissen (instabiler Angina pectoris, beim akuten Myokardinfarkt im Akutstadium und in der Sekundärprophylaxe sowie zur Reokklusionsprophylaxe nach PTCA). Die Primärprophylaxe der kardio- und zerbrovaskulären Erkrankungen wird noch kontrovers beurteilt. Die therapeutische Wirksamkeit speziell für die über 75jährigen wurde bislang nicht gesondert belegt. Als Dosierung erscheint momentan 50–100 mg/Tag sinnvoll und wird fast immer ohne gastrointestinale Nebenwirkungen vertragen.

Fibrinolytika

Zur Fibrinolyse stehen Streptokinase, Urokinase, anisoylierter Streptokinase-Plasminogen-Komplex (APSAC) sowie rekombinanter Gewebsplasminogenaktivator (rt-PA), in Zukunft auch Prourokinase, zur Verfügung. Indikationen zur Fibrinolyse bestehen beim akuten Myokardinfarkt in den ersten Stunden, bei Oberschenkel- und Beckenvenenthrombosen (in Ausnahmefällen bei Schulter-Arm-Thrombosen oder beim kompletten, frischen Verschluß aller tiefen Unterschenkelvenen), bei peripheren arteriellen Embolien (falls operative Maßnahmen nicht möglich sind), bei einer mit (drohendem) Schock einhergehenden Lungenembolie und bei der Basilaristhrombose. Die erfolgreiche Fibrinolyse arterieller Thrombosen beseitigt nicht die möglicherweise vorhandenen atheromatösen Wandveränderungen, so daß die Angioplastie bzw. die prophylaktische Antikoagulation mit Acetylsalicylsäure oder Marcumar erwogen werden sollte. Die gebräuchlichen Therapieschemata müssen wiederum auf alte Menschen übertragen werden (Auswahl in Tabelle 4). Ein Alter über 70 oder 75 Jahren wird vielerorts (DUDLEY und BURNS 1992) als Kontraindikation angesehen, nachdem über vermehrte Blutungen bei über 65jährigen (MARTIN 1978) bzw. über 75jährigen (LEW et al. 1987) berichtet worden ist. In zwei großen Studien ergaben sich dagegen keine Hinweise auf eine Abhängigkeit des Blutungsrisikos vom Alter (GISSI 1986; ISIS-2 1988).

Antikoagulation bei speziellen Erkrankungen

Beim *akuten Myokardinfarkt (AMI)* wurden in den ersten großen Studien, die auch über 75jährige einschlossen, eine nicht signifikante 13%ige (GISSI-1 1987) bzw. eine 14%ige Reduktion (ISIS-2, 1988) der Akutmortalität gesehen (Tabelle 5), was zur kritischen Einschätzung der Thrombolyse bei alten Menschen Anlaß gegeben hatte. Eine Metaanalyse von GISSI und ISIS-2 ergab schließlich doch eine signifikante Reduktion der Mortalität bei über 75jährigen (ISIS COLLABORATION GROUP 1991). Eine Überlegenheit

Tabelle 4. Auswahl an Fibrinolyseschemata (aus: Internist 4/92)

Plasminogen-aktivator	Bolus	Dosis	Infusionsdauer (min)
Akuter Myokardinfarkt			
Streptokinase	250000 E, 20 min	1,5 MIO E i.v.	30–60 min
Akute Lungenembolie			
Urokinase	Boluslyse	15000–20000/kg KG	10 min
rt-PA	Boluslyse	0,6 mg/kg KG	2 min
Tiefe Bein- und Beckenvenenthrombose			
Streptokinase	500000 E, 20 min	100000 E/h	bis 5 Tage
Streptokinase		9000000 E Wiederholung nach 18 h	über 6 Stunden bis zu 5 ×
Urokinase	500000 E, 20 min	100000 E/h	bis zu 14 Tagen
Lokale Thrombolyse arterieller Embolien			
Urokinase		20000 E/cm Thrombus 40000 E/h	

Tabelle 5. Mortalität des akuten Myokardinfarktes in der Akutphase (3–5 Wochen nach Eintritt) und nach einem Jahr in Abhängigkeit vom Thrombolytikum und vom Alter der Patienten

Thrombolytikum Studie (Literatur)	Altersgruppe (Jahre)	Mortalität 3–5 Wochen Verum (%)	Mortalität 3–5 Wochen Plac. (%)	Mortalität 1 Jahr Verum (%)	Mortalität 1 Jahr Plac. (%)
Streptokinase					
GISSI (GISSI 1986)	≦65	5,7	7,7	9,8	12,1
	66–75	16,6	18,1	26,0	25,6
	>75	28,9	33,1	43,1	46,1
ISIS-2 (ISIS-2 1988)	<60	4,2	5,8		
	60–69	10,0	14,4		
	≧70	18,2	21,0		
rt-PA					
ASSET (Wilcox et al. 1988)	≦55	3,8	4,4		
	56–65	6,5	7,9		
	66–75	10,8	16,4		
APSAC					
AIMS (AIMS 1988)	<65	5,2	8,5	9,4	16,5[a]
	65–70	12,2	30,2	17,4	34,4[a]

[a] Teilkollektiv

einzelner Thrombolytika konnte bislang nicht herausgearbeitet werden (GISSI-2 1990; ISIS-3 1992). Nach einem Jahr waren die Unterschiede aus der Akutbehandlung noch erkennbar, ohne daß es zu einem zusätzlichen Effekt der Lyse gekommen war (GISSI 1987; AIMS 1988). Anfänglich wurde keine Zunahme der Schlaganfallhäufigkeit beobachtet (GISSI 1987; ISIS-2 1988; ISIS COLLABORATION GROUP 1991), später jedoch, für Streptokinase wie für rt-PA, eine Verdopplung des Risikos (< = 70 Jahre: t-PA 0,9%, SK 0,8%, > 70 Jahre: t-PA 2,7%, SK 1,6%) (GISSI-S 1990). Bei Insulten unter fibrinolytischer Therapie muß in etwa der Hälfte der Fälle mit einer Hämorrhagie gerechnet werden. Aufgrund der höheren Mortalität des AMI im Alter konnten in der ISIS-2-Studie von 1000 Patienten über 70 Jahre durch Streptokinase plus Aspirin 80, bei unter 60jährigen 25 Patienten gerettet werden (SHERRY und MARDER 1991). Auch unter Berücksichtigung der Kostenfaktoren kann die Thrombolyse des akuten Myokardinfarktes beim bis 75jährigen als sinnvoll angesehen werden (KRUMHOLZ et al. 1992). Der Anteil der lysierten älteren Herzinfarktpatienten wird jedoch durch häufigere Kontraindikationen und die spätere Klinikaufnahme niedriger sein. Unter Abwägung der zitierten Ergebnisse sollte eine pauschale Altersgrenze nicht als Ausschlußkriterium herangezogen werden, sondern, *im individuellen Fall beurteilt*, eine initiale Thrombolyse auch bei über 75jährigen angestrebt werden. In der Akutphase des AMI beläuft sich die Thromboemboliehäufigkeit auf 20–40%. Murale, in den ersten Stunden bis wenigen Tagen entstehende Thromben, können in 2–4% zu zerebralen Embolien führen. Durch Heparingabe in den ersten Tagen läßt sich die Mortalität möglicherweise senken (CHALMERS et al. 1977). Auch *chronische linksvertikuläre Aneurysmen* können murale Thromben mit embolischen Komplikationen nach sich ziehen. Die Häufigkeit wird mit 0,35% pro 100 Patientenjahren als relativ niedrig eingeschätzt (LAPEYRE et al. 1985), so daß sich im allgemeinen keine Langzeitantikoagulation empfiehlt.

Die *Prophylaxe der tiefen Beinvenenthrombose* mittels niederdosierter Heparingabe reduziert die postoperative Thromboserate im Mittel von 21 auf 6%, die Progression tiefer Venenthrombosen nach proximal von 6,1 auf 0,6% (Übersichten z. B.: KAKKAR 1982; COLLINS et al. 1988). Dadurch läßt sich bei allen Altersgruppen die thromboemboliebedingte Mortalität senken (HALKIN et al. 1982). Die Wirksamkeit als unfraktioniertes oder niedermolekulares Präparat kann auch bei alten Menschen angenommen werden (Tabelle 6). Zur *therapeutischen Applikation* in hoher Dosierung empfiehlt sich die kontinuierliche parenterale Gabe (HULL et al. 1986) mit regelmäßigen Therapiekontrollen. Dadurch wird, bei eingetretener Thrombose, die Häufigkeit von Lungenembolien auf 4–8% reduziert. Ein postthrombotisches Syndrom benötigt oft Jahre bis zur Ausbildung von Unterschenkelulzera und wird deshalb in hohem Alter weniger zu fürchten sein, so daß ein wichtiger Grund zur Fibrinolyse entfällt. Zur Verhinderung einer Lungenembolie ist die Heparintherapie der Fibrinolyse zumindest ebenbürtig. Dem steht das mit zunehmender Lysedauer ansteigende Risiko einer Blutung gegenüber, so daß die Indikation zur Fibrinolyse tiefer Beinvenenthrombosen im Alter enger gestellt werden muß.

Tabelle 6. Thromboseraten randomisierter Studien (^{125}J-Fib) zur Wirksamkeit der Heparinprophylaxe

Wirksamkeit der Prophylaxe mit low-dose-Heparin		
Allgemeinchirurgie (Collins et al. 1988)		
ohne Prophylaxe		22,4%
Heparin		9,0%
Urologie (Collins et al. 1988)		
ohne Prophylaxe		41,1%
Heparin		14,0%
Unausgewählte interne Patienten (Dahan et al. 1986)		
ohne Prophylaxe	>65 Jahre	9,1%
LMW-Heparin	>65 Jahre	3,0%
Einfluß von Patientenalter und Art des Heparins		
unfraktioniertes (HMW-)Heparin (Kakkar et al. 1985)		
	<60 Jahre	2,2%
	>60 Jahre	4,7%
unfraktioniertes (HMW-)Heparin (Encke et al. 1988)		
	<70 Jahre	4,4%
	≧70 Jahre	4,4%
fraktioniertes (LMW-)Heparin (Encke et al. 1988)		
	<70 Jahre	1,9%
	≧70 Jahre	5,3%

Die Häufigkeit des *chronischen Vorhofflimmerns* steigt mit zunehmendem Alter an und findet sich bei etwa 4% der 80- bis 89jährigen. Das Risiko einer zerebralen Embolie beim nicht-rheumatischen Vitium beträgt etwa 4% pro Jahr und ist im Vergleich zur nicht betroffenen Bevölkerung 5fach, bei rheumatischem Vitium jedoch 17fach erhöht (Wolf et al. 1978). Zwar wurde die absolute Arrhythmie ohne Mitralvitium als Risikofaktor für einen zerebralen Embolus anerkannt, jedoch waren primäre Präventionsmaßnahmen umstritten. In einigen neueren Studien konnte nun ein positiver Effekt der primären Prävention gefunden werden (Peterson et al. 1989; STROKE PREVENTION IN ATRIAL FIBRILLATION STUDY 1990; BOSTON AREA ANTICOAGULATION TRIAL FOR ATRIAL FIBRILLATION INVESTIGATORS 1990). Als günstig erwies sich die „niedrig-dosierte" orale Antikoagulation mit einer Verlängerung der Prothrombinzeit auf das 1,2- bis 1,5fache (BOSTON AREA ANTICOAGULATION TRIAL FOR ATRIAL FIBRILLATION INVESTIGATORS 1990). Eine vergleichbare Wirksamkeit von ASS wurde bislang nicht nachgewiesen. Nach einer zerebralen Embolie ist das Rezidivrisiko in den ersten Wochen besonders hoch. Eine low-dose-Heparinisierung sollte sofort, eine anschließende orale Antikoagulation frühestens drei Wochen später begonnen werden.

Einen weiteren wichtigen Indikationsbereich der Fibrinolyse im Alter stellen *periphere arterielle Thrombosen oder Embolien* mit kritischer Durchblutungssituation dar, zu deren Beseitigung operative Maßnahmen nicht möglich erscheinen. Da die Amputation eine schlechte Prognose besitzt und die

Tabelle 7. Blutungen und eine Auswahl anderer Nebenwirkungen unter Antikoagulantientherapie. Die angegebenen Häufigkeiten sind Anhaltswerte

Blutungen	leicht	schwer[a]	tödlich
Heparin[b]			
Prophylaxe	4%	−2%	−0,5%
Therapie	−10%	−5%	−1%
Cumarine[c]	−24%	2–10%	−0,25%
Aggregationshemmer	−10%	−0,4%	−0,01%
Fibrinolytica	−10%	1%	0,5%

[a] Transfusion; [b] pro Therapiezyklus; [c] pro 100 Behandlungsjahre

Andere Nebenwirkungen
Dextrane allergische Reaktionen, Volumenüberlastung (Lungenödem), Niereninsuffizienz
Heparin Heparin-assozierte Thrombozytopenie (HAT), allergische Hautreaktionen, Juckreiz, reversible Alopecie, Osteoporose (nach mehr als 6 Monaten Therapie)
Cumarine Übelkeit, Erbrechen, Durchfall, Urtikaria, Dermatitis, Hautnekrosen, Alopecie, Fruchtschäden
Thrombozytenaggregationshemmer Übelkeit, Erbrechen, erosive Gastritis, Ulcera ventriculi et duodeni, allergische Reaktionen, Benommenheit, Kopfschmerzen, Bronchospasmus, Harnsäureerhöhung
Thrombolytika (abhängig vom Präparat) Schüttelfrost, Fieber, allergische Reaktionen

Tabelle 8. Auswahl einiger Wechselwirkungen unter Antikoagulantientherapie

Antikoagulans	Wechselwirkung	Pharmakon
Dextrane	Beeinflussung klinisch-chemischer Untersuchungen möglich	
Heparin	erhöhte Blutungsgefahr	andere Antikoagulantien
	verstärkte Heparinwirkung	NSAR
	geringe Heparinwirkung	Glyceroltrinitrat (i. v.)
Cumarine	Wirkungsverstärkung	ASS, NSAR, Tetrazykline, Sulfonamide, Erythromycin, Allopurinol, Chinidin, Propafenon, Cimetidin, Methylthiotetrazolcephalosporine, Fibrate
	Wirkungsverminderung	Barbiturate, Carbamazepin, Cholestyramin, Glucocorticoide
ASS	Wirkungsverstärkung	NSAR, Antikoagulantien Sulfonylharnstoffe (Hypoglycämie)
	geringere Wirkung von	Uricosurica, Spironolactone, Furosemid
Thrombolytika	erhöhte Blutungsgefahr	andere Antikoagulantien NSAR

NSAR: nicht-steroidale Antirheumatika

Reintegration in das soziale Umfeld erschwert, bietet die lokale Thrombolyse, evtl. in Verbindung mit interventionellen Methoden (Thrombusabsaugung, Angioplastie), auch bei alten Menschen eine Chance zur Erhaltung der Extremität. Die Thrombolyse zerebral-arterieller Verschlüsse (Ausnahme: Basilaristhrombose) wird, mit unterschiedlichem Erfolg, vorerst nur in Studien untersucht.

Neben- und Wechselwirkungen

Neu aufgetretene Symptome (z. B. plötzliche Verwirrtheit) sollten grundsätzlich auch an eine Nebenwirkung (z. B. intrazerebrale Blutung) denken lassen. Blutungen, andere Nebenwirkungen sowie Wechselwirkungen sind in Tabellen 7 und 8 aufgeführt.

Präparate-Index

Freiname (Generic)	Handelsname
Acetylsalizylsäure	Aspirin
Allopurinol	Allopurinol, Zyloric
Carbamazepin	Tegretal, Timonil
Chinidin	Chinidin-Duriles
Cimetidin	Tagamet
Dextran	Macrodex, Rheomacrodex
Erythromycin	Erycinum
Furosemid	Lasix
Heparin	Liquemin, Thrombophob
Phenprocoumon	Marcumar
Propafenon	Rytmonorm
Spironolacton	Aldactone, Osyrol
Tetrazyklin	Supramycin, Hostacyclin

Literatur

Aillaud MF, Pignol F, Alessi MC, Harle JR, Escande M, Mongin M, Juhan-Vague I (1986) Increase in plasma concentration of plasminogen activator inhibitor, fibrinogen, von Willebrand factor, F VIII:C and in erythrocyte sedimentation rate with age. Thromb Haemost 55:330–332

AIMS Trial Study Group (1988) Effect of intravenous APSAC on mortality after acute myocardial infarction: Preliminary report of a placebo-controlled clinical trial. Lancet I:545–549

Amery A, Birkenhager W, Brixko P et al. (1985) Mortality and morbidity results from the European Working Party on High Blood Pressure in the Elderly trial. Lancet I:1349–1354

Bauer KA, Weiss LM, Sparrow D, Vokonas PS, Rosenberg RD (1987) Aging-associated changes in indices of thrombin generation and protein C activation in humans. Normative Aging Study. J Clin Invest 80:1527–1534

Beneke G (1970) Frequenz thromboembolischer Erkrankungen im Alter. In: Marx R, Thies HA (Hrsg) Alter und Blutgerinnung. Schattauer, Stuttgart, pp 9–26

Bertrab R von (1985) Ist eine orale Antikoagulation in der Praxis möglich? Schweiz Med Wschr 115:1092–1105

Boston Area Anticoagulation Trial for Atrial Fibrillation Investigators (1990) The effect of low-dose warfarin on the risk of stroke in patients with nonrheumatic atrial fibrillation. N Engl J Med 323:1505–1511

Browse NL, Negus D (1970) Prevention of postoperative leg vein thrombosis by electrical muscle stimulation. An evaluation with ^{125}J-labelled fibrinogen. Br Med J 3:615–618

Chalmers TC, Matta RJ, Smith H, Kunzler A-M (1977) Evidence favouring the use of anticoagulants in the hospital phase of acute myocardial infarction. N Engl J Med 297:1091–1096

Colditz GA, Tuden RL, Oster G (1986) Rates of venous thrombosis after general surgery: combined results of randomized clinical trials. Lancet II:143–146

Collins R, Scrimgeour A, Yusuf S, Peto R (1988) Reduction in fatal pulmonary embolism and venous thrombosis by perioperative administration of subcutaneous heparin. Overview of results of randomized trials in general, orthopedic and urologic surgery. N Engl J Med 318:1162–1173

Coon WW, Willis PW (1974) Hemorrhagic complications of anticoagulant therapy. Arch Intern Med 133:386–392

Dahan R, Houlbert D, Caulin C, Cuzin E, Viltart C, Woler M, Segrestaa JM (1986) Prevention of deep vein thrombosis in elderly medical in-patients by low molecular weight heparin: a randomized double-blind trial. Haemostasis 16:159–164

DeVries WA, Tijssen JGP, Loeliger EA, Roos EA (1980) A double-blind trial to assess long-term oral anticoagulant therapy in elderly patients after myocardial infarction. Report of the Sixty Plus Reinfarction Study Research Group. Lancet II:989–993

Dudley NJ, Burns E (1992) The influence of age on the policies for admission and thrombolysis in coronary care units in the United Kingdom. Age Ageing 21:95–98

Encke A, Breddin K, Koppenhagen K, Klempa I (1988) Comparison of a low molecular weight and unfractionated heparin for prevention of deep vein thrombosis in patients undergoing abdominal surgery. Br J Surg 75:73–82

GISSI (1986) Effectiveness of intravenous thrombolytic treatment in acute myocardial infarction. Lancet I:397–402

GISSI (1987) Long-term effects of intravenous thrombolysis in acute myocardial infarction: final report of the GISSI study. Lancet II:871–874

GISSI-2 (1990) In-hospital mortality and clinical course of 20,891 patients with suspected acute myocardial infarction randomised between alteplase and streptokinase with or without heparin. Lancet 336:71–75

Gross R (1992) Zur kardiovaskulären Protektion durch Aspirin (ASS). DÄB 36:1820–1829

Hager K, Setzer J, Vogl T, Voit J, Platt D (1989) Blood coagulation factors in the elderly. Arch Geriatr 9:277–282

Hager K (1991 a) Gerinnung und Fibrinolyse. In: Platt D (Hrsg) Biologie des Alterns. De Gruyter, Berlin New York, S. 293–301

Hager K (1991 b) Thrombozyten. In: Platt D (Hrsg) Biologie des Alterns. De Gruyter, Berlin New York, S. 94–97

Halkin H, Goldberg J, Modan M, Modan B (1982) Reduction of mortality in general medical inpatients by low-dose heparin prophylaxis. Ann Intern Med 96:561–565

Hashimoto Y, Kobayashi A, Yamazaki N, Sugawara Y, Takada Y, Takada A (1987) Relationship between age and plasma t-PA, PA-inhibitor and PA activity. Thromb Res 46:625–633

Hayes MJ, Langman MJS, Short AH (1975) Changes in drug metabolism with increasin age: 1. warfarin binding and plasma proteins. Br J Clin Pharmacol 2:69–72

Hils NH, Pflug JJ, Jeyasingh K (1972) Prevention of deep vein thrombosis by intermittent pneumatic compression of the calf. Br Med J 7:131–135

Hull RD, Raskob GE, Hirsh J, Jay RM, Leclerc JR, Geerts WH, Rosenbloom D, Sackett DL, Anderson C, Harrison L (1986) Continuous intravenous heparin compared with intermittent subcutaneous heparin in the initial treatment of proximal-vein thrombosis. N Engl J Med 315:1109–1114

Husted S, Andreasen F (1977) The influence of age on the response to anticoagulants. Br J Clin Pharmacol 4:559–565

ISIS-2 (1988) Randomized trial of intravenous streptokinase, oral aspirin, both, or neither among 17, 187 cases of suspected acute myocardial infarction. Lancet II:349–360

ISIS Collaborative Group (1991) Optimizing thrombolytic therapy of acute myocardial infarction: age is not a contraindication. Circulation 84 (Suppl. II)

ISIS-3 (1992) A randomized comparison of streptokinase vs tissue plasminogen activator vs antistreplase and of aspirin plus heparin vs aspirin alone among 41,299 cases of suspected acute myocardial infarction. Lancet 339:753–770

Jick H, Slone D, Borda IT, Shapiro S (1986) Efficacy and toxicity of heparin in relation to age and sex. N Engl J Med 279:284–286

Jorgensen KA, Dyerberg J, Olesen AS, Stoffersen E (1980) Acetylsalicylic acid bleeding time and age. Thromb Res 19:799–805

Kakkar VV (1982) Prevention of venous thromboembolism. Inter Angio 1:39–62

Kakkar VV, Murray WJG (1985) Efficacy and safety of low-molecular-weight heparin (CY 216) in preventing postoperative venous thrombo-embolism: a cooperative Study. Br J Surg 72:786–791

Krumholz HM, Pasternak RC, Weinstein MC, Friesinger GC, Ridker PM, Tosteson ANA, Goldman L (1992) Cost effectiveness of thrombolytic therapy with streptokinase in elderly patients with suspected acute myocardial infarction. N Engl J Med 327:7–13

Lapeyre AC, Steele PM, Kazmier FJ, Chesebro JH, Vlietstra RE, Fuster VV (1985) Systemic embolism in chronic left ventricular aneurysm: incidence and the role of anticoagulation. J Am Coll Cardiol 6:534–538

Lew AS, Hod H, Cercek B et al. (1987) Mortality and morbidity rates of patients older and younger than 75 years with acute myocardial infarction treated with streptokinase. Am J Cardiol 59:1–5

Lowe GDO, Osborne DH, McArdle BM, Smith A, Carter DC, Forbes CD, McLaren D, Prentice CRM (1982) Prediction and selective prophylaxis of venous thrombosis in elective gastrointestinal surgery. Lancet I:409–412

Martin D (1978) Die Bedeutung des Lebensalters im Rahmen der thrombolytischen Therapie mit Streptokinase. Akt Geront 8:37–48

Petersen P, Boysen G, Gottfredsen J, Andersen ED, Andersen B (1989) Placebo-controlled, randomised trial of warfarin and aspirin for prevention of thromboembolic complications in chronic atrial fibrillation: the Copenhagen AFASAK study. Lancet I:175–179

SHEP Cooperative Research Group (1991) Prevention of stroke by antihypertensive drug treatment in older persons with isolated systolic hypertension. Final results of the Systolic Hypertension in the Elderly Program (SHEP). J Am Med Ass 265:2255–2264

Shepherd AMM, Hewick DS, Moreland TA, Stevenson IH (1977) Age as a determinant of sensitivity to warfarin. Br J Clin Pharmacol 4:315–320

Sherry S, Marder VJ (1991) Mistaken guidelines for thrombolytic therapy of acute myocardial infarction in the elderly. J Am Coll Cardiol 17:1237–1238

Stroke Prevention in Atrial Fibrillation Study Group Investigators (1990) Preliminary report of the stroke prevention in atrial fibrillation study. N Engl J Med 322:863–868

Sue-Ling HM, Johnston D, McMahon MJ, Philips PR, Davies JA (1986) Preoperative identification of patients at high risk of deep venous thrombosis after major abdominal surgery. Lancet I:1173–1176

Walker AM, Jick H (1990) Predictors of bleeding during heparin therapy. JAMA 244:1209–1212

Wickramasinghe LSP, Basu SK, Bansal SK (1988) Long-term oral anticoagulant therapy in elderly patients. Age Ageing 18:388–396

Wilcox RG, vd Lippe G, Olsson CG, Jensen G, Skene AM, Hampton JR (1988) Trial of tissue plasminogen activator for mortality reduction in acute myocardial infarction. Anglo-Scandinavian Study of Early Thrombolysis (ASSET). Lancet II:525–530

Wolf PA, Dawber TR, Thomas HE, Kannel WB (1978) Epidemiologic assessment of chronical atrial fibrillation and risk of stroke: The Framingham Study. Neurology 28:973–977

Therapie von Schilddrüsenerkrankungen

J. Köbberling

1 Schilddrüsenwirksame Medikamente

1.1 Antithyreoidale Substanzen

Eine Gabe von Medikamenten, welche die Schilddrüsenhormonsynthese oder -ausschüttung unterdrücken, stellt eine der möglichen Behandlungsformen von Schilddrüsenüberfunktionen dar. Sie ist im Gegensatz zur Operation oder zur Radiojodtherapie reversibel und kann daher jederzeit abgesetzt werden, wenn eine Remission eingetreten ist.

1.1.1 Thioharnstoffderivate

In Deutschland sind drei verschiedene Präparate dieser Substanzgruppe im Handel: Thiamazol, Carbimazol und Propylthiouracil. Diese Substanzen hemmen die Synthese von Schilddrüsenhormonen indem sie die Oxidation des Jodids zu elementarem Jod hemmen. Damit wird der Einbau von Jodid in das Schilddrüsenhormon unterdrückt. Durch diese Hemmung kommt es mit einer Latenz von etwa ein bis drei Wochen (bei starker Jodbelastung eventuell noch stärker verzögert) zu einem Rückgang der vermehrten Schilddrüsenhormonausschüttung, schließlich zu einer Normalisierung der Hormonwerte und zu einer klinischen Besserung. Nach neueren Untersuchungen sollen die schwefelhaltigen Thyreostatika auch das Immunsystem hemmen und den Titer der Thyreoidea-stimulierenden Immunglobuline senken. Dadurch soll es häufiger bzw. eher zu Remissionen immunogener Hyperthyreosen kommen. Nach einer etwa einjährigen Therapie eines Morbus Basedow ist in etwa 50% aller Patienten mit einer Daueremission zu rechnen.

Die Thioharnstoffderivate werden innerhalb von etwa zwei Stunden zu 80% enteral resorbiert. Sie verschwinden schnell aus dem Blut und werden über die Nieren ausgeschieden. Um wirksame Plasmakonzentrationen sicherzustellen wird empfohlen, die Gesamtdosis auf mehrere Einzelgaben mit sechs- bis achtstündigen Intervallen zu verteilen. Die Plasmahalbwertszeit von Thiamazol soll sieben bis acht Stunden betragen, von Propylthiouracil dagegen nur ein bis zwei Stunden. Die Plasmakonzentrationen geben aber nur ein sehr eingeschränktes Bild über die Wirkungsdauer wieder, da beide Thyreostatika in der Schilddrüse konzentriert werden. Wirkdauern bis zu 40 Stunden wurden beschrieben, so daß eine einmal tägliche Gabe von Thiamazol zur Kontrolle der Hyperthyreose ausreichen würde. Beim Propylthiouracil sind Mehrfachgaben jedoch zu empfehlen.

Dosierung: Die Aussagen über die Dosierung der einzelnen Thyreostatika schwanken in der Literatur erheblich. Insgesamt ist in den letzten Jahren eine Tendenz zu niedrigeren Dosierungen zu verzeichnen. Für Thiamazol werden Anfangsdosierungen von 10 bis 40 mg empfohlen. Die höhere Dosierung führt etwas schneller zur Normalisierung der Hormonwerte, ist jedoch nicht mit einer höheren Remissionsrate verbunden. Bei starker Jodbelastung, insbesondere bei jodinduzierten Hyperthyreosen können Dosierungen bis 120 mg pro Tag empfehlenswert sein. In diesen Fällen muß gelegentlich auf eine intravenöse Applikationsform übergegangen werden.

Carbimazol wird innerhalb weniger Minuten im Organismus in Thiamazol umgewandelt. Im Gegensatz zu früheren Angaben, nach denen vergleichsweise niedrigere Dosierungen empfohlen wurden, muß dieses Präparat deshalb um etwa ein Drittel höher als Thiamazol dosiert werden. Die Vergleichsdosierungen für Propylthiouracil liegen deutlich höher. Die Initialtherapie wird mit 150 bis 300 mg pro Tag empfohlen.

Für alle Präparate gilt, daß die Initialdosis bald nach Besserung der Schilddrüsenhormonwerte reduziert werden kann. Die stufenweise zu erfolgende Reduktion ist durch entsprechende Kontrollen mit Erfassung der in vitro-Testparameter zu überwachen. Die Dauertherapie bei Morbus Basedow in Remission liegt bei 5 mg Thiamazol, unter Umständen sogar noch niedriger. Auslaßversuche sind frühestens nach einem Jahr angezeigt.

Nebenwirkungen: Die gefürchteste Nebenwirkung aller Thioharnstoffderivate ist die allergisch bedingte Agranulozytose, die meist relativ plötzlich auftritt mit einem Häufigkeitsgipfel in der dritten bis siebten Woche nach Behandlungsbeginn. Die Häufigkeitsangaben schwanken zwischen 0,1 und 0,5%. Die Prognose der allergisch bedingten Agranulozytose ist relativ günstig, die Mehrzahl der Patienten erholt sich spontan nach Absetzen der Behandlung und konsequenter Infektionsprophylaxe.

Eine toxische Leukopenie entwickelt sich im Gegensatz zu der allergisch bedingten Agranulozytose langsam. Fast regelmäßig nimmt die Zahl der Granulozyten dosisabhängig in den ersten Monaten ab. Erst bei deutlicher Suppression der Leukozyten (unter 40% der Norm) ergibt sich hieraus eine Indikation für eine Therapieunterbrechung.

Eine lästige aber harmlose Nebenwirkung ist ein Hauterythem, das in etwa drei bis fünf Prozent aller Fälle beobachtet wird und je nach subjektiver Belastung unter Umständen zur Unterbrechung der Behandlung zwingt. Eine seltene aber typische Nebenwirkung der Thioharnstoffderivate sind Schmerzen und Schwellungen der Gelenke mit besonderer Betonung des Daumengrundgelenkes.

Bei therapiebedingter Suppression der Schilddrüsenhormonwerte unter den Normbereich kann es zu einer vermehrten Abgabe von Thyreotropin (TSH aus der Schilddrüse) kommen, wodurch eine Struma ausgelöst oder bestehende Strumen verschlimmert werden können. Diese Therapiekomplikation läßt sich durch eine zusätzliche Gabe von Schilddrüsenhormon nach Erreichen der euthyreoten Stoffwechsellage vermindern. Ein solches Vorgehen (sogenannte Block- und Replace-Therapie) ist besonders bei Patienten zu empfehlen, bei denen aus irgendwelchen Gründen, unter Umständen auch aus Gründen der Patientencompliance, regelmäßige Schilddrüsenhormonkontrollen nicht durchgeführt werden können. Die Block- und Replace-Therapie erschwert aber die Ermittlung der geringsten wirksamen Thyreostatikadosis, so daß andere Nebenwirkungen eher häufiger zu erwarten sind.

1.1.2 Perchlorat

Unter den Ionen, die kompetitiv zum Jodid die sogenannte Jodpumpe der Schilddrüse hemmen, haben Perchlorate eine gewisse therapeutische Bedeutung erlangt. Perchlorate (ClO_4^-) können oral verabreicht werden. Ihre Schilddrüsen-supprimierende Wirkung wird durch ein hohes Angebot an Jodidionen aufgehoben, weil in diesem Falle auch ohne funktionsfähigen aktiven Jodidtransport so viel Jodid in das Zellinnere gelangt, daß die Hormonsynthese gewährleistet ist. Wegen dieser Unsicherheit der Wirkung (und wegen einer höheren Nebenwirkungsrate) werden Perchlorate nicht primär zur Hyperthyreosetherapie verwandt, sie kommen allenfalls als Präparate der zweiten Wahl in Frage.

Dosierung: Es wird eine Initialdosierung von drei- bis fünfmal täglich 400 mg empfohlen und eine Erhaltungsdosierung von 4 × 100 mg. Wegen einer schnellen Ausscheidung über die Nieren muß unbedingt die Mehrfachgabe am Tag gewährleistet werden. Bei Jodidbelastung müssen gegebenenfalls noch höhere Perchloratdosierungen zur Anwendung kommen.

Nebenwirkungen: Perchlorat wird im Magen und Darm schlecht vertragen, insbesondere bei Einnahme in nüchternem Zustand. Neben den harmloseren Nebenwirkungen wie Oberbauchbeschwerden, Erythem und Lymphadenopathie treten auch unter Perchlorat Agranulozytosen auf. Die unerwünschte Wirkung der TSH-Stimulation ist ähnlich zu betrachten wie bei Thioharnstoffpräparaten.

1.2 Schilddrüsenhormone

Bei einer Unterfunktion der Schilddrüse stellt die orale Substitutionsbehandlung mit Schilddrüsenhormon eine problemlose Therapie dar, die zu vollständiger Wiederherstellung der Gesundheit und aller gestörter Körperfunktionen führt. Zur Anwendung gelangen die beiden Substanzen Thyroxin und Trijodthyronin, die auch in der menschlichen Schilddrüse produziert und an das Serum abgegeben werden. Der größte Teil des im Serum vorhandenen Trijodthyronin entsteht jedoch durch periphere Jodierung von Thyroxin. Diese Dejodierung ist bei einer Schilddrüsenunterfunktion ungestört, so daß die alleinige Therapie mit Thyroxin ausreicht. Aus verschiedenen Gründen ist eine solche Monotherapie empfehlenswert. Bei einer ausreichenden Substitution werden in der Regel Thyroxinwerte im oberen Grenzbereich, Trijodthyroninwerte im unteren Grenzbereich gemessen. Die Substitutionstherapie wird jedoch nicht anhand der peripheren Hormonwerte überwacht sondern anhand des Thyreotropins. Bei der primären Hypothyreose ist TSH im unsubstituierten Zustand erhöht. Unter der Substitution soll das TSH in den Normbereich absinken, es soll jedoch nicht wie bei Hyperthyreosen erniedrigt sein.

Bei einer Vollsubstitution mit Thyroxin (z. B. angeborener Athyreose oder nach totaler operativer Entfernung der Schilddrüse) sind Dosierungen von etwa 2,2 µg Levothyroxin/kg/Tag erforderlich. Zur Vereinfachung sind Thyroxinpräparate mit einem breiten Dosis-Spektrum in den Tabletten auf dem Markt. Mit den vorhandenen Tabletten, die in Intervallen zu 25 µg angeboten werden, läßt sich praktisch jede erforderliche Dosierung einfach erreichen.

Schilddrüsenhormone werden nicht nur zur Substitution bei Unterfunktion der Schilddrüse verwandt sondern auch zur Therapie der Jodmangelstruma mit Euthyreose. Dieses Therapiekonzept baut auf der folgenden Vorstellung auf: Durch Jodmangel kommt es, zumindest vorübergehend, zu einer verminderten Produktion von Thyroxin oder Trijodthyronin in der Schilddrüse. Die verminderte Ausschüttung von Schilddrüsenhormon führt über den damit entkoppelten Feed-back-Mechanismus zu einer vermehrten Ausschüttung von TSH aus der Hypophyse. Dieses TSH wiederum stimuliert die Schilddrüse sowohl zu einer Größenzunahme als auch zu einer entsprechenden Mehrproduktion von T3 und T4. Nach erfolgter Größenzunahme, die somit als sinnvoller Anpassungsprozeß aufzufassen wäre, kann wieder ausreichend T3 und T4 produziert werden, so daß in der Regel eine euthyreote Stoffwechsellage bestehen bleibt. Nachdem in der vergrößerten Schilddrüse genügend Hormon produziert wird, sollte nach dieser Vorstellung der TSH-Wert auch nicht mehr erhöht sein.

Als logische Konsequenz aus diesem Konzept der TSH-bedingten Struma mit Euthyreose, ergibt sich die Notwendigkeit, das TSH über exogenes Schilddrüsenhormon zu supprimieren. Die Schilddrüse wird dann von einem Teil ihrer Aufgaben entlastet und kann sich wieder auf die normale Ausgangsgröße zurückbilden.

Die erforderliche Levothyroxindosis soll einschleichend gegeben werden, beginnend z. B. mit 50 µg pro Tag. Dies geschieht, um in der Anfangsphase der Behandlung eine Addition des exogenen Schilddrüsenhormons zum endogenen Hormon zu vermeiden. Die mittlere endgültige Dosis beim Erwachsenen liegt bei 150 bis 200 µg Levothyroxin pro Tag. Die Gesamtdosis von Levothyroxin muß nicht auf mehrere Einzeldosen über den Tag verteilt werden. Die biologisch lange Halbwertszeit von etwa acht Tagen bewirkt auch bei einmaliger Einnahme am Tag praktisch konstante Hormonspiegel. Ob die häufig genannte Empfehlung einer Einnahme eine halbe Stunde vor dem Frühstück tatsächlich zu einer gleichmäßigeren und zuverlässigeren Resorption führt, ist zumindest zweifelhaft.

Die Langzeittherapie mit Schilddrüsenhormon stößt insbesondere bei älteren Menschen auf erhebliche Probleme bezüglich der Compliance, da der Leidensdruck auch bei bestehender Struma gering ist und ein Effekt nicht unmittelbar erfahren wird. Trotzdem ist natürlich eine regelmäßige Tabletteneinnahme Voraussetzung für den Therapieerfolg. Nach verschiedenen Schätzungen nimmt aber nur etwa die Hälfte der Strumapatienten mit Euthyreose, bei denen eine Langzeittherapie mit Schilddrüsenhormon geplant ist, diese Präparate auch konsequent ein.

Die in früheren Jahren gelegentlich ausgesprochene Empfehlung, die geeignete Therapiedosis über den TRH-Test festzulegen, entbehrt einer sicheren Grundlage. Es konnte nie bewiesen werden, daß der Therapieeffekt bei vollständig supprimiertem TSH günstiger ist als bei noch vorhandener TSH-Sekretion. Die mit einer Hormontherapie erzielbare Volumenreduktion der Schilddrüse hängt stark vom Lokalbefund ab. Bei älteren Patienten ist der Therapieerfolg deutlich geringer als bei jüngeren Patienten (selten über 30% Volumenreduktion). Die Therapie mit Levothyroxin sollte auf maximal zwei Jahre beschränkt werden, anschließend ist lediglich eine Rezidivprophylaxe bzw. eine Prophylaxe eines weiteren Schilddrüsenwachstums erforderlich. Für diese Prophylaxe eignet sich die Gabe von Jodid.

Aufgrund verschiedener epidemiologischer Befunde und pathophysiologischer Ergebnisse ist das Konzept der Strumatherapie mit Thyroxin über eine TSH-Suppression in Zweifel gezogen worden. Die Rolle des TSH als Wachstumsfaktor wurde wesentlich überschätzt. Die Mehrzahl der Forscher neigt heute dazu, die Wirkung des Jodmangels als strumaauslösender Faktor auf unmittelbar thyreoidaler Ebene zu sehen. Der Jodmangel führt zur Freisetzung von lokal wirksamen Wachstumsfaktoren im Follikel der Schilddrüse. Diese Erkenntnisse haben dazu geführt, daß in einer Reihe von Studien überprüft wurde, ob nicht die früher übliche Gabe von Jodid zur Strumatherapie der Levothyroxintherapie überlegen ist.

1.3 Jodid

Zur Aufrechterhaltung der normalen Schilddrüsenfunktion ist eine Mindestaufnahme von Jodid mit der Nahrung oder dem Trinkwasser erforderlich. Oberhalb einer Menge von 150 µg/Tag ist nicht mit Jodmangelzuständen zu rechnen. Bei geringerer Aufnahme kommt es je nach Ausprägung des Mangels und nach individueller Konstitution zu Jodmangelzuständen. Die bekannteste Folge eines Jodmangels ist die Struma mit Euthyreose, die in Gegenden mit alimentärem Jodmangel endemisch auftritt. In der Bundesrepublik Deutschland beträgt die durchschnittliche Jodidaufnahme etwa 60 µg/Tag, sie liegt also deutlich unterhalb der erforderlichen Dosis von 150 µg/Tag,. Dementsprechend finden sich in Deutschland gehäuft Strumen. Die Häufigkeit der Strumen nimmt von Nord zu Süd zu. Auch mit zunehmendem Lebensalter steigt die Strumahäufigkeit. Insgesamt sind Strumen bei Frauen häufiger als bei Männern. Etwa 20% der männlichen und etwa 50% der weiblichen Bevölkerung im Alter von über 65 Jahren haben eine nachweisbare Vergrößerung ihrer Schilddrüse.

Solange eine allgemeine Jodsupplementierung über das Speisesalz nicht flächendeckend erreicht ist, muß die fehlende Jodidmenge individuell zugeführt werden. Mit der Verwendung von Jodsalz im Haushalt läßt sich kaum eine ausreichende Jodzufuhr erzielen. Bei Verwendung von 5 g Jodsalz/Tag würden etwa 100 Kg Jodid aufgenommen, also etwa die fehlende Menge. Der durchschnittliche Salzverbrauch im Haushalt liegt jedoch nur noch bei etwa 1,6 g/Tag, so daß hiermit allein nur eine unzureichende Supplementierung erfolgt. Erst langsam breitet sich die Verwendung von Jodsalz in der Lebensmittelindustrie und den Großküchen aus.

Zur Zeit besteht bei Jodmangel keine andere Möglichkeit, als eine medikamentöse Zufuhr vorzunehmen. In der Regel ist mit 100 µg Jodid/Tag der Mangel zu beseitigen. In Zeiten verstärkten Jodbedarfs, also während der Pubertät und in der Schwangerschaft, sollten mindestens 200 µg/Tag verabreicht werden. Andere Darreichungsformen, z. B. verdünnte Lugolsche Lösung, haben sich nicht durchgesetzt. Die Verabreichung über jodidhaltige Tropfen ist jedoch einfach und billig und es läßt sich jede beliebige Tagesdosis verschreiben. Wird die gesättigte Lugolsche Lösung nach DAB im Verhältnis 1:250 mit Wasser verdünnt (z. B. 0,2 ad 50) enthält die derart verdünnte Lösung 25 µg Jod/Tropfen.

Es besteht kein Zweifel, daß die Verabreichung von Jodid zur Strumaprophylaxe geeignet ist und allgemein empfohlen werden kann. Schwieriger zu beantworten ist die Frage, ob Jodid sich auch zur Therapie einer bestehenden Struma eignet. Wie oben ausgeführt, führt der Jodmangel innerhalb der Schilddrüse selbst zur Freisetzung lokaler Wachstumsfaktoren, die unabhängig vom TSH wirksam werden bzw. bei denen das TSH lediglich einen „permissiven“ Effekt ausübt. Als logische Konsequenz ergibt sich, Jodid in ausreichender Dosis unmittelbar zuzuführen. Dabei sollte zur Therapie einer Struma vermutlich nicht nur der normale Tagesbedarf ersetzt werden, da bei einer jodverarmten Schilddrüse das Defizit in der Regel erst innerhalb von Wochen bis Monaten ausgeglichen werden kann. Bisher läßt sich das Ausmaß des Gesamtjoddefizits im Einzelfall kaum bestimmen. Mit Dosierungen von 300 bis 500 µg Jodid/Tag liegen jedoch Erfahrungen vor, die vermuten lassen, daß hiermit nicht nur der Tagesbedarf ausgeglichen wird, sondern daß es auch zu einer Anreicherung des „Jodpools“ im Körper kommt, so daß die Struma sich ausreichend zurückbilden kann. Neben der täglichen Jodidgabe wird auch die Gabe in einmaligen Wochenrationen empfohlen, z. B. über Thyrojod depot mit 1,5 mg Tabletten.

2 Therapeutisches Vorgehen bei Schilddrüsenerkrankungen im Alter

2.1 Hypothyreose

Jeder Mangel an Schilddrüsenhormon führt zu gestörten und verlangsamten Reaktionen des Stoffwechsels und vieler Organfunktionen. Die klinische Ausprägung einer Hypothyreose ist je nach Maß des Hormonmangels sehr unterschiedlich. Sie reicht von nur leichten laborchemischen Veränderungen ohne klinische Manifestation über gering ausgeprägte Fälle mit mono- oder oligosymptomatischer Ausprägung über schwere Hypothyreosen mit der vollständigen klassischen Symptomatik bis hin zum sogenannten Myxödemkoma als schwerste lebensbedrohliche Komplikation einer unbehandelten Hypothyreose. Die häufigste Ursache einer erworbenen Hypothyreose im Erwachsenenalter oder im Senium ist eine Autoimmunthyreoiditis, die selbst klinisch meist inapparent verläuft, im Endzustand jedoch zu einer Drüseninvolution mit manifestem Hormonmangel führt. Etwa 0,5% aller älteren Menschen sollen eine Schilddrüsenunterfunktion aufweisen. Das Geschlechtsverhältnis zeigt eine deutliche Verschiebung zugunsten der Frauen (zwischen 5:1 und 10:1) (Herrmann 1981).

Da viele der klinischen Symptome einer Hypothyreose physiologischen Altersvorgängen ähneln (Köbberling 1985), besteht leider eine hohe Wahrscheinlichkeit, daß Hypothyreosen im Alter unentdeckt bleiben oder erst mit inadäquater Verzögerung erkannt werden (Hehrmann 1991). Dies ist besonders bedauerlich, weil es sich um eine Krankheit handelt, die gut therapierbar ist. Die Labordiagnostik ist einfach, sie gründet sich auf eine Erniedrigung des Thyroxins im Serum oder eine Erhöhung des TSH-Wertes.

Die Therapie der Hypothyreose ist außerordentlich dankbar, sie bereitet jedoch im höheren Lebensalter gewisse Probleme und Risiken. Je länger die Hypothyreose besteht, umsomehr haben sich Stoffwechselveränderungen, insbesondere eine Hyperlipoproteinämie entwickelt, die auch die ohnehin bestehende Neigung zur Arteriosklerose verstärken. Der Sauerstoffverbrauch ist während der Hypothyreose jedoch stark reduziert. Bei einer schnell erfolgenden Substitutionsbehandlung kann der Sauerstoffbedarf ansteigen, bevor die Stoffwechselveränderungen sich zurückbilden, so daß ein relativer Sauerstoffdefizit manifest wird. Dies wird als auslösende Ursache für Herzinfarkte nach zu schnellem Beginn einer Substitutionstherapie angesehen. Aus den genannten Gründen erscheint eine einschleichend beginnende, anfangs sehr niedrig dosierte Substitution mit Thyroxin angemessen. Trijodthyronin hat wegen der starken Wirkung auf die Herzleistung und den Sauerstoffverbrauch bei der Therapie der Hypothyreose keinen Platz.

Die Therapie sollte mit 25 µg L-Thyroxin pro Tag beginnen und über Wochen bis Monate langsam gesteigert werden. Eine Vollsubstitution wird häufig erst nach drei bis sechs Monaten erreicht. Bei Auftreten von Angina pectoris-Symptomatik oder anderen Zeichen einer Koronarinsuffizienz sollte die Steigerung unter Umständen sogar noch langsamer erfolgen.

Die im jüngeren Lebensalter erforderliche Substitutionsdosis von 150 bis 200 µg L-Thyroxin pro Tag ist bei älteren Menschen in der Regel nicht erforderlich. Bei über 60jährigen Patienten ist der durchschnittliche Thyroxinbedarf um etwa 30% niedriger als bei jüngeren Menschen (Rosenbaum und Barzel 1982; Savin et al. 1983). Die Dosis ist so zu wählen, daß das TSH normalisiert ist, keinesfalls ist jedoch eine Suppression der endogenen TSH-Freisetzung anzustreben, wie dies etwa bei Patienten nach Operation wegen eines Schilddrüsenmalignoms erforderlich ist. Bei supprimierten TSH-Werten liegt bereits eine „subklinische" Hyperthyreose vor, auch wenn die sogenannten peripheren Hormonwerte noch normal sind. In solchen Fällen werden leichtere psychische Veränderungen beschrieben, unter Umständen auch Störungen der Knochenmineralisation oder Störungen der Herz-Kreislauf-Funktion.

Insgesamt stellt die Behandlung der Hypothyreose gerade im höheren Lebensalter eine sehr erfreuliche und dankbare ärztliche Aufgabe dar. Die meisten Patienten realisieren erst nach durchgeführter Therapie, welche Einschränkung an Vitalität und Lebensqualität vorgelegen hat. Von vielen Patienten werden die Veränderungen unter Therapie als Verjüngung um mehrere Jahre empfunden. Compliance-Probleme unter einer Dauertherapie sind selten zu erwarten.

2.2 Struma mit Euthyreose

Wie oben ausgeführt, kann die Struma mit Euthyreose im Prinzip sowohl mit Thyroxin als auch mit Jodid behandelt werden. Die beiden genannten Therapieformen sind in ihrer Wirksamkeit etwa vergleichbar. Sowohl mit 150 µg Levothyroxin/Tag als auch mit 400 µg Jodid/Tag läßt sich im Mittel eine Volumenreduktion um etwa 30% erzielen. Der maximale Therapieeffekt ist dabei nach etwa sechs Monaten erzielt. Nach Beendingung einer Therapie kommt es im Falle der Thyroxinbehandlung zu einem schnelleren Wiederanstieg der Strumagröße als nach Jodidbehandlung.

Vor- und Nachteile der genannten Therapieformen lassen sich kaum mit dem Ausmaß des Therapieeffektes begründen. Ob der günstigere Effekt nach Absetzen der Therapie ein Argument für die Jodidtherapie darstellt, ist zweifelhaft, da ohnehin kaum empfohlen wird, eine Thyroxintherapie ohne anschließende Verabreichung eines Jodidpräparates durchzuführen. Die vergleichende Beurteilung der beiden Therapieformen hat langfristig eher unter dem Aspekt möglicher Nebenwirkungen zu erfolgen. Sowohl die Behandlung mit Levothyroxin als auch die Behandlung mit Jodid sind nicht frei von Problemen, die insbesondere im höheren Lebensalter von erheblicher Bedeutung sind.

Viele Patienten mit Struma haben trotz euthyreoter Stoffwechsellage ein supprimiertes TSH. Ob hier immer klinisch latente Autonomien der Schilddrüse anzunehmen sind, ist ungewiß. Erhöhte TSH-Werte, wie sie nach dem oben geschilderten pathophysiologischen Konzept für die Levothyroxintherapie zu erwarten wären, werden bei Struma mit Euthyreose praktisch nie gefunden. Das zunächst einleuchtende und lange Zeit allgemein akzeptierte pathophysiologische Konzept dieser Therapie ist daher in den letzten Jahren in Zweifel geraten. Für eine suppressive Therapie mit Schilddrüsenhormon bei bereits erniedrigten TSH-Werte fehlt eine sachliche Begründung. So kommt es auch nicht selten bei solchen Patienten durch die Addition von endogenem und exogenem Hormon zu unerwartet hohen Gesamtthyroxinspiegeln mit entsprechenden Nebenwirkungen. Eine Hyperthyreosis facititia als Folge, einer Strumatherapie ist ein nicht selten als klinisches Ereignis, das insbesondere bei älteren Patienten unter Umständen zu kardialen Problemen führen kann.

Die Behandlung mit Jodid ist, soweit sie in der Dosierung den Tagesbedarf überschreitet, mit Problemen behaftet. Ohne differenzierte Untersuchung ist meistens nicht zu erkennen, ob in der Schilddrüse sogenannte Autonomien vorkommen. Auf dem Boden von Autonomien in der Schilddrüse kann aber eine Jodidgabe in höheren Dosierungen zum Auftreten einer sogenannten jodinduzierten Hyperthyreose führen. Die kritische Gesamtdosis, oberhalb derer mit diesem Risiko zu rechnen ist, läßt sich nicht sicher angeben. Bei Dosierungen zwischen 300 und 500 µg/Tag läßt sich jedoch nicht sicher ausschließen, daß mindestens leichtere Formen jodinduzierter Hyperthyreose bei entsprechend prädisponierten Patienten auftreten könnten.

Bei beiden Therapieformen treten also Probleme in erster Linie dann auf, wenn Autonomien in der Schilddrüse vorhanden sind. Beide Therapieformen sind in diesen Fällen risikobehaftet und der Therapieeffekt ist vermutlich gering.

Bei älteren Menschen ist wegen dieses Risikos und wegen der relativ geringeren Möglichkeit einer Volumenreduktion häufig auf eine Strumatherapie zu verzichten (KÖBBERLING und HINTZE 1992). Insbesondere bei Patienten mit Beschwerdefreiheit empfiehlt sich lediglich eine ausreichende Jodversorgung sicherzustellen, um auf diese Weise ein weiteres Strumawachstum zu verhindern. Sofern jedoch im höheren Lebensalter eine Struma neu entsteht und als therapiebedürftig angesehen wird, sollte zuvor eine differenzierte Diagnostik zum Ausschluß einer Autonomie durchgeführt werden. Bei sicherem Ausschluß einer Autonomie können, ähnlich wie bei Jugendlichen und jungen Erwachsenen, sowohl Jodid als auch Thyroxin therapeutisch eingesetzt werden. Bisher fehlen Studien, die darüber Auskunft geben, ob durch eine Therapie im Vergleich zu einem nicht behandelten Kollektiv das Strumawachstum und das Auftreten regressiver Veränderungen wirklich verhindert werden kann.

Insbesondere bei knotig veränderten Strumen ist das Risiko des Vorliegens zirkumskripter oder disseminierter Autonomien deutlich erhöht, so daß in jedem Falle eine szintigraphische Darstellung, möglichst unter Suppressionsbedingungen erfolgen muß, bevor eine Strumatherapie eingeleitet werden kann. Die Möglichkeit einer Volumenreduktion wird jedoch bei knotigen Strumen, insbesondere bei älteren Patienten, eher skeptisch beurteilt. Die Erhaltung eines Status quo durch Jodidsupplementierung kann hier jedoch bereits als Erfolg gewertet werden. Insbesondere bei älteren Patienten mit knotigen Strumen sollte eine medikamentöse Strumatherapie im Einzelfall gut begründet sein, ein „kontrolliertes Zuwarten“ ist in der Regel vertretbar, wahrscheinlich sogar mit vermindertem Risiko behaftet.

Bei Patienten mit disseminierter oder zirkumskripter Autonomie der Struma ist von einer Behandlung mit Levothyroxin und Jodid abzuraten. In solchen Fällen ist eine Therapie mit Radiojod oder durch Operation durchzuführen. Auch bei Patienten mit nachgewiesenen Autonomien ist jedoch, zumindest in Ausnahmefällen, ein kontrolliertes Zuwarten vertretbar.

Rezidivstrumen nach durchgeführter Schilddrüsenoperation sind bezüglich der Therapie mit Levothyroxin oder Jodid nicht anders zu behandeln als

Primärstrumen. Vor Einleitung einer Therapie ist in der Regel der Ausschluß einer funktionellen Autonomie und auch der einer Hypothyreose erforderlich. Bei sicher euthyreoter Stoffwechsellage kann die Rezidivprophylaxe allein über eine Jodidsupplementierung erfolgen.

Eine Strumatherapie mit Levothyroxin sollte in jedem Falle nicht länger als über einen Zeitraum von ein bis zwei Jahren durchgeführt werden. Die früher gelegentlich zitierte Auffassung „einmal Thyroxin immer Thyroxin" bei Patienten mit Struma kann nicht aufrecht erhalten werden. Viele Thyreologen berichten, daß bei ihren älteren Patienten häufiger Levothyroxin abgesetzt werden muß als neu verschrieben. Nach Beendigung einer Verkleinerungstherapie mit Levothyroxin ist in jedem Falle auf eine Jodidgabe in Höhe von etwa 200 µg/Tag umzustellen.

2.3 Hyperthyreose

Die Hyperthyreose des älteren Patienten zeichnet sich durch eine Vielzahl von Problemen aus. Die Häufigkeit der Erkrankung läßt sich aufgrund einer nicht unerheblichen Dunkelziffer nicht genau angeben. Die Störung ist bei älteren Menschen nicht selten, die Häufigkeit scheint, zumindest bei den diagnostizierten Fällen, in letzter Zeit zuzunehmen.

Die Zuordnung des klinischen Bildes zur Diagnose einer Hyperthyreose ist bei älteren Patienten häufig erschwert. Schon lange wird zwischen der „aktivierten" Hyperthyreose des jungen Patienten und der „apathischen" Form des älteren Patienten unterschieden (Köbberling 1984). Beim älteren Patienten überwiegen nicht selten unspezifische Symptome, die häufig als Ausdruck einer Tumorerkrankung (z.B. Gewichtsverlust, Appetitverlust), einer primär kardialen Erkrankung (Rhythmusstörungen, Herzinsuffizienz) oder einfach als Folge des Alterungsprozesses (Müdigkeit, Muskelschwäche, Abgeschlagenheit) fehlgedeutet werden können (Köbberling et al. 1982). Nur bei einem Teil der hyperthyreoten Patienten findet sich als Leitsymptom eine Struma.

Auch bezüglich der Ätiologie unterscheidet sich die Hyperthyreose des älteren Patienten von derjenigen jüngerer Altersstufen. Die in der jüngeren Patientengruppe auftretenden Hyperthyreosen sind zumeist vom Typ des Morbus Basedow, stellen also eine immunologische Erkrankung dar, die in der Regel mit einer endokrinen Ophthalmopathie einhergeht und nicht selten rezidiviert. Bei älteren Patienten hingegen ist die Hyperthyreose häufig auf eine vorangegangene Jodkontamination zurückzuführen. Obgleich die Erkrankung früher oft als „Jod-Basedow" bezeichnet wurde, hat sie ätiologisch mit dem Morbus Basedow keine Gemeinsamkeiten. Die Entstehung einer jodinduzierten Hyperthyreose ist an zwei Bedingungen gebunden:

Erstens: es muß über viele Jahre ein alimentärer Jodmangel vorgelegen haben. Dieser bedingt die Bildung sogenannter autonomer Areale in der Schilddrüse, das heißt von Bezirken, die dem physiologischen Regelmechanismus über das von der Hypophyse ausgeschüttete TSH entzogen sind (Emrich und Bähre 1978). Solche Autonomien sind von untergeordneter Bedeutung, solange der Jodmangel fortbesteht. Zweitens: es muß eine Jodzufuhr in höherer Dosierung stattgefunden haben. Hiermit ist eine Jodapplikation als einmaliger Bolus oder in höherer Dosierung über einen längeren Zeitraum gemeint. Die dabei verabreichte Joddosis liegt häufig im Bereich von Milligramm bis Gramm, also weit höher als Joddosen wie sie z.B. zur Strumaprophylaxe empfohlen werden. Die als Auslöser der jodinduzierten Hyperthyreose in erster Linie beschriebenen Präparate umfassen Röntgenkontrastmittel, jodhaltige Augentropfen oder Broncholytika. Bei den Jod enthaltenden Medikamenten handelt es sich ganz überwiegend um solche mit fraglicher oder sicher nicht vorhandener Wirksamkeit. Besonders viel Jod enthält aber das sehr wirksame und häufig unverzichtbare Antiarrhythmikum Amiodarone, das insbesondere auch bei älteren Menschen breite Anwendung findet. Insgesamt ist die jodinduzierte Hyperthyreose eine typische Erkrankung des älteren Menschen, weil beide Bedingungen, lange bestehender Jodmangel (HINTZE und KÖBBERLING 1992) und die durch die Multimorbidität bedingte Kontamination mit hohen Joddosen besonders bei älteren Menschen häufig sind (HINTZE et al. 1991).

Nicht bei allen älteren Menschen mit jodinduzierter Hyperthyreose findet sich die klassische Laborkonstellation mit erhöhten Werten für Gesamt-T4 und Gesamt-T3. Insbesondere bei multimorbiden Patienten finden sich laborchemisch maskierte Formen, für deren zweifelsfreie Diagnosesicherung eine erhebliche thyreologische Erfahrung erforderlich ist (BECKER et al. 1991). Die Hyperthyreose des älteren Patienten hat insgesamt eine schlechte Prognose. Jede diagnostizierte Hyperthyreose bedarf daher dringend einer intensiven Therapie mit sorgfältiger Überwachung.

Die medikamentöse Therapie der meist jodinduzierten Hyperthyreose des älteren Menschen ist schwierig (HINTZE und KÖBBERLING 1987). Mit den üblichen pharmakotherapeutischen Maßnahmen läßt sich diese Erkrankung nur schwer behandeln (siehe Tabelle 1). Die Ursache liegt darin, daß die Schilddrüse mit Jodid und präformiertem Schilddrüsenhormon gefüllt ist. Da die gebräuchlichen thyreostatischen Medikamente in erster Linie die Neusynthese von Schilddrüsenhormonen hemmen, wird verständlich, daß diese Medikation erst mit langer Latenz wirksam werden kann. Während dieser Zeit ist der Patient jedoch weiter hyperthyreot und den unter Umständen lebensbe-

Tabelle 1. Probleme der Pharmakotherapie bei älteren Patienten mit jodinduzierter Hyperthyreose

Präparat	Problem
Thioharnstoffderivate (Thiamazol, Carbimazol, Propylthiouracil)	sehr lange Latenz bis zum Wirkungseintritt hohe Dosierung erforderlich
Jod in hoher Dosis („Plummern“)	bei jodinduzierter Hyperthyreose unwirksam
Lithium	geringe therapeutische Breite, wenig wirksam
Beta-Blocker	bei älteren multimorbiden Patienten häufig kontraindiziert

drohlichen Risiken der Hyperthyreose ausgesetzt. Hohe Joddosen im Sinne des „Plummerns", eine bei Morbus Basedow präoperativ häufig durchgeführte und sehr wirksame Therapieform, kommen bei Patienten mit jodinduzierter Hyperthyreose nicht in Betracht. Lithium, gelegentlich als Therapeutikum bei schwerer Hyperthyreose empfohlen, besitzt nur eine geringe therapeutische Breite, ist also mit einer erheblichen Nebenwirkungsrate behaftet und hat nur selten die erwünschten therapeutischen Effekte gebracht. Eine symptomatische Beta-Blocker-Medikation ist bei älteren Menschen z. B. wegen bestehender obstruktiver Lungenerkrankungen oder Herzinsuffizienz kontraindiziert. Zeitweise wurde als alternatives Therapieverfahren eine Plasmapherese empfohlen, aber auch dieser Ansatz ist risikobehaftet und eventuelle günstige Effekte sind allenfalls von sehr kurzer Dauer.

Wegen dieses therapeutischen Dilemmas wurde vor mehreren Jahren empfohlen, Patienten mit jodinduzierter Hyperthyreose trotz bestehender hyperthyreoter Stoffwechsellage einer operativen Therapie zuzuführen (KÖBBERLING et al. 1985). Auf diese Weise kann der große intrathyreoidale Pool an Jod und präformiertem Schilddrüsenhormon rasch entfernt werden. Dieses Verfahren wurde zwischenzeitlich von mehreren Zentren übernommen, die Komplikationsrate ist vergleichsweise gering und der therapeutische Erfolg häufig beeindruckend.

Die hier genannten Probleme und therapeutischen Empfehlungen sind nur zu einem kleinen Teil spezifische Eigenarten des höheren Lebensalters. Sie sind vielmehr Folge der Ätiologie dieser Erkrankung, wie sie bei älteren Menschen besonders häufig anzutreffen ist. Selbstverständlich kann auch ein „klassischer" Morbus Basedow bei älteren Patienten auftreten. In solchen Fällen unterscheidet sich die Therapie nicht grundlegend von der bei jüngeren Patienten. Wichtig erscheint lediglich eine regelmäßige Überwachung, um eine Übertherapie mit der Folge einer Hyperthyreose oder eine Untertherapie bzw. Therapieunterbrechung mit der Folge von Rezidivhyperthyreosen rechtzeitig zu erkennen. Nach eingetretener Normalisierung der Schilddrüsenfunktion muß die medikamentöse Therapie entweder zeitlebens fortgeführt werden oder es sollte, möglichst ohne zwischenzeitliche Therapieunterbrechung, eine definitive Therapie veranlaßt werden. Als definitives Therapieverfahren kommt bei älteren Menschen in erster Linie die Radiojodtherapie infrage. Eine Operation wird man bei älteren Menschen wegen der zunehmenden operationsbedingten Risiken erst in zweiter Linie erwägen.

Präparate-Index

Freiname (Generic)	Handelsname
Carbimazol	Neo-Morphazole
Jodid	Jodid 100, 500; Thyrojod
Lithium	Lithium-Duriles, Hypnorex retard
Perchlorat	Irenat
Propylthiouracil	Propycil
Thiamazol	Favistan
Thyroxin	L-Thyroxin, Euthyrox
Trijodthyronin	Thybon

Literatur

Becker W, Spengler E, Wolf F (1991) Besonderheiten bei der Schilddrüsen-in-vitro- und -in-vivo-Diagnostik im Alter. In: Pfannenstiel P (Hrsg) Schilddrüse und Alter. Verhandlungsbericht des 10. Wiesbadener Schilddrüsen-Gespräches. pmi Verlag GmbH, Frankfurt, S. 21

Emrich D, Bähre M (1987) Autonomy in euthyroid goitre: maladaption to iodine deficiency. Clin Endocr 8:257

Hehrmann R (1991) Therapie der Thyreoiditis, Hypothyreose und des Schilddrüsenmalignoms im Alter. In: Pfannenstiel P (Hrsg) Schilddrüse und Alter. Verhandlungsbericht des 10. Wiesbadener Schilddrüsen-Gespräches. pmi Verlag GmbH, Frankfurt, S. 41

Herrmann J (1981) Prevalence of hypothyroidism in the elderly in Germany. A pilot study. J Endocrinol Invest 4:327

Hintze G, Köbberling J (1987) Hyperthyreose. DIA-GM 9:26

Hintze G, Burghardt U, Baumert J, Windeler J, Köbberling J (1991) Prevalence of thyroid dysfunction in elderly subjects from the general population in an iodine deficiency area. Aging 3:325

Hintze G, Köbberling J (1992) Alimentärer Jodmangel. Seine Folgen für Personen im höheren Lebensalter. Fortschr Med 110:163

Köbberling J (1984) Besonderheiten der Hyperthyreose im höheren Lebensalter. Münch Med Wschr 27:864

Köbberling J (1985) Schilddrüsenkrankheiten. In: Verhandlungen der Deutschen Gesellschaft für innere Medizin, Band 91, S. 25

Köbberling J, Hintze G, Blossey HC, Dirks H, Emrich D, Mayer G, Schicha H (1982) Diagnostische Probleme der Hyperthyreose im höheren Lebensalter. Dtsch Med Wschr 106:973

Köbberling J, Hintze G, Becker HD (1985) Iodine induced thyrotoxicosis – a case for subtotal thyroidectomy. Klin Wschr 63:1

Köbberling J, Hintze G (1992) Strumatherapie beim älteren Patienten. medwelt Suppl 1

Rosenbaum RL, Barzel US (1982) Levothyroxine replacement dose for primary hypothyroidism decreases with age. Annals Int Med 96:53

Sawin CT, Herman T, Molitch ME, London MH, Kramer SM (1983) Aging and the thyroid. Decreased requirement for thyroid hormone in older hypothyroid patients. Am J Med 75:206

Therapie der Osteoporose

H. W. Minne

Einleitung und Definitionen

Unter den chronischen Krankheiten des Bewegungsapparates scheinen die Osteoporosen im Laufe der vergangenen Jahre eine herausragende Bedeutung gewonnen zu haben. Während früher die Folgen dieser Krankheit beim alten Menschen praktisch als unvermeidbare Begleiterscheinung des Alters hingenommen wurden, werden heute die Praevention der Osteoporosen und ihre Therapie als praktisch durchführbare Maßnahmen gehandhabt.

Osteoporosen sind Stoffwechselkrankheiten der Knochen, die zu einem Verlust an Knochenmasse, -struktur und -funktion führen (Consensus Development Conference 1991). Dies konditioniert zu erhöhtem Frakturrisiko bei Traumen, auch zum Eintritt von Frakturen ohne erkennbares Trauma.

Die im Vordergrund stehenden klinischen Folgen sind durch Fehlfunktionen des Skelettes nach knochenformverändernden Frakturen erklärt. Die gleichen klinischen Folgen können entstehen, wenn Frakturen ohne hierzu konditionierende Osteoporose zu bleibenden Skelettfehlfunktionen geführt haben, also quasi ausschließlich als Traumafolge auftraten.

Hierzu können Wirbelkörperbrüche gezählt werden, die im Zusammenhang mit unkontrollierten Rumpfmuskelkontraktionen beim epileptischen Anfall entstehen. Beim alten Menschen kann dies auch bei einem Teil der Oberschenkelhalsfrakturen angenommen werden: im Zusammenhang mit „hilflosem" Sturz (z. B. bei Synkopen) kann es zu ausgesprochen großen Energieeinwirkungen auf die Oberschenkelhalsregion kommen, die auch beim Skelettgesunden zum Bruch führen würden.

Wenn also im folgenden die Prävention und Therapie der durch Krankheit unmittelbar und mittelbar bedingten gesteigerten Knochenbrüchigkeit zum Thema werden, dann muß neben den Knochenfestigkeit reduzierenden Krankheiten ebenfalls auf Ereignisse eingegangen werden, die im Zusammenhang mit einem Sturz zu einer Überforderung auch normaler Knochenfestigkeit mit den Folgen eines Bruches führen.

Einteilung der Osteoporosen und Pathogenese

Bei den Osteoporosen werden primäre und sekundäre Krankheitsformen unterschieden.

Zu den sekundären Formen werden all die gezählt, bei denen zum Zeitpunkt der Diagnosestellung eine unmittelbare Krankheitsursache erkennbar, bei einem Teil der Patienten auch noch wirksam ist, und bei denen eine primäre Erkrankung des Skelettmetabolismus wie bei Osteogenesis imperfecta ausgeschlossen erscheint. Es handelt sich bei der Mehrzahl um die Folgen endokrinologischer Störungen, gastroenterologischer Krankheiten, maligner Tumorleiden u. a. m.

- *Endokrinologische Krankheiten.* Iatrogener Hypercortizismus im Zusammenhang mit der Therapie mit Glucocorticoiden und Hypercortizismus bei Cushingscher Krankheit (hypothalamo-hypophysäres Cushing-Syndrom bzw. Corticoide produzierendes Nebennierenrindenadenom) inhibieren die Osteogenese und erzeugen hierdurch Knochenmassenverlust. Inadequater und unzeitgemäß eintretender Hypogonadismus induzieren zeitlich limitierte Steigerung des Knochenumsatzes mit negativer Knochenmassebilanz, steigern hierdurch Knochenabbau. Endogene aber auch iatrogene (im Zusammenhang mit langdauernder unkontrollierter Gabe höherer Dosen von Schilddrüsenhormon) Hyperthyreose können wie der primäre Hyperparathyreoidismus zur Entstehung einer Osteoporose beitragen.
- *Gastroenterologische Krankheiten.* Alle Maldigestion erzeugenden Krankheiten (chronische Pancreasinsuffizienz, auch die Folgen chirurgischer Interventionen wie eine Operation nach Billroth II), jedoch auch Malabsorption (bei einheimischer Sprue) tragen durch mangelhafte Versorgung des Organismus mit Calcium und Vitamin D zur Osteoporoseentstehung ebenso bei wie chronische entzündliche Darmkrankheiten.
- *Maligne Tumorleiden.* Ein im Bereich der Wirbelsäule röntgenologisch bei einem Teil der Patienten von üblicher Osteoporose nicht abgrenzbares Bild kann im Zusammenhang mit haematologischen Systemkrankheiten wie dem Plasmocytom, der Mastocytose u. a. entstehen. Die dann der Osteoporose zugrunde liegenden Krankheiten können sich gelegentlich lange klinisch relativ stumm verhalten. Sie sind daher bei Patienten in Erwägung zu ziehen, bei denen „unerwartet" auch in höherem Alter eine foudroyant sich entwickelnde Osteoporose festzustellen ist.

  Auch solide Tumoren metastasieren gelegentlich diffus in das Skelett. Damit verbundene Osteolysen können dann, wie auch osteolytische Metastasen, scheinbar osteoporosetypische Frakturen erzeugen.
- *Varia.* Gelenknahe Osteoporoseformen werden beim entzündlichen Gelenkrheumatismus gefunden. Im Zusammenhang mit Traumen entstehen gelegentlich lokalisierte Osteoporosen im Bereich des Beckens, selten auch in anderen Skelettarealen. Diese, in der Regel spontan remittierenden Entitäten werden dem Sudeck'schen Formenkreis zugeordnet.

  Langdauernde Behandlung mit Heparin erzeugt Osteoporose. Osteoporosen entstehen auch bei Patienten, die nach Organtransplantation medikamentös nachbehandelt werden müssen. Bei ihnen sind neben den Folgen der Corticoidtherapie wahrscheinlich weitere Ursachen erkrankungsfördernd wirksam.

Zu den primären Osteoporosen werden neben den seltenen idiopathischen Krankheitsformen und der Osteogenesis imperfecta auch die üblichen postmenopausalen und Altersosteoporosen gezählt (Übersicht bei JOHNSTON et al. 1989).

Bei den idiopathischen Osteoporosen, die grundsätzlich in jedem Alter auftreten können, werden komplexe pathophysiologische Entstehungsmechanismen angenommen. Nachteilige Beeinflussung des Skelettmetabolismus kann im Zusammenhang mit Störungen der Immunregulation nachgewiesen werden; mehreren Interleukinen, aber auch dem Transforming Growth Factor β und dem Tumor necrosis factor kann die Einflußnahme auf Funktionen von Osteoblasten und Osteoclasten zugeordnet werden.

Bei der Osteogenesis imperfecta liegt der mangelhaften Bildung funktionsfähiger Knochenmatrix wahrscheinlich eine Reihe von Stoffwechseldefekten beim Osteoblasten zugrunde.

Die Pathogenese der postmenopausalen und Altersosteoporosen ist komplexer Natur. In der Regel kann zum Zeitpunkt der Diagnosestellung der zugrunde liegende pathophysiologische Auslöser beim Einzelpatienten nicht mehr dingfest gemacht werden. Die zu diskutierenden möglichen Mechanismen können in der Regel nur noch vermutet, allenfalls wahrscheinlich gemacht werden. Sie werden als Risikofaktoren der Osteoporoseentstehung angesehen.

Genetische Faktoren

Bei den Töchtern von Frauen mit manifester Osteoporose besteht ein erhöhtes Osteoporoserisiko. Untersuchungen an eineiigen und zweieiigen Zwillingen untermauern die Annahme, daß die Kapazität eines Menschen, während des ersten Lebensdrittels Knochensubstanz aufzubauen, auch genetisch determiniert ist.

Faktoren, die während des Heranwachsens wirksam sind

Bei Kindern mit verzögerter Pubertät, jedoch auch bei Mädchen, die nach eingetretener Pubertät relativen oder absoluten Sexualhormonmagel erleiden, kommt es zu verzögertem, jedoch auch zu insgesamt unzureichendem Skelettaufbau. Hiervon betroffen sind auch jugendliche Hochleistungssportlerinnen, die im Zusammenhang mit körperlichem Training und Streß bei relativem Mindergewicht verminderte Knochenmasse und gesteigertes Knochenbruchrisiko erleiden. Unter diesem Gesichtspunkt sind die Anforderungen, die an kindliche Sportlerinnen beim medaillenträchtigen Hochleistungssport gestellt werden, im Hinblick auch ihre ethische Rechtfertigung dringend einer Korrektur zuzuführen. Ein gesteigertes Osteoporoserisiko ist auch bei Patienten und Patientinnen mit Anorexia nervosa anzunehmen.

Die nutritive Calciumversorgung während des Heranwachsens beeinflußt die osteogenetische Kapazität des heranwachsenden Organismus. Vor diesem Hintergrund ist die relative Unterversorgung in der deutschen Bevölkerung mit Calcium während aller Lebenszeiträume potentielle Osteoporoseursache.

Nach einer Lebensphase der Skelettentwicklung, der Knochensubstanzbildung folgen Perioden, während der es zu zwar zunächst geringen, jedoch kontinuierlichen Knochensubstanzverlusten kommt. Bei der Frau treten Phasen akzentuierter Knochensubstanzverluste hinzu.

Sexualhormonmangel in höherem Lebensalter

Der die Menopause als letzte vom Ovar gesteuerte Monatsblutung erzeugende Sexualhormonmangel der Frau bewirkt am Skelett eine phasenhafte, wahrscheinlich drei bis sechs Jahre währende Steigerung des Knochenumsatzes, die mit negativer Knochenmassebilanz einhergeht. Die dabei wirksamen pathophysiologischen Mechanismen treten altersunabhängig immer auf, wenn Sexualhormonmangel wirksam wird.

Bei der Untersuchung größerer Bevölkerungsgruppen können unter den Bedingungen einer Studie Vorgänge nachgewiesen werden, die wahrscheinlich bei betroffenen Männern in gleicher Weise auftreten wie bei Frauen:

Die im Blut und Urin meßbaren Parameter des Knochenumsatzes steigen an (Alkalische Phosphatase, Osteocalcin, Pyridinulinum/Cross links). Dies bewirkt gesteigerten Knochensubstanzverlust mit gesteigerter Freisetzung von Calcium aus dem Knochen und konsekutivem Anstieg des Serumcalciums. Reaktiv fallen die Hormone der Calciumhomöostase Parathormon und Vitamin D-Hormon, jedoch auch das Knochenstoffwechsel beeinflussende Calcitonin ab. Vermehrt freigesetztes Calcium wird mit dem Urin ausgeschieden, die Osteoklastenfunktion wird weiter gesteigert/entkoppelt. Es resultiert Verlust an Knochensubstanz, der sich zunächst im Bereich des trabekulären, langfristig auch im Bereich des Röhrenknochens auswirkt.

Acht bis zehn Jahre nach wirksam werden des Sexualhormonmangels hat das Skelett durch Verluste mechanisch kompetenter Strukturen Festigkeit verloren, so daß bei Traumen, jedoch auch bei scheinbar fehlender mechanischer Alteration Frakturen auftreten. Besonders betroffen hiervon ist die Wirbelsäule. Wirbelkörperbrüche treten zunächst im thorakolumbalen Übergang, später auch in übrigen Bereichen der Brust- und Lendenwirbelsäule auf.

Ernährungsmängel

Im Jahre 1991 teilten Meunier und Mitarbeiter mit, daß durch Gabe von Vitamin D3 und Calcium bereits ein Jahr nach Behandlungsbeginn das Frakturrisiko bei einer Gruppe von 80jährigen Altersheimbewohnern im Vergleich zu dem einer unbehandelten Vergleichsgruppe deutlich gesenkt werden konnte. Ergänzende Untersuchungen machten deutlich, daß diese Behandlung den Charakter einer Substitution, nicht den einer Zusatzbehandlung hatte: vor Behandlungsbeginn war die Versorgung der Untersuchten mit Calcium und mit Vitamin D unter den Bedingungen üblicher Ernährung defizitär gewesen.

Untersuchungen zu den Verzehrgewohnheiten in der deutschen Bevölkerung und die Ergebnisse eigener Beobachtungen machen wahrscheinlich, daß ein derartiges Defizit auch in weiten Kreisen unserer Bevölkerung besteht.

Eine dem Tagesbedarf nicht entsprechende Versorgung mit Calcium führt jedoch, dies haben Untersuchungen im früheren Jugoslawien und in Kalifornien gezeigt, zu einem im Alter wirksam werdenden Anstieg des Frakturrisikos.

Mangelhafte nutritive Versorgung mit Vitamin D und Lebensbedingungen, unter denen Vitamin D in nur unzureichendem Ausmaß endogen gebildet wird, erzeugen neben den bei drastischem Vitamin D Mangel auftretenden ossären Folgen wie Störungen der Calcifikation neu gebildeter Knochenmatrix neuromuskuläre Symptome, die zu Defiziten der Muskelkraft und Bewegungskoordination führen. Die bei Gabe von Kalzium und Vitamin D beobachtete Reduktion des Frakturrisikos folgte daher wahrscheinlich nicht nur einer direkten Beeinflussung des Knochenstoffwechsels sondern auch einer mittelbaren Verbesserung der Gang- und Trittsicherheit bei der behandelten Gruppe alter Menschen. Hierdurch ist offensichtlich auch das Sturzrisiko der Betroffenen günstig beeinflußt worden.

Aus diesen Beobachtungen folgt, daß chronisch mangelhafte Versorgung mit Kalzium und Vitamin D zu den Risikofaktoren nicht nur des Knochenschwundes alter Menschen gehört, sondern auch zu gesteigertem Knochenbruchrisiko durch Sturz führt.

Bewegungsmangel

Zellbiologische Untersuchungen unter der Bedingung der Schwerelosigkeit im Weltraum haben bewiesen, daß mechanische Belastung direkten Einfluß auf den Knochenstoffwechsel nimmt. Mechanische Belastung fördert die Osteogenese, mechanische Entlastung bremst die Osteogenese, fördert Knochensubstanzverlust.

Dies ist in Übereinstimmung mit Beobachtungen, die bereits im vergangenen Jahrhundert gemacht wurden: Muskelmasse und Knochenmasse sind einander positiv korreliert. Menschen mit großer Muskelkraft weisen höhere Knochenmasse auf, Menschen mit reduzierter Muskelkraft erleiden dauerhafte Verluste an tragfähiger Knochensubstanz.

Relativer und absoluter Mobilitätsmangel ist daher die Ursache für Knochensubstanzverluste im Sinne einer Osteoporoseentstehung. Bei Astronauten, jedoch auch unter den Bedingungen dauerhafter Bettruhe, kommt es zu Verlusten der Knochendichte, somit zu gesteigertem Knochenbruchrisiko.

Osteoporoseunabhängige Frakturursachen im Alter

Verminderte mechanische Kompentenz der Knochen konditioniert zu gesteigertem Frakturrisiko im Alter. Die früher in Lehrbüchern zu findende Definition, Osteoporose sei immer durch „atraumatische" Fraktur charakterisiert, ist jedoch falsch. Frakturen treten bei Osteoporose häufig als Folge

„versteckt traumatischer" Ereignisse auf. Der im Zusammenhang mit Synkopen, Defiziten der Balance und Gangsicherheit sich ereignende „ungeschützte" Sturz ist häufig der Auslöser der Frakturen bei den konditionierten Patienten.

Der Sturzablauf nimmt wesentlichen Einfluß auf die Entstehung von Frakturen, Sturz auf den Rücken steigert das Risiko deutlich. Bei Sturz auf die Seite mit Aufprall des Trochanter major auf den Untergrund steigert, und dies allein durch die Besonderheiten der Energieeinwirkung bei diesem Sturz auf das Skelett, das Risiko einer Oberschenkelhalsfraktur um mehr als das Fünf- bis Zehnfache.

Gerade die Oberschenkelhalsfraktur entsteht im Zusammenhang mit Besonderheiten der Lebensführung, die skelettunabhängig sind. Sehstörungen führen zum „Übersehen von Hindernissen", damit zum Stolpern und Sturz; Gebrauch von Schlafmitteln erzeugt Gangunsicherheit beim nächtlichen Toilettengang und damit gesteigertes Sturz- und Frakturrisiko. Präexistente Funktionsstörungen im Bereich der unteren Extremitäten, sei es durch die Folgen eines vorangegangenen Apoplexes oder bei Krankheit von Gelenken (z.B. Gonarthrose mit eingeschränkter Streckfähigkeit der Kniegelenke), erzeugen gesteigertes Oberschenkelhalsfrakturrisiko.

Epidemiologie (Übersicht bei MELTON et al. 1992)

Neun von zehn Patienten, so weisen die Ergebnisse der noch gültigen epidemiologischen Untersuchungen aus, sind Frauen. Der im Zusammenhang mit der Menopause entstehende gesteigerte Knochensubstanzverlust ist hierfür verantwortlich.

Wahrscheinlich erleiden 20% aller Frauen hierdurch Wirbelkörperfrakturen, die etwa 8–10 Jahre nach Eintritt in die Wechseljahre erstmals beobachtet werden. Hiervon sind in Deutschland wahrscheinlich mehr als 4 Millionen Frauen betroffen. Es verdient besondere Betonung, daß dies nur bei Frauen gilt, die von den Möglichkeiten der Prävention keinen Gebrauch machen. Das Risiko einer Osteoporoseentstehung kann durch Nutzung der verfügbaren Präventionsmöglichkeiten drastisch gesenkt werden.

Es besteht der Eindruck, daß der Anteil der an Osteoporose erkrankenden Männer im Zunehmen begriffen ist. Dies liegt u.a. auch an der Zunahme der Lebenserwartung der Männer. In Ländern, mit deutlich höherer durchschnittlicher Lebenserwartung der Männer, wie Japan, steigt der Anteil der Männer mit osteoporosetypischen Frakturen exponentiell an.

Jährlich ist in Deutschland mehr als 50000mal die Diagnose einer Schenkelhalsfraktur zu stellen. Ein beträchtlicher Anteil dieser Lebenserwartung begrenzenden Frakturen wird durch Osteoporose zumindest teilverursacht.

Klinisches Bild bei Osteoporose

Wirbelkörperfrakturen führen zu Wirbeldeformierungen in Form von Deckplatteneinbrüchen (Fischwirbel), Keilwirbel- und Plattwirbelbildung. Es resultieren Körpergrößenverluste um 10–20 cm, als Spätfolge dieser Krankheit, Ausbildung von Rundrücken und Hohlkreuz. Die Rippenbögen nähern sich den Beckenkämmen, knöcherne Strukturen kommen in direkten reibenden Kontakt.

Typisch ist dann der Verlust üblicher Körperproportionen mit dem Bild „überlanger" Extremitäten. Buckelbildung läßt beim Anblick von der Seite den Kopf „vor den Rumpf" rücken (Vogelaspekt) mit den Folgen der Überstreckung der Halswirbelsäule. Die Haut im Bereich des Rumpfes wirkt schlaff, Falten bilden sich von mediocranial nach laterocaudal aus. Das Abdomen wölbt sich auch bei an sich schlanken Individuen vor.

Die Statik des Achsenskeletttes wird hierdurch nachhaltig beeinträchtigt. Es kommt zur Überlastung einzelner Partien der Rumpfmuskulatur, in diesem Zusammenhang zu chronischen Schmerzen dieser Muskelpartien, ihrer Sehnen und der Sehnenansätze. Es kommt zur Fehlstellung von Zwischenwirbelgelenken mit Schmerzen im Bereich von Gelenkkapseln und anderen schmerzempfindlichen Strukturen.

Neben Schmerzen werden unspezifische Beschwerden wie „allgemeines Ermüdungsgefühl" in Bereich des Rumpfes beklagt. Typisch ist, daß zumindest in der Anfangsphase des Leidens, das Beschwerdebild durch selbst auferlegte Reduktion der allgemeinen Morbilität und körperlichen Belastung gelindert werden kann. Bei sukzessiver Zunahme der allgemeinen Beschwerlichkeit entgeht den Patienten häufig das Ausmaß der Limitationen, die sich durch eine Wirbelsäulenosteoporose einstellen. Nicht selten wird über relative Beschwerdearmut berichtet, die durch Verluste des Aktionsradius eingekauft werden.

Bei zunehmender Verformung des Achsenskelettes steigt jedoch das Ausmaß von Schmerzen und allgemeinen Limitationen auch unter Ruhebedingungen (Leidig et al. 1990). Jede Form der körperlichen Belastung, entstehend durch das Bekleiden, beim Einkaufen oder bei unwillkürlichen Körperbewegungen während des Schlafes, wird als Schmerzauslöser erlebt. Bei fortgeschrittenen Erkrankten besteht ein die allgemeine Lebensqualität drastisch einschränkendes Beschwerdebild. Diese Patienten werden auch bei der Verrichtung üblicher Aufgaben bei der Selbstversorgung von Fremdhilfe abhängig.

Die Folgen von Frakturen des Oberschenkelhalses werden drastischer erlebt, da akut entstehend und akut Limitationen erzeugend. Im Zusammenhang mit der im allgemeinen notwendig werdenden Therapie, akut notwendig werdenden chirurgischen Maßnahmen und nachfolgendem Krankenlager kommt es zu einer Anhebung der Mortalität um ca. 15% im Vergleich zu einer nicht von Fraktur betroffenen Vergleichsgruppe.

Ein Drittel der Patienten wird, weitgehend unabhängig vom Allgemeinzustand vor Eintritt der Fraktur, im Anschluß auch einer an sich erfolgreichen Therapie versorgungspflichtig invalide. 50% der Betroffenen benötigen Gehhilfen (Dreipunktgang/Vierpunktgang).

Folgekosten durch Osteoporose (siehe auch: Johnston et al. 1989)

Die Berechnung der Folgekosten durch Osteoporose erfolgte erstmals Anfang der achtziger Jahre. Die dabei ermittelten Beträge waren einer der Stimuli, die zu einer allgemeinen Intensivierung der Osteoporoseforschung in den vergangenen Jahren geführt hat. Es ist davon auszugehen, daß allein die im Zusammenhang mit der Behandlung der Patienten mit Oberschenkelhalsbruch entstehenden jährlichen Kosten in Deutschland zwischen 800 Millionen und 1 Milliarde DM betragen. Die im Zusammenhang mit der weit häufigeren Wirbelsäulenosteoporose entstehenden Kosten waren bisher nicht ermittelbar, da die sozialmedizinisch wirksam werdenden Folgen dieser Krankheitsform erst durch Untersuchungen der letzten Jahre erkennbar wurden. Es ist davon auszugehen, daß hier Folgekosten in vielfacher Höhe der bei Patienten mit Schenkelhalsfraktur errechneten entstehen.

Allgemeine Betrachtungen

Die Frage, ob es sich bei den Osteoporosen um Krankeiten handelt oder aber um eine durch einzelne Medizinerkreise künstlich hochgespielte „Modekrankheit", wird, unverständlich angesichts der Krankheitsfolgen, noch immer nicht einheitlich bewertet, sondern z. T. kontrovers diskutiert.

Die sozialmedizinische Bedeutung der Osteoporose, ihrer Diagnose, Prävention und Therapie, wird deutlicher, wenn man sie mit anderen chronischen Krankheiten vergleicht, die überwiegend die ältere bzw. alte Bevölkerung betreffen. Der Vergleich mit dem Altersdiabetes und der Arteriosklerose mit ihren Folgen bietet sich an. Altersdiabetes und Arteriosklerose haben beide eine lange Krankenvorgeschichte, bevor es zu für den Betroffenen einschneidenden Veränderungen kommt. Wie bei der Osteoporose können bei den Bedrohten lange vor Eintritt dieser Ereignisse Symptome festgestellt werden, die die Bedrohung durch Folgeerscheinungen erkennen lassen.

Der Altersdiabetiker erlebt Blutzuckeranstiege zunächst schmerzfrei und beschwerdelos. Selbstverständlich wird ein Patient mit Hyperglykämie medizinisch behandelt, um den Spätfolgen der Krankheit vorzubeugen. Fettstoffwechselstörungen, die nach Jahren eine Arteriosklerose entstehen lassen können, sind in der Regel schmerzlos. Nichts desto trotz werden sie medizinisch behandelt, um den Folgeschäden der Arteriosklerose, dem Herzinfarkt, dem Apoplex u. a. m. vorzubeugen.

Überproportionale Verluste der Knochensubstanz, verminderter Aufbau derselben lassen das Risiko einer Osteoporoseentstehung mit ihren Folgen heutzutage frühzeitig erkennen. Der Krankheitsentstehung kann erfolgreich vorgebeugt werden, die Krankheitsprogression kann durch therapeutische Maßnahmen begrenzt werden. Die Notwendigkeit der Früherkennung eines Osteoporoserisikos und der Therapie einer eingetretenen Osteoporose ist identisch zu bewerten, wie wir dies bei Diabetes mellitus und bei Fettstoffwechselstörungen gewohnt sind.

Diagnostik bei Osteoporose

Die beschriebenen klinischen Zeichen der Wirbelsäulenosteoporose sind nicht krankheitsspezifisch. Körpergrößenverluste wie Rundrücken und Hohlkreuz können auch als Folge von Verschleißkrankheit im Bereich der Bandscheiben entstehen. Jede Fehlfunktion der Rumpfmuskulatur, auch die im Zusammenhang mit Fehlhaltung entstehende, kann Rückenschmerzen erzeugen, die denen bei Osteoporose durchaus zu gleichen vermögen. Leistungsbegrenzungen sind als Folge einer Vielfalt von pathologischen Veränderungen, aber auch von funktionellen Störungen möglich.

Die Diagnose einer Wirbelsäulenosteoporose ist daher bei der Mehrzahl der Patienten allein aufgrund klinischer Untersuchung *nicht* möglich. Wenn sich durch ergänzende Untersuchungen zeigen läßt, daß die klinischen Symptome die Folge einer Osteoporose sind, dann handelt es sich immer um eine Spätform der Krankheit. Die Frühdiagnose einer Osteoporose, also des krankheitstypischen Knochenschwundes aufgrund klinischer Untersuchung ist *nicht* möglich.

Dies macht deutlich, daß bei klinischem Verdacht auf das Vorliegen einer Osteoporose oder auf das Bestehen eines Osteoporoserisikos immer zusätzliche technische Untersuchungen notwendig sind. Wenn durch derartige Untersuchungen die Diagnose einer Osteoporose gestellt wurde, dann bedarf es immer zusätzlicher Untersuchungen, um die Differentialdiagnose der Krankheit zu stellen. Es ist obsolet, mit der Behandlung einer Osteoporose zu beginnen, bevor eine differentialdiagnostische Abklärung erfolgte.

Feststellung von Knochensubstanzverlusten

Die zur Zeit zur Verfügung stehenden Verfahren erlauben die Bestimmung der im Knochen vorhandenen Knochensubstanzmenge auf nicht invasivem Wege mit hinreichender Präzision. Hierfür wird die Knochendichte bestimmt, die als Maß für diese Knochensubstanzmenge angesprochen wird (Johnston et al. 1989).

Die bereits seit Jahren eingesetzten Photonenabsorptiometriegeräte (Single Photon Absorptiometrie, Dual Photon Absorptiometrie) bestimmen das Ausmaß der Abschwächung eines Photonenstrahls, das durch Passage durch den Körper entsteht. Knochengewebe erzeugt Abschwächung in Abhängigkeit von der enthaltenen Mineralmenge. Hieraus wird die Knochendichte bestimmt.

Die Präzision der Bestimmungen und ihre Reproduzierbarkeit wurden verbessert, als an Stelle einer Isotopenquelle eine Röntgenröhre mit vergleichsweise höherem Photonenstrom eingesetzt wurde. Zur Zeit sind derartig modifizierte Geräte im Handel. Sie erlauben die Bestimmung der Knochendichte in praktisch allen Körperarealen, die Messung des Gesamtkörpercalciumgehaltes und, darüber hinausgehend, auch die Bestimmung der Verteilung von Körperfett, -muskulatur und -mineralgehalt. Die Bestimmung der Wirbelkörperdichte im lateralen Strahlengang ist möglich, hierdurch wird die

„Mitbestimmung“ der Substanzanteile von Wirbelbögen und -fortsätzen ausgeschaltet.

Computertomographen erlauben nach Zusatzausstattung üblicher Geräte die Messung der Knochendichte im Bereich der Wirbelkörper. Ein Verfahren zur Bestimmung der Spongiosadichte im Bereich des Radius mittels sogenannter „peripherer Computertomographie“ (pQCT) ist verfügbar.

Die Feststellung niedrigen Knochenmineralgehaltes erlaubt *nicht* die Diagnose einer Osteoporose. Reduktion des Knochenmineralgehaltes ist lediglich als mögliches Symptom einer Osteoporose zu bewerten. Wird beim Patienten mittleren Alters (30–50 Jahre) ein niedriger Knochenmineralgehalt festgestellt, so kann dies als Frühsymptom einer Osteoporose interpretiert werden. Niedrige Meßwerte sind somit auch ein Risikofaktor für das Entstehen von Frakturen in höherem Lebensalter.

Es ist obsolet, Patienten, bei denen niedriger Knochenmineralgehalt festgestellt wird, mit der Feststellung zu bedrohen, ihnen stünde unabwendbar das desolate Krankheitsbild einer fortgeschrittenen Osteoporose bevor. Es besteht allenfalls das Risiko zur Entwicklung einer Osteoporose, und dies nur für den Fall, daß präventive Maßnahmen, die zur Verfügung stehen, nicht genutzt werden.

Bei Patienten mit eingetretenen Frakturen und fehlender Erinnerung an ein Fraktur auslösendes Ereignis (bei epidemiologischen Untersuchungen immerhin 50% derjenigen, bei denen eine Fraktur im Bereich der Wirbelsäule gefunden wird) kann durch eine Knochenmineralgehaltsbestimmung der Frage nachgegangen werden, ob diese Fraktur in der Tat „atraumatisch“ entstand, oder ob ein „vergessenes“ Trauma der wahre Anlaß für Fraktur bei unauffälligem Knochenmineralgehalt war.

Feststellung der durch Osteoporose bedingten Knochendestruktion

Konventionelle Röntgenuntersuchungen dokumentieren die durch Bruch entstehenden Skelettverformungen. Sie können zur Zeit durch kein anderes Verfahren ersetzt werden. Die Diagnose einer Osteoporose erfordert immer den Einsatz röntgenologischer Untersuchungen im Bereich der bedrohten oder betroffenen Skelettareale.

Im Bereich der Röhrenknochen unterliegt die Bildbewertung konventionellen radiologischen Regeln. Im Bereich der Wirbelsäule wurden die in der Vergangenheit üblichen Bewertungskriterien inzwischen ergänzt.

Die Verformung von Wirbelkörpern durch Fraktur kann unterschiedlich ausfallen. Neben zentralen Einbrüchen können Keilwirbel oder Plattwirbel entstehen (Hurxthal et al. 1969). Das Ausmaß und die Charakteristika der bruchbedingten Wirbelsäulenverformung hängt weitgehend von diesen Formspezifika ab. Keilwirbel lassen Buckelbildung auftreten, Körpergrößenverluste sind auch die Folge von Plattwirbelbildung.

Die Bewertung von Therapeutika orientiert sich an der Fähigkeit eines Medikamentes, Frakturprogression und damit Körperverformungsprogression zu begrenzen. Diese Parameter werden nach wie vor anhand von Röntgenbildanalysen bestimmt. Es setzt sich jedoch zunehmend durch, hierbei die subjektive Bewertung des Röntgenbildes durch objektive Verfahren mittels Wirbelhöhenbestimmung zu ergänzen. So ermittelt der Spine deformity Index objektiv Frakturraten und das Ausmaß der durch Frakturen bedingten Wirbelsäulenverformung (Minne et al. 1988); er wird mittlerweile zur wissenschaftlichen Auswertung klinischer Studien in Europa und den USA eingesetzt. Derartige Analysen werden zukünftig eingesetzt werden können, um die krankheitsbedingten Veränderungen an der Wirbelsäule objektiv darzustellen (Sauer et al. 1991).

Laboruntersuchungen

Die zur Zeit zur Verfügung stehenden Methoden erlauben noch nicht, unter Routinebedingungen bei der Mehrzahl der Patienten die Frage zu beantworten, ob gesteigerter oder reduzierter Knochenmetabolismus vorliegt. Sie erlauben ebenfalls nicht, frühzeitig das Risiko einer Osteoporoseentwicklung unter Routinebedingungen abzuschätzen.

Laboruntersuchungen dienen der differentialdiagnostischen Abklärung einer Osteoporose. Sie werden entsprechend den oben angeführten möglichen Differentialdiagnosen eingesetzt. Bei der postmenopausalen oder Altersosteoporose ist kein krankheitstypisches Laborprofil zu erwarten.

Behandlung bei Osteoporose bzw. Osteoporoserisiko

Medikamente können mit zwei Zielen eingesetzt werden:

- Verhinderung fortschreitenden Knochensubstanzverlustes zur Verhinderung gesteigerter Frakturrisiken.
- Behandlung eingetretener Knochensubstanzverluste, hierbei können verschiedene Behandlungsstrategien in Abhängigkeit von der Frage denkbar sein, ob bereits Frakturen eingetreten sind oder nicht.

Beim Vorliegen einer sekundären Osteoporose ist immer die Behandlung der zugrunde liegenden Störung mit zu berücksichtigen. Ein Teil dieser Störungen kann dabei nicht ausgeschaltet werden (z. B. iatrogenes Cushing-Syndrom bei absolut indizierter Corticoidtherapie u. a.). Ein Teil der Grundkrankheiten bedarf separater therapeutischer Erwägungen (z. B. Plasmozytom bzw. chronische Pancreasinsuffizienz oder andersartig bedingte Hypovitaminosis D).

Medikamente zur Begrenzung bzw. Ausschaltung fortschreitenden Knochensubstanzverlustes (Prävention) (PRINCE et al. 1991)

Bei der Frau verhindert die Östrogen/Gestagen Substitution während und nach den Wechseljahren den Knochensubstanzverlust, der durch den die Wechseljahre verursachenden Östrogen/Gestagenmangel entsteht.

Darüber hinausgehend wird durch die Behandlung, wenn sie erst Jahre nach Eintritt in die Wechseljahre begonnen wird, nicht nur weiterer Verlust verhindert, sondern Knochenmassezuwachs erzeugt. Dies begründet die Indikation zu einem Behandlungsbeginn auch bei Frauen, die bis zu 20 Jahren nach der Menopause unbehandelt blieben.

Zu beachten ist jedoch, daß Nebenwirkungen, die bei unmittelbar mit der Menopause einsetzender Behandlung ausbleiben, bei Frauen auftreten können, die erst nach jahrelanger Zeit des Hormonmangels neu behandelt werden. Dies betrifft sowohl Spannungsgefühl im Bereich der Brüste, Berührungsempfindlichkeit im Bereich der Mamillen, Schweregefühl im Bereich der Beine, Gewichtszunahme unerwarteten Ausmaßes durch Ödemneigung als auch allgemeines Unwohlsein mit Stimmungslabilität. Diese Nebenwirkung wird als sehr nachteilig empfunden, insbesondere, wenn der Unerfahrene zur Behandlung mit dem Hinweis überredet hat, es träten grundsätzlich keine Nebenwirkungen auf, die Behandlung kenne immer ausschließlich positive Folgen.

Einschleichende Behandlung kann das Auftreten dieser Nebenwirkungen erträglich begrenzen. Dies ist nicht neu, denn bei der Neubehandlung eines langjährig durch Krankheit hypogonaden Mannes treten analoge Probleme auf, die gleichfalls durch einschleichende Behandlung erfolgreich kompensiert werden können.

Bei der nicht hysterektomierten Frau kann sequentielle Östrogen/Gestagenbehandlung, unabhängig vom Alter bei Behandlungsbeginn, zu Fortbestand der Monatsblutungen führen. Ein Teil der Behandelten akzeptiert dies. Für sie gilt nicht, daß grundsätzlich die Beendigung der Menstruationsfähigkeit ein unbedingt anzustrebendes Ziel sei, wie insbesondere männliche ärztliche Berater noch häufig annehmen. Ein Teil der Behandelten zieht es dagegen vor, wenn die Periodenblutung ausfällt, dies insbesondere, wenn während des die Menstruation begleitenden Östrogenmangels mangelbedingte Symptome auftreten, jedoch auch, wenn die Menstruation schmerzhaft erlebt wird. Die zur Verfügung stehenden Hormonpräparationen erlauben die Berücksichtigung dieser Patientenwünsche.

Östrogene werden als konjugierte equine Östrogene oder als naturidentisches Östradiol 17β, letzteres wie die konjugierten Östrogene peroral oder transdermal appliziert, verordnet. Wirksame Dosen sind 0,65 oder 1,25 mg konjugierte Östrogene, 1 oder 2 mg Östradiol 17β bzw., transdermal, 50 bzw. 100 µg pro Tag. Bei sequentieller Behandlung wird während mindestens der letzten 12 von 21 Behandlungstagen ein Gestagen hinzugegeben. Während der vierten Behandlungswoche, während der eine Abbruchblutung erfolgen kann, erfolgt entweder eine Behandlungspause oder es wird eine niedrige Östrogendosis, z. B. 0,3 mg konjugierte Östrogene, 1 mg Östradiol 17 β oral bzw. 25 µg Östradiol 17 β transdermal verordnet.

Frauen, die ein Sistieren der Menustration wünschen, erhalten Östrogen und Gestagen in dauernder Kombination und ohne Pause verordnet. Bei ihnen kann es während der ersten sechs Monate nach Behandlungsbeginn zu Schmierblutungen kommen, bei der Mehrzahl bleiben Periodenblutungen dann auf Dauer aus. Zu beachten ist, daß dergestalt auftretende Menstruationen, nicht wie bei üblicher „Blutung in der Menopause", Indikation zur Abrasio sein müssen.

Vor Behandlungsbeginn sowie jährlich nach Behandlung soll eine gynäkologische Untersuchung, möglichst im Rahmen üblicher Vorsorgeuntersuchungen erfolgen (DGE 1988).

Die bei der Verordnung oraler hormoneller Kontrazeptiva üblichen Kontraindikationen und Nebenwirkungen verdienen bei der hormonersetzenden Behandlung der Wechseljahre Neubewertung:

Bei regelrechter (bei Bedarf einschleichender) Behandlung kann durch Rehydrierung der im Zusammenhang mit Östrogenmangel um ca. 1 l dehydrierten Patientin Gewichtszunahme um 1–2 kg erfolgen. Größeres Ausmaß einer Gewichtszunahme ist selten und hat dann häufig seinen Grund in höher – als bewußt erlebter calorischer Ernährung. Gelegentlich wird Unwohlsein nach oraler Einnahme beklagt. Dies kann durch Einnahme mit einer Mahlzeit zumeist ausgeschaltet werden.

Kontraindikation zur Östrogen ersetzenden Behandlung sind nach wie vor Östrogen abhängig wachsende Malignome wie das rezeptorpositive Mammacarcinom oder das Endometriumcarcinom. Die Frage, wie lange nach Erstdiagnose derartiger Tumoren nach Heilung diese Kontraindikation aufrecht erhalten bleiben muß, wird zur Zeit neu diskutiert.

Die übrigen, bei den oralen Kontrazeptiva aufzuführenden Kontraindikationen gelten unter üblichen Bedingungen bei der Östrogen ersetzenden Behandlung nicht mehr. Dies gilt insbesondere für Thrombose als Befund oder in der Anamnese, sowie die Thrombophlebitis in der Anamnese, oder etwa die Otosklerose.

Der Erfolg einer derartigen Behandlung ist durch eine Vielzahl an Studien im Hinblick auf die Osteoporoseprävention gesichert. Die Behandlung gleicht darüberhinausgehend die häufig noch Jahre nach der Menopause bestehenden, zum Teil als quälend empfundenen Wechseljahresbeschwerden aus. Der bei einer Östrogenmonotherapie sicher nachweisbare Effekt einer Minderung des Arteriosklerose- und Herzinfarktrisikos wird wahrscheinlich auch bei Östrogen/Gestagenkombinationsbehandlung wirksam.

Die Östrogen/Gestagenkombinationsbehandlung dient der Verhinderung einer Endometriumhyperplasie, die als Praecancerose des Endometriumcarcinom gilt. Die Frage ist offen, ob auch bei der hysterektomierten Frau eine Kombinationsbehandlung wünschenswert ist, weil hierdurch der Entstehung eines Mammacarcinoms vorgebeugt werden könne. Diese Annahme ist noch umstritten. Dagegen wird die Frage, ob die Substitutionsbehandlung die

Entstehung eines Mammacarcinoms fördern könne, inzwischen von der Mehrzahl der Experten verneint.

Die Möglichkeiten der Knochendichteanalyse können Hilfestellung bei der Indikationsstellung bei der beschwerdefreien Frau sein. Wird bei Eintritt in die Wechseljahre die Knochendichte bereits niedrig bzw. erniedrigt gefunden, so stellt sich die Behandlungsindikation besonders dringlich. Auch aus osteologischer Sicht besteht absolute Behandlungsindikation bei vorzeitiger Menopause. Sie kann auch bei Frauen angenommen werden, bei denen Blutsverwandte gehäuft Osteoporosen entwickelten. Relative Indikation besteht bei grazilen, hellhäutigen Frauen.

Ist eine Östrogen/Gestagenbehandlung abzulehnen, so stehen weitere Möglichkeiten zur Verfügung.

Eine Antiöstrogenbehandlung bei Frauen mit Mammacarcinom ist am Skelett wie ein Östrogen wirksam, es bewirkt eine Zunahme der Knochendichte.

Zur Zeit noch als experimentelle Behandlung einzustufen, kann durch Behandlung mit Calcitonin oder Bisphosphonaten wahrscheinlich zukünftig bei Kontraindikation zu Östrogentherapie ein Knochensubstanzverlust ausgeschaltet werden.

Bei Männern und Frauen kann bei anzunehmendem Osteoporoserisiko die Gabe von Vitamin D (500 oder 1000 Einheiten täglich) und Kalzium (500 oder 1000 mg täglich) auch in fortgeschrittenem Alter das Frakturrisiko (Matkovic 1992) reduziert werden. Bei Patienten mit Nierensteinanamnese kann durch gleichzeitige Behandlung mit Hydrochlorothiazid bei therapiebedingter Reduktion der Calciurie nicht nur ein mögliches Steinrezidivrisiko vermindert werden, darüber hinausgehend scheint dies das Frakturrisiko zumindest im Bereich der Oberschenkelhalsregion zu reduzieren.

Zu beachten ist, daß alle Maßnahmen, die im Alter die Sturzhäufigkeit reduzieren und den Sturzablauf verbessern, das allgemeine Frakturrisiko mindern. Abstinenz von Schlafmitteln und „Dimm-Beleuchtung" bei Nacht vermögen wahrscheinlich ebenso deutlich zur Frakturprävention beizutragen wie allgemeines Training der Geh- und Trittsicherheit. Vor diesem Hintergrund verdienen auch die Möglichkeiten des Seniorensportes jedwede Unterstützung.

Medikamentöse Therapie der eingetretenen Osteoporose

Die Möglichkeiten der Frühfeststellung reduzierter Knochendichte haben die in der Vergangenheit diskutierten Probleme der Definition der Krankheit vereinfacht.

Ursprünglich galt, daß eine Osteoporose erst dann anzunehmen sei, wenn es im Zusammenhang (mit einem damals nur unsicher mittels radiologischen Kriterien) feststellbaren Knochenschwundes zu einer Fraktur gekommen war.

Mit zunehmender Sicherheit der diagnostischen Möglichkeiten für die Feststellung einer Reduktion oder einer reduziert angelegten Knochendichte hat sich die Definition gewandelt: eine Osteoporose kann bereits vor Eintritt einer ersten Fraktur festgestellt werden. Zu beachten ist dabei allerdings, daß die Diagnose reduzierter Knochendichte allein noch keine Indikation zur Therapie darstellt, sondern daß vor Behandlungsbeginn eine differentialdiagnostische Abklärung des Befundes zu erfolgen hat.

Dann allerdings kann, anders als früher, die Indikation für einen Behandlungsbeginn gestellt werden, auch, wenn eine erste Fraktur noch nicht eingetreten ist (RIGGS und MELTON III 1992).

Bei der Frau bietet sich insbesondere bei Betroffenen unter 70 Jahren eine Östrogen/Gestagenbehandlung an, die ja nicht nur einen Knochensubstanzverlust zum Stillstand bringt, sondern auch geeignet ist, Knochenneubildung zu fördern. Die Kriterien der Behandlung sind bereits im letzten Abschnitt dargestellt.

Bei Frauen und Männern kann die Indikation zu einer Therapie mit fluoridhaltigen Medikamenten in Kombination mit Kalzium (und Vitamin D) bei erniedrigter Knochendichte auch vor erster Fraktur gestellt werden. Durch die Mitteilung der Ergebnisse einer an der Mayo-Clinic und im Henry Ford Hospital, USA, durchgeführten Studie wurden die Diskussionen um die Sinnhaftigkeit einer Fluoridbehandlung während der vergangenen Jahre gelegentlich kontrovers geführt. Inzwischen hat jedoch der Autor einer der beiden Studienzentren (Mayo-Clinic) seine eigene, ursprünglich negative Bewertung wiederholt selbst revoziert, und die Negativerfahrungen selbst als Folge einer falsch hohen Dosierung interpretiert. Zu diesem Ergebnis waren vor ihm bereits Autoren aus Europa und den USA gekommen (FARLEY et al. 1992).

Die Wirkung der Fluoride liegt in ihrem stimulatorischen Effekt auf Osteoblasten und -vorstufen. Dies fördert die Bildung von zunächst unverkalktem Osteoid, das unter dem Einfluß von Vitamin D und Kalzium regelrecht in tragfesten Knochen umgewandelt wird. Es resultiert eine Zunahme der Knochenfestigkeit. Dies begründet eine in verschiedenen Studien bei Patienten, die bei Studienbeginn bereits erste Wirbelfrakturen aufwiesen, demonstrierte Reduktion des Risikos weiterer Wirbelkörperfrakturen.

Fluoridhaltige Medikamente werden nur bei Patienten mit Wirbelsäulenosteoporose eingesetzt. Die Wirksamkeit wurde bei Fluoriden, wie auch bei den übrigen, im folgenden beschriebenen Präparaten lediglich für die Wirbelsäulenosteoporose gezeigt.

Dosierung: Bei den in Deutschland verfügbaren Natriumfluoridpräparaten werden über einen Zeitraum von 3 Jahren 40–50 mg täglich verordnet. Bei Anwendung eines Monofluorphosphatpräparates werden 15 bis 20 mg Fluoridionen gegeben.

Kalzium wird in einer Dosis von insgesamt täglich 1000 mg zugefügt. Es herrscht Übereinstimmung darüber, daß hierdurch die Fluoridverträglichkeit verbessert wird. Bei Natriumfluoridpräparaten ist Kalzium zeitlich getrennt zu geben, bei Monofluorphosphat kann Kalzium zeitgleich gegeben werden.

Nebenwirkungen: Magenbeschwerden können beklagt werden. Im Vordergrund steht jedoch die Möglichkeit von Beschwerden im Bereich von

Gelenken, am häufigsten der Sprunggelenke in Form von Schmerz, Rötung, Schwellung. Die Beschwerden entstehen zunächst nur bei Belastung, können auch in Ruhe auftreten. Röntgenologisch kann bei einem Teil der Patienten Spongiosaverdichtung lokal nachgewiesen werden, scintigraphisch werden lokale Speicherungen (hot spots) gefunden. Unterbrechung der Therapie um wenige Wochen bringt die Beschwerden folgenlos zum Schwinden. Die Behandlung kann dann wieder aufgenommen werden.

Einige Zentren fügen der Therapie obligat Vitamin D in einer Dosis von 1000 bis 3000 Einheiten pro Tag zu. Dies geschieht unter der Annahme, daß, zumindest saisonal, bei einem großen Anteil der älteren Bevölkerung relativer Vitamin D Mangel besteht. Die Ergebnisse eigener Untersuchungen stützen diese Annahme.

Kontraindikationen: Bei Patienten, die bereits eine Fluoridbehandlung im hier beschriebenen Umfang erhielten, sollte die Behandlung nicht wiederholt werden. Schwangere erhalten keine Fluoridbehandlung.

Verlaufsbeobachtung: Eine erste Kontrolluntersuchung sollte innerhalb von sechs Wochen nach Behandlungsbeginn erfolgen. Dabei ist auszuschließen, daß, wie bei einem zunächst unerkanntem, latenten primären Hyperparathyreoidismus denkbar, unter Kalzium- und Vitamin D Behandlung Hypercalciämie auftrat.

Anschließende Kontrollen sind, problemloser Verlauf vorausgesetzt, in Halbjahresabständen sinnvoll. Jährlich ist dabei der Einsatz bildgebender Verfahren (Röntgen und Knochendichteanalyse) zu fordern.

Blieben unter Therapie Knochendichtezunahme und Reduktion des Frakturrisikos während der ersten zwei Jahre aus, so kann Behandlungsversagen angenommen werden, eine geänderte Strategie ist zu wählen.

Schmerzhafte, rasch progredient verlaufende Osteoporose der Wirbelsäule wird durch Calcitonintherapie positiv beeinflußt. Etwa 50% der Patienten erlebt deutliche Reduktion der Beschwerden. Bei der Mehrzahl der Patienten wird weiterer Knochensubstanzverlust durch calcitoninbedingte Osteoklasteninhibition blockiert. Eine Kombinationsbehandlung mit fluoridhaltigen Medikamenten (s. o.) ist möglich.

Die Behandlungsdauer beträgt zunächst 6–8 Wochen. Kommt es nach Absetzen der Therapie erneut zu behandlungspflichtigen Beschwerden, so ist erneut die Therapieindikation zu stellen.

Dosierung: Anfangs kann Calcitonin bei massiven Beschwerden täglich, gelegentlich auch bis zu 4 × tägl. gegeben werden. Nach Beschwerdelinderung beträgt die Dosis in der Regel 3 × 100 Einheiten eines humanen oder eines Lachscalcitonins pro Woche.

Nebenwirkungen: Calcitonininjektionen können gastro-intestinale Nebenwirkungen mit allgemeinem Unwohlsein, Übelkeit, gelegentlich Erbrechen bewirken. Wärmegefühl wird wie Hautrötung, die in der Regel Folge von Gefäßerweiterungen, nicht von allergischen Reaktionen ist, beklagt. Das in Deutschland noch nicht verfügbare, nasal in Form eines Sprays applizierte

Calcitonin weist diese Nebenwirkungen nicht auf. Erste Studien haben gezeigt, daß es trotzdem wirksam im o. g. Sinne ist.

Verlaufsbeobachtung: Im Prinzip gilt, auch bei Patienten, die Calcitonin wie Diabetiker das Insulin selbst injizieren, für die Verlaufsbeobachtung gleiches wie oben angeführt.

Weitere Möglichkeiten: Bisphosphonate wie das EHDP, das Dichlorodiphosphonat, das APD wurden in z. T. umfangreichen Untersuchungen auf Wirksamkeit bei Osteoporose überprüft. Beim EHDP (Etidronate) wurde in zwei Studien gezeigt, daß unter sequentieller Therapie Minderung der Frakturraten dokumentiert werden konnte. Dieser Effekt wurde von den Autoren auch bei Langzeitbeobachtung beschrieben. Beim APD (Pamidronat) konnte gezeigt werden, daß unter Behandlung die Gesamtkalziumbilanz des Körpers ins Positive verschoben wurde. APD und Dichlorodiphosphonat (Chlodronat) führten zu einer Anhebung der Knochendichte während der Beobachtungszeiträume. Bisphosphonate sind zum Zeitpunkt des Verfassens dieses Beitrages in Deutschland für die Behandlung der Osteoporose noch nicht durch das BGA zugelassen.

Anabole Steroide wurden in der Vergangenheit in der Erwartung eingesetzt, daß Förderung des Muskelaufbaus zu einer konsekutiven Stimulation des Knochenaufbaus führt. Zur Zeit ist die Bedeutung der anabolen Steroide bei der Behandlung der Osteoporose begrenzt. Zur Zeit werden Studien mit dem Ziel durchgeführt, die möglichen Effekte der Anabolika bei der Behandlung dieser Patienten zu evaluieren.

Behandlung mit Parathormon oder Ipriflavone ist zur Zeit noch als experimentelle Therapie anzusprechen. Es kann nicht abgeschätzt werden, ob hierdurch neue therapeutische Prinzipien entstehen.

Schlußbetrachtung bei Pharmakotherapie

Das Krankheitsbild bei Osteoporose ist durch die Folgen von Frakturen, Verformung und resultierende Fehlfunktion von Skelettregionen charakterisiert. Bei der Wirbelsäulenosteoporose steigt das Risiko, Lebensqualität begrenzende Symptome zu entwickeln, mit dem Ausmaß der bei Frakturprogression zunehmenden Verformung der Wirbelsäule.

Es muß ein Grundprinzip der Therapie sein, Mittel einzusetzen, die nach heutigem Kenntnisstand geeignet sind, eine derartige Zunahme der Verformung zu begrenzen. Angesichts der Vielfalt der möglichen Frakturursachen, Reduktion der Knochendichte ebenso wie Zunahme der Fallneigung und Häufung „ungeschützter" Stürze kann es nicht ausbleiben, daß Pharmakotherapie allein nicht immer zum gewünschten Effekt, nämlich eine Verhinderung aller zukünftigen Frakturen, führen kann. Dies kann Pharmaka in Beweisnot der Wirksamkeit führen, nämlich dann, wenn sie durch Beschwerdebegrenzung zu einer Zunahme des Aktionsradius des Patienten, und damit zu einer Zunahme seines Sturzrisikos führen.

Nichtsdestotrotz ist von den Möglichkeiten der Pharmakotherapie Gebrauch zu machen, um eine Verbesserung der Gesamtprognose des Patienten im Hinblick auf die Folgen seiner Osteoporose in Aussicht zu stellen. Vor diesem Hintergrund halte ich es für unethisch, einem Patienten eine Therapie zu verweigern, bei der die Sicherheit eines therapeutischen Erfolges begrenzt erscheint, bei der jedoch die Möglichkeit eines Erfolges durch Studien belegt ist.

Weitere Behandlungsprinzipien

Die Ausschaltung aller möglichen Frakturursachen verbessert die Prognose der Patienten. Die Ausschaltung also auch der Vorgänge, die zu gehäuftem und dann auch zu gehäuft „ungeschütztem" Sturz führen, muß daher Behandlungsziel sein.

Allgemeine Mobilisierung, Verbesserung der Tritt- und Schrittsicherheit dienen diesem Ziel. Mobilisierung und körperliches Training sind bei Patienten mit fortgeschrittener Osteoporose und Frakturen häufig durch die Schmerzen limitiert, die bei Mobilisierung auftreten.

Daher ist eine systematische Schmerzbehandlung zumeist Voraussetzung für die Initiierung eines allgemeinen Mobilisierungsprogrammes. Die „nichtpharmakologischen" Möglichkeiten sind hier einzusetzen. Hierzu zählen Krankengymnastik, allgemeine physikalische Therapie und die Balneotherapie. Es herrscht Übereinstimmung darüber, daß eine Osteoporosetherapie, die diese Prinzipien nicht einschließt, eine unvollständige Therapie ist.

Inzwischen haben Kurorte, wie Bad Pyrmont, strukturierte ambulante Bäderkuren entwickelt, die diese Therapieprinzipien umsetzen. Im Rahmen der Pyrmonter Osteoporosekur werden Patienten darüber hinausgehend in Gesprächskreisen über Besonderheiten der Krankheit und ihre Folgen aufgeklärt. Sie erhalten psychologische Beratung und erleben in der Gruppe die Erfahrung, daß durch körperliche Aktivierung der eigene Aktionsradius deutlich ausgedehnt werden kann. Dies fördert die Rückgewinnung der krankheitsbedingt reduzierten Selbständigkeit, damit die Herauslösung aus drohender sozialer Isolation.

Selbsthilfegruppen, und es gibt in Deutschland inzwischen mehr als 200 aktiv arbeitende Gruppen, setzen diese Arbeit fort, sind für die Betroffenen große Hilfe bei der Bewältigung alltäglicher Probleme.

Von Ärzten wurde für Patienten ein Kuratorium Knochengesundheit gegründet, das inzwischen über 10000 Mitglieder, Patienten, Bedrohte und Ärzte, hat. Das Kuratorium führt Fortbildungsveranstaltungen durch, gibt einen Patientenratgeber heraus, informiert neutral in selbst herausgegebenen Periodika. Es ist ein zusätzliches Bindeglied zwischen Betroffenen und Therapierenden und versucht, beide vor unsachlicher Information zu schützen.

Präparate-Index

Freiname (Generic)	Handelsname
Calcitonine	Calcitonin, Karil, Calsynar, Cibacalcin
Etidronate	Diphos
Gestagene	Depostat, Prothil, Klinotem
Heparin	Liquemin, Thrombophob
Östrogene	Cyclo Progynova, Trisequenz, Estraderm, Presomen
Vitamin D-Colecalciferol	Vigantoletten
Calcium	Calcium Sandoz forte, fortissimum
Fluoride	Ossin, Tridin, Monotridin

Literatur

Consensus Development Conference (1991) Prophylaxis and Treatment of osteoporosis. Am J Med 90:107–110

Deutsche Gesellschaft für Endokrinologie (1988) Östrogen/Gestagen-Substitution während und nach den Wechseljahren; Reaktion von Minne HW. Endokrinologie-Informationen 2:49–52

Farley SM, Wergedal JE, Farley GN, Javier EE, Schulz JR, Talbot CR, Cruise RJ, Baylink DJ (1992) Spinal fractures during fluoride therapy for osteoporosis, Relationship to Spinal bone density. Osteoporosis int 2:213–218

Hurxthal LM, Vose GP, Dotter WE (1969) Densitometric and visual observation of spinal radiographs. Geriatrics 2:93–106

Johnston CC jr, Melton LJ III, Lindsey R, Eddy DM (1989) Clinical indications for bone mass measurements: A report from the Scientific Advisory Board of the National Osteoporosis Foundation. J Bone Min Res 4 (Suppl. 2):1–28

Leidig G, Minne HW, Sauer P, Wüster C, Lojen M, Raue F, Ziegler R (1990) A study of complaints and their relation to vertebral destruction in patients with osteoporosis. Bone and Mineral 8:217–229

Matkovic V (1992) Calcium and peakbone mass. J Int Med 321:151–160

Melton LJ III, Chrischilles EA, Cooper C, Lane AW, Riggs L (1992) Persective, How many women have osteoporosis. J Bone Min Res 7:1005–1010

Minne HW, Leidig G, Wüster C, Siromachkostov L, Baldauf G, Bickel R, Sauer P, Lojen M, Ziegler R (1988) A newly developed Spine deformity Index (SDI) to quantitate vertebral crush fractures in patients with osteoporosis. Bone and Mineral 3:335–349

Prince RL, Smith M, Dick IM, Price RI, Webb PG, Henderson NK, Harris MM (1991) Prevention of postmenopausal osteoporosis. N Engl J Med 325:1189–1195

Riggs BL, Melton LJ (1992) The prevention and treatment of osteoporosis. N Engl J Med 327:620–627

Sauer P, Leidig G, Minne HW, Dudeck G, Schwarzt W, Siromachkostov L, Ziegler R (1991) Spine deformity Index (SDI) versus other objective procedure of vertebral fracture Identification in patients with osteoporosis: a comparative study. J Bone Min Res 6:227–237

Therapie von Schlafstörungen

H. KAISER

Schlafänderungen im Alter

Die moderne Schlafforschung hat nachgewiesen, daß der Schlaf sich in 5 Stadien abspielt, wobei die Phase 1–4 der zunehmenden Schlaftiefe entsprechen und das 5. Stadium eine Phase mit hoher Aktivität verschiedener Organsysteme, speziell mit schnellen Augenbewegungen (Rapid eye movement = REM-Schlaf) darstellt. Im REM-Schlaf ist die Traumproduktion gesteigert. Die verschiedenen Stadien lassen sich im EEG differenzieren.

Während der Nacht kommt es zu zyklischen Schlaftiefenschwankungen von etwa 90 Minuten Dauer. Dabei wird das Stadium 4 meist nur einmal pro Nacht erreicht, etwa 1 ½ bis 2 Stunden nach dem Einschlafen. REM-Phasen entwickeln sich im Anschluß an eine Schlafverflachung und dauern 15 bis 20 Minuten (s. Abb. 1).

Im Laufe des Lebens verändert sich das Schlafprofil. Wie Abb. 2 zeigt, nimmt die Gesamtschlafzeit ab, wofür Verlängerung der Einschlafzeit, vorzeitiges Aufwachen und häufigeres nächtliches Erwachen maßgeblich sind. Gleichzeitig kommt es zu qualitativen Veränderungen des Schlafs: Die Tiefschlafphasen – auch Delta-Schlaf genannt – werden weniger und die Schlafstadien wechseln häufiger (s. Abb. 3). Schließlich ändert sich auch der zirkadiane Schlaf-Wach-Rhythmus: Der Nachtschlaf wird weniger und Tagschlafphasen nehmen zu. Letzteres ist aber keine typische Alterserscheinung; jüngste Untersuchungen haben nachgewiesen, daß physiologischerweise eine vermehrte Schlafbereitschaft gegen 13 Uhr besteht und daß geringer ausgeprägte Phasen sich um 9 Uhr und um 17 Uhr finden. Das bedeutet eine 4-Stunden-Rhythmik (ZULLEY und SCHULZ 1985; ZULLEY 1990); aus dem monophasischen ist ein polyphasischer Zyklus geworden.

Der Schlaf des Menschen im höheren Lebensalter ist charakterisiert durch verlängerten Aufenthalt im Bett und geringere Schlafzeit, so daß der Effizienzindex abfällt. Diese Verminderung kommt zustande durch erhöhte Schlaflatenz und verlängerte Wachzeit nach Schlafunterbrechungen. Außerdem sind verschiedene Tagesnickerchen, insbesondere das Bedürfnis nach Mittagsschlaf, häufig. Der Mittagsschlaf ist im übrigen, sofern er kurz ist, keineswegs schädlich, sondern vermag den ungenügenden Nachtschlaf zu kompensieren (SCHNEIDER-HELMERT 1992).

Dabei muß allerdings berücksichtigt werden, daß es im Schlafverhalten große individuelle Unterschiede gibt. Auch unter alten Menschen gibt es Kurz- und Langschläfer.

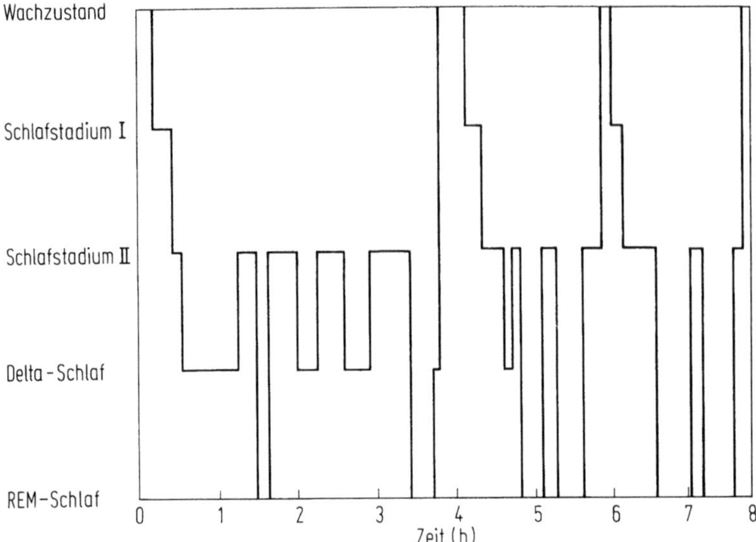

Abb. 1. Typisches Schlafmuster eines jungen Mannes. Stadium I wird 15 Minuten nach dem Erlöschen der Lichter erreicht. In der ersten Nachthälfte überwiegt der Delta-Schlaf und in der 2. Nachthälfte treten vermehrt REM-Schlafphasen auf. REM-Phasen entwickeln sich in ungefähr 90-Minuten-Intervallen; sie dauern in der 2. Nachthälfte länger. Der Proband wacht nur zweimal in der Nacht auf. Der REM-Schlaf macht etwa 20–25% des gesamten Nachtschlafes aus und entwickelt sich meist aus dem Stadium II. Die Gesamtschlafdauer beträgt zwischen 6 ½ und 8 Stunden. (Aus: Riley TL.: Normal sleep patterns*)

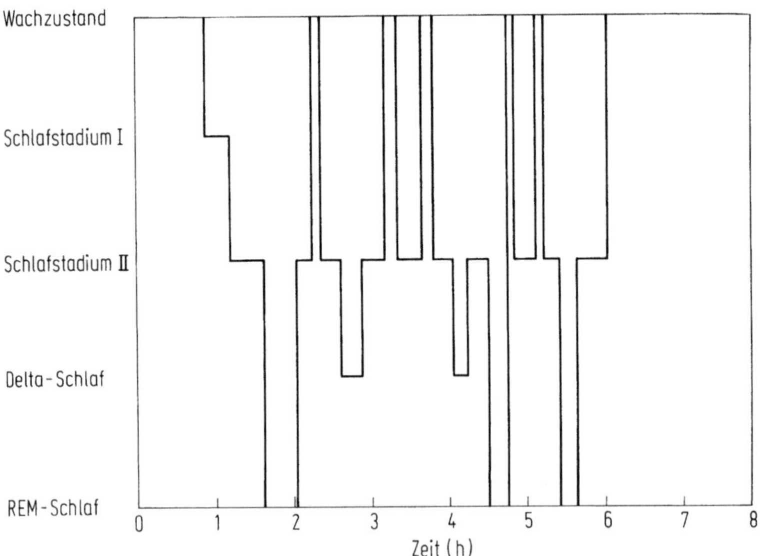

Abb. 2. Typisches Schlafmuster eines alten Mannes. Schlafbeginn langsamer als bei Jugendlichen, in diesem Fall etwa nach 1 Stunde. Der Deltawellen-Schlaf ist erheblich geringer, ergibt sich weniger oft und für kürzere Perioden. Der REM-Schlaf beträgt noch 20–25% des Gesamtschlafes; da dieser aber nur etwa 6 Stunden ausmacht, ist die Gesamt-REM-Schlafdauer geringer. Auch ist die REM-Rhythmik weniger ausgeprägt. Der Proband wacht fünfmal in der Nacht auf. (Aus: Riley TL: Normal sleep patterns*)

* Stoneham MA: Butterworth Publishers, 1985, S. 74 und 76. Der Druck der Abbildungen erfolgt mit Genehmigung des Verlages.

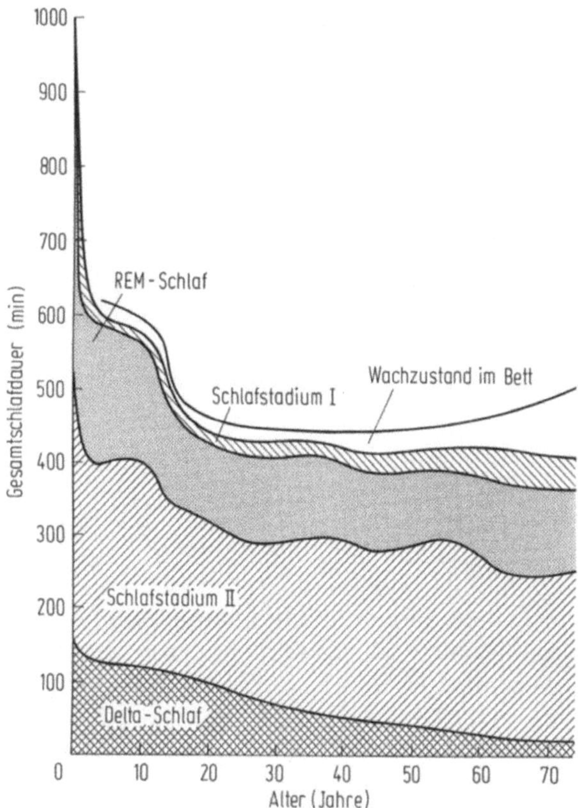

Abb. 3. Entwicklung des Schlafs während des Lebens. (Aus: Williams RL, Karacan I und Hursch CJ: EEG of human sleep. Wiley, New York, 1985. Der Druck der Abbildung erfolgt mit Genehmigung des Verlages)

Häufigkeit und Art von Schlafstörungen im Alter

Klagen über gestörten Schlaf sind in allen Altersklassen häufig, sie nehmen aber mit steigendem Lebensalter zu. Verschiedene Untersucher geben an, daß etwa ¼ bis ⅓ der Bevölkerung Schlafprobleme hat. Bei den über 60jährigen steigt dieser Prozentsatz auf etwa die Hälfte (Dement et al. 1982; Spiegel 1984). Frauen sind in allen Altersphasen stärker betroffen als Männer. Mit zunehmendem Lebensalter wird ihr Anteil noch größer; ab dem 60. Lebensjahr klagen Frauen etwa doppelt so häufig wie Männer über gestörten Schlaf, wobei Alleinstehende erheblich mehr betroffen sind als solche, die in Mehrpersonen-Haushalten leben (Faust und Hole 1991).

Während beim jüngeren Menschen Einschlafstörungen im Vordergrund stehen, handelt es sich bei den älteren sowohl um Schwierigkeiten mit dem Einschlafen als auch mit dem Durchschlafen. Ältere Menschen wachen mehrmals nachts auf und können nicht gleich wieder einschlafen. Daraus resultiert das häufig vorgetragene Empfinden: Ich haben die ganze Nacht kein Auge zugemacht. Zwischen diesem subjektiven Gefühl und dem objektiven (polygraphischen) Befund besteht fast immer eine erhebliche Diskrepanz. Das rührt daher, daß der Mensch im Schlaf das Zeitgefühl verliert und daß alte Menschen empfindlicher auf eine Schlafstörung reagieren als jüngere.

Im Alter ergeben sich nicht nur die bereits erwähnten und als normal anzusehenden Veränderungen des Schlafs, sondern es können infolge der Multimorbidität des alten Menschen krankheits- und therapiebedingte Faktoren dazukommen. So hat in der Praxis fast jede im höheren Lebensalter auftretende Schlafstörung eine multifaktorielle Genese, d.h. sie ist aus physiologischen, exogenen, organischen, psychologischen und psychopathologischen Fakten zusammengesetzt (Spiegel 1984; Billiard 1987).

Ursachen der Schlafstörung im Alter

Liegt wirklich eine Schlafstörung vor?

Zunächst muß geklärt werden, ob der Patient, der sich über schlechten oder ungenügenden Schlaf beklagt, wirklich schlafgestört ist. Viele Betroffene wissen nicht, daß man im Alter weniger Schlaf braucht als in der Jugend. Andere übersehen, daß sie bei einem zweistündigen Mittagsschlaf nicht noch 8 Stunden nachts zu schlafen brauchen. Schließlich muß man den Patienten erklären, daß verlängerte Einschlafzeit und wiederholtes nächtliches Aufwachen im Alter normal sind. Bei einem nicht geringen Prozentsatz von vermeintlich Schlafgestörten löst sich das Problem also nach dem ärztlichen Gespräch. Im Zweifelsfall sollte man den Patienten einem Schlaflabor zuführen, das heute in fast allen neurologischen Kliniken vorhanden ist. Dort kann eine sichere Klärung dieser Frage vorgenommen werden.

Situativ bedingte Schlafstörungen

Zu forschen ist besonders bei akut auftretenden Schlafstörungen nach exogenen Faktoren, wie z.B. ungewohntem Lärm, aber auch ungewohnter Umgebung und nicht gewohntem Bett (speziell im Krankenhaus und Altenheim), ungewohnter Temperatur (zu warm oder zu kalt), ungewohnten Lichtverhältnissen (Nachtlicht im Krankenhaus). Auch Wettereinflüsse sind zu berücksichtigen, speziell der Föhn in Süddeutschland (Baumgartner 1984). Aufenthalt in größerer Höhe (über 1500 m) kann den Schlaf erheblich stören (Hauri 1990).

Finden sich keine exogen-situativen Veränderungen, muß nach psychischen Hintergründen geforscht werden. Hierbei stehen oft Angst und Schuldgefühle im Vordergrund, aber auch familiäre Probleme, Trauer um einen verlorenen Lebensgenossen oder Freund, begründete oder unbegründete Sorgen wirtschaftlicher Art.

Psychose als Ursache einer Schlafstörung

Eine häufige Ursache von Schlafstörungen im Alter sind psychische Krankheiten, insbesondere die Depression. 90% aller depressiven und 30% der schizophrenen Kranken haben eine Schlafstörung (Hippius und Rüther 1984; Giedke 1990). Dabei kann die Depression larviert, d.h. für den Nicht-Psychiater schwer erkennbar sein. Während Depressive nicht schlafen können, brauchen Maniker nicht zu schlafen (Faust und Hole 1991). Auch im Rahmen eines organischen Psychosyndroms sind Schlafstörungen häufig. Allerdings klagen hier oft weniger die Patienten selbst über den gestörten Schlaf als ihre Umgebung, die durch nächtliche Unruhe und Umtriebigkeit bis zu deliranten Phasen gestört wird.

Bei ungeklärter Ätiologie einer Schlafstörung sollte man daher immer den Psychiater konsultieren.

Somatische Krankheiten als Ursache einer Schlafstörung

Vielfältige körperliche Krankheiten können den Schlaf des alten Menschen stören. Es sind einmal Krankheiten, die Schmerzen oder Pruritus auslösen, aber auch solche, die mit einer Atemfunktionsstörung oder einer vermehrten nächtlichen Diurese einhergehen. Schließlich können verschiedene kreislaufbezogene Krankheiten, insbesondere die Hypertonie und die zerebrovaskuläre Insuffizienz sowie das hirnorganische Psychosyndrom eine Schlafstörung auslösen. Dabei zeigt die Erfahrung, daß der Stellenwert des Symptoms Schlafstörung sehr hoch angesiedelt ist. Oft klagen die Patienten nicht über die zugrunde liegenden Krankheitssymptome oder Schmerzen, sondern zumindest zuerst nur über den gestörten Schlaf. Deshalb ist die umfassende Anamneseerhebung von größter Bedeutung. Tabelle 1 gibt eine Übersicht über die häufigsten somatischen Krankheiten, die eine Schlafstörung auslösen können (Kaiser 1975; Kaiser 1979; Franke 1984; Schneider-Helmert 1985).

Eine erst in den letzten Jahren aufgeklärte, aber offenbar häufige Schlafstörung stellt das *Schlaf-Apnoe-Syndrom* dar. Man schätzt, daß etwa 1% der Bevölkerung, aber etwa 10% der 40- bis 60jährigen und bis zu 15% der über 65jährigen Männer dieses Syndrom aufweisen. Die Ursache der Alterszunahme ist nicht geklärt; diskutiert wird eine Reduktion der Sensivität der Chemorezeptoren.

Die Betroffenen kommen meist wegen Tagesmüdigkeit bzw. wegen Einschlafneigung untertags zum Arzt. In fortgeschrittenen Fällen kommen intellektuelle Leistungsminderung und Persönlichkeitsveränderungen hinzu.

Erst die Umgebungsanamnese läßt klären, daß diese Patienten nachts massiv schnarchen, wobei den Schnarchphasen lautlose Phasen folgen (Apnoe). Das Resultat ist eine Hypoxie, die Weckeffekt hat, der den Betroffenen aber oft nicht bewußt wird. Dennoch wird der Schlaf massiv gestört, und Tiefschlafstadien werden nicht erreicht. Daraus resultiert die Tagesmüdigkeit.

Nächtliches Sistieren des Luftstromes durch Nase und Mund von etwa 10 Sekunden Dauer ist während des REM-Schlafes physiologisch. Häufen sich

Tabelle 1. Somatische Krankheiten, die eine Schlafstörung auslösen können

I. *Herz-Kreislauf-Krankheiten*
- Herzrhythmusstörungen: Von Extrasystolen bis zum Block
- Angina pectoris-Anfälle
- Linksherzinsuffizienz mit paroxysmaler Dyspnoe oder Lungenödem
- Rechtsherzinsuffizienz mit Nykturie
- Krisenhafter Bluthochdruck
- Nächtlicher Blutdruckabfall

II. *Krankheiten der Atemorgane*
- Nächtliche Asthmaattacken bei obstruktiver Lungenkrankheit
- Hustenanfälle bei chronischer Bronchitis oder Neoplasie
- Schlaf-Apnoe-Syndrom

III. *Sog. rheumatische Krankheiten*
- Polymyalgia rheumatica
- Osteoporose
- Nächtlicher Gicht- oder Pseudogichtanfall

IV. *Magen-Darm-Störungen*
- Ulcus duodeni
- Zwerchfellhernie mit Refluxösophagitis
- Neoplasien

V. *Endokrine Krankheiten*
- Hyperthyreose
- Nächtliche Hypoglykämien bei Diabetes

VI. *Nierenkrankheiten*
- Chronische Urämie

VII. *Neurologische Krankheiten*
- Nächtliche Mißempfindungen bei Karpaltunnelsyndrom, Tarsaltunnelsyndrom, Meralgie
- Myoklonien
- Restless-legs-Syndrom
- Buring-feet-Syndrom
- Nächtlicher Kopfschmerz (Bing-Horton-Syndrom oder Arteriitis temporalis)
- Morbus Parkinson
- Zerebrovaskuläre Insuffizienz
- Verhaltensstörungen im REM-Schlaf

VIII. *Pruritus*
- bei verschiedenen Hautkrankheiten
- Pruritus senilis

aber solche Zustände bis zu 20/Stunde und dauern sie erheblich länger (40 bis 40 bis max. 300 Sekunden), spricht man von Schlaf-Apnoe-Syndrom.

Es beruht entweder auf einer primär zentralen Störung, die zu einem Sistieren der Aktivität oder Atemmuskulatur führt oder auf einer Erschlaffung der oro-pharyngealen Muskeln mit der Folge, daß die Atemwege nicht genügend offen sind (obstruktives Schlaf-Apnoe-Syndrom). Am häufigsten sind Mirschformen (Wiemann et al. 1992). In jedem Falle kommt es zu einem Abfall der O_2Sättigung.

Prädisponierend können mechanische Behinderungen der Atemwege sein, wie z. B. Nasenpolypen, übergroße Tonsillen, Makroglossie, Tumoren oder Mißbildungen des Gesichtsschädels.

Häufig ist das Syndrom mit Adipositas und Bluthochdruck vergesellschaftet. Das bekannte Pickwick-Syndrom wird heute als eine Variante des Schlaf-Apnoe-Syndroms angesehen.

Es scheint, daß das Schlaf-Apnoe-Syndrom einen Risikofaktor für Herz- und Kreislaufkrankheiten darstellt, weil es zu einer verminderten O_2-Versorgung des Herzens führt und die Hypoxie die Erythrozytenbildung bis zur Polyglobulie stimuliert. Diese Zusammenhänge werden derzeit genauer studiert.

Die Erkennung des Schlaf-Apnoe-Syndroms ist wegen der therapeutischen Konsequenzen von großer praktischer Bedeutung (Hauri 1985; Dierkesman 1985; Russi und Bezel 1987; Kales et al. 1987; Peter 1992; Pollmächer 1992; Stoppe et al. 1992).

Eine weitere, hauptsächlich im höheren Lebensalter auftretende Störung sind die schlafinduzierten *Myokloni*; im anglo-amerikanischen Schrifttum wird die Störung Periodic movement in sleep (PMS-Syndrom) genannt. Es handelt sich um Muskelkrämpfe, bevorzugt im Tibialis anterior-Bereich, die in Intervallen von 20 bis 60 Sekunden auftreten. Auch wenn die Patienten nicht bei jedem Krampf aufwachen, so fühlen sie sich doch morgens meist wie gerädert. Als Ursache werden Veränderungen verschiedener Neurotransmitter und -modulatoren angenommen (Stoppe et al. 1992). Die Störung ist aber häufig assoziiert mit Urämie und anderen Stoffwechselstörungen, aber auch mit der Einnahme von trizyklischen Antidepressiva, und kommt schließlich gehäuft zusammen mit dem Schlaf-Apnoe-Syndrom sowie der Narkolepsie vor. Myokloni sind sicher häufiger, als sie diagnostiziert werden. Nach Hauri (1985) betrifft dieses Syndrom 12% aller Schlafgestörten.

In diesem Zusammenhang sei auch das *Restless-Legs-Syndrom* erwähnt, das ebenfalls bei älteren Patienten häufiger ist und bei etwa 5% der Schlafgestörten gefunden wird (Hauri 1985). Die Ursache ist unbekannt; Zusammenhänge mit Coffeinabusus, Kreislaufstörungen, Eisen-, Vitamin- und Folsäuremangel werden diskutiert. Auch verschiedene Stoffwechselstörungen werden angeschuldigt. Das Syndrom kann auch Initialsymptom eine peripheren Nervenkrankheit sein (Clough 1987).

Unter *Verhaltensstörungen im REM-Schlaf* (REM-sleep behavior disorder) versteht man nur bei über 50jährigen auftretende, traumassoziierte Komplexe, d.h. sinnvolle Handlungen. Die Störung entwickelt sich meist in der 2. Nachthälfte und hat manchmal aggressiven Charakter. Sie muß vom Schlafwandeln, das nicht REM-Schlaf bezogen ist, differenziert werden. Das Syndrom wird häufig zusammen mit neurologischen oder psychiatrischen Krankheiten beobachtet (Broughton 1990; Pollmächer 1992).

Medikamentös bedingte Schlafstörungen

Zur Analyse von Klagen über schlechten, ungenügenden oder gar fehlenden Schlaf gehört auch eine Medikamentenanamnese. Gibt es doch unter den Älteren kaum jemanden, der nicht irgenwelche Medikamente einnimmt, die Mehrzahl der Patienten sogar viele gleichzeitig. Auch das Absetzen eines

Tabelle 2. Medikamente, die Schlafstörungen auslösen können

I. *Benzodiazepine*
Speziell solche mit ultrakurzer Wirkung
Entzugssymptomatik bei Beendigung einer Langzeitbehandlung

II. *Antidepressiva*
MAO-Hemmer
Bei Überempfindlichkeit auf Imipramine
Bei trizyklischen Antidepressiva, wenn Wechsel zur manischen Phase eintritt

III. *Neuroleptika*
Speziell nach Absetzen der Therapie

IV. *Psychostimulantien*
Appetitzügler
Amphetamine
Piracepam
Xanthine (Coffein, Theophyllin)

V. *Zentralnervöse Pharmaka*
Antiepileptika
Antiparkinson-Mittel
Antiemetika (Ausnahme: Dompevidon)

VI. *Hormone*
Kortikoide
Gestagene
Anabolika in hoher Dosierung
Schilddrüsenhormone

VII. *Pharmaka des vegetativen Nervensystems*
Sympathikomimetika (Ephedrin, Yohimbin)
Betastimulantien (Antiasthmatika)
Sympathikolytika (selten: Betablocker)
Antihypertonika (Clonidin, Alpha-Methyl-Dopa, Reserpin, Prazosin), speziell beim Absetzen
H_2-Antagonisten (Ausnahme: Ranitidin)

VIII. *Herz- und Kreislaufmittel*
Antiarrhythmika Klasse 1 b
Kalziumantagonisten
ACE-Hemmer (selten)
Digitalisglykoside (durch Auslösung von Rhythmusstörungen)
Diuretika (durch Nykturie)

IX. *Antiinfektiöse Mittel*
Antibiotika und Virustatika bei hoher Dosierung

X. *Nichtsteroidale Antirheumatika*
Speziell Indomethacin

Medikamentes kann eine Schlafstörung auslösen. Die Medikamente, die am häufigsten Schlafstörungen hervorrufen, sind in Tabelle 2 zusammengefaßt (Kales und Kales 1984; Heinzow 1986; Broughton 1990; Kaiser 1991; Gaillag 1992; Massol 1992; Idzikowski und Shapiro 1993).

Diagnose und Differentialdiagnose einer Schlafstörung

Aus der bisherigen Darstellung ergibt sich, daß Schlafstörung weder eine selbständige Krankheit noch eine nosologische Einheit darstellt, sondern ein

Symptom ist, das aus ganz verschiedenen Ursachen auftreten kann. Deshalb ist es die wichtigste Aufgabe eines Arztes, vom Symptom zu einer Diagnose zu kommen. Dazu gehören in erster Linie eine Anamneseerhebung, dann eine eingehende Allgemeinuntersuchung, die je nach Situation durch Zusatzuntersuchungen erweitert werden muß. In manchen Fällen wird man auch der Mithilfe eines Spezialisten, speziell Neurologen und Psychiater, bedürfen. Erst danach kann man feststellen, ob wirklich eine Schlafstörung vorliegt und welche Störungen oder Krankheiten ihr zugrunde liegen. Die Abklärung einer Schlafstörung im höheren Lebensalter ist damit eine anspruchsvolle und meist auch zeitaufwendige ärztliche Tätigkeit.

Therapie der Schlafstörungen im Alter

Das therapeutische Gespräch

Jeder Patient hat das Recht, nach Diagnosenstellung von seinem Arzt darüber und über die Möglichkeiten der Behandlung sowie deren Risiken aufgeklärt zu werden.

Bei der Behandlung von Schlafstörungen alter Menschen kann dieses Gespräch einer kausalen Therapie entsprechen, nämlich dann, wenn der Patient gar keine krankhafte Schlafstörung hat, sondern nur die Charakteristika des Altersschlafes aufweist. Hier tut Aufklärung not, für welche man am besten den Patienten die Abb. 1 und 2 demonstriert.

Hatte die Anamnese ergeben, daß der Patient wegen exogener Störungen (siehe S. 398) nicht ausreichend schlafen kann, so müssen nun Ratschläge für deren Abstellung folgen. Auch das Thema Schlafhygiene sollte in jedem Falle angesprochen werden. Hierzu gehören, speziell beim alten Menschen, daß er sich nur ins Bett legt, um zu schlafen, nicht aber, um zu lesen oder fernzusehen. Wegen der verkürzten Nachtschlafdauer sollten alte Menschen auch erst relativ spät zu Bett gehen, damit sie nicht um Mitternacht schon ausgeschlafen sind. Zum Schlafritual gehört auch, daß Zubettgehen und Aufstehen möglichst immer um die gleiche Zeit geschieht. Wichtig ist weiterhin, daß die abendliche Mahlzeit nicht zu kopiös und zu schwer ist; man soll nicht mit vollem Bauch ins Bett gehen. Schließlich muß auch das Vorurteil beseitigt werden, daß der Schlaf vor Mitternacht der beste sei.

Zur Schlafhygiene gehört auch das Einhalten bzw. das Erlernen eines Rituals beim ins-Bett-Gehen. Dafür gibt es keine allgemeingültigen Empfehlungen; hier muß man auf die individuelle Situation eingehen. Vor dem Schlafengehen empfiehlt es sich, etwas Angenehmes zu machen, also z. B. ein Bad zu nehmen oder sich einer nicht aufregenden Lektüre zu widmen.

Auf der anderen Seite muß der Patient von einer Konzentration auf das Einschlafen abgelenkt werden. Man rate ihm, das Bett wieder zu verlassen, wenn er nicht innerhalb einer bestimmten Frist, etwa 20 Minuten, einschlafen kann. Er soll sich dann irgendwie beschäftigen und den nächsten Versuch frühestens nach ½ Stunde machen. Auch muß man – zumindest den nicht behinderten – Patienten sagen, daß nur derjenige gut schlafen kann, der sich am

Tage ermüdet hat. Wer den ganzen Tag im Sessel verbringt, wird nicht müde. Das Ausmaß der körperlichen Aktivität muß natürlich individuell festgelegt werden. Am besten wäre ein Spaziergang am Nachmittag.

Der Mittagsschlaf kann durchaus empfohlen werden, sollte aber nicht zu lange dauern. Weitere „Nickerchen" am Tage sind jedoch im Hinblick auf den Nachtschlaf nicht günstig (Hajak et al. 1992).

Von dieser beratenden Betreuung des Schlafgestörten, die vom Arzt viel persönliche Zuwendung erfordert, führen fließende Übergänge zur eigentlichen Psychotherapie.

Psychotherapie und Verhaltenstherapie

Liegt eine tiefer greifende psychische Störung im Sinne einer Neurose als Ursache des gestörten Schlafes vor, so sollte der Patient einem in Psychotherapie erfahrenen Kollegen zugeführt werden.

Im Alter sind Gefühl der Isolierung und Vereinsamung sowie das Nichtüberwindenkönnen des Verlustes des Partners oder eines Freundes oft so vordergründig, daß darüber vielfältige somatische Beschwerden und nicht zuletzt Schlafstörungen entstehen. Dann ist eine Verhaltenstherapie indiziert.

Die jeweils anzuwendenden Methoden hängen von der individuellen Situation des Patienten, aber auch von der Erfahrung des Therapeuten ab (Knab und Engel 1984; Feiereis 1985; Hauri 1990; Faust und Hole 1991).

Physikalische Therapie

Bei funktionellen Schlafstörungen sind die Methoden der physikalischen Therapie altbewährt. Viele von ihnen gehören zu den sog. Hausmitteln; man denke an die schlaffördernde Wirkung von Wadenwickeln bei unruhigen Kindern. Physikalische Therapie kommt aber auch als Zusatzbehandlung oder als Alternative zur medikamentösen Therapie bei organischen Krankheiten, die Schlafstörungen auslösen können, in Betracht.

Bei alten Patienten müssen alle Maßnahmen gezielt und unter Berücksichtigung der Gesamtsituation eingesetzt werden. So kommen z. B. kalt-warme Wechselduschen kaum in Frage. Warme Vollbäder stellen eine zu starke Belastung für Herz und Kreislauf dar. Das von Kneipp empfohlene und bei jüngeren Patienten gut bewährte Anziehen naßkalter Wollstrümpfe kann bei der Starre des Gefäßsystems zu paradoxen Wirkungen führen. Dagegen werden Wechselfußbäder meist gut toleriert: Dreimaliges Wechseln von einigen Minuten warm (etwa 37°) und wenigen Sekunden kalt (aus der Wasserleitung) und Aufhören mit dem kalten Fußbad.

Bei Patienten, die über kalte Füße klagen, sind temperaturansteigende Fußbäder unmittelbar vor dem Schlafengehen günstig: Man beginnt mit etwa 35° und steigert die Temperatur innerhalb ¼ Stunde auf etwa 40°. Die Methode ist allerdings für einen alleine stehenden alten Menschen kaum durchführbar.

Im Rahmen der Allgemeinbehandlung kommen auch alle entspannenden und lockernden Verfahren in Frage, und zwar sowohl Massagen (speziell im

Rücken-Nacken-Thorax-Bereich) als auch krankengymnastische Übungen zur muskulären Entspannung, Haltungskorrektur und zur Atmungsverbesserung. Dabei müssen natürlich Masseur und Krankengymnast sehr individuell auf den Patienten eingehen; es ist kein Zweifel, daß diesen Verfahren auch ein hoher psychotherapeutischer Stellenwert innewohnt (HENTSCHEL 1983).

Phytotherapie

Unter den Pflanzen, die in der Volksmedizin als Beruhigungs- und Schlafmittel verwendet werden, haben 3 pharmakologisch nachweisbare Wirkungen.

Aus *Baldrian* (Valeriana officinalis) lassen sich Valepotriate extrahieren, die gering sedierend, aber äquilibrierend wirken. 48 mg der Reinsubstanz entsprechen in der Wirkung etwa 2 mg Diazepam (WUNDERER 1981; SCHIMMEL 1985). Im Gesamtextrakt und in den meisten Handelspräparaten sind allerdings zu geringe Mengen dieser Wirkstoffe enthalten.

Die im *Hopfen* (Humulus lupulus) enthaltenen Bitterstoffe Humulon und Lupulon wirken spasmolytisch auf die glatte Muskulatur und beruhigend. In einem Doppelblindversuch im Schlaflabor konnte nachgewiesen werden, daß eine Kombination von Hopfen und Baldrian das EEG von Schlafstörungen günstig beeinflußt (MÜLLER-LIMMROTH und EHRENSTEIN 1977).

Der *Passionsblume* (Passiflora incarnata) wird eine Wirkung bei Unruhezuständen und nervös bedingten Schlafstörungen zugeschrieben. Diese Effekte konnten tierexperimentell bestätigt werden (SCHIMMEL 1985; SCHMID 1985).

Die Phytotherapeutika sind in ihrer Wirkungsstärke sicher nicht mit den eigentlichen Schlafmitteln vergleichbar. Dafür haben sie aber keine, zumindest keine gravierenden Nebenwirkungen. Sie entsprechen damit dem heutigen Trend zu den sog. natürlichen Heilmitteln. Es ist kein Zweifel, daß ihre Wirkung zu einem erheblichen Teil als psychotherapeutischer Effekt anzusehen ist. Das ist keine Abwertung dieser Präparate, denn bei Schlafstörungen sind *Placebos* in einem hohen Prozentsatz wirksam: Nach SCHNEIDER (1985) in 30 bis 50%, nach KUSCHINKSI (1975) zu 49% als Tabletten, zu 78% als Schlaftrunk und zu 81% als blaue (!) Kapseln. Die Placebogabe ist kein Betrug am Patienten; die Wirkung ist naturwissenschaftlich erklärbar durch Freisetzung sog. Endorphine im Gehirn (MUTSCHLER 1991).

Behandlung somatischer Krankheiten

Wie sich aus Tabelle 1 ergibt, können vielfältige organische Krankheiten eine Schlafstörung auslösen. Es ist selbstverständlich, daß, wenn immer es möglich ist, nicht das Symptom, sondern die Ursache behandelt werden muß.

Therapie der häufigsten inneren Krankheiten und die speziellen Probleme der Pharmakokinetik im Alter sind Gegenstand des vorliegenden Buches. Sie werden deshalb hier nicht wieder aufgegriffen.

Erwähnt werden sollen jedoch einige zum Teil neue Krankheitsbilder, welche häufig Schlafstörungen im Alter auslösen und einer speziellen Therapie bedürfen.

Schlaf-Apnoe-Syndrom

Jeder Patient mit diesem Syndrom (siehe S. 399f.) sollte zunächst dem Hals-Nasen-Ohren-Arzt vorgestellt werden mit der Fragestellung, ob nicht eine Stenose in den oberen Luftwegen vorliegt, die evtl. operativ angegangen werden muß. Gerade bei älteren Patienten wird sich unter Umständen als kleinster Eingriff eine Tracheotomie empfehlen (Kales et al. 1987).

Der Bluthochdruck muß optimal eingestellt werden, wobei Reserpin, Clonidin und alle Betablocker kontraindiziert sind. Am besten eignen sich Kalziumantagonisten und ACE-Hemmer sowie milde Diuretika.

Auch eine Herzinsuffizienz muß behandelt werden, und zwar am besten mit einem Diuretikum.

Die meist vorhandene Adipositas soll durch eine langfristig geplante, langsame und vom Patienten tolerierte Kalorienreduktion angegangen werden.

Medikamentös hat sich Theophyllin wegen seiner zentralstimulierenden Wirkung auf das Atemzentrum am besten bewährt (Peter 1992). Man soll einen Spiegel von 5–10 mg/ml anstreben, was meist erreicht wird durch morgendliche und abendliche Gabe von 300 mg eines Retardpräparates.

Absolut kontraindiziert sind alle Schlafmittel und auch Alkohol, weil sie die Apnoe-Phasen signifikant verlängern (Valet et al. 1986). Die Benzodiazepine relaxieren speziell die velopharyngeale Muskulatur (Stoppe et al. 1992).

1987 berichteten Bezel et al., daß bei einem Patienten mit Schlaf-Apnoe-Syndrom nach 15 mg Midazolam (einem in Deutschland als Schlafmittel nicht zugelassenem Mittel) eine unmittelbar lebensbedrohliche obstruktive Apnoe auftrat.

In besonders schweren und auf Theophyllin refraktären Fällen hat sich kontinuierliche positive Überdruckbehandlung (nasale CPAP) bewährt, wofür es auch bereits im häuslichen Milieu anwendbare Geräte gibt. Die Akzeptanz ist überraschenderweise gut (Wiemann et al. 1992).

Myokloni

Bei den nicht selten mit dem Schlaf-Apnoe-Syndrom kombinierten periodischen nächtlichen Muskelkrämpfen müssen primär die kausalen Faktoren angegangen werden (s. S. 401).

Als Medikament wird das antiepileptisch wirksame Benzodiazepin Clonazepam empfohlen; Dosierung: 0,5 mg abends (Hauri 1985) oder der Dopaminantogonist Carbamazepin (Pollmächer 1992).

Restless-legs-Syndrom

Das zwar nicht gefährliche, aber äußerst lästige Restless-legs-Syndrom kann durch verschiedene Krankheiten sowie durch Vitamin- oder Eisenmangel ausgelöst werden (s. S. 401). Auch hier sollte kausale Therapie angestrebt werden.

Zur symptomatischen Behandlung werden Clonazepam und Carbamazepin empfohlen (Clough 1987).

Verhaltensstörung im REM-Schlaf

Dieses erst jünst beschriebene Syndrom (siehe S. 401) soll sehr gut auf Clonazepam ansprechen, aber Dauertherapie erforderlich machen (POLLMÄCHER 1992). Empfohlen wird auch Desipramin (BROUGHTON 1990).

Zerebrovaskuläre Insuffizienz

Bei vielen alten Patienten, die über Schlaflosigkeit klagen oder – häufiger noch – deren Umgebung über ihre nächtliche Unruhe und Umtriebigkeit klagt, handelt es sich um ein hirnorganisches Psychosyndrom. Durch Schlafmittel werden die Symptome meist verstärkt.

Im Vordergrund muß die Herz-Kreislauf-Behandlung stehen. Während man früher annahm, daß Schlafstörungen bei Patienten im höheren Lebensalter Ausdruck einer beginnenden kardiozerebralen Insuffizienz seien und aus diesem Grunde alle Betroffenen digitalisiert hat, ist diese Hypothese und ihre therapeutische Konsequenz heute verlassen. Digitalispräparate werden nur noch bei hochfrequenter absoluter Arrhythmie eingesetzt; ihre Tendenz, Herzrhythmusstörungen hervorzurufen, macht sie für die Behandlung von Schlafstörungen eher gefährlich. Die Herzinsuffizienz selbst wird überwiegend durch Diuretika therapiert. Eine große Rolle spielt daneben die konsequente Behandlung des Bluthochdrucks, wobei besonders auf die Vermeidung eines nächtlichen Blutdruckabfalls geachtet werden muß.

Zur Behandlung des hirnorganischen Psychosyndroms haben sich die sog. Nootropika eingeführt, d. h. die Anwendung von Medikamenten, welche in den Hirnstoffwechsel eingreifen und somit primär degenerativ oder vaskulär bedingte Hirnleistungsstörungen beeinflussen sollen. Dadurch soll bei längerer Anwendung auch das Symptom Schlafstörung gebessert werden. Ein Akuteffekt ist selbstverständlich nicht zu erwarten. Im übrigen ist die Wirksamkeit dieser viel verwendeten Substanzen keineswegs allgemein anerkannt (siehe Kap. „Therapie mit Psychopharmaka").

Von den Befürwortern dieser Therapie werden folgende Präparate und Tagesdosierungen empfohlen:

4,5 mg Co-Dergocrin (HERZFELD et al. 1972);
3 × 200 mg Pyritinol (HAMUZ 1977);
400 mg bis 2400 mg steigernd Piracetam (ITIL et al. 1982).

Zur akuten Beruhigung und Schlafeinleitung bei deliranten Alterspatienten hat sich Clomethiazol bewährt. Es muß allerdings sehr vorsichtig dosiert werden, da es kreislauf- und atemdepressorisch wirken kann und auch ein Suchtpotential aufweist. Empfohlene Dosis bei dieser Indikation: 1 Filmtablette oder 5 ml Mixtur Clomethiazol.

Zur Schlafeinleitung bei alten Patienten mit zerebrovaskulärer Insuffizienz hat sich empirisch die abendliche parenterale Gabe von 0,2 g Coffein bewährt, wenngleich eine wissenschaftliche Sicherung dieser Behandlung nicht vorliegt (KAISER 1975; PLATT 1984; MUTSCHLER 1991).

Coffein hat eine zentralerregende Wirkung; es verbessert die geistige Leistungsfähigkeit durch Einflüsse auf die Großhirnrinde, wahrscheinlich infolge Blockade von Adenosinrezeptoren (AMMON 1984).

Nur so ist die alte Erfahrung zu erklären, die sagt: Man muß den alten Menschen richtig wecken, damit er schläft.

Größere Dosen, z.B. 2 bis 4 Tassen Kaffee abends genossen, verlängern signifikant die Schlaflatenz und verkürzen die Gesamtschlafdauer (ORR 1985).

Behandlung psychischer Krankheiten

Wie auf S. 399 ausgeführt, verlaufen Altersdepressionen oft monosymptomatisch, sind also für den Nichtpsychiater kaum zu erkennen. Ist die Diagnose gesichert, so steht das Arsenal der Psychopharmaka (siehe Kap. „Therapie mit Psychopharmaka") zur Verfügung und garantiert meist eine schnelle Wirkung. Auswahl des Medikamentes und Dosierung erfordern große Erfahrung und sollen deshalb dem Spezialisten überlassen bleiben.

Über den Einsatz von Psychopharmaka bei nicht durch eine Psychose bedingten Schlafstörungen siehe S. 416f.

Absetzen schlafstörender Medikamente

Hat die Medikamenten-Anamnese aufgedeckt, daß ein Patient eines der vielen potentiell schlafstörend wirkenden Pharmaka auf ärztliche Anordnung oder selbständig einnimmt, so muß dieses Medikament abgesetzt und gegebenenfalls durch ein anderes ersetzt werden. In diesem Zusammenhang sei GREEN (1973) zitiert: Eine der Funktionen des Geriaters ist es, Patienten Medikamente wegzunehmen, die andere Ärzte verordnet haben.

Schlafmittel

Grundsätzliches

Mit voller Absicht folgt die Darstellung der Schlafmittel am Ende dieses Beitrags. Schlafstörung ist in der überwiegenden Zahl aller Fälle Symptom einer psychischen oder körperlichen Störung bzw. Krankheit. Die Verordnung eines Schlafmittels ist daher im Prinzip der falsche Weg (GOLDENBERG 1985).

Wenn man keine Ursache für die Schlafstörung finden oder diese nicht beeinflussen kann, aber auch bis zum Eintritt der Wirkung einer kausalen Therapie ist man oft gezwungen, ein Schlafmittel zu verordnen. Das setzt aber voraus, daß man die Pharmakologie dieser Medikamente und im speziellen die Probleme in der Behandlung alter Menschen kennt. Hier seien einige wichtige Gesichtspunkte aufgeführt:

- Hypnotika dämpfen die Wachfunktion und führen nur sekundär zu mehr Schlaf.

- Ihre Verordnung führt nach polysomnographischen Untersuchungen als Mittelwert für verschiedene Präparate und Populationen nur zu einer Schlafverlängerung von etwa 30 Minuten = 7–8%. Infolge Toleranzentwicklung geht dieser Effekt nach einwöchiger Einnahme auf 10–15 Minuten zurück, woraus zusätzlich Insomnie und Abhängigkeit entstehen können (Schneider-Helmert 1987).
- Kein Schlafmittel führt zu einem physiologischen Schlaf; Hypnotika verändern die sog. Schlafarchitektur: Der Deltawellen-Schlaf wird vermindert.
- Schlafmittel können vielfältige Interaktionen mit anderen Pharmaka eingehen; besonders gefährlich ist die Kombination mit Alkohol.
- Bei alten Patienten ist das ZNS besonders empfindlich gegenüber Schlafmitteln, und der Abbau der Pharmaka ist verlängert, was bei der Dosierung berücksichtigt werden muß.
- Jede Schlafmittelverordnung sollte von vornherein als zeitlich begrenzte Therapie angesehen werden. Die amerikanische Arzneimittelbehörde empfiehlt eine Behandlung von 7–10 Tagen, die europäische Kommission einige Tage bis maximal 1 Monat (Wengle 1993).
- Die Verschreibung eines Schlafmittels ist bei verschiedenen Krankheiten kontraindiziert (Wink 1990; Buclin et al. 1992):
  - Schlaf-Apnoe-Syndrom,
  - Respiratorische Insuffizienz,
  - Myasthenia gravis pseudoparalytica,
  - schwere Leberschäden,
  - schwere Enzephalopathie,
  - Suizidgefahr,
  - Suchtgefährdete.

Zum Schlafmittelverbrauch

Tranquillizer und Schlafmittel gehören zu den am meisten verordneten Arzneimitteln. Nach den Feststellungen der gesetzlichen Krankenversicherungen wurden 1988 351 Mio. Tagesdosen (Schmidt 1990), 1990 aber 560 Mio. Tagesdosen (Arzneimittelbrief 1992) verordnet. D. h., daß eine steigende Tendenz in unserem Lande besteht. In den USA zeigt sich dagegen eine deutlich rückläufige Entwicklung: Während 1970 62,5 Mio. Schlafmittelverordnungen registriert wurden, waren es 1978 31,6 Mio. und 1989 nur 20,8 Mio. (Wysowski und Baum 1991). Im Staate New York wurde zum 1.1.89 die Vorschrift erlassen, daß alle Benzodiazepinrezepte in dreifacher Ausführung gefertigt werden müssen; dadurch kam es zu einem Abfall der Verordnungen um 44,3% (Weintraub et al. 1991)!

Die verschiedenen Schlafmittel

Alkohol

Dem Alkohol wird seit altersher eine beruhigende Wirkung zugeschrieben. Nicht wenige Menschen schlafen ausgezeichnet, wenn sie abends ihr Starkbier trinken, aber gar nicht, wenn das aus irgendeinem Grunde nicht möglich ist. Hier spielt natürlich der Hopfengehalt eine gewisse Rolle, bedeutsamer ist aber das Gewohnheitsritual. Aus diesen Gründen ist auch im Prinzip nichts dagegen einzuwenden.

Größere Mengen Alkohol haben dagegen nur eine kurzfristig sedierende Wirkung. Alkohol verkürzt die REM-Schlafphasen (ORR 1985) und vermindert die Tiefschlafphasen (FAUST und HOLE 1991), ist also keinesfalls günstig für den schlafgestörten Patienten.

Weiter muß bedacht werden, daß die Wirkung von Schlafmitteln und Psychopharmaka durch Alkohol in unerwünschter Weise verstärkt wird.

Die klassischen Schlafmittel

Zu den klassischen Schlafmitteln gehören Barbiturate, Harnstoffabkömmlinge, Piperidindione, Chinazolidinderivate. Sie führen dosisabhängig zu Sedierung – Bewußtseinsverlust – Narkose – Koma – Tod.

Als FISCHER und VON MERING 1903 mit Veronal erstmalig eine *Barbituratsäureverbindung* synthetisierten, war dies ein gewaltiger Fortschritt in der Behandlung von Schlafstörungen. Trotz ihrer zuverlässigen Wirkung spielen die Barbiturate wegen ihrer deprimierenden Wirkung auf Herz, Kreislauf und Atmung, ihrer Stimulierung hepatischer Enzyme mit der Folge von Arzneimittelinteraktionen, ihrer Verminderung der REM-Schlafphasen und der besonderen Risiken der Überdosierung sowie ihres hohen Abhängigkeitspotentials heute praktisch keine Rolle mehr (HIPPIUS und RÜTHER 1984; LEUTNER 1990; KALES und KALES 1984). Die Barbiturate gelten in der Geriatrie sogar als kontraindiziert (KIMBEL 1984; GÜNDEL und LINDEN 1985; SEHRT und WEBER 1986).

Die anderen oben erwähnten Stoffgruppen, heute unter dem Begriff der *nichtbarbiturathaltigen Schlafmittel* zusammengefaßt, bieten gegenüber den Barbituraten keine Vorteile und haben praktisch die gleichen unerwünschten Wirkungen. Auch sie gelten heute als überholt.

Die noch frei verkäuflichen, sedierend wirkenden *Antihistaminika* sind ebenfalls wenig günstig, da sie die Schlafarchitektur erheblich stören (LUND und RÜTHER 1984).

Paraldehyd ist ein in psychiatrischen Kliniken immer noch verwendetes Mittel gegen Erregungszustände. Wegen seines penetranten Geruchs in der Atemluft ist es ambulanten Patienten nicht zumutbar.

Das seit 1869 verwendete, bitter und brennend schmeckende *Chloralhydrat* wird heute in dünndarmlöslichen Kapseln angeboten und ist damit gut tolerabel. Es hat aber eine geringe therapeutische Breite (therapeutische Dosis 0,5 bis 1,5 g, letale Dosis 6 bis 10 g), ist bei Herz-, Magen/Darm- und Leber-Krankheiten kontraindiziert, wird nach einigen Tagen Anwendung durch Enzyminduktion unwirksam und führt zur Abhängigkeit (MUTSCHLER 1991; RÜTHER 1993). Es kann daher auch nicht mehr empfohlen werden.

Benzodiazepine

1963 kam Diazepam als erstes Mittel dieser neuen Gruppe in den Handel. Seither wurden viele Abwandlungen hergestellt, deren Wirkungsspektrum nur geringfügig verändert ist, deren Kinetik aber erhebliche Unterschiede aufweist.

Über 2 Jahrzehnte galten Benzodiazepine als Schlafmittel der Wahl, weil sie im Vergleich zu den früher verwendeten Pharmaka als atoxisch gelten können und die Schlafarchitektur weniger verändern als andere. In den letzten Jahren haben sie jedoch ihre Wertschätzung eingebüßt, weil sich Eigenschaften zeigten, die ihre Anwendung erheblich einschränken lassen müssen. In den USA gelten die Benzodiazepine heute als „major public health danger" (Glass 1991). Die vollständige Verdammung der Benzodiazepine ist jedoch insofern ungerecht, als die meisten Schäden auf falsche Präparatewahl, zu hohe Dosierung und zu lange Verabreichung zurückzuführen sind, also nicht den Präparaten, sondern den verordnenden Ärzten angelastet werden müssen.

Auf die drastischen Maßnahmen zur Einschränkung der Benzodiazepin-Verordnung in New York und die rückläufige Tendenz der Verordnungen in den USA wurde bereits auf S. 409 hingewiesen. Zwischen 1980 und 1990 ergab sich auch in England eine deutliche Rückläufigkeit der Benzodiazepin-Verordnungen (Malcolm 1992). In Deutschland kam es dagegen von 1989 auf 1990 zu einer Zunahme der Verordnungen, wobei kurzwirkende und langwirkende Benzodiazepine in etwa gleicher Menge verordnet wurden, während in den USA und in England die weniger gefährlichen kurzwirkenden deutlich bevorzugt werden (Arzneimittelbrief 1992).

Pharmakologie

Die Benzodiazepine bewirken Anxiolyse, Sedierung und Schlafförderung, Muskelrelaxation und Krampfhemmung. Sie werden wegen ihrer hohen Fettlöslichkeit nach oraler Einnahme rasch und zumeist vollständig absorbiert. Die meisten Präparate passieren die Leber ohne großen Wirkstoffverlust, so daß die Bioverfügbarkeit zwischen 80 und 100% liegt. Im Plasma werden die Benzodiazepine zu 70 bis 90% an Proteine gebunden; wie bei allen Pharmaka ist nur der freie Anteil für die Wirkung verantwortlich. Je nach Lipophilie wird das Präparat schneller oder langsamer im Organismus verteilt. Die Wirkung ist geknüpft an Rezeptoren im ZNS und peripheren Organen, wobei die höchste Konzentration im Cortex von Groß- und Kleinhirn gefunden wird (Coper und Rommelspacher 1987).

Um eine therapeutische Wirkung zu erzielen, müssen für die antikonvulsive Wirkung 25%, für die Anxiolyse 60% und für die Muskelrelaxation 70% der Rezeptoren besetzt sein (Rommelspacher 1987).

Die Plasma-Eliminations-Halbwertzeit der Präparate ist sehr verschieden und wird teilweise im Alter in Abhängigkeit vom erhöhten Verteilungsvolumen und einer verminderten metabolischen Clearance zusätzlich verändert. Dabei spielt eine entscheidende Rolle, welchen Abbauweg das Medikament nimmt. Die Oxidation in den Lebermikrosomen ist im Alter vermindert, während die

Tabelle 3. Plasma-Eliminations-Halbwertzeiten der Benzodiazepine in Abhängigkeit von Alter und Geschlecht. (Nach SWIFT 1985; KLOTZ 1987; BECHTEL und WEBER 1985; BECHTEL und GÖTZKE 1987; REINBOLD 1991; ALLAIN et al. 1991; GURWITZ und AVORN 1991; BUCLIN et al. 1992)

Generic		Halbwertzeit (in h)		Empfohlene Dosis in der Geriatrie
		Junge	Alte	
a) *Langwirkende Benzodiazepine*				
Flurazepam	♂	74,0	160,0	
	♀	90,0	120,0	
Diazepam		20–43,9	35–98,5	
Flunitrazepam		31,0	24,0	
Nitrazepam		33,0	32,5	
Clobazam	♂	16,6	47,7	
	♀	30,7	48,6	
b) *Ultrakurzwirkende Benzodiazepine*				
Midazolam[a]		1,5–4,0		
Triazolam	♂	3,0	4,6	
	♀	2,7	3,2	
c) *Kurzwirkende Benzodiazepine*				
Oxazepam		5,1	5,6	5 mg = ½ Tabl.
Brotizolam[b]		4,4–6,9	6,0–9,3	0,125 mg = ½ Tabl.
Lormetazepam		10,6	11,5	0,5 mg = 1 Tabl.
Temazepam	♂	12,8	11,9	10 mg = 1 Tabl. mite
	♀	16,2	17,2	

[a] In der BRD als Schlafmittel nicht zugelassen

[b] Es handelt sich nicht um ein Benzo-, sondern ein Thieno-Diazepin, das aber gleichartig wirkt

Konjugation mit Glukuronid nicht gestört ist (CAIRD und SCOTT 1986). Schließlich spielt noch eine Rolle, ob im Stoffwechsel aktive Metaboliten entstehen oder nicht. Weiterhin ergeben sich Unterschiede bei den beiden Geschlechtern (SWIFT 1985; KLOTZ 1987). Auch bei schweren Leberfunktionsstörungen wird die Halbwertszeit verlängert.

Die speziellen Risiken der Benzodiazepine sind an die Kinetik, d.h. ihr Verbleiben im Organismus, gebunden, auch wenn die Plasma-Eliminations-Halbwertzeit nicht vollständig mit der klinischen Wirkdauer übereinstimmt. Die Kenntnis dieser Daten für die verschiedenen Benzodiazepine ist daher Voraussetzung für eine risikoarme Verordnung (siehe Tabelle 3).

Unerwünschte Wirkungen

a) Allgemeine Nebenwirkungen

Die Benzodiazepine können bei älteren Personen eine paradoxe Reaktion hervorrufen, d.h. Erregung und Verwirrtheit, und zur Toleranzentwicklung führen (LUND und RÜTER 1984).

Nicht nur nach langfristiger Verabreichung, sondern auch schon bei Einnahme über einige Wochen können sich Gewöhnung und Abhängigkeit entwickeln. Das kann schon bei „normalen“ Dosen geschehen; man spricht deshalb von Niedrigdosen-Abhängigkeit. Benzodiazepin-Abhängigkeit stellt die größte Gruppe von Medikamentenabhängigen dar (Reinbold 1991).

Jedes Absetzen der Therapie führt dann zur Rebound-Insomnie und kann ein schweres Entzugssyndrom auslösen. Dieses geht einher mit Schlaflosigkeit, Ängstlichkeit, Unruhe, Erregung oder Apathie, Kopfschmerzen, Übelkeit, Magen-Darm-Beschwerden, Appetit- und Gewichtsverlust, Tremor, fibrillären Muskelzuckungen, Parästhesien, Visusanomalien, Schwitzen, epileptiformen Anfällen, delirantem Syndrom (Ladewig 1987; Rudolf 1990; Laux 1991). Die Behandlung ist schwierig und sollte in der Klinik eingeleitet werden. Sie erfordert Wiederaufnahme der Benzodiazepin-Therapie und zwar günstiger mit einem etwas längerwirkenden Präparat, weil diese weniger schwere Entzugserscheinungen machen. Dann muß die Dosis ganz langsam und stufenweise abgebaut werden. Oft ist die Gabe eines Psychopharmakons nötig (Bissuel und Marie-Cardine 1990). Gegen die somatischen Symptome sind Betablocker wirksam (Tyrer 1989). In jedem Falle sind intensive psychologische Hilfen nötig (Editorial Lancet 1987).

b) Präparatespezifische Nebenwirkungen

Langwirkende Benzodiazepine (siehe Tabelle 3a) und ganz besonders solche, deren Plasma-Eliminations-Halbwertzeit im Alter noch weiter verlängert ist, führen fast stets zu einem „Hangover“. Bei fortgesetzter Einnahme resultiert Kumulation. Folge sind sowohl zentralnervöse Störungen wie Verlängerung der Reaktionszeit, Gedächtnisstörungen, Verwirrtheitsphasen als auch somatische Beschwerden wie Sprachschwierigkeiten, Doppeltsehen, Muskelschwäche und Gangstörung mit vermehrten Stürzen, Behinderung der Atmung und Sphinkterschwäche. Speziell die gehäuften Stürze sind bei alten Patienten gefährlich, weil sie nicht selten zu Frakturen, bevorzugt des proximalen Oberschenkels bzw. des Schenkelhalses, führen. Ray et al. (1986, 1989) wiesen nach, daß das Risiko von Stürzen bei Einnahme von kurzwirkenden Benzodiazepinen nicht, bei langwirkenden dagegen signifikant erhöht ist. Nach Sorock und Shimkin (1988) ist die Gefahr von Stürzen bei nur gelegentlicher Einnahme nur mäßig, bei Dauergebrauch jedoch erheblich erhöht.

Die *ultrakurzwirkenden Benzodiazepine* (siehe Tabelle 3b) haben spezielle Nebenwirkungen. Triazolam löst bei fast der Hälfte der Patienten *akute* Entzugserscheinungen aus. Dabei können Erregungszustände, manische Phasen, Panikattacken und am gravierendsten eine anterograde Amnesie auftreten. Auch psychotische Reaktionen kommen vor sowie langanhaltende Dämmerzustände mit persönlichkeitsfremden Handlungen (Sieb und Clarenbach 1990). Außerdem ist mit Rebound-Insomnie in ⅔ der Fälle zu rechnen. Nebenwirkunen treten auch schon bei sehr niedrigen Dosen auf (Silverman 1991).

Das erwähnte Nebenwirkungsspektrum macht Triazolam für die Anwendung in der Geriatrie besonders ungeeignet (Ayd 1991; Gillin 1991; Thomp-

SON und ROBINSON 1991). Alle diese Erscheinungen beruhen auf der extrem hohen Rezeptorbindungsaffinität und der sehr kurzen Plasma-Eliminations-Halbwertzeit (KALES 1991). Triazolam hat eine „traurige Berühmtheit" erlangt (WINK 1990). Das Präparat ist jüngst in England und Finnland verboten worden.

Midazolam wird intravenös für Kurznarkosen und in oraler Anwendung als Prämedikation vor Operationen verwendet. Als Schlafmittel ist es in der BRD nicht zugelassen.

Die *kurzwirkenden Benzodiazepine* (siehe Tabelle 3c) zeigen die Nebenwirkungen der lang- und ultrakurzwirkenden Präparate nur selten und in deutlich geringerem Grade. Sie gelten daher als die Benzodiazepine mit dem geringsten Risiko.

Arzneimittelinteraktionen mit Benzodiazepinen

Die meisten Benzodiazepine haben eine Interaktion mit Cimetidin, nicht dagegen mit Ranitidin, so daß die Ausscheidung der Benzodiazepine verzögert wird; ihre Wirkung wird verstärkt, psychische Störungen können resultieren (KLOTZ 1987).

Gleiches wird von Omeprazol berichtet (BUCLIN et al. 1992). Auch INH und Erythromycin können die Benzodiazepinausscheidung verzögern (BUCLIN et al. 1992). In allen diesen Fällen muß daher die Benzodiazepin-Dosis reduziert werden.

Durch Enzyminduktion in der Leber können Phenytoin und Rifampicin Abbau und Ausscheidung vieler Pharmaka, auch der Benzodiazepine, beschleunigen, so daß gegebenenfalls höhere Dosen gegeben werden müssen.

Am wichtigsten ist die Interaktion mit Alkohol. Durch Alkohol wird die Absorption beschleunigt, die hepatische Elimination gehemmt und es stellen sich Veränderungen auf Rezeptorebene ein, so daß eine verstärkte Benzodiazepin-Wirkung resultiert (KLOTZ 1987).

Bei gleichzeitiger Verabreichung von Levodopa und Benzodiazepinen kann sich die Parkinson-Symptomatik verschlechtern (FABRE et al. 1985).

Praktische Konsequenzen für den Gebrauch von Benzodiazepinen

- Die Verordnung eines Benzodiazepins ist gerechtfertigt, wenn es keine kausale Therapie einer Schlafstörung gibt bzw. bis zum Wirkungseintritt einer ursächlichen Behandlung.
- Kontraindikationen müssen beachtet werden.
- Mögliche Interaktionen mit anderen Pharmaka sind zu berücksichtigen.
- Benzodiazepine sind mit erheblichen Nebenwirkungen belastet, weshalb eine Reihe von Vorsichtsmaßnahmen nötig ist.
- Grunsätzlich sollen Benzodiazepine nur kurzfristig (maximal 2–4 Wochen) verordnet werden; das muß mit dem Patienten von Anfang an besprochen werden.
- Wegen der speziellen Risiken sollen ultrakurzwirkende und langwirkende Benzodiazepine vermieden werden; sollte man sich, speziell in der Geriatrie, auf die kurzwirkenden Präparate beschränken.

- Bei alten Patienten soll grundsätzlich nur die Hälfte der sonst üblichen Dosis gegeben werden.
- Eine Benzodiazepin-Behandlung darf niemals abrupt abgebrochen werden; Absetzen soll durch langsame Dosisreduktion unter intensiver psychologischer Führung geschehen.

Nicht-Benzodiazepine

Wohl unter dem Eindruck der besonderen Risiken der Benzodiazepine wurden in den letzten Jahren Schlafmittel mit völlig anderer chemischer Struktur entwickelt, die – zumindest nach den bisherigen Erfahrungen – eine günstigere Nutzen-Schaden-Relation aufweisen als die Benzodiazepine.

Zoplicon ist ein Cyclopyrolon, das mit keinem der bisher verwandten Schlafmittel verwandt ist (HINDMARCH und MUSCH 1990). Es wirkt über den Benzodiazepin-Rezeptor, aber mit anderer Lokalisation. Dadurch hat es deutliche qualitative Unterschiede zu den Benzodiazepinen: Es wirkt kaum muskelrelaxierend und antiaggressiv (MÜLLER 1991).

Zoplicon wird rasch resorbiert und erreicht den maximalen Plasmaspiegel nach 30–90 Minuten (MÜLLER 1990; REINBOLD 1991). Seine Plasma-Eliminations-Halbwertzeit beträgt bei Erwachsenen im Mittel 4,8 Stunden, bei über 65jährigen 6 Stunden und bei über 80jährigen 8 Stunden (MÜLLER 1990). Das Präparat hat keine langwirkenden Metaboliten (MUSCH und MAILLARD 1990; HINDMARCH und MUSCH 1990); dadurch führt es nicht zum Overhang, die Reaktionsfähigkeit am nächsten Morgen ist kaum gestört (BROADHURST und CUSHNAGHAN 1987; HARRISON et al. 1985; RECKER UND MÜLLER-DEILE 1985). Auch die bei kurzwirkenden Benzodiazepinen gefürchtete Rebound-Insomnie soll fehlen (BERGENER et al. 1989; MÜLLER 1991). Zoplicon stört den REM-Schlaf kaum und verlängert die Schlafstadien III und IV (MÜLLER 1991; TIBERGE 1988). Auch bei längerer Verabreichung trat kein Wirkverlust ein (FLEMMING et al. 1988; REINBOLD 1991). Das Abhängigkeitspotential wird als sehr gering angesehen (MUSCH und MAILLARD 1990). Einziger Nachteil scheint der bittere Geschmack zu sein.

Zur Normdosierung werden 7,5 mg empfohlen, oft reichen aber auch 5 mg (NICHOLSON und STONE 1983, 1987). In der Geriatrie sollte man nur 3,75 mg (= ½ Tabl.) geben.

Zolpidem ist ein Imidazopyridin, dessen Wirkung über einen Subtyp (Omega 1) des Benzodiazepin-Rezeptors zustande kommt. Es wirkt selektiv schlaffördernd und hat keinen muskelrelaxierenden, krampflösenden und anxiolytischen Effekt (LANGTRY und BENFIELD 1990). Der maximale Plasmaspiegel wird nach nur 2 Stunden erreicht. Zolpidem hat eine mittlere Plasma-Eliminations-Halbwertzeit von 2 ½ Stunden, die sich im Alter auf durchschnittlich 3 Stunden verlängert. Bei schwerer Leber- oder Nierenerkrankung kann die Plasma-Eliminations-Halbwertzeit bis zu 10 Stunden dauern. Die durch Oxydation entstehenden Metaboliten sind inaktiv und werden sowohl über die Nieren als auch biliär ausgeschieden. Interaktionen sind bisher nicht bekannt. Zolpidem verkürzt die Einschlafzeit und verlängert die Gesamtschlafdauer. Es soll die Schlafarchitektur nicht stören. Hangover wurde nicht beobachtet; die Reaktionszeiten am nächsten Morgen sollen normal sein. Toleranz und Abhängigkeit wurden bisher nicht beobachtet (Wheatley 1988). Es gilt daher als guter Schlafinduktor (Danon-Cohen 1993).

Mehrere Untersucher haben Zolpidem mit verschiedenen Benzodiazepinen (Triazolam, Flunitrazepam, Oxazepam, Lormetazepam) in Kurzstudien verglichen; sie kommen alle zu dem Ergebnis, daß die schlaffördernde Wirkung des Zolpidem den Benzodiazepinen entspricht (Fratola et al. 1990; Louvel et al. 1988; Coupez et al. 1988; Lund et al. 1988). Auch bei Langzeituntersuchung an geriatrischen Patienten über 6 Monate (Schlich et al. 1991) bzw. 1 Jahr (Sauvanet et al. 1988) bestätigte sich gute Wirkung und Verträglichkeit. Es wurde keine Toleranz, keine Abhängigkeit und kein Entzugssydrom beobachtet.

Als Nachteil wurde lediglich berichtet, das Zolpidem von Patienten, die zuvor Benzodiazepine genommen hatten, nur wenig geschätzt werde (Buclin et al. 1992).

Die Normdosis beträgt 10 mg, bei Patienten über 65 sollten nur 5 mg (= ½ Tabl.) gegeben werden (Roger et al. 1988, 1991; Langtry und Benfield 1990).

Buspiron ist ein Anxiolytikum aus der Azaspirodecandion-Reihe, das mit den Benzodiazepinen nicht verwandt ist. Buspiron wirkt auch nicht über den Benzodiazepin-Rezeptor. Es handelt sich vielmehr um einen Serotoninrezeptor-Antagonisten (Tunnicliff et al. 1991). Buspiron hat keine sedierende, muskelrelaxierende und krampflösende Wirkung; es ist primär nicht zur Behandlung von Schlafstörungen geeignet; in Einzelfällen soll es sogar Schlafstörungen ausgelöst haben (Manfredi et al. 1991; DeRoeck et al. 1989). Wenn jedoch ein Angstsyndrom hinter einer Schlafstörung steckt, so kann eine Behandlung mit Buspiron sinnvoll sein. Die Wirkung tritt verzögert auf, es gibt aber keine Gewöhnung und keine Abhängigkeit (Reinbold 1991). Die Dosierung beträgt 3 × täglich 5 mg, evtl. langsam steigernd. Da die Kinetik im Alter nicht verändert ist, gilt diese Dosis auch für die Geriatrie (Gammans und Johnston 1991).

Psychopharmaka

Neuroleptika und Antidepressiva sind Pharmaka zur Behandlung von Psychosen. Da Schlafstörung nicht selten Symptom einer psychischen Erkrankung ist, haben sie hier den Stellenwert einer kausalen Therapie. Das gilt ganz besonders für die Behandlung der Depressionen. Die Durchführung der Therapie sollte man dem erfahrenen Psychiater überlassen.

Verschiedene Psychopharmaka haben eine beruhigende Wirkung und können deshalb schlafanstoßend wirken. Sie werden darum besonders von im Umgang mit diesen Pharmaka erfahrenen Psychiatern auch zur Behandlung von Schlafstörungen eingesetzt. Ihr Vorteil ist, daß sie den REM-Schlaf nicht stören und nicht zur Abhängigkeit führen. Ihr Nachteil ist die nicht seltene Entwicklung von Spätdyskinesien (Schönbrunn und Berger 1980; Rüther 1993). Ihr Einsatz als Schlafmittel sollte deshalb die Ausnahme sein. Wenn man auf Psychopharmaka in dieser Indikation zurückgreift, so sollte auch ihre Anwendung wie diejenige der Schlafmittel nur kurzfristig sein.

Unvermeidbar sind diese Pharmaka beim hirnorganischen Psychosyndrom mit Unruhe, Verwirrtheit, Schlafstörung, oft ausgelöst durch eine Umgebungsänderung: Altenheim, Krankenhaus. Hier bewähren sich die weniger potenten Neuroleptika, wie z.B. 40 mg Pipamperon, 25 mg Levometromazin oder 25 mg Melperon. Auch diese Medikamente sollen natürlich nur unter entsprechender Überwachung verabreicht werden.

Bereits erwähnt wurde die Behandlung von schweren nächtlichen Unruhe- und Erregungszuständen mit Clomethiazol oder Haloperidol.

Versuche zur physiologischen Schlafinduktion

Beeinflussung des gestörten Schlaf-Wach-Rhythmus durch Licht

Der physiologische Wechsel zwischen Schlaf und Wachsein entspricht einem endogenen zirkadianen Rhythmus, der jedoch durch Lichteinwirkung gesteuert wird. Deshalb wird neuerdings versucht, den im Alter häufig gestörten Rhythmus (siehe S. 395) durch Lichteinflüsse zu beeinflussen.

Dazu werden die Patienten je nach Art der Störung am frühen Morgen oder abens für jeweils 1 Stunde starkem Licht ausgesetzt. Die morgendliche Lichttherapie kann im Sommer auch im Freien durchgeführt werden; ansonsten verwendet man Lichtquellen von 2500 Lux. Diese Behandlungsart befindet sich noch im experimentellen Stadium. Im übrigen setzt sie die genaue Analyse der Rhythmusstörung voraus. Sie kann deshalb nicht zur allgemeinen Anwendung empfohlen werden (Dietzel et al. 1988; Prinz et al. 1990; Hauri 1990; Lund 1991).

L-Tryptophan

Es ist schon seit langer Zeit gesichert, daß die Aminosäure Serotonin (= 5-Hydroxytryptamin) ein wichtiges Informationselement in der Schlaf-Wach-Steuerung darstellt (Koella 1979). In Tierexperimenten konnte gezeigt werden, daß der Serotoningehalt des Gehirns während des Schlafs erhöht ist bzw. daß Serotoninmangel zu einer Schlafstörung führt.

Die Zufuhr von Serotonin ist wirkungslos, weil diese Aminosäure die Bluthirnschranke nicht überwinden kann. Die Verabreichung seiner Vorstufe L-Tryptophan führt dagegen zu einer Erhöhung des Serotonins im Gehirn. Da es sich um eine physiologische Substanz handelt, erfreute sich die Behandlung von Schlafstörungen, speziell im Zusammenhang mit depressiver Verstimmung, großer Beliebtheit. Die Wirkung wurde einerseits durch polygraphische Untersuchungen gesichert (Schneider-Helmert 1985), ist aber auch von anderen Autoren angezweifelt worden (z.B. Billiard 1987).

1989 wurde in Amerika bei Patienten, die L-Tryptophan eingenommen hatten, ein eigenartiges Krankheitsbild beobachtet, das als Eosinophilie-Myalgie-Syndrom beschrieben wurde. Es folgten zahllose Berichte aus allen Ländern, auch aus Deutschland. Das Präparat wurde daraufhin weltweit aus dem Handel genommen.

Die Ursache der Störung war zunächst nicht klar. Belongia et al. (1990) haben inzwischen nachgewiesen, daß L-Tryptophan bei 97% aller Patienten mit diesem Syndrom vom gleichen Hersteller stammt. Die Autoren fanden außerdem bei 75% dieser Patienten im Blut einen Absorptionspeak, der auf eine Verunreinigung hinweist. VARGA et al. (1992) bestätigten diese Ergebnisse. Das Problem ist allerdings immer noch nicht endgültig gelöst. L-Tryptophan ist weiterhin nicht auf dem Markt.

Delta-Sleep-Inducing-Peptide (DSIP)

Die Schlafforschung geht davon aus, daß es physiologische schlafinduzierende Substanzen gibt (BORBÉLY und TOBLER 1989). 1964/65 haben MONNIER und HÖSLI in Basel in umfangreichen tierexperimentellen Untersuchungen eine körpereigene Substanz entdeckt, die die Schlaffunktion fördert ohne zu sedieren, die Wachaktivität verbessert und eine psychotrope Wirkung im Sinne einer besseren Streßtoleranz entfaltet. 1977 gelang SCHOENENBERGER et al. die Strukturaufklärung; es handelt sich um ein Peptid mit 9 Aminosäuren. Das Produkt wird inzwischen synthetisch hergestellt. Die genaue physiologische Rolle der Substanz ist noch nicht geklärt. Wahrscheinlich handelt es sich nicht um *den* biochemischen Schlaffaktor, sondern um eine schlaferleichternde Funktion (BILLIARD 1987).

Das Präparat steht seit einigen Jahren nur der Klinik Maria Stein bei Basel zur Verfügung und die Behandlung ist außerordentlich teuer. Zunächst gab es viele sehr positive Publikationen, in den letzten Jahren ist es ruhiger geworden. Die klinischen Studien sind noch nicht abgeschlossen (SCHNEIDER-HELMERT 1991). Der große Durchbruch scheint nicht erreicht worden zu sein.

Wachstumshormon

Es ist schon lange bekannt, daß die Freisetzung des Wachstumshormons mit dem Schlaf gekoppelt ist. Sofort nach dem Einschlafen findet sich, unabhängig von der Tageszeit, ein deutlicher Anstieg des Blutspiegels an Wachstumshormon. Nach neuen Untersuchungen wird die Stimulierung beim Übergang vom Wach- zum Schlafzustand erzeugt (FEHM et al. 1990).

STEIGER et al. (1992) fanden, daß das Releasing-Hormon des Wachstumshormons (GHRH) und das Corticotropin-Releasing-Hormon Einfluß auf die Schlafregulation haben. Der Abfall des GHRH mit zunehmendem Alter ist korreliert mit den im EEG nachweisbaren Veränderungen des Schlafs alter Menschen. Erste Ergebnisse zeigen, daß pulsatile Gabe von GHRH eine Verbesserung der Schlafqualität bei gesunden alten Menschen ergibt. Daraus könnten sich eines Tages Ansätze für eine rationale Therapie der altersbedingten Schlafstörungen ergeben. Doch dahin ist wahrscheinlich noch ein langer Weg.

Präparate-Index

Freiname (Generic)	Handelsname
Brotizolam	Lendormin
Buspiron	Bespar
Carbamazepin	Tegretal
Chloralhydrat	Chloraldurat
Cimetidin	Tagamet
Clobazam	Frisium
Clomazepam	Rivotril
Clomethiazol	Distraneurin
Clonidin	Catapresan
Co-Dergocrin	Hydergin
Coffein	Coffeinum
Desipramin	Pertrofan
Diazepam	Valium
Domperidon	Motilium
Flunitrazepam	Rohypnol
Flurazepam	Dalmadorm
Haloperidol	Haldol
INH	Ibozid
Levodopa	Madopar
Levomethromazin	Neurocil
Lorazepam	Tavor
Lormetazepam	Noctamid
Melperon	Eunerpan
Midazolam	Dormicum
Nitrazepam	Mogadan
Omeprazol	Antra
Oxazepam	Adumbran
Phenytoin	Zentropil
Pipamperon	Dipiperon
Piracetam	Nootrop
Prazosin	Minipress
Pyritinol	Encephabol
Ranitidin	Xantic
Resorpin	Serpasil
Rifampicin	Rimactan
Temazepam	Remestan
Theophyllin	Theophyllin, Euphyllin
Triazolam	Halcion
Tryptophan	Adrimon, L-Tryptophan-AS
Zolpidem	Bikalm, Stilnox
Zoplicon	Ximovan

Literatur

Adam K (1987) Vortrag 8th Europ Congr Sleep Res 1986, ref. Fortschr Med 105:34

Allain H, Reymann JM, Martinet JP (1991) Préscription d'un hypnotique. Geront prat 32: 1–4

Ammon HPT (1984) Neue Aspekte zum Mechanismus der zentral erregenden Wirkung von Coffein. Dtsch med Wschr 109:1491–1494

Arzneimittelbrief (1992) Benzodiazepin-Verordnungen – vom Verschreibunsmißbrauch zur Abhängigkeit 26:49–52
Ayd FJ (1991) Diazocam in the elderly. N Engl J Med 324:1743
Baumgartner A (1984) Einfluß von Klima und Wetter auf den Schlaf. Internist 25:531–535
Bechtel WD, Weber KH (1985) Brotizolam radioimmunassay: Blood Level, excretion and metabolite pattern of 14^{C}-brotizolam in humans. J Pharm Sci 74:265
Bechtel WD, Goetzke E (1987) Pharmacokinetics of brotizolam in elder patients giving multiple dosis. Europ J Clin Pharmacol 31:243–245
Belongia EA, Hedberg CW, Gleich GJ, White KE, Mayeno AN (1990) An investigation of the cause of the osinophilia-myalgia syndrome associated with tryptophan use. N Engl J Med 323:357
Bergener M, Gola R, Hesse C, Kranzhoff EU, Kuhl U, Lenhard G (1989) Hypnotika in der Psychogeriatrie. Z Geriatrie 2:323–330
Bezel R, Russi E, Kronauer H, Mothersill I (1987) Lebensbedrohliche Apnoe nach Midazolam bei einem Patienten mit obstruktivem Schlaf-Apnoe-Syndrom. Schweiz med Wschr 117:579–583
Billiard M (1987) Les insomnies. Méd et Hyg 45:305–306
Bissuel Y, Marie-Cardine M (1990) Dépendance et syndromes de sevrage aux benzodiazépines. Méd et Hyg 48:1666
Borbély AA, Tobler I (1989) Endogenous sleep-promoting substances and sleep regulation. Physiolog Rev 69:605
Broadhurst A, Cushnaghan RC (1987) Residual effects of zopiclone (Imovane). Sleep 10, Suppl 1:48–53
Broughton RJ (1990) Motorische und Verhaltens-Parasomnien. In: Meier-Ewert K, Schulz H: Schlaf und Schlafstörungen. Springer, Berlin Heidelberg New York
Buclin T, Baudat J, Boillaz J (1992) Concepts pharmacologiques du traitement des des insomnies. Méd et Hyg 50:1157–1162
Clough C (1987) Restless legs syndrome. Brit Med J 294:262
Coper H, Rommelspacher H (eds) (1987) Benzodiazepine. Urban und Schwarzenberg, München Wien Baltimore
Coupez JM, Bachy C, Coupez-Lopinot R, Hermanns P (1988) Study of the efficacy and safety of zolpidem compared with oxyzepam in hospitalized patients with Sleep disorders. In: Sauvanet JP, Langer SZ, Morselli PL (eds) Imidazopyridines in sleep disorders. Raven Press, New York
Danon-Cohen N (1993) Insomnie: quel hypnotique chez le sujet âgé? Gérontologie pratique 47:3–5
Dement WC, Miles LE, Caskardon MA (1982) White paper on sleep and aging. J Am Geriatr Soc 30:25–50
DeRoeck J, Cluydts R, Schotte C, Rouskhout D, Cosyns P (1989) Explorative single-blind study on the sedative and hypnotic effects of buspirone in anxiety patients. Acta Psychiatr Scand 79:129–135
Dierkesmann R (1987) Nächtliche Hypoxämien. Therapiewoche 37:178–180
Dietzel M, Saletu B (1988) Der Einfluß von intensivem Licht auf Schlafdauer und Schlafarchitektur geriatrischer Patienten. Fortschr Neurol Psychiat 56:17 (Sonderheft)
Editorial (1987) Treatment of benzodiazepine dependence. Lancet I:78–79
Eosinophilia-Myalgia Syndrome and L-Tryptophan Containing products (1989) New Mexiko, Minnesota, Oregon and New York, Morb Mort Weekley Rep 38:785
Fabre J, Dayer P, Leemann Th (1985) Interactions médicamenteuses chez la personne âgée. Therap Umschau 42:831–836
Faust V, Hole G (1991) Der gestörte Schlaf. Univ. Verlag, Ulm
Fehm HL, Kern W, Peitrowsky R, Born J (1990) Schlaf und Hormone. In: Meier-Ewert K, Schulz H: Schlaf und Schlafstörungen. Springer, Berlin Heidelberg New York
Feiereis H (1985) Schlaf ohne Medikamente. Therapiewoche 35:1752–1765
Fisch E, von Mehring J (1903) Zit. nach Ruillière R (1981) Histoire de la Médecine. Masson, Paris
Fleming JAE, Bourgouin J, Hamilton P (1988) A sleep laboratory evaluation of the long-term efficacy of zopiclone. Can J Psychiatry 33:103

Frattola L, Maggioni M, Cesana B, Priore P (1990) Double blind comparison of zolpidem 20 mg versus flunitrazepam 2 mg in insomniac in-patients. Crugs exptl clin res 16:371–376

Gaillac V (1992) Les troubles du sommeil et leurs traitements. Géront prat 39:1

Gammans RE, Johnston RE (1991) Metabolism, Pharmacokinetics and Toxicology of Buspirone. In: Tunicliff G, Eison AS, Taylor DP: Buspirone – Mechanisms and clinical aspects. Academic Press, San Diego

Giedke H (1990) Schlafstörungen bei psychiatrischen Erkrankungen. In: Meier-Ewert K, Schulz H: Schlaf und Schlafstörungen. Springer, Berlin Heidelberg New York

Gillin JC (1991) The long and the short of sleeping pills. N Engl J Med 324:1735

Glass RM (1991) Benzodiazepine prescription regulation. JAMA 266:2431

Goldenberg F (1985) Les troubles du sommeil chez le sujet âgé: Problèmes posés par l'administration d'hypnotiques. Ouest Méd 38:157–163

Gündel L, Linden KJ (1985) Schlafstörungen im Alter – diagnostische und therapeutische Aspekte. In: Faust V (ed) Schlafstörungen. Hippokrates, Stuttgart

Gurwitz JH, Avorn J (1991) The ambiguous relation between aging and adverse drug reactions. Ann Intern Med 114:957

Hajak G, Rüther E, Hauri PJ (1992) Insomnie. In: Berger M (Hrsg) Handbuch des normalen und gestörten Schlafs. Springer, Berlin Heidelberg New York

Hamouz W (1977) The use of pyritinol in patients with moderate to severe organic psychosyndrome. Pharmatherapeutica 1:398–404

Harrison C, Subhan Z, Hindmarch I (1985) Residual effects of zopiclone and benzodiazepine hypnotics on psychomotor performance related to car driving. Drugs exptl clin res 11:823–829

Hauri PJ (1985) Primary sleep disorders and insomnia. In Riley TL (ed) Clinical aspects of sleep and sleep disturbance. Butterwort, Boston London

Hauri PJ (1990) Verhaltenstherapie bei Schlafstörungen. In: Meier-Ewert K, Schulz H: Schlaf und Schlafstörungen. Springer, Berlin Heidelberg New York

Hentschel H-D (1983) Physiotherapie bei Schlafstörungen. Therapiewoche 33:3120–3126

Herzfeld U, Christian W, Oswald WD, Ronge J, Wittgen M (1972) Zur Wirkungsanalyse von Hydergin im Langzeitversuch. Med Klinik 67:1118–1125

Hindmarch I, Musch B (1990) Zoplicone in clinical practice. Int Clin Psychopharmacol 5: Suppl 2

Hippius H, Rüther E (1979) Schlafstörungen und ihre Behandlung bei Psychosen. Wiener Med Wschr 129:6

Idzikowski C, Shapiro CM (1993) Non-psychotropic drugs and sleep. BMJ 306: 1118–1121

Itil TM, Menon GN, Bozak M, Songar A (1982) The effects of oxiracetam (ISF 2522) in patients with organic brain syndrome (a double-blind controlled study with pracetam). Drug Development Res 2:447–461

Kaiser H (1975) Der gestörte Schlaf – Genese und Therapie. Dtsch Ärzteverl, Köln-Löwenich

Kaiser H (1979) Differentialdiagnose der Schlafstörungen im Alter. Z Gerontol 12:207–212

Kaiser H (1991) Schlafstörungen im Alter. Z Gerontol 24:179–184

Kales A, Kales JD (1984) Evaluation and treatment of insomnia. Oxford univ Pr, New York, Oxford

Kales A, Vela-Bueno A, Kales JD (1987) Sleep disorders: Sleep apnea and narcolepsy. Ann Int Med 106:434–443

Kales A (1991) Diazolam in the elderly. N Engl J Med 324:1742

Kimbel KH (1984) Arzneimittel und Schlaflosigkeit. Dtsch Ärztebl 81:2892–2897

Klotz U (1987) Die Bedeutung der Pharmakokinetik von Benzodiazepinen für die Therapie. In: Coper H, Rommelspacher H (eds) (1987) Benzodiazepine. Urban und Schwarzenberg, München Wien Baltimore

Knab B, Engel RR (1984) Nichtmedikamentöse Therapie von Hyposomnien. Internist 25:539–542

Koella WP (1979) Biochemische Aspekte des Schlafes. Pharmakotherapie 2:166–176

Kuschinsky G (1975) Wirkungen und Indikationen von Placebo. Dtsch Ärztebl 663:666

Ladewig D (1987) Das Abhängigkeitspotential der Benzodiazepine. In: Coper H, Rommelspacher H (eds) Benzodiazepine. Urban und Schwarzenberg, München Wien Baltimore

Langtry HD, Benfield P (1990) Zolpidem. Drugs 40:291–313

Laux G (1991) Klinische Pharmakologie der Benzodiazepin-Hypnotika. In: Clarenbach P, Engfer A: Diagnostik und Therapie spezieller Schlafstörungen. MMV-Verlag, München

Leutner V (1990) Schlaf, Schlafstörung, Schlafmittel. Editiones Roche, Basel

Louvel E, Cramer P, Ferreri M, Pagot R, Régnier F, L'Héritier Ch, Orofiamma B (1988) Zolpidem and Triazolam: Long-term multicenter studies (1–3 months) in psychiatric and general practice patients. In: Sauvanet JP, Langer SZ, Morselli PL (eds) Imidazopyridines in sleep disorders. Raven press, New York

Lund R, Rüther E (1984) Medikamentöse Behandlung von Schlafstörungen. Internist 25:543–546

Lund R, Rüther E, Wober W, Hippius H (1988) Effects of Zolpidem (10 and 20 mg), Lormetazepam, Triazolam and Placebo on Night Sleep and Resudual Effects During the Day. In: Sauvanet JP, Langer SZ, Morselli PL (eds) Imidazopyridines in sleep disorders. Raven Press, New York

Lund R (1991) Störungen des Schlafwach-Rhythmus. Münch med Wschr 133:11

Malcolm MT (1992) Medication used by elderly people at home: Changes over 10 years. In J Geriatr Psychiat 7:121–123

Manfredi RL, Kales A, Vgontzas AN, Bixler EO, Isaac MA, Falcone CHM (1991) Buspirone: Sedative or stimulant effect? Am J Psychiatry 148:1213

Massol J (1992) Insomnies iatrogènes d'origine médicamenteuse. Méd et Hyg 50:734–741

Müller WE (1991) Zopiclon. Arzneimitteltherapie 9:301

Müller-Linmroth W, Ehrenstein M (1977) Untersuchungen über die Wirkung von Seda-Kneipp auf den schlafgestörten Menschen. Med Klinik 25:1119–1125

Mutschler E (1991) Arzneimittelwirkungen. 6. Aufl Wiss Verl Ges, Stuttgart

Nicholson AN, Stone BM (1983) Zopiclone: Sleep and performance studies in healthy man. Pharmacol 27, Suppl 2:92–97

Nicholson AN, Stone BM (1987) Efficacy of zopiclone in meddle age. Sleep 10, Suppl 1: 35–39

Orr WC (1985) Sleep pathophysiology in medicine and surgery. In: Riley NS (ed) Clinical aspexts of sleep and sleep disturbance. Butterworth, Boston London

Peter JH (1992) Schlafbezogene Atmungsstörungen. DIA-GM 2:141

Platt D (1984) Pharmakotherapie und Alter. Internist 25:491–500

Pollmächer T (1992) Bei Schlafstörungen wachsam sein. Münch med Wschr 134:16

Prinz PN, Vitiello MV, Raskind MA, Thorpy MJ (1990) Geriatrics: Sleep disorders and aging. Engl J Med 323:520

Ray WA, Griffin MR, Schaffner W, Baugh DK, Melton LJ (1986) Psychotropic druguse and the risk of hip fracture. N Engl J Med 316:363–369

Ray WA, Griffin MR, Downey W (1989) Benzodiazepines of long and short elimination half-life and the risk of hipfracture. JAMA 262:3303

Reinbold H (1991) Benzodiazepine und Nicht-Benzodiazepine. PsychoGen-Verlag, Dortmund

Reker U, Müller-Deile J (1985) Examination of residual effects of zopiclone and of flunitrazepam by means of the characteristics of eye-movements and coordinated eye-head-movements. In: Koella WP, Rüther E, Schulz H (eds) Sleep '84. Fischer, Stuttgart New York

Riley NS (1985) Normal sleep patterns. In: Riley NS (ed) Clinical aspects of sleep and sleep disturbance. Butterworth, Boston London

Roger M, Dallot JY, Salmon O, Neveux E, Gitton JP, Gerson M, Brossel S, Sauvanet JP (1988) Hypnotic effect of Zolpidem in Geriatric patients: A dose-finding study. In: Sauvanet JP, Langer SZ, Morselli PL (eds) Imidazopyridines in sleep disorders. Raven Press, New York

Rommelspacher H (1987) Zum Wirkungsmechanismus der Benzodiazepine – das Konzept spezifischer Rezepturen. In: Coper H, Rommelspacher H (eds) Benzodiazepine. Urban und Schwarzenberg, München Wien Baltimore

Rudolf GAE (1990) Der Stellenwert der in der Behandlung von Schlafstörungen verwendeten Hypnotika. In: Rudolf GAE, Enger A: Schlafstörungen in der Praxis. Vieweg, Braunschweig

Russi E, Bezel R (1987) Schlaf-Apnoe-Syndrom. Schweiz med Wschr 117:551–559

Rüther E (1993) Verfahren zur Therapie von Schlafstörungen. Geriatrie Praxis: 48–53

Sauvanet JP, Maarek L, Roger M, Renaudin J, Louvel E, Orofiamma B (1988) Open long-term trials with zolpidem in insomnia. In: Sauvanet JP, Langer SZ, Morselli PL (eds) Imidazopyridines in sleep disorders. Raven Press, New York

Scharmer U (1993) Nur im Zweifelsfall muß der Patient ins Schlaflabor. Health News 6:12–16

Schimmel KCh (1985) Pflanzliche Sedativa. In: Faust V (ed) Schlafstörungen. Hippokrates, Stuttgart

Schlich D, Heritier CL, Coquelin JP, Attali P (1991) Langzeitbehandlung von Schlafstörungen mit Zolpidem: Eine Multizenterstudie mit 107 Patienten bei Allgemeinärzten. J Int Med Res 19:271–279

Schmid W (1985) Möglichkeiten der Phytotherapie. In: Schettler G, Weber E (eds) Internistische Therapie in Klinik und Praxis. Thieme, Stuttgart New York

Schmidt LG (1990) Mißbrauch und Abhängigkeit von Schlafmitteln. In: Rudolf GAE, Engfer A: Schlafstörungen in der Praxis. Vieweg, Braunschweig

Schneider-Helmert D (1985) Behandlung der Insomnie mit L-Tryptophan. In: Faust V (ed) Schlafstörungen. Hippokrates, Stuttgart

Schneider-Helmert D (1987) Behandlung von Schlafstörungen mit L-Tyrptophan. Fortschr Med 105:113–116

Schneider-Helmert D (1992) Schlaf-Wach-Rhythmus. DIA-GM 1:11

Schönbrunn E, Berger M (1989) Therapie von Schlafstörungen. Münch med Wschr 131:931

Schoenenberger GA (1989) Schlafen. In: Hesch RD (Hrsg) Endokrinologischer Teil A. Urban und Schwarzenberg, München, p 471–486

Sehrt U, Weber E (1986) Besonderheiten der Pharmakotherapie im Senium. Münch med Wschr 128:595–598

Sieb JP, Clarenbach P (1990) Anterorade Amnesie unter Benzodiazepin-Hypnotika. In: Meier-Ewert K, Schulz H (eds) Schlaf und Schlafstörungen. Springer, Berlin Heidelberg New York

Silverman MS (1991) Triazolam in the elderly. N Engl J Med 324:1742

Sorock GS, Shimkin EE (1988) Benzodiazepine sedatives and the risk of falling in a community-dwelling elderly cohort. Arch Intern Med 148:2441–2444

Spiegel R (1984) Schlafstörungen im Alter. Internist 25:552–555

Steiger A, Frieß E, Guldner J, Rothe B, Holsboer F (1992) The role of peptides in age-related changes in the sleep EEG and in nocturnal hormone secretion. J sleep res 1, Suppl 1:219

Steiger A, Guldner J, Hemmeter U, Rothe B, Wiedemann K, Holsboer F (1992) Effects of growth-hormone-releasing hormone and somatostatin on sleep EEG and nocturnal hormone secretion in male control. Neuroendocrinol 56: 566–573

Stoppe G, Staedt J, Knehans A, Rüther E (1992) Schlaf im Alter. Dtsch med Wschr 117:1326–1332

Swift CG (1985) Benzodiazepine pharmacodynamics in the elderly. In: O'Malley K, Waddington JL (eds) Therapeutics in the elderly. Excerpta Medica, Amsterdam New York Oxford

Thompson JF, Robinson CA (1991) Triazolam in the elderly. N Engl J Med 324:1743

Tiberge M, Calvet U, Khayi N, Delahaye C, Arbus L (1988) Comparaison des effets de la zopiclone et du triazolam sur le sommeil du sujet sain. L'Encéphale 14:319–324

Tyrer P (1989) Risks of dependence of benzodiazepine drugs. Brit med J 298:102

Valet A, Ockenga A, Mayer J, Peter JH, Pick-Kober K-H, von Wichert P (1986) Unverträglichkeit von Alkohol bei Patienten mit Schlafapnoe-Syndrom. Med Klinik 81:441–444

Varga J, Uitto J, Jimenez SA (1992) The cause and pathogenesis of the eosinophilia-myalgia syndrome. Ann Intern Med 116:140

Weintraub M, Singh S, Byrne L, Maharaj K, Guttmacher L (1991) Consequences of the 1989 New York State Triplicate Benzodiazepine prescription regulations. JAMA 266:3292

Wengle H-P (1993) Wie gefährlich sind Benzodiazepine? DIA-GM: 681–684

Wheatley D (1988) Zolpidem und Placebo: Eine Studie in der Allgemeinpraxis mit Patienten, die an Schlafstärungen litten. Übersetzung aus: Sauvanet JP, Langer SZ, Morselli PL (eds) Imidazopyridines in sleep disorders. Raven Press, New York

Wiemann J, Sanner B, Sturm A (1992) Schlafapnoesyndrom. Dtsch med Wschr 117:1928–1934

Williams RL, Karacan I, Hursch CJ (1974) EEG in human sleep. Wiley, New York

Wink K (1990) Schlafstörungen. Fischer, Stuttgart

Wunderer H (1981) Schlafmittel. In: Schlaf und Schlafmittel. Schriftenreihe der Bayer. Apothekerkammer München

Wysowski DK, Baum C (1991) Outpatient use of prescription sedative-hypnotic drugs in the United States, 1970 through 1989. Arch Intern Med 151:1779

Zulley J, Schulz H (1985) Physiologie des Schlafens und der Schlafstörungen unter Berücksichtigung chronobiologischer Aspekte. In: Faust V (ed) Schlafstörungen. Hippokrates, Stuttgart

Zulley J (1990) Schlaf und Chronobiologie. In: Meier-Ewert K, Schulz H (eds) Schlaf und Schlafstörungen. Springer Berlin Heidelberg New York

Therapie von Fettstoffwechselstörungen

H. Heckers

Einteilung

Fettstoffwechselstörungen kommen in westlichen Industrienationen mit einer geschätzten Prävalenz von 20 bis 30% sehr häufig vor. Aus Gründen der therapeutischen Konsequenzen ist es sinnvoll, die seltenen primären, angeborenen von den mit mindestens 90% aller Fettstoffwechselstörungen dominierenden sekundären, erworbenen Formen zu unterscheiden.

Sekundäre Fettstoffwechselstörungen

Tabelle 1 zeigt eine Zusammenstellung der wichtigsten Ursachen sekundärer Fettstoffwechselstörungen im engeren Sinne, die ca. 40% ausmachen sollen. Im weiteren Sinne und ätiologisch wegen ihrer Häufigkeit noch bedeutsamer sind Fettstoffwechselstörungen infolge von Fehlernährung, meist kombiniert mit mangelnder körperlicher Aktivität.

Das *Besondere sekundärer Fettstoffwechselstörungen* im engeren Sinne besteht darin, daß sie in aller Regel *keiner eigenen Behandlung* bedürfen, da mit Beseitigung der Ursache auch die Folgen verschwinden, daß sie *wichtige diagnostische Kriterien* darstellen und daß sie – wenn auch dazu kontrollierte Prospektivstudien fehlen – höchst wahrscheinlich *atherogene* Konditionen darstellen.

Primäre Fettstoffwechselstörungen

In den letzten 10 Jahren sind weitere genetisch bedingte Fettstoffwechselstörungen bekannt geworden. Bei anderen konnte der zugrunde liegende biochemische Defekt aufgeklärt werden, der zum Teil in Apolipoprotein-Defekten begründet ist, wodurch der Begriff „Apolipoproteinopathie“ als Überbegriff einer neuen pathogenetischen Krankheitseinheit geschaffen werden konnte [8].

Besondere Bedeutung unter den primären Fettstoffwechselstörungen *haben* wegen ihrer Häufigkeit und wegen ihrer ausgeprägten Atherogenität die *familiäre kombinierte Hyperlipidämie, die familiäre Hypercholesterinämie, das familiäre defekte Apoprotein β_{100}-Syndrom und die familiäre Typ II (remnant) Hyperlipoproteinämie.* Die meisten familiären Formen

Tabelle 1. Häufige Ursachen sekundärer Fettstoffwechselstörungen

Diabetes mellitus	Alkohol
Hypothyreose	β-Rezeptorenblocker
Cholestase	Diuretika
Nierenerkrankungen	Hormonale Kontrazeptiva
chronische Niereninsuffizienz	Glukokortikoide
nephrotisches Syndrom	
chronische Hämodialyse	
Lebererkrankungen	

Tabelle 2. Risikofaktoren der koronaren Herzkrankheit

Risikofaktoren 1. Ordnung:	Erniedrigtes HDL-C Erhöhtes LDL-C Zigarettenrauchen Arterielle Hypertonie erhöhtes Lp (a)
Risikofaktoren 2. Ordnung:	Hypertriglyzeridämie Familiäre KHK-Belastung Diabetes mellitus Übergewicht Körperliche Inaktivität Typ A Persönlichkeit Streßreiche Umgebung

bedürfen einer intensiven, kombiniert diätetischen und medikamentösen Langzeittherapie. Primäre Fettstoffwechselstörungen dürften im Alter nicht mehr oder extrem selten vorkommen, es sei denn, daß es sich um Formen mit Antirisikofaktoreneigenschaften handelt, ein vereinzelt benutzter Begriff, dessen biologische Relevanz bisher unbewiesen ist.

Prognostische Bedeutung von Fettstoffwechselstörungen

Auch neuere Studien haben die alte Annahme untermauert, daß es sich bei der Atherosklerose im allgemeinen und der koronaren Herzkrankheit im speziellen um multifaktoriell verursachte Erkrankungen handelt, für deren Entstehung *Risikofaktoren erster und zweiter Ordnung* (Tabelle 2) verantwortlich sind. Unter diesen nehmen die lipid-assoziierten Risikofaktoren Vermehrung von LDL-Cholesterin, Verminderung von HDL-Cholesterin sowie ganz besonders valide der Anstieg des Gesamtcholesterin/HDL-Cholesterin-Quotienten speziell für die Entstehung einer koronaren Herzkrankheit einen besonders hohen Stellenwert ein. Demgegenüber gilt die Hypertriglyzeridämie, wenn man sie unzulässigerweise als pathogenetische Einheit bewertet, lediglich als prognostisch weniger bedeutsamer Risikofaktor. Nachdem auch durch aktuelle Interventionsstudien wie dem LRC-CPPT (Lipid Research Clinics – Coronary Primary Prevention Trial) [89], der Helsinki Heart Study [36a], der Oslo-Studie [63] und der Leiden Interventionsstudie [7] der Nachweis erbracht werden konnte, daß durch günstige Beeinflussung dieser Risikofaktoren das Risiko für atherosklerotische Manifestationen tatsächlich gesenkt werden konnte, war es an der Zeit, wissenschaftliche Erkenntnisse in praktische Empfehlungen umzusetzen.

Empfehlungen der europäischen Arteriosklerose-Gesellschaft

Die europäische Arteriosklerose-Gesellschaft [142] hat zur Primärprävention der koronaren Herzkrankheiten neben einer bisher nie umstrittenen *Individualstrategie* für Personen mit besonders hohem Arteriosklerose-Risiko (Tabelle 3) auch umfassende Ernährungsempfehlungen für die europäische Gesamtbevölkerung im Sinne einer *Massenstrategie* (Tabelle 4) abgegeben.

Basierend auf den Ergebnissen verschiedener großer prospektiver epidemiologischer Untersuchungen wie der MRFIT (Multiple Risk Factor Intervention Study) [99] und der 7-Länder-Studie [75], die übereinstimmend gezeigt haben, daß es *keinen Schwellenwert für Serumcholesterin als Risikofaktor* für die Entstehung einer koronaren Herzkrankheit gibt, sondern eine kontinuierliche

Tabelle 3. Richtlinien zur Behandlung von Hyperlipidämien

	Cholesterin mg/dl	Triglyzeride mg/dl	Behandlungsmaßnahmen [a]
A	200–250	< 200	Diät
B	250–300	< 200	Diät; falls unzureichend Medikament
C	< 200	200–500	Diät; falls unzureichend Medikament
D	200–300	200–500	Diät; falls unzureichend Medikament
E	> 300	> 500	Überweisung an Spezialisten zur Differenzierung und Einleitung der Therapie

[a] Grundsätzlich eingeschlossen sind Kalorienrestriktion und Korrektur von sonstigen Risikofaktoren

Tabelle 4. Ernährungsempfehlungen für die Allgemeinbevölkerung und Personen mit hohem Risiko

- Beseitigung von Übergewicht durch Kalorienreduktion und Sport
- Reduktion des Fettverzehrs auf ≤ 30% der Gesamtkalorien
- Reduktion des Verzehrs von gesättigten Fettsäuren auf < 10% der Nahrungsenergie
- Reduktion des Nahrungscholesterins auf < 300 mg/Tag
- Steigerung des Konsums komplexer Kohlenhydrate
- Stärkere Verwendung von Ölsäure und Linolsäure
- Steigerung des Verzehrs von Obst, Getreideprodukten und besonders Gemüse
- Einschränkung der Kochsalzzufuhr

Dosis-Wirkungs-Relation, wird als *allgemeines Ziel* ein *Serumcholesterinspiegel* von *nicht über 200 mg/dl* empfohlen. Schon ein Anstieg des mittleren Cholesterinspiegels von 200 mg/dl auf 250 mg/dl bewirkt bei Männern im mittleren Lebensalter eine Verdopplung der Sterberate infolge koronarer Herzkrankheit innerhalb eines Zeitraumes von fünf Jahren. Die individuelle Dringlichkeit zu einer Intervention wird neben den Werten des Lipidstatus, der in jedem Fall HDL-C mit einbeziehen sollte, bestimmt durch die Faktoren Alter, Geschlecht, Familien- und Eigenanamnese und sonstige Risikofaktoren.

Welche Auswirkungen ein Grenzwert von 200 mg/dl für Serumcholesterin hat, kann man u. a. an der von Assmann durchgeführten PROCAM-Studie, in der etwa 20000 Betriebsangehörige im Ruhrgebiet und in Westfalen erfaßt sind, ablesen. In dieser Studie wurde bei 60% aller Männer im Alter von 20 bis 50 Jahren ein Cholesterinwert über 200 mg/dl gefunden, davon in 41% im Bereich bis 250 mg/dl. Eine eigene repräsentative Studie an 109 Personen beiderlei Geschlechts im Alter von exakt 70 Jahren in Stadt und Land Gießen zeigte, daß der Cholesterinserumwert für das 25. Perzentil schon bei 208 mg/dl liegt, entsprechend 196 mg/dl für die 70jährigen Männer und 234 mg/dl für die Frauen. Demgegenüber lag der Cholesterin-Mittelwert bei über Neunzigjährigen bei 208 mg/dl. 200 mg/dl entsprach dabei dem 45. Perzentil [57].

Amerikanische Empfehlungen

Die von einer Expertenkommission der National Institutes of Health (NIH) für die amerikanische Bevölkerung festgelegten Grenzwerte für den Plasmacholesterinspiegel [90] (Tabelle 5) basieren auf Werten repräsentativer Querschnittsuntersuchungen und beinhalten somit den für Industriestaaten typischen altersabhängigen, jedoch keineswegs physiologischen Anstieg des Cholesterinspiegels. Auch die Definition mäßiges und hohes Risiko entspricht mit dem 75. bis 90. Perzentil bzw. dem > 90. Perzentil der Verteilung der jeweiligen Altersklasse aus pragmatischen Gründen nicht dem epidemiologischen Soll, das unter 180–200 mg/dl je nach Alter liegt (40. Perzentil).

Im *Report of the National Cholesterol Education Program* [115a] wurden 1988 neue Richtlinien zur Therapie hoher Blutcholesterinwerte bei Personen über 20 Jahren von einem amerikanischen Expertengremium festgelegt. Tabelle 6 faßt die Empfehlungen, die auf die LDL-Cholesterin-Werte ausge-

Tabelle 5. Empfehlungen der American Heart Association zum Plasma-Cholesterin. National Institutes of Health Consensus Development Conference Statement, Lowering Blood Cholesterol, 10.–12. Dezember 1984

Alter	Plasma-Cholesterin (mg/dl)	
	Mäßiges Risiko [a]	Hohes Risiko [b]
2–19	> 170	> 185
20–29	> 200	> 220
30–39	> 220	> 240
> 40	> 240	> 260

[a] 75.–90. Perzentil; [b] >90. Perzentil

Tabelle 6. LDL-Cholesterin: Klassifikation und Behandlungsempfehlungen des National Cholesterol Education Program [115a]

LDL-Cholesterin (mg/dl)		
< 130		wünschenswert
130–159		grenzwertig
≥ 160		gefährlich
initial	Ziel	Maßnahmen
		Diät
≥ 160	< 160	falls ohne KHK oder 2 Risikofaktoren
≥ 130	< 130	falls mit KHK oder 2 Risikofaktoren
		Medikamente
≥ 190	< 160	falls ohne KHK oder 2 Risikofaktoren
≥ 160	< 130	falls mit KHK oder 2 Risikofaktoren

richtet sind, zusammen. Als Risikofaktoren werden dort männliches Geschlecht, früher familiäre KHK-Anamnese (vor dem 55. Lebensjahr), Zigarettenrauchen (> 10/Tag), arterieller Bluthochdruck, erniedrigtes HDL-Cholesterin (< 35 mg/dl), Diabetes mellitus, präexistente cerebrovaskuläre oder periphere arterielle Verschlußkrankheit, massive Adipositas (> 30% Übergewicht) aufgeführt. Patienten im Alter von über 60 Jahren werden von den Empfehlungen nicht ausgeschlossen. Die Indikation wird jedoch nicht zuletzt wegen großer Wissenslücken im Alter relativiert.

Auch für die Bundesrepublik Deutschland wurde ein mit den amerikanischen Empfehlungen weitgehend übereinstimmendes Strategie-Papier zur Erkennung und Behandlung von Hyperlipoproteinämien, die *Nationale Cholesterin-Initiative*, erarbeitet [100 a].

Fettstoffwechselstörungen im Alter

Häufigkeit

Fettstoffwechselstörungen sind im Alter keineswegs selten, sondern sogar besonders häufig. So fanden WOOD et al. [162] bei zu Hause lebenden 70jährigen Männern und Frauen in Kalifornien eine Hyperlipoproteinämie in 12 bzw. 35%. WOLDOW stellte bei [159] nach dem Zufallsprinzip ausgewählten Bewohnern eines Altenwohnheimes in Philadelphia im Alter von 75 bis 95 Jahren (mittleres Alter 85 Jahre) in 27% der Männer und in 47% der Frauen eine Hyperlipoproteinämie fest. In beiden Studien blieb jedoch der im mittleren Lebensalter prognostisch bedeutendste Risikofaktor, erniedrigtes HDL (Hypo-alpha-Lipoproteinämie HOL), unberücksichtigt. Die Prävalenz der HOL beträgt altersabhängig bis etwa zum 70. Lebensjahr 20% bis 30% mit einem deutlichen Überwiegen der Frauen. Ab etwa Mitte der achten Lebensdekade nimmt die Zahl der Frauen mit HOL weiter zu und beträgt bis ins 10. Lebensjahrzehnt hinein 30% bis 35% [57]. In der eigenen randomisierten Prospektivstudie fanden sich unter Einschluß der HOL 56% Fettstoffwechselstörungen bei den 70jährigen Frauen und 54% bei den Männern. Fünf Jahre später hatte sich die Prävalenz bei den Männern nicht verändert. Bei den Frauen war sie auf 73,5% angestiegen, überwiegend als Folge einer annähernden Verdreifachung der HOL.

Prognostische Bedeutung

Trotz eines deutlichen Abfalls von LDL-C in Querschnittsstudien etwa jenseits des 60. Lebensjahres, bedingt durch steigende Absterberaten, besteht kein Zweifel daran, daß der individuelle LDL-C-Wert auch jenseits dieses Alters weiter ansteigt als Folge einer linearen altersabhängigen Verminderung des rezeptorabhängigen LDL-Katabolismus [97].

Während ein erhöhter Serumcholesterin-Spiegel im jungen und mittleren Lebensalter als bedeutsamer und somit behandlungsbedürftiger Risikofaktor für die koronare Herzkrankheit gilt, ist seine Bedeutung für den alten Menschen umstritten. So konnte in einigen Studien gezeigt werden, daß die Assoziation zwischen Cholesterinspiegel und Koronarmortalität mit steigendem Alter immer geringer wird [20a, 40, 71a, 149, 156]. Aus solchen Studien wurde dann abgeleitet, daß die Behandlung erhöhter Cholesterin-Spiegel im Alter keinen Nutzen brächte, der Cholesterin-Spiegel alter Menschen deshalb nicht kontrolliert werden sollte [36b]. In anderen Studien hingegen ließ sich nachweisen, daß ein erhöhtes Serumcholesterin auch im Alter als signifikanter Risikofaktor erhalten bleibt [14a, 14b, 39a, 116a], so daß auch alte Menschen behandelt werden sollten „along the same lines as those now recommended for younger persons" [14b].

Die meisten Autoren stimmen darin überein, daß das relative Risiko eines erhöhten Cholesterinspiegels für eine tödlich verlaufende koronare Herzkrankheit mit steigendem Lebensalter abnimmt, daß aber andererseits die Zahl tödlich verlaufender Fälle von koronarer Herzkrankheit im Alter kontinuierlich wächst. So beträgt der Anteil der Männer bzw. Frauen vor dem erreichten 65. Lebensjahr an der Gesamtsterberate infolge ischämischer Herzkrankheit nur etwa 26% bzw. 9%. Erst im Alter von 75–84 Jahren bzw. jenseits des 84. Lebensjahres erreichen Männer bzw. Frauen das Lebensalter mit dem Maximum der Koronarsterblichkeit. Wenn aber der erhöhte Cholesterinspiegel Risikofaktor für die koronare Herzkrankheit im Alter bleibt, wenn auch im Sinne eines abnehmenden relativen Risikos, dann müßte seine Bedeutung im Alter wegen der rapid steigenden Morbidität und Mortalität der koronaren Herzkrankheit nicht absinken, sondern – im Sinne eines excess risk [116a] – steigen.

Gleiches gilt für erhöhtes LDL-C und erniedrigtes HDL-C, welche sich auch im Alter sowohl bei Männern wie bei Frauen als dem Gesamtcholesterin überlegene Vorhersagefaktoren der koronaren Herzkrankheit erwiesen haben [22, 40]. Es gibt keinen ersichtlichen Grund anzunehmen, daß therapeutische Maßnahmen, die im mittleren Lebensalter, meist bei Personen mit mittlerer Erhöhung des Cholesterin-/LDL-C-Spiegels, sich z.B. in Regressionsstudien als wirksam erwiesen haben, die progredient der koronaren Herzkrankheit zu verlangsamen oder zu verhindern, teilweise auch eine Regression bewirkten, jenseits des 60. Lebensjahres ineffektiv sein sollen.

Um aus dem Dilemma herauszukommen, ob Fettstoffwechselstörungen im Alter behandelt werden sollen oder müssen, sind kontrollierte Studien im Alter dringend erforderlich, leider aber bisher nicht in Sicht. Solange solche Daten nicht vorliegen, sollten alte Menschen, bei denen es zu einer Kumulation klassischer Risikofaktoren kommt [57a], nach den gleichen Kriterien behandelt werden, wie Menschen im mittleren Lebensalter [68a]. Dabei sollten überwiegend nicht-medikamentöse Maßnahmen im Vordergrund stehen, im Hinblick auf Fettstoffwechselstörungen also diätetische Maßnahmen. Bei Frauen sollte zusätzlich eine postmenopausale Hormonsubstitution erwogen werden, da diese auch sehr günstige Effekte auf LDL-C und HDL-C entfaltet [57b].

Alter per se stellt keinen Grund für oder wider irgendeine therapeutische Maßnahme dar. Dies gilt auch für eine medikamentöse Therapie der Hypercholesterinämie. Jedoch sollte man im Alter die Indikation besonders streng stellen und engmaschiger überwachen.

Hyper-alpha-Lipoproteinämie und Hypo-beta-Lipoproteinämie stellen keine Langlebigkeitssyndrome dar, obwohl die von GLUECK et al. aufgestellte Hypothese [37], die auf grundsätzlichen methodischen Fehlern basiert [55], auch heute noch unverändert häufig weltweit zitiert wird.

Therapie von Fettstoffwechselstörungen im Alter

Das Wissen über Fettstoffwechselstörungen im Alter ist vergleichsweise [57] bescheiden. Das gilt ganz besonders für die Therapie von Fettstoffwechselstörungen. Daß alten Menschen eine Therapie versagt bleibt, deren Indikation bis zum mittleren Lebensalter unumstritten ist, zeigt sich auch – mit einer Ausnahme [103 a] – in dem Fehler jeglicher relevanter Literatur zur Pharmakodynamik und -kinetik von Hypolipidämika im Alter. Insofern läßt sich zur Therapie von Fettstoffwechselstörungen im Alter nur auf der Basis der an jüngeren Kollektiven gesammelten Erfahrungen Stellung nehmen. Dies dürfte zulässig sein, da Lipide und Lipoproteine im Alter und hohen Alter von den gleichen Einflußfaktoren abhängig sind wie in jüngeren Lebensabschnitten [57].

Diätische Therapie bei erhöhtem Cholesterin/LDL-Cholesterin

Nahrungscholesterin

Der Effekt von mit der Nahrung aufgenommenen Cholesterin auf den Serum-Cholesterin-/-LDL-Cholesterinspiegel wird vielfach überschätzt. Mit Hilfe der *Keysschen Formel* (Tabelle 7) ist es mit hinreichender Genauigkeit möglich vorherzusagen, wie sich die Serum-Cholesterinkonzentration verändern wird, wenn man im Rahmen kontrollierter Ernährungsstudien den Fettanteil der Nahrung modifiziert. Tabelle 8 zeigt den zu erwartenden Effekt bei Reduktion des mittleren Ist-Nahrungscholesterins von 570 mg/2500 kcal auf eine allgemein empfohlene Menge von 300 mg pro Tag. Erst bei nicht praktikablen drastischen Senkungen, wie z. B. mit einer laktovegetabilen Kost erreichbar, wird der Effekt groß [118]. KEYS hat 1984 insgesamt 39 Studien, in denen die Beziehung zwischen Nahrungs- und Serum-Cholesterin untersucht worden

Tabelle 7. Keyssche Formel

$$\Delta \text{Chol} = 1{,}2 \cdot [2 \cdot (\Delta S' - P) + 1{,}5\,(\sqrt{Z_1} - \sqrt{Z_2})]$$

S' = % der Gesamtkalorien von Triglyzeriden langkettiger, gesättigter Fettsäuren – Triglyzeride der Stearinsäure

P = % der Gesamtkalorien von Triglyzeriden mehrfach ungesättigter Fettsäuren

Z_1 = mg Nahrungscholesterin pro 1000 kcal (4200 kJ) in der Kontrolldiät

Z_2 = mg Nahrungscholesterin pro 1000 kcal (4200 kJ) in der therapeutischen Diät

Tabelle 8. Keyssche Formel (für Nahrungscholesterin)

ΔChol $= 1{,}5 \cdot (\sqrt{Z_1} - \sqrt{Z_2})$
Z_1 = mg Chol/1000 kcal in Diät 1
Z_2 = mg Chol/1000 kcal in Diät 2

Beispiel:	570 mg Chol/2500 kcal (Ist)
	300 mg Chol/2500 kcal (Soll)
	entspricht $Z_1 = 228$ mg Chol
	$Z_2 = 120$ mg Chol
	Chol $= 1{,}5 \cdot (15{,}1 - 11)$
	$= 1{,}5 \cdot 4{,}1$
	= 6,2 mg/dl Senkung Chol-Spiegel
	= 9,3 mg/dl für Reduktion auf 200 mg Chol absolut
	= 13,2 mg/dl für Reduktion auf 100 mg Chol absolut
	= 22,7 mg/dl für Reduktion auf 0 mg Chol absolut

war, überprüft und fand dabei die 1965 entwickelte Formel voll bestätigt [77, 76].

Hegsted [58] kommt an Hand der gleichen Daten zu etwas anderen Ergebnissen. Er stellt fest, daß in dem für die Praxis wichtigen Bereich von 0–400 mg Cholesterin/1000 kcal eine lineare Abhängigkeit bestände. Demnach entspricht jede Zunahme von Nahrungscholesterin um 100 mg/1000 kcal innerhalb einer 2500 kcal-Diät einem Anstieg des Serumcholesterinspiegels um ca. 4 mg. Während die Unterschiede zwischen beiden Aussagen gering sind, so gering wie auch die Effekte können innerhalb einer Grupppe *individuelle ganz erhebliche Unterschiede im Dosis-Wirkungs-Verhalten* auftreten, die möglicherweise zum Teil zufällig zustande kommen und spontanen Fluktuationen des Serum-Cholesterinspiegels entsprechen [73].

Strittig ist, ob der Einfluß des Nahrungscholesterins auf den Cholesterinspiegel unabhängig [59, 5] oder abhängig von P/S-Quotienten der Kost ist, sich also mit steigendem Linolsäureanteil abschwächt [131].

Die individuelle Variabilität kann nicht auf unterschiedliche Resorptionsraten zurückgeführt werden, sondern auf individuell unterschiedlich stark ansprechende Kompensationsmechanismen wie Hemmung der Cholesterin-Biosynthese und Steigerung der fäkalen Gallensäuren-Elimination [88].

Untersuchungen an Patienten mit Hyperlipidämie, die im Vergleich zu Gesunden viel seltener ausgetestet wurden, lassen eine noch wesentlich größere individuelle Variabilität der Reaktion des Cholesterinspiegels auf Änderungen des Nahrungscholesterins erkennen. Es ist deshalb nicht möglich, bei verschiedenen Formen von Hyperlipidämie eine mittlere Reaktion auf Änderungen der Cholesterinzufuhr vorherzusagen [94].

Neue, noch nicht abgeschlossene Untersuchungen lassen es als möglich erscheinen, daß die individuelle Variabilität mit dem *genetischen Apolipoprotein E-Phänotypus* zusammenhängt. Mittels isoelektrischer Fokussierung können im menschlichen Plasma drei Isoformen des Apolipoprotein E dargestellt werden. Diese werden durch zwei kodominante Allele determiniert, die in einem einfachen Mendelschen Erbgang weitergegeben werden. Entsprechend den

Tabelle 9. Anteil verschiedener Nahrungsmittel an der täglichen Cholesterinzufuhr in der Bundesrepublik Deutschland [27]

Nahrungsbestandteil	Tgl. Cholesterin-Zufuhr
Eier	37%
Fleisch	19%
Wurst	16%
Butter	10%
Milch und Milchprodukte	7%

drei Genotypen gibt es sechs verschiedene Phänotypen. Im Vergleich zum häufigen Apo E3 haben Träger von Apo E2 im Mittel einen niedrigeren und Träger von Apo E4 einen höheren mittleren Cholesterin-/-LDL-C-Spiegel [10]. In Ernährungsversuchen mit normaler Kost, cholesterinarmer und cholesterinreicher Kost konnte gezeigt werden, daß Probanden, die für Apo E4 heterozygot waren, auf eine cholesterinarme Kost mit einem um fast 100% höheren Cholesterinspiegel-Abfall reagierten als Probanden mit dem Phänotypus Apo E2/E3 [9]. Theoretisch wäre zu erwarten, daß Apo E4 Homozgygote einen noch stärkeren nahrungsabhängigen Effekt aufweisen. Falls sich diese vorläufigen Ergebnisse bei weiteren Studien bestätigen sollten, dann wäre es künftig sinnvoll, in den routinemäßigen Fettstatus, der heute neben Cholesterin und Triglyzeriden auch LDL-C und HDL-C erfaßt, auch die Apo E Phänotypisierung mit einzubeschließen. Etwa jeder vierte würde von dieser Differenzierung profitieren.

Tabelle 9 zeigt, daß man im wesentlichen den Verzehr von Eiern, daneben aber auch von Fleisch und Wurstwaren reduzieren muß, wenn man das Nahrungscholesterin knapp halten will. In der Praxis ist das am besten dadurch zu erreichen, daß man den Gesamtfettverzehr reduziert.

Linolsäure

Daß Polyenfettsäuren, insbesondere Linolsäure in Pflanzenölen einen cholesterinsenkenden Effekt ausüben, wurde schon vor etwa 40 Jahren beschrieben [80, 4]. Auf diesen und zahlreichen anderen späteren Befunden aufbauend, stellten Keys et al. [78] sowie Hegsted et al. [59] quantiative Beziehungen zwischen Menge und Art des zugeführten Fettes und dem Serumcholesterinspiegel (Tabelle 7) für Gruppen gesunder Versuchspersonen her, die auch durch alle späteren Ernährungsstudien immer wieder prinzipiell bestätigt werden konnten. Danach ist die *wirksamste diätetische Maßnahme* die *Reduktion* des Fettanteils, der *gesättigte, langkettige Fettsäuren* enthält. Durch Reduktion dieser Fettsäuren kann die Cholesterinkonzentration doppelt so stark gesenkt werden wie durch die gleiche Menge Linolsäure, die im isokalorischen Austausch gegen Stärke in die Kost aufgenommen wird. Anders ausgedrückt: zwei Teile Linolsäure heben die Wirkung von einem Teil gesättigter Fettsäuren auf. Das Verhältnis mehrfach ungesättigter zu gesättigten Fettsäuren wird seither in der Diätetik als *P/S-Quotient* ausgedrückt, der in einer typischen westlichen Kost bei etwa 0,3 liegt. Streng genommen müßte jedoch dabei

Tabelle 10. Effekt von Fettreduktion und Fettmodifikation [78] auf den mittleren Serumcholesterin-Spiegel im Vergleich zur Durchschnittsernährung deutscher Männer [27], errechnet mittels Keysscher Formel

Verzehr (cal%)	Ist	Soll
Protein	12	12
Kohlenhydrate	43	53
Fett	37	30
davon: gesättigte Fettsäuren	16	10
einfach ungesättigte Fettsäuren	15	10
mehrfach ungesättigte Fettsäuren	6	10
Chol = 1,2 · [2 · 16 − 10) − (6 − 10)]		
= 1,2 · [12 + 4]		
= 19,2 mg/dl Reduktion Serumcholesterin-Spiegel		

berücksichtigt werden, daß Stearinsäure ebenso wie Ölsäure keinen Einfluß auf den Serumcholesterinspiegel hat [79]. In Tabelle 10 ist dargestellt, daß sich durch die Reduktion und Modifikation des Fettverzehrs in der Normalkost eines deutschen Mannes [27] im Mittel eine Cholesterinsenkung um 19 mg/dl erzielen ließe.

Da die Keyssche Gleichung mit linolsäurereichen Diäten erarbeitet wurde, ist sie nicht übertragbar auf Diäten, die Fischöle enthalten. Der Effekt linolsäurereicher Diäten gilt im wesentlichen für Diäten mit hohem Fettanteil. Mit sinkendem Gesamtfettverzehr zugunsten von komplexen Kohlenhydraten schwächt sich die Wirkung zunehmend ab und verliert sich etwa im Bereich von um und unter 28 Kalorienprozent Fett. Auch läßt sich die Cholesterinspiegel senkende Wirkung nicht linear durch Dosissteigerung verstärken wie sich durch die nahezu gleiche Wirkung einer 35 und 50 Kalorienprozent Färberdistelöl enthaltenden Diät nachweisen ließ [152] bzw. durch den Vergleich von Diäten, bei denen der P/S-Quotient von 0,2 auf 1,5 bzw. 4,6 angehoben wurde mit der Folge einer Cholesterinspiegel-Senkung um 8% bzw. um nur 20% [39].

Bei Studien an Patienten mit Hypercholesterinämie fanden sich ähnliche, vereinzelt auch ausgeprägtere Senkungen des Cholesterinspiegels wie bei Gesunden [124, 140]. Dennoch hat die *diätetische Therapie von Patienten mit ausgeprägter Hypercholesterinämie nur supportiven Charakter* und ersetzt die zu einer drastischen Senkung bzw. Normalisierung des Cholesterin-/LDL-C-Spiegels meist zusätzlich erforderliche medikamentöse Therapie nicht.

Daß durch eine linolsäurereiche Kost der Serumcholesterin-/LDL-C-Spiegel und recht inkonstant auch der Triglyzeridspiegel gesenkt werden können, ist gesichert. Ob eine solche Diät aber auch als „prudent diet“ der Allgemeinbevölkerung empfohlen werden kann, ist strittig [3], da es keine Langzeitstudien für derartige Diäten an ausreichend großen Kollektiven gibt und zahlreiche *potentielle Risiken linolsäurereicher Diäten* ernsthaft diskutiert werden müssen. Als solche gelten mögliche kanzerogene Effekte [111, 33, 34, 163] sowie im Zusammenhang mit der veränderten Zusammensetzung der Gallenflüssigkeit auch eine gesteigerte Inzidenz von Gallensteinen [127, 143, 96]. Weiterhin ist unklar, welche Bedeutung einer *Abnahme der HDL-Fraktion* zukommt, die *bei Diäten mit hohem P/S-Quotienten*, meist etwa ab 1,5, auftreten kann (Lit. bei [105]).

Eine linolsäurereiche fettmodifizierte Kost ist machbar, indem man einerseits tierische Lebensmittel mit hohem Fettanteil meidet und durch geeignete Produkte z. B. der diätetischen Lebensmittelindustrie ersetzt, und andererseits indem man den sichtbaren Fettanteil der Kost modifiziert, also besonders polyenfettsäurereiche Pflanzenöle wie Sonnenblumen-, Maiskeim-, Distel- und Soja-Öl und Margarinen [56] zum Kochen, Backen, Braten und als Brotaufstrichfett verwendet.

Der Mechanismus der Cholesterin-/LDL-C-Spiegelsenkung durch Linolsäure ist Gegenstand zahlreicher Untersuchungen gewesen. Sicher ist, daß *Linolsäure ebenso wie Ölsäure keinen Einfluß auf die Aktivität des LDL-Rezeptors* hat. Ihre Wirkung dürfte in erster Linie eine passive sein, indem sie wie Ölsäure auf den LDL-Rezeptor supprimierend wirkende gesättigte Fettsäuren ersetzt.

Ölsäure

Die kardiovaskuläre Morbidität und Mortalität ist in Ländern der Mittelmeerregion aus unbekannten Gründen besonders niedrig [110]. Dies könnte mit dem dort üblichen reichlichen Verzehr von Olivenöl in Verbindung stehen, das besonders reich an Ölsäure ist. Während es seit den 60iger Jahren als erwiesen galt, daß ölsäurereiche Fette wie Olivenöl keinen besonderen Stellenwert in der diätetischen Behandlung von Fettstoffwechselstörungen haben [79], ist dies durch konträre Ergebnisse neuer Studien [93, 44, 138] erheblich in Frage gestellt worden und hat inzwischen schon Eingang in die allgemeinen Ernährungsempfehlungen der Europäischen Konsensus-Konferenz (Tabelle 4) gefunden.

Beim direkten Vergleich fettreicher Diäten (40 cal%), die entweder 50 % gesättigte Fettsäuren oder 73 % Ölsäure bzw. Polyenfettsäuren, fast ausschließlich Linolsäure, enthielten, erwies sich die ölsäurereiche Diät als am günstigsten. Sie senkte den mittleren LDL-C-Spiegel normotriglyzeridämischer Probanden innerhalb von jeweils vier Wochen signifikant, mit 17,7 % sogar mehr als die polyenfettreiche Kost mit 17,1 %, ohne jedoch wie letztere einen signifikanten HDL-C-Abfall von im Mittel 5 mg/dl hervorzurufen. Bei Personen mit Hypertriglyzeridämie blieben im Vergleich zur fettreichen, an gesättigten Fettsäuren reichen Basisdiät alle Lipid- und Lipoprotein-Mittelwerte unverändert mit Ausnahme eines signifikanten LDL-C-Abfalls unter ölsäurereicher Diät [93]. Die Qualität des Fettes hatte also keinen Einfluß auf die Höhe und die Zusammensetzung von HDL bei Hypertriglyzeridämikern.

In einer weiteren Studie wurde eine fettreiche (40 cal%) ölsäurereiche (28 cal%) Diät verglichen mit einer sehr fettarmen (20 cal%) und kohlenhydratreichen (63 cal%) Diät [44]. Beide Diäten senkten im Vergleich zu einer fettreichen Basisdiät, die 25 cal% gesättigte Fettsäuren enthielt, den mittleren Gesamtcholesterin- bzw. LDL-C-Spiegel signifikant, jedoch mit 13 % bzw. 21 % für die ölsäurereiche Diät deutlich stärker als mit 8 % bzw. 15 % für die fettarme Diät. Da darüber hinaus die ölsäurereiche Diät den mittleren Triglyzerid- und

HDL-C-Spiegel unverändert ließ im Gegensatz zur fettarmen, kohlenhydratreichen Kost, unter der der mittlere Triglyzeridspiegel hoch signifikant anstieg und die mittlere HDL-C-Konzentration hoch signifikant abfiel, – ein Befund, der auch durch andere Studien mit normaler Kost belegt ist [18, 15, 124] und entgegen bisheriger Annahme [6] auch über drei Monate hinweg bestehen bleibt [19], bietet sich zukünftig auch eine ölsäurereiche fettreiche/mäßig fettreduzierte Diät zur Therapie der Hypercholesterinämie an.

Oxydiertes LDL und Polyenfettsäuren

Neuere Ergebnisse, bisher überwiegend basierend auf in vitro-Untersuchungen und durch in vivo-Befunde noch nicht ausreichend abgesichert, sprechen dafür, daß oxydativ modifiziertem LDL eine besondere Rolle in der Atherogenese zukommt [110a]. Ob sich die in der Gefäßwand ablaufende Lipidperoxidation durch den Einsatz von Antioxydantien wie α-Tocopherol, Acsorbinsäure, β-Carotin, Flavonoide u.a. therapeutisch im Sinne einer Arteriosklerose-Prävention nutzen läßt, wie in in vitro-Versuchen bisher gut dokumentiert, bedarf zukünftiger Interventionsstudien. Sollte sich das Konzept bestätigen, dann ist es naheliegend, daß die leichter oxydablen Polyenfettsäuren, die sich in den LDL-Partikeln wiederfinden, weiter an Bedeutung zugunsten der Ölsäure verlieren werden.

Welche Diät bei Hypercholesterinämie?

Die amerikanische Konsensus-Konferenz empfiehlt in Übereinstimmung mit der American Heart Association und der Atherosclerosis Study Group of the Inter-Society Commission for Heart Disease Resources [90] zur diätetischen Therapie der Hypercholesterinämie in Abhängigkeit von individueller Akzeptanz und Therapieeffekt ein Dreistufen-Schema (Tabelle 11). Dabei entspricht die dem Gros unserer Bevölkerung kaum vermittelbare Stufe drei der fettarmen, voluminösen, überwiegend vegetarischen Diät unserer Großeltern, die physiologischerweise einen hohen P/S-Quotienten aufweist [119]. Die europäische Konsensuskonferenz (Tabelle 4) hält sich – auch im Gegensatz zur Deutschen Gesellschaft für Ernährung – hinsichtlich der Empfehlung definierter Linolsäuremengen zurück und stellt diese auf eine gleiche Ebene mit Ölsäure.

Keine der empfohlenen Diäten, dies gilt auch für die ölsäurereiche Diät, wurde im Langzeitversuch an ausreichend großen Kollektiven mit physiologi-

Tabelle 11. Bei Hypercholesterinämie empfohlene Diäten (NIH Consensus Conference 1984 und American Heart Association)

	Stufe		
	1	2	3
Fett (cal%)	30	25	20
Kohlenhydrate (cal%)	55	60	65
Eiweiß (cal%)	15	15	15
Cholesterin (mg)	300	200–250	100–150
Fettsäuren[a]	1:1:1	1:1:1	1:1:1

[a] gesättigt:einfach ungesättigt:mehrfach ungesättigt

scher Ernährung auf ihre Fähigkeit, die Inzidenz der koronaren Herzkrankheit zu senken, getestet. Von keiner dieser Diäten existieren Daten zur Langzeitakzeptanz und Praktikabilität sowie zur Häufigkeit unerwünschter Nebenwirkungen. So ist es verständlich, daß erhebliche Bedenken geäußert werden, irgendeine dieser Diäten insbesondere als „prudent diet" bei Gesunden zu empfehlen [3, 91, 106] oder irgendeiner dieser Diäten bei Hypercholesterinämie den Vorzug zu geben [43].

Sonstige Variablen der Serumcholesterinkonzentration

Unter den zahlreichen definierten Ballaststoffen, deren Wirkung auf den Lipidstoffwechsel des Menschen untersucht wurde, ragen *Haferkleie* und *Lignin* heraus, da sie in Ernährungsversuchen regelmäßig zu Cholesterinspiegel-Senkungen führten, während dies für die Gelbildner *Pektin* und *Guar* überwiegend, aber keineswegs regelmäßig beschrieben wurde. Im Gegensatz dazu hat die beim Menschen weitaus am besten untersuchte Weizenkleie keinen Effekt auf den Lipidstatus (Lit. bei [67]).

Da in einer „prudent diet" mit beachtlichen Mengen komplex zusammengesetzter, natürlicher Ballaststoffe auch aliquote Teile der den Cholesterinspiegel senkenden spezifischen Ballaststoffe vorkommen, dürfte es grundsätzlich zulässig sein, einen ausschließlich auf die Ballaststoffe zurückzuführenden Abfall des Serumcholesterins zu postulieren. Die Höhe der in Tabelle 12 angenommenen 8 mg/dl wissenschaftlich hinreichend zu belegen, ist aber nicht möglich, da natürliche Diäten, die sich hinsichtlich ihres Ballaststoffanteils so extrem unterschieden, auch in ihren sonstigen Variablen grundsätzlich verschieden sind.

In einigen Studien konnte gezeigt werden, daß auch das Nahrungsprotein den menschlichen Lipidstoffwechsel beeinflußt. Die für Vegetarier typischen sehr niedrigen Cholesterinspiegel werden nicht nur auf den geringen Fett- und Cholesterinverzehr, sondern auch auf den hohen pflanzlichen Proteinverzehr zurückgeführt. Bei mexikanischen Tarahumara-Indianern wurde eine negative Korrelation zwischen Serumcholesterinspiegel und Verzehr an pflanzlichem Eiweiß beschrieben [23]. Ersetzte man in Ernährungsstudien tierisches Protein durch pflanzliches, meist Sojabohnenprotein, so fiel sowohl bei jungen Frauen [154, 21] wie auch bei Hypercholesterinämikern der Cholesterin-/LDL-C-Spiegel ab [25]. Andere fanden keinen spezifischen Effekt für pflanzliches

Tabelle 12. Einfluß diätetischer Maßnahmen auf den Cholesterinspiegel [87]

Verminderte und modifizierte Zufuhr von Fett (30%, P/S 1,0)	– 21 mg/dl
Verminderte Cholesterinzufuhr (< 200 mg)	– 8 mg/dl
Erhöhte Zufuhr von Ballaststoffen (6 → 46 g)	– 8 mg/dl
Modifizierte Eiweißzufuhr (Steigerung des Verzehrs pflanzlicher Lebensmittel auf Kosten tierischer Proteinträger)	– 8 mg/dl
	– 45 mg/dl

Protein [136]. Auch ließ sich durch zusätzliche Gabe von Sojabohnenprotein, dessen Akzeptanz aber nach eigenen Erfahrungen schlecht ist, bei Patienten mit stark ausgeprägter Hypercholesterinämie LDL-C signifikant senken, so daß es als Zusatzbehandlung zur Cholesterin senkenden Therapie empfohlen wurde [116]. In einer vernünftigen Diät *sollte mindestens die Hälfte*, sehr wahrscheinlich sogar erheblich mehr, *der empfohlenen Eiweißzufuhr* von 0,9 g pro kg Körpergewicht und Tag *pflanzlicher Herkunft sein* (Tabelle 12).

Zumindest seit der Veröffentlichung aus der Tromsø-Studie, daß Kaffee den Cholesterinspiegel erhöht, und zwar beim Vergleich der geringsten mit den stärksten Kaffekonsumenten um 26 mg/dl für Frauen und 31 mg/dl für Männer [148], ist dem möglichen Zusammenhang zwischen Kaffeekonsum, Serumcholesterinspiegel und Herzinfarkt besondere wissenschaftliche Bedeutung zuteil geworden (Übersichten bei [72, 61, 85]).

Neuere Ergebnisse sprechen dafür, daß dies nur für gekochten Kaffee und nicht für Filterkaffee gilt. Beim Kochvorgang werden offensichtlich Lipide aus dem Kaffeepulver herausgelöst, die auf noch ungeklärte Weise den Cholesterin-LDL-C-Spiegel (aber auch die Triglyceride) anheben [166]. Nach eigenen, noch nicht publizierten Ergebnissen handelt es sich dabei um die Auswirkungen der im gekochten Kaffee enthaltenen Diterpene Cafestol und Kahweol.

Mäßige, regelmäßig genossene Mengen Alkohol vermindern im Vergleich zur Abstinenz *das Risiko, an einem Herzinfarkt zu sterben* [165, 81, 31, 71]. Wodurch dieser Schutzeffekt zustande kommt, ist unbekannt. Der Effekt könnte durchaus über Veränderungen der Lipoproteine vermittelt werden, denn *Alkohol bewirkt* dosisabhängig eine *Zunahme der HDL- und eine Abnahme der LDL-Fraktion.* Ob die Zunahme von HDL in erster Linie auf HDL_2 oder HDL_3 zurückzuführen ist, wird widersprüchlich dargestellt [51, 151]. Regelmäßiger Alkoholkonsum in vernüftigen Mengen induziert, von Ausnahmen abgesehen, bei denen wahrscheinlich zusätzlich eine genetische Disposition für eine Fettstoffwechselstörung vorliegt, keine Hyperlipoproteinämie. Erst durch Alkoholabusus kommt es zu pathologischen Phänomenen, Steigerung der hepatischen VLDL-Synthese und Abnahme der Lipoproteidlipase-Aktivität, so daß sich triglyzeridreiche Lipoproteine in der Blutbahn anreichern und HDL absinkt.

Hypertriglyzeridämie

Die Serumkonzentration der *an Triglyzeriden reichen Chylomikronen und VLDL*, die die exogen zugeführten bzw. die endogen in der Leber synthetisierten Triglyzeride transportieren, unterliegen ernährungsabhängig großen Konzentrationsschwankungen, so daß individuelle Triglyzerid-Spiegel in der täglichen Routinediagnostik nach einer nächtlichen Fastenperiode ermittelt werden. Abgesehen von seltenen Ausnahmen, bei denen auch nüchtern Chylomikronen nachweisbar sind (exogene Hypertriglyzeridämie) stellt der Nüchterntriglyzeridspiegel ein Maß für die VLDL-Konzentration dar.

Triglyzeridkonzentration und Alter

Auch der mittlere Serumtriglyzeridspiegel zeigt in Querschnittsuntersuchungen eine typische Altersabhängigkeit. Bei Männern erreicht er nach zunächst kontinuierlichem Anstieg mit einem Mittelwert von ca. 150 mg/dl im Alter zwischen dem 40. und 54. Lebensjahr sein Maximum. Danach fällt er kontinuierlich ab und erreicht seinen niedrigsten Wert mit im Mittel 94 mg/dl, vergleichbar mit Männern im Alter zwischen 19 und 24 Jahren, bei über Neunzigjährigen, bei denen Werte über 200 mg/dl nur sehr selten vorkommen. *Bei Frauen* erfolgt der altersabhängige Anstieg langsamer, aber ebenfalls kontinuierlich. Er erreicht im Alter von 55 Jahren ein bis zum Ende der 8. Lebensdekade beibehaltenes Maximum zwischen 130 und 140 mg/dl. Im 8. Lebensjahrzehnt gleichen sich die Mittelwerte von Männern und Frauen an, um danach bei den Frauen im 9. Lebensjahrzehnt weiter anzusteigen. Sehr alte Frauen haben also den höchsten mittleren Triglyzeridspiegel. Sie verhalten sich grundsätzlich anders als sehr alt gewordene Männer. Die Häufigkeit über neunzigjähriger Frauen mit einem Triglyzeridspiegel über 200 mg/dl betrug 14,3% gegenüber 11,5% bei einer optimal vergleichbaren repräsentativen Gruppe von exakt 70 Jahre alten Frauen [57].

Die in Querschnittsstudien gemessenen Serumtriglyzeridspiegel im Alter stimmen grundsätzlich mit den Ergebnissen einer eigenen Längsschnittstudie im Alter überein [53], was diesen Parameter wesentlich von den Parametern Cholesterin/LDL-Cholesterin unterscheidet und ein Hinweis dafür sein könnte, daß einer im Alter auftretenden Hypertriglyzeridämie eine untergeordnete prospektive Bedeutung zukommt.

Definition der Hypertriglyzeridämie

Als oberer Normwert der Serumtriglyzeridkonzentration wurde in den schon klassischen, frühen Publikationen der Gruppe um D. S. Fredrickson [36] 200 mg/dl angenommen, entsprechend dem > 95. Perzentil der Verteilung der Serumtriglyzeride gesunder weißer US-Amerikaner. Die oberen 5% der Verteilung als pathologisch einzustufen, ist willkürlich und trotz zahlreicher Einwände allgemein üblich. Auch die europäische Konsensus-Konferenz geht von 200 mg/dl als Grenzwert aus (Tabelle 4) [142]. Die sehr viel umfangreicheren Ergebnisse aus der Lipid Research Clinics Prevalence Study haben jedoch gezeigt, daß das 95. Perzentil der Serumtriglyzeride von Amerikanern im mittleren Lebensalter heute höher liegt, nämlich im Bereich von 250–300 mg/dl [146], so daß der bisher übliche Grenzwert auf 250 mg/dl korrigiert wurde [104, 2].

Differenzierung der Hypertriglyzeridämie

Die Behandlung einer Hypertriglyzeridämie soll einerseits das Risiko senken, an einer atherosklerotischen Gefäßmanifestation zu erkranken, und andererseits die Komplikation eines Chylomikronämie-Syndroms (Hyperlipoproteinämie Typ I und V) verhindern, die in akuter Pankreatitis und Polyneuropathie bestehen. Während die Indikation zur Therapie eines Chylomikronämie-Syndroms, laborchemisch charakterisiert durch eine Nüchterntriglyzeridkonzentration von meist über 2000 mg/dl, zwingend ist, ist eine *Therapieempfehlung bei* Hypertriglyzeridämie infolge VLDL-Vermehrung nur für wenige Fälle rational gut belegbar.

Indikationen zur Therapie

Nachdem die Hypertriglyzeridämie, definiert als Nüchternwert über 200 mg/dl jenseits des 20. Lebensjahres oder bei 140 mg/dl im jüngeren Lebensalter [144a], in den früheren deutschen [100a], europäischen [142] und amerikanischen [145a] Empfehlungen als kausale Ursache der Atherosklerose eher unterbewertet worden ist, erfolgte in jüngster Zeit eine Neubewertung [144a]. Danach ist die Behandlung der mäßigen Hypertriglyzeridämie gerechtfertigt im Falle einer familiären kombinierten Hyperlipidämie, einer familiären Dysbetalipoproteinämie (Typ III Hyperlipoproteinämie), bei präexistenter koronarer Herzkrankheit, familiärer Koronaranamnese, Diabetes mellitus, chronischen Nierenkrankheiten, niedrigem (< 35 mg/dl) HDL-C und erhöhtem (> 130 mg/dl) LDL-C. Falls verhaltenstherapeutische Behandlungsmaßnahmen und Diät nicht effektiv sind, sollte auch eine medikamentöse Therapie, die bei Fettstoffwechselstörungen immer eine Langzeittherapie ist, erwogen werden. Besonders hoch ist das Arterioskleroserisiko bei Personen mit einem LDL-C/HDL-C-Quotienten von > 5 und gleichzeitiger Hypertriglyzeridämie.

Allgemeine und diätetische Therapie der Hypertriglyzeridämie

Allgemeine Therapiemaßnahmen

Die wichtigste Behandlungsmaßnahme bei Patienten mit Hypertriglyzeridämie ist neben der Erkennung und Ausschaltung der Ursachen sekundärer Formen die *Normalisierung des meist bestehenden Übergewichtes*, wodurch die hepatische VLDL-Synthese vermindert und die meist erniedrigte HDL-Fraktion angehoben werden. Bei der Kalorienrestriktion sollte besonderer Wert auf eine Reduktion des Fettanteils mit überwiegend gesättigten Fettsäuren gelegt werden. Der hypotriglyzeridämische Effekt der Kalorienrestriktion wird durch Maßnahmen zur *Steigerung der körperlichen Aktivität* z.B. in Form eines individuell adaptierten Trainingsprogramms, erheblich gesteigert. Dabei treten weitere erwünschte Effekte auf wie die Zunahme der HDL-C- und Apolipoprotein A1-Konzentration im Serum und der Lipoproteidlipase-Aktivität. Ausdauertraining fördert die Aufnahme freier Fettsäuren in der Muskulatur zur Energiedeckung bei gleichzeitiger Verminderung der hepatischen Aufnahmerate. Auch nur mäßiger *Alkohol*konsum kann selten eine Hypertriglyzeridämie zur Folge haben, was individuell grundsätzlich in Form einer maximal 4wöchigen *Karenz*periode überprüft werden sollte.

Diätetische Therapie

Falls Gewichtsreduktion, Alkoholreduktion/-Karenz und Steigerung der körperlichen Aktivität keine befriedigende Triglyzeridspiegelsenkung bewirken, was nicht häufig ist, dann sollte als nächstes eine spezifische Diät eingeleitet werden.

Diese besteht in der *stufenweisen Reduktion und Modifikation des Fett- und Cholesterinverzehrs*, wie in Tabelle 11 schon für Personen mit Hypercholesterinämie/Hyper-LDL-C-ämie dargestellt, *zugunsten komplexer Kohlenhydrate* bei weitgehender Elimination schnell resorbierbarer Kohlenhydrate und eines möglichen Überangebotes von Fruktose [2, 104]. Die American Heart Association empfiehlt eine fettreduzierte/fettarme und kohlenhydratreiche anstelle einer fettreichen, polyenfettsäurereichen Diät, weil Polyenfettsäuren eine höhere kalorische Dichte haben und somit zur erneuten Gewichtszunahme beitragen können, weil sie bei manchen Hypertriglyzeridämikern die Cholesterinsynthese steigern können, weil der lithogene Index der Galle ansteigen kann, wodurch das Gallensteinrisiko steigt, und weil die Langzeitfolgen einer an Polyenfettsäuren besonders reichen Kost unbekannt sind. Es gibt jedoch keinen Grund, grundsätzlich auf eine polyenfettsäurereiche Diät zu verzichten, insbesondere dann nicht, wenn sie sich unter Einbeziehung von Triglyzerid-Tagesprofilen [128] als besonders effektiv erwiesen hat.

Bei Patienten mit Chylomikronämie-Syndrom ist meist eine *extreme Fettreduktion* auf 20–25 g täglich unumgänglich. Die dadurch entstehende *kalorische Lücke* sollte *mit mittelkettigen Triglyzeriden (MCT)*, die als Ceres-Öl und Ceres-Margarine im Handel erhältlich sind, *geschlossen* werden. MCT induzieren infolge ihrer von langkettigen Triglyzeriden (LCT) unterschiedlichen physikalisch-chemischen und physiologischen Eigenschaften nicht die Bildung von Chylomikronen und bewirken im Gegensatz zu komplexen Kohlenhydraten auch keinen VLDL-Anstieg. Darüber hinaus führt MCT auch zu einer wesentlichen geschmacklichen Verbesserung der Mahlzeiten. Um abdominale Beschwerden beim Verzehr von MCT zu verhindern, die, wie eigene umfangreiche Ernährungsstudien gezeigt haben, eindeutig dosisabhängig auftreten, sollte die MCT-Verabreichung mit nicht mehr als 40 g täglich begonnen und um nur 5 g täglich gesteigert werden.

Bei Patienten mit einer exogen-endogenen Hypertriglyzeridämie (Hyperlipoproteinämie Typ V) reichen die bisher üblichen diätetischen Maßnahmen alleine meist nicht aus. Zukünftig wird höchst wahrscheinlich diese Form der Hyperlipoproteinämie ebenso wie stark ausgeprägte Fälle von VLDL-Vermehrung mit an $\omega 3$ polyungesättigten, sehr langkettigen Fettsäuren reichen *Fischölen* behandelt werden, *die eine beispiellose extreme hypotriglyzeridämische Wirkung bei guter Verträglichkeit entfalten.*

Therapie mit Fischölen

Effekte auf Lipide und Lipoproteine

Bei Grönland-Eskimos kommen zahlreiche Erkrankungen, darunter die koronare Herzkrankheit, sehr viel seltener vor als bei Dänen (Tabelle 13), was nicht auf ethnische Unterschiede zurückzuführen ist [84]. Weiter ist schon seit vielen

Tabelle 13. Verhältnis alterskorrigierter Morbiditätsraten für chronische Erkrankungen bei Grönland-Eskimos und Dänen [84]

	Eskimos : Dänen
Akuter Myokardinfarkt	1:10
Schlaganfall	2:1
Psoriasis	1:20
Diabetes mellitus	selten
Asthma bronchiale	1:25
Malignome	1:1
Thyreotoxikose	selten
Multiple Sklerose	0
Chronische Polyarthritis	vereinzelt

Jahrzehnten bekannt, daß Eskimos eine erhöhte Blutungsneigung infolge verminderter Thrombozytenaggregation aufweisen.

Eskimos haben im Vergleich zu Dänen etwas niedrigere Serumcholesterinwerte, allerdings auch mit Altersanstieg, sehr viel niedrigere Triglyzerid- und VLDL-Konzentrationen ohne Altersanstieg, und bei Männern auch höhere HDL-C-Spiegel [12, 13]. Die Unterschiede sind aber nicht so groß, daß damit die extrem niedrige Erkrankungsrate der Koronarien erklärt werden könnte. Sie würden allenfalls eine Verlangsamung der Atherogenese erklären mit Verlagerung der Morbidität/Letalität in höhere Altersklassen.

Die Unterschiede der Lipid-/Lipoproteinkonzentrationen sind neben marginal wirksamen Umweltfaktoren auf die Ernährung der Eskimos zurückzuführen. Obwohl Eskimos sich protein-, fett- und cholesterinreich ernähren, enthält ihre Kost weniger gesättigte und mehr einfach und mehrfach ungesättigte Fettsäuren mit einem besonders hohen Anteil an $\omega 3$ Fettsäuren wie die Eicosapentaensäure (EPS) C 20:5 $\omega 3$ und die Docosahexaensäure (DHS) C 22:6 $\omega 3$ (Tabelle 14) [14].

$\omega 3$ Fettsäuren werden in Algen und Phytoplankton synthetisiert und gelangen über die Nahrungskette beim Verzehr von Seetieren wie Fisch, Wal und Seehund in den menschlichen Organismus. Besonders die fetten Kaltwasserfische Hering, Makrele und Lachs enthalten einen hohen Anteil an Fett und sehr langkettigen polyungesättigten $\omega 3$ Fettsäuren (Tabelle 15) [115, 35, 139, 42].

Kontrollierte [113] und unkontrollierte [122, 137, 121] Ernährungsstudien mit an EPS und DHS angereicherten Fischölen sowohl mit Gesunden wie auch mit Patienten mit verschiedenen Formen der Hyperlipoproteinämie haben gezeigt, daß Fischölen eine extreme hypotriglyzeridämische Wirkung zukommt infolge Senkung der VLDL-Fraktion, überwiegend bedingt durch Hemmung der hepatischen VLDL-Synthese und -Sekretion [103, 121, 161]. Effekte auf die LDL- und HDL-Fraktion sind therapeutisch ohne besondere Bedeutung. Speziell zur Behandlung von stark ausgeprägten Hypertriglyzeridämien (Abb. 1) [113] eignet sich Fischöl in diätetisch unvergleichbarer Weise

Tabelle 14. Durchschnittliche Zusammensetzung der Kost von Eskimos im nordwestlichen Grönland im Vergleich zu Dänen (Kalorienträger in %kcal; Cholesterin in mg/1000 kcal; Fettsäuren in % der Gesamtfettsäuren; $\omega 3/\omega 6$ Fettsäuren in g/Tag/3000 kcal)

	Eskimos	Dänen
Eiweiß	23	11
Fett	39	42
Kohlenhydrate	38	47
Cholesterin	264	138
Fettsäuren		
gesättigt	22,8	52,7
einfach ungesättigt	57,3	34,6
mehrfach ungesättigt	19,2	12,7
$\omega 6$ Fettsäuren	5,4	10,0
$\omega 3$ Fettsäuren	13,7	2,8

Tabelle 15. Mittlerer Fett-, Eicosapentaen- und Docosahexaensäuregehalt im Fleisch verschiedener Fischarten [115]

	Mittlerer Fettgehalt g/100 g Fisch	C20:5 $\omega 3$		C22:6 $\omega 3$
		%	g/100 g	%
Goldbarsch	0,35	9,4	0,03	27,7
Kabeljau	0,53	14,3	0,08	30,7
Hecht	0,61	11,8	0,07	41,6
Plötze	0,79	8,5	0,07	21,6
Maräne	1,67	16,4	0,18	13,3
Steinbutt	1,73	11,4	0,28	6,0
Brasse	1,80	6,0	0,21	17,3
Forelle	4,04	7,7	0,24	21,7
Ostseehering	4,10	7,7	0,31	15,9
Lachs	8,55	7,2	0,62	24,2
Makrele[a]	12,90	7,1	0,92	10,8
Hering	21,64	9,6	2,07	8,6

[a] nach [42]

bei optimaler Verträglichkeit. Ihr hypotriglyzeridämischer Effekt ist sehr viel stärker als der von pflanzlichen Ölen mit hohem Anteil an Linolsäure dem Hauptrepräsentanten der $\omega 6$ Familie. Die volle therapeutische Wirkung auf die VLDL-Fraktion tritt schon innerhalb eines Monates ein und bleibt unverändert mindestens zwei Jahre bestehen [122]. Länger laufende Prospektivstudien sind bisher nicht verfügbar.

Da Fischöl auch den Triglyzeridanstieg nach Kohlenhydratzufuhr [49], den Chylomikronenanstieg nach Fettzufuhr [112] und den LDL-C und LDL Apo B-Anstieg nach exogener Cholesterinzufuhr [101] verhindert oder zumindest

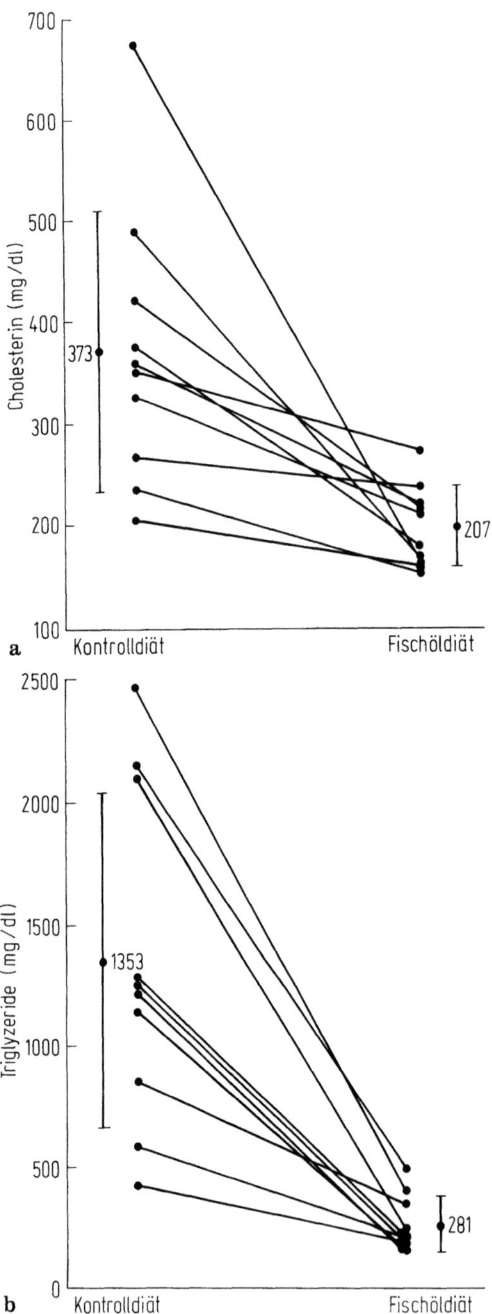

Abb. 1. Veränderungen der Plasmaspiegel von Cholesterin **a** und Triglyzeriden **b** bei 10 Patienten mit Typ V Hyperlipoproteinämie (Kontrolldiät versus Fischöldiät) [113]

stark dämpft, wäre sein baldiger breiter Einsatz in der klinischen Diätetik sehr wünschenswert. Zuvor müssen jedoch noch in weiteren Studien die potentiellen Risiken einer derartigen Therapie intensiver erforscht werden. Dem Einsatz bei Problempatienten ständen aktuell keine besonderen Kontraindikationen entgegen.

Effekte auf die Eicosanoide

Der wahrscheinlich hinsichtlich Atherogenesehemmung wichtigere Mechanismus erfolgt über die Eicosanoide. Bei Anreicherung von EPS (und wahrscheinlich auch von DHS) in den Phospholipiden von Zellmembranen zu Lasten von Arachidonsäure (C20:4 ω6) entstehen anstelle von proaggregatorischem Thromboxan A2 und stark chemotaktischem Leukotrien B4 das nicht proaggregatorische Thromboxan A3 und das wenig chemotaktische Leukotrien B5, während die Bildung des antithrombotischen Prostacyclins I2 sogar ansteigt. *EPS hemmt* also *die Aggregation von Thrombozyten, die Chemotaxis von Granulozyten und die Endotheladhäsion von Monozyten.* Dies könnte der Wirkungsmechanismus gegen atherothrombotische und entzündlich-allergische Erkrankungen sein [38, 123].

Dosierung

Die metabolisch und präventiv optimale Menge von ω3 Fettsäuren in der Ernährung des Menschen ist unbekannt. Die in den zitierten Studien überwiegend verabreichten Mengen EPS und DHS wären in 200–250 g Makrele oder Hering enthalten. Dies entspricht dem täglichen Verzehr bestimmter viel Fisch essender Populationen [62, 69], während durch den Verzehr von 400 g Wal- und Robbenfleisch neben Seevögeln und Fisch bei Grönland-Eskimos mit ca. 7 g noch mehr ω3 Fettsäuren in den täglichen Speiseplan gelangen [123]. Da solche Fischmengen weder für die allgemeine Prävention noch für die diätetische Therapie praktikabel sind, wird man zunächst auch weiterhin auf Fischöle zurückgreifen müssen, die, durch diverse Fraktionierungsverfahren wie z.B. Ausfrieren an EPS und DHS angereichert und mit Vitamin E supplementiert, in geschmacklich neutraler, verkapselter Form erhältlich sind (Eicosapen).

Alternativ zur Substitution der Kost mit an EPS und DHS angereicherten Ölen könnte man polyungesättigte ω3 Fettsäuren in den Phospholipiden von Zellmembranen anreichern, wenn man den Anteil an Linolsäure (C18:2 ω6) in der Kost zugunsten von alpha-Linolensäure (C18:3 ω3) reduziert. Da beide Fettsäuren bei der Desaturierung und Elongation um dieselben Enzyme konkurrieren, wird bei der derzeitigen Kost fast keine alpha-Linolensäure in EPS umgewandelt, sondern fast nur Linolsäure in Arachidonsäure.

Behandlung mit Diät oder Medikamenten?

Da die Behandlung einer Fettstoffwechselstörung grundsätzlich eine Langzeittherapie darstellt, muß einerseits sichergestellt sein, daß die Indikation stimmt, und andererseits, daß die Therapie möglichst risikofrei ist. Um die erste Forderung zu erfüllen, sollten vor Einleitung einer Therapie möglichst drei Fettstaten, die zumindest zweimal HDL-C mit erfassen vorliegen. Diese sollten unter isokalorischen Ernährungsbedingungen und frühestens vier bis sechs Wochen nach Absetzen einer medikamentösen Therapie zustande gekommen sein, von der bekannt ist, daß sie den Fettstoffwechsel beeinflußt.

Eine medikamentöse Therapie sollte nur nach intensiven langdauernden und unbefriedigenden Behandlungsversuchen mit einer adäquaten Diät eingeleitet werden, da die dargestellten Diäten im Vergleich zu Medikamenten nach derzeitigem Wissen risikofrei sind. Da Patienten bei der praktischen Umsetzung von Diätempfehlungen erfahrungsgemäß große Schwierigkeiten haben (Karl Lorenz: „Gehört heißt nicht verstanden, verstanden heißt nicht einverstanden, einverstanden heißt nicht durchgeführt, durchgeführt heißt nicht beibehalten"), ist eine langdauernde begleitende Beratung durch eine erfahrene Diätassistentin unerläßlich, bei der der für die Küche verantwortliche Partner mit einbezogen werden muß. Das gilt ganz besonders für alte Menschen mit durch Jahrzehnte fixierten Ernährungsgewohnheiten. Auch dann, wenn die diätetischen Effekte auf den Fettstoffwechsel nicht ausreichen, was besonders für genetisch bedingte Störungen zutrifft, erspart eine zusätzliche Diät häufig Medikamente und reduziert damit das potentielle Risiko einer medikamentösen Therapie.

Aktuelle Übersichten über Studien zur Primärprävention der koronaren Herzkrankheit durch Cholesterin-/LDL-C-Senkung bzw. HDL-C-Anhebung bewerten den Nutzen einer solchen Intervention trotz eindeutiger Reduktion koronarer Endpunkte erstaunlich unterschiedlich. Als entscheidendes Argument gegen eine Primärprävention – abgesehen von familiären Hochrisikokonstellationen – wird die Übersterblichkeit infolge von Todesfällen durch Gewalt (Mord, Suizid, Unfall) in den Verumgruppen mehrerer konstrollierter Studien angeführt, die verhindert habe, daß die Gesamtsterblichkeit trotz Abnahme der Koronarsterblichkeit abgesunken sei [98 a]. Für die zuletzt publizierten und sehr gut dokumentierten Interventionsstudien LRC-CPPT [145] und Helsinki Heart Study [36 a] konnte dies aber durch eine subtile Nachanalyse des Verumarmes ausgeschlossen werden [163 a].

Demgegenüber besteht über die Indikation zur medikamentösen Therapie in der Sekundärprävention, basierend auf den schlüssigen Ergebnissen aller Regressionsstudien, Konsens.

Die Wirksamkeit der medikamentösen Therapie ist durch Kontrollen zu prüfen. Bei diesen Kontrollen ist auf potentielle Risiken zu achten. Das gilt auch dann, wenn eine medikamentöse Therapie sich seit Jahren, z. B. auch in kontrollierten Studien (Colestipol) [145], Gemfibrocil [36 a], Nikotinsäure [20, 24]) bewährt hat, da das Risikoprofil von Medikamenten bei Einnahme über Dekaden gänzlich unbekannt ist. Die Einführung der äußerst wirksamen und sehr gut verträglichen 3-Hydroxy-3-methylglutaryl-Coenzym A-Hemmer (Lovastatin (1989) – Simvastatin (1990) – Pravastatin (1991)) hat die Therapie der Hypercholesterinämie/Hyper-LDL-C-ämie enorm bereichert. Die Kombination geeigneter, unterschiedlich im Stoffwechsel angreifender Medikamente in niedriger Dosis ist möglicherweise günstiger als die Monotherapie in höherer Dosierung.

Medikamentöse Therapie

Nicht resorbierbare Hypolipidämika

Anionenaustauscher

Die Anionenaustauscher Colestipol und Cholestyramin binden im Darmlumen über tertiäre bzw. quarternäre Aminogruppen Gallensäuren sowie negativ geladene Medikamente im Austausch gegen Chlorid. Durch die irreversible Bindung der Gallensäuren wird deren enterohepatischer Kreislauf unterbunden mit Ausschaltung der physiologischen negativen Feedbackhemmung und gesteigerter Gallensäurenneusynthese, so daß vermehrt Cholesterin in Gallensäuren transferiert wird. Dies wiederum führt über eine Zunahme von LDL-Rezeptoren an den Hepatozyten zu einer vermehrten Extraktion von LDL-Partikeln aus dem Blut, so daß die LDL-Konzentration absinkt, während HDL-C sich nicht verändert. Da gleichzeitig aus unbekannten Gründen die Leber bei manchen Patienten vermehrt VLDL sezerniert, kann unter der Therapie mit Anionenaustauschern keineswegs selten der Serumtriglyzeridspiegel ansteigen. Durch die Kombination mit einem meist nur niedrig zu dosierenden Fibrat läßt sich dieser Effekt aufheben bei gleichzeitigem zusätzlichem Anstieg von HDL-C. Die übliche Dosierung von Cholestyramin bzw. Colestipol beträgt 16–24 g bzw. 20–25 g täglich. Abbildung 2 zeigt, daß die Wirkung auf LDL-C eindeutig dosisabhängig ist, so daß man möglichst hohe Dosen anstreben sollte [160]. Eine allmähliche Dosissteigerung bei Einleitung der Therapie reduziert die möglichen Nebenwirkungen und verbessert die Compliance.

Im LRC-CPPT konnte nachgewiesen werden, daß Anionenaustauscher bei Männern im mittleren Alter mit ausgeprägter primärer Hypercholesterinämie (LDL-C > 190 mg/dl) das Risiko der Entstehung einer koronaren Herzkrankheit dosisabhängig signifikant reduzieren [89].

Aus dieser Studie stammen auch die umfangreichsten Langzeitdaten über die *Nebenwirkungen* der Anionenaustauscher, die *ausnahmslos gastrointestinaler* Art sind. Die häufigste Nebenwirkung ist die Obstipation. Bei Patienten mit präexistenter Obstipation wird sie unter Anionenaustauschergabe meist so verstärkt, daß eine ausreichend hohe Dosierung trotz Zulage von Laxantien nicht erreicht werden kann. Eine weitere, relativ häufige Nebenwirkung ist Sodbrennen, während abdominale Schmerzattacken, Aufstoßen, Übelkeit, Völlgefühl, Blähbauch und Flatulenz gelegentlich vorkommen [145]. Bei besonders hohen Dosierungen kann Steatorrhoe auftreten. Extrem seltene Nebenwirkungen sind Ileus, Pankreatitis, hypochlorämische Azidose bei Kindern und Patienten mit Niereninsuffizienz. Die Häufigkeit der Nebenwirkungen wird mit zunehmender Einnahmedauer zunehmend geringer [145]. Die *Inzidenz von Gallensteinen* war in der LRC-CPPT-Studie unter Cholestyramin

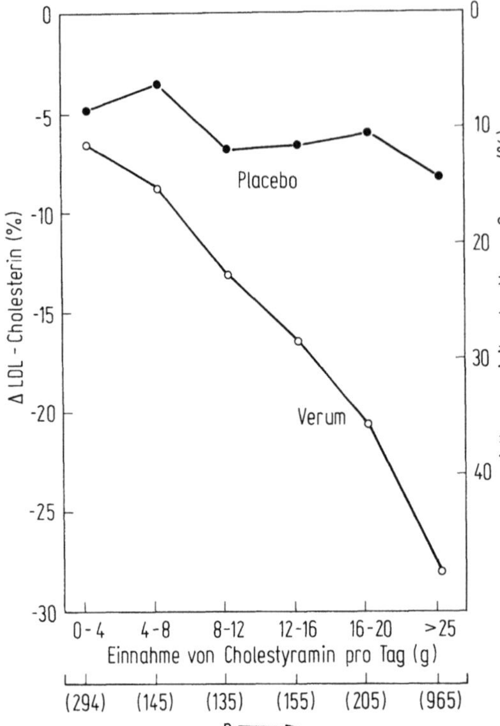

Abb. 2. Beziehung zwischen Cholestyramindosis, Reduktion der LDL-C und Einfluß auf das Koronarrisiko in der LRC-CPPT-Studie (nach [89])

nicht signifikant größer als unter Plazebo [145]. Auch war die Cholestyramintherapie nicht mit einer höheren Rate an Tumorerkrankungen insgesamt oder bestimmten Tumorerkrankungen assoziiert, was in Anbetracht der vermehrten fäkalen sauren und neutralen Steroidausscheidung von besonderem Interesse ist.

Anionenaustauscher sind Medikamente der ersten Wahl bei Personen mit stark ausgeprägter isolierter LDL-C-Vermehrung. Sie können, wie die Tabelle 16 zeigt [155], mit zahlreichen anderen Hypolipidämika zur Wirkungsverstärkung kombiniert werden. Die höchste Wirksamkeit wird durch die Kombination mit einem ausreichend hoch dosierten Cholesterinbiosyntheseblocker erreicht, der die bei Gabe von Anionenaustauschern kompensatorisch erhöhte hepatische Cholesterinbiosynthese hemmt.

Da *Wechselwirkungen mit* einer großen Zahl von *Medikamenten* im Darmlumen auftreten können, nämlich mit allen, *die in anionischer Form vorliegen*, was für die meisten Medikamente nicht untersucht ist, ist es sinnvoll, andere Medikamente grundsätzlich 1 bis 2 Stunden vor Anionenaustauschern oder möglichst spät, auf keinen Fall früher als zwei Stunden nach Ionenaustauschern einzunehmen. Klinisch *besonders relevant ist die gleichzeitige Therapie mit Phenprocoumon*, das trotz zeitversetzter Einnahme relativ höher dosiert werden muß. Bei Aussetzen der Ionenaustauschertherapie droht somit akut infolge Überdosierung die Blutung. Ionenaustauscher werden mit reichlich

Tabelle 16. Kombinationsbehandlungen bei familiärer Hypercholesterinämie. Literatur bei [155]

Kombinationen	Tagesdosen	Serumcholesterinsenkung %
Nikotinsäure	3 g	41
Cholestyramin	16 g	
Clofibrat	2 g	28
Colestipol	30 g	
Clifibrat	2 g	28
Colestipol	30 g	
Nikotinsäure	6–7,5 g	45
Colestipol	30 g	
Nikotinsäure	3–8 g	41
Colestipol	30 g	
Compactin	90 mg	39
Cholestyramin	12 g	
Probucol	1 g	26
Colestipol	20 g	
Compactin	15 mg	23
Cholestyramin	12 g	
Mevinolin	80 mg	52
Colestipol	30 g	
Neomycin	2 g	28
Cholestyramin	24 g	
Fenofibrat	0,25 g	29
Colestipol	15 g	

Flüssigkeit stets vor den Mahlzeiten eingenommen. Die größte Wirksamkeit dürfte der Dosis zukommen, die vor dem Frühstück eingenommen wird.

Sitosterin

Das anstelle von Cholesterin in Pflanzen hauptsächlich vorkommende Sitosterin unterscheidet sich strukturell von Cholesterin durch das Vorkommen einer äthylischen Seitenkette. Chemisch-physikalisch verhält sich Sitosterin deshalb ähnlich wie Cholesterin. Bei oraler Applikation verdrängt Sitosterin dosisabhängig Cholesterin aus der mizellaren Lösung und kann infolge Hemmung der Resorption exogenen und endogenen Cholesterins eine Senkung von Cholesterin/LDL-C im Serum bewirken. Anders als Cholesterin wird Sitosterin jedoch kaum resorbiert (mit Ausnahme der extrem seltenen autosomal-rezessiv vererbten Sitosterinämie). Die Serumblutspiegel von Sitosterin liegen selbst bei Langzeittherapie mit 8 bis 16 g täglich nicht über 1,73 mg/dl [60].

Bei Dosen von meist 12 bis 24 g täglich in diversen Einzelgaben zu den Mahlzeiten kann der Effekt auf den Serumspiegel von Cholesterin/LDL-C sehr variabel sein, im Einzelfall kann er infolge kompensatorischer Cholesterinsynthesesteigerung fehlen oder bestenfalls 20% Senkung betragen [109, 129]. In frühen amerikanischen Studien, in denen allerdings Sitosterin-Suspensionen verwandt wurden, erzielte man schon mit Dosen von 6 g ähnliche Senkungen. Drei Pastillen Sitosterin – so vom Hersteller Delalande zur Langzeittherapie empfohlen – sind zur Behandlung einer Hypercholesterinämie ungeeignet.

Sitosterin gilt als nebenwirkungsfreies Medikament. Es kann deshalb ohne Einschränkung bei Personen mit leichter bis mäßiger Hypercholesterinämie auch als Mittel der ersten Wahl empfohlen werden. Bei schweren Formen von Hypercholesterinämie ist Sitosterin ungeeignet. Eine Kombination mit anderen Hypolipidämika wie Nikotinsäure und Fibrate, die die Cholesterinausscheidung mit der Galle erhöhen, wäre aus theoretischer Sicht ausreichend begründet.

Neomycin

Daß Neomycin, ein beim Darmgesunden allenfalls minimal resorbierbares Aminoglykosid-Antibiotikum, einen hypocholesterinämischen Effekt hat, wurde erstmals 1958 und nachfolgend in zahlreichen, unkontrollierten klinischen Studien beschrieben und zuletzt in einer randomisierten doppeltblinden cross-over Studie gegen Plazebo in einer Dosis von 2 × 1 g täglich an Patienten mit stark ausgeprägter isolierter LDL-C-Vermehrung bestätigt. Die beobachteten Cholesterinspiegel-Senkungen betrugen 15–25% und gingen zu Lasten von LDL-C, während HDL-C, Triglyzeride und VLDL-C unbeeinflußt blieben.

Neomycin wird trotz seines sehr guten therapeutischen Effektes, der durchaus vergleichbar mit Anionenaustauschern ist, klinisch kaum zur Therapie der Hypercholesterinämie eingesetzt, weil man seine oto- und nephrotoxischen Effekte fürchtet. Diese sollen aber nur dann auftreten, wenn man sehr viel höhere Tagesdosen verwendet oder wenn man Patienten mit Niereninsuffizienz, Leberinsuffizienz oder entzündlichen Darmerkrankungen mit Neomycin behandelt. Bei Ausschluß dieser Kontraindikationen erwies sich Neomycin bei Tagesdosen von 2 g während 3- bis 12jähriger Einnahmedauer als optimal verträglich und sicher (Lit. bei [66, 134, 120]).

Die Cholesterinspiegel-Senkung wird auf eine Hemmung der Cholesterinresorption zurückgeführt [134], wofür verschiedene Mechanismen diskutiert werden.

Neomycin kann besonders dann empfohlen werden, wenn Ionenaustauscher und/oder Nikotinsäure von Patienten mit Werten von LDL-C über 200 mg/dl nicht toleriert werden.

In Kombination mit Nikotinsäure senkt Neomycin auch erhöhtes Lp(a)-Lipoprotein, eine Konstellation, die als unabhängiger kardiovaskulärer Risikofaktor gilt [48]. Dies unterscheidet Neomycin und Nikotinsäure von Cholestyramin, Bezafibrat, Clofibrat und Östrogenen, welche die Lp(a)-Konzentration nicht verändern.

Resorbierbare Hypolipidämika

Nikotinsäure

Die in freier Form, als Alkohol oder als Ester (Xantinol-Nicotinat) erhältlichen Nikotinsäurepräparate, deren wirksames Prinzip die freie Nikotinsäure ist, haben vielfältige Angriffspunkte im Fettstoffwechsel und weisen mit der Senkung von LDL-C und Triglyzeriden/VLDL-TG sowie der Erhöhung von HDL-C ein erwünschtes Wirkungsmuster auf. Sie können deshalb sowohl zur Therapie der Hypercholesterinämie wie der Hypertriglyzeridämie eingesetzt werden. Befriedigende Effekte werden nur bei Dosierungen von 3 bis 6 g (und mehr) täglich erreicht. Darunter sinkt LDL-C meist um 10 bis 15%, vereinzelt auch bis zu 30%. Die Serumtriglyzeridspiegel sinken schon innerhalb weniger

Tage um 20 bis 80%. Die Intensität der Senkung korreliert positiv zur Ausgangskonzentration der VLDL-Fraktion.

Nikotinsäure hemmt die Lipolyse und reduziert so den Zustrom freier Fettsäuren zur Leber. Sie vermindert – als *Hauptangriffspunkt* – die *hepatische VLDL-Synthese und -Sekretion.* Weiterhin wird über eine vermehrte Mobilisation von Cholesterin aus dem Gewebe berichtet mit fäkaler Elimination, ein Befund, der in Übereinstimmung zu den Ergebnissen des Coronary Drug Project, das unter Nikotinsäure keine vermehrte Gallensteininzidenz zeigte, von GRUNDY et al. [46] nicht bestätigt werden konnte. Widersprüchlich sind auch die Befunde hinsichtlich der Hemmung der hepatischen Cholesterinsynthese. Die Zunahme von HDL ist Folge eines verminderten Katabolismus (Lit. bei [70]).

Nikotinsäure wird als *Hypolipidämikum der allerersten Wahl* noch vor Ionenaustauschern eingestuft [64]. Dafür werden drei Gründe angeführt. Nikotinsäure ist billiger als Ionenaustauscher. Nikotinsäure reduziert LDL-C infolge verminderter hepatischer VLDL-Synthese und -Sekretion, wodurch die atherogenen IDL (VLDL remnants) niedrig gehalten werden, während Ionenaustauscher den Katabolismus der atherogenen IDL und LDL steigern, aber die Sekretion ihres metabolischen Vorläufermoleküls unbeeinflußt lassen. Darüber hinaus wurde *im Coronary Drug Project*, einer sekundären Interventionsstudie, nachgewiesen, daß Nikotinsäure ebenso wie die Ionenaustauscher im LRC-CPPT die *kardiovaskuläre Morbidität und Mortalität senkt* [20, 24].

Nikotinsäure ist mit einer Vielzahl von *Nebenwirkungen* behaftet, wodurch die Compliance insbesondere bei hoher Dosierung erheblich beeinträchtigt und der Unterdosierung Vorschub geleistet wird. Da es *fast immer zu Beginn* einer Nikotinsäuretherapie zu *Flush und generalisiertem Pruritus* kommt, sollte der Patient darüber im voraus genau informiert werden. Die Intensität von Flush und Pruritus sind dosisabhängig. Deshalb sollte man mit einer niedrigen Dosis von 3 × 100 mg täglich beginnen und die Dosis sehr langsam etwa um nur 3 × 100 mg wöchentlich bis zur Zieldosis, steigern. Weitere Hilfen zur Reduktion des Flushs sind die Einnahme zum Essen, die Vermeidung heißer Getränke nach Einnahme sowie die zusätzliche Gabe von Acetylsalizylsäure [158, 112]. Innerhalb von drei bis sechs Wochen nimmt die Flushneigung kontinuierlich ab und kann sich in der Langzeittherapie fast vollständig verlieren. Retardierte Nikotinsäure wird von besonders sensiblen Patienten meist besser vertragen, ist aber möglicherweise auch weniger wirksam [82]. In 36% [24] bzw. 24% [52] wurde eine reversible Acanthosis nigricans beschrieben. Nicht selten treten *gastrointestinale Symptome* wie Magenbeschwerden, Übelkeit, Erbrechen und Durchfall auf. Diese meist transitorischen Symptome lassen sich durch Einnahme zu den Mahlzeiten und Antazida verringern. Andere seltene und meist passagere toxische Effekte umfassen Störungen der Leberfunktion, Verschlechterungen der Glukose-Toleranz und Anstiege der Serum-Harnsäurekonzentration. Letzteres paßt zu der im Coronary Drug Project beobachteten erhöhten Inzidenz der akuten Gichtarthritis. Extrem selten kann unter Nikotinsäuretherapie ein Gesichtsfeldausfall (Macula-Ödem) auftreten. Insbesondere bei Patienten mit Diabetes mellitus, Lebererkrankungen und Gicht sollte Nikotinsäure mit Vorsicht angewandt werden, d.h. mit regelmäßigen, zumindest initial engmaschigen Laborkontrollen.

Nikotinsäure ist für die Kombinationstherapie besonders gut geeignet und kann Partner sein für Ionenaustauscher, Neomycin, Probucol und Fibrate. Insbesondere für die Therapie von sehr stark ausgeprägten Hypertriglyzeridämien (Hyperlipoproteinämie vom Typ IV und V) sowie im Falle niedriger HDL-C-Werte ist Nikotinsäure unverzichtbar, gegebenenfalls in Kombination mit einem Fibrat.

Fibrate

Zu dieser Wirkstoffgruppe gehören Clofibrat, Clofibratderivate wie Etofibrat und Etofyllin-Clofibrat und die Clofibratanaloga Bezafibrat, Fenofibrat und Gemfibrocil. Ihre Hauptindikation ist die Hypertriglyzeridämie, speziell die Hyperlipoproteinämie vom Typ III. Bei isolierter Hypercholesterinämie gelten sie als Mittel der zweiten Wahl. Clofibrat senkt die Serumtriglyzeride neben weiteren Angriffspunkten im wesentlichen infolge Hemmung der hepatischen VLDL-Synthese/-Sekretion. Dabei kann es sekundär zu einem unerwünschten Anstieg von LDL-C kommen, so daß sich eine Kombination mit Pharmaka anbietet, die LDL-C senken. Auch bei primär erhöhtem LDL-C ist Clofibrat wirksam, jedoch keineswegs regelmäßig und weniger effektiv als bei Hypertriglyzeridämie. HDL bleibt unter Clofibrat konstant oder steigt leicht an.

In einer kontrollierten primären Interventionsstudie der WHO [51, 1], in der in jeder Gruppe über 5000 Männer im mittleren Alter mit 1,6 g Clofibrat versus Placebo über im Mittel 5,3 Jahre behandelt und nachfolgend weitere 4,3 Jahre nachbeobachtet worden waren, *erwies sich Chlofibrat nicht nur als unwirksam, sondern als potentiell gefährlich, da in der Verum-Gruppe 25% mehr Todesfälle auftraten.* Übersterblichkeit war auch in der Nachbeobachtungsphase nachweisbar. Die Übersterblichkeit ging zu Lasten aller Gruppen von Todesursachen. Sie erstreckte sich auf die ischämische Herzkrankheit ebenso wie auf den Schlaganfall und Tumorerkrankungen. Als Erklärung für die fehlende Wirksamkeit wurde der mit 249 versus 257 mg/dl relativ niedrige mittlere Cholesterinspiegel der Verum- bzw. Plazebo-Gruppe angeführt, der im Mittel nur um 9% gesenkt wurde bei erwarteten 15%. *Patienten mit mäßiger Hypercholesterinämie ohne Herzinfarkt- und Angina pectoris-Anamnese profitierten jedoch von der Clofibrat-Therapie.* Im Vergleich zur Kontrollgruppe zeigte sich eine *signifikante 25% Reduktion nicht tödlicher Infarkte.* Die tödlich verlaufenden Herzinfarkte wurden jedoch nicht durch Clofibrat beeinflußt.

Noch ungünstiger waren die Ergebnisse des Coronary Drug Project [20, 24], *einer sekundären Interventionsstudie,* in der etwa 1000 Patienten mit Clofibrat und etwa 3000 – alle wiesen mindestens einen Herzinfarkt in der Anamnese auf – mit Plazebo über etwa sechs Jahre behandelt wurden. Unter einer täglichen Gabe von 1,8 g Clofibrat betrug die Senkung der Triglyzeride im Mittel 22%, die des Cholesterins 6,5%. *Im Vergleich zur Kontrollgruppe konnte Clofibrat die Rate tödlich und nicht tödlich verlaufender Myokardinfarkte nicht senken, unabhängig davon, ob Normo- oder Hyperlipidämie vorlag.*

Beide Studien zeigten übereinstimmend, daß Clofibrat die Bildung von Gallenblasensteinen fördert, während eine kanzerogene Wirkung nicht nachgewiesen werden konnte. Das erhöhte Gallensteinrisiko rührt daher, daß Clofibrat die Ausscheidung von Cholesterin in Galle und Stuhl erhöht, während die fäkale Gallensäurenausscheidung erniedrigt wird [45].

Die Clofibratderivate wirken qualitativ wie Clofibratanaloga, nur insgesamt schwächer. Die Wirkungsweise und die Nebenwirkungen entsprechen den jeweiligen Kombinationen (Estern), z.B. bei Etofibrat denen von Clofibrat und Nikotinsäure, bei Etofyllin-Clofibrat denen von Theophyllin und Clofibrat.

Von den Clofibratanaloga liegen die umfangreichsten Daten zu Gemfibrocil [36a] mit Langzeittherapien ohne Wirkungsverlust bis 5 Jahre [107, 36a] vor Bezafibrat und Fenofibrat vor. Der Grad der Beeinflussung der Tagesprofile bei Hypertriglyzeridämie korreliert extrem ($r = 0{,}9597$) mit dem Nüchtern-Triglyzeridspiegel [108]. Analog zur Therapie mit Diät, Clofibrat und Nikotinsäure konnte auch unter Behandlung mit Bezafibrat bei LDL-C-Ausgangswerten unter 160 mg/dl bei Personen mit Typ IV und V Hyperlipoproteinämie ein Anstieg des LDL-C nicht verhindert werden. Im Gegensatz zu Clofibrat senkt Bezafibrat auch isoliert erhöhtes LDL-C um 23–25%, ein Wert, der durchaus in der Größenordnung von Ionenaustauschern und Nikotinsäure liegt. Auch bei Kindern mit familiärer Hypercholesterinämie erwies sich Bezafibrat mit einer mittleren Cholesterinspiegelsenkung um 22% als wirksam [157].

Die Wirkung von Bezafibrat beruht auf der Steigerung des LDL-Rezeptor-abhängigen Katabolismus [141], auf der Hemmung der HMG-CoA-Reduktase sowie auf einer Aktivierung der hepatischen und extrahepatischen Lipoproteidlipase [153] sowie überwiegend auf einer verminderten VLDL-Sekretion [83]. In einer eigenen noch nicht publizierten Studie zusammen mit Abshagen und Lang konnte nachgewiesen werden, daß bei gleichzeitiger oraler Gabe von zwei Beuteln Quantalan 50 zusammen mit 300 mg Bezafibrat an sechs gesunde freiweillige Probanden nur ca. 50% der Resorptionsquote für Bezafibrate innerhalb von 24 Stunden erreicht wurde, die bei alleiniger Gabe von Bezafibrat unter sonst gleichen Versuchsbedingungen bestimmt werden konnte. Bei gleichzeitiger Einnahme von 8 g Cholestyramin sind Geschwindigkeit und Ausmaß der Resorption von Bezafibrat also erheblich vermindert. Wurden 8 g Cholestyramin vor einem standardisierten Frühstück verabreicht und 200 mg Bezafibrat exakt zwei Stunden nach dem Frühstück, dann zeigte sich zwar an Hand der Serumkonzentrationszeitkurven im Vergleich zu einer alleinigen Gabe von 200 mg Bezafibrat eine deutlich reduzierte Resorptionsgeschwindigkeit. Da die kumulative Ausscheidung von unverändertem Bezafibrat im Urin innerhalb von 24 Stunden aber ca. 96% des Vergleichswertes ohne Cholestyramingabe erreichte, kann geschlossen werden, daß *eine kombinierte Therapie von Cholestyramin mit um 2 Stunden zeitlich versetzter Gabe von Bezafibrat das Ausmaß der Resorption und damit die Wirksamkeit der Kombination nicht vermindert.* Demgegenüber zeigte *Fenofibrat keine Interaktion mit* dem Ionenaustauscher *Colestipol* [50] *und verhielt sich gleichartig wie Clofibrat bei gleichzeitiger Gabe von Cholestyramin* [133].

Ansonsten dürfte sich Fenofibrat hinsichtlich Wirksamkeit [92, 132, 30], Wirkungsmechanismus [135, 130] und Nebenwirkungen nicht wesentlich unterscheiden. Die möglichen Nebenwirkungen der Analoga sind die gleichen wie bei Clofibrat. Besonders erwähnenswert ist die *erforderliche Anpassung der Dosis an die Nierenfunktion* [41], da diese Pharmaka fast ausschließlich – Bezafibrat zu 94% – über die Niere ausgeschieden werden. Andernfalls muß mit häufigerem Auftreten von *Rhabdomyolysen* gerechnet werden [117]. Konträre Ergebnisse liegen zur Wirkung von Bezafibrat und Fenofibrat auf den lithogenen Index der Gallenblasengalle vor [125, 126, 86]. Obwohl *bisher keine klinischen Hinweise dafür vorliegen, daß in der Langzeittherapie von Bezafibrat oder Fenofibrat das Gallensteinrisiko* erhöht ist, dürfte die Beobachtungszeit noch zu kurz sein, um ein endgültiges Urteil abzugeben.

Nur zu Bezafibrat als Retardpräparat liegt eine pharmakokinetische Studie bei alten hyperlipidämischen Patienten (61–87 Jahre) vor [103 a], die gezeigt hat, daß die maximalen Fibratserumspiegel um den Faktor 1,6 im Alter über denen junger Menschen (19–42 Jahre) liegen, bedingt durch eine erniedrigte renale, aber auch extrarenale Clearance. Unterhalb einer Kreatinin-Clearance von 60 ml/min sollte deshalb eine Dosisreduktion von Bezafibrat im Alter erfolgen.

Probucol

Probucol ein Dithiobisphenolderivat, das mit keinem anderen Lipidtherapeutikum strukturell verwandt ist, wird als kaum wasserlösliche, lipophile Verbindung bei oraler Applikation in nur 2–8% resorbiert und entsprechend der minimalen Hydrophilie überwiegend über die Galle und nur sehr gering renal eliminiert. Im Gegensatz zu allen anderen Hypolipidämika weist Probucol eine *extrem lange Halbwertszeit* auf, was auf die Akkumulation im Fettgewebe zurückgeführt wird. Bei kontinuierlicher Einnahme in einer Dosierung von 2 × 500 mg täglich steigen die Plasmakonzentrationen im Laufe der ersten drei bis vier Monate ständig an und bleiben danach in etwa stabil [114, 144]. Bei Therapieabbruch sinken die mittleren Plasmaspiegel sehr langsam ab, erreichen nach sechs Wochen 40% und nach sechs Monaten erst 20% der Ausgangskonzentration, woraus bei sehr seltenen Überempfindlichkeitsreaktionen besondere Probleme erwachsen könnten. Aus gleichem Grund sollte Probucol bei Frauen im gebärfähigen Alter ohne sichere Antikonzeption grundsätzlich nicht angewandt werden. Vor einer Konzeption sollte ein ganzjähriges therapiefreies Intervall liegen.

Probucol senkt den Cholesterinspiegel von Patienten mit Hypercholesterinämie im Mittel um 10 bis 20% mit großer individueller Variabilität, ohne die Triglyzeridspiegel zu verändern. Der Abfall von Gesamtcholesterin ist zum etwas kleineren Teil auf einen individuell sehr variablen Abfall von LDL-C und zum größeren Teil auf den individuell sehr konstanten Abfall von HDL-C zurückzuführen. Auch bei Hypertriglyzeridämikern kommt es unter Probucol, ohne LDL-C zu verändern, zu diesem HDL-C-Abfall. Die Ergebnisse zum Mechanismus der LDL-Reduktion sind widersprüchlich. Während Atmeh et al. [11] weder eine Veränderung der Synthese noch des Katabolismus von apoLDL nachweisen konnten, beschrieben Kesäniemi und Grundy [74] als einzigen Effekt eine 23%ige Steigerung der fraktionalen Katabolismusrate von LDL unter Probucol, während sie die fäkale Exkretion der sauren und neutralen Steroide, die Cholesterinresorption, die Lipidzusammensetzung der Gallenblasengalle, die biliäre Gallensäuren- und Cholesterin-Sekretion sowie die Aktivitäten der Lipoproteidlipase und hepatischen Lipase innerhalb von zwei bis sechs Monaten unbeeinflußt fanden. Die Abnahme von HDL ist Folge einer verminderten Synthese von Apolipoprotein A-I und A-II [102, 11] und betrifft HDL2 ebenso wie HDL3 [11].

Probucol wird als gut verträglich beschrieben. Wechselwirkungen mit anderen Medikamenten sind nicht bekannt. Die häufigsten Nebenwirkungen sind breiige Stühle und Flatulenz sowie vereinzelt Bauchschmerzen. Da in Tierversuchen unter Probucol deutliche Verlängerungen der QT-Dauer, vereinzelt mit tödlichem Ausgang infolge von ventrikulärer Extrasystolie und paroxysmaler Tachykardie beobachtet wurden, sollte bei Patienten unter Probucol-Therapie, bei denen ebenfalls individuell erheblich variable Verlängerungen der QTc-Dauer nachgewiesen wurden [29, 150, 95], aus Gründen der Vorsicht regelmäßig EKG-Kontrollen vorgenommen werden. Es wird spekuliert, daß die bisher nur beim Tier beschriebenen kardiotoxischen Effekte Folge einer gesteigerten intestinalen Resorption sein könnten. Wäre dies so, dann müßte man in Phasen potentiell gesteigerter intestinaler Resorption, wie z. B. bei intermittierenden Darmerkrankungen, die Probucol-Einnahme aussetzen oder verringern.

Trotz des relativ geringen Effektes auf LDL-C und trotz der konstant nachweisbaren beachtlichen Senkung von HDL-C kommt es unter Probucol zu markanten Regressionen von kutanen und tendinösen Xanthomen, auch bei homozygoten Hypercholesterinämikern [164] was auf seine antioxydative Wirkung auf LDL zurückgeführt wird.

Probucol wird derzeit überwiegend als Mittel der zweiten Wahl zur Therapie der Hypercholesterinämie eingestuft. Zur Kombinationstherapie werden Ionenaustauscher empfohlen.

HMGCoA-Reduktasehemmer

Der größte Fortschritt in der Therapie der Hypercholesterinämie ist die Entwicklung und weltweite Einführung der Medikamente Lovastatin, Simvastatin und Pravastatin [33 a], die als sehr gut verträgliche Medikamente gelten und den LDL-C-Spiegel bei Monotherapie in bisher unerreichter Stärke, nämlich um bis zu 40 %, senken. Sie hemmen das geschwindigkeitsregulierende Enzym der Cholesterinbiosynthese, die HMGCoA-Reduktase (3-Hydroxy-3-methylglutaryl-Coenzym-A-Reduktase) spezifisch und kompetitiv, wodurch die Konzentration des freien Cholesterins in der Leberzelle absinkt mit nachfolgender Steigerung des Rezeptor abhängigen LDL-Katabolismus. Während die Aktivität des natürlichen Substrats HMGCoA mit $4{,}0 \times 10^{-6}$ M relativ niedrig ist, liegt die inhibitorische Aktivität für Lovastatin mit $6{,}0 \times 10^{-10}$, für Simvastatin mit $2{,}0 \times 10^{-10}$ und für Pravastatin mit $2{,}2 \times 10^{-9}$ um den Faktor 1000–10000 höher. Lovastatin und Simvastatin sind sog. Prodrugs, deren geschlossener Laktonring unter Wasseraufnahme bei der ersten Leberpassage geöffnet wird, so daß eine Dihydroxykarbonsäure entsteht, der eigentliche Hemmstoff der Cholesterinsynthese. Demgegenüber wird Pravastatin schon in der ringoffenen, aktiven Form zugeführt. Pravastatin gilt mit dem Log-P-Wert von – 0,67 als relativ mehr hydrophil als Lovastatin und Simvastatin mit einem log P von 1,15 bzw. 1,66. Bislang gibt es jedoch keinen Hinweis dafür, daß die unterschiedliche Hydrophilie von irgendwelcher Bedeutung für die Wirksamkeit oder Sicherheit der Cholesterin-Synthese-Enzym (CSE)-Hemmer ist. Der ideale CSE-Hemmer sollte ausschließlich leberwirksam sein, also quantitativ von der Leber extrahiert werden und somit systemisch nicht nachweisbar sein. Keiner der drei bisher verfügbaren CSE-Hemmer erfüllt diese Voraussetzung, eine Berechtigung für die Suche nach weiteren, noch besseren Wirkstoffen dieser Gruppe. Der Anteil im großen Kreislauf nach Leberextraktion ist nach Lovastatin und Simvastatin wesentlich niedriger als nach Pravastatin. Umgekehrt ist die Plasmaproteinbindung, die die Bioverfügbarkeit einer Substanz mit bestimmt, für Lovastatin und Simvastatin wesentlich höher als für Pravastatin.

In der EXCEL-Studie [15a], der bisher umfangreichsten Studie mit einem CSE-Hemmer, in der 8245 Patienten in 5 Gruppen mit jeweils mehr als 1640 Patienten beiderlei Geschlechts mit mäßiger primärer Hypercholesterinämie (240–300 mg/dl Gesamtcholesterin, ≥160 mg/dl LDL-C, < 350 mg/dl Triglyzeride) randomisiert, doppelt-blind und Placebo kontrolliert für 48 Wochen mit Lovastatin behandelt wurden, fand sich ein Dosis bezogener Effekt auf LDL-C, HDL-C und Triglyzeride. LDL-C stieg in der Placebogruppe um im Mittel 0,4% an und sank unter 20 mg, 40 mg, 2×20 mg und 2×40 mg Lovastatin, letzteres ist die übliche Maximaldosis, um im Mittel 24%, 30%, 34% bzw. 40% ab. HDL-C stieg unter Placebo um 0,4%, unter Verum um 6,6%, 7,2%, 8,6% bzw. 9,5% an. Die Triglyzeride stiegen unter Placebo um im Mittel 3,6% und sanken unter Lovastatin wiederum dosisabhängig um 10%, 14%, 16% bzw. 19% ab, Ausdruck einer verminderten hepatischen VLDL-Synthese und -Sekretion. Die pharmakodynamischen Effekte von Simvastatin und Pravastatin, Äquivalenzdosen 10–40 mg, wurden in zahlreichen Studien in vergleichbarer Größenordnung gefunden. Der hypocholesterinämische Effekt von Lovastatin und Simvastatin ist im Alter stärker als im mittleren Lebensalter [67a]. Kombinationen mit Anionenaustauschern bzw. dem pathophysiologisch gleichwertig wirksamen Zustand nach partiellem Ileobypass sind sinnvoll, da sie zu den CSE-Hemmern additive Wirkung entfalten und Senkungen des mittleren LDL-C-Spiegels über 50% möglich machen [47, 68].

Die bedeutendste Nebenwirkung der CSE-Hemmer ist das Myopathie-Syndrom, definiert als Muskelschmerzen und/oder Muskelschwäche in Kombination mit einem CK-Anstieg um mehr als das 10fache des Normwertes. In der EXCEL-Studie wurde dieses potentiell gefährliche Syndrom, das früher über eine Rhabdomyolyse in Einzelfällen zum akuten Nierenversagen geführt hatte, nur in der Gruppe der Patienten unter der Höchstdosis von 80 mg Lovastatin – in drei Fällen – beobachtet. Wegen der besonderen klinischen Relevanz dieser Nebenwirkung sollte jeder Patient, der einen CSE-Hemmer einnimmt, über das potentielle Beschwerdebild und die erforderlichen Therapiemaßnahmen aufgeklärt sein. Das Myopathie-Syndrom gilt als gruppenspezifische und nicht substanzspezifische Nebenwirkung. Das Risiko steigt dosisabhängig. Es steigt weiterhin mit dem Grad einer präexistenten Leberschädigung und ist besonders hoch bei Kombinationstherapie mit Cyclosporin (ca. 30%), Gemfibrocil (ca. 5%) (evtl. auch in Kombination mit anderen Clofibrat-Präparaten), Nikotinsäure und Erythromycin.

Eine weitere dosisabhängige Nebenwirkung, die ähnlich auch bei anderen Lipidsenkern beobachtet wurde, ist der Transaminasenanstieg auf mehr als das Dreifache der Norm. In der EXCEL-Studie stieg die Inzidenz von 0,1% (20 mg Lovastatin) über 0,4% (40 mg) und 0,5% (2×20 mg) auf 1,1% (80 mg Lovastatin) an.

Entgegen zahlreichen Mutmaßungen konnten Schlafstörungen in keiner von inzwischen 5 kontrollierten Studien unter keinem CSE-Hemmer nachgewiesen werden. Gleiches gilt für Linsentrübungen, die nur bei Hunden unter sehr hoher Dosierung (180 mg/kg/Tag) beobachtet worden sind.

Präparate-Index

Freiname (Generic)	Handelsname
Acetylsalizylsäure	Aspirin
Asorbinsäure	Cebion, Cedoxon, Taxofit
Bezafibrat	Cedur
Cholestyramin	Quantalan
Clofibrat	Regelan, Skleromexe
Colestipol	Cholestabyl
Cyclosporin	Sandimmun
Erythromycin	Erycinum
Etofibrat	Lipo-Merz
Etofyllin-Clofibrat	Duolip
Fenofibrat	Lipanthyl, Normalip
Gemfibrocil	Gevilon
Lovastatin	Mevinacor
Neomycin	Bycomycin, Neomycin
Nicotinsäure	Niconacid
Phenprocoumon	Marcumar
Pravastatin	Pravasin
Probucol	Lurselle
β-Pyridyl-carbinol	Ronicol
Sitosterin	Sitosterin Delalande Granulat
Simvastatin	Zokor, Denan
Theophyllin	Theophyllin, Euphyllin
Tocopherol	Epronat
Xantinolnicotinat	Complamin, Xantinol

Literatur

1. A cooperative trial in the primary prevention of ischaemic heart disease using clofibrate. Report from the committee of principal investigators. Br Heart J (1978) 40:1069–1118
2. AHA Special Report. Recommendations for Treatment of Hyperlipidemia in Adults. A Joint Statement of the Nutrition Committee and the Council on Arteriosclerosis (1984), Circulation 69:1067A–1090A
3. Ahrens EH Jr (1985) The diet-heart question in 1985: has it really been settled? Lancet 1:1085–1087
4. Ahrens EH, Blankenhorn DH, Tsaltas TT (1954) Effect of human serum lipids of substituting plant for animal fat in the diet. Proc Soc Exp Biol Med 86:872–878
5. Anderson JT, Grande F, Keys A (1976) Independence of the effects of cholesterol and degree of saturation of the fat in the diet on serum cholesterol in man. Am J Clin Nutr 29:1184–1189
6. Antonis A, Bersohn I (1961) The influence of diet on serum triglycerides in South African White and Bantu prisoners. Lancet 1:3–9
7. Arntzenius AC, Kromhout D, Barth JD, Reiber JHC, Bruschke AVG, Buis B, van Gent CM, Kempen-Voogd N, Strikwerda S, van der Velde EA (1985) Diet, lipoproteins, and

the progression of coronary atherosclerosis. The Leiden Intervention Trial. N Engl J Med 312:805–811
8. Assmann G (1983) Apolipoproteinopathien. Klin Wschr 61:169–182
9. Assmann G (1986) Genetische und pathophysiologische Grundlagen der Fettstoffwechselstörungen. Vortrag 11. Wissenschaftliche Tagung Deutsche Arbeitsgemeinschaft für klinische Ernährung und Diätetik, Hannover 9.–11. Oktober 1986
10. Assmann G, Lenzen HJ (1985) Apolipoprotein E-Polymorphismus, Hyperlipidämie und Herzinfarktrisiko. Internist 26:692–700
11. Atmeh RF, Stewart JM, Boag DE, Packard CJ, Lorimer AR, Shepherd J (1983) The hypolipidemic action of probucol: a study of its effects on high and low density lipoproteins. J Lipid Res 24:588–595
12. Bang HO, Dyerberg J (1972) Plasma lipids and lipoproteins in Greenlandic west coast Eskimos. Acta Med Scand 192:85–94
13. Bang HO, Dyerberg J, Nielsen BA (1971) Plasma lipid and lipoprotein pattern in Greenlandic west coast Eskimos. Lancet 1:1143–1146
14. Ban HO, Dyerberg J, Sinclair HM (1980) The composition of the Eskimo food in north western Greenland. Am J Clin Nutr 33:2657–2661
14a. Benfante R, Reed W (1990) Is elevated serum cholesterol a risk factor for coronary heart disease in the elderly? JAMA 263:393–396
14b. Barrett-Connor E, Suarez L, Khawk, Ceiqui MH, Wingard DL (1984) Ischaemic heart disease risk factors after age 50. J Chron Dis 37:903–908
15. Blum CB, Levy RI, Eisenberg S, Hall M III, Goebel RH, Berman M (1977) High density lipoprotein metabolism in man. J Clin Invest 60:795–807
15a. Bradford RH, Shear CL, Chremos AN et al. (1991) Expanded clinical evaluation of lovastatin (EXCEL) study results. Arch Intern Med 151:43–49
16. Brown MS, Goldstein JL, Frederickson DS (1983) Familial type III hyperlipoproteinemia (dysbetalipoproteinemia). In: Stanbury JB, Wyngarden JB, Frederickson DS (eds) The Metabolic Basis of Inherited Disease, 5th edition. McGraw Hill, New York, pp 655–671
17. Brunzell JD, Schrott HG, Motulsky AG, Bierman EL (1976) Myocardial infarction in familial forms of hypertriglyceridemia. Metabolism 25:313–320
18. Brussard JH, Dallinga-Thie G, Groot PHE, Katan MB (1980) Effects of amount and type of dietary fat on serum lipids, lipoproteins and apolipoproteins in man – A controlled 8-week trial. Atherosclerosis 36:515–527
19. Brussard JH, Katan MB, Groot PHE, Havekes LM, Hautvast JGAJ (1982) Serum lipoproteins of healthy persons fed a low-fat diet or a polyunsaturated fat diet for three months. Atherosclerosis 42:205–219
20. Canner PL (1985) Mortality in coronary drug project patients during a nine year posttreatment period. J Am Coll Cardiol 5:442
20a. Carlson LA, Böttiger IE (1972) Ischaemic heart disease in relation to fasting values of plasma triglycerides and cholesterol. Lancet 1:865–868
21. Carroll KK, Giovannetti PM, Huff MW, Moase O, Roberts DCK, Wolfe BM (1978) Hypocholesterolemic effect of substituting soybean protein for animal protein in the diet of healthly young women. Am J Clin Nutr 31:1312–1321
22. Castelli WP, Garrison RJ, Wilson PWF, Abbott RD, Kalousdian S, Kannel WB (1986) Incidence of coronary heart disease and lipoprotein cholesterol levels. JAMA 256:2835–2838
23. Connor WE, Cerqueira MT, Connor RW, Wallace RB, Malinow MR, Casdorph HR (1978) The plasma lipids, lipoproteins and the diet of the Tarahumara Indians of Mexico. Am J Clin Nutr 31:1131–1142
24. Coronary Drug Project Group (1975) Clofibrate and niacin in coronary heart disease. JAMA 231:360–381
25. Descovich GC, Ceredi C, Gaddi A et al. (1980) Multicentre study of soybean protein diet for outpatient hypercholesterolaemic patients. Lancet 2:709–712
26. Deutsche Gesellschaft für Ernährung (1985) Empfehlungen für die Nährstoffzufuhr. Umschau, Frankfurt

27. Deutsche Gesellschaft für Ernährung (1980) Ernährungsbericht
28. Deutscher S, Bates MW, Caines MJ, LaPorte RE, Puntereri A, Taylor FH (1986) Determinants of lipid and lipoprotein level in elderly men. Atherosclerosis 60:221–229
29. Dujovne CA, Atkins F, Wong B, DeCoursey S, Krehbiel P, Chernoff SB (1984) Electrocardiographic effects of probucol. A controlled prospective clinical trial. Eur J Clin Pharmacol 26:735–739
30. Ducobu J, Dupont P (1986) Use of bezafibrate in fenofibrate-resistant hypertriglyceridemic patients. Curr Ther Res 39:126–130
31. Dyer AR, Stamler J, Paul O et al. (1980) Alcohol consumption and 17-years mortality in the Chicago Western Electric Company study. Prev Med 9:78–90
32. East CA, Grundy SM, Bilheimer DW (1986) Preliminary report: treatment of type 3 hyperlipoproteinemia with mevinolin. Metabolism 35:97–98
33. Ederer F, Leren P, Zurpeinen O, Frantz ID (1971) Cancer among men on cholesterollowering diets:experience from five clinical trials. Lancet 2:203–206
33a. Endo A (1988) Chemistry, biochemistry, and pharmacology of HMG-CoA reductase inhibitors. Klin Wschr 66:421–427
34. Enig MG, Munn RF, Keeny M (1978) Diatary fat and cancer trends – a critique. Fedn Proc Fedn Am Socs expl Biol 37:2215–2220
35. Exler J, Weihrauch JL (1976) VIII. Finfish. Comprehensive evaluation of fatty acids in foods. J Amer Diet Ass 69:243–248
36. Fredrickson DS, Levy RI, Lees RS (1967) Fat transport in lipoproteins – an integrated approach to mechanisms and disorders. N Engl J Med 276:2–44, 94–103, 148–156, 215–226, 273–281
36a. Frick MH, Elo O, Haapa K et al. (1987) Helsinki Heart Study: primary-prevention trial with gemfibrozil in middle-aged men with dyslipidemia. N Engl J Med 317:1237–1245
36b. Garber AM, Sox HC Jr, Littenberg B (1989) Screening asymptomatic adults for cardiac risk factors: the serum cholesterol level. Ann. Intern Med 110:622–639
37. Glueck CJ, Gartside P, Fallat RW, Sielski J, Steiner PM (1976) Longevity syndromes: familial hypobeta- and familial hyperalphalipoproteinemia. J Lab Clin Med 88:941–957
38. Glomset JA (1985) Fish, fatty acids, and human health. N Engl J Med 312:1253–1254
39. Goodnight SH, Harris WS, Connor WE, Illingworth DR (1982) Polyunsaturated fatty acids, hyperlipidemia, and thrombosis. Arteriosclerosis 2:87–113
39a. Gordon DJ, Rifkind BM (1989) Treating high blood cholesterol in the older patient. Am J Cardiol 63:48H–52H
40. Gordon T, Castelli WP, Hjortland MC, Kannel WB, Dawber TR (1977) Predicting coronary heart disease in middle-aged and older persons. The Framingham Study. JAMA 238:497–504
41. Grützmacher P, Scheruermann EH, Siede W, Lang PD, Abshagen U, Radtke HW, Baldamus CA, Schoeppe W (1986) Lipid lowering treatment with bezafibrat in patients on chronic haemodialysis: pharmacokinetics and effects. Klin Wschr 64:910–916
42. Gruger EH, Nelson RW, Stansby ME (1961) Fatty acid composition of oils from 21 species of marine fish, freshwater fish and shellfish. J Amer Oil Chem Soc 41:662–667
43. Grundy SM (1986) Cholesterol and coronary heart disease. New era. JAMA 256:2849–2858
44. Grundy SM (1986) Comparison of monounsaturated fatty acids and carbohydrates for lowering plasma cholesterol. N Engl J Med 314:745–748
45. Grundy SM, Ahrens EH Jr, Salen G, Schreibmann PH, Nestel PJ (1972) Mechanisms of action of clofibrate on cholesterol metabolism in patients with hyperlipidemia. J Lipid Res 13:531–551
46. Grundy SM, Mok HYI, Zech L, Berman M (1981) Influence of nicotinic acid on metabolism of cholesterol and triglycerides in man. J Lipid Res 22:24–36
47. Grundy SM, Vega GL, Bilheimer DW (1985) Influence of combined therapy with mevinolin and interruption of bile-acid reabsorption on low density lipoproteins in heterozygous familial hypercholesterolemia. Ann Internal Med 103:339–343

48. Gurakar A, Hoeg JM, Kostner G, Papadopoulos NM, Brewer HB Jr (1985) Levels of lipoprotein Lp(a) with neomycin and niacin treatment. Atherosclerosis 57:293–301
49. Harris WS, Connor WE, Inkeles SB, Illingworth DR (1984) Dietary omega-3-fatty acids prevent carbohydrate-induced hypertriglyeridemia. Metabolism 33:1016–1019
50. Harvengt C, Desager JP (1980) Lack of pharmacokinetic interaction of colestipol and fenofibrate in volunteers. Eur J Clin Pharmacol 17:459–463
51. Haskell WL, Camargo C, Williams PT, Vranizan KM, Kraus RM, Lindgren FT, Wood PD (1984) The effect of cessation and resumption of moderate alcohol intake on serum highdensity-lipoprotein subfractions. N Engl J Med 310:805–810
52. Heady JA (chairman) (1980) WHO cooperative trial on primary prevention of ischaemic heart disease using clofibrate to lower serum cholesterol: Mortality follow-up. Report of the committee of principal investigators. Lancet 2:379–385
53. Heckers H (1985) Stoffwechsel im Alter. In: Der alte Mensch als Patient in der Anästhesie und Intensivmedizin; Hempelmann G, Salomon F (eds). Bibliomed Medizinische Verlagsgesellschaft mbH, Melsungen, pp 39–57
54. Heckers H, Unveröffentlichte Ergebnisse
55. Heckers H, Burkard W, Schmahl FW, Fuhrmann W, Platt D (1982) Hyper-alpha-lipoproteinemia and hypo-beta-lipoproteinemia are not makers for a high life expectancy. Gerontology 28:176–202
56. Heckers H, Melcher FW (1978) Trans-isomeric fatty acids present in West German margarines, shortenings, frying and cooking fats. Am J Clin Nutr 31:1041–1049
57. Heckers H, Platt D (1985) Lipide und Lipoproteine im Alter und hohem Alter: Einflußfaktoren, Prävalenzen von Abnormitäten und prognostische Bedeutung. Akt Endokr Stoffw 6:11–24
57a. Heckers H, Platt D (1989) Results from a longitudinal Study of initially 70-year-old subjects in Giessen followed up for 10 years. In Gerontology, 4th International Symposium (ed Platt D). Springer-Verlag, Berlin Heidelberg, 221–231
57b. Heckers H, Platt D (1991) Lipoproteinstoffwechsel in der Menopause und infolge postmenopausaler Hormontherapie. Akt Endokr Stoffw 12:235–246
58. Hegsted DM (1986) Serum-cholesterol response to dietary cholesterol: a re-evaluation. Am J Clin Nutr 44:299–305
59. Hegsted DM, McGandy RB, Myers ML, Stare FJ (1965) Quantitative effects of dietary fat on serum cholesterol in man. Am J Clin Nutr 17:281–295
60. Henneking K, Heckers H (1983) Prostataadenom. Indikation zur Therapie mit sitosterinhaltigen Phytopharmaka? Med Welt 34:625–632
61. Hirai A, Hamazaka T, Terano T, Nishikawa T, Tamura Y, Kumagai A, Sajiki J (1980) Eicosapentanoic acid and platelet function in Japanese. Lancet 2:1132–11333
63. Hjerman I, Byre KV, Holme I, Leren P (1981) Effect of diet and smoking intervention on incidence of coronary heart disease. Lancet 2:1303–1310
64. Hoeg JM, Gregg RE, Brewer B Jr (1986) Special Communication. An approach to the management of hyperlipoproteinemia. JAMA 255:512–521
65. Hoeg JM, Maher MB, Bailey KR, Brewer HB Jr (1986) The effects of mevinolin and neomycin alone and in combination on plasma lipid and lipoprotein concentrations in type II hyperlipoproteinemia. Atherosclerosis 60:209–214
66. Hoeg JM, Schaefer EJ, Romano CA, Bou E, Pikus AM, Zech AL, Bailey KR, Gregg RE, Wilson PWF, Sprecher DL, Grimes AM, Sebring NG, Ayres EJ, Jahn CE, Brewer Jr HB (1984) Neomycin and plasma lipoproteins in type II hyperlipoproteinemia. Clin Pharm Therapeutics 36:555–65
67. Huth K, Tews M (1987) Ballaststoffe zur Behandlung der Hypercholesterinämie. Akt Ernähr 12:25–27
67a. Illingworth DR et al. (1952) Factors affecting the hypolipidemic response to statins. XI. International Symposium on DRUGS AFFECTING LIPID METABOLISM. Florenz, 13.–16. Mai
68. Illingworth DR, Connor WE (1984) Hypercholesterolemia persisting after distal ileal bypass: response to mevinolin. Ann Int Med 100:850–851
68a. Kafonek SD, Kwiterovich PO (1990) Treatment of hypercholesterolemia in the elderly. Ann Intern Med 112:723–725

69. Kagawa Y, Nishizawa M, Suzuki O, Miyatake T, Hamamoto T, Goto K, Motonaga E, Izumikawa H, Hirata H, Ebihara A (1982) Eicosapolyenoic acid of serum lipids of Japanese islanders with low incidence of cardiovascular diseases. J Nutr Sci Vitaminol (Tokyo) 28:441–453
70. Kane JP, Malloy MJ (1982) Treatment of hypercholesterolemia. Med Clin North America 66:537–550
71. Kannel B, Gordon T (eds) (1970) The framingham study. Section 26. Washington, DC: Government Printing Office
71a. Kannel WB, Neaton JD, Wentworth D et al. (1986) Overall and coronary heart disease mortality rates in relation to major risk factors in 325 348 men screened for the MRFIT. Am Heart J 112:825–836
72. Kark JD, Friedlander Y, Kaufmann NA, Stein Y (1985) Coffee, tea, and plasma cholesterol: the Jerusalem Lipid Research Clinic prevalence study. Brit Med J 291:699–704
73. Katan MB, Beynen AC, de Vries JH, Nobels A (1986) Existence of consistent hypo- and hyperresponders to dietary cholesterol in man. Am J Epidemiol 123:221–234
74. Kesäniemi YA, Grundy SM (1984) Influence of probucol on cholesterol and lipoprotein metabolism in man. J Lipid Res 25:780–790
75. Keys A (ed) (1970) Coronary heart disease in seven countries. American Heart Association Monograph 29:1
76. Keys A (1984) Serum-cholesterol response to dietary cholesterol. Am J Clin Nutr 40:351–359
77. Keys A, Anderson JT, Grande F (1965) Serum cholesterol response to changes in the diet II. The effect of cholesterol in the diet. Metabolism 14:759–765
78. Keys A, Anderson JT, Grande F (1965) Serum cholesterol response to changes in th3 diet. IV. Particular saturated fatty acids in the diet. Metabolism 14:776–787
79. Keys A, Grande F, Anderson JT (1974) Bias and misinterpretation revisited: Perspectives „on saturated fat". Am J Clin Nutr 27:188–212
80. Kinsell LW, Partridge J, Bolling L, Margen S, Michaels GP (1952) Dietary modifications of serum cholesterol and phspholipid levels. J clin Endocr Metab 12:909–913
81. Klatsky AL, Friedman GD, Siegelaub AB (1974) Alcohol consumption before myocardial infarction. Ann Intern Med 81:294–301
82. Knopp RH, Ginsberg J, Albers JJ, Hoff C, Ogilvie JT, Warnick GR, Burrows E, Retzlaff B, Poole M (1985) Contrasting effects of unmodified and time-release forms of niacin on lipoproteins in hyperlipidemic subjects: clues to mechanism of action of niacin. Metabolism 34:642–650
83. Kohlmeier M, Hill T, Remer P, Schlierf G (1986) Influence of bezafibrate on plasma lipoproteins, biliary lipids and fecal sterols in healthy men. Atherosclerosis 60:29–35
84. Kroman N, Green A (1980) Epidemiological studies in the Upernavik district, Greenland. Acta Med Scand 208:401–406
85. LaCroix AZ, Mead LA, Liang KY, Thomas CB, Pearson TA (1986) Coffee consumption and the incidence of coronary heart disease. N Engl J Med 315:977–982
86. Leiß O, von Bergmann K (1983) Zusammenhänge zwischen Serum-Lipoproteinstoffwechsel und biliärem Lipidstoffwechsel. Klin Wschr 61:579–592
87. Lewis B (Chairman) (1979) Conference on the health effects of blood lipids: optimal distributions for populations. Prev Med 8:679–714
88. Lin DS, Connor WE (1980) The long term effect of dietary cholesterol upon the plasma lipids, lipoproteins, cholesterol absorption, and the sterol balance in man: the demonstration of feedback inhibition of cholesterol biosynthesis and increased bile acid excretion. J Lipid Res 21:1042–1052
89. Lipid Research Clinics Program: The Lipid Research Clinics Coronary Primary Prevention Trial. Results (1984) II. The relationship of reduction in incidence of coronary heart disease to cholesterol lowering. JAMA 251:365–374
90. Lowering blood cholesterol to prevent heart disease (1985) JAMA 253:2080–2086
91. Low-fat diet may be imprudent for some, say opponents of population-based cholesterol control (1986) JAMA 256:2779–2780

92. Malmendier CL, Delcroix C (1985) Effects of fenofibrate on high and low density lipoprotein metabolism in heterozygous familial hypercholesterolemia. Atherosclerosis 55:161–169
93. Mattson FH, Grundy SM (1985) Comparison of effects of dietary saturated, monounsaturated, and polyunsaturated fatty acids on plasma lipids and lipoproteins in man. J Lipid Res 26:194–202
94. McGill HC (1979) The relationship of dietary cholesterol to serum cholesterol concentration and to atherosclerosis in man. Am J Clin Nutr 32:2664–2702
95. Miettinen TA, Huttunen JK, Kuusi T, Kumlin T, Mattila S, Naukkarinen V, Strandberg T (1982) Clinical experience with probucol with special emphasis on mode of action and long-term treatment. Artery 10:35–43
96. Miettinen M, Turpeinen O, Karvonen JM, Paavilainen E, Elosui R (1976) Prevalence of cholelithiasis in men and women ingesting a serum cholesterol-lowering diet. Ann Clin Res 8:111–116
97. Miller NE (1984) Why does plasma low density lipoprotein concentration in adults increase with age? Lancet 1:263–267
98. Mol MJT, Erkelens DW, Gevers Leuven JA, Schouten JA, Stalenhoef AFH (1986) Effects of synvinolin (MK-733) on plasma lipids in familial hypercholesterolaemia. Lancet 2:936–939
98a. Muldoon MF, Manuck SB, Matthews KA (1990) Lowering cholesterol concentrations and mortality: a quantitative review of primary prevention trials. Brit Med J 301:309–314
99. Multiple Risk Factor Intervention Trial Research Group: Multiple Risk Factor Intervention Trial: Risk factor changes and mortality results (1982) JAMA 248:1465–1477
100. National Institutes of Health Consensus Development Conference Statement (1985) Lowering blood cholesterol to prevent heart disease. JAMA 253:2080–2086
100a. Nationale Cholesterin-Initiative (1990) Dt Ärztebl 87:A-1358–1382
101. Nestel PJ (1986) Fish oil attenuates the cholesterol induced rise in lipoprotein cholesterol. Am J Clin Nurtr 43:752–757
102. Nestel PJ, Billington T (1981) Effect of probucol on low density lipoprotein removal and high density lipoprotein synthesis. Atherosclerosis 38:203–209
103. Nestel PJ, Connor WE, Reardon MF, Connor S, Wong S, Boston R (1984) Suppression by diets rich in fish oil of very low density lipoprotein production in man. J Clin Invest 74:82–89
103a. Neugebauer G, Platt D, Vömel T, Lösch W (1988) Steady-state kinetics of bezafibrate retard in hyperlipidemic geriatric patients. Klin Wschr 66:250–256
104. Office of Medical Application of Research, National Institutes of Health, Bethesda, MD (1984) Consensus Conference. Treatment of hypertriglyceridemia. JAMA 251:1196–1200
105. Oh SY, Monaco PA (1985) Effect of dietary cholesterol and degree of fat unsaturation on plasma lipid levels, lipoprotein composition, and fetal steroid excretion in normal young adult men. Am J Clin Nutr 42:399–413
106. Oliver MF (1985) Consensus or nonsensus conferences on coronary heart disease. Lancet 1:1087–1089
107. Olsson AG, Lang PD, Vollmar J (1985) Effect of bezafibrate during 4.5 years of treatment of hyperlipoproteinaemia. Atherosclerosis 55:195–203
108. Oster P, Lang PD, Vollmar J Schlierf G (1986) Diurnal lipid and lipoprotein profiles in hypertriglyceridemic patients with bezafibrate and clofibrate. Res Exp Med 186:435–441
109. Oster P, Schlierf G, Heuck CC, Greten H, Gundert-Remy U, Haase W, Klose G, Nothelfer A, Raetzer H, Schellenberg B, Schmidt-Gayk H (1976) Sitosterin bei familiärer Hyperlipoproteinämie Typ II. Eine randomisierte gekreuzte Doppelblindstudie. Dtsch med Wschr 101:1308–1311
110. Ovacov VK, Bystrova VA (1978) Present trends in mortality in the age group 35–64 in selected developed countries between 1950–1973. World Health Stat Q 31:208–226

110a. Parthasarathy S, Steinberg D, Witzum JL (1992) The role of oxidized low-density lipoproteins in the pathogenesis of atherosclerotis. Ann Rev Med 43:218–225
111. Pearce ML, Dayton S (1971) Incidence of cancer in men on a diet high in polyunsaturated fat. Lancet 1:464–467
112. Phillips WS, Lightman SL (1981) Is cutanous flushing prostaglandin mediated? Lancet 1:754–756
113. Phillipson BE, Rothrock DW, Connor WE, Harris WS, Illingworth DR (1985) Reduction of plasma lipis, lipoproteins, and apoproteins by dietary fish oils in patients with hypertriglyceridemia. N Engl J Med 312:1210–1216
114. Polachek AA, Katz HM, Sack J, Selig J, Littman ML (1973) Probucol in the long term treatment of hypercholesterolemia. Curr Med Res Opin 1:323–330
115. Puustinen T, Punnonen K, Uotila P (1985) The fatty acid composition of 12 north-european fish species. Acta Med Scand 218:59–62
115a. Report of the National Cholesterol Education Program Expert Panel on Detection, Evaluation, and Treatment of High Blood Cholesterol in Adults (1988) Arch Intern Med 148:36–69
116. Richter WO, Weisweiler P, Schwandt P (1981) Beeinflussung der Serumlipoproteine durch Sojabohneneiweiß. Münch med Wschr 123:1755–1756
116a. Rubin SM, Sidney S, Black DM et al. (1990) High blood cholesterol in elderly men and the excess risk for coronary heart disease. Ann Intern Med 115:916–920
117. Rumpf KW, Barth M, Blech M, Kaiser H, Koop I, Arnold R, Scheler F (1984) Bezafibrat-induzierte Myolyse und Myoglobinurie bei Patienten mit eingeschränkter Nierenfunktion. Klin Wschr 62:346–348
118. Sacks FM, Miller L, Sutherland M, Albers JJ, Salazar J, Foster JM, Samonds KW, Kass EH (1984) Ingestion of egg raises plasma low density lipoproteins in free-living subjects. Lancet 1:647–649
119. Sacks FM, Ornish D, Rosner B, McLanahan S, Castelli WP, Kass EH (1985) Plasma lipoprotein levels in vegetarians. The effect of ingestion of fats from dairy products. JAMA 254:1337–1341
120. Samuel P (1979) Treatment of hypercholesterolemia with neomycin: a time of reappraisal. N Engl J Med 301:595–597
121. Sanders TAB, Sullivan DR, Reeve J, Thompson GR (1985) Triglyceride-lowering effect of marine polyunsaturates in patients with hypertriglyceridemia. Arteriosclerosis 5:459–465
122. Saynor R, Verel D, Gillot T (1984) The long-term effect of dietary supplementation with fish lipid concentrate on serum lipids, bleeding time, platelets and angina. Atherosclerosis 50:3–10
123. Schacky von C, Siess W, Lorenz R, Weber PC (1984) Ungesättigte Fettsäuren, Eicosanoide und Atherosklerose. Internist 25:268–274
124. Schaefer EJ, Levy RI, Ernst ND, Van Sant FD, Brewer HB (1981) The effects of low cholesterol, high polyunsaturated fat, and low fat diets on plasma lipid and lipoprotein cholesterol levels in normal and hypercholesterolemic subjects. Am J Clin Nutr 34:1758–1763
125. Schlierf G, Chwat M, Feuerborn E, Wülfinghof E, Heuck CC, Kohlmeier M, Oster P, Stiehl A (1980) Biliary and plasma lipids and lipid-lowering chemotherapy – studies with clofibrate, fenofibrate and etofibrate in healthy volunteers. Atherosclerosis 36:323–329
126. Schlierf G, Fischer H, Roche A, Stiehl A, Oster P, Schellenberg B, Vollmar J (1980) Gallenlipide unter Bezafibrat. Münch Med Wschr 122:165–168
127. Schlierf G, Nikolaus T, Stiehl A, Heuck CC, Middelhoff G, Riesen W, Oster P (1979) Zur Wirkung lipidspiegelsenkender Kostformen auf Gallenlipide und Plasmalipoproteine bei Normalpersonen. Schweiz med Wschr 109:1743–1747
128. Schlierf G, Oster P (1987) Bedeutung postprandialer Veränderungen der Plasmalipoproteine. Akt Ernähr 12:28–30
129. Schlierf G, Oster P, Heuck CC, Raetzer H, Schellenberg B (1978) Sitosterol in juvenile type II hyperlipoproteinemia. Atherosclerosis 30:245–248

130. Schneider A, Stange EF, Ditschuneit HH, Ditschuneit H (1985) Fenofibrate treatment inhibits HMG-CoA reductase activity in mononuclear cells from hyperlipoproteinemic patients. Atherosclerosis 56:257–262
131. Schonfeld G, Patsch W, Rudel LL, Nelson C, Epstein M, Olson RE (1982) Effects of dietary cholesterol and fatty acids on plasma lipoproteins. J Clin Invest 69:1072–1080
132. Schwartzkopff W, Luley C, Scheffler W, Lehmann-Leo W, Schilling A, Wegschneider K (1982) Untersuchungen zur Wirksamkeit von Bezafibrat und Fenofibrat auf erhöhte Lipide im Blut bei HLP Typ IIa, IIb und IV. Med Welt 33:631–637
133. Sedaghat A, Ahrens EH Jr (1975) Lack of effect of cholestyramine on the pharmacokinetics of clofibrate in man. Europ J clin Invest 5:177–185
134. Sedaghat A, Samuel P, Crouse JR, Ahrens EH Jr (1975) Effects of neomycin on absorption, synthesis, and/or flux of cholesterol in man. J Clin Invest 55:12–21
135. Shepherd J, Caslake MJ, Lorimer AR, Vallance BD, Packard CJ (1985) Fenofibrate reduces low density lipoprotein catabolism in hypertriglyceridemic subjects. Aterioscle-rosis 5:162–168
136. Shorey RAL, Bazan B, Lo GS, Steinke FH (1981) Determinants of hypocholesterolemic response to soy and animal protein-based diets. Am J Clin Nutr 34:1769–1778
137. Simons LA, Hickie JB, Balasubramaniam S (1985) On the effects of dietary n-3 fatty acids (Maxepa) on plasma lipids and lipoproteins in patients with hyperlipidaemia. Atherosclerosis 54:75–88
138. Sirtori CR, Tremoli E, Gatti E, Montanari G, Sirtori M, Colli S, Gianfranceschi G, Maderna P, Dentone CD, Testolin G, Galli C (1986) Controlled evaluation of fat intake the Mediterranean diet: comparative acitivities of olive oil and corn oil on plasma lipids and pletelets in high-risk patients. Am J Clin Nutr 44:635–642
139. Stansby ME (1969) Nutritional properties of fish oils. World Rev Diet 11:46–105
140. Stein EA, Shapero J, McNerney C, Glueck CJ, Tracy T, Gartside P (1982) Changes in plasma lipid and lipoprotein fractions after alterations in dietary cholesterol, polyunsaturated, saturated, and total fat in free-living normal and hypercholesterolemic children. Am J Clin Nutr 35:1375–1390
141. Stewart MJ, Packard CJ, Lorimer AR, Boag DE, Shepherd J (1982) Effects of bezafibrate on receptor-mediated and receptor-independent low density lipoprotein catabolism in type II hyperlipoproteinaemic subjects. Atherosclerosis 44:355–365
142. Strategy For the Prevention of Coronary Heart Disease: A Policy Statement Of The European Atherosclerosis Society (1987) Europ Heart J 8:77–88
143. Sturdevant RAJ, Pearce ML, Dayton S (1973) Increased prevalence of cholelithiasis in men ingesting a serum-cholesterol lowering diet. N Engl J Med 288:24–27
144. Taylor HL, Nolan RB, Tedeschi RE, Maurath CJ (1978) Combined results of the study of probucol at 1 gm/day in eight centers. Clin Pharmacol Ther 23:131
144a. The International Committee for the Evaluation of Hypertriglyceridemia as Vascular Risk Factor (1991) The Hypertriglyceridemias: Risk and Management. Am J Cardiol 68:1A–42A
145. The Lipid Research Clinics Coronary Primary Prevention Trial Results. In Reduction in incidence of coronary heart disease. (1984) JAMA 251:351–364
146. The Lipid Research Clinics Population Studies Data Book. Vol 1 (1980). The Prevalence Study. Lipid Metabolism Branch, Division of Heart and Vascular Diseases, National Heart, Lung, and Blood Institute. U.S. Department of Health and Human Services, Public Health Service, National Institutes of Health. Government Printing Office, NIH publication No 80–1527
147. The Lovastatin Study Group II (1986) Therapeutic response to lovastatine (mevinolin) in nonfamilial hypercholesterolemia. JAMA 256:2829–2834
148. Thelle DS, Arnesen E, Forde OH (1983) The Tromsø Heart Study. Does coffee raise serum cholesterol? N Engl J Med 308:1454–1457
149. The Pooling Project Research Group: Relationship of blood pressure, serum cholesterol, smoking habits, relative weight and ECG abnormalities to incidence of major coronary events: final report of the Pooling Project, AHA Monograph 60
150. Troendle G, Gueriguian J, Sobel S, Johnson M (1982) Probucol and the QT interval. Lancet 1:1179

151. Välimäki M, Nikkila EA, Taskinen MR, Ylikahri R (1986) Rapid decrease in high density lipoprotein subfractions and postheparin plasma lipase activities after cessation of chronic alcohol intake. Atherosclerosis 59:147–153
152. Vergroesen AJ, Boer de J (1971) Quantitative und qualitative Effekte mehrfach ungesättigter und anderer Fettsäuren in der menschlichen Diät. In: Wiss Veröff Dtsch Ges f Ernährung: Polyenfettsäuren, Bd 22:76–89
153. Vessby B, Lithell H, Ledermann H (1982) Elevated lipoprotein lipase activity in skeletal muscle tissue during treatment of hypertriglyderidaemic patients with bezafibrate. Atherosclerosis 44:113–118
154. Walker GR, Morse EH, Overley VA (1960) The effect of animal protein and vegetable protein diets having the same fat content on the serum lipid levels of young women. J Nutr 72:317–321
155. Weisweiler P (1986) Medikamentöse Kombinationsbehandlung der familiären Hypercholesterinämie. In: Hyperlipidämie, Wissenschaftliche Studienreihe HOLphar, MKM Verlag, pp 113–118
156. Welborn TA, Wearne K (1979) Coronary heart disease incidence and cardiovascular mortality in Busselton with reference to glucose and insulin concentrations. Diabetes Care 2:154–160
157. Wheeler KAH, West RJ, Lloyd JK, Barley J (1985) Double blind trial of bezafibrate in familial hypercholesterolaemia. Arch Dis Child 60:34–37
158. Wilkin JK, Wilkin O, Kapp R, Donachie R, Chernosky ME, Buckner J (1982) Aspirin blocks nicotinic acid-induced flushing. Clin Pharm Ther 31:478–482
159. Woldow A (1975) Hyperlipidemia and its significance in the aged population. J Am Geriatr Soc 23:407–410
160. Wolfram G (1986) Befund oder Krankheit – Fettstoffwechsel im Hinblick auf das Herz. Internist 27:158–165
161. Wong S, Nestel PJ (1987) Eicosapentaenoic acid inhibits the secretion of triacylglycerol and of apoprotein B and the binding of LDL in Hep G2 cells. Atherosclerosis 64:139–146
162. Wood PD, Stern MP, Silvers A, Groeben GM, van der Groeben J (1972) Prevalence of plasma lipoprotein abnormalities in a free-living population of the Central Valley, California. Circulation 45:114–126
163. Wynder EL, Eddy BS (1975) Dietary fat and colon cancer. J Natl Cancer Inst 54:7–10
163a. Wysowski DK, Gross TP (1990) Deaths due to accidents and violence in two recent trials of cholesterol-lowering drugs. Arch Intern Med 150:2169–2172
164. Yamamoto A, Matsuzawa Y, Yokoyama S, Funahashi T, Yamamura T, Kishino BI (1986) Effects of probucol on xanthoma regression in familial hypercholesterolemia. Am J Cardiol 57:29H–35H
165. Yano K, Rhoads GG, Kagan A (1977) Coffee, alcohol and risk of coronary heart disease among Japanese men living in Hawaii. N Engl J Med 297:405–409
166. Zock PL, Katan MB, Merkus MP et al. (1990) Effekt of a lipid-rich fraction from boiled coffee on Serum cholesterol. Lancet 335:1235–1237

Therapie des Diabetes mellitus

W. Beischer

Häufigkeit, Ätiologie und Pathogenese des Diabetes mellitus im Alter

Mit zunehmendem Alter verschlechtert sich die Toleranz des menschlichen Organismus gegenüber Glukose. Als Faustregel gilt, daß die Konzentration der Glukose im Plasma nüchtern pro Jahrzehnt um 1 mg/dl und 2 Stunden nach einer oralen Glukosebelastung um 5 mg/dl zunimmt. Auch die Konzentration des glykosilierten Hämoglobins (HbAl oder $HbAl_c$) steigt mit dem Alter an und korreliert dabei positiv mit der Nüchternkonzentration der Blutglukose (North und Mazzaferri 1985).

Ursache für die Verschlechterung der Glukosetoleranz ist ein Nachlassen der Insulinwirkung im Alter (Fink et al. 1983; Jackson 1990), die Insulinsekretion verschlechtert sich dagegen mit dem Alter kaum. Faktoren wie eine relative Zunahme der Fettmasse des Körpers, abnehmende körperliche Aktivität sowie Begleiterkrankungen und deren Therapie spielen für die Verschlechterung der Glukosetoleranz eine wichtige Rolle.

Infolge dieser Verschlechterung der Glukosetoleranz haben etwa 10% der Menschen, die 65 Jahre und älter sind und etwa 25% der Menschen mit 85 Jahren und mehr einen Diabetes mellitus. Die zusätzliche Zahl derjenigen mit pathologischer Glukosetoleranz (s. u.) ist mindestens nochmals ebenso groß. Diese prozentualen Angaben ergeben sich unter Zugrundelegung folgender aktueller internationaler Kriterien für das Vorliegen eines Diabetes mellitus: ein Diabetes mellitus liegt vor, wenn die Konzentration der Glukose im Kapillarblut nüchtern 120 mg/dl bzw. 7,0 mmol/l oder darüber beträgt *oder* wenn die Konzentration im Kapillarblut zu einem beliebigen Zeitpunkt im Tagesprofil 200 mg/dl bzw. 11 mmol/l oder darüber beträgt *oder* wenn die Konzentration im Kapillarblut 2 Stunden nach oraler Verabreichung von 75 g Glukose 200 mg/dl bzw. 11 mmol/l oder darüber beträgt. Von einer pathologischen Glukosetoleranz spricht man, wenn die Konzentration der Glukose im Kapillarblut 2 Stunden nach oraler Gabe von 75 g Glukose zwischen 140 und 199 mg/dl liegt (entsprechende Konzentrationen im venösen Vollblut und im Plasma sowie weitere Einzelheiten zu diesen Definitionen finden sich in den Diabetologie-Informationen [1986a], dem Informationsblatt der Deutschen Diabetes-Gesellschaft).

Bei der weit überwiegenden Mehrzahl der Patienten mit Diabetes mellitus im Alter liegt ein Typ-II-Diabetes vor (Synonyme: Diabetes im Erwachsenenalter, nicht insulinpflichtiger Diabetes). Die Ätiologie des Typ-II-Diabetes ist immer noch unzureichend erforscht. Wahrscheinlich können zahlreiche Ursachen alternativ oder miteinander für das Zustandekommen der Erkrankung verantwortlich gemacht werden.

Bekannte Phänomene beim Typ-II-Diabetes sind einerseits eine verminderte Insulinwirkung sowohl auf die hepatische Gluconeogenese als auch auf den peripheren Glukoseverbrauch vor allem in der Muskulatur sowie andererseits eine beeinträchtigte Sekretion des Insulins durch die Beta-Zellen der Inseln im Pankreas. Mit ansteigenden Glukosekonzentrationen im Blut und Gewebe kommt es zur weiteren Verschlechterung der Insulinwirkung, man spricht von Glucotoxizität (Rossetti et al. 1990). Die Beeinträchtigung der Sekretion besteht vor allem in deren verzögertem Ablauf, mit Zunahme der Konzentration der Blutglukose nimmt auch die Störung der Sekretion zu. Die Beziehungen und Wechselwirkungen zwischen Wirkstörung und Sekretionsstörung des Insulins beim Typ-II-Diabetes sind nach wie vor nicht vollständig aufgeklärt. (Übersichten z. B. bei Davidson 1985 a und b; DeFronzo 1992.) In Ausnahmefällen kann auch beim Patienten mit 65 Jahren oder darüber ein Typ-I-Diabetes auftreten (Synonyme: juveniler Diabetes, insulinpflichtiger Diabetes). Unsere Vorstellungen zur Ätiologie und Pathogenese des Typ-I-Diabetes haben durch die bahnbrechenden Erkenntnisse der letzten Jahre große Fortschritte gemacht. Es handelt sich um eine chronische Autoimmunerkrankung: bei bestehender genetischer Prädisposition – für die bestimmte HLA-Antigene Marker darstellen – kommt es durch ein in seiner Natur noch ungenügend definiertes äußeres Ereignis (u. a. kommen Viren in Frage) zum Ausbruch der Erkrankung. Diese verläuft zunächst klinisch stumm und kann nur durch humorale und zelluläre immunologische Phänomene und im weiteren Verlauf auch durch ein Fehlen der ersten Phase der Insulinsekretion nach Stimulierung mit Glukose i. v. erkannt werden. Erst wenn nach Monaten oder Jahren nur noch etwa 10% der Beta-Zellen erhalten sind, kommt es zur klinischen Manifestation des Typ-I-Diabetes, in dessen weiterem Verlauf die Beta-Zellen vollständig zugrunde gehen. Zwischen dem Auftreten eines Typ-I-Diabetes und anderen Autoimmunerkrankungen, wie z. B. einer Thyreoiditis, eines Morbus Addison oder einer perniziösen Anämie autoimmuner Genese besteht eine überdurchschnittlich häufige Assoziation (Übersicht bei Eisenbarth 1986).

Klinik des Diabetes mellitus im Alter

Bei der Diagnose Diabetes mellitus fallen einem Polydypsie, Polyurie, Gewichtsabnahme, Leistungsschwäche, Übelkeit und Erbrechen als besonders typische Symptome spontan und zuerst ein. Erst in zweiter Linie denkt man dann an Symptome infolge der Spätkomplikationen oder besser der multiplen Organkomplikationen der Erkrankung.

Mit dieser beim jugendlichen Patienten mit Typ-I-Diabetes berechtigten Art des Denkens läuft man bei Patienten mit Typ-II-Diabetes und insbesondere

Tabelle 1. „Altersbeschwerden", die als akute Folge des Diabetes mellitus ausgelöst oder verstärkt werden können (BEISCHER 1991)

Appetitlosigkeit	Sehstörungen
Gewichtsverlust	Schwindel
Müdigkeit	Inkontinenz
Vergeßlichkeit	nächtliches Wasserlassen
traurige Verstimmung	nächtliche Stürze
Verwirrtheit	Neigung zu Infektionen (Haut- und Schleimhaut, Harnwege, Atemwege)

beim alten Menschen mit Typ-II-Diabetes Gefahr, die Erkrankung zu übersehen oder in ihrer Bedeutung und Tragweite völlig falsch einzuschätzen.

Die Zuckerkrankheit kann unspezifische und im Alter häufige Beschwerden auslösen oder verstärken. Eine Liste derartiger Symptome, die als „Altersbeschwerden" fehlgedeutet werden können, zeigt Tabelle 1. Entsprechende Beschwerden eines älteren Menschen sollten immer auch an einen Diabetes denken lassen.

Schwindel zählt zu den häufigsten Klagen des älteren Menschen. Der Diabetes mellitus kann durch Störungen des Elektrolyt- und Wasserhaushaltes, durch die sensomotorische Form der Polyneuropathie, durch Herzrhythmusstörungen im Rahmen einer autonomen Neuropathie des Herzens oder einer Kardiomyopathie, durch Begleiterkrankungen wie Hyper- oder Hypotonie und schließlich durch Sklerose der zerebrovaskulären Gefäße einen wesentlichen Beitrag zur Entstehung des Schwindels leisten. Ein häufiges und den Umgang mit alten Menschen besonders erschwerendes Symptom ist die Verwirrtheit. Auch hier können durch eine schlechte diabetische Stoffwechselführung entstandene Störungen im Wasser- und Elektrolythaushalt eine auslösende oder zumindest begünstigende Rolle bei der Entstehung spielen.

Sehstörungen behindern den alten Menschen häufig und schwerwiegend. Die Ursachen sind vielfältig, zahlreich sind die Einflußmöglichkeiten durch den Diabetes. Angefangen mit Verschwommensehen infolge reversibler Störungen des Brechungsindex der Linse bei schlechter Stoffwechseleinstellung, über den Katarakt, hin zur Retinopathie, speziell der im Alter besonders häufigen und das Sehvermögen besonders stark beeinträchtigenden Makulopathie.

Häufig sind durch den Diabetes mellitus begünstigte Harnwegsinfekte, die in schweren Fällen als chronische Pyelonephritis auftreten und ausnahmsweise auch zur Papillennekrose führen können. An dieser Stelle sei daran erinnert, daß Infektionen aller Art durch den Diabetes mellitus begünstigt werden.

Was die Folgekrankheiten des Diabetes an der Niere anbetrifft, kommt die Glomerulosklerose nach Kimmelstiel-Wilson mit Proteinurie, Hypertonie und Niereninsuffizienz im Gefolge auch bei älteren Menschen mit Diabetes mellitus keineswegs selten vor.

Die Spätkomplikationen oder besser Folgekrankheiten des Diabetes mellitus können bei Patienten mit Typ II-Diabetes durchaus auch als erstes

Krankheitszeichen festgestellt werden und erst zur Diagnosestellung des Diabetes führen. Das betrifft die mikroangiopathischen Folgekrankheiten Retinopathie und Glomerulosklerose ebenso wie die vielfältigen Manifestationen von Neuropathie und Makroangiopathie.

Die vielfältigen Symptome der Neuropathie bei Diabetes mellitus werden nicht selten verkannt oder erst spät erkannt.

Als internistischer Berater unserer Urologischen Klinik sah ich noch in Ulm einen ca. 85jährigen Patienten mit der Fragestellung nach Operabilität. Geplant war eine transurethrale Prostataresektion bei Dysurie und großen Restharnmengen. Anamnestisch bestanden seit Jahren Parästhesien in den Füßen und Unterschenkeln beidseits, in jüngster Zeit fielen außderdem das Aufstehen und Treppensteigen schwer, dabei wirkte die Muskulatur im Beckenbereich atrophisch, das EKG zeigte eine Sinustachykardie mit aufgehobener respiratorischer Arrhythmie, seit wenigen Jahren war ein leichter „Alterszucker“ bekannt. Aus Sicht des Diabetologen waren die Symptome in den Füßen Ausdruck einer sensomotorischen Polyneuropathie der Beine, die Schwäche im Bereich des Beckengürtels war Ausdruck der amyotrophen Form der diabetischen Neuropathie, die Tachykardie war Ausdruck einer autonomen Neuropathie mit Ausfall des Parasympathikus am Herzen. Auch die Blasenentleerungsstörung war m. E. in erster Linie Folge einer autonomen diabetischen Neuropathie.

Als weiteres Beispiel sei ein 74jähriger Patient zitiert, der uns erst kürzlich mit der Diagnose Apoplexie zugewiesen wurde. Einziges Symptom waren Doppelbilder bei Abducensparese, als deren Ursache sich per exclusionem eine Mononeuropathie bei seit Jahren bekanntem Typ-II-Diabetes ergab.

Zwei Drittel aller Diabetiker sterben an den Folgen arteriosklerotischer Gefäßerkrankungen. Mortalität und Morbidität an kardiovaskulären und zerebrovaskulären Erkrankungen sind bei Menschen mit Diabetes mellitus eineinhalb bis dreimal höher als bei Menschen ohne diese Erkrankung (The Carter Center of Emory Universität 1985; Panzram 1987). Bei jedem Schlaganfall und bei jedem Herzinfarkt kann ein Diabetes mellitus ursächlich beteiligt sein.

Die Makroangiopathie bei Diabetes mellitus ist Folge eines weit überdurchschnittlich häufigen Zusammenwirkens von Typ II-Diabetes oder auch nur pathologischer Glukosetoleranz und Hypertonie sowie Hyperlipidaemie (erhöhte Triglyceride und VLDL, erniedrigtes HDL). Neuere Ergebnisse wissenschaftlicher Untersuchungen sprechen dafür, daß die Insulinresistenz und ein aus ihr resultierender Hyperinsulinismus gemeinsame Ursachen für pathologisch Glukosetoleranz, Typ II-Diebetes, essentielle Hypertonie und Hyperlipidaemie sein können, die in variabler Reihenfolge oder beim Vollbild des sogenannten metabolischen Syndroms (synonym: Syndrom X) zusammen als Risikofaktoren für die Arteriosklerose in Erscheinung treten. Epidemiologische und experimentelle Untersuchungen bei Tier und Mensch stützen diese Zusammenhänge, die allerdings noch den Charakter einer faszinierenden Hypothese haben (Reaven 1988; Stout 1990).

Die Herzinsuffizienz bei Diabetes mellitus kann durch die als Krankheitsbild anerkannte diabetische Kardiopathie begünstigt und beschleunigt werden.

Beim Mal perforans an Druckstellen im Bereich der Fußsohle, bevorzugt im Ballenbereich der großen und der kleinen Zehe oder bei der Gangrän einer Zehe stellt man die Beziehung zur Grundkrankheit, dem Diabetes mellitus viel leichter her. Der sprichwörtliche diabetische Fuß ist meist Folge von diabetischer Neuropathie, diabetischer Mikroangiopathie, Makroangiopathie und Infektion, wobei die verschiedenen Störungen im Einzelfall eine variable anteilige Rolle spielen (BEISCHER et al. 1993a, b).

Zielvorstellung zur Diabetestherapie im Alter

Im Jahre 1982 wurden von der Deutschen Diabetes-Gesellschaft Richtlinien für Einstellungskriterien und Erfolgskontrollen bei der Therapie des Diabetes mellitus erstellt (Diabetologie-Informationen 1986b). In diesen Richtlinien heißt es unter der Überschrift Einstellungskriterien: „Diabetiker sollen auf normale oder normnahe Blutglukosewerte eingestellt, dabei aber nicht durch schwere hypoglykämische Reaktionen gefährdet werden. Die kapillären Blutglukosekonzentrationen sollen zwischen 70 und 160 mg/dl liegen. Höhere Blutglukosewerte sind prognostisch wahrscheinlich nur dann unbedenklich, wenn sie selten oder kurzfristig auftreten. Auch das HbAl soll nach Möglichkeit normal sein. Es soll keine Glukosurie bestehen."

Sind diese sehr strengen Richtlinien gerechtfertigt, und sind sie auch beim Diabetes mellitus beim alten Menschen – unabhängig vom Erkrankungstyp – anwendbar?

Retrospektive und prospektive klinische Langzeituntersuchungen, Untersuchungen mit diabetischen Tieren und Ergebnisse der Transplantationschirurgie beim Menschen und im Tiermodell haben seit Jahren nahe gelegt, daß die diabetische Mikroangiopathie, eine diabetesspezifische Erkrankung, in ihrer Entstehung und ihrem Verlauf durch die Güte der Stoffwechseleinstellung und insbesondere der Einstellung der Blutglukose beeinflußt wird. Mit der Möglichkeit, durch moderne Verfahren der Insulintherapie und Selbstkontrolle der Blutglukose langfristig eine normoglykämische oder annähernd normoglykämische Diabeteseinstellung zu erzielen, ergaben sich neue Möglichkeiten, den Einfluß der Einstellung der Blutglukose auf die Entwicklung mikroangiopathischer Komplikationen zu untersuchen. Entsprechende Untersuchungen ließen nach den ersten Monaten normoglykämischer Kontrolle eine Verbesserung der Mikroangiopathie als fraglich erscheinen. Inzwischen gibt es Verlaufsbeobachtungen bereits von einigen Jahren, deren Ergebnisse zeigen, daß eine nahezu normoglykämische Diabeteseinstellung das Fortschreiten der diabetischen Mikroangiopathie in der Niere, der Retina, dem autonomen und dem peripheren Nervensystem verzögern oder aufhalten kann (HANSSEN et al. 1986; STROWIG und RASKIN 1992). Die Frage der Zukunft lautet damit nicht mehr, weshalb eine normoglykämische Einstellung aufrecht erhalten werden sollte, sondern mit welchen Mitteln dies am besten gelingt! Weniger eindeutig sind die Beziehungen zwischen Entstehung und Verlauf der makroangiopathischen Komplikationen und der guten Einstellung der Blutglukose. Auf das weit überdurchschnittlich häufige Vorkommen der arteriosklerotischen Risikofaktoren Typ II-Diabetes, Hypertonie und Hyperlipidaemie und die Insulinresistenz als mögliche gemeinsame Ursache des tödlichen Trios (metabolisches Syndrom) wurde bereits eingegangen. Raucher gibt es unter den Diabetikern genauso häufig wie unter den Nichtdiabetikern. Dem Diabetes mellitus scheint allerdings die Rolle eines unabhängigen Risikofaktors für die Entstehung der makroangiopathischen Komplikationen zuzukommen (zusammenfassende Übersicht bei Beischer und Pfeiffer 1985). Die Grundlage dieses diabetesspezifischen Risikos ist bisher ungeklärt, die Rolle der Hyperglykämie erscheint als fragwürdig, von Wichtigkeit sein könnte der Hyperinsulinismus, außerdem gibt es Hinweise auf eine gemeinsame genetische Disposition für den Typ-II-Diabetes und die Arteriosklerose (Jarret 1984; Panzram 1987).

Epidemiologische Untersuchungen sprechen dafür, daß die Lebenserwartung im Alter von 75 Jahren und mehr durch das Vorliegen eines Typ-II-Diabetes nicht mehr beeinflußt wird (Panzram 1987). Aufgrund dieser Befunde besteht bei dem vor allem durch makroangiopathische Komplikationen gefährdeten Patienten mit Typ-II-Diabetes kein so großer Zwang zur möglichst normoglykämischen Einstellung wie beim Jugendlichen mit Typ-I-Diabetes.

Je normoglykämischer die durch Medikamente herbeigeführte Einstellung der Blutglukose, um so größer das Risiko der Hypoglykämie. Im Zeitalter der normoglykämischen Diabetes-Einstellung ist es wichtig, das Risiko der Hypoglykämie und insbesondere der hypoglykämischen Enzephalopathie nicht zu gering einzuschätzen! Dieses Risiko ist bei Vorschädigung des Gehirns oder bei beeinträchtigter cerebraler Blutversorgung als besonders hoch anzusehen. Auch bei Patienten mit kardiovaskulären Erkrankungen und mit Herzrhythmusstörungen muß vor der Gefahr einer Hypoglykämie besonders gewarnt werden. Untersuchungen der letzten Jahre haben eindrucksvoll gezeigt, daß der mangelhaften Gegenregulation bei einer Hypoglykämie, wie sie viele Diabetes-Patienten insbesondere bei langer Erkrankungsdauer zeigen, eine fehlende oder abgeschwächte Freisetzung von Glukagon in der Hypoglykämie und zum Teil auch zusätzlich von Katecholaminen zugrunde liegt (eine zusammenfassende Darstellung zum Hypoglykämierisiko bei straffer Diabeteseinstellung wurde von Unger 1982 gegeben).

Eine nahezu normoglykämische Einstellung der Blutglukose unter Einsatz von Insulin oder von Sulfonylharnstoffen kann nur erfolgreich und risikoarm sein, wenn der gut geschulte Patient seine gesamte Lebensweise – einschließlich der Stoffwechselselbstkontrolle – auf die Bedürfnisse der Erkrankung abstellt. Diese Voraussetzungen sind bei einem jungen Menschen eher erzielbar als bei einem alten Menschen, der einerseits auf liebgewordene Gewohnheiten nicht verzichten mag und andererseits nicht bereit oder in der Lage ist, einen regelmäßigen Lebensrhythmus einzuhalten, z. B. was Zeitpunkt und Menge der Nahrungsaufnahme betrifft. Die dargestellten Umstände können die am Anfang dieses Abschnitts dargestellten Einstellungskriterien für den alten Menschen *nicht* als adäquat erscheinen lassen.

Allgemein verbindliche Kriterien für die Einstellung des Diabetes mellitus beim Patienten mit 65 Jahren und mehr lassen sich meines Erachtens nicht aufstellen, eine Festlegung muß vielmehr nach den Besonderheiten jedes Einzelfalles erfolgen:

Nach meiner Auffassung muß es oberstes Gebot sein, das Risiko der Hypoglykämie so klein wie möglich zu halten.

Nach gründlicher Prüfung eines möglichen Zusammenhangs zwischen individuellen Symptomen des Patienten und Hyperglykämie bzw. schlechter Stoffwechseleinstellung sollte letztere bis zum Verschwinden der Symptome bzw. deren weitestmöglicher Linderung behandelt werden.

Beim Nachweis mikroangiopathischer Komplikationen sollten die Bemühungen um eine möglichst gute Einstellung bei minimalem Risiko der Hypoglykämie *besonders* groß sein.

Die therapeutischen Bemühungen sollten sich gegebenenfalls genauso auf die Behandlung der Hypertonie und der Hyperlipidämie konzentrieren wie auf die Behandlung der Hyperglykämie.

Maßnahmen, die geeignet sind, der Entwicklung oder dem Fortschreiten von Organkomplikationen vorzubeugen, wie zum Beispiel eine rechtzeitige Laser-Therapie der Retinopathie oder eine angemessene Fußpflege sind genauso wichtig wie die medikamentöse Beeinflussung der Hyperglykämie.

Diätbehandlung und körperliche Aktivität

Zweifellos die wichtigste und in vielen Fällen eine ausreichende Maßnahme zur Behandlung des Diabetes mellitus im Alter stellt die Behandlung mit Diät dar. Wichtigstes Gebot bei der Diät ist ein adäquates Kalorienangebot. Der Kalorienbedarf des Menschen nimmt mit zunehmendem Alter ab. Als Faustregel kann gelten, daß zwischen dem 35. und 55. Lebensjahr eine Reduktion des Kalorienbedarfs um 5% pro Jahrzehnt, zwischen dem 55. und 75. Lebensjahr um 8% und über 75 Jahre um 10% pro Jahrzehnt erfolgt. Bei einem 70 kg schweren idealgewichtigen Mann z. B. kann im Alter von 25 Jahren von einem Kalorienbedarf von ca. 2900, im Alter von 45 Jahren von 2600 und im Alter von 65 Jahren von ca. 2200 Kilokalorien ausgegangen werden; bei einer 55 kg schweren idealgewichtigen Frau betragen die entsprechenden Zahlen 2000, 1800 und 1550 Kilokalorien. Dabei wurden ein mittlerer Knochenbau, eine durchschnittliche körperliche Aktivität und eine Umgebungstemperatur von 20 °C zugrunde gelegt (Holtmeier 1979). Wichtigster Grund für die Abnahme des Kalorienbedarfs mit dem Alter ist die geringere körperliche Aktivität.

Bei Übergewicht ist eine Gewichtsreduktion unter kalorienreduzierter Kost ausgesprochen wünschenswert. Häufig kann bereits durch wenige Kilogramm Gewichtsreduktion eine entscheidende Verbesserung der Einstellung des Diabetes mellitus erreicht werden. Zur ambulanten Gewichtsreduktion kommt in erster Linie der Einsatz einer eiweißreichen kalorienreduzierten Mischkost in Frage, z. B. mit einem Gehalt von 1000 Kilokalorien. Die Unterweisung des

Patienten bezüglich der Durchführung dieser Kost sollte gründlich und wenn irgend möglich praktisch erfolgen. Wir führen in unserer Klinik für Patienten mit Stoffwechselerkrankungen jede zweite Woche für die Dauer einer Woche ein Diätbufett durch, an dem sich die Patienten unter Aufsicht der Diätassistentin die Mahlzeiten selbst zusammenstellen. Diese Einrichtung bewährt sich ausgesprochen und findet bei den Patienten großen Anklang. Der Vorteil einer kalorienreduzierten Mischkost ist insbesondere der Bezug zum alltäglichen Leben, vor allem im Zusammenhang mit einer praktischen Diätschulung ergibt sich damit die beste Grundlage für die wünschenswerte Änderung der Eßgewohnheiten.

Eine Nulldiät sollte heute nicht mehr durchgeführt werden. Bei Patienten mit Typ-I-Diabetes oder mit Typ-II-Diabetes und nur geringer Restsekretion der Beta-Zellen ist eine Nulldiät lebensgefährlich und können auch sehr unterkalorische Kosten (weniger als 1000 Kilokalorien) zu rasch bedrohlichen Stoffwechselentgleisungen führen, vor allem bei mangelhafter Zufuhr von Flüssigkeit und von Insulin, Formuladiäten können ernährungsphysiologisch sehr geeignet sein, ihr Nachteil ist die fehlende Schulungswirkung. Von den vielfältigen Außenseiterdiäten ist grundsätzlich abzuraten.

Mit zunehmendem Alter des Patienten wird man bei der Festlegung der Kalorien und ebenso bei der Auswahl und Verteilung der Nahrungsmittel besondere Rücksicht auf die individuellen Möglichkeiten und Gewohnheiten nehmen.

Hinsichtlich des Angebots an Nährstoffen gelten die in Tabelle 1 zusammengestellten Grundsätze. Diese Grundsätze können nach unseren heutigen Erkenntnissen über die Ernährung keineswegs mehr als spezifisch für eine Diabetes-Diät angesehen werden, sondern haben allgemeine Gültigkeit hinsichtlich einer gesunden Ernährung. Eine Kost, die reich an Kohlenhydraten in Verbindung mit Ballaststoffen ist, hat günstige Auswirkungen auf das Körpergewicht, den Spiegel der Glukose im Blut, den Insulinbedarf und die Konzentration der Blutfette (ANDERSON und GUSTAFSON 1986). Damit beeinflußt eine derartige Kost die Mehrzahl der Risikofaktoren für die Arteriosklerose, die im Alter mit zunehmender Häufigkeit gefunden werden, ausgesprochen günstig. Der absolute Bedarf an Eiweiß ist im Alter höher als in mittleren Lebensjahren und entspricht demjenigen bei Kindern und Jugendlichen. Etwa 60% des Eiweißes sollten tierischer Herkunft sein, mageres Fleisch, magerer Fisch, magere Käsesorten, Quark und Milch (Buttermilch, Yoghurt) stellen ideale Eiweißträger dar. Vollkornbrot, Müsli, Gemüse (insbesondere Hülsenfrüchte und Kohlsorten) und Obst sind die wichtigsten Träger von sowohl Ballaststoffen als auch von Vitaminen. Für die Umsetzung der Kenntnisse über die Nährstoffe in die praktische Auswahl von Nahrungsmitteln leistet das bereits erwähnte Diätbufett nach unseren Erfahrungen Hervorragendes.

Entscheidend für die Auswahl der Kohlenhydrate in der Diabetes-Kost ist deren Resorptionsgeschwindigkeit. Als Maß für die Resorptionsgeschwindigkeit von Kohlenhydraten in der Nahrung findet in den letzten Jahren der glykämische Index (JENKINS et al. 1981) zunehmend Verbreitung. Die Definition dieses Index ist in Tabelle 2 dargestellt. Tabelle 3 zeigt die

Tabelle 2. Nährstoffangebot beim alten Patienten mit Typ-II-Diabetes

Kohlenhydrate:	reichlich, mindestens 50% der Gesamtkalorien, in langsam resorbierbarer Form
Eiweiß:	reichlich, mindestens 1,1 g pro kg Körpergewicht und Tag
Fett:	sparsam, Streich- und Kochfette in flüssiger Form
Ballaststoffe und Vitamine:	reichlich

Tabelle 3. Glykämischer Index, GI: Maß für „langsame" und „schnelle" Kohlenhydrate (Aus: Caspary, W. F., Deutsches Ärzteblatt 82, 1413–1423, 1985)

$$\text{GI} = \frac{\text{Anstieg der Blutglukose (Fläche) nach KH-Nahrung}}{\text{Anstieg der Blutglukose (Fläche) nach äquivalenter KH-Menge als Glukose}}$$

Freie Zucker und Disaccharide		*Gemüse*	
Glukose	=100%	Breite Bohnen	=79%
Maltose	=105%	Erbsen (gefroren)	=51%
Saccharose	= 59%	Karotten	=92%
Fruktose	= 20%	Kartoffel (neu)	=70%
		Kartoffelbrei	=80%
Milchprodukte		getrocknete Bohnen	=40%
Milch	= 34%	Bohnen (Soya)	=15%
Yogurt	= 36%	getrocknete Erbsen	=14–33%
Eiscreme	= 36%	Linsen	=29%
Obst		*Mehlprodukte*	
Äpfel	= 39%	Brot (weiß)	=69%
Bananen	= 62%	Brot (grau)	=72%
Orangen	= 40%	Reis (braun)	=66%
		Reis (weiß)	=72%
		Spaghetti	=42%
		Cornflakes	=80%
		Müsli	=66%
		Haferbrei	=49%
		All-Bran-Cereal	=51%

glykämischen Indices einiger Zucker und Nahrungsmittel. Überraschend und im Widerspruch zu den herkömmlichen Vorstellungen über die Resorptionsgeschwindigkeit von Kohlenhydraten ist u. a. der mit 36% ausgesprochen niedrige glykämische Index von Milchreis. Die glykämischen Indices spiegeln die ganze Komplexität der Einflüsse auf die Resorption der Kohlenhydrate, die keineswegs nur von Ballaststoffen reguliert wird, wider. Durch die Wechselwirkungen verschiedener Nahrungsmittel in einer Mahlzeit und durch die Art von deren Zubereitung werden die Verhältnisse nur noch komplexer. Beim jetzigen Stand unserer Erkenntnisse können praktische Empfehlungen nur mit Vorbehalt ausgesprochen werden, es lohnt sich, die weitere Entwicklung auf diesem Gebiet mit Interesse zu verfolgen. Um Mißverständnissen vorzubeugen, sei abschließend darauf hingewiesen, daß ein niedriger glykämischer Index keineswegs mit der Zufuhr einer nur geringen Anzahl von Kalorien gleichzusetzen ist!

Die Möglichkeiten der medikamentösen Einflußnahme auf die Resorption der Kohlenhydrate werden im nächsten Kapitel dargestellt. Zusammenfassende Darstellungen zum Thema Resorptionsverzögerung der Kohlenhydrate wurden von JENKINS (1982) und von CASPARY (1985) gegeben.

Regelmäßige körperliche Tätigkeit ist in ihrer Bedeutung für eine gute Einstellung der Blutglukose nicht hoch genug einzuschätzen. Als diabetologischer Konsiliarius auf einer gefäßchirurgischen Station bekam ich von den Patienten regelmäßig zu hören, die Probleme mit dem Zucker seien ihnen unverständlich, dessen Einstellung habe doch bisher keinerlei Schwierigkeiten gemacht. Mit Sicherheit trug in diesen Fällen die Immobilisierung im Krankenhaus wesentlich zur Verschlechterung der Glukosetoleranz bei. Die günstigen Auswirkungen der körperlichen Tätigkeit auf die Konzentration der Glutglukose sind akut durch den bei ausreichendem Angebot an Insulin erfolgenden Umsatz von Glukose in Bewegungsenergie und chronisch durch eine Erhöhung der Insulinempfindlichkeit zu erklären.

Die Ansprüche an die körperliche Tätigkeit sollten dem Leistungsvermögen und dem Trainingszustand des jeweiligen Patienten angepaßt sein. Beim alten Menschen empfehlen sich insbesondere tägliche Spaziergänge von zwei Stunden Dauer oder mehr. Gymnastik und Schwimmen sind alternative bzw. zusätzlich empfehlenswerte Bestätigungen. Aktuelle Übersichten zu den Möglichkeiten, Chancen und Risiken körperlichen Trainings älterer Menschen im allgemeinen und älterer Diabetespatienten im besonderen finden sich bei HOLLMANN et al. (1992) und SCHWARTZ (1990).

Orale medikamentöse Therapie

Bei Patienten über 65 Jahren sollte eine orale medikamentöse Therapie des Diabetes mellitus in der Regel erfolgen, wenn die Konzentration der Blutglukose unter konsequenter Diätbehandlung nüchtern 140 mg/dl und/oder postprandial 200 mg/dl übersteigt. In Tabelle 4 sind die Möglichkeiten der medikamentösen oralen Diabetestherapie zusammengefaßt.

Tabelle 4. Medikamente zur oralen Diabetestherapie

Sulfonylharnstoffe
Präparate der 1. und 2. Generation
Biguanide
Metformin als einziges zugelassenes Präparat
Medikamentöse Resorptionsverzögerung der Kohlenhydrate
Quellstoff Guar, Glukotard
Hemmstoffe des Enzyms Disccharidase, z. B. Acarbose

Sulfonylharnstoffe

Die blutzuckersenkende Wirkung eines Sulfonamids wurde erstmalig 1930 im Tierversuch beobachtet. 1942 fielen bei der Behandlung Typhuskranker mit einem Sulfonamid Hypoglykämien auf. Anschließende Tierversuche führten zu der Vermutung, daß eine vermehrte Freisetzung von Insulin aus den Beta-Zellen der Inseln des Pankreas für die Senkung der Blutglukose verantwortlich ist. Erst 1955 allerdings, nach erneuter Beobachtung von Hypoglykämien als Nebenwirkung bei Behandlung mit einem Sulfonamid, wurde das betreffende Präparat (Carbutamid) folgerichtig in der Therapie des Diabetes mellitus eingesetzt (Franke und Fuchs 1955). Mit den Sulfonylharnstoffen begann damit ein Kapitel der Diabetologie, das sich durch eine unübersehbare Anzahl experimenteller und klinischer Veröffentlichungen auszeichnet und bis heute große Aktualität besitzt (aktuelle Übersicht bei Groop 1992). Untersuchungen von Pfeiffer et al. (1957), bestätigten für den Sulfonylharnstoff Tolbutamid den Angriffspunkt direkt an den Beta-Zellen der Inseln im Pankreas. Die Autoren konnten mittels biologischer Nachweismethoden für Insulin zeigen, daß der Insulingehalt von Kälberpankreas nach Gabe des Sulfonylharnstoffpräparats Tolbutamid abnimmt. Mit Beginn der Ära radioimmunologischer Hormonbestimmungen im Jahre 1960 wurde die stimulierende Wirkung verschiedener Sulfonylharnstoffpräparate auf die Freisetzung von Insulin aus den Beta-Zellen vielfach bestätigt.

Die Möglichkeit extrapankreatischer Wirkungen der Sulfonylharnstoffe wurde von Anfang an erwogen. Zunächst wurde vor allem an hemmende Einflüsse auf die kontrainsulinären Hormone gedacht. Diese Vermutung erwies sich allerdings nicht als richtig, dagegen fanden sich Hinweise auf eine Hemmung der Glukoneogenese in der Leber und auf eine verbesserte Wirkung des Insulins in den peripheren Geweben – in erster Linie im Muskel- und Fettgewebe (Übersichten bei de Fronzo et al. 1983; Koltermann et al. 1983). Für eine besondere Bedeutung der Wirkung auf die Insulinsekretion spricht die Tatsache, daß Sulfonylharnstoffe bei Typ-I-Diabetes wirkungslos sind (z. B. Ratzmann et al. 1984).

Nach der Erkenntnis, daß erhöhte Glukosekonzentrationen die Sekretion und Wirkung des Insulins beeinträchtigen (Glucotoxizität), könnte die verbesserte Insulinwirkung unter einer Sulfonylharnstofftherapie auch nur Folge einer Senkung der Blutglukose durch die Sulfonylharnstoffe sein (Martin 1986).

Tabelle 5 zeigt eine Zusammenstellung der bei uns eingesetzten Sulfonylharnstoffpräparate. Carbutamid, Chlorpropamid, Glymidin, Tolazamid und Tolbutamid sind Sulfonylharnstoffe der ersten, Glibenclamid, Glibornurid, Gliclazid, Glipizid, Gliquidon und Glisoxepid sind Sulfonylharnstoffe der zweiten Generation. Die Sulfonylharnstoffe der ersten Generation wirken – je nach Präparat – in Dosierungen zwischen 125 mg und 2 g und zeichnen sich durch ionische Bindung an Plasmaproteine aus. Die Sulfonylharnstoffe der zweiten Generation wirken – je nach Präparat – in Dosierungen zwischen 1,75 und 75 mg und zeichnen sich durch nichtionische Bindung an Plasmaproteine

Tabelle 5. Sulfonylharnstoffpräparate

Sulfonylharnstoffe der 1. Generation
Carbutamid
Chlorpropamid
Glymidin
Tolazamid
Tolbutamid
Sulfonylharnstoffe der 2. Generation
Glibenclamid
Glibornurid
Gliclazid
Glipizid
Gliquidon
Glisoxepid

aus. Infolge der ionischen Bindung an Plasmaproteine ergeben sich bei den Sulfonylharnstoffen der ersten Generation Wechselwirkungen mit häufig eingesetzten anderen Medikamenten, wie z. B. Acetylsalecylsäure und Phenylbutazon, die zur verstärkten Wirkung der Sulfonylharnstoffe und damit zum vermehrten Risiko der Hypoglykämie führen. Dieses Wechselwirkungsrisiko besteht für die Sulfonylharnstoffe der zweiten Generation nicht oder in geringerem Umfang (GERICH 1985).

Auch die insgesamt seltenen gastrointestinalen oder dermatologischen Nebenwirkungen kommen bei Sulfonylharnstoffen der zweiten Generation seltener vor als bei Präparaten der ersten Generation.

Die verschiedenen Sulfonylharnstoffe zeigen nicht nur klinisch relevante Unterschiede in ihrem Bindungsverhalten gegenüber Plasmaproteinen, sondern unterscheiden sich auch bezüglich Halbwertszeit, Wirkdauer, hepatischem Abbau und renaler Eliminierung. Diese Unterschiede sind für die Anzahl des geeigneten Präparats von klinischer Wichtigkeit. Bezüglich einer detaillierten Darstellung zur Pharmakologie der Sulfonylharnstoffe sei auf MARK (1986) verwiesen. Im Rahmen dieser Abhandlung können nur einige besonders wichtige Punkte herausgestellt werden: Die längste Wirkdauer überhaupt besitzt das Präparat Chlorpropamid der ersten Generation mit über 24 Stunden, von den Präparaten der zweiten Generation wirkt Glibenclamid mit durchschnittliche 15 Stunden am längsten. Für die klinische Anwendung besonders wichtig sind Unterschiede in der renalen Eliminierung. Bei Carbutamid, Chlorpropamid und Glisoxepid spielt die renale Eliminierung der Substanz in aktiver Form eine Rolle, die anderen Präparate weren dagegen kaum in unveränderter Form renal eliminiert, bei Glymidin und Tolazamid spielt allerdings die renale Eliminierung von biologisch aktiven Metaboliten eine gewisse Rolle.

Chlorpropamid und Carbutamid sollten bei eingeschränkter Nierenfunktion grundsätzlich nicht eingesetzt werden. Das betrifft auch den Einsatz beim alten Menschen, bei dem die glomeruläre Filtration physiologischerweise abnimmt.

Tabelle 6. Nebenwirkung Hypoglykämie unter Sulfonylharnstofftherapie

1. Größeres Risiko mit höherem Lebensalter bei Therapiebeginn
2. Hypoglykämiegefahr besteht auch bei niedriger Dosierung
3. Erhöhtes Risiko bei möglicher Wechselwirkung mit anderen Medikamenten (z. B. mit Salicylaten, Betablockern, Allopurinol und Clofibrat), bei pathologischer Nieren- oder Leberfunktion, verminderter Nahrungsaufnahme, Alkoholgenuß und Durchfall
4. Besonderes Risiko des schweren Verlaufs der Hypoglykämie bei zerebrovaskulären oder kardialen Erkrankungen in der Vorgeschichte

Alle anderen Präparate können bei einer glomerulären Filtrationsrate über 60 mg/min bedenkenlos zur Anwendung kommen. Bei glomerulären Filtrationsraten zwischen 30 und 60 ml/min dagegen sollte die Indikationsstellung besonders streng sein und das Risiko der Hypoglykämie besonders kritisch überwacht werden. Bei Raten der glomerulären Filtration unter 30 ml/min sollte der Einsatz von Sulfonylharnstoff grundsätzlich zugunsten des Insulins unterbleiben.

Die gefährlichste und weitaus häufigste Nebenwirkung der Sulfonylharnstoffe ist die Hypoglykämie. Mehrere Fälle von schwerer Hypoglykämie bei vor allem alten Menschen unter Behandlung mit Sulfonylharnstoffen sind mir erinnerlich. Den ersten dieser Fälle erlebte ich als Assistenzarzt am Anfang meiner internistischen Fachausbildung.

Im Dienst in der Mittagspause wurde ich zu einer Anfang 80jährigen Patientin gerufen, die plötzlich die Zeichen eines Schlaganfalls mit halbseitiger Lähmung entwickelt hatte. Bei der Untersuchung der Frau fiel ein profuses Schwitzen auf. Der Blick in die Krankenakte ergab, daß die Frau bei Konzentrationen der Blutglukose zwischen 200 und 300 mg/dl seit dem Vortag mit einem Sulfonylharnstoffpräparate behandelt wurde, und zwar von Anfang an in maximaler Dosierung. Bei der intravenösen Gabe von Glukose am gesunden Arm hob die Patientin plötzlich den gelähmten Arm und verpaßte mir als dem fremden Eindringling ganz unerwartet eine Ohrfeige.

Das Sulfonylharnstoffpräparat Glibenclamid hat in den vergangenen 15 Jahren weltweit besondere Verbreitung gefunden. Asplund et al. (1983) berichteten über 57 Fällen von Hypoglykämie unter Behandlung mit Glibenclamid, die in Schweden zwischen 1971 und 1981 aufgetreten und in der Mehrzahl dem Komitee für Medikamentennebenwirkungen gemeldet worden waren. Bei 22 Patienten konnte die Hypoglykämie als leicht eingestuft werden, bei 24 Patienten verlief sie schwer oder protrahiert, und in 11 Fällen mußte die Hypoglykämie als Todesursache angenommen werden. Die Schlußfolgerungen, die sich aus einer Analyse aller 57 Hypoglykämiefälle ergaben, sind in Tabelle 6 dargestellt. Die Hypoglykämien mit Todesfolge mahnen besonders zur strengen Indikationsstellung beim Einsatz von Glibenclamid und grundsätzlich aller Sulfonylharnstoffe.

Umfragen aus der Schweiz über Sulfonylharnstoff-Hypoglykämien ergaben sehr ähnliche Schlußfolgerungen, im Zeitraum 1975–1984 fand sich bei

Tabelle 7. Empfehlungen für die Behandlung mit Sulfonylharnstoffen

Überprüfung des Behandlungsrisikos (vgl. Tabelle 6)
Aufklärung von Patient und Angehörigen über die Notwendigkeit der regelmäßigen Nahrungsaufnahme
Schulung von Patient und Angehörigen in der Erkennung einer Unterzuckerung
Behandlungsbeginn mit niedriger Dosierung
Häufige Kontrollen der Konzentration der Blutglukose nach Behandlungsbeginn
Eventuell Auslaßversuch zur Bestätigung der Therapienotwendigkeit

einjähriger Behandlung von ca. 4000 Patienten eine schwere Hypoglykämie (Berger et al. 1986).

In den 60er Jahren wurde an mehreren Zentren in den USA eine prospektive Studie – die sogenannte UGDP-Studie – durchgeführt, deren Ziel die Feststellung der Auswirkung mehrerer Regime zur Behandlung des Typ-II-Diabetes auf die Entstehung von Gefäßkomplikationen war (University Group Diabetes Program 1970). In der Behandlungsgruppe mit Diät und dem Sulfonylharnstoff Tolbutamid wurde eine Häufung kardiovaskulärer Todesfälle beobachtet, es ergab sich der Verdacht, daß Tolbutamid die Entstehung vaskulärer Komplikationen begünstigen könnte. An der Anlage der Studie und an ihrer Interpretation wurde in der Folgezeit berechtigte Kritik geübt, andere Untersuchungen ergaben keine Anhaltspunkte für das vermehrte Auftreten vaskulärer Komplikationen unter Behandlung mit Sulfonylharnstoffen (Kilo et al. 1980).

Nachdem heute der Hyperinsulinismus in Verdacht steht, ein unabhängiger Risikofaktor für die Entstehung der Arteriosklerose zu sein (Übersicht bei Stout 1990), erscheint es immerhin als möglich, daß bei nichtindiziertem Einsatz von Sulfonylharnstoffen unter anhaltender Hyperglykämie und bei gesteigerter Insulinproduktion die Entstehung vaskulärer Komplikationen begünstigt wird.

Die Eignung der Sulfonylharnstoffe als hervorragende Medikamente in der Therapie des Typ-II-Diabetes mellitus steht außer Frage. Die Tatsache, daß deren überschießende Wirkung mit den Folgen der Hypoglykämie die mit Abstand wichtigste Nebenwirkung der Medikamente ist, unterstreicht nur ihre Eignung. Wie bei jedem hoch wirksamen Medikament ergibt sich für den behandelnden Arzt die Notwendigkeit zur besonders überlegten und strengen Indikationsstellung. In Tabelle 7 sind Richtlinien und Ratschläge für das praktische Vorgehen bei der Behandlung mit Sulfonylharnstoffen zusammengefaßt.

Biguanide, Guar und Enzyminhibitoren

Im Vergleich mit den Sulfonylharnstoffen spielen diese Substanzen in der medikamentösen oralen Diabetestherapie eine wesentlich geringere Rolle. Bereits 1918 wurde die hypoglykämische Wirkung von Guanidin festgestellt, die blutzuckersenkende Wirkung der nahe verwandten Biguanide wurde ebenfalls schon 1929 erkannt. Erst 1956 allerdings wird das Phenformin als erstes Biguanidpräparat in der Therapie des Diabetes mellitus eingesetzt. Unmittelbar danach kamen auch Metformin und Buformin auf den Markt. Anfang der 70er Jahre hatten die Biguanide in der Behandlung des Typ-II-Diabetes eine besonders weite Verbreitung gefunden. Sicher zum Teil infolge ihres Einsatzes bei ungenügender Indikationsstellung und unter Nichtbeachtens von Kontraindikationen kam es zum Auftreten schwerer Fälle von Lactacidosen, zum Teil mit Todesfolge, unter Biguanidbehandlung. Am 1. 7. 1978 wurden Phenformin und Buformin in der Bundesrepublik aus dem Handel genommen und nur das Präparat mit der schwächsten Wirkung und damit auch dem geringsten Lactacidoserisiko, Metformin im Handel belassen. Die Biguanide senken den Blutzuckerspiegel, sie führen außerdem zu einer Senkung der Triglyzerid- und Cholesterinspiegel und beeinflussen das Blutgerinnungssystem.

Bei der Senkung der Blutglukose kommt der Steigerung der Glukoseverbrauch in der Peripherie die wichtigste Rolle zu, weiterhin eine Rolle spielen könnten eine Hemmung der Glukoneogenese und der Glykogenolyse in der Leber, eine Verminderung der Kohlenhydratresorption im Gastrointestinaltrakt und schließlich eine appetitzügelnde Wirkung. Es besteht keinerlei Wirkung auf die Freisetzung des Insulins aus der Bauchspeicheldrüse. Die Biguanide bzw. das noch verbliebene Metformin senken die Blutglukose nur beim Patienten mit Diabetes mellitus, sie zeigen beim Patienten ohne Diabetes kaum Wirkung. Metformin wird nicht metabolisiert und ausschließlich in unveränderter Form renal ausgeschieden. Bei eingeschränkter Nierenfunktion kann damit eine Anhäufung von Metformin im Organismus auftreten und ein erhöhtes Risiko der Lactacidose bestehen. Herzinsuffizienz, respiratorische Insuffizienz, Alkoholismus, Operationen, Pankreatitiden und konsumierende Erkrankungen können die gefürchtete Neigung zur Lactacidose ebenfalls begünstigen. Besondere Zurückhaltung sollte beim Einsatz von Biguaniden bei über 70jährigen bestehen. Auch unter ausgeprägter Reduktionskost kann das Risiko der Lactacidose erhöht sein.

In jüngerer Zeit erlebt der Einsatz des Biguanids Metformin eine Renaissance. Vor allem bei Patienten mit Typ-II-Diabetes, Übergewicht und gut erhaltener Restsekretion lassen sich mit Metformin häufig erstaunliche Therapieerfolge erzielen. Bisher ist Metformin vom Bundesgesundheitsamt bedauerlicherweise nur zugelassen, „wenn Diät alleine nicht ausreicht und mit Sulfonylharnstoffen der gewünschte Therapieerfolg nicht zu erzielen ist“. Wünschenswert wäre seine Zulassung auch zur medikamentösen Initialtherapie, wenn Diät alleine nicht zur guten Einstellung von Blutglukose (und Blutfetten) ausreicht. Im Einvernehmen mit den Patienten praktizieren wir diesen Einsatz von Metformin bei erwiesenem Therapieerfolg. Der Erfolg der Therapie sollte auch durch einen Auslaßversuch dokumentiert werden. Die erwähnten Risiken für die Entstehung einer Lactacidose müssen stets bedacht und überwacht werden, außerdem sollte eine Überwachung des Laktatspiegels im Blut erfolgen. Wegen möglicher gastrointestinaler Nebenwirkungen sollte die Dosierung einschleichend erfolgen. Die bisher spärlichen Literaturberichte über den Einsatz von Metformin bei älteren Patienten bewerten diesen als günstig (KNIGHT et al. 1986; JOSEPHKUTTY und POTTER 1990). Außerdem möchte ich auf eine aktuelle Übersichtsarbeit zum Thema verweisen (BAILEY 1992).

Bei der Diabetes-Diät stellte ich bereits dar, daß die gastrointestinale Resorption von Glukose entscheidend von vielfältigen Faktoren der Nahrung abhängt. Im glykämischen Index kommt diese Abhängigkeit am besten zum Ausdruck. Nach demselben Prinzip der gastrointestinalen Resorptionshemmung funktionieren auch einige orale Diabetesmedikamente.

Guar, ein aus dem Samen der in tropischen Gebieten Asiens und im Südwesten der USA angebauten Guar-Bohne gewonnener Ballaststoff mit vor allem quellenden Wirkungen wird einerseits in der Nahrungsmittelindustrie in verschiedenen Nahrungsmitteln eingesetzt und wurde andererseits vor einigen Jahren in Form eines Guar-Granulates auf den Markt gebracht. Guar und Wasser bilden zusammen ein hoch visköses Hydrokolloid, das einerseits Nährstoffe adsorbiert und verzögert wieder zur Resorption freigibt und andererseits sozusagen als Film auf der Dünndarmwand die Diffusionsschicht für die Nährstoffe bei deren Resorption verbreitert. Es ist wichtig zu wissen, daß Guar die Resorption nicht vermindert, sondern lediglich verzögert! Guar selbst ist in den oberen Darmabschnitten stabil und kann im Enddarm bakteriell abgebaut werden. Eine Dosis von 5 g Guar vor der Mahlzeit gemeinsam mit 250 ml kalter Flüssigkeit (Wasser, Tee, Milch, *kein* Alkohol) vermindert den postprandialen Anstieg der Blutglukose im Mittel um ca. 10%. Bei Langzeitgabe von Guar fand sich auch eine leichte Senkung des Nüchternspiegels der Blutglukose. Unter einer Einnahme von Guar kommt es auch zu einer leichten Senkung des Cholesterin- und Triglyzeridspiegels.

Guar stellt keinen Ersatz für die Diabetesdiät oder die Behandlung mit Insulin und Antidiabetika dar, seine Indikation besteht lediglich als sinnvolle Begleittherapie. Nach einschleichender Dosierung kann schließlich vor den drei Hauptmahlzeiten jeweils 5 g Guar verabreicht werden. Der Einsatz beim alten Menschen wird durch die unumgängliche Notwendigkeit der Flüssigkeitszufuhr begrenzt. Einer ballaststoffreichen Kost ist hier unbedingt der Vorzug zu geben.

Eine Verzögerung der Resorption von Glukose kann auch durch Hemmung der enzymatischen Spaltung von Poly- und Disacchariden im Darm erfolgen.

Acarbose, ein Pseudotetrasaccharid, vermag in Konkurrenz mit Kohlenhydraten der Nahrung an α-Glucosidasen, Enzyme des Dünndarms, reversibel zu binden und dadurch den Abbau dieser Kohlenhydrate zu hemmen. Letztlich kommt es infolge verzögerter Kohlenhydratresorption nach Gabe von Stärke, Saccharose und Maltose zu verminderten Anstiegen der Blutglucose (CASPARY 1985). Acarbose hat in jahrelangen klinischen Prüfungen seine Wirksamkeit erwiesen, bei Langzeitbehandlungen vermag es die HbA-1-Konzentration um etwa 1% zu senken, erwartungsgemäß fällt die Blutglukose postprandial deutlicher ab als nüchtern (aktuellste multizentrische Studie: ROSS et al. 1992). Acarbose vermag bei allen Typen des Diabetes die Einstellung der Blutglukose zu verbessern und verursacht bezüglich der Insulinkonzentration im Blut keinen Anstieg, sondern einen leichten Abfall.

Flatulenz und Meteorismus infolge bakterieller Verdauung eines Teils der Kohlenhydrate im Dickdarm sind häufige Nebenwirkungen einer Acarbosetherapie. Nach unseren Erfahrungen bestehen große individuelle Unterschiede im Auftreten dieser Nebenwirkungen. Die Dosierung von Acarbose sollte auf alle Fälle einschleichend und vorsichtig erfolgen. Fraglos verkörpert Acarbose ein interessantes neues Behandlungsprinzip. Für den Einsatz von Acarbose beim alten Menschen spricht das fehlende Risiko der Hypoglykämie. Wie gut sich Acarbose allerdings bei alten Patienten bewährt, müssen künftige Untersuchungen zeigen.

Substanzen mit neuen pharmakologischen Angriffspunkten zur Therapie des Typ-II-Diabetes befinden sich in Entwicklung und Erprobung (Bessler und Johnson 1992).

Die Behandlung mit Insulin

Die Indikationen zur Behandlung des Diabetes mellitus bei Senioren mit Insulin sind in Tabelle 8 zusammengestellt.

Die großen Probleme des Typ-I-Diabetes im Alter möge die Kasuistik einer Patientin demonstrieren. 1975 wurde bei der damals 70jährigen Patientin bei akut aufgetretenem Durst, Gewichtsverlust und Leistungsabfall ein Diabetes mellitus festgestellt. Von Anfang an erwies sich die Behandlung mit zweimal täglicher Gabe eines Verzögerungsinsulins als erforderlich. In der Folgezeit kam es zu mehreren Krankenhausaufenthalten wegen Stoffwechselentgleisungen, insbesondere in den hypoglykämischen Bereich. Nach kürzlicher Umstellung von dem bisherigen Rinderinsulin auf Humaninsulin fanden sich besonders ausgeprägte Schwankungen der Blutglukose. Aufnahmegrund bei uns war eine hyperglykämische Entgleisung. HbAl, Fruktosamin und Cholesterin fanden sich erhöht, die augenärztliche Untersuchung ergab eine Background-Retinopathie, für eine Nephropathie, eine Neuropathie oder makroangiopathische Komplikationen fanden sich keine Hinweise.

Tabelle 8. Indikationen für die Insulintherapie des Diabetes mellitus im Alter

Typ-I-Diabetes

Typ-II-Diabetes, Diabetes in Verbindung mit anderen Erkrankungen
- bei Symptomen der Hyperglykämie oder Konzentration der Glukose im Plasma über 200 mg/dl nüchtern (= über 180 mg/dl im Kapillarblut) unter Diät nach entsprechender gründlicher Schulung und bei gleichzeitiger Unverträglichkeit (Nebenwirkungen, Kontraindikationen) oder auszureichender Wirksamkeit oraler Medikamente sofort oder im Krankheitsverlauf (Sekundärversagen)
- bei entgleistem Stoffwechsel in Streßsituationen (andere Erkrankungen, Unfälle, Operationen)

Die Bestimmung des C-Peptids während einer intravenösen Belastung mit Arginin ergab keinerlei Restsekretion der Beta-Zellen. Die Diabeteseinstellung erwies sich bei der inzwischen 87jährigen, geistig und körperlich sehr rüstigen Patientin als besonders schwankend und ausgesprochen schwierig. Ein besonderes Problem stellten aus Sicht der Patientin und aus ärztlicher Sicht symptomarme Hypoglykämien dar. Eine intensivierte Insulintherapie mit freier Mischung aus Alt- und Verzögerungsinsulin und/oder mehr als zweimal täglichen Injektionen erwies sich als nicht praktikabel.

Erst nach ausgiebiger theoretischer und praktischer (Diät-Bufett)Diätschulung und nach Ermahnung zur genauen Einhaltung der Essenszeiten und der Kohlenhydratmengen sowie nach Unterweisung in der Selbstkontrolle der Blutglukose auf Wunsch und Betreiben der Patientin selbst gelang unter morgendlicher und abendlicher Gabe von zwei unterschiedlichen Mischinsulinen eine akzeptable Einstellung der Blutglukose, das Hauptaugenmerk galt dabei der Vermeidung von Hypoglykämien.

Antikörper gegen Inselzellen eignen sich als Marker für den Typ-I-Diabetes zu Beginn der Erkrankung. Patienten mit vermeintlichem Typ-II-Diabetes zeigten diese Antikörper überdurchschnittlich häufig (Gleichmann et al. 1984). Derartige Befunde legen nahe, daß der Typ-I-Diabetes im Erwachsenenalter häufiger vorkommt als bisher angenommen. An diese Möglichkeit muß vom behandelnden Arzt gedacht werden, in derartigen Fällen empfiehlt sich eine frühzeitige Insulinbehandlung.

Die vielfältigen und z. T. wenig diabetesspezifischen Symptome der Hyperglykämie bei älteren Menschen wurden bereits dargestellt (vgl. Tab. 1). Wenn sie unter Ausschöpfens aller diätetischen und oral medikamentösen Möglichkeiten bestehen bleiben, so sollte dies immer Anlaß zur Umstellung auf Insulin sein. Wenn die Konzentration der Glukose nüchtern 200 mg/dl im Plasma entsprechend 180 mg/dl im Kapillarblut übersteigt, so sollte auch beim asymptomatischen oder vermeintlich asymptomatischen Patienten spätestens die Umstellung auf Insulin erfolgen. Bei besonders rüstigen und motivierten Patienten oder bei Patienten mit ausgeprägten neuropathischen und/oder mikroangiopathischen Folgekrankheiten sollte die Umstellung auf Insulin bereits bei geringer Erhöhung der Blutglukose im Nüchternzustand durchgeführt werden.

An die Kontraindikationen der Sulfonylharnstoffe sei kurz erinnert, sehr selten kommen gastrointestinale Nebenwirkungen und noch seltener allergisch-toxische Reaktionen an Haut- und Knochenmark in Frage. Bei schwerer Leberschädigung und bei Störungen der Nierenfunktion mit einer Einschränkung der glomerulären Filtrationsrate unter 30 ml/min sollten Sulfonylharnstoffe nicht eingesetzt werden. In seltenen Fällen kann sich auch aus einer ungeklärten, besonderen Neigung zur Hypoglykämie unter Therapie eine Kontraindikation ergeben (vgl. außerdem Beitrag von D. Platt, S. 3ff.).

Läßt sich durch die Gabe eines Sulfonylharnstoffs primär – d. h. im Laufe weniger Tage – keine zufriedenstellende Einstellung der Blutglukose erzielen, so spricht man vom Primärversagen.

Kommt es dagegen zur Verschlechterung der Stoffwechseleinstellung nach monate- bis jahrelanger erfolgreicher Therapie mit Sulfonylharnstoffen, so liegt ein Sekundärversagen vor (PFEIFFER et al. 1957). Das Sekundärversagen ist eine häufige Erscheinung und bevorzugt jüngere und schlanke Patienten. In der Mehrzahl der Fälle handelt es sich allerdings gar nicht um ein echtes Sekundärversagen, sondern um Nachlässigkeit in der Diabetesführung, vor allem in der Einhaltung der Diät. Durch intensive theoretische und praktische Diätschulung – letztere im Rahmen unseres Diät-Bufetts – können wir in derartigen Fällen nicht selten ein erneutes und ausreichendes Ansprechen auf die orale Therapie erzielen. Eine wichtige Hilfe bei der Entscheidung für Insulin ist nach meiner jahrelangen Erfahrung die Kenntnis der Restsekretion der Beta-Zellen und insbesondere deren Reserve unter intensiver Stimulierung. Zur Stimulierung eignen sich Glukose/Glibenclamid i.v. (BEISCHER et al. 1984), Arginin i.v. Glucagon i.v. oder auch eine standardisiertes Frühstück.

Bei guter Stimulierung des C-Peptides wird man die Diätschulung ganz besonders intensivieren und erforderlichenfalls eine Reduktionskost und/oder eine Therapie mit Metformin beginnen, bei schlechter Stimulierung des C-Peptides dagegen wird man sich auch beim adipösen Patienten zur Behandlung mit Insulin entschließen, erforderlichenfalls in Verbindung mit einer Reduktionsdiät.

Bei den Diabetes mellitus belgeitenden Erkrankungen wie dem Herzinfarkt, dem Schlaganfall, der Pankreatitis, Infektionen jeglicher Art, endokrinen Erkrankungen wie Hyperthyreose, Akromegalie, Morbus Cushing oder auch bei Psychosen sowie im Zusammenhang mit Unfällen oder Operationen erhöht sich der Insulinbedarf bei eingeschränkter Insulinwirkung. In diesen Situationen kann die endogene Insulinsekretion unzureichend sein und eine in der Regel vorübergehende Behandlung mit Insulin unumgänglich werden. Derartige Fälle sind eine strenge Indikation für den Einsatz von hochgereinigtem Humaninsulin (s.u.).

Allergien unterschiedlichen Typs und durch Antikörper vermittelte Resistenzen stellten über viele Jahre die hauptsächliche Nebenwirkung einer Behandlung mit Insulin dar. Zwei Ursachen waren für diese Nebenwirkung verantwortlich, Verunreinigungen der Insuline und deren Herkunft vom Rind oder vom Schwein.

Hochgereinigte Insuline haben bereits in den 70er Jahren zunehmend Verbreitung gefunden, seit 1983 haben Humaninsuline, die von allen Herstellern nur als hochgereinigte Präparate vertrieben werden, überraschend schnell den Markt erobert (Übersichten zum Thema Humaninsulin: PFEIFFER 1983; KARAM und ETZWILLER 1983). Humaninsuline werden heute sowohl biosynthetisch mit Hilfe der Gentechnologie als auch semisynthetisch aus Schweineinsulin durch Austausch der endständigen Aminosäure der B-Kette des Insulins hergestellt (Austausch von Alanin gegen Threonin).

Durch den Einsatz hochgereinigter Humaninsuline sind Allergien, durch Antikörper bedingte Resistenzen und Lipodystrophien zunehmend im Verschwinden begriffen.

Tabelle 9. Einteilung der Insuline nach ihrer Wirkdauer

Altinsuline
für konventionelle Therapie
für Therapie mit Pumpe und Pen
Verzögerungsinsuline
mittellang wirksam (Intermediärinsuline)
lang wirksam (protrahierte Insuline)
Misch- oder Kombinationsinsuline

Bei der Umstellung von tierischen Insulinen – insbesondere Rinderinsulin – auf Humaninsulin kann infolge fehlender Bindung des Humaninsulins an präformierte Antikörper gegen Rinderinsulin eine erhebliche Reduzierung der Insulindosis erforderlich werden, es empfiehlt sich deshalb ein vorsichtiges Vorgehen.

In den vergangenen Jahren entstand eine große Kontroverse zur Frage eines erhöhten Hypoglykämierisikos unter Behandlung mit Humaninsulin verglichen mit den tierischen Insulinen. In zahlreichen Arbeiten konnte für die Hypoglykämie durch Humaninsulin weder ein verzögerter Anstieg der kontrainsulinären Hormone noch ein eindeutiger Unterschied des subjektiven Hypoglykämieempfindens nachgewiesen werden (z. B. Patrick et al. 1991). Aus der eigenen klinischen Erfahrung ergibt sich ebenfalls nicht der Eindruck eines generell höheren Hypoglykämierisikos unter Humaninsulin, allerdings klagten einige der vielen von tierischen Insulinen auf Humaninsulin umgestellten Patienten über eine schlechtere Hypoglykämiewahrnehmung, die sich nach erneuter Umstellung auf ein hochgereinigtes Schweineinsulin wieder verbesserte.

Eine Einteilung der Insuline in Abhängigkeit von der Dauer ihrer Wirkung und der Art ihrer Applikation findet sich in Tabelle 9. An die in Pumpen und Pens verwendeten Altinsuline sind besondere Ansprüche hinsichtlich ihrer Stabilität gestellt, die Entwicklung ist hier keineswegs abgeschlossen. An Zink, Surphen, Protamin oder Humanglobin wird Insulin salzartig oder komplex gebunden, dadurch erfolgt eine Verzögerung der Resorption des Insulins. Diese Hilfsstoffe finden in Verzögerungs- und Mischinsulinen ihre Verwendung, eine verzögerte Insulinresorption kann auch ohne Hilfsstoffe bei Mischung von amorphem und kristallinem Insulin erzielt werden. In jüngster Zeit haben die Protamin-Insuline größte Anerkennung und Verbreitung gefunden. Ihr besonderer Vorteil ist die Möglichkeit, Mischungen aus Verzögerungs- und Altinsulinen zu erzeugen, die stabil sind, d. h. in denen sich die charakteristischen Wirkprofile beider Anteile voneinander unbeeinflußt addieren. Alle drei in Deutschland verkaufenden Insulinhersteller (die Firmen Hoechst, Lilly und Novo/Nordisk) bieten als humane Verzögerungs- und Kombinationsinsuline Protamin-Insulin an. Mit dieser Entwicklung ist die Vielfalt auf dem Gebiet der Insuline von der Anzahl der Präparate her zwar größer, vom Prinzip her jedoch überschaubarer geworden.

Tabelle 10. Möglichkeiten der Insulinapplikation

Subkutane Bolusinjektion	übliche konventionelle Therapie intensivierte konventionelle Therapie
Subkutane Insulininfusion	übliche Therapie mit Insulinpumpen
Intravenöse Insulininfusion	Therapie mit dem künstlichen Pankreas, mögliche Therapie mit Insulinpumpen, übliche Therapie beim Koma diabeticum
Intramuskuläre Bolusinjektion	mögliche Therapie beim Koma diabeticum
Intraperitoneale Insulininfusion	mögliche Therapie mit Insulinpumpen

Tabelle 11. Möglichkeiten der subkutanen Insulintherapie

Konventionelle Insulintherapie zwei- (ein-)mal tägliche Gabe eines Verzögerungs- oder Mischinsulins	statische Insulintherapie
Intensivierte konventionelle Insulintherapie freie Mischung aus Verzögerungs- und Altinsulin, Mehrfachinjektionen, z. B.: – nüchtern und vor dem Abendessen Gabe einer freien Insulinmischung – nüchtern freie Mischung, vor dem Abendessen Altinsulin, vor dem Schlafengehen Verzögerungsinsulin – vor den drei Hauptmahlzeiten Altinsulin, vor dem Schlafengehen (und nüchtern) Verzögerungsinsulin („Basis-Bolus-Konzept“) *Kontinuierliche subkutane Insulininfusionstherapie* (Pumpe) vor den drei Hauptmahlzeiten Altinsulin bei gleichzeitiger Dauerinfusion von Altinsulin	dynamische (funktionelle) Insulintherapie

Tabelle 10 zeigt die verschiedenen Möglichkeiten der Insulinapplikation. Bei insulinbedürftigen Patienten mit Typ-II-Diabetes ist die subkutane Bolusinjektion insulinbedürftigen Patienten mit Typ-II-Diabetes ist die subkutane Bolusinjektion im Rahmen der üblichen konventionellen Therapie das Routineverfahren.

Die Gabe von Insulin als Nasenspray oder Suppositorium gewährleistet bisher keine ausreichend zuverlässige und langfristig durchführbare Therapie. Aus bahnbrechenden jüngsten Untersuchungen sind Aufbau und Struktur des Rezeptors für Insulin auf der Oberfläche menschlicher Zellen bekannt. Die Synthese von Substanzen, die die Wirkung des Insulins nachzuahmen vermögen, erscheint damit als potentiell möglich. Der alte Traum von einer oralen Behandlung mit Insulin könnte sich damit vielleicht doch noch verwirklichen lassen!

Damit kommen wir zum praktischen Vorgehen bei der Behandlung mit Insulin. Die unterschiedlichen Möglichkeiten hinsichtlich der Durchführung der Behandlung sind in Tabelle 11 zusammengefaßt. Das Prinzip der intensivierten konventionellen Insulintherapie und der kontinuierlichen subkutanen Insulininfusionstherapie ist die Nachahmung der physiologischen Insulinfreisetzung beim Gesunden durch auf die Mahlzeiten abgestimmte, variable und bedarfsgerechte Gabe von Altinsulin. Auch bei Patienten mit Typ-II-Diabetes sind Techniken der intensivierten, konventionellen Insulintherapie angewandt worden, die auf die Mahlzeiten bezogene Substitution von Altinsulin erwies sich dabei als sehr erfolgreich (Übersicht bei TATTERSALL 1986).

Der Aufwand der Mehrfachinjektionen wird durch Einsatz eines Pens – einer Injektionshilfe, die das Aufziehen von Insulin erspart – technisch vereinfacht. Jegliche intensivierte Insulintherapie kann nur mit Vorteil betrieben werden, wenn vor dem Zeitpunkt der variablen Gaben von Altinsulin eine regelmäßige Selbstkontrolle der Konzentration der Blutglukose erfolgt. Beim alten Menschen mit Typ-II-Diabetes läßt sich diese entscheidende Voraussetzung für eine intensivierte Insulintherapie selten verwirklichen. Deshalb und wegen des insgesamt größeren Aufwands der intensivierten Therapieformen, der auch mit erhöhtem Risiko von Irrtümern verbunden ist, bleibt die konventionelle Behandlung mit Insulin – in der Regel mit morgendlicher *und* abendlicher Injektion – für die überwiegende Anzahl der alten Patienten mit Diabetes mellitus das Verfahren der Wahl.

Eine Ergänzung bisheriger Strategien der Insulintherapie bei Patienten mit Typ-II-Diabetes stellt die ausschließliche Gabe eines Verzögerungsinsulins zur Nacht dar (RIDDLE 1990). Unsere Erfahrungen mit dieser neuen Therapiestrategie sind in ausgewählten Fällen günstig. Eine allgemeine Empfehlung dieser Therapie kann allerdings erst nach deren breiterer Erprobung ausgesprochen werden.

Es versteht sich von selbst, daß eine erfolgreiche Behandlung mit Insulin keineswegs nur von Faktoren der Insulingabe bestimmt wird. Die Vielzahl der zu berücksichtigenden Einwirkungen auf die Konzentration der Blutglukose ist in Tabelle 12 dargestellt. Im Interesse einer guten Einstellung des Diabetes mellitus müssen alle dargestellten Faktoren bedacht und im Rahmen der individuellen Einflußmöglichkeiten berücksichtigt werden.

Zur Orientierung für das praktische Vorgehen bei der Behandlung mit Insulin gibt Tabelle 13 einige Richtlinien.

Einer kombinierten Behandlung mit Insulin und Sulfonylharnstoff sei ein abschließender Kommentar gewidmet. Beide Medikamente bewirken die Verfügbarkeit von mehr Insulin, tragen zur Senkung der Konzentration der Blutglukose bei und erreichen wohl in erster Linie dadurch eine Verbesserung der Insulinwirkung. Bei Kombination von Insulin und Sulfonylharnstoff können sich die Wirkungen beider Medikamente addieren, eine darüber hinausgehende Potenzierung der Wirkungen ist nicht zu erwarten. Der Vorteil einer kombinierten Behandlung bei beiden Medikamenten ist beim alten Menschen vor allem in der Einsparung einer Insulininjektion zu sehen.

Auch die Gabe von Sulfonylharnstoffen tagsüber und Insulin zur Nacht (s. o.) kann eine erfolgreiche Therapiekombination sein.

Die Vorteile einer Kombination beider Medikamente dürfen keinesfalls mit dem Nachteil eines höheren Risikos der Hypoglykämie erkauft werden!

Tabelle 12. Einflüsse auf die Einstellung der Blutglukose

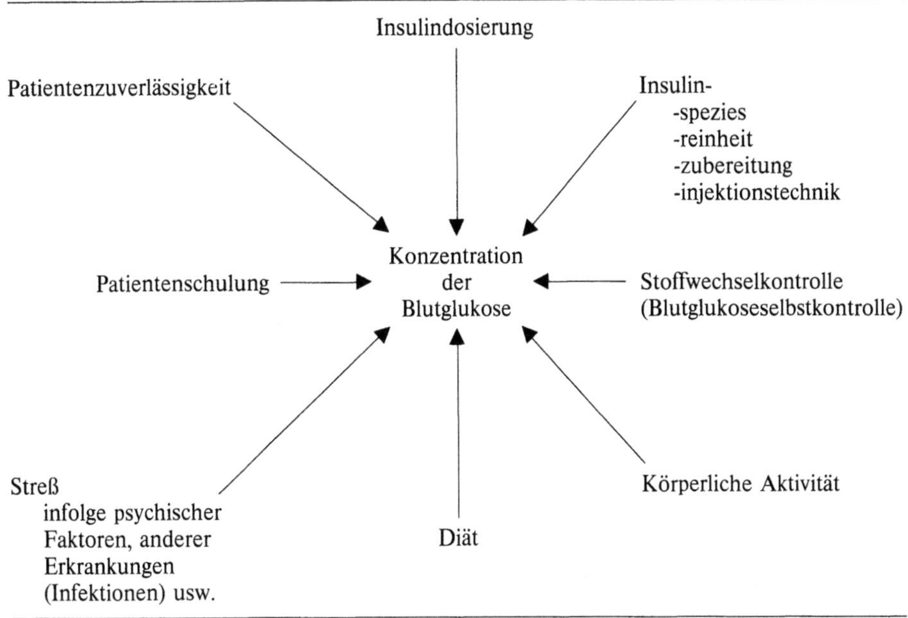

Tabelle 13. Richtlinien für die Durchführung der Therapie mit Insulin

Wichtigster Grundsatz

Die optimale Verteilung und Dosierung muß stets individuell nach dem Verlauf der Konzentrationen der Blutglukose empirisch ermittelt werden.
Empfehlungen können nur einen Anhalt, insbesondere bei Therapiebeginn geben.

Insulingesamtbedarf/24 h

Physiologisch ist eine Insulinfreisetzung von ca. 0,5 E/kg Körpergewicht und 24 h. Der Bedarf beim Diabetespatienten wird durch das individuell variable Ausmaß des Insulinmangels und der Insulinresistenz modifiziert und bestimmt, *er ist nicht vorhersehbar!*

Insulinverteilung

- *zweimal Mischinsulin:*
  Verteilung der Gesamtdosis auf morgens:abends wie 2:1
  Anteil an Altinsulin morgens 25–50%, abends 0–25%
- *zweimal freie Mischung:*
  Beginn mit Verzögerungsinsulin alleine, morgens:abends wie 1,5:1
  Zumischung von Altinsulin nach postprandialem Blutglukoseanstieg
- *dynamische Therapie (Basis-Bolus oder Pumpe):*
  Verzögerungsinsulin oder basale Insulininfusion 30–40% der Insulingesamtdosis/24 h.
  Vom verbleibenden Altinsulin (60–70% der Gesamtdosis) vor Frühstück ca. 45%, vor Mittagessen ca. 20%, vor Abendessen ca. 35%

Kontrolluntersuchungen

Eine optimale Behandlung des Diabetes mellitus setzt regelmäßige Kontrolluntersuchungen voraus und muß sich an deren Ergebnis orientieren. Bei einer chronischen Erkrankung wie dem Diabetes mellitus, dessen Spätkomplikationen außerdem in ihrer Entwicklung schleichend sind und häufig erst Beschwerden machen, wenn sie bereits weit fortgeschritten sind, sollten die Kontrolluntersuchungen in optimaler Zusammenarbeit zwischen Arzt und Patient erfolgen, dabei hat sich in den letzten Jahren zunehmend ein Beitrag des Patienten durch Selbstkontrollen bewährt. Abhängig von der Intelligenz des Patienten, von dessen Alter, von dessen körperlichem Befinden, von dessen Betreuung durch Angehörige, Nachbarn oder Sozialstation, von dessen Willen zur Mitarbeit, von dessen Schulung über die Erkrankung und von anderen Faktoren mehr muß entschieden werden, welchen Part der Selbstkontrolle man dem Patienten überlassen, auftragen oder zumuten kann.

In Tabelle 14 sind die Kontrolluntersuchungen durch den Arzt zusammengestellt. Mit der Tabelle können und möchten wir keine allgemein verbindlichen Angaben machen, vielmehr soll es sich um eine Orientierung handeln.

Besonders wichtig sind die klinischen Kontrolluntersuchungen. Bezüglich des Zustands der Füße kommt der Selbstkontrolle durch den Patienten eine wichtige Rolle zu, wir kommen hierauf noch zurück. Die Vorstellung beim Ophthalmologen dient der möglichst frühzeitigen Erkennung der Maculopathie, einer beim alten Menschen besonders häufigen Sonderform der Retinopathie, die durch ihre Lokalisation im Bereich der Macula rasche und sehr gravierende Auswirkungen auf das Sehvermögen hat. Eine Koagulationsbehandlung in der Regel mit Laser-Strahlen sollte hier zum frühest möglichen Zeitpunkt erfolgen. Auf weitere Probleme von seiten der Augen im Zusammenhang mit dem Diabetes mellitus sei hier jetzt nicht eingegangen. Auch auf die Aufgaben der anderen in Tabelle 14 erwähnten Fachspezialisten möchte ich an dieser Stelle nicht mehr eingehen, es sei auf das Kapitel Klinik des Diabetes mellitus im Alter verwiesen. Für den alten Menschen mit Diabetes mellitus besonders wichtig ist sicher die koordinierende Rolle des Hausarztes. Die Koordinierung erstreckt sich häufig nicht nur auf den medizinischen Bereich, sondern ebenso auf soziale und fürsorgerische Belange. Es ist hier ärztliches Handeln im weitesten Sinne gefragt, der Hausarzt besten alten Stils ist gefordert.

Besonders wichtig erscheint es mir, daß den Diabetes mellitus häufig begleitende andere Risikofaktoren für die Arteriosklerose und für die Geschwindigkeit der Progredienz der Mikroangiopathie frühzeitig erfaßt und mitbehandelt werden. Den Blutdruckkontrollen und den Bestimmungen der Blutfette kommt dabei besondere Bedeutung zu. Urin-Status und Urin-Kultur dienen der Erfassung häufiger Harnwegsinfekte insbesondere bei Frauen und der Vermeidung von deren Chronifizierung. Das glykosilierte Hämoglobin wird nur in vierteljährlichem Abstand bestimmt werden müssen, wenn eine straffe Stoffwechselführung einerseits besonders wünschenswert und andererseits ohne zu hohes Risiko der Hypoglykämie realisierbar ist. Bei den Angaben

Tabelle 14. Kontrolluntersuchungen

Art der Untersuchung	Häufigkeit	
	Typ I Diabetes	Typ II Diabetes
Körperlicher Status einschließlich Augenhintergrund, Reflexstatus, Sensibilität, Pulsstatus, Hautstatus (u. a. Füße), Vorstellung bei Ophthalmologen (Neurologen, Angiologen, Dermatologen)	bei Erstvorstellung, im Verlauf: ½jährlich, RR möglichst häufiger	
Laborprofil: BSG, BB, Neutralfett, Cholesterin, Gesamteiweiß, Elektrophorese, harnpflichtige Substanzen, Elektrolyte (Leberwerte), EKG	bei Erstvorstellung, im Verlauf: jährlich	
Urinstatus- und -sediment (Urinkultur)	¼ bis ½jährlich	
HbAl	¼jährlich	
Blutglukose	täglich bis 6wöchentlich – je nach Notwendigkeit – Tagesprofil mit gleichzeitiger Selbstkontrolle	ca. 8wöchentlich, Wert ca. 2 h nach Frühstück (Nüchternwert, Tagesprofil), gleichzeitige Selbstkontrolle
	Besprechung der dokumentierten Selbstkontrollwerte	Besprechung der dokumentierten Selbstkontrollwerte

für die Kontrollintervalle der Blutglukose kann es sich nur um Richtwerte handeln. Beim mit Insulin behandelten Patienten ist die Konzentration der Blutglukose im Nüchternzustand zwar besonders wichtig, jedoch unter Alltagsbedingungen wegen des für die Kontrolle notwendigen Zeitpunkts kaum realisierbar. Ein um 9.00 Uhr kontrollierter Nüchternwert bei einem Patienten, der üblicherweise nur bis 7.00 Uhr nüchtern ist, ist sinnlos, nicht repräsentativ sind auch die Werte eines sich anschließenden Tagesprofils. Besonders für die Erfassung des Nüchternkonzentrationen der Blutglukose unter realistischen Bedingungen kann die Selbstkontrolle einen wichtigen Beitrag leisten. Beim oral therapierten Patienten wird zunächst die Konzentration der Blutglukose 1 bis 2 Stunden nach dem Frühstück interessieren, liegt diese allerdings besonders hoch, so ist die zusätzliche Kenntnis der Nüchternkonzentration wichtig. Sie kann Auskunft über eine grundsätzlich schlechte Einstellung geben bzw. auf das vordergründige Problem von Diätfehlern beim Frühstück hinweisen. (In einer Übersichtsarbeit zum Thema Diabetes mellitus beim alten Menschen von Tattersall 1984 findet sich eine ausführlichere Darstellung gerade zum Thema Kontrolluntersuchungen.)

Tabelle 15. Ratschläge zur Fußpflege für Diabetiker (nach LEVIN 1983)

Rauchen Sie nicht.

Besichtigen Sie täglich die Zehen und Zehenzwischenräume, achten Sie auf Blasen, Schrunden, Fußpilz, „Hühneraugen“, verwenden Sie einen Spiegel.

Waschen Sie die Füße täglich, trocknen Sie sie sorgfältig ab, vor allem zwischen den Zehen.

Meiden Sie extreme Temperaturen, testen Sie das Wasser vor dem Bad.

Tragen Sie Socken bei kalten Füßen nachts. Verwenden Sie nie Wärmflasche oder Heizkissen.

Benutzen Sie keine Chemikalien zur Entfernung von Hornhaut oder „Hühneraugen“.

Besichtigen Sie das Innere der Schuhe täglich, *achten* Sie auf Fremdkörper, Nagelspitzen und zerrissenes Futter.

Tragen Sie gut sitzende Strümpfe, aus Wolle oder Baumwolle, keine geflickten, wechseln Sie die Strümpfe täglich.

Kaufen Sie nur Schuhe, die bereits beim Anprobieren bequem sitzen, verlassen Sie sich nicht auf das „weiter werden“.

Tragen Sie nie Schuhe ohne Strümpfe.

Tragen Sie keine Sandalen mit Riemen zwischen den Zehen.

Laufen Sie nicht barfuß, niemals auf heißem Boden wie am Strand oder in Schwimmbädern.

Schneiden oder besser feilen Sie Ihre Nägel gerade, tun Sie dies nur selbst, wenn Sie sicher dazu in der Lage sind, nehmen Sie großzügig die Hilfe der Fußpflege in Anspruch.

Beachten Sie bei Hornhaut und „Hühnerauge“ die Weisung von Arzt oder Fußpflege, eigenmächtiges Beschneiden ist streng verboten.

Suchen Sie den Arzt regelmäßig auf und achten Sie darauf, daß er die Füße jedesmal besichtigt.

Lassen Sie bei eingeschränkten Sehvermögen Angehörige oder Bekannte die Füße möglichst täglich besichtigen.

Informieren Sie Ihre Fußpflege über Ihren Diabetes.

Die Lebensqualität des alten Menschen mit Diabetes mellitus wird durch Fußprobleme häufig besonders stark beeinträchtigt. Der Entwicklung des diabetischen Fußes kann durch Selbstkontrolle und durch Befolgen einiger wichtiger Spielregeln sehr wirkungsvoll vorgebeugt werden, auch gestattet die Selbstkontrolle eine Früherfassung und verbessert damit die Chancen der Behandlung entscheidend. In Tabelle 15 sind die Empfehlungen zur Vorbeugung und Früherkennung der Entwicklung eines diabetischen Fußes in ausführlicher Form als Richtlinien für die Patienten zusammengefaßt.

Zur Selbstkontrolle gehört die Kontrolle des Gewichts und erforderlichenfalls die Protokollierung eines Speiseplans für die Woche sowie die Protokollierung der tatsächlichen Ernährung. Im Einzelfall sind vielfältige weitere Maßnahmen der Selbstkontrolle denkbar, auf sie sei hier nicht eingegangen. Wichtig erscheint mir zum Abschluß die Selbstkontrolle des Stoffwechsels. Die Kontrolle der Zuckerausscheidung im Urin wurde über viele Jahre als adäquates Verfahren der Selbstkontrolle des Stoffwechsels bei allen Patienten mit Diabetes mellitus angesehen. Heute sind die Grenzen dieses Verfahrens und dessen große Nachteile offenkundig. Hypoglykämien sind durch Selbstkontrolle der Zuckerausscheidung im Urin nicht erfaßbar, bei hoher Nierenschwelle im Alter ist die Kontrolle der Glukoseausscheidung im Urin als Überwachungsverfahren bei erwünschter relativ straffer Führung des Diabetes mellitus völlig ungeeignet.

Eigene Untersuchungen bestätigen dies und ergaben darüber hinaus, daß die Nierenschwelle wahrscheinlich intraindividuelle Schwankungen zeigt und daß im Urin ausgeschiedene Glukosemengen mit einen sehr bedingten Rückschluß auf die tatsächliche Höhe der Blutglukose erlauben.

Sicher ist die Selbstkontrolle der Glukoseausscheidung im Urin besser als gar keine Stoffwechselselbstkontrolle, man muß sich jedoch über die genannten Probleme und Einschränkungen im klaren sein. Die technischen Möglichkeiten zur Selbstkontrolle der Blutglukose mittels visueller oder reflektometrischer Verfahren haben sich in den letzten Jahren entscheidend verbessert. Alte Menschen mit Diabetes mellitus oder auch deren Angehörige oder Betreuer können durchaus eine Selbstkontrolle der Blutglukose zuverlässig durchführen. Als Test für die Zuverlässigkeit bewährt sich die gleichzeitige Bestimmung mittels Selbstkontrolle und Laborkontrolle anläßlich des ärztlichen Besuches. Wichtig ist die geeignete Protokollierung der selbstkontrollierten Ergebnisse, damit diese dem Arzt mit als Grundlage für seine Therapie-Entscheidungen dienen könnte (Übersichten zur Stoffwechselselbstkontrolle und speziell zur Selbstkontrolle der Blutglukose finden sich bei Beischer 1982 und Beischer et al. 1985).

Präparate-Index

Freiname (Generic)	Handelsname
Acarbose	Glucobay
Acetylsalicylsäure	Aspirin
Arginin	L-Arginin
Carbutamid	Invenol, Nadisan
Chlorpropamid	Cloronase, Diabetoral
Glibenclamid	Euglucon N und zahlreiche „Nachahmerpräparate“
Gliclazid	Diamicron
Glibornurid	Gluborid, Glutril
Glipizid	Glibenese
Gliquidon	Glurenorm
Glisoxepid	Pro-Diaban
Glucagon	Glucagon
Glymidin	Redul
Guar-Granulat	Glucotard
Insulin human	H-Insulin, Actrapid HM, Huminsulin Normal, Velasalin Human
Insulin-Protaminat	z. B. Depot H, Actraphane HM, Huminsulin Profil I–IV, Mixtard
Isophan-Insulin	z. B. Basal H, Protaphan HM, Huminsulin Basal, Insulatard
Metformin	Glucophage
Phenylbutazon	Butazolidin
Tolazamid	Norglycin
Tolbutamid	Rastinon, Artosin

Literatur

Anderson JW, Gustafson NJ (1986) Type II diabetes: Current nutrition management concepts. Geriatrics 41:28–38

Asplund K, Wilholm BE, Lither F (1983) Glibenclamide – associated hypoglycemia: a report on 57 cases. Diabetologia 24:412–417

Bailey CJ (1992) Biguanides and NIDDM. Diabetes Care 15:755–772

Beischer W (1982) Aktuelle Diagnostik und Stoffwechselkontrolle beim Diabetes mellitus. Münch Med Wschr 46:1011–1014

Beischer W (1985) Selbstkontrolle der Blutglukose. Münch Med Wschrf 19:481–485

Beischer W, Dittus E, Pfeiffer M, Feilen K, Kerner W, Pfeiffer EF (1984) Die Rolle der Restsekretin der Beta-Zellen der Langerhansschen Inseln für das Auftreten von Insulinbedürftigkeit und Retinopathie. Verh Dtsch Gesell Inn Med Bd 90. JF Bergmann, München, p 1448–1452

Beischer W, Pfeiffer EF (1985) Prognose des Diabetes mellitus. Fortschr Med 103:501–510

Beischer W (1991) Aktuelle Therapieprinzipien des Diabetes mellitus im Alter. Z Gerontol 24:189–197.

Beischer W, Frost D, Nedder KH (1993a) Der diabetische Fuß – Pathogenese und Diagnostik. internist. prax. 33:71–90

Beischer W, Frost D, Nedder KH (1993b) Der diabetische Fuß – Therapie. internist. prax. 33:339–356

Berger W, Caduff F, Pasquel M, Rump A (1986) Die relative Häufigkeit der schweren Sulfonylharnstoff-Hypoglykämie in den letzten 25 Jahren in der Schweiz. Schweiz med Wschr 116:145–151

Bressler R, Johnson D (1992) New Pharmakological Approaches to Therapy of NIDDM. Diabetes Care 15:792–805

Caspary WF (1985) Diabetes mellitus: Verzögerung der Kohlenhydrat-Resorption als therapeutisches Prinzip. Dtsch Ärzteblatt 82:1413–1423

Davidson MB (1985a) Type II diabetes: latest research on pathogenesis, part I. Geriatrics (No 1) 40:115–124

Davidson MB (1985b) Tpe II diabetes: pathogenesis data and their meaning, part II. Geriatrics (No 2) 40:113–119

De Fronzo RA, Ferrannini E, Koivisto V (1983) New concepts in the pathogenesis and treatment of noninsulin-dependent diabetes mellitus. Am J Med (Suppl 1A) 74:52–81

De Fronzo RA, Bonadonna RC, Eleuterio F (1992) Pathogenesis of NIDDM. Diabetes Care 15:318–368

Diabetologie Informationen (1986a) 8:23–25

Diabetologie Informationen (1986b) 8:49–53

Eisenbarth GS (1986) Type I diabetes mellitus: a chronic autoimmune disease. N Engl J Med 314:1360–1368

Fink RJ, Koltermann OG, Griffin J (1983) Mechanism of insulin resistance in aging. J Clin Invest 71:1523–1525

Franke H, Fuchs J (1955) Ein neues antidiabetisches Prinzip. Dtsch med Wschr 80:1449

Gerich JE (1985) Sulfonylureas in the treatment of diabetes mellitus. Mayo Clin Proc 60:439–443

Gleichmann H (1984) Correlations of islet cell antibodies and HLA-DR phenotypes with diabetes mellitus in adults. Diabetologia 27:90–92

Groop LC (1992) Sulfonylureas in NIDDM. Diabetes Care 15:737–754

Hanssen KF, Dahl-Jørgensen K, Lauritzen T, Feldt-Rasmussen B, Brinckmann-Hansen O, Deckert T (1986) Diabetic control and microvascular complications: the near-normoglycaemic experience. Diabetologia 29:677–684

Hollmann W, Rost R, Mader A, Liesen H (1992) Altern, Leistungsfähigkeit und Training. Dt. Ärzteblatt 89, 1939–1937

Holtmeier HJ (1979) Ernährung des alternden Menschen, 3. Auflage. Thieme, Stuttgart, p 57–62

Jackson RA (1990) Mechanisms of Age-Related Glucose Intolerance. Diabetes Care 13:(Suppl. 2) 9–19
Jarrett RJ (1984) Type 2 (non-insulin-dependent) diabetes mellitus and coronary heart disease – chicken, egg or neither? Diabetologia 26:99–102
Jenkins DJA, Wolever TMS, Taylor RH, Barker HM, Fielden H, Baldwin JM, Bowling AC, Newman HC, Jenkins AL, Groff DV (1981) Glycemic index of foods: a physiologic basis for carbohydrate exchange. Am J Clin Nutr 34:362–366
Jenkins DJA (1982) Lente carbohydrate: a newer approach to the dietary management of diabetes. Diabetes Care 5:634–641
Josephkutty S, Potter JM (1990) Comparison of Tolbutamide and Metformin in Elderly Diabetic Patients. Diabetic Medicine 7:510–514
Karam JH, Etzwiller DD (eds) (1983) International Symposium on Human Insulin. Diabetes Care 6 (Suppl. 1)
Kilo C, Miller JP, Williamson JR (1980) The crux of the UGDP: spurious results and biologically inappropriate data analysis. Diabetologia 18:179–185
Knight PV, Semple CG, Kesson CM (1986) The Use of Metformin in the older Patient. J Clin Exp Gerontol 8:51–58
Kolterman OG, Prince MJ, Olefsky JM (1983) Insulin resistance in noninsulin-dependent diabetes mellitus: Impact of sulfonylurea agents in vivo and in vitro. Am J Med (Suppl 1 A) 74:82–101
Levin ME (1983) Diabetes: Geriatric complications. Geriatrics 38:39–47
Martin DB (1986) Type II diabetes: Insulin contra oral agents. N Engl J Med 314:1314–1315
North RH, Mazzaferri EL (1985) Age and the endocrine system. Clin Geriatr Med 1:223–250
Panzraum G (1987) Mortality and survival in type 2 (non insulin-dependent) diabetes mellitus. Diabetologia 3:123–131
Patrick AW, Bodmer CW, Tieszen KL, White MC, Williams G (1991) Human insulin and awareness of acute hypoglycaemic symptoms in insulin-dependent diabetes. The Lancet 338:528–532
Pfeiffer EF, Steigerwald H, Sandritter W, Bänder A, Mager A, Becker K, Retiene K (1957) Vergleichende Untersuchungen von Morphologie und Hormongehalt des Kälberpankreas nach Sulfonylharnstoffen (D 860). Verh Dtsch Ges Inn Med 63:604
Pfeiffer EG (ed) (1983) Fortschritte in der Insulintherapie. Münch Med Wschr 125 (Suppl 1)
Ratzmann KP, Schulz B, Heinke P, Besch W (1984) Tolbutamide does not alter insulin requirement in type 1 (insulin-dependent) diabetes: Diabetologia 27:12
Reaven GM (1988) Role of insulin resistance in human disease. Diabetes 37:1595–1607
Riddle MC (1990) Evening Insulin Strategy. Diabetes Care 13:676–686
Ross S, Chiasson JL, Hunt J, Josse R, Mukherjee J, Palmason C, Rodger W, Ryan E, Tan M, Wolever T (1992) Acarbose significantly improves Glucose control in Non-Results of the Multicenter Canadian Trial. Diabetologica 35 (Suppl 1):A 15
Rossetti L, Giaccari A, De Fronzo RA (1990) Glucose Toxicity. Diabetes Care 13:610–630
Schwartz RS (1990) Exercise Training in Treatment of Diabetes Mellitus in Elderly Patients. Diabetes Care 13 (Suppl. 2):77–85
Stout RW (1990) Insulin and Atheroma. Diabetes Care 13:631–654
Strowig S, Raskin P (1992) Glycemic Control and Diabetic Complications. Diabetes Care 15:1126–1140
Tattersall RB: Diabetes in the elderly – a neglected area? Diabetologia 27:167–173
Tattersall R (ed) (1986) NIDDM Non insulin dependent diabetes mellitus (Type II diabetes). Proc Int Novo Symp, Kopenhagen
The Carter Center of Emory University (1985) Closing the gap: the problem of diabetes mellitus in the United States. Diabetes Care 8:391–406
Unger RH (1982) Special comment: meticulous control of diabetes: Benefits, risks and precaution. Diabetes 479–483
University Group Diabetes Program (1970) A study on the effects of hypoglycemic agents on vascular complicazions in patients with adult-onset diabetes. II. Mortality results. Diabetes 19:789–830

Geriatrica

D. Platt

Während „Geriatrics“ analog „Pediatrics“ eine bestimmte Lebensspanne – das ALTER – beschreibt, in dem neben physiologischen Veränderungen zunehmend Krankheiten auftreten, können „Geriatrika“-Verbindungen unterschiedlichster Zusammensetzung und Wirkung (Abb. 1) – nicht für sich in Anspruch nehmen, nur im Alter Anwendung zu finden. Betrachtet man die in der „Roten Liste“ unter der Gruppe „GERIATRIKA“ aufgeführten Medikamente, so wird leicht verständlich, daß es bisher keine einheitliche Definition für diese Gruppe gibt.

So spricht Steinmann von einem Geriatrikum dann, wenn es substituierend, roborierend und stimulierend ist; Lüth (1960) sieht den Begriff im Zusammenhang mit „Altersbeschwerden“. Nach Ansicht des Autors dieses Beitrags sollte erst dann der Begriff „Geriatrikum“ Verwendung finden, wenn durch eine gesicherte Grundlagenforschung spezifische Effekte des betreffenden Pharmakons auf das Alter – nicht aber auf Krankheiten im Alter – erhoben wurden. So wie es keine spezifischen „Alterskrankheiten“ gibt, so gibt es auch bisher keine spezifischen „Geriatrika“. Der Begriff der „Altersschwäche“ ist nicht nur unwissenschaftlich, sondern liefert durch seine pauschale Charakterisierung keinerlei Information. Trotzdem gilt er für fast 100 Präparate unterschiedlichster Zusammensetzung als Indikation. Im Pharm-Index kann man unter

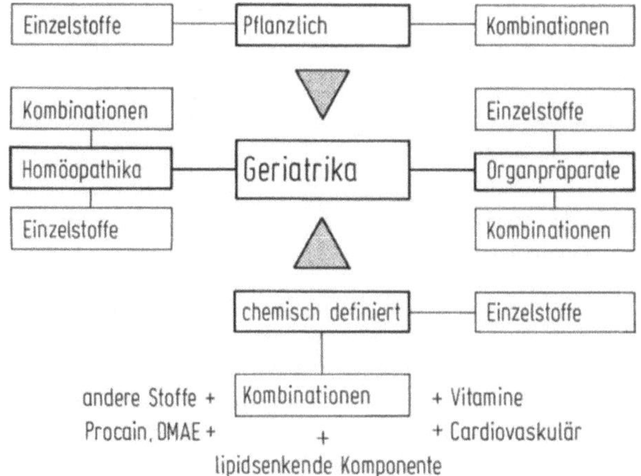

Abb. 1.

Tabelle 1. Apothekenumsatz von „Geriatrika" (1990) (*Quelle:* U. Schwabe, D. Paffrath (Hrsg.), Arzneiverordnungsreport Gustav Fischer, Stuttgart Jena, 1991)

Handelsname	Inhaltstoffe	Umsatz (in Mio. DM)
Complamin	Xantinolnicotinat	13,8
Cosaldon	Theophyllinderivat	16,4
DCCK	hydrierte Mutterkornalkaloide	9,9
Dusodril	Naftidrofuryl	157,1
Encephabol	Pyritinol	10,0
Fludilat	Bencyclan	17,7
Geriatric Pharmaton	Vitamine, Mineralien, Ginseng-Extrakt	14,8 [a]
Hydergin	hydrierte Mutterkornalkaloide	35,3
K.H.3	Procain u.a.	9,5 [a]
Lipo-Merz	Etofibrat	42,7
Lipostabil	Phospholipide	6,4
Normabrain	Piracetam	19,1
Stutgeron	Cinnarizin	8,0
Trental	Theophyllinderivat	91,9

[a] IMS DPM 12/1990

diesem Begriff die Gruppen: Anabolika, Vitamine, Aminosäuren- und Eisenpräparate, Herz- und Kreislaufpräparate sowie Tonika finden. Ebenso breit gestreut wie die Palette der unterschiedlichsten chemischen Verbindungen unter den Geriatrika ist das Spektrum der von den Herstellern angegebenen Indikationslisten: Nachlassendes Konzentrations- und Erinnerungsvermögen, psychische und körperliche Leistungsabnahme, leichte Ermüdbarkeit, Aktivitätsknick, Gedächtnisschwäche, Schlafstörungen, Verbesserung der Hirndurchblutung, Antriebsmangel, Abnutzungserscheinungen an Gelenken und Gefäßen etc. Diese kleine Auswahl der Indikationsliste zeigt bereits deutlich, wie wenig gezielt und experimentell gesichert Geriatrika wirken. Obwohl sicherlich schon seit Jahrtausenden der Wunsch des Menschen nach einem Verjüngungsmittel existieren dürfte, gibt es auch in der Geriatrie keine Wundermittel!

Verbindungen, die pharmakologisch wirksam sind und therapeutisch bzw. prophylaktisch eingesetzt werden, haben selbstverständlich auch – mehr oder weniger deutlich ausgeprägt – Nebenwirkungen. Schon aus diesem Grund sollte die Indikation für den Einsatz von sog. „Geriatrika" – wenn überhaupt – sehr streng gestellt werden. So muß sich der Effekt einer der unter Abb. 1 aufgeführten Gruppen an wissenschaftlich überprüfbaren Kriterien orientieren. Darüber hinaus trägt die kritiklose Anwendung sog. Geriatrika sicherlich nicht zu einer Kostendämpfung im Gesundheitswesen bei. Wie hoch die Umsätze und die Rangfolge einzelner sog. „Geriatrika" ist, geht aus Tabelle 1 hervor.

Diese Tabelle zeigt gleichzeitig, daß Pharmaka, die aufgrund jahrelanger biochemischer Grundlagenforschung gesicherte Effekte im Stoffwechsel nachweisen können, mit Verbindungen in einer Liste aufgeführt wurden, denen hinsichtlich des Alternseffektes eine vergleichbare Grundlagenforschung fehlt. Ein Ausbau der experimentellen gerontopharmakologischen Forschung sollte daher auch im Interesse der diese Substanzen produzierenden Firmen liegen. Darüber hinaus wäre es sicherlich sinnvoll, wenn – wie bei anderen Pharmaka – auch bei den sog. „Geriatrika“ von den verantwortlichen Stellen bestimmte Auflagen hinsichtlich der Wirksamkeit gemacht würden.

Um die große Palette der sog. Geriatrika etwas übersichtlicher zu gestalten, wurde von Kanowski (1977) und Coper (1978) eine Unterteilung in „Geroprophylaktika“ und „Gerotherapeutika“ vorgenommen. Diese Einteilung gibt zwar Hinweise für die Ziele der genannten Geriatrika, nämlich eine Beeinflussung des Alternsprozesses durch direkte Beeinflussung bekannter und wissenschaftlich gesicherter Alternsphänomene (Geroprophylaktika) bzw. Beeinflussung krankhafter Veränderungen im Alter (Gerotherapeutika), beseitigt jedoch nicht grundsätzlich die mit der Anwendung von Geriatrika auftretenden Probleme. Eine der wesentlichen Voraussetzungen für den Einsatz von Geroprophylaktika ist ein exakter Nachweis „physiologischer“ Alternsveränderungen, die durch bestimmte Geriatrika beeinflußt werden können. Solange die experimentelle Gerontologie im Bereich der biologischen Alternsphänomene nicht in der Lage ist, nachvollziehbare Modelle physiologischen Alterns des Menschen vorzustellen, können Geroprophylaktika nicht pharmakologisch getestet werden. Der Begriff der Gerotherapeutika ist grundsätzlich nicht erforderlich, da die in dieser Gruppe verwendeten Pharmaka auch in jüngeren und mittleren Altersgruppen eingesetzt werden. Die Vielzahl der Verbindungen in zahlreichen Geriatrika macht pharmakokinetische und -dynamische Untersuchungen praktisch unmöglich. Studien sind daher zunächst einmal an Monosubstanzen, höchstens aber an Kombinationspräparaten mit einer überschaubaren Zahl von Verbindungen und Kenntnis ihrer Wirksamkeit in anderen Lebensabschnitten möglich. Die Untersuchungen sollten vor dem eventuellen Einsatz und der Propagierung der Geriatrika unbedingt durchgeführt werden. Dabei ergibt sich ein möglicherweise kaum überwindbares methodisches Problem. Eine Überprüfung der Wirksamkeit sog. Geriatrika, die den Alternsprozeß an sich beeinflussen sollen, wird durch das gleichzeitige Auftreten krankhafter Veränderungen erschwert. Somit sind pharmakologische Studien von Gerotherapeutika besonders schwierig und problematisch. Die Multimorbidität im Alter mit den unzähligen Wechselwirkungen pathologischer Veränderungen macht eine sehr große Zahl von Probanden erforderlich. Eine statistische Auswertung ist bei kleinen Gruppen sicherlich sehr schwierig. Diese wenigen Informationen machen deutlich, wie kritisch man gegenüber den Geriatrika eingestellt sein sollte, und welche Bedeutung eine experimentelle Forschung auf diesem Gebiet der Gerontologie hat. Im Rahmen dieses Beitrages kann unmöglich auf die Vielzahl der einzelnen Verbindungen in der Gruppe der sog. Geriatrika eingegangen werden. Für die hier getroffene Auswahl bittet der Autor daher um Verständnis. Sie berücksichtigt jedoch die wesentlichen Verbindungen und geht vor allem auf die Gruppen ein, die bis zum heutigen Tag heiß diskutiert werden.

Vitamine

Die Mehrzahl der sog. „Geriatrika" enthalten *Vitamine* und Mineralstoffe. Für den praktisch tätigen Arzt, der eventuell auch vor der Frage steht, Geriatrika einzusetzen, ist es daher zunächst einmal wichtig zu erfahren, ob überhaupt im höheren Alter Vitamin- und/oder Mineralstoffmangelzustände vorliegen. Solche Mangelzustände können gelegentlich zu Beschwerden führen, die denen im höheren Alter gleichen. Um Mangelzustände von Vitaminen und Mineralstoffen erfassen zu können, müssen Kenntnisse über „Normalwerte" im Alter vorliegen. Nach WEBER setzt die Festlegung von Normwerten präzise, sensible und richtig messende Bestimmungsmethoden voraus. Auch ist es problematisch, aus dem tabellarisch ermittelten Gehalt von Vitamin- und Mineralstoffen der Nahrung Rückschlüsse auf den tatsächlichen Verzehr zu ziehen. Auf die Ernährungsgewohnheiten im Alter wird nachdrücklich von STEINMETZ (1979) hingewiesen. Um exakte quantitative Aussagen über Zufuhr, Resorption, Plasma- und Organspiegel treffen zu können, sind direkte Konzentrationsbestimmungen erforderlich. Eine verminderte Aufnahme von Vitaminen findet man in erster Linie bei Altersheimbewohnern (SCHMIDLIN und WEBER 1982). Niedrigere Werte von Vitamin A, Vitamin B_1, B_2, B_6, B_{12}, werden beschrieben. Nicht einheitlich sind die Literaturangaben hinsichtlich der Abnahme von Vitamin C- und Vitamin-D-Zufuhr.

Die Bedeutung von Vitamin E wurde sicherlich beim Menschen überbewertet.Experimentelle Untersuchungen mit Tocopherol, das natürliche Antioxidans für Lipide, ergaben nur einen geringen positiven Effekt auf die mittlere Lebenserwartung von Laboratoriumstieren. Im Gegensatz dazu zeigte eine Kombination von Vitamin C und E in der Ernährung eine Erhöhung (zit. bei PLATT 1976). Eine übersichtliche Darstellung über die Effekte von Tocopherol haben ELMADFA und BOSSE (1985) publiziert. Sie konnten u.a. zeigen, daß weder eine Verlängerung der maximalen Lebensspanne von Säugetierspezies nachweisbar ist noch Vitamin E die Thrombozytenaggregation hemmt. Untersuchungen zur Konzentration von Tocopherol bei älteren multimorbiden Patienten (BROSCHE und PLATT 1990) ergaben, daß mit zunehmendem Lebensalter die Plasmaspiegel von Retinol, α-Tocopherol, LDL- und Gesamtcholesterin mit zunehmendem Lebensalter zunächst ansteigen, ein Maximum erreichen und ab dem achten und neunten Lebensjahrzehnt wieder abfallen. Im Gegensatz dazu ändert sich die relative Konzentration der fettlöslichen Vitamine A und E in den Plasmalipiden nicht. Die Abnahme der Vitamin A- und Vitamin E-Spiegel im Senium muß daher als Epiphänomen der zugrunde liegenden Änderungen der Plasmalipide betrachtet werden. Diese Ergebnisse sind insofern von wesentlicher Bedeutung, als der Umsatz von Vitamin E innerhalb von 5 Jahren um etwa das 50fache angestiegen ist.

Spurenelemente

Die Gruppe der *Spurenelemente*, die ebenfalls in zahlreichen Geriatrika enthalten ist, beeinflußt die Funktion praktisch aller Enzyme. Untersuchungen über altersabhängige Änderungen, vor allem über die Aufstellung von Normalwerten sind, spärlich oder fehlen. Intensiv untersucht wurde im Gegensatz zu den Spurenelementen Zink, Kupfer, Mangan und Kobalt das Eisen. Ein Mangel an diesem Spurenelement stellt die häufigste Ursach einer Anämie im höheren Lebensalter dar. Sei es als Folge okkulter gastrointestinaler Blutungen oder einer verminderten Resorption. Unter den Spurenelementen nimmt Selen eine Sonderstellung ein. Es ist ein essentielles Spurenelement und Bestandteil des Enzyms Glutathionperoxidase. Dieses Enzym spielt im Rahmen der Beseitigung „freier Radikaler" eine wichtige Rolle. Freie Radikale, die zu Membranschäden führen, nehmen mit dem Alter zu. Durch spezifische Enzyme, wie Katalase, Superoxiddismutase und Glutathionperoxidase oder Antioxidantien (Tocopherol, Ascorbinsäure, Harnsäure) werden die Zellen vor der schädigenden Wirkung freier Radikale geschützt. Die antioxidative Wirkung der Glutathionperoxidase ist etwa tausendmal stärker als die des Antioxidans Tocopherol. Obwohl bei einigen Gruppen älterer Menschen eine verminderte Zufuhr von Vitaminen und eventuell auch Spurenelementen nachweisbar ist, erscheint eine Substitution nur bei klinisch nachweisbaren Symptomen (z. B. Glossitis senilis, Polyneuropathie) indiziert. Pauschal von Vitamin- bzw. Spurenelementmangel im höheren Alter zu sprechen ist nicht gerechtfertigt. Nach MICHEL (1973) muß der Einsatz von Polyvitaminpräparaten als Geriatrika als Geschäft mit den Alten angesehen werden. Nach COPER (1978) wird der Placeboeffekt der Geriatrika – auf Vitaminbasis bezogen – mit einem hohen Preis bezahlt.

Als Indikation für die Anwendung von *Hormonen* im Alter werden ein schlechter Allgemeinzustand, Schwäche und Erschöpfungszustände, Leistungsminderung des Mannes, verzögerte Rekonvaleszenz etc. angeführt (COPER 1978). Die Anwendung von Hormonen im Alter ist nur bei strenger Indikation – z. B. bei einer Involutionsosteoporose – zu befürworten. Die Therapie mit Hormonen dürfte u. a. auf die Untersuchungen von Brown-Séquard, Voronoff und Bogomoletz zurückgehen.

Knoblauch

Da der *Knoblauch* bereits seit grauer Vorzeit in der Behandlung zahlreicher Erkrankungen eingesetzt wurde, wundert es nicht, daß er auch gegen Alternsbeschwerden oder Alternsvorgänge eingesetzt wird. Knoblauch und Zwiebeln, die zu den Liliengewächsen zählen, enthalten Bestandteile, denen eindeutig pharmakologische Effekte nachgewiesen wurden. So kann Knoblauchsaft in einer Verdünnung von 1:125000 das Wachstum von Bakterien (Streptokokken, Staphylokokken u. a.) hemmen. Es besitzt auch ein breites Wirkungsspektrum gegen Pilze und Hefestämme. Neben diesen antibakteriellen und antimykotischen Wirkungen hat Knoblauch einen antithrombotischen Effekt. Mit modernen Methoden konnten einzelne Bestandteile isoliert und chemisch charakterisiert werden (BLOCK 1985). So ist Allicin – eine chemisch farblose Flüssigkeit – für den typischen Geruch von Knoblauch verantwort-

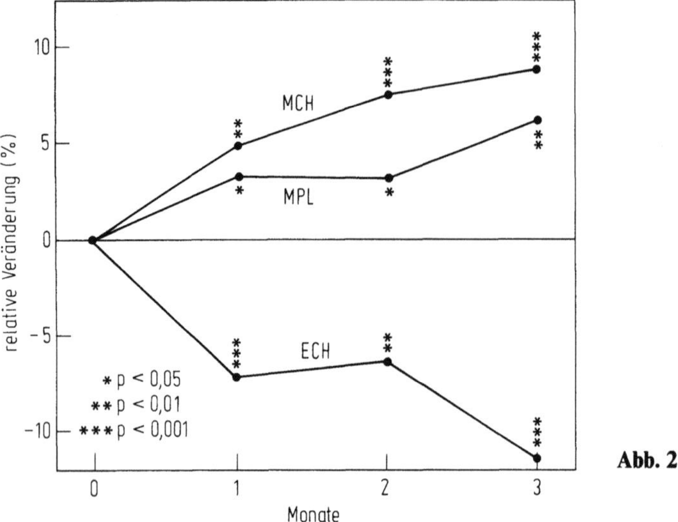

Abb. 2

lich. Bekanntlich riecht jedoch eine Knoblauchzwiebel erst dann, wenn sie aufgeschnitten wird. Dies liegt daran, daß durch die Einwirkung des Enzyms Allinase beim Schneiden eine geruchlose Vorstufe enzymatisch umgewandelt werden kann. Ein weiterer Stoff der Knoblauchzwiebeln ist Ajoen, das die Aggregation von Thrombozyten hemmt. Darüber hinaus soll Ajoen die Fibrinogen-Rezeptoren auf Thrombozyten blockieren (Block 1985). Diese Befunde zeigen eindeutig, daß Bestandteile des Knoblauchs, die inzwischen in ihrer Struktur aufgeklärt sind, positive Effekte auf molekularer und zellulärer Ebene haben. Vom Knoblauch stehen neuerdings standardisierte Trockenpulverpräparate zur Verfügung, deren lipidsenkende Wirksamkeit (0,6–0,9 g/Tag) in zahlreichen Studien nachgewiesen wurde (Brosche und Platt 1990). Die Wirkmechanismen der Lipidsenkung sind bislang nicht bekannt. Darüber hinaus konnten Brosche und Platt (1990) am Modell der Erythrozytenmembran eine Zunahme der sie konstituierten Lipidfraktionen Phospholipide und freies Cholesterin nachweisen (Abb. 2).

Procain

Es gibt wohl kaum eine Substanz, die hinsichtlich ihrer Wirkungen auf Alterungsprozesse so umstritten ist und so oft diskutiert wurde wie Procain. Während die Wirkung des Pharmakons in der Anästhesie oder als Vasodilatans bekannt und anerkannt ist, gehen die Meinungen über die Wirkungen von Procain auf den Alterungsprozeß weit auseinander. Gerade für den praktisch tätigen Arzt, sei es am Krankenbett oder in der Ambulanz, ist es wichtig, sich anhand wissenschaftlich belegbarer Daten orientieren zu können. Für einen nicht speziell mit dem Problem „Procain“ befaßten Mediziner ist es fast unmöglich, alle bisher erschienenen Arbeiten auf diesem Gebiet zu lesen. Dies kann dazu führen, daß eine geschickte Werbung, die eine kausale Verknüpfung tierexperimentell erhobener Befunde mit erhofften klinischen Effekten herstellt, das Präparat ebenso positiv erscheinen läßt wie das Zitieren von Publikationen, die einer wissenschaftlichen Überprüfung nicht standhalten (Coper 1981). Die Kritik an der Übertragung tierexperimenteller Befunde auf klinische Symptome ist mehr als berechtigt, wie das folgende Beispiel stellvertretend zeigen soll: in einer tierexperimentellen Studie (Klein und Kocsis 1980) wurde der Einfluß von 200 mg Procain/kg KG auf den Einbau von ^{3}H-Thymidin in Milzzellen von Mäusen untersucht. Der erhöhte Einbau von ^{3}H-Thymidin im Verlauf der replikativen DNA-Synthese könnte – nach Ansicht der Autoren – möglicherweise eines der Kriterien für eine Verbesserung des Allgemeinbefindens älterer Menschen sein. Eine solche Interpretation spricht für sich, dem ist nun wirklich nichts mehr hinzuzufügen! Sieht man einmal von der grundsätzlichen Problematik ab, tierexperimentell erhobene Befunde auf Menschen zu übertragen, so sollte man doch vergleichbare Dosen anstreben. Procain wird – nach tierexperimentellen Untersuchungen – lediglich bei oraler Gabe hoher Konzentrationen auch unverändert resorbiert. Nach Coper (1981) ist die Procainmenge, die bei Gabe von 50 mg/Mensch vom Darm ins Blut übertreten kann, 200mal geringer als die in den tierexperimentellen Untersuchungen, bei denen 150 mg/kg verabreicht wurden. Da Procain im Körper durch die Pseudocholinesterase schnell hydrolysiert wird (1–2 mg/kg/min) muß ausgeschlossen werden, daß die Spaltprodukte (Paraaminobenzoesäure und Diätylaminoäthanol) die wirksamen Komponenten sind. Für Paraaminobenzoesäure wurde kein direkter Effekt beim Menschen nachgewiesen (Ostfeld 1977). Ebenso konnten die von Aslan (1956) herausgestellten Hemmeffekte auf das Ergrauen von Haaren beim Menschen nicht bestätigt werden (Ostfeld 1977). Kritik an der wissenschaftlichen Qualität der von Aslan und ihren Mitarbeitern durchgeführten Studien über den Einfluß von Procain übten u.a. Bender und Mitarbeiter (1970), die feststellten, daß keine der bis dahin von Aslan und Mitarbeitern veröffentlichten Arbeiten kontrolliert waren und deren Ergebnisse nicht nachvollzogen werden konnten. Auch eine Doppelblindstudie, die ausschließen sollte, daß die unterschiedlichen Zusammensetzungen der verschiedenen Procainkombinationen verantwortlich seien, ergab keinen positiven Effekt. „In vitro"-Experimente verschiedener Arbeitsgruppen zeigten den hemmenden Effekt von Procain auf die Monoaminooxidase des Gehirns. In diesen Untersuchungen waren 1000 µg/ml für eine 50%ige Hemmung der Monoaminooxidase nötig. Unter optimalen Bedingungen kann „in vivo" eine Procainkonzentration von 10^{-6} Mol erreicht werden. Bei dieser Konzentration wurde „in vitro" unter steady state-Bedingungen eine 20- bis 40%ige Hemmung der Monoaminooxidase im Gehirn der Maus gefunden (Ostfeld 1977). Tierexperimentelle Untersuchungen von Yau (zit. bei Ostfeld 1977) ergaben, daß bei einer Dosis von 90 mg/kg von Procain die Tiere sediert, aber nicht, wie beim Menschen erhofft, stimuliert wurden. Die Beeinflußbarkeit der Monoaminooxidase erscheint insofern interessant, als mit zunehmendem Alter im Gehirn des Menschen die Aktivität der Monoaminooxidase ansteigt. Ein hemmender Effekt auf die Monoaminooxidase muß selbstverständlich zusammen mit dem klinischen Bild gesehen werden. Der bessere inhibitorische Effekt von Gerovital gegenüber der Monoaminooxidase ist nach OSTFELD (1977) nicht überzeugend.

Die wohl umfangreichste Übersichtsarbeit über Procain (OSTFELD 1977), die 285 Veröffentlichungen und Bücher – Behandlung von mehr als 100000 Patienten in 25 Jahren – berücksichtigt, kommt zu folgenden Feststellungen hinsichtlich der Wirksamkeit von Procain: „Mit Ausnahme eines positiven antidepressiven Effekts gibt es keinen überzeugenden Beweis, daß Procain oder Gerovital in dem Procain die Hauptkomponente darstellt, irgendeinen Wert in der Behandlung von Erkrankungen älterer Patienten bringt.“ Klinische Effekte bei Menschen nach intramuskulärer Gabe von 10 ml einer 2%igen Procainlösung sind eher Folge lokaler Effekte der Injektion (OSTFELD 1977), da die Procainspiegel außerhalb der Injektionsstelle zu niedrig liegen, um die genannten Enzymaktivitäten effektiv hemmen zu können.

Obwohl BENDER (1970), ein erfahrener Gerontologe, wenig Hoffnung hat, daß die Procaintherapie von irgendeinem Wert ist, erscheint es mir von wissenschaftlicher Sicht her notwendig, experimentell auf diesem Gebiet weiter zu arbeiten. Die Bestimmung weniger Parameter und ihrer Veränderung nach der biologisch jüngeren Seite sind keine Beweise für den Effekt eines Pharmakons auf den Gesamtorganismus. Dies sollte vor allem immer dann kritisch berücksichtigt werden, wenn leichtfertig der positive Effekt auf den einen oder anderen Parameter als Beleg für einen „Verjüngungseffekt“ angeführt wird.

Ginseng

Unter den Präparaten gegen vorzeitiges Altern und seine Abnutzungserscheinungen muß selbstverständlich auch *Ginseng* erwähnt werden. So soll der Umsatz von 7 angebotenen Ginseng-Produkten im Jahre 1984 über Apotheken allein etwa 11 Mio. DM betragen haben. Sehr wahrscheinlich liegt die Gesamtsumme noch um ein Vielfaches höher. Panax-Ginseng (Panacea – Allheilmittel) verspricht, zumindest was die Übersetzung angeht, einen großen therapeutischen Erfolg. Die Werbung zahlreicher Firmen weist auf den positiven Effekt von Ginseng auf praktisch alle Organe, besonders das Gehirn, das Herz-Kreislaufsystem, die Leber und endokrine Organe hin.

Ein Präparat, das nicht nur in Apotheken, sondern in Supermärkten in Form von Kapseln, Dragees, Bonbons, Zigaretten, Kosmetika und Wein angeboten wird, erklärt zumindest den hohen Umsatz. Von wissenschaftlicher Seite aus sollte jedoch alles getan werden, um mit wissenschaftlich reproduzierbaren Methoden Effekte auf Alternsvorgänge zu dokumentieren. Es steht außer Zweifel, daß – ebenso wie Procain – auch die Saponine in den Ginseng-Präparaten pharmakologische Effekte haben. Interessant ist jedoch, daß eine Überprüfung einer Vielzahl von Ginseng-Präparaten ergab, daß der prozentuale Anteil der Saponine in den untersuchten Proben zum Teil sehr gering oder gar nicht nachweisbar ist. Ähnlich wie bei den Experimenten mit Procain wurden auch bei Untersuchungen mit Ginseng Ergebnisse von Tierversuchen (Schwimmtest, Trettrommel-Test) auf den Menschen übertragen. Von wesentlicher Bedeutung erscheint auch die Tatsache, daß solche Produkte nicht nebenwirkungsfrei sind. So wurden von SIEGEL (1979) bei langfristiger Ginseng-Einnahme in 35,3% morgendliche Diarrhoen, in 24,8% Hauteffloreszenzen, in 19,5% Schlaflosigkeit, in 18,8% Nervosität, in 16,6% Hypertonie und in 10,5% Ödeme beschrieben.

Bei der vielfältigen Problematik im Umgang mit „Geriatrika" sollte in Zukunft ohne Emotionen, dafür aber wissenschaftlich intensiver experimentell gerontologisch vorgegangen werden. Pharmakologische Studien mit sog. Geriatrika erfordern jedoch beim multimorbiden älteren Menschen eine kritische Einstellung zur Auswertung der Ergebnisse. Gerade die Multimorbidität wirft vielfältige Probleme auf, die sich vor allem bei der statistischen Auswertung zu erkennen geben. So ist es praktisch unmöglich, physiologische und pathologische Alternsphänomene zu trennen und somit einen einwandfreien alternsabhängigen Effekt des Geriatrikums zu erfassen. Wechselwirkungen einzelner Erkrankungen untereinander und ihre Beeinflussung auf die verschiedenen Schritte pharmakologischer Wirkungen, von der Resorption über die Metabolisierung, Verteilung und Bindung am Rezeptor, machen die Problematik von Studien mit Geriatrika deutlich. Es sollte eigentlich selbstverständlich sein, daß die Pharmaindustrie, die Geriatrika propagiert, besonders großen Wert darauf legt, wissenschaftlich reproduzierbare Daten zu sammeln. Dadurch würde die Gruppe der sog. Geriatrika sicherlich in einem anderen Licht erscheinen und auch für den wissenschaftlich qualifizierten Gerontologen interessanter werden. Die Umsätze mit den sog. Geriatrika machen es nicht nur möglich, sondern dringend nötig, die Grundlagenforschung auszubauen, um Medizinern und Laien stichhaltige Beweise für die Wirksamkeit vorlegen zu können. Eine Auflage durch die verantwortlichen Stellen hinsichtlich der Wirksamkeit sog. Geriatrika auf den Alternsprozeß wäre darüber hinaus eine der Maßnahmen, im Gesundheitswesen kostendämpfend zu wirken.

Präparate-Index

Freiname (Generic)	Handelsname
Allium sativum	Kwai, Sapec
Asorbinsäure-Vit C	Cebion
Bencyclan	Fludilat
Cinnarizin	Stutgeron
Etofibrat	Lipo-Merz
Hydrierte Mutterkornalkaloide	DCCK, Hydergin
Naftidrofuryl	Dusodril
Pentoxifyllin	Trental
Phospholipide	Lipostabil
Piracetam	Nootrop, Normabrain

Freiname (Generic)	Handelsname
Procain	KH 3, Novocain
Pyritinol	Encephabol
Retinol Vit A	A-Vicotrat
Tocopherol-Vit E	Biopto E, Eplonat
Ginseng-Extrakt	Geriatric Pharmaton
Xantinolnicotinat	Complamin

Literatur

Aslan A (1956) Novokain als eutrophischer Faktor und die Möglichkeit einer Verlängerung der Lebensauer. Therapeutische Umschau 13:165

Bender AD, Kormendy CG, Powell R (1970) Pharmacological control of aging. Exp Geront 5:97

Block E (1985) The Chemistry of Garlic and Onions. Soc Am 252:3, 94

Brosche T, Platt D (1990) Lipide und fettlösliche Vitamine (A und E) im Plasma geriatrischer Patienten. Med Welt 41:607

Brosche T, Platt D (1990) Knoblauch als pflanzlicher Lipidsenker. Fortschr Med 108:703

Coper H (1978) Geriatrika. Dtsch Ärtzeblatt 18:1069

Coper H (1981) Die Urteilsbildung über die Wirksamkeit von Procain in der Geriatrie. Z Geront 8:327

Elmadfa J, Bosse W (1985) Vitamin E (Chemie, Funktion, Bedarf und therapeutische Anwendung). Wiss Verl Ges, Stuttgart

Kanowski S (1977) Erfüllen die sogenannten „Geriatrika" die Kriterien einer begründeten Arzneitherapie? Verh Dtsch Ges f Inn Med 83:972

Klein W, Kocsis F (1980) Einfluß von Procain auf den DNA-Metabolismus. SGAE Ber Nr. 4013

Lüth P (1960) A review of procaine-therapy in elderly individuals. J Geront 15:395

Michel D (1973) Geriatrika: Geschäftigkeit wegen des Alters oder Geschäft mit dem Alter? Münch Med Wschr 115:1900

Ostfeld A, Smith CM, Stotsky GA (1977) The systemic use of procaine in the treatment of the elderly: A review. J Amer Geriatrics Soc 25:1

Platt D (1976) Biologie des Alterns 25:1. UTB, Quelle & Meyer

Schmidlin O, Weber E (1982) Zur Problematik der Zufuhr von Vitaminen und Spurenelementen an alte Menschen. Akt Gerontol 12:1

Steinmann B (zitiert bei Michel D) (1980) Über Wert oder Unwert der sogenannten Geriatrika. Bayer Ärzteblattt 35:327

Siegel (zitiert bei Michel D) (1980) Über Wert oder Unwert der sogenannten Geriatrika. Bayer Ärzteblatt 4:327

Steinmetz R (1979) Ernährungsgewohnheiten im Alter. In: Platt D (Hrsg): Multimorbidität und Ernährung im Alter. Werk-Verlag, Dr. E. Banaschewski, München-Gräfelfing

Therapie von Vergiftungen

R. SCHMITT-RÜTH, J.-D. SUMMA und D. PLATT

Insgesamt gesehen sind Vergiftungen im Alter eher selten (Abb. 1). Aus einer Untersuchung an Patienten einer „toxikologischen Intensivstation" aber geht hervor, daß bei Vergiftungen über 60jähriger mit einer mehr als doppelt so hohen Vitalfunktionsstörung für Atmung und Herz-Kreislauforgane zu rechnen ist als bei Jüngeren (SUMMA 1977). Nur 3% der über 60jährigen überlebten eine schwere Vergiftung ohne behandlungsbedürftige Komplikationen, im Gegensatz zu 25% bei den Jüngeren. Bei einem Viertel aller älteren Patienten konnten gleichzeitig 3 oder mehr Komplikationen festgestellt werden, bei den jüngeren wurden selten mehr als 2 Komplikationen gleichzeitig registriert (Abb. 2).

Altersbedingte Organveränderungen und eine für das Alter charakteristische Multimorbität verursachen darüber hinaus Einschränkungen der Funktionen verschiedener, im Rahmen der Entgiftung wichtiger Organe, wie z. B. der Leber oder der Nieren. Abbau und Ausscheidung von Giften kann dadurch erheblich behindert oder verzögert werden. Eine forcierte Diurese zur rascheren Ausscheidung nierengängiger Gifte kann bei Patienten mit Herzinsuffizienz oder eingeschränkter Nierenfunktion evtl. nur mit einem erhöhten kardialen Risiko oder womöglich überhaupt nicht durchgeführt werden. So ist es nicht verwunderlich, daß auch die Letalitätsrate bei Vergiftungen im Alter weitaus höher ist (SUMMA 1977). Während z. B. der Anteil über 60jähriger bei suizidalen Vergiftungen insgesamt bei etwa 11% liegt, betrifft nahezu jede 4. schwere Vergiftung einen älteren Patienten. Bei Intoxikationen mit tödlichem Ausgang war fast jeder zweite Betroffene über 60 Jahre alt (Abb. 3).

Die häufigste Komplikation bei den Verstorbenen – unabhängig vom Alter – waren Pneumonien, fast ausschließlich Aspirationspneumonien.

Bei 62% der jüngeren und nahezu 80% der älteren Patienten waren sie trotz entsprechender intensiver antibiotischer Therapie nicht zu beherrschen und bei alten wie jüngeren Patienten gleichermaßen wesentlich mitverantwortlich für den letalen Ausgang der Vergiftung.

Letale Vergiftungen bei älteren Menschen sind aber keineswegs Folge der Einnahme höherer Giftmengen oder gefährlicher Gifte (SUMMA et al. 1982). Im Gegenteil, ältere Menschen nehmen im Zusammenhang mit suizidalen Intoxikationen nicht nur geringere Dosen, sondern auch harmlosere Gifte ein. Sie greifen offensichtlich auf die ihnen unmittelbar zur Verfügung stehenden Substanzen zurück, während jüngere Menschen mit ernsthaften suizidalen Gedanken gezielt Suizidmittel wählen oder entsprechende Giftdosen einnehmen (Tabelle 1).

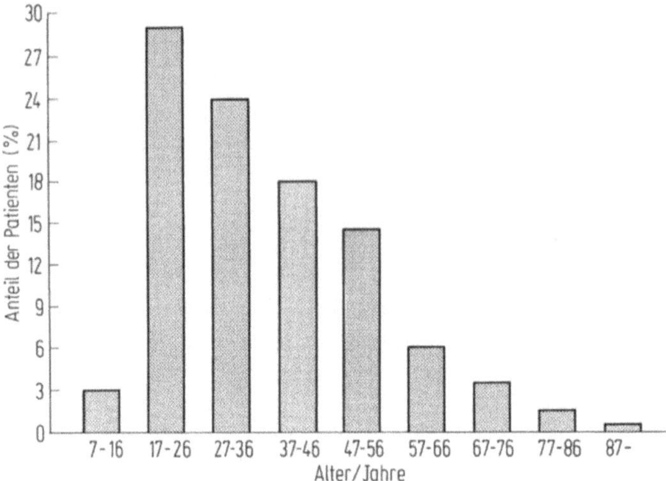

Abb. 1. Altersverteilung von vergifteten Patienten (Toxikologische Intensivstation, 2. Med. Klinik, Klinikum Nürnberg)

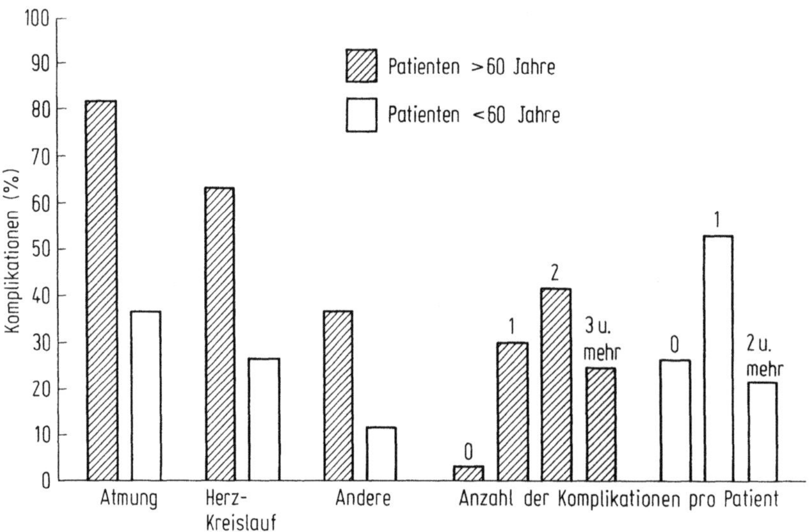

Abb. 2. Art und Anzahl von Komplikationen bei schweren Vergiftungen im Alter

Schwere Vergiftungen und die sie evtl. begleitenden Komplikationen können darüber hinaus aber auch zu einer erheblichen Streßsituation und damit starken Belastung endokriner Funktionen führen. So konnten im Zusammenhang mit schweren Vergiftungen bei älteren Patienten Zeichen einer relativen Nebenniereninsuffizienz nachgewiesen werden (SUMMA 1977).

Bei einem Drittel dieser Patienten war im Verlauf der Intoxikation über ACTH-Gaben keine ausreichende Stimulierung der Nebennierenrinde zu erzielen. Dagegen bestand bei einer später durchgeführten Kontrolle wieder

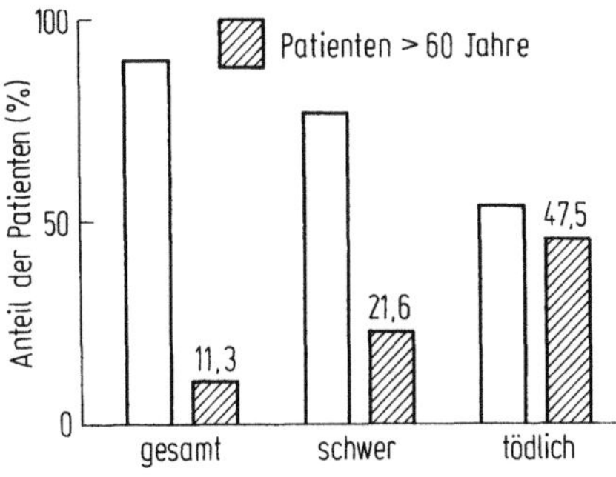

Abb. 3. Suizidversuche und Suizide (Toxikologische Intensivstation, 2. Med Klinik, Klinikum Nürnberg)

Tabelle 1. Mittel bei Suizidversuchen und Suiziden (Toxikologische Intensivstation, 2. Med. Klinikum Nürnberg)

Suizidmittel	Suizidversuch		Suizid	
	> 60 Jahre	< 60 Jahre	> 60 Jahre	< 60 Jahre
Hypnotika, Psychopharmaka, Tranquilizer	93%	85%	48%	27%
Analgetika und andere Arzneimittel	2%	8%	7%	3%
Drogen, Alkohol, Schädlingsbekämpfungsmittel u. a.	4%	6%	4%	6%
Erhängen, Erschießen, Herabstürzen u. a.	1%	1%	42%	64%

eine normale Ansprechbarkeit. Somit konnte eine primär vorhandene Nebennierenrindeninsuffizienz ausgeschlossen werden. Bei schweren Intoxikationen älterer Menschen, insbesondere bei gleichzeitig bestehenden lebensbedrohlichen Vitalfunktionsstörungen, sollte demnach die Gabe einer Glucocorticoids erwogen werden. Bei einer Klientel jüngerer Patienten wurde dagegen im Zusammenhang mit einer schweren Vergiftung eine derartige endokrine Störung nicht nachgewiesen.

Nur in Kenntnis und bei Beachtung solcher Besonderheiten im Zusammenhang mit Vergiftungen im Alter wird es gelingen, die Komplikationsrate möglichst gering zu halten und durch intensive Therapie die Letalitätsrate, die immer noch etwa 4mal so hoch ist wie bei jüngeren Patienten, weiter zu senken. Die Therapie von Vergiftungen im Alter muß daher einerseits besonders intensiv, andererseits aber wohlbedacht und schwerpunktmäßig erfolgen. Aus verständlichen Gründen ist es im Rahmen dieses Beitrages unmöglich, auf die Vielzahl potentieller giftiger Substanzen im einzelnen einzugehen und ihre besondere Bedeutung im Zusammenhang mit Vergiftungen beim älteren Menschen zu erörtern. Der Schwerpunkt soll daher zunächst auf die Darstellung allgemeiner Maßnahmen gelegt werden. Im Anschluß daran werden – alphabetisch geordnet – diejenigen Pharmaka aufgeführt, die bei den wesentlichen Vergiftungen eingesetzt werden. Ein weiterer Abschnitt behandelt die Besonderheiten einiger häufiger Intoxikationen.

Allgemeine Maßnahmen

Die Therapie von Vergiftungen hat sich, bedingt durch eine zunahmende Zahl von Wirkstoffen, Medikamenten und Chemikalien, in den letzten Jahren zu einem immer umfangreicheren Gebiet der Inneren Medizin bzw. der Pharmakologie entwickelt. Neue Stoffgruppen erfordern neue Behandlungsmethoden. Der Überblick über die Toxikologie wurde durch neue Detoxikationsverfahren und neue Antidote erschwert (Schmitt-Rüth und Summa 1985). Die folgenden Ausführungen sollten – besonders unter dem Gesichtspunkt von *Vergiftungen beim älteren Menschen* – Hinweise zur Detoxikation des oft multimorbiden Patienten geben. Darüber hinaus wird auf mögliche Nebenwirkungen einer Antidottherapie sowie auf drohende Komplikationen bei den verschiedenen Formen der Giftelimination hingewiesen. Die häufigsten und wichtigsten Vergiftungen werden in einem speziellen Teil besprochen.

Elementarhilfe

Jede schwere Vergiftung vor einer gezielten Detoxikationsmaßnahme die Sicherung der Vitalfunktionen wie Atmung und Herzkreislaufstabilität. Besonders bei älteren Patienten muß sofort eine mechanische Verlegung der Atemwege durch nichthaftende Zahnprothesen, durch eine zurückfallende Zunge oder durch Aspiration von Erbrochenem behoben werden. Ist bereits eine Ateminsuffizinez oder gar Atemlähmung eingetreten, kann nur eine sofortige Atemspende bzw. die Intubation einen permanenten hypoxischen Hirnschaden abwenden. Von ganz entscheidender Bedeutung ist hierbei der Zeitraum der Hypoxie, wobei das ältere Gehirn deutlich sensibler auf Sauerstoffmangelzustände reagiert. Zur Sicherung der Vitalfunktionen zählt weiterhin das Legen eines zentral-venösen Zuganges, die Schockbehandlung mittels Volumenauffüllung oder die medikamentöse Blutdruckanhebung. Später kardiale oder renale Schockfolgezustände müssen – beim meist organisch vorgeschädigten älteren Menschen – unbedingt vermieden werden. Bei Kammerflattern/-flimmern oder der asystolischen Form des Herzstillstandes sind die üblichen Maßnahmen der Herzdruckmassage und Beatmung zu beachten, wobei der nötige Eigenschutz bei Intoxikationen gewahrt werden muß. Schließlich zählt eine korrekte Lagerung (stabile Seitenlage beim nichtintubierten Patienten) ebenso wie ein schondender Transport zum Krankenhaus zu den grundlegenden unspezifischen Erstmaßnahmen (Moeschlin 1972).

Primäre Giftelimination

Hierzu zählen folgende Detoxikationsmaßnahmen:

Das Erbrechenlassen: Voraussetzung hierfür ist, daß der Schluckreflex vorhanden und der Patient ansprechbar ist. Die Rachenwand wird mit einem Spatel oder dem Finger bis zum Auslösen des Erbrechens gereizt. Gelingt dies nicht, so läßt man den Patienten schluckweise bis zum Eintreten des Erbrechens eine Kochsalzlösung (1 Eßlöffel Kochsalz auf 1 Glas Wasser) trinken. Hierbei muß beachtet werden, daß beim älteren Menschen mit labilem oder manifestem Bluthochdruck der Vorgang des Erbrechens eine massive Kreislaufbelastung darstellt, welche zu deutlichen Blutdruckspitzen führen kann. Bleiben diese Maßnahmen erfolglos, kann man das sogenannte *provozierte Erbrechen* einleiten. Hierbei gibt man dem Patienten eine Mischspritze aus Apomorphin und Norfenefrin im Verhältnis 1:1 intramuskulär oder intravenös. Nach einem Intervall von 5 bis 10 Minuten tritt das Erbrechen ein und sistiert im Regelfalle spontan. Setzt sich das Erbrechen über längere Zeit fort, kann man die Apomorphin-Wirkung durch Gabe von Naloxon-HCL intravenös blockieren. Die Gefahr dieser Methode liegt in einem unerwünschten Kreislaufkollaps, der trotz Gegensteuerung mit Novadral als Komplikation beim kreislauflabilen Patienten auftreten kann.

Die Magenspülung gilt heute bei allen bewußtlosen, intoxizierten Patienten als unabdingbar, auch wenn der Patient vorher schon erbrochen haben sollte oder die orale Vergiftung längere Zeit (bis zu Tagen) zurückliegt. Dies kann besonders beim älteren Menschen von Bedeutung sein, da in dieser Altersgruppe Magenerkrankungen bzw. eine verminderte Magenperistaltik gehäuft vorkommen. Als absolute *Kontraindikation* zählen Vergiftungen mit sogenannten Schaumbildern wie Wasch- oder Spülmittel, da hier die Gefahr einer Aspiration zu schweren pulmonalen Komplikationen führen kann, sowie fettlösliche Substanzen wie Fleckenwasser, Benzin oder Lösungsmittel. Angesichts der optimalen Entleerung des Magens bei der Spülung werden andere Kontraindikationen heute nicht mehr anerkannt. Selbst bei akuter Säure- oder Laugenverätzung kann ein in der Spülung geübter Arzt dieses Verfahren innerhalb der ersten 4 Stunden durchführen. Nach diesem Zeitraum hat sich eine Magenverweilsonde mit kontinuierlicher Spülung besser bewährt. Die Magenspülung muß so lange fortgeführt werden, bis der Rückfluß klar erscheint. Zuletzt sollte Medizinalkohle und Natriumsulfat für eine forcierte Darmausscheidung instilliert werden. Gerade bei älteren Patienten mit Intoxikationen muß während der Magenspülung eine Monitorüberwachung gewährleistet sein, so daß Herzrhythmusstörungen bzw. Kreislaufkomplikationen sofort erkannt und therapiert werden können. Wegen der oft sehr schwierig zu behandelnden Aspirationspneumonie muß der Patient intubiert sein.

Tabelle 2. Forcierte Diurese

A 1000 ml Laevulose 5%
+ 20 ml KCl 7,5%
+ 20 ml Na. Bicarbonat 8,4%
+ 20 mg Furosemid
B 1000 ml Laevulose 5%
+ 20 ml KCl 7,5%
+ 20 ml Na. Bicarbonat 8,4%
+ 15 ml NaCl 10%
+ 20 mg Furosemid
C 1000 ml Ringerlösung
+ 30 ml KCl
+ 20 ml Na. Bicarbonat 8,4%
+ 20 mg Furosemid

Sekundäre Giftelimination

Forcierte Diurese

Voraussetzung für eine erfolgreiche forcierte Diurese (Tabelle 2) von Giftstoffen ist deren überwiegend renaler Ausscheidungsmodus. Sie ist deshalb besonders bei geringer Serumprotein- und Fettbindung sowie bei Substanzen mit einem niedrigen Verteilungsvolumen indiziert. Einen zusätzlich diuretischen Effekt erzielt man durch Alkalisierung oder Ansäuerung des Harns entsprechend dem pH-Wert des Giftstoffes. Hierzu bieten sich Natriumhydrogencarbonat bzw. Ammoniumchlorid an. Während beim jungen Herz- und Nieren-gesunden Patienten pro Stunde 500 ml infundiert werden können, muß die kardiale und renale Ausgangssituation beim älteren Menschen mit Herzinsuffizienz oder eingeschränkter Nierenfunktion berücksichtigt werden. Man infundiert in diesen Fällen maximal 250 ml pro Stunde, wichtig dabei ist eine Überwachung der Ein- und Ausfuhr. In Tabelle 2 ist die Zusammensetzung der forcierten Diurese aufgezeigt, wobei im Unterschied zum jungen Patienten hier in jede Infusionsflasche eine Ampulle Furosemid gegeben wird. Das Alter als solches stellt keine Gegenanzeige für die Durchführung der forcierten Diurese bzw. der extrakorporalen Detoxikationsverfahren dar. Verdacht oder Diagnose eines Hirnödems stellen aber wegen der doch massiven Volumenzufuhr bei bekannter Herz- oder Niereninsuffizienz mit der Gefahr der Überwässerung eine Kontraindikation für die forcierte Diurese dar. Beim alten Patienten mit Neigung zu Herzrhythmusstörungen kommt der regelmäßigen Bestimmung der Elektrolyte, insbesondere des Kaliums, eine besondere Bedeutung zu. Die Konzentrationen der einzelnen Infusionslösungen der forcierten Diurese lassen einen peripheren Gefäßzugang ohne Venenreizungen, wie sie im höheren Alter gehäuft zu sehen sind, zu.

Hämodialyse – Peritonealdialyse

Beide Verfahren sind in den letzten Jahren durch die häufig effektivere Hämoperfusion etwas in den Hintergrund getreten. Sie erwiesen sich bei gut wasserlöslichen Substanzen mit hoher Nephrotoxizittät als wirkungsvoll. Als Beispiele seien Methylalkohol-, Essigsäure-, Thallium- oder Acetylsäureintoxikationen genannt. Beide Verfahren unterscheiden sich in ihrem Wirkmechanismus nicht. Neben der Detoxikation sollen sie ein akut auftretendes toxisch bedingtes Nierenversagen verhindern oder eine bereits eingetretene Anurie überbrücken.

Während die Hämodialyse größeren Krankenhausabteilungen vorbehalten ist, läßt sich die Peritonealdialyse auch an kleineren Häusern technisch relativ unkompliziert durchführen. Wie bei jedem extrakorporalen Detoxikationsverfahren können als Komplikationen (zerebrale) Blutungen, Krampfanfälle, Hypoxämien oder Hypotonien auftreten – Nebenwirkungen, die beim älteren Patienten meist schwerwiegende Folgen nach sich ziehen. Eine intensive Überwachung ist deshalb unerläßlich.

Hämoperfusion

Die Indikation zur Hämoperfusion ist wie bei allen extrakorporalen Entgiftungsverfahren die drohende oder beginnende schwere, eventuell irreversible Schädigung des Patienten durch die Intoxikation. Für die Durchführung der Hämoperfusion stehen 2 Arten von Perfusionskapseln zur Verfügung: Aktivkohle oder Austauschharze. Die Komplikationsmöglichkeiten dieser Behandlung, bei der eine Vollheparinisierung unbedingt erforderlich ist, sind neben akuten Blutungen (lokal, zerebral, generalisiert), allergische Reaktionen, Kreislaufdepression bis hin zum Kreislaufschock, Thrombozytopenien (bis zu unter 30000 Thrombozyten), Elektrolytverschiebungen, hier insbesondere Hypokaliämien und Hypokalzämien. Besonders engmaschige Kontrollen dieser Parameter halten das Risiko beim älteren Patienten mit eventueller Multimorbidität seitens des Herzkreislauf- bzw. Leber- und Nierensystems in Grenzen.

Forcierte Beatmung

Diese Methode eignet sich zur Elimination von Giftstoffen, die in größeren Mengen über die Lungen abgeatmet werden wie z. B. Halogen-Kohlenwasserstoffe. Über eine Hyperventilation wird dem Patienten das ca. 2- bis 3fache Atemminutenvolumen angeboten, wobei 5% des Gesamtvolumens als Kohlendioxyd zugegeben werden. Hierbei sind gerade beim alten Menschen Verschiebungen des Säurebasenhaushaltes beobachtet worden. Engmaschige Blutgasanalysen sind deshalb unumgänglich.

Die *Plasmapharese* dient der Separation von Plasmaproteinen oder an sie gebundenen Giftstoffen. Ihr Hauptanwendungsgebiet liegt in der Behandlung der thyreotoxischen Krise und des Goodpasture-Syndroms. Beim älteren Patienten muß hier speziell neben Blutungskomplikationen und Elektrolytentgleisungen der Verlust von Antikörpern beachtet werden. Besonders bei Amanitin-Intoxikationen (z. B. Knollenblätterpilzvergiftungen) hat sich die *Hämofiltration* in den letzten Jahren gut bewährt. Hier wird das Entgiftungsmechanismus der Transmembrandruck an einer Filtermembran benutzt, um toxische Substanzen in einer Größenordnung von 300 bis 30000 Dalton aus dem Blut zu entfernen. Obgleich hier als Komplikation ebenfalls Blutungen und besonders Albumin- und Immunglobulinverluste auftreten, ist die Nebenwirkungsrate etwas geringer als bei der Hämodialyse oder Hämoperfusion. Allerdings muß häufig beim abwehrgeschwächten geriatrischen Patienten der Verlust von Antikörpern substituiert werden.

Eine relativ rasche, technisch nicht aufwendige Behandlungsmöglichkeit von Vergiftungen stellt die Gabe von *Antidot* dar. Wegen des nicht häufigen Gebrauchs und der teils toxischen Nebenwirkungen dieser Stoffe seien im folgenden die gebräuchlichsten Gegengifte alphabetisch aufgeführt und mit Hinweisen zur Dosierung, aber auch zu Nebenwirkungen versehen (Ammon 1986; Späth 1978; Schmitt-Rüth und Summa 1985). Es sei bemerkt, daß die Liste der aufgeführten Antidote keinen Anspruch auf Vollständigkeit erhebt.

Acetylcystein = 300 mg. Antidot bei der Paracetamol-Intoxikation. Die Therapie sollte innerhalb der ersten 10 Stunden begonnen werden. Für die Dosierung gilt folgendes Terapieschema: zunächst 150 mg/kg/KG unverdünnt innerhalb 15 Minuten i.v., dann bis zur 4. Stunde 500 ml 5%ige Glucoselösung mit 50 mg/kg/KG als Infusion, von der 5. bis 20. Stunde 1000 ml 5%ige Glucose mit 100 mg/kg/KG. Als Nebenwirkung kann es zu Übelkeit und Erbrechen kommen, Dosisreduzierungen beim alten Patienten sind nach bisherigen Erkenntnissen nicht erforderlich

Amylnitrit. Diesem Antidot bei der Cyanid-Intoxikation kommt eine überbrückende Wirkung im Sinne einer Erstmaßnahme zu, bis die eigentliche 4-DMAP (Dimethylaminophenol)-gabe möglich ist. Der Patient muß alle 2 Minuten für etwa 30 Sekunden den Ampulleninhalt einatmen. Dabei kann es zu deutlichen Blutdruckabfällen kommen, eine Blutdruckkontrolle ist deshalb engmaschig erforderlich!

Eisen II-Hexacyano-Ferrat (II). Bei einer akuten Thallium-Intoxikation gibt man 6 Kapseln (1 Kapsel = 0,5 g) initial. Dabei kann die Kapsel aufgeschnitten und der Inhalt in warmem Wasser aufgelöst werden. Am 1. Tag können bis zu 20 g insgesamt gegeben werden. Darüber hinaus liegt die Dosierung bei 6 × 1 Kapsel/Tag für 1 bis 2 Wochen. Die Substanz soll das in den Darm ausgeschiedene Thallium binden. Nebenwirkungen sind außer einer harmlosen Schwarzfärbung des Stuhls nicht bekannt, Dosisreduzierungen beim älteren Patienten nicht erforderlich.

Apomorphin (Ampulle = 1 ml). Die Substanz dient als zentrales Emetikum beim provozierten Erbrechen, wenn eine Magenspülung oder freiwilliges Erbrechen nicht durchführbar sind. Der Schluck- bzw. Würgereflex muß hierbei noch vorhanden sein. Die Dosierung beträgt 0,01 g (entsprechend 1 Ampulle) subkutan, wobei die zusätzliche Gabe einer vasokonstriktiven Substanz (Norfenefrin) im Verhältnis 1:1 obligat ist. Naloxon-HCL antagonisiert die Apomorphinwirkung. Nach eigenen Erfahrungen läßt sich eine kreislaufdepressive Wirkung nie gänzlich ausschließen, so daß gerade beim älteren intoxizierten Patienten mittels oben beschriebener anderer Verfahren zur Magenentleerung auf das provozierte Erbrechen verzichtet werden kann.

Atropinum sulfuricum. Als Antidot insbesondere bei Vergiftungen mit Phosphorsäureestern oder Carbamaten. Die Anfangsdosis richtet sich nach dem Schweregrad der Intoxikation (klinisches Bild, Cholinesterasebestimmung). Sie kann zwischen 2 und 500 mg(!) intravenös (oder intramuskulär) betragen. Als Anhaltspunkte für die fortführende Antropindosierung gelten Pupillenweite, Herzfrequenz und Speichel- bzw. Schweißsekretion sowie der Tränenfluß.

Überdosierungen können mit Physostigminsalicylat intravenös therapiert werden. Beim älteren Patienten ist neben einer möglichen Darmatonie bzw. Harnretention beim Mann zu beobachten, daß durch die gestörte Motilität im Magen-Darm-Trakt zusätzlich verabreichte Medikamente (z. B. Digitalispräparate) in ihrer Wirkung durch die verlängerte Adsorption potenziert werden können.

Bentonit, auch bekannt als Fullererde, Bleicherde oder Walkererde). Es handelt sich hierbei um stark absorbierende hydrierte Aluminium-Magnesium-Silicate bei Diquat-, Morfamquatin-, Paraquat-Vergiftungen. Der Sammelbegriff für diese Substanzen lautet „Quats". Die Dosisempfehlung liegt bei 200 g/l in Wasser aufgeschwemmt. Die Applikation kann sowohl oral als auch rektal erfolgen.

Calciumedetat-Natrium. Die Indikation für diesen Chelatbildner liegt bei Intoxikationen mit Blei, Eisen, Kobalt, Mangan, Nickel, Plutonium, Thorium und Zink sowie als Alternative zu DMPS- oder D-Penicillamin-Behandlung bei Kupfer- oder Quecksilberintoxikationen. Die Wirkung beruht auf einem Austausch von Metall mit Kalzium. Unbedingt beachtet werden müssen die Nebenwirkungen wie Hypokaliämie und Hypokalzämie, Leuko- und Thrombozytopenie, akute Thrombophlebitiden. Eine Kontraindikation stellt die Niereninsuffizienz dar, es kann sonst über eine toxische Nephrose der Tubuluszellen zur akuten Anurie kommen. Cave bei digitalisierten Patienten!

Dosierung: 20 mg/kg/KG als Dauertropfinfusion (z. B. Glucose). Stärkere Konzentrationen als 0,2 % sind nicht zulässig, d. h. 0,1 ml der 20 %igen Lösung pro kg/KG/Tag in 10 ml/kg/Tag Glucose. Nach 3 Tagen Behandlung sollen sich 3 Tage Therapiepause anschließen, insgesamt ca. 5 derartige Zyklen.

Zu erwähnen ist, daß bei Cd, Fe, Pb und Zn die Diethylentriaminipentaessigsäure (DTPA) mit 15 mg/kg/KG/h als Infusion ähnliche Entgiftungserfolge erbringt. Die Maximaldosis liegt hier bei 150 mg/kg/KG in 500 ml physiologischer Kochsalzlösung in 30 Minuten intravenös, Wiederholung in 6 Stunden, später täglich zweimal 1 Ampulle als Dauertropfinfusion. DTPA ist noch toxischer als EDTA, so daß hier das Abwägen des Intoxikationsrisikos mit der Nierenschädigungsrate im Einzelfall erfolgen muß.

Carbo medicinalis. Medizinische Kohle stellt ein neutrales oral oder durch Sonde zu gebendes universales Adsorbens dar. Dosisrichtlinie etwa 20 bis 30 g in Wasser gelöst und immer zusammen mit einem Laxans (Natriumsulfat).

Cholestyramin. Unterbricht als Anionenaustauscher den entero-hepatischen Kreislauf, was man sich bei der Digitalisüberdosierung oder -intoxikation zunutze macht. Die Substanz ist ein Polymerisat aus Styrol und Divinylbenzol mit quarternären Stickstoffgruppen. Man kann über den Tag verteilt bis zu 6 Beutel (= 24 g) geben. Zu beachten sind als Nebenwirkungen Brechreiz, Steatorrhoe und Obstipation.

Desferoxaminmesilat. Ein Stoffwechselprodukt von Aktionsmyceten. Es zählt zur Gruppe der Chelatbildner und wird bei Eisenintoxikationen eingesetzt. Die Substanz kann oral oder intravenös gegeben werden, bei i. v.-Applikation kann es zu akuten Blutdruckabfällen, Schwindel, Krämpfen bis hin zum Atemstillstand kommen. Die Dosis beträgt initial bis 500 mg 2- bis 4mal bei oraler Eisenaufnahme, zusätzlich 500 mg als Infusion in Glucose. Als alleinige intravenöse Therapie werden 2 bis 4 Ampullen pro Tag als Dauertropfinfusion bis zu einer Maximaldosis von 16 mg/kg/KG/h appliziert.

Dexametason-Spray. Wird bei allen Lungenreizgasen mit der möglichen Komplikation eines toxischen Lungenödems gegeben. Hierzu zählen Brandgase, Chlorgase, Lost, Phosgen, Zinknebel, außerdem Einsatz bei Glottisödem sowie Laugen- und Säureverätzungen im Mund-Nasen-Rachen-Raum. Als lokales Corticoid entwickelt es eine antiallergische, antiphlogistische und antiödematöse Wirkung. Den Patienten läßt man alle 3 Minuten einen Hub bis zur Leerung der Spraydose inhalieren. Nebenwirkungen sind hierbei nicht bekannt geworden.

Digitalisantidot. Die Indikation für den Einsatz des Antidots stellen lebensbedrohliche Digitalisvergiftungen dar, die von der eingenommenen Menge her eine Vitalgefährdung erwarten lassen oder die bereits zu Herzrhythmusstörungen oder anderen Komplikationen geführt haben. Vor der Gabe der Substanz muß unbedingt auf Verträglichkeit mittels Intrakutan- oder Konjunktivaltest geprüft werden. 80 mg Digitalisantidot können 1 mg Digoxin bzw. Digitoxin binden. Im Durchschnitt liegt die erforderliche Dosis pro Patient bei 6 Injektionsflaschen, die als Kurzinfusion über 30 Minuten infundiert werden.

Außer den erwähnten anaphylaktischen Reaktionen sind bislang keine weiteren Nebenwirkungen aufgetreten. Die Antidotbehandlung muß dem Patienten im Impfpaß bestätigt werden.

Dimercaprol. Indikationen sind Vergiftungen mit Arsen, Antimon, Kupfer, Nickel, Quecksilber, Wismut sowie Dämpfe von Arsen, Zink, Cadmium und Quecksilber.

Bei akuten Intoxikationen beträgt die Dosis an den beiden ersten Tagen: 2,5 mg/kg/KG im Abstand von 4 bis 6 Stunden. Am 3. und 4. Tag 3 bis 4 Ampullen und am 5. und 6. Tag 2 Ampullen tief intragluteal. Weiterhin besteht bis zum vollkommenen Abklingen der Symptome die Möglichkeit, täglich eine Ampulle i.m. zu verabreichen. An Nebenwirkungen können auftreten: Übelkeit, Brechreiz, vermehrter Speichelfluß, Blutdruckerhöhung, allergische Exantheme, Krämpfe sowie pektangiöse Beschwerden. Bei längergehender Therapie muß der Serumkalziumspiegel kontrolliert werden, da sonst mit tetanischen Störungen zu rechnen ist. Eine bestehende Niereninsuffizienz kann sich verstärken. Cave beim insulinpflichtigen Diabetiker (Zinkverbindung!)

4-Dimethylaminophenol. Bei Vergiftungen mit Blausäure und Cyaniden. Indikation ist auch bei Schwefelwasserstoffvergiftungen gegeben. Etwa 30% des Gesamthämoglobins werden zu Ferrihämoglobin oxydiert (Zyanose!). Bei der akuten Vergiftung werden sofort 3 bis 4 mg 4-Dimethylaminophenol/kg/KG (= 1 Ampulle beim normalgewichtigen Erwachsenen) intravenös injiziert. Anschließend ebenfalls i. v. 20 bis 100 ml Natriumthiosulfat. Dies erübrigt sich bei Schwefelwasserstoffvergiftungen. Ist der Patient komatös, können alle 4 Stunden 2 mg/kg/KG i.v. entsprechend der Met-HB-Konzentration verabreicht werden. Nur bei Massenvergiftungen i.m. Applikation zulässig (Nekrosegefahr!). 4-Dimethylaminophenol ist relativ wenig toxisch. Sollte eine Überdosierung des Antidots oder keine Vergiftung mit Cyaniden vorliegen, so läßt sich die 4-Dimethylaminophenol-Wirkung durch Gabe von 2 mg Toluidinblau/kg/KG intravenös aufheben.

DMPS (Dimercaptopropan-1-Sulfonat). Chelatbildner, der bei Intoxikationen durch organische und anorganische Quecksilberverbindungen indiziert ist. Ein Therapieversuch kann ebenfalls bei den Indikationen des Dimercaprol durchgeführt werden. Die Dosierung beträgt 3 × 1 Kapsel pro die (= 300 mg), bei schweren Verlaufsformen kann die Dosis auf bis zu 12 × 2 Kapseln pro die gesteigert werden. Während der gesamten Behandlungsdauer muß auf Blutdruckabfälle geachtet werden.

Entschäumer (Silicone). Bei Schaumbildneringestion wie Wasch- oder Spülmittelvergiftungen zur Entschäumung. Die Applikation erfolgt oral oder über Sonde. Es tritt dabei gleichzeitig eine leicht abführende Wirkung ein. Die Dosierung richtet sich nach der Schwere der Intoxikation, z.B. 20 bis 30 ml Entschäumer. Nebenwirkungen wurden bislang nicht beschrieben.

Flumazenil. Dieses pezifische Antidot für Benzodiazepine kann neben seinem Einsatz in der Anästhesiologie auch bei akuten Intoxikationen benutzt werden. Für die Dosierung wird folgende Empfehlung gegeben: zunächst 2 ml (0,2 mg) über 10 bis 20 Sekunden langsam intravenös. Zeigt sich nach ca. 1 Minute keine ausreichende Wirkung, können weitere kleine Dosen von jeweils 1 ml (0,1 mg) langsam nachgegeben werden bis zum Erwachen des Patienten, höchstens jedoch 10 ml (1,0 mg). Bei weiterbestehenden Intoxikationszeichen des Patienten liegt mit großer Wahrscheinlichkeit keine Vergiftung mit Benzodiazepinen vor. An Nebenwirkungen können Erbrechen, Übelkeit, Angstzustände, Tremor und Weinen auftreten. Bei vorbestehendem Benzodiazepinabusus wurden Entzugserscheinungen beobachtet, die sich durch kleine Dosen eines Benzodiazepins Barbiturates beheben ließen. Zu erwähnen ist, daß eine Nachinjektion der Substanz nach ca. 1 bis 1 ½ Stunden – bedingt durch Rücksorption von Benzodiazepinen – erforderlich sein kann. Ein Aufklaren des Patienten ist deshalb unter keinen Umständen mit einer Entlassungsfähigkeit gleichzusetzen. Bei älteren intoxizierten Patienten muß wegen der Gefahr des zu abrupten

Wachwerdens mit Desorientiertheitszuständen vorsichtig und langsam dosiert werden.

Glucagon (Polipeptid aus Alphazellen der Langerhansschen Inselzellen). Die Indikation erstreckt sich auf Vergiftungen mit Beta-Blockern sowie schwere Hypoglykämiezustände nach Intoxikationen mit Insulin oder oralen Antidiabetika. Bei Beta-Blocker-Vergiftungen infundiert man 2,5 mg/h über insgesamt 4 Stunden.

Bei Hypoglykämien liegt die Dosierung bei 0,5 bis 1,0 mg Glucagon intravenös oder intramuskulär.

Als Nebenwirkungen muß auf Übelkeit, Erbrechen und Gegenreaktionsmechanismen in Zuckerstoffwechsel geachtet werden.

Kaliumjodid (Kaliumjodatum). Um bei Thalliumintoxikationen unlösliches Thalliumjodid zu erzeugen, werden 300 ml einer frisch zubereiteten 0,1 bis 1,0%igen Lösung über Magensonde instilliert. Dabei kann es zu Übelkeit und Erbrechen kommen.

Eine weitere Indikation stellt die Exposition mit radioaktiver Strahlung dar, wie sie bei Atomstrahlung oder bei einem Reaktorunfall auftreten kann. Man gibt hier innerhalb von 8 Stunden 10mal eine Tablette Kaliumjodid à 0,1 g. Zu beachten sind die Kontraindikationen Jodallergie bzw. Hyperthyreose.

Kaliumpermanganat ($KMnO_4$). Als Zusatzlösung im Verhältnis 1:5000 bei Magenspülungen, die durch Vergiftungen mit Alkaloiden, Blausäure, Glykol und Strychnin erforderlich sind. Man gibt im Rahmen der Spülung 300 ml der frisch bereiteten Lösung zu, 50 ml können im Magen belassen werden. Vorsicht bei höheren Konzentrationen, da diese stark ätzend wirken können. Andere Nebenwirkungen sind nicht bekannt.

Naloxon. Bei Morphin- und Opiatintoxikationen sowie bei Verdacht auf Vergiftungen mit diesen Substanzgruppen. Bessert sich das klinische Bild des Patienten nicht, so liegt die vermutete Intoxikationsgruppe nicht vor. Die Dosierung liegt bei 1 Ampulle (= 0,4 mg) i. v. Sie kann notfalls auch i. m. oder s. c. gegeben werden. Eine (mehrmalige) Wiederholung bis zur vollständigen Aufhebung der Atemdepression ist möglich. An Nebenwirkungen sind außer akuten Entzugssymptomen bei Opiatabhängigen auch kardiale Erscheinungen wie Hyper- und Hypotonien, Extrasystolen und Linksherzinsuffizienzzeichen beobachtet worden, sofern eine Herzvorschädigung bestand. In solchen Fällen gilt nach Risikoabwägung ein niedrig dosierter und vorsichtig applizierter Einsatz des Präparates.

Natriumsulfat stellt das gängigste klinische Laxans bei den Intoxikationen dar. Das früher übliche Magnesiumsulfat wurde dadurch verdrängt. Man gibt über die Magensonde 10 bis 20 g Natriumsulfat in 200 ml Wasser als Lösung. Nebenwirkungen bestehen nicht.

Natriumthiosulfat. Vor allem bei Blausäureintoxikation (nach Gabe von 4-Dimethylaminophenol), Lost, Thallium- und oralen Jodvergiftungen. Das hochtoxische Cyan wird mittels Schwefel und der Rhodanase zu untoxischem

Rhodanid umgewandelt. Natriumthiosulfat kann als relativ ungiftige Substanz auch in höheren Dosen ohne schwerwiegende Nebenwirkungen appliziert werden. Vorsicht bei zu schneller intravenöser Gabe. Hierbei kann es zu deutlichen Blutdruckabfällen kommen.

Bei Cyanvergiftungen werden 10 bis 100 ml der 10%igen Lösung langsam infundiert, jedoch erst nach der Gabe von 4-Dimethylaminophenol.

Bei Thalliumintoxikationen beträgt die Dosis mehrmals täglich 10 ml der Substanz intravenös, bei der oralen Jodaufnahme spült man den Magen mit einer 1:0 verdünnten Lösung. Bis zu 500 mg Natriumthiosulfat pro kg Körpergewicht müssen sofort bei der akuten Lostvergiftung intravenös verabreicht werden.

Neostigmin. Heute meist nur noch als Antidot bei Atropin oder Atropinähnlichen Vergiftungen sowie bei Curarin und Imbretil eingesetzt, wenn Physostigminsalicylat nicht greifbar ist. Die Dosis beträgt 0,5 bis 1,5 mg i. v. oder i. m. oder s. c. Als Nebenwirkungen muß auf eine potenzierende Wirkung bei Barbiturat- und Opiatvergiftungen geachtet werden.

Obidoximchlorid. Toxogonin ist ein spezifisches Antidot bei Alkylphosphatintoxikationen. Es reaktiviert die blockierte Acetylcholinesterase. Die Antidotgabe sollte innerhalb der ersten 24 Stunden durchgeführt werden. Bei Carbamaten ist die Substanz wirkungslos. Etwa 5 Minuten nach der ersten Atropingabe wird Obitoximchlorid i. v. gegeben. Jeweils nach 2 Stunden kann insgesamt zweimal noch eine Ampulle appliziert werden. Mehr als 3 Ampullen Obidoximchlorid sollten vermieden werden. Bei dieser Dosierung sind keine relevanten Nebenwirkungen zu erwarten. Bei eventuellen Überdosierungen können allerdings Erbrechen, Sehstörungen und kardiale Rhythmusstörungen in Form von ventrikulären bzw. supraventrikulären Tachykardien auftreten.

Paraffinum per liquidum. Absorbens mit sehr laxierender Wirkung bei allen fettlöslichen Giftstoffen, z. B. Benzin, Lindan, Petroleum, Terpentinöl, Nitrolackverbindungen, Halogenwasserstoffen. Die Dosierung beträgt 200 ml (entspricht einem Trinkglas). Zusätzlich sind Medizinalkohole und Natriumsulfat zur Wirkungsverstärkung empfohlen. Ganz besonders muß auf eine eventuelle Aspiration geachtet werden, da schwerste Pneumonieverläufe durch Paraffinöl bekannt sind.

Penicillamin. Substanz aus der Gruppe der Chelatbildner. Sie wird eingesetzt bei Schwermetallvergiftungen mit Blei, Kadmium, Gold, Kobalt, Kupfer, Quecksilber, Zinn und Zink. Die Dosis beträgt initial 3 bis 4 Filmtabletten Penicillamin oral oder 1 g Penicillamin langsam (2 bis 3 Minuten) i. v. Weiterführend für bis zu 10 Tagen gibt man dreimal 300 mg pro die, wobei die Gesamttagesdosis von 1800 mg Penicillamin nicht überschritten werden darf. Kontraindikation ist eine bekannte Penicillinallergie. Sehr wichtig neben der Bestimmung von Metall im Urin ist die Beachtung möglicher Nebenwirkungen, die von Fieber, Thrombo- und Leukozytopenie bis hin zur Agrunulozytopenie sowie zum nephrotischen Syndrom führen. Nach Angabe der Firma darf die zubereitete Lösung nicht länger als 20 Minuten stehen.

Physiostigminsalicylat. Antidot wie Intoxikationen mit zentral anticholinerger Symptomatik wie Exzitation, Halluzinationen, Bewegungsdrang, Angst. Außerdem bei vitalbedrohlichen Vergiftungen mit Atropin, Antihistaminika, Antiparkinsonmitteln, Benzodiazepinen sowie tri- und tetrazyklischen Pharmaka.

Die Dosis beträgt initial 2,0 mg Physiostigminsalicylat i.m. oder i.v. innerhalb 3 bis 5 Minuten und alle 20 Minuten bis 8 Stunden 1,0 bis 4,0 mg nach klinischer Symptomatik. Wiederholung der vollen Wirkdosis bei erneut auftretenden Symptomen. Bei ausbleibendem Erfolg sollen nicht mehr als 2 Injektionen gegeben werden. Koronare Herzerkrankung, Asthma bronchiale, mechanisch bedingte Obstipation oder Harnsperre sowie Diabetes mellitus stellen Kontraindikationen für Physiostigminsalicylat dar, worauf gerade beim älteren Patienten unbedingt geachtet werden muß. Eine eventuelle Überdosierung läßt sich durch Gabe von Atropin in gleicher Menge aufheben.

Polyäthylenglykol 400. Die Substanz dient zunächst als lokales Dekontaminationsmittel zur Entfernung von fettlöslichen Giften von der Haut. Anschließend mit Wasser und Seife abwaschen, dabei Handschuhe zum Selbstschutz nicht vergessen. Es gibt hierbei keine Mengenbegrenzung. Das Präparat kann auch bei schlecht wasserlöslichen Stoffen zur Magenspülflüssigkeit zugegeben werden (1,5 ml/kg/KG), muß aber bei Beendigung des Spülvorganges wieder vollständig herausgespült werden. Es ist hierbei zu beachten, daß die Instillation der Substanz den Nachweis vieler organischer Gifte stört!

Thionin. Es handelt sich um einen Redox-Farbstoff zur Behandlung von Met-Hämoglobinämien, wie sie bei Vergiftungen mit Anilin, Chloraten, Chromaten oder Nitriten oder Nitraten vorkommen. Bei einer Met-Hb-Konzentration von 15 bis 30% ist die Gabe von Vitamin C meist ausreichend. Ab 30% Met-Hb empfiehlt sich der Einsatz von Thionin. Die Dosierung beträgt 5 bis 50 ml (= 1 bis 4 Ampullen) i.v. Eine Wiederholung bei schweren Vergiftungen mit 0,2%iger Lösung ist möglich. Die Höchstdosis pro Tag liegt bei 6 Ampullen. An Nebenwirkungen werden Schwindel und Blutdruckabfall beobachtet.

Toluidinblau hat das schwächer wirksame Thionin heutzutage weitgehend verdrängt. Indikation ist ebenso eine Met-Hämoglobinämie jeglicher Genese (z.B. Nitrate, Nitrite, aromatische Amine, Anilin). Nach intravenöser Gabe des Antidots nimmt die Zyanose des Patienten nur scheinbar zu, die Ferrihämoglobinkonzentration wird jedoch rasch durch den Leukofarbstoff reduziert, welcher dabei oxidiert wird.

Die Dosis beträgt 2 bis 4 mg Toluidinblau pro kg Körpergewicht streng intravenös. Als Einzeldosis genügen 3 bis 5 ml. Eine Wiederholung nach 30 Minuten ist möglich, zusätzlich sollten 250 ml ein-molarer Natriumbicarbonatlösung i.v. gegeben werden. An Nebenwirkungen bei hohen Dosierungen können Übelkeit, Erbrechen, Dysurie, Tenesmen und sogar kardiotoxische Wirkungen im Sinne von Herzrhythmusstörungen entstehen.

Trispuffer. Tris-Hydroxymethyl-Aminomethan oder auch THAM genannt, wird bei schweren metabolischen Azidosen eingesetzt, wie man sie z.B. bei

Barbiturat-, Salicylat- oder Methanolintoxikationen vorfindet. Des weiteren bei oralen Säurevergiftungen oder Säuredampfinhalationsvergiftungen. Parenteral werden bei nierengesunden Patienten maximal 250 bis 300 ml pro Stunde infundiert. Die orale Dosis beträgt 100 bis 300 ml der 0,3molaren THAM-Lösung. Als Aerosol kann sie über Stunden inhaliert werden.

Bei Überdosierungen oder nierenvorgeschädigten Patienten kann es akut zur Oligurie oder Anurie kommen. Außerdem muß im Rahmen der Therapie die Atmung besonders beobachtet werden (Gefahr des Atemstillstandes!).

Spezielle Vergiftungen

Alkoholvergiftungen – die häufigsten akzidentellen Vergiftungen im Alter – verlangen besondere Aufmerksamkeit. Probleme ergeben sich durch gleichzeitig vorhandene und zumeist nicht einfach zu diagnostizierende Komplikationen, wie z.B. abdominelle oder thorakale Traumen bis hin zu schweren Schädel-Hirnverletzungen. Nicht selten steckt hinter einer vermeintlichen Alkoholvergiftung ein zerebrales Koma, dem ein apoplektischer Insult oder eine lebensgefährliche Massenblutung zugrunde liegt. Aber auch Entgleisungen des Stoffwechsels (Hypoglykämien) sind zu bedenken. Benommenheit und ein alkoholischer Foetor dürfen uns also nicht verleiten, ohne eingehende Untersuchung des Betroffenen die Diagnose „Alkoholvergiftung" zu stellen. Insbesondere ist auf die Vitalfunktionen zu achten sowie der neurologische Status evtl. mehrmals in kürzeren Abständen zu überprüfen und bestimmte Stoffwechselparameter, z.B. die Blutglukose oder der Säurebasenhaushalt zu bestimmen. Bei Alkoholvergiftungen wurde von verschiedenen Autoren den Symptomen „Exzitation" bzw. tiefe Bewußtlosigkeit und auch Atemstörungen eine gute Therapiebarkeit durch Antidote wie Physostigminsalicylat oder Naloxone nachgesagt (Späth 1978).

Arzneimittelvergiftungen gehören speziell bei suizidalen Vergiftungen nach wie vor zu den häufigsten Intoxikationen überhaupt. Entsprechend der zunehmenden Verordnung von Tranquilizern haben Vergiftungen mit diesen Substanzen erheblich zugenommen und machen nahezu schon die Hälfte aller suizidalen Vergiftungen aus (Abb. 4). Im Zusammenhang mit komatösen Zustandsbildern bei Arzneimittelvergiftungen, insbesondere bei Hypnotikavergiftungen, können die unterschiedlichsten neurologischen Symptome auftreten.

Psychopharmaka, insbesondere trizyklische Antidepressiva (Imipramin, Amitryptilin), entfalten neben einer narkotischen Wirkung insbesondere Komplikationen am zentralen Nervensystem sowie am Herzen. Durch ihren membranstabilisierenden Effekt rufen sie bei Vergiftungen wie klassische Antiarrhythmika evtl. gefährliche kardiotoxische Wirkungen hervor. Tachykardien, Tachyarrhythmien, ventrikuläre Extrasystolen bis hin zum Kammerflimmern, aber auch QRS-Verbreiterungen mit bedrohlichen Bradykardien sind möglich. Die genannten tachykarden Rhythmusstörungen können insbesondere durch Sympathikomimetika-Gaben ausgelöst werden. Sie sind da-

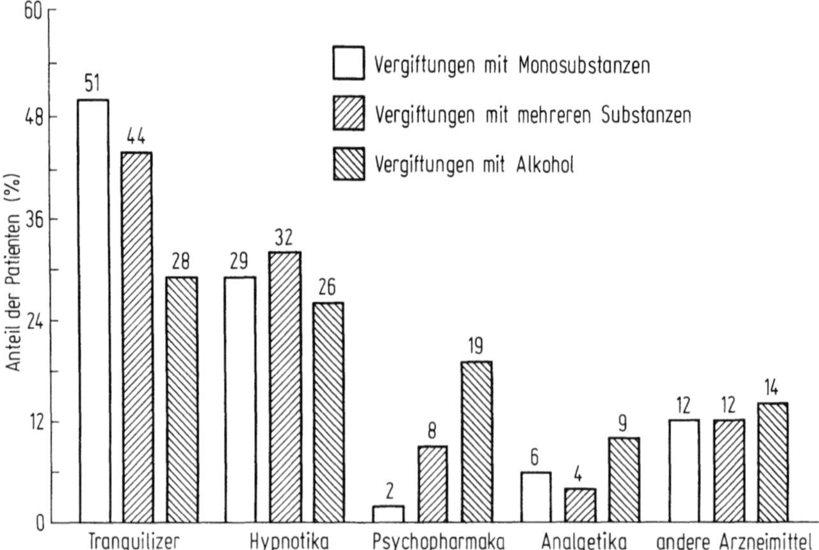

Abb. 4. Suizidale Arzneimittelvergiftungen im Alter

her im Zusammenhang mit solchen Vergiftungen kontraindiziert. Häufiger jedoch beobachtet man im Verlauf von Vergiftungen mit den genannten Antidepressiva aber auch anderen Arzneimitteln, wie Antihistaminika oder Anti-Parkinsonmittel, das sogenannte anticholinerge Syndrom (Tabelle 3). Die Symptome werden bei den genannten Substanzen durch eine Blockierung der Wirkung des Acetylcholins hervorgerufen und sind als Bild der klassischen Atropinvergiftungen seit langem bekannt. Neben dem peripheren Symptom der Tachykardie können für den älteren Menschen insbesondere die zentralen Vergiftungserscheinungen wie Unruhe, Erregung, Verwirrtheit, bis hin zu Krämpfen und Koma, gefährlich werden. Als rasch wirksames Antidot steht Physostigmin-Salicylat zur Verfügung. Es beseitigt sowohl periphere wie zentrale Wirkungen der genannten Substanzen.

Tabelle 3. Anticholinerges Syndrom

Periphere Symptome
Pupillenerweiterung
Tachykardie
Mundtrockenheit
Fieber
Zentrale Symptome
Unruhe, Angst,
Erregung, Aggressivität
Halluzinationen
Verwirrtheit, Ataxie
Coma, Krämpfe

Vergiftungen durch kardiotrope Arzneimittel können insbesondere bei Patienten mit Vorschädigungen am Herzen (Herzinsuffizienz, Herzrhythmusstörungen, koronare Herzerkrankung) lebensgefährliche Komplikationen verursachen. In Frage kommen insbesondere Vergiftungen durch Antiarrhythmika, Digitalis, Betablocker oder Calciumantagonisten. Alle genannten Substanzen beeinträchtigen je nach Dosis und Wirkungsspezifität Erregungbildung und Erregungsleitung am Herzen und führen so unterschiedlich zu tachykarden bzw. bradykarden Rhythmusstörungen. AV-Blockierungen, Kammerflattern oder Kammerflimmern. Bei Digitalisvergiftungen stellt eine durch direkte Digitaliswirkung entstandene Hyperkaliämie durch Verschiebung des intrazellulären Kaliums nach extrazellulär ein zusätzliches Problem dar.

In jedem Fall sollten bei älteren Menschen, insbesondere bei bekannten Herzerkrankungen, Vergiftungen mit kardiotropen Substanzen sehr ernst genommen werden. Letale Dosen für die genannten Stoffe sind sehr unterschiedlich und offensichtlich von kardialer Vorschädigung abhängig. Toxische Wirkungen können schon unter Normaldosen auftreten, Letaldosen wurden für Betablocker bzw. Calciumantagonisten schon bei 5- bis 6facher Tagesdosis beobachtet.

Während für *Digitalisvergiftungen* (s. a. S. 516) ein spezifisches Antidot zur Verfügung steht, beschränkt sich im übrigen die Therapie auf symptomatische Maßnahmen. Gefährliche bradykarde Rhythmusstörungen, die durch Atropin bzw. Oziprenalin nicht zu beseitigen sind, bedürfen der raschen Implantation eines passageren Schrittmachers. Das spezielle Antidot für Vergiftungen durch Betarezeptorenblocker ist das Glucagon. Im Gegensatz zu Atropin bzw. Oziprenalin kann es seine Wirkung unabhängig von den blockierten Betarezeptoren entfalten. Glucagon ist in der Lage, die Hypotonie bzw. Schocksymptomatik akut zu beseitigen. Man injiziert intravenös 10 mg initial und als Dauerinfusion 2 mg/Stunde.

Narkosegasvergiftungen kommen bei älteren Leuten in erster Linie im Zusammenhang mit Schwelbränden bzw. bei unvollständiger Verbrennung organischer Brennstoffe (Holz, Kohle, Öl, Gas) vor. *Reizgasvergiftungen* treten vor allem im Zusammenhang mit Bränden durch Freiwerden von Chlorgas bzw. Nitrosegas auf. Durch unsachgemäßen Umgang mit Putz- und Reinigungsmitteln werden gefährliche Reizgase frei, und nicht zuletzt können Umweltgifte wie Schwefeldioxyd bei Patienten mit chronischen Atemwegserkrankungen schwere Atemnotsyndrome auslösen. Bei Narkosegasvergiftungen ist in der Regel durch Frischluftzufuhr, besser durch Zufuhr sauerstoffangereicherter Atemluft notfalls über eine Beatmung, eine rasche Besserung der Bewußtseinslage zu erreichen. Reizgasvergiftungen dagegen können im Sinne einer protrahierten Wirkung noch nach Stunden trotz vorübergehender Besserung des Allgemeinzustandes zu einem gefährlichen Lungenödem führen. Das bedeutet, daß auch bei vorübergehendem subjektiv und objektiv unauffälligem Allgemeinzustand Therapiemaßnahmen zur Verhinderung derartiger Komplikationen eingeleitet werden sollten. Entsprechend exponierte Patienten sind notfalls stationär zu überwachen und wenigstens eine inhalatorische

Corticosteroidtherapie durch einen der üblichen im Handel befindlichen Sprays durchzuführen. Nur bei typischem Auskultationsbefund im Sinne einer Bronchospastik bzw. eines beginnenden Lungenödems sind intravenöse Dosen von wenigstens 250 mg eines Methylprednisolons zusätzlich zur inhalatorischen Therapie angezeigt.

Nahrungsmittelvergiftungen können sowohl durch bakteriell verunreinigte Lebensmittel wie auch durch Giftstoffe in Nahrungsmitteln oder durch Verzehr giftiger Nahrungsmittel (Pilze) verursacht werden. Bei den bakteriellen Nahrungsmittelvergiftungen unterscheidet man je nach Verursacher der Intoxikation Vergiftungen vom infektiösen Typ, z. B. durch Salmonellen, Coli, Proteus oder Enteroviren sowie Vergiftungen durch Bakterientoxine (toxischer Typ z. B. durch Staphylokokken, Streptokokken oder durch das besonders gefährliche Bakterium Chlostridium bolulinum). Am häufigsten sind die prinzipiell relativ harmlosen Lebensmittelvergiftungen vom toxischen Typ. Die Keime wachsen am ehesten in unzureichend hygienisch zubereiteten oder nicht kühl gelagerten Nahrungsmitteln wie vor allem Milch und Milchprodukten, Cremes oder Kartoffel- bzw. Mayonnaise-Salaten. Das Enterotoxin ist hitzeunempfindlich, und somit können auch durch nachträgliches Kochen Vergiftungen nicht verhindert werden. Die Latenzzeit ist im Gegensatz zu Nahrungsmittelvergiftungen vom infektiösen Typ relativ kurz, und je nach Menge der aufgenommenen Toxine treten die ersten Vergiftungssymptome evtl. schon ½ Stunde nach der betreffenden Mahlzeit auf.

Typische Symptome sind starke Übelkeit, Erbrechen und Durchfall. Komplikationen sind in erster Linie Kollaps- und Schockzustände über den erheblichen Wasser- und Elektrolytverlust. Ältere Patienten sowie auch Kleinkinder sind daher besonders gefährdet. Eine spezifische Therapie ist nicht möglich, die symptomatische Therapie besteht aus der Verabreichung von reichlich elektrolythaltiger Flüssigkeit sowie bei entsprechenden Tenesmen Spasmolytika und evtl. Analgetika. Meist klingen die Symptome innerhalb weniger Stunden ab, und selten findet man Fieber bzw. schleimig-blutige Durchfälle.

Im Gegensatz dazu handelt es sich beim Botulismus um eine lebensgefährliche Vergiftung. Sie wird verursacht durch das anaerob wachsende Bakterium Chlostridium botulinum, das mehrere Toxine freisetzt. Die Letalität kann sehr hoch sein, insbesondere dann, wenn entsprechend hohe Toxindosen aufgenommen worden sind und die Behandlung erst schon bei ausgeprägter Symptomatik einsetzt.

Es handelt sich bei dem toxinbildenden Bakterium um einen Anaerobier. Somit kommen Vergiftungen vor allem durch den Genuß von verdorbenen Konserven vor. Da das Toxin nicht hitzestabil ist, sind Vergiftungen, besonders auch durch Räucherwaren (roher Schinken oder nicht gekochte Wurstarten wie Rohwurst) bekanntgeworden. Das Botulinustoxin ist ein hochgiftiges Neurotoxin. Frühsymptome sind in erster Linie Sehstörungen (Mydriasis, Pupillendifferenz, Akkommodationsstörungen), Doppelsehen, Mundtrockenheit und Schluckstörungen, Gastrointestinale Symptome sind sehr selten. Für die Diagnostik chrakteristisch sind ebenfalls eine lange Latenzzeit von ca. 6, 12

Tabelle 4. Giftinformationszentralen

1. Medizinische Universitäts-Klinik Städtisches Krankenhaus Westend Reanimationszentrum Spandauer Damm 130 14050 Berlin Tel. 030/3035-466	Vergiftungsinformationszentrale Entgiftungszentrale der Medizinischen Klinik der Städtischen Krankenanstalten Bremserstraße 79 67063 Ludwigshafen/Rhein Tel. 0621/503431
Beratungsstelle für Vergiftungserscheinungen im Kindesalter Städtische Kinderklinik Charlottenburg Heubnerweg 6 14059 Berlin Tel. 030/3023022	Zentrum für Notfalltherapie Entgiftung und Giftinformation II. Medizinische Universitäts-Klinik Langenbeckstraße 1 55131 Mainz Tel. 06131/23-2466
Informationszentrum für Vergiftungsfälle Universitäts-Kinderklinik Adenauerallee 119 53113 Bonn Tel. 0228/2606211	Städtisches Krankenhaus rechts der Isar Toxikologische Abteilung Ismaninger Straße 22 81675 München Tel. 089/4140-2211
Vergiftungsinformationszentrale Universitäts-Kinderklinik Mathildenstraße 1 79106 Freiburg (Br.) Tel. 0761/270-4361	Toxikologische Intensivstation Zentrale Entgiftungsabteilung und Giftinformation 2. Medizinische Klinik Klinikum Nürnberg Flurstraße 17 90340 Nürnberg Tel. 0911/398-2451
Entgiftungszentrale und Giftinformationsdienst 1. Medizinische Klinik des Krankenhauses Barmbek Rübenkamp 148 22307 Hamburg Tel. 040/6385-345346	Universitätsklinik, Vergiftungszentrale Spitalgasse 23 1090 Wien Tel. 0222/434343 Vorwahl Österreich aus der Bundesrepublik Deutschland: 0043-222
Vergiftungsinformationszentrale Universitäts-Kinderklinik im Landeskrankenhaus 66424 Homburg/Saar Tel. 06841/162846	Schweizerisches Toxikologisches Informationszentrum Klosbachstraße 107 8030 Zürich Tel. 01/2515151 Vorwahl Schweiz aus der Bundesrepublik Deutschland: 0041-1

bis zu 48 Stunden bis zum Auftreten der ersten Symptome. Je früher die ersten Beschwerden auftreten, desto schwerer ist in der Regel der Verlauf der Intoxikation. Da ein Antiserum als spezifisches Antidot zur Verfügung steht, dessen Wirksamkeit von einer möglichst frühzeitigen Applikation abhängig ist, ist eine umgehende Klinikeinweisung geboten.

Bei *Pilzvergiftungen* handelt es sich gewöhnlich um Nahrungsmittelvergiftungen, die durch falsch zubereitete bzw. verdorbene, evtl. ungenießbare Pilze ausgelöst worden sind. Die Symptome entsprechen denen der Lebensmittelvergiftung, und die Therapie, falls erforderlich, richtet sich nach den vorhandenen Symptomen. Im Vordergrund steht – wie bei den oben genannten Nahrungsmittelvergiftungen – die Korrektur des Wasser- und Elektrolythaushalts. Gegebenenfalls sind Spasmolytika und Analgetika erforderlich.

Die eigentlichen Giftpilze sind fast ausnahmslos Lamellenpilze, insbesondere die, welche eine tödliche Giftwirkung haben (Knollenblätterpilz). Bei Verdacht auf eine Vergiftung mit gefährlichen Pilzen ist die Erhebung einer genauen Anamnese von großer Bedeutung. Sind keine Lamellenpilze gegessen worden bzw. wurden nur Wiesenpilze gesammelt, so kommt eine Knollenblätterpilzvergiftung z. B. nicht in Frage. Des weiteren ist von Bedeutung die Art und der Zeitpunkt der Zubereitung bzw. der Aufnahme der Pilze. Beim Knollenblätterpilz handelt es sich um einen typischen Lamellenpilz mit weißen Lamellen und weißem bzw. weißlich-grünem Hut. Er kommt nur im Wald und im Sommer bis in den frühen Herbst vor. Das wesentliche Gift ist das Amatoxin, das zytotoxisch wirkt und das man als Kerngift bezeichnen könnte. Es zerstört die für den Eiweißstoffwechsel essentiellen RNA-Polymerasen, vor allem in der Leber und der Niere. Typisch für Knollenblätterpilzvergiftung ist die im Verhältnis zu harmloseren Pilzvergiftungen relativ lange Latenzzeit. Nach 8 bis 12, ja noch nach 48 Stunden können die ersten Vergiftungserscheinungen im Sinne einer akuten Gastroenteritis auftreten. Meist nach 2 bis 3 Tagen kommt es dann zu den Zeichen der akuten toxischen Hepatitis, die über eine akute gelbe Leberdystrophie zum Tode führen kann. Bei nur dem geringsten Verdacht auf eine Vergiftung durch Knollenblätterpilze ist eine umgehende Klinikeinweisung angezeigt. Zum einen stehen heute für die Diagnostik rasche Giftnachweismethoden zur Verfügung, zum anderen kann nur eine möglichst frühzeitige Therapie durch Hämoperfusion sowie Substitution von Gerinnungsfaktoren lebensrettend sein. Die *medikamentöse Therapie* mit Penicillin-G (1 Mio. Einheiten/h) sowie mit Silibinin besteht im wesentlichen darin, daß der Eintritt des Knollenblätterpilzgiftes in die Leberzellen verhindert werden soll. Entsprechende tierexperimentelle Untersuchungen bestätigen dies für das Silibinin, und zwischenzeitlich sprechen auch die Erfahrungen in der Anwendung der Substanz beim Menschen für diese Wirkung. Eine positive Wirkung ist jedoch nur dann zu erwarten, wenn die Substanz rechtzeitig, d. h. möglichst früh nach Ingestion der Knollenblätterpilzmahlzeit verabreicht werden, wobei Dosen von 20 mg/kg Körpergewicht in 24 Stunden erforderlich sind. Die Wirkung von Thioctsäure, 100 mg/die, ist umstritten.

Präparate-Index

Freiname (Generic)	Handelsname
Acetylcystein	Fluimucil
Amitryptilin	Laroxyl, Saroten, Trytizol
Amylnitrit	Amylium nitrosum
Apomorphin	Apomorphin
Atropinum sulfuricum	Atropin
Bentonit	Bentonit
Calciumedetat-Natrium	Calciumedetat
Carbo medicinalis	Kohle-Compretten
Cholestyramin	Quantalan
Deferoxamin	Desferal
Dexamethason-Spray	Auxilosan Dosieraerosol
Dimercaprol	Sulfactin
Dimercaptopropan-1-sulfat; DMPS	Dimaval
4-Dimethylaminophenol	4-DMAP
Eisen II-Hexycyano-Ferrate II	Antidotum Thallii
Eubchaumer Silicone	Sab simplex, Lefax
Flumazenil	Anexate
Furosemid	Lasix
Glucagon	Glucagon
Imipramin	Tofranil
Kaliumjodid	Kaliumjodatum
Methylprednisolon	Urbason
Naloxon	Narcanti
Natriumsulfat	Glaubersalz
Natriumthiosulfat	Natriumthiosulfat 10%
Neostigmin	Prostigmin
Norfenefrin	Novodral
Obidoximchlorid	Toxogonin (1 Amp. a 1 ml 0,25 g)
Paraffinum per liquidum	Paraffinöl
Penicillamin	Metalcaptase
Penicillin-G	Clemizhol-Penicillin, Penicillin
Physostigminsalicylat	Anticholinum
Polyäthylenglykol 400	Roticlean, Lutrol E400
Silibinin	Legalon SJL
Thionin	Katalysin
Toluidinblau	Toluidinblau
Trispuffer	Sterofusin Tris, Tristeril

Literatur

Ammon HPT (1986) Arzneimittelneben- und -wechselwirkungen. Wissenschaftliche Verlagsgesellschaft, Stuttgart

Moeschlin S (1972) Klinik und Therapie der Vergiftungen. Georg Thieme, Stuttgart

Späth G (1978) Vergiftungen und akute Arzneimittelüberdosierungen. Gerhard Witzstrock, Baden-Baden Köln New York

Summa J-D (1977) Vergiftungen im Alter und deren Therapie. Therapiewoche 25: 5459

Summa J-D, Platt D, Maywald M, Mühlberg W (1982) Suizid im Alter. Med Welt 33:566

Schmitt-Rüth R, Summa J-D (1985) In: Internistische Pharmakotherapie. Freiereis H, Kabelitz H-J (Hrsg) Hans Marseille, München

Sachverzeichnis

Springer-Verlag und Umwelt

Als internationaler wissenschaftlicher Verlag sind wir uns unserer besonderen Verpflichtung der Umwelt gegenüber bewußt und beziehen umweltorientierte Grundsätze in Unternehmensentscheidungen mit ein.

Von unseren Geschäftspartnern (Druckereien, Papierfabriken, Verpackungsherstellern usw.) verlangen wir, daß sie sowohl beim Herstellungsprozeß selbst als auch beim Einsatz der zur Verwendung kommenden Materialien ökologische Gesichtspunkte berücksichtigen.

Das für dieses Buch verwendete Papier ist aus chlorfrei bzw. chlorarm hergestelltem Zellstoff gefertigt und im ph-Wert neutral.

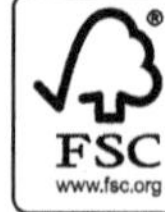

MIX
Papier aus verantwortungsvollen Quellen
Paper from responsible sources
FSC® C105338

If you have any concerns about our products,
you can contact us on
ProductSafety@springernature.com

In case Publisher is established outside the EU,
the EU authorized representative is:
Springer Nature Customer Service Center GmbH
Europaplatz 3, 69115 Heidelberg, Germany

Printed by Libri Plureos GmbH
in Hamburg, Germany